MEDICINA CARDIOVASCULAR
en perros y gatos

Claudio Bussadori

MEDICINA CARDIOVASCULAR
en **perros** y **gatos**

Revisión científica
María Josefa Fernández del Palacio

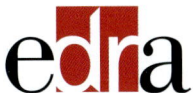

Medicina cardiovascular en perros y gatos

Propiedad de:
© 2024 Grupo Asís Biomedia, SL
Plaza Antonio Beltrán Martínez, n.º 1, planta 8 - letra I
(Centro Empresarial El Trovador)
50002 Zaragoza - España

Esta obra es la traducción del libro:
Textbook of Cardiovascular Medicine in dogs and cats, Claudio Bussadori
Publicada con el permiso de Edra, SpA
Copyright © 2023 Edra, SpA
ISBN edición en inglés: 978-1-957260-46-4

Dirección editorial: Miguel Martín-Romo
Gestión del proyecto editorial: Carlos Garín Gómez
Diseño de cubierta: Ursula Giusti, Edra SpA
Traducción: DrK edición SL
Revisión científica: María Josefa Fernández del Palacio
Edición de la traducción: DrK edición SL

ISBN: 978-8-4198441-0-1
DL: Z 663-2024

Maquetación:
Grupo Asís Biomedia, SL
www.grupoasis.com

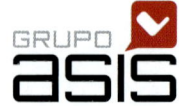

edra es un sello de Grupo Asís

Impreso por Erregiemme Printing SRL, Bérgamo, Italia, agosto 2024

Editor

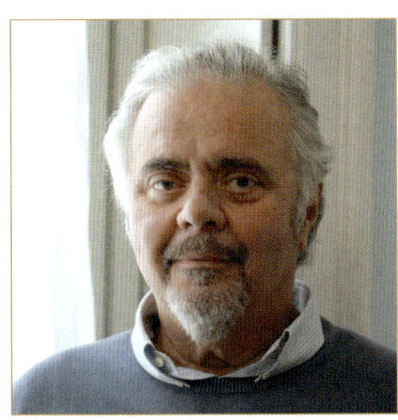

CLAUDIO BUSSADORI

Licenciado en Veterinaria (1982).
Diplomado Fundador (Cardiología) del
European College of Veterinary Internal Medicine – Companion Animals
(ECVIM-CA) (1993).
Doctor en Medicina (2001), Doctor en Fisiopatología Cardiovascular (2007).
Especialista en enfermedades cardiovasculares (2016).
Certificación científica nacional italiana para ejercer como Profesor Titular de
Medicina Interna Veterinaria y Farmacología.
Miembro honorario de la European Society of Veterinary Cardiology (ESVC).
Director de la Clinica Veterinaria Gran Sasso de Milán (Italia), y director de un
programa de residencia ECVIM (Cardiología) ubicado en la misma clínica.

En el pasado ha trabajado como investigador en el Departamento de Cardiología Pediátrica del Hospital San Donato de Milán (Italia) y también ha sido profesor de cardiología veterinaria en varias facultades de veterinaria. También ha sido ponente sobre cardiología y ecocardiografía en varias conferencias internacionales sobre cardiología humana y veterinaria. Ha sido presidente de la ESVC y vicepresidente del ECVIM.

Desde 1984 ha publicado más de 200 artículos y capítulos de libros sobre cardiología humana y veterinaria.

Colaboradores

Michele Borgarelli, DVM, PhD, Dipl. ECVIM-CA (Cardiología)
Departamento de Ciencias Clínicas de Pequeños Animales
Facultad de Medicina Veterinaria VA-MD
Blacksburg (VA), Estados Unidos

Paola G. Brambilla, DVM, PhD
Departamento de Medicina Veterinaria y Ciencia Animal
Universidad de Milán
Lodi, Italia

María Josefa Fernández del Palacio, DVM, PhD, Dipl. ECVIM-CA
Departamento de Medicina y Cirugía Animal. Hospital Veterinario
Facultad de Veterinaria. Universidad de Murcia
Murcia, España

Stefanie M. DeMonaco, DVM, MS, Dipl. ACVIM (SAIM)
Departamento de Ciencias Clínicas Veterinarias, Facultad de Veterinaria
Universidad de Long Island
Brookville (NY), Estados Unidos

Alessandra Franchini, DVM, PhD
Departamento de Ciencias Clínicas de Pequeños Animales
Facultad de Medicina Veterinaria VA-MD
Blacksburg (VA), Estados Unidos

Jens Häggström, DVM, PhD, Dipl. ECVIM (Cardiología)
Departamento de Estudios Clínicos, Facultad de Veterinaria y Ciencia Animal
Universidad Sueca de Ciencias Agrícolas
Uppsala, Suecia

Diego Lessa, DVM, PhD
Clínica de Cardiología Veterinaria Lessa
Ribeirão Preto (SP), Brasil

Ingrid Ljungvall, DVM, PhD, Dipl. ECVIM (Cardiología)
Departamento de Estudios Clínicos, Facultad de Veterinaria y Ciencia Animal
Universidad Sueca de Ciencias Agrícolas
Uppsala, Suecia

Stefano Oricco, DVM
Centro Veterinario Imperiese
Imperia, Italia
Departamento de Ciencias Veterinarias
Universidad de Parma
Parma, Italia

E. Christopher Orton, DVM, PhD, Dipl. ACVS
Departamento de Ciencias Clínicas, Hospital Universitario Veterinario
Universidad del Estado de Colorado
Fort Collins (CO), Estados Unidos

Brianna Potter, DVM, MS, Dipl. ACVIM (Cardiología)
Departamento de Ciencias Clínicas, Hospital Universitario Veterinario
Universidad del Estado de Colorado
Fort Collins (CO), Estados Unidos

Massimiliano Tursi, DVM
Departamento de Ciencias Veterinarias
Universidad de Turín
Grugliasco (TO), Italia

Prefacio

En la década de 1970 estudiaba Veterinaria sin tener la menor idea de lo que iba a hacer en mi futura vida profesional. Hacia el final de la carrera, me encontraba a menudo en una biblioteca pública estudiando con un joven médico que se estaba formando para ser especialista en cardiología. Mientras conversaba con él, quedé totalmente fascinado por la cardiología, lo que me llevó a empezar a estudiar más a fondo la cardiología de pequeños animales después de licenciarme. Más tarde, gracias a la European Society of Veterinary Cardiology (ESVC) y a la fundación del European College of Veterinary Internal Medicine (ECVIM) en 1993, tuve la oportunidad de conocer y colaborar con muchos cardiólogos veterinarios y aprendí algo de todos ellos. Entonces decidí estudiar medicina y no estaba seguro –y quizá aún no lo estoy– de qué profesión quería seguir, pero lo que sí sabía era que quería seguir aprendiendo sobre cardiología. Tras licenciarme en medicina, hice un doctorado en fisiopatología cardiovascular y me especialicé en medicina cardiovascular. Desde principios del nuevo siglo y hasta ahora he seguido ejerciendo la cardiología veterinaria, pero también he dedicado gran parte de mi tiempo a estudiar, investigar y, a veces, incluso enseñar cardiología humana, un campo en el que encontré muchos mentores. A ellos les debo mi formación en cardiología pediátrica, ecocardiografía y cardiología intervencionista de cardiopatías estructurales, así como mi motivación para estudiar cardiología traslacional, un ámbito en el que obviamente sigo trabajando hoy en día. La evolución de la cardiología veterinaria en los últimos años ha sido extraordinaria. En parte, gracias a los nuevos métodos de diagnóstico disponibles que, además de hacer más eficientes los procesos diagnósticos, han permitido identificar patologías antes desconocidas. Por otra parte, la rápida tasa de reproducción de los perros y gatos de pura raza y los cambios en el entorno en el que viven han modificado la epidemiología de las enfermedades muy deprisa y, en ocasiones, han provocado la aparición de nuevas patologías.

En mi opinión, esta rápida evolución ha hecho necesario proporcionar a quienes practican la cardiología veterinaria un libro actualizado que les ayude a enfrentarse a estos nuevos escenarios, interpretar correctamente los datos diagnósticos y sugerir planes terapéuticos adecuados. Escribir un libro de estas características es una ardua tarea que requiere mucho tiempo. De hecho, si no se hubiera producido la desafortunada pandemia de COVID-19, probablemente no habríamos podido terminarlo. Aunque la pandemia tuvo sin duda un impacto dramático en la vida de todos, ya que durante ese periodo se cancelaron todas las conferencias y cursos presenciales, los coautores y yo estuvimos por fin disponibles para comenzar el importante trabajo de revisar la literatura y redactar los primeros capítulos. Los borradores que escribimos en 2020/21 se revisaron luego cuidadosamente y se completaron hasta que el libro incluyó todos los elementos que considerábamos esenciales.

Lo que no se encontrará en este libro es el «cómo» de los métodos diagnósticos (electrocardiografía, ecocardiografía, radiografía, tomografía computarizada, etc.), ya que existen muchos manuales prácticos sobre estas técnicas. En cambio, lo que se podrá encontrar son todas las herramientas para establecer correctamente un diagnóstico, un pronóstico y un tratamiento trabajando por pasos deductivos e interpretando correctamente todos los hallazgos de la exploración. Al comprender la patogenia y la fisiopatología de cada enfermedad individual, los clínicos podrán ofrecer el mejor tratamiento posible a sus pacientes.

Para que un método de diagnóstico sea eficaz creemos que es esencial un conocimiento muy profundo de la anatomía y la fisiología del sistema cardiovascular. El primer capítulo, a cargo de Massimiliano Tursi, describe, con la ayuda de numerosas ilustraciones, todos los aspectos de la anatomía y la embriología cardiovascular del perro y el gato que resultan útiles para comprender la íntima relación entre forma y función en la génesis de las cardiopatías congénitas y adquiridas. Esta íntima relación entre forma y función en la fisiología y la fisiopatología se ha descrito con precisión en el segundo capítulo. Este capítulo, escrito en colaboración con Stefano Oricco, plantea aspectos que van desde la fisiología de la célula o la regulación neurovegetativa del sistema cardiovascular hasta la mecánica ventricular y la fisiopatología de la insuficiencia cardiaca.

Este libro también puede utilizarse como texto de referencia, pero recomiendo encarecidamente a los lectores que empiecen por estudiar los dos primeros capítulos. Estoy seguro de que todos los clínicos que tratan casos de cardiología encontrarán en ellos algo que no sabían o que habían pasado por alto y que probablemente no encontrarían en textos generales de anatomía y fisiología, pero que, sin embargo, necesitan para comprender mejor las enfermedades cardiovasculares. Así pues, mi consejo es tomarse el tiempo necesario para empezar por estos dos capítulos y continuar siguiendo el índice. En los capítulos sobre cardiopatías específicas se describen detalladamente los aspectos anatómicos y fisiopatológicos de cada enfermedad con la ayuda de imágenes anatómicas y diagnósticas (electrocardiogramas, radiografías, angiogramas, tomografías computarizadas, etc.), de modo que los lectores puedan comprender mejor la patogenia de cada enfermedad, sus signos clínicos y los hallazgos de imagen asociados. Cada capítulo incluye también vídeos didácticos que muestran las características ecocardiográficas de las enfermedades y los procedimientos intervencionistas y quirúrgicos.

En las descripciones de las enfermedades y sus tratamientos, no solo hemos proporcionado información basada en las pruebas publicadas, sino que también hemos aportado observaciones derivadas de nuestra propia experiencia, incluidas las peculiaridades de los casos y las complicaciones de los procedimientos quirúrgicos e intervencionistas, algunos de ellos aún inéditos.

Además de los capítulos que tradicionalmente se encuentran en los libros de texto de cardiología, hemos añadido capítulos sobre temas que se tratan con menos frecuencia. Entre ellos se incluye un capítulo sobre genética y epidemiología, ya que creemos que esta información no solo orientará mejor el diagnóstico, sino que también será útil para asesorar a los criadores y futuros propietarios de animales. Otro capítulo, escrito gracias a la contribución de Stefanie M. DeMonaco, está dedicado a las manifestaciones cardiacas de las enfermedades de medicina interna y sin duda ayudará a cardiólogos e internistas a tener una visión más amplia de estas patologías. También hemos decidido incluir un capítulo sobre cardiopatías congénitas poco frecuentes, muchas de las cuales aún no se han descrito en los libros de texto de cardiología veterinaria. Sin embargo, gracias a los nuevos conocimientos y a las mejoras en las herramientas de diagnóstico, ahora es posible identificar malformaciones cardiacas que no se diagnosticaban hace unos años y sobre las que hay muy poca o ninguna referencia en la literatura veterinaria. En este capítulo, mis compañeros coautores María Josefa Fernández del Palacio y Diego Lessa y yo hemos recogido lo publicado por otros autores en diversos casos clínicos, pero también hemos descrito estas cardiopatías utilizando imágenes e historias clínicas extraídas de nuestros archivos, así como las clasificaciones propuestas por la literatura de cardiología pediátrica. Creo que este capítulo será sin duda de ayuda para aquellos cardiólogos a los que les resulte difícil formular un diagnóstico cuando se enfrenten a estas malformaciones cardiacas no identificadas previamente, que pueden no resultar tan raras como pensábamos en un principio.

Las cardiopatías congénitas comunes se agrupan en tres capítulos principales: uno dedicado a las cardiopatías congénitas izquierdas, otro a las derechas y otro a las malformaciones cardiovasculares, que incluye las derivaciones intracardiacas y extracardiacas. En estos tres capítulos, las afecciones se describen por orden de frecuencia, empezando por las más frecuentes y terminando por las menos frecuentes.

El gran número de figuras y vídeos que contiene este libro lo convierte en algo intermedio entre un libro de texto y un atlas. Sin embargo, a diferencia de un atlas, en este libro todas las imágenes y vídeos van acompañados de una descripción escrita de la enfermedad y las alteraciones mostradas.

En este sentido, quiero expresar mi agradecimiento a la editorial y a su personal por creer en este proyecto y por permitirme escribir un libro mucho más largo y con muchas más ilustraciones de las previstas inicialmente.

También me gustaría dar las gracias a los coautores, Michele Borgarelli, Paola Giuseppina Brambilla, María Josefa Fernández del Palacio, Alessandra Franchini, Jens Häggström, Diego Lessa, Ingrid Ljungvall, Stefano Oricco, Christopher Orton, Brianna Potter y Massimiliano Tursi, por creer también en este proyecto y dedicar tiempo de sus actividades a aportar sus contribuciones al libro, que no podría haberse completado sin ellos.

Por último, me gustaría aprovechar esta oportunidad para mostrar mi gratitud a todos esos colegas, veterinarios y médicos por obligarme a estudiar duro para poder enseñarles cardiología. Las interacciones diarias con todos estos colegas me han aportado y me siguen aportando mucho cada día. En este sentido, creo que he sido, y sigo siendo, en cierto modo, alumno de mis alumnos. Este libro es también para mí una forma de devolver lo que he recibido a lo largo de los años compartiendo lo que he aprendido.

Claudio Bussadori

Índice de contenidos

Fundamentos

Medicina cardiovascular en perros y gatos

7 CARDIOPATÍAS CONGÉNITAS POCO FRECUENTES 247

María Josefa Fernández del Palacio, Diego Lessa, Claudio Bussadori

* Para las Enfermedades congénitas del pericardio, ver capítulo 12

Cardiomiopatías adquiridas

11 CARDIOMIOPATÍAS FELINAS ... 365

María Josefa Fernández del Palacio

12 ENFERMEDADES PERICÁRDICAS 403

María Josefa Fernández del Palacio

13 TUMORES CARDIACOS 443

Claudio Bussadori

14 HIPERTENSIÓN PULMONAR 467

Claudio Bussadori

15 EFECTOS CARDIACOS DE LAS ENFERMEDADES SISTÉMICAS Y LOS TRASTORNOS METABÓLICOS 495

Stefanie M. DeMonaco

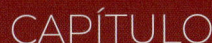
Embriología y morfología cardiovascular

Massimiliano Tursi

EMBRIOLOGÍA CARDIOVASCULAR

En el perro, la vida prenatal puede dividirse en tres periodos: el ovocito fecundado (días 2-17), el embrión (días 17-35) y el feto (días 35 hasta el nacimiento). En esta especie, el latido cardiaco es perceptible en el embrión a los 22-23 días de gestación, y los pulmones, la aorta, el pericardio y las cavidades cardiacas –con una pared dividida en tres capas más gruesas en los ventrículos que en las aurículas– son reconocibles histológicamente a los 25-27 días del periodo, de aproximadamente 61 días, que transcurre entre la fecundación de un ovocito y el nacimiento del animal. A los 41-42 días de gestación, el feto canino tiene pulmones con lóbulos completos, un corazón totalmente formado con cuatro cámaras y una pared compuesta por capas, epicardio, miocardio y endocardio, que es más gruesa en los ventrículos que en las aurículas, y más gruesa en el ventrículo izquierdo que en el derecho.

FASES MÁS TEMPRANAS: FORMACIÓN DE LA PLACA CARDIÓGENA Y DEL TUBO CARDIACO

El corazón es el primer órgano del embrión en diferenciarse funcionalmente, y las primeras estructuras se forman en una zona embrionaria denominada placa cardiogénica, situada ventrocaudal a la faringe primitiva. El aparato circulatorio deriva del mesodermo mediante la gastrulación (o formación de la capa germinal), una etapa de la embriogénesis mediante la cual la blástula se convierte en una estructura de tres capas, las denominadas capas germinales, que comprenden una capa interna o endodermo, una capa intermedia o mesodermo y una capa superficial o ectodermo (fig. 1.1). Durante la gastrulación, los procesos de desarrollo se van haciendo más complejos. Mientras que en las fases anteriores las células solo aumentaban en número, durante

la gastrulación las células no solo aumentan en número, sino que también migran y se diferencian. Cada una de estas capas germinales se diferencia aún más para dar lugar a nuevos grupos celulares, lo que da lugar al inicio del desarrollo de los órganos. Las primeras estructuras embrionarias del sistema cardiovascular están compuestas por pequeños grupos celulares de naturaleza mesenquimatosa denominados islotes sanguíneos, situados en el mesodermo (fig. 1.2). Pronto se alargan hasta formar cordones, con células superficiales que se aplanan y forman una capa de aspecto endotelial. La parte periférica de estos grupos celulares forma entonces dos tubos; estos se fusionan posteriormente en dirección craneocaudal siguiendo el plegamiento cefálico y lateral del embrión que acompaña a la formación del tubo neural. Se forma así un tubo único y contráctil que genera

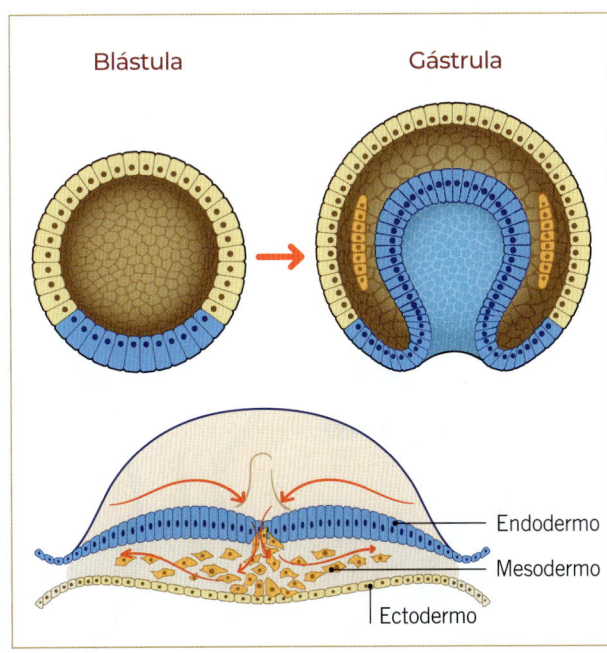

FIGURA 1.1. Representación de la transición de la blástula a la gástrula con la formación de las tres capas germinales: endodermo, mesodermo y ectodermo.

un flujo sanguíneo unidireccional, el llamado corazón primitivo, a partir del cual se formará el corazón definitivo. En el recién formado corazón tubular medial, la capa de aspecto endotelial formará el endocardio, mientras que la capa mesodérmica, también llamada manto mioepicárdico, se engrosará y formará el miocardio a partir de su capa interna, y el

epicardio a partir de su capa externa. Durante su desarrollo, el manto mioepicárdico está separado del endotelio por una capa de tejido mesenquimatoso –anteriormente llamado espacio mioendocárdico y ahora gelatina cardiaca– libre de células, pero rico en colágeno y glucoproteínas, a partir del cual se forma el componente conectivo del endocardio y las

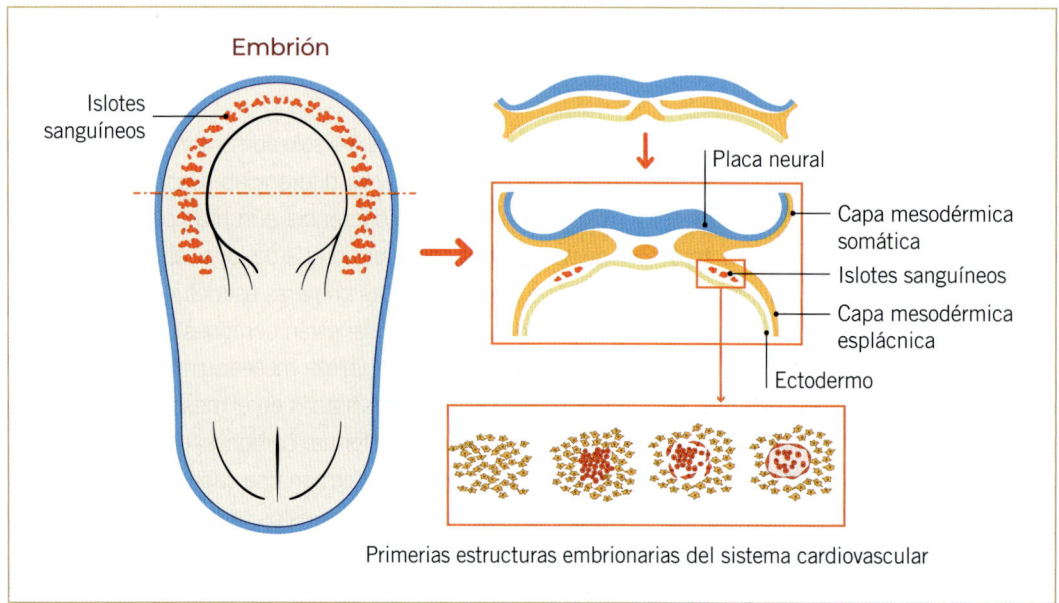

Embrión

Islotes sanguíneos

Placa neural

Capa mesodérmica somática

Islotes sanguíneos

Capa mesodérmica esplácnica

Ectodermo

Primerias estructuras embrionarias del sistema cardiovascular

FIGURA 1.2.
Corte transversal del embrión a nivel de la región cardiaca. Hay islotes sanguíneos primordiales en ambos pliegues laterales del cuerpo a nivel de las capas mesodérmicas esplácnicas.

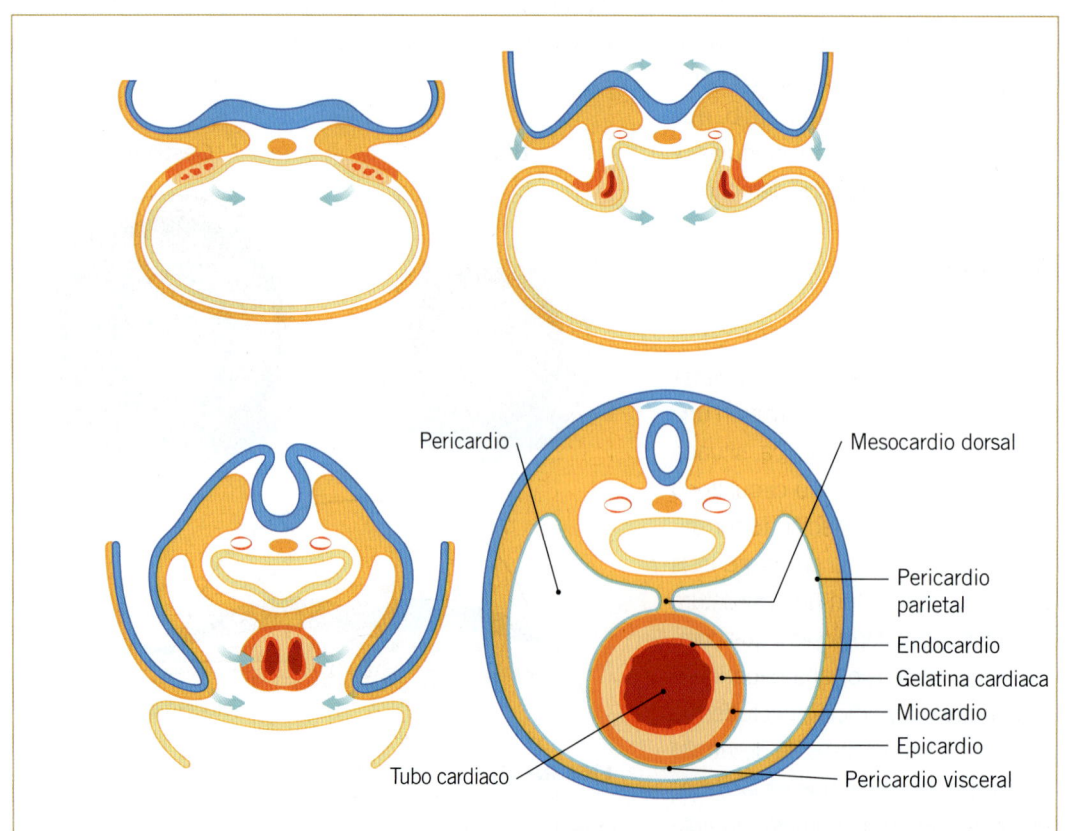

Pericardio

Mesocardio dorsal

Pericardio parietal

Endocardio

Gelatina cardiaca

Miocardio

Epicardio

Tubo cardiaco

Pericardio visceral

FIGURA 1.3.
Esquema del corte transversal del corazón tubular formado por las tres capas parietales y la gelatina cardiaca entre el endocardio y el miocardio.

válvulas cardiacas (fig. 1.3). La gelatina cardiaca es un elemento importante de la matriz extracelular en las primeras fases de la embriogénesis cardiaca.

CONTRACCIÓN Y DESARROLLO TEMPRANO DEL SISTEMA VASCULAR

Las primeras contracciones rítmicas aparecen en el tubo cardiaco primitivo gracias a la presencia de miofilamentos de actina y miosina aún no organizados en miofibrillas (en el perro estas aparecen hacia el día 18 de gestación). Estas pulsaciones rítmicas dan lugar inicialmente a un flujo de entrada y salida de la sangre contenida en los vasos arteriales y venosos, lo que representa un importante factor hidromecánico para la formación de las estructuras intraembrionarias. Las contracciones rítmicas tempranas del corazón tubular medial, que actúa como una bomba peristáltica, establecen inicialmente la circulación en dirección caudocraneal; la porción caudal drena las venas embrionarias, mientras que en el extremo opuesto se origina un tronco aórtico y pronto forma dos ramas de las que se originará el sistema arterial (fig. 1.4). La red vascular es inicialmente simétrica y se vuelve progresivamente asimétrica a medida que evolucionan el aparato respiratorio y los intercambios de nutrientes. El primer periodo es el de la circulación vitelina, durante el cual se produce el drenaje venoso en el saco vitelino. En este momento, la aorta todavía tiene una estructura pareada con arcos aórticos. La circulación placentaria comienza con el desarrollo de la placenta, que está dotada de vasos umbilicales y a través de la cual se garantizan los intercambios necesarios entre el embrión (y posteriormente el feto) y su madre. En este periodo se forman los pulmones, mientras que el corazón se divide para permitir separar las circulaciones sistémica y pulmonar. En el polo craneal (o arterial), el tubo endocárdico se divide en dos aortas ventrales o ascendentes, que representan las partes craneales de los tubos endocárdicos que no intervienen en el proceso de fusión. Estos dos vasos discurren dorsalmente, describen un arco (primer arco aórtico) y continúan caudalmente en las dos aortas dorsales o descendentes que pasan a ambos lados de la médula espinal en desarrollo (fig. 1.5). En el polo caudal (o venoso), más concretamente en el seno venoso, termina todo el sistema venoso intraembrionario y extraembrionario, con las venas vitelinas, las venas umbilicales y las venas cardinales comunes (o conductos de Cuvier) que drenan en los cuernos sinusales derecho e izquierdo (fig. 1.6). Las venas vitelinas transportan la sangre del saco vitelino, mientras que las venas umbilicales trasladan la sangre oxigenada de la placenta al feto en crecimiento.

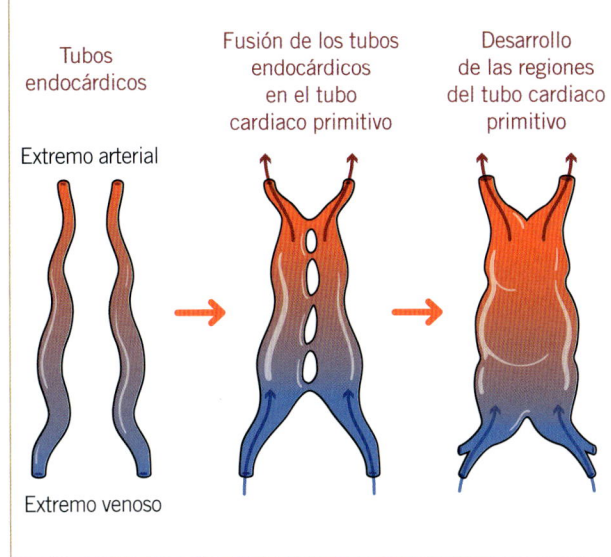

FIGURA 1.4. Fusión progresiva de los dos vasos paralelos con formación de los dos polos vasculares, uno caudal o venoso, y otro craneal o arterial. La sangre empieza a fluir del polo venoso al arterial.

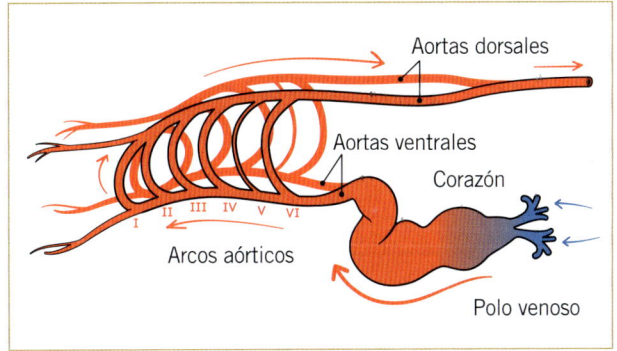

FIGURA 1.5. Organización de las aortas dorsales y ventrales y disposición de los arcos aórticos.

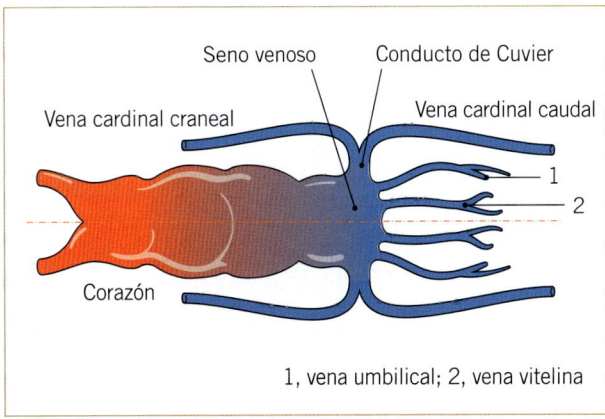

FIGURA 1.6. Sistema venoso primitivo, que desemboca en el seno venoso en el polo caudal del tubo cardiaco.

Las venas cardinales comunes conectan las venas cardinales craneales y caudales con los cuernos derecho e izquierdo y llevan la sangre del embrión al saco vitelino. Sin embargo, como los pulmones aún no son funcionales y la sangre oxigenada procede de la placenta, la circulación sistémica no está totalmente separada de la pulmonar. Por ello, la circulación se denomina doble e incompleta. Tras el nacimiento, cuando se establece la actividad pulmonar, se completa la septación del corazón y la circulación pulmonar queda totalmente aislada de la circulación general.

PLEGAMIENTO DEL TUBO CARDIACO

Siguiendo una dirección craneocaudal, en el tubo cardiaco se observan las siguientes estructuras (fig. 1.7): una dilatación situada inmediatamente después de las aortas ventrales denominada saco aórtico, que se comunica con el bulbo cardiaco; una dilatación que constituirá el ventrículo primitivo; un estrechamiento que formará el canal auriculoventricular; y, por último, una dilatación a partir de la cual se formarán la aurícula primitiva y el seno venoso. El proceso de plegamiento del tubo cardiaco es muy importante, y su alteración puede causar malformaciones considerables, como la disposición en espejo de las cámaras ventriculares.

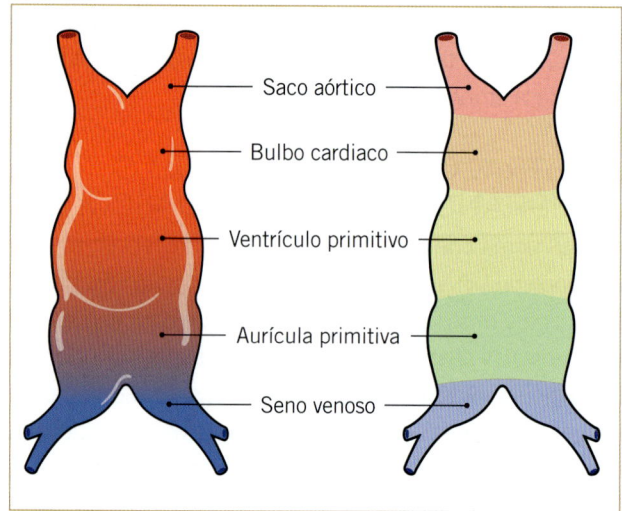

FIGURA 1.7. Estructura del tubo cardiaco con los principales componentes a partir de los cuales se formarán las estructuras finales.

Tras el desarrollo de la parte craneal del embrión, y debido a importantes características intrínsecas del desarrollo del corazón, el tubo primitivo medio gira 180° hacia la derecha y se desplaza en dirección caudoventral (fig. 1.8). Este plegamiento no afecta a la evolución de la morfología interna

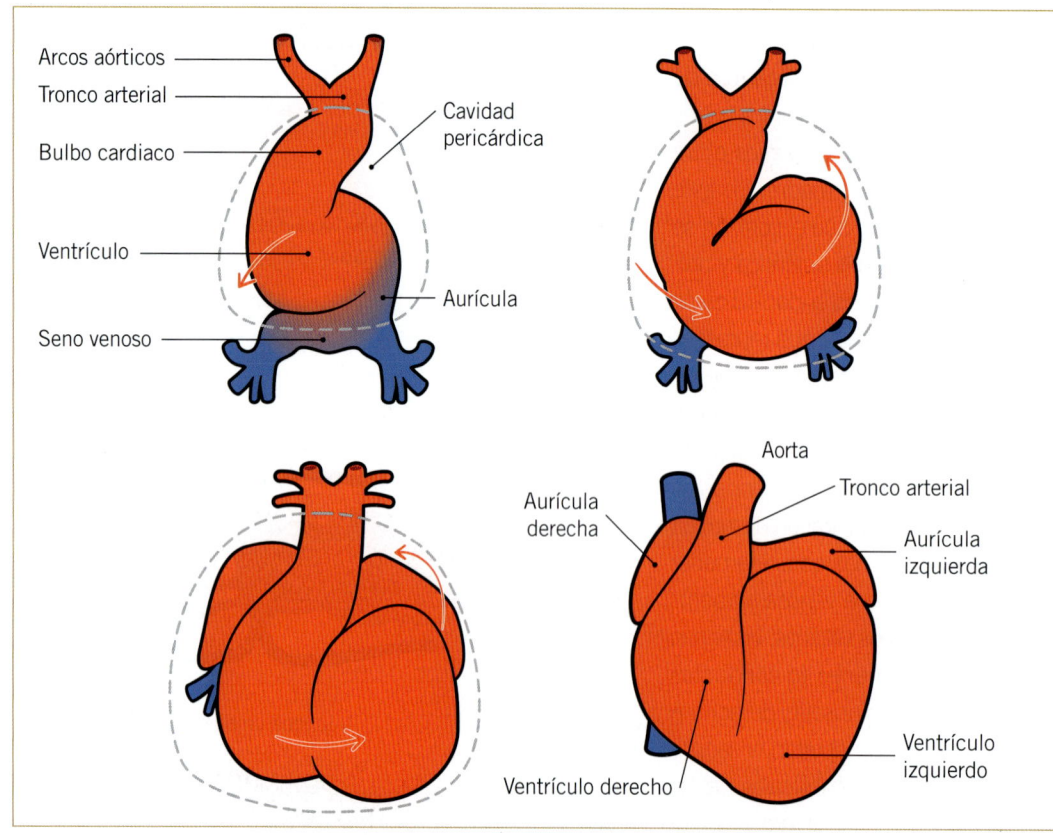

FIGURA 1.8. Principales etapas que tienen lugar durante la incurvación del corazón tubular, con el consiguiente reposicionamiento de los segmentos a partir de los cuales se formarán las distintas partes del corazón definitivo.

del corazón y representa un paso crucial en el desarrollo de la asimetría, que caracteriza las etapas posteriores del desarrollo. A continuación, el corazón se sitúa ventral a la membrana faríngea y al intestino anterior y se separa del saco vitelino por un engrosamiento del mesodermo denominado *septum transversum,* que se origina cerca de la zona cardiogénica. Esta porción del mesodermo se engrosa y forma una lámina transversa a lo largo del eje longitudinal del embrión; la parte craneal de este septo contribuirá a la formación del diafragma y el pericardio. Un desarrollo embrionario reducido del *septum transversum* puede causar una hernia diafragmática peritoneopericárdica. La región dorsal del tubo cardiaco medial está conectada al intestino cefálico por una lámina mesodérmica sagital denominada mesocardio dorsal, mientras que el mesocardio ventral conecta el tubo cardiaco con la vesícula umbilical. La cavidad pericárdica primitiva se encuentra a ambos lados del tubo cardiaco, comunicándose inicialmente con el exoceloma, que más tarde se independizará con el desarrollo de la somatopleura y la formación de las paredes torácicas. El tubo cardiaco, inicialmente recto, se estira, se pliega, adquiere forma de S y presenta porciones dilatadas que alternan con regiones de diámetro estrecho. Las secciones dilatadas formarán las cavidades cardiacas, mientras que las porciones estrechas formarán algunos de los orificios cardiacos. Existen diferencias regionales en la cantidad y el grosor de la gelatina cardiaca.

MORFOGÉNESIS EXTERNA DEL TUBO CARDIACO

Como consecuencia del plegamiento del tubo cardiaco, el mesocardio dorsal se rompe debido a la distensión, creando así una abertura denominada seno transverso o seno de Theiler, uno de los dos recesos que constituirán la cavidad pericárdica. Posteriormente, la aurícula primitiva se expande medialmente y rodea el bulbo cardiaco, caudal a este y dorsal al ventrículo. Los dos lados de la aurícula primitiva corresponden a las futuras aurículas izquierda y derecha. La pared del bulbo cardiaco se fusiona con la de la aurícula. El surco coronario se hace visible en el examen externo del corazón, entre la aurícula y el ventrículo. Mientras tanto, el lado derecho de la aurícula se desarrolla más que el izquierdo debido al mayor diámetro de las venas que drenan en el cuerno derecho del seno venoso. En el polo venoso, en cambio, la comunicación entre la aurícula y el seno venoso se dilata hasta que la pared del seno venoso pasa a formar parte de la pared auricular, donde se formará la aurícula derecha. La fusión de los senos venosos en la aurícula va precedida de importantes modificaciones de las venas cardinales, como consecuencia de las cuales se consolida la transición de un sistema simétrico a un sistema asimétrico.

DESARROLLO DEL SISTEMA VASCULAR

El desarrollo del sistema vascular tiene lugar mediante un proceso de vasculogénesis y angiogénesis. El primero da lugar a la diferenciación de los angioblastos (que derivan de células mesodérmicas) en células endoteliales que forman la red vascular primitiva. La angiogénesis, por su parte, permite el desarrollo de nuevos vasos a partir de los ya formados.

Desarrollo del sistema arterial

Durante la fase cardiaca primitiva, dos aortas ventrales surgen del tronco arterial en el extremo anterior o arterial del tubo cardiaco; estas aortas ventrales están conectadas a través de hasta seis arcos aórticos pareados a dos aortas dorsales (fig. 1.9). Los arcos pares no están presentes al mismo tiempo; esto se debe a que el primer y el segundo par degeneran durante la formación de los arcos más caudales. Los arcos aórticos dan lugar a las arterias carótida, pulmonar y subclavia, y la porción torácica de la aorta. Los procesos biológicos que conducen al desarrollo del sistema arterial a partir de los arcos aórticos implican la degeneración de algunos vasos y el crecimiento selectivo de porciones de otros. En el perro, la mayoría de estos pasos se producen durante la tercera y cuarta semana del desarrollo embrionario; comienzan con la degeneración del primer y segundo par de arcos aórticos, pocos días después de su formación. Las porciones craneales de las aortas dorsales, que estaban unidas a estos arcos aórticos primero y segundo, forman las arterias carótidas internas. El segmento de cada aorta dorsal entre los arcos aórticos tercero y cuarto degenera. El tercer arco aórtico se convierte así en la comunicación arterial más importante entre la cabeza y el corazón. El cuarto arco, en cambio, se extiende hacia el tronco. Las dos aortas dorsales que discurren caudalmente desde el cuarto arco aórtico se denominan raíces aórticas dorsales. Los residuos de la porción craneal de la aorta ventral forman la arteria carótida externa. La arteria pulmonar se origina como una rama del sexto arco aórtico. Posteriormente, la porción dorsal del sexto arco aórtico derecho degenera, mientras que el sexto arco aórtico izquierdo se desarrolla en el conducto arterioso. Las arterias intersegmentarias cervicales dorsales se forman a partir de ambas raíces aórticas dorsales y pronto degeneran, excepto la arteria más caudal, que persiste a ambos lados del embrión y forma una rama que entra en la base

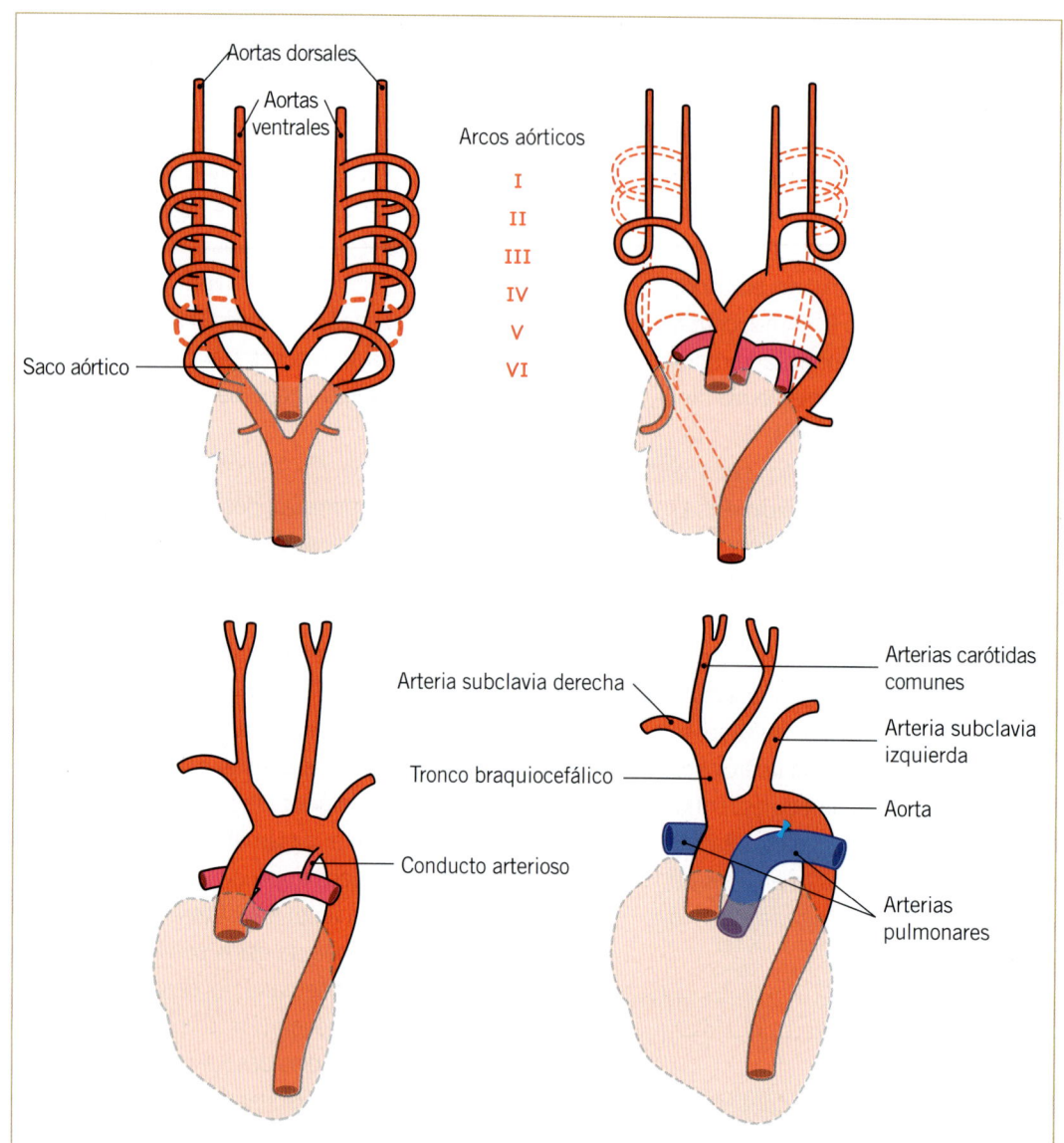

Aortas dorsales

Aortas ventrales

Arcos aórticos

I
II
III
IV
V
VI

Saco aórtico

Arteria subclavia derecha

Arterias carótidas comunes

Arteria subclavia izquierda

Tronco braquiocefálico

Aorta

Conducto arterioso

Arterias pulmonares

FIGURA 1.9.
Disposición de los arcos aórticos entre las aortas dorsal y ventral.

del esbozo de la extremidad anterior y se convertirá en la porción distal de la arteria subclavia. Las arterias subclavias izquierda y derecha se desarrollan simétricamente. La derecha se forma a partir de un complejo formado por la raíz aórtica dorsal derecha, la arteria intersegmentaria cervical caudal dorsal derecha y la rama ventral de la aorta. La arteria subclavia izquierda se forma a partir de la arteria intersegmentaria cervical caudal izquierda y la raíz aórtica dorsal. El tronco braquiocefálico se forma a partir de las porciones proximales de los arcos aórticos tercero y cuarto izquierdo y derecho; es la primera rama extracardiaca de la aorta, de la que nacen la arteria carótida común y la arteria subclavia derecha. El desarrollo de los arcos aórticos se produce al mismo tiempo que la división del corazón en sus cuatro cavidades. Un paso fundamental en esta división es la formación del septo aortopulmonar entre el origen de los arcos cuarto y sexto. Posteriormente, este septo se fusiona con el que divide el tronco arterial, concluyendo así la separación entre las circulaciones pulmonar y sistémica.

Ramas aórticas

Las ramas dorsales, laterales y ventrales se originan en la aorta. Las ramas dorsales de las arterias intersegmentarias dan origen a las arterias intercostales. Las arterias intersegmentarias abdominales dorsales dan origen a las arterias lumbares. Las ramas aórticas laterales vascularizan la glándula adrenal y el aparato urogenital, y forman las arterias frenicoabdominales, renales, ováricas y testiculares.

Las ramas aórticas ventrales forman vasos como las arterias vitelinas que vascularizan el saco vitelino. La arteria vitelina derecha se convertirá en la arteria mesentérica craneal. Por último, las arterias ilíacas externa e interna nacen de las ramas ventrales de las arterias umbilicales.

Desarrollo del sistema venoso

En las primeras fases del desarrollo embrionario se reconocen tres pares de venas que desembocan en el seno venoso: la vitelina, la umbilical y la cardinal (fig. 1.10). Estas últimas son intraembrionarias, mientras que las dos primeras transportan sangre desde los tejidos extraembrionarios hasta el corazón. Las estructuras venosas embrionarias son inicialmente pares y son simétricas, para después convertirse en individuales tras fenómenos de degeneración vascular heterogénea. En las primeras fases del desarrollo embrionario, un par de venas vitelinas discurren desde el saco vitelino hasta el *septum transversum,* donde se anastomosan con las estructuras que formarán el seno venoso. En el interior del embrión, las venas vitelinas se dividen en venas craneales (proximales), intermedias y caudales (distales). La porción craneal izquierda degenera, mientras que la porción craneal derecha formará el segmento hepático de la vena cava caudal. La porción intermedia de las venas derecha e izquierda forma numerosos vasos delgados dentro del

hígado, denominados sinusoides hepáticos, que drenan en los canales hepatocardiacos y estos en la porción hepática de la vena cava caudal. La porción caudal del sistema de venas vitelinas forma un plexo alrededor del duodeno que contribuirá a la formación del sistema venoso portal. Además, en las primeras fases del desarrollo embrionario, las venas umbilicales pares pasan desde el alantoides a través del cordón umbilical hasta el *septum transversum*. Se forman anastomosis entre los sinusoides hepáticos y las venas umbilicales. Posteriormente, el sistema umbilical situado craneal a estas anastomosis degenera. Mientras que a la derecha degenera el sistema umbilical, en el lado izquierdo aumentan las anastomosis. Así, se forma un gran canal vascular denominado conducto venoso (conducto de Arancio) entre la vena umbilical izquierda y la porción hepática de la vena cava caudal. La formación de este conducto permite que la sangre oxigenada de la placenta llegue directamente al corazón a través del hígado. En los carnívoros, el conducto venoso se cierra tras el nacimiento y se forma un ligamento venoso. La vena umbilical que discurre por el mesogastrio ventral también se cierra tras el nacimiento y se forma el ligamento falciforme, situado entre la línea media del abdomen y el hígado. Entre las posibles malformaciones se incluye la agenesia del conducto venoso que da lugar a anastomosis anormales entre el sistema venoso portal-umbilical y el

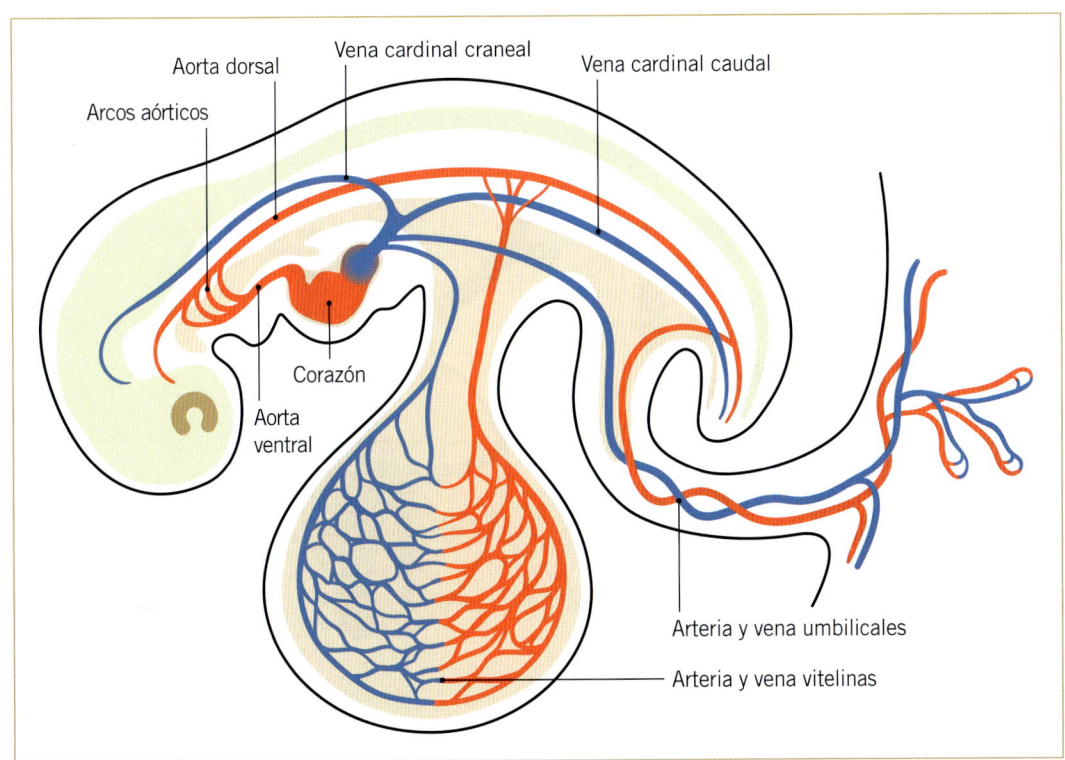

FIGURA 1.10. Resumen de las circulaciones venosa y arterial en el embrión.

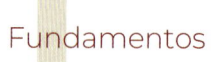

sistema venoso hepático-sistémico, lo que hace que la vena umbilical drene en un vaso extrahepático que evita el hígado, o en el sistema venoso portal intrahepático.

Sistema venoso cardinal

Este sistema venoso intraembrionario se forma precozmente y experimenta una evolución compleja. El desarrollo del sistema venoso definitivo implica la combinación de procesos degenerativos (regresivos) y la persistencia y crecimiento de estructuras embrionarias. Inicialmente existen venas cardinales craneales y cardinales caudales, que entran en el seno venoso a través de las venas cardinales comunes (fig. 1.11). Las venas cardinales craneales se encuentran en posición craneal a nivel del corazón y formarán las venas yugulares interna y externa y sus ramas. La parte craneal del sistema cardinal, todavía simétrica en esta fase, evoluciona gracias a la formación de una anastomosis entre las venas cardinales craneales derecha e izquierda que provoca la degeneración de la izquierda. La rama anastomótica se convierte en la vena braquiocefálica izquierda, mientras que la vena cardinal craneal derecha forma la vena braquiocefálica derecha. Las dos venas braquiocefálicas se fusionan para formar la vena cava craneal. La parte de la vena cardinal craneal izquierda que retrocede junto con el conducto de Cuvier izquierdo se integra en el seno venoso izquierdo formando el seno coronario. La porción regresiva de la vena cardinal craneal izquierda también genera un remanente de ligamento denominado ligamento de Marshall, un pliegue transversal del pericardio visceral situado entre la porción caudoventral de la arteria pulmonar izquierda y la aurícula izquierda, cerca del tracto de salida de las venas pulmonares izquierdas. El ligamento de Marshall puede ser un sustrato para la fibrilación auricular. La falta de regresión de la vena cardinal craneal izquierda da lugar a una malformación congénita denominada vena cava craneal izquierda persistente, que conecta el sistema yugular izquierdo con el seno venoso coronario. La anomalía no provoca cambios patológicos; sin embargo, debe identificarse antes de realizar un cateterismo cardiaco. Se debe sospechar esta anomalía cuando se observa un seno coronario dilatado en el examen ecocardiográfico. El diagnóstico definitivo puede realizarse mediante ecografía con contraste, angiografía selectiva o angio-TC (v. cap. 4). Otro grupo de venas, como las venas subcardinales y supracardinales (basadas en su posición relativa al mesonefros), surgen de las venas cardinales caudales en ambos lados. Con el desarrollo del mesonefros, estas tres venas del lado derecho se unen y forman la vena cava caudal. Además, parte de la vena cardinal caudal derecha persiste y genera la vena ácigos, que en el perro y el gato llega hasta la vena cava craneal. Las ramas caudales de las venas cardinales caudales forman las venas ilíacas, que drenan la sangre de las extremidades posteriores. Las porciones de las venas subcardinales dan lugar a las venas testiculares y ováricas.

MORFOGÉNESIS INTERNA: FORMACIÓN DE LOS SEPTOS AURICULOVENTRICULAR, INTERAURICULAR E INTERVENTRICULAR.

A medida que se desarrollan los pulmones, las cavidades cardiacas deben dividirse en dos aurículas y dos ventrículos

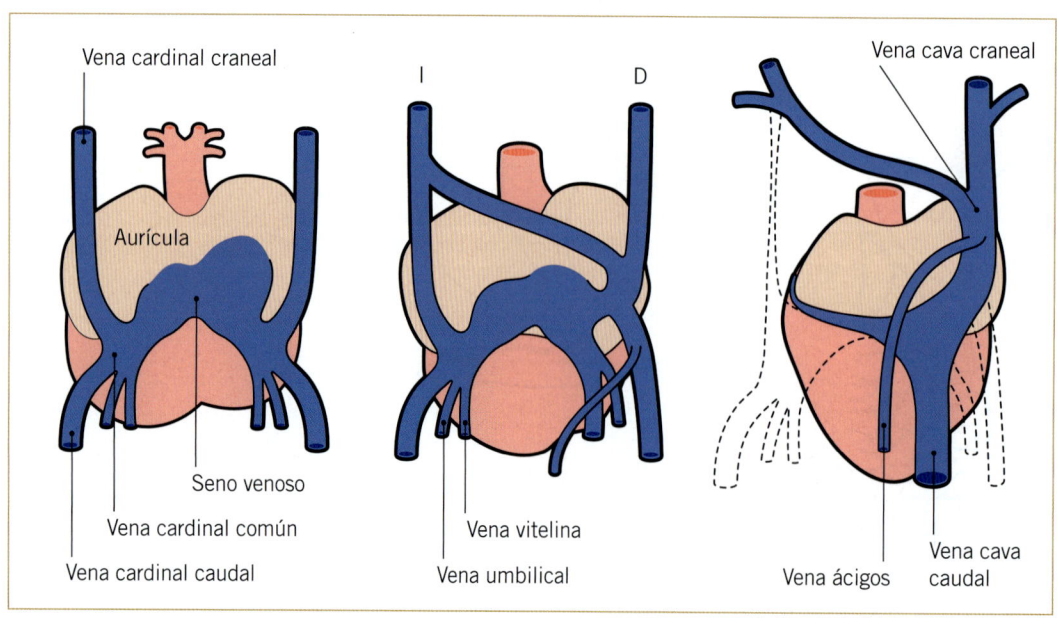

FIGURA 1.11. Representación del polo venoso del corazón tubular en el que convergen los tres sistemas venosos: venas vitelinas, umbilicales y cardinales.

para poder separar la circulación general de la pulmonar. La subdivisión de la aurícula y el ventrículo se consigue mediante la formación de septos que se desarrollan primero a nivel interauricular y después a nivel interventricular. Un fino septo muscular denominado *septum primum* o septo interauricular primario crece desde la superficie interna del techo de la aurícula primitiva hacia el estrechamiento auriculoventricular, pero sin alcanzarlo. Este septo está situado entre las aberturas venosas sistémica y pulmonar, y su borde libre está cubierto por un capuchón mesenquimatoso, una estructura importante para el correcto cierre del septo y la formación de las válvulas auriculoventriculares. El *septum primum* crece progresivamente y el capuchón mesenquimatoso acaba fusionándose con el cojinete endocárdico dorsal del canal auriculoventricular (fig. 1.12). Progresivamente, este proceso de fusión divide la unión auriculoventricular en un componente derecho y otro izquierdo. Mientras se dividen las dos aurículas, permanece un orificio denominado *ostium primum* o foramen interauricular primario. Poco después, el canal auriculoventricular, en el surco coronario, se divide en dos partes con el crecimiento y la fusión de dos engrosamientos del mesénquima, denominados cojinetes endocárdicos auriculoventriculares, que forman así el septo auriculoventricular (fig. 1.13). El proceso biológico que

subyace a estos cambios se denomina transición endotelio-mesénquima. Los defectos del septo auriculoventricular a menudo son el resultado de un desarrollo deficiente del cojinete endocárdico, siendo la transición endotelio-mesénquima un acontecimiento crucial en el desarrollo del cojinete endocárdico. En este punto, el anterior orificio auriculoventricular se divide en dos salidas, alrededor de las cuales se forman las estructuras valvulares: una válvula tricúspide a la derecha y una válvula bicúspide a la izquierda.

A continuación, el *septum primum* crece hacia el septo auriculoventricular hasta fusionarse con él, cerrando temporalmente el *ostium primum*. Posteriormente, la porción craneal y superior del *septum primum* se reabsorbe debido a una forma de muerte celular programada (apoptosis), creándose así una segunda abertura interauricular que toma el nombre de *ostium secundum*. La formación del *ostium secundum* es necesaria para el paso de la sangre venosa umbilical oxigenada al lado izquierdo del corazón en desarrollo. Mientras crece el *septum primum*, la proliferación de nuevo tejido muscular procedente de la pared craneodorsal de la aurícula da lugar a la formación del *septum secundum*, que crece paralelo al *septum primum* y a su derecha, sin alcanzar el septo interventricular. Parte del *septum secundum* también crece desde la superficie

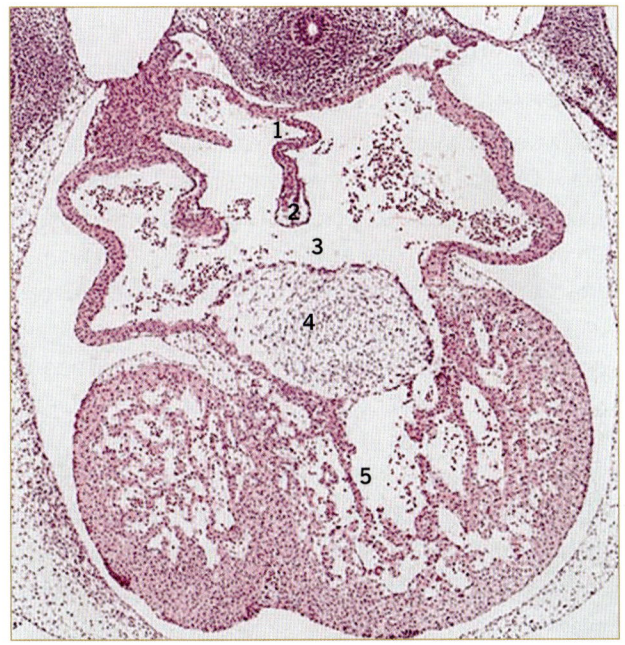

FIGURA 1.12. Embrión humano; corte histológico longitudinal que muestra la fase inicial de la formación del septo interauricular. 1, septo auricular primario; 2, papila mesenquimatosa; 3, foramen interauricular primario; 4, cojinete auriculoventricular dorsal; 5, ventrículo. Por cortesía del Prof. R.H. Anderson y del archivo Human Developmental Biology Resource (HDBR).

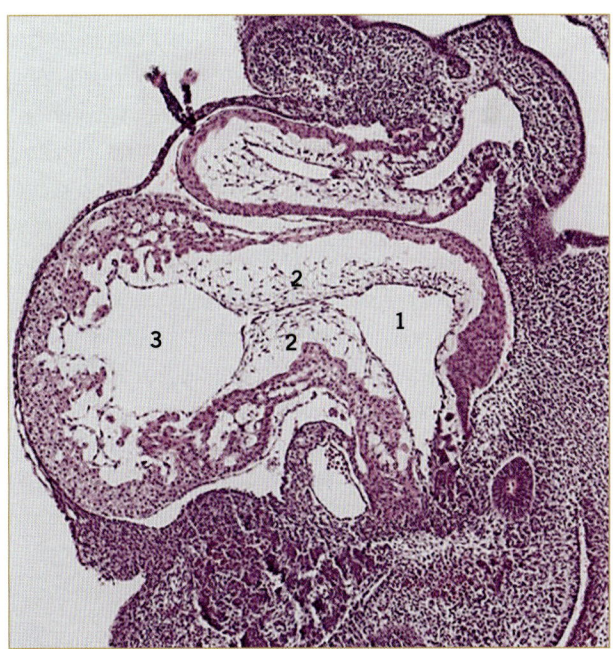

FIGURA 1.13. Embrión humano; corte histológico longitudinal que muestra una fase temprana del desarrollo del septo auriculoventricular. 1, aurícula; 2, cojinetes auriculoventriculares; 3, ventrículo. Por cortesía del Prof. R.H. Anderson y del archivo Human Developmental Biology Resource (HDBR).

auricular de los cojinetes endocárdicos. Este septo también está incompleto debido a la presencia de una abertura amplia denominada foramen oval.

La porción ventral del *septum primum* queda entonces cubierta por el *septum secundum;* de este modo, las dos aurículas están separadas por dos septos paralelos, pero se comunican a través del *ostium secundum* del *septum primum* y del foramen oval del *septum secundum*.

Durante la vida fetal fluye más cantidad de sangre hacia la aurícula derecha que hacia la izquierda. Esto genera un gradiente de presión que permite que la sangre atraviese el septo interauricular, que aún no está cerrado. La sangre de la aurícula izquierda fluye hacia el ventrículo izquierdo y de ahí a la aorta. Una parte sustancial de la sangre drenada hacia la aurícula derecha por las venas fluye hacia el ventrículo derecho y de ahí a la arteria pulmonar. La mayor parte de la sangre que llega a la arteria pulmonar desemboca en la aorta a través del conducto arterioso (también llamado conducto de Botallo), que conecta ambos vasos.

La formación del septo ventricular parte del suelo y de la porción dorsal del ventrículo, con la formación de un septo miocárdico recubierto por una capa endocárdica que crece hacia el septo auriculoventricular sin alcanzarlo. Este septo muscular toma el nombre de *septum inferius* y termina con un margen falciforme superior que formará la parte muscular del futuro septo interventricular. Entre el margen dorsal del *septum inferius* y los cojinetes endocárdicos queda una abertura que permite la comunicación entre los ventrículos denominada foramen interventricular primario. El cierre definitivo del septo se producirá posteriormente con la formación del septo aortopulmonar y el septo auriculoventricular, que se unirán al margen falciforme libre del *septum inferius* para formar el septo interventricular membranoso. En este punto, el corazón está formado por cuatro cavidades distintas: dos aurículas y dos ventrículos. La falta de cierre de la porción ventral del septo interauricular y de la unión auriculoventricular –junto con alteraciones de las válvulas auriculoventriculares– da lugar al grupo heterogéneo de defectos del septo auriculoventricular.

VALVULOGÉNESIS

Las válvulas cardiacas se desarrollan debido a una compleja interacción entre distintos tipos celulares y a la acción remodeladora del flujo sanguíneo intracardiaco. Durante el proceso de incurvación del tubo cardiaco, el miocardio embrionario segrega una matriz gelatinosa rica en ácido hialurónico, que forma engrosamientos endocavitarios de la pared en la unión auriculoventricular y el tracto de salida. Además, un tipo específico de células miocárdicas produce factores que activan las células endocárdicas suprayacentes, que se diferencian de células epiteliales poligonales a células fusiformes. Estas invaden la matriz gelatinosa cardiaca rica en ácido hialurónico y se convierten en células mesenquimatosas que digieren el ácido hialurónico y producen colágeno y proteoglicanos. El desarrollo de estas células mesenquimatosas origina los cojinetes endocárdicos (engrosamientos descritos en la sección anterior) y también es responsable de la formación de las válvulas cardiacas. La formación de las válvulas auriculoventriculares y semilunares tiene características específicas.

Las válvulas auriculoventriculares están formadas por una serie de cojinetes endocárdicos a nivel del canal auriculoventricular, a lo largo de las cuales el mesénquima auriculoventricular forma engrosamientos laterales (derecho e izquierdo) dorsales y ventrales (fig. 1.14). La fusión de los engrosamientos a lo largo de la línea media divide el canal auriculoventricular en dos porciones (derecha e izquierda), y partes de estos engrosamientos también forman las válvulas auriculoventriculares. Los cojinetes auriculoventriculares dorsales contribuyen a la formación de la valva septal de las válvulas mitral y tricúspide. Los cojinetes laterales dan lugar a las valvas parietales de las válvulas auriculoventriculares. La evolución posterior de las valvas parietales y septales de las válvulas auriculoventriculares se produce tras una fase de proliferación, extensión, condensación y delaminación. La porción subendocárdica de los cojinetes auriculoventriculares prolifera y expande los engrosamientos a lo largo de la unión auriculoventricular. Las células de la porción de los cojinetes próxima al miocardio se diferencian en fibroblastos, que se condensan para formar tejido fibroso. Comienza a producirse una reabsorción tisular parcial en el miocardio, por debajo de los cojinetes en expansión. Estas zonas de pérdida de tejido convergen, lo que da lugar a una delaminación incompleta, con la consiguiente separación parcial de los planos entre el miocardio y los cojinetes. La delaminación también afecta a las porciones distales de la zona valvular embrionaria, dando lugar a la formación de los músculos papilares y las cuerdas tendinosas. El componente miocárdico de las válvulas embrionarias desaparece, y aumenta el componente mesenquimatoso poblado por fibroblastos y matriz extracelular. Los defectos en esta compleja evolución generan el grupo de malformaciones valvulares que se denominan genéricamente displasias. Además, los defectos en el desarrollo de los cojinetes endocárdicos asociados a una formación

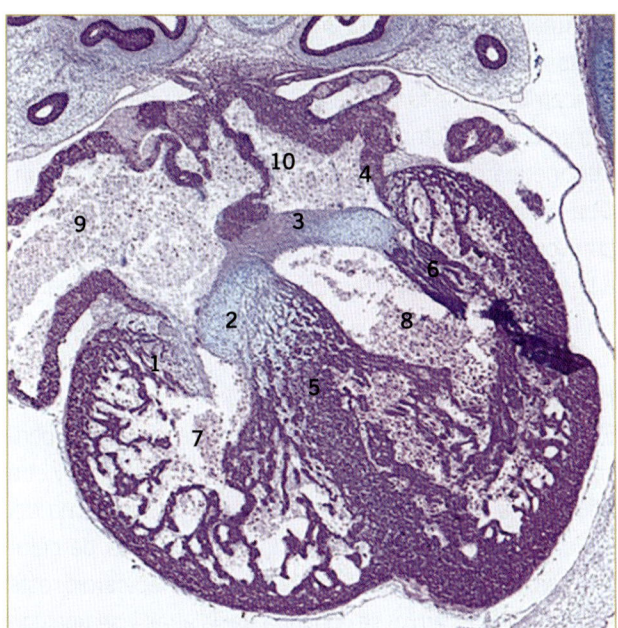

FIGURA 1.14. Embrión humano; corte histológico longitudinal que muestra la formación de las válvulas auriculoventriculares y, en particular, la de la valva septal de la válvula tricúspide (2) y la valva aórtica de la válvula mitral (3) a partir del cojinete auriculoventricular. 1, valva parietal de la válvula tricúspide; 4, valva parietal de la válvula mitral; 5, septo interventricular; 6, músculo papilar de la válvula mitral; 7, ventrículo derecho; 8, ventrículo izquierdo; 9, aurícula derecha; 10, aurícula izquierda. Tinción con ácido peryódico de Schiff. Por cortesía del Prof. R.H. Anderson y del archivo Human Developmental Biology Resource (HDBR).

incompleta de los septos circundantes son responsables de los defectos del septo auriculoventricular, que incluyen malformaciones con un grado variable de alteración de las válvulas y los septos (v. cap. 6).

Las válvulas semilunares se forman de manera similar a las válvulas auriculoventriculares, al menos en lo que respecta a la evolución inicial de los cojinetes situados en el tracto de salida. Sin embargo, en lugar de sufrir delaminación, los cojinetes endocárdicos evolucionan por excavación. Al igual que en la zona auriculoventricular, en el tracto de salida también hay cojinetes proximales y distales. El tracto de salida puede dividirse en dos porciones, un segmento proximal o cono y un segmento distal o tronco. Los cojinetes del cono y del tronco están invadidos por células endocárdicas activadas y por células de la cresta neural que forman un septo semilunar que divide el tracto de salida en una porción aórtica y otra pulmonar. Este septo aortopulmonar primordial gira en espiral en la cavidad del tracto de salida en sentido contrario a las agujas del reloj. De este modo, el lado derecho de la válvula embrionaria del tracto de salida

deriva del lado izquierdo. Como resultado, la arteria pulmonar se sitúa en una posición más superficial en relación con el ventrículo derecho, mientras que la aorta se encuentra en una posición más profunda en relación con el ventrículo izquierdo. Las anomalías del desarrollo de estas estructuras son causa de graves enfermedades congénitas conotruncales, de las cuales la más frecuente es la tetralogía de Fallot. Otras anomalías menos frecuentes son la doble salida del ventrículo derecho, la transposición de las grandes arterias y el tronco arterioso persistente (v. caps. 6 y 7).

MORFOLOGÍA CARDIOVASCULAR

CORAZÓN: MORFOLOGÍA EXTERNA, POSICIÓN Y RELACIONES CON LOS ÓRGANOS CIRCUNDANTES

El corazón está situado en el mediastino medio; tiene la forma de un cono irregular con el vértice dirigido en dirección ventrocaudal y hacia la izquierda, y está contenido en el saco pericárdico y rodeado por los lóbulos pulmonares, excepto por la parte ventral (fig. 1.15). La conformación del corazón depende de varios factores, tanto individuales como relacionados con las características específicas de las distintas razas caninas y felinas y, por tanto, con la conformación del tórax.

Pericardio

El pericardio es la estructura que rodea al corazón (fig. 1.16). Las porciones iniciales del tronco pulmonar y la aorta y las terminaciones de la vena cava y las venas pulmonares también están contenidas dentro de su cavidad.

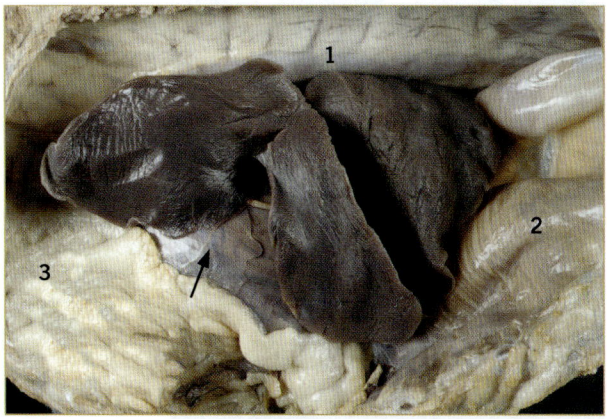

FIGURA 1.15. Perro; lado izquierdo del tórax con todos los órganos en su sitio. Obsérvese la porción ventral parcialmente visible del corazón envuelto en el pericardio (flecha). 1, aorta torácica inclinada a lo largo de la columna vertebral; 2, diafragma; 3, mediastino craneal con abundante grasa.

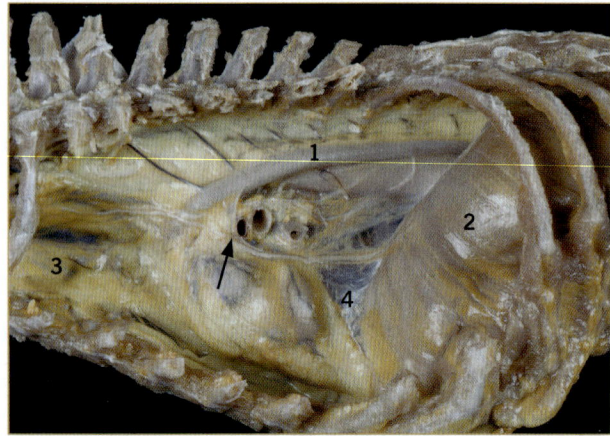

FIGURA 1.16. Gato; vista del lado izquierdo del tórax tras la extirpación de los lóbulos pulmonares. El corazón rodeado por el pericardio es claramente visible. 1, aorta torácica que discurre por la cara ventral de la columna vertebral; 2, diafragma; 3, mediastino craneal con grasa; 4, ligamento frenopericárdico; flecha, nervio frénico.

El pericardio se divide en una parte externa fibrosa y una parte interna serosa, que a su vez se divide en una capa parietal y una capa visceral. La forma, el tamaño y la posición del pericardio se corresponden con los del corazón.

Pericardio fibroso

El pericardio fibroso es un saco delgado y resistente formado por una capa de tejido conjuntivo denso y fibras de colágeno mezcladas con fibras elásticas y fibroblastos.

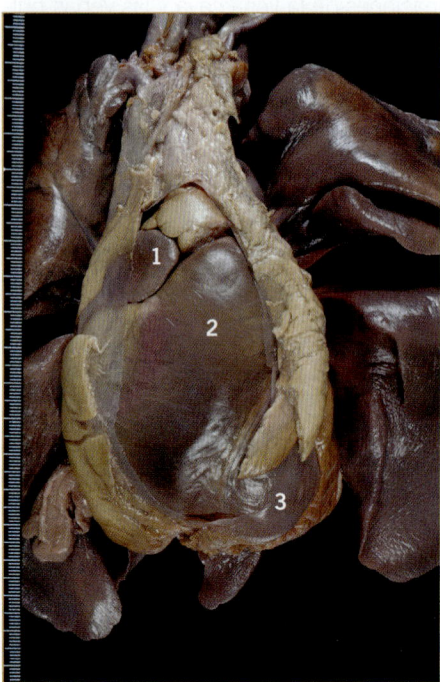

FIGURA 1.17. Perro; pericardio abierto, con un corazón parcialmente visible. 1, orejuela derecha; 2, ventrículo derecho (tracto de salida), 3, ápex del corazón.

La superficie externa está anclada al mediastino mediante tejido conjuntivo y grasa (fig. 1.17). En varias zonas, el pericardio fibroso forma trabéculas que se unen a diversas estructuras endotorácicas contiguas, como el ligamento frenopericárdico, asegurando la estabilidad del corazón. Otras estructuras que anclan el pericardio son los haces fibrosos que discurren a lo largo de la aorta y están unidos a la columna vertebral, así como los haces que rodean la vena cava caudal y terminan en el centro del diafragma.

Pericardio seroso

El pericardio seroso delimita directamente la cavidad pericárdica virtual y se divide en dos capas, una parietal y otra visceral. La capa parietal recubre la superficie interna del pericardio fibroso y está formada por una capa de células mesoteliales planas. La capa visceral, o epicardio, está adherida al miocardio; se continúa hacia atrás y se une con la capa parietal en el lugar de origen de los grandes vasos. Las dos capas serosas delimitan la cavidad pericárdica, que es virtual en condiciones normales y contiene líquido pericárdico que lubrica la superficie del corazón. En el perro, hay por término medio entre 0,5 y 1 ml de líquido transparente o ligeramente amarillento, que normalmente produce y reabsorbe el pericardio seroso. El límite dorsal de la cavidad pericárdica está representado por la zona de unión de las dos capas serosas en la base del corazón y alrededor de los grandes vasos. La capa visceral forma dos vainas separadas, alrededor de la aorta y del tronco pulmonar y alrededor de las terminaciones de las venas, garantizando así la independencia de movimiento entre los componentes arteriales y venosos. Los pliegues del pericardio seroso alrededor de las arterias y las venas forman los senos y recesos pericárdicos. La aorta ascendente y el tronco pulmonar están envueltos por una porción de epicardio que forma un espacio virtual, denominado seno transverso, que puede estar ocupado por líquidos, masas o pseudomasas, y que separa las grandes arterias de las aurículas y las venas. La aorta ascendente y el tronco pulmonar están situados cranealmente al seno transverso, mientras que la vena cava craneal y las venas pulmonares derechas se encuentran a la derecha del seno transverso. El suelo de este seno está formado por el techo de la aurícula izquierda.

PRINCIPALES CARACTERÍSTICAS FÍSICAS

El corazón tiene por lo general un color rojo como el de los músculos esqueléticos. Los surcos que contienen los vasos coronarios, rellenos de grasa, son evidentes a lo largo de las paredes ventriculares y de la unión auriculoventricular. La consistencia de la pared de la cavidad, una vez eliminados los coágulos o cualquier resto de sangre en su interior, varía en función del tipo de cavidad cardiaca y del grosor de su pared: mientras que las aurículas y el ventrículo derecho tienen una consistencia blanda, el ventrículo izquierdo, mucho más grueso, tiene una consistencia dura y elástica. El peso del corazón varía considerablemente según la especie, la raza y el individuo. Por término medio, representa el 0,7 % del peso corporal total en el perro y el 0,5 % del peso corporal total en el gato. Sin embargo, en la literatura se han descrito variaciones individuales que oscilan entre el 0,45 y el 1,1 % en el perro y entre el 0,4 y el 0,8 % en el gato.

Conformación externa

Debido a la forma cónica del corazón y a la conformación del tórax, aplanado lateralmente, en el corazón es posible reconocer una base, situada en posición dorsocraneal y donde se insertan los grandes vasos; un vértice libre orientado hacia el ángulo esternodiafragmático izquierdo; dos superficies, una auricular orientada hacia el lado derecho del tórax y otra auricular orientada hacia el lado izquierdo del tórax; y dos márgenes, uno craneal y otro caudal. Un surco transversal profundo denominado surco coronario o surco auriculoventricular recorre tanto las superficies como los márgenes y está cubierto por abundante grasa. Los principales vasos coronarios discurren a lo largo de este surco, que también separa las aurículas, situadas en posición dorsocraneal, de los ventrículos, situados en posición ventrocaudal y que representan aproximadamente las tres cuartas partes del órgano.

Base

La base del corazón está formada principalmente por las dos aurículas y los grandes vasos, como la aorta ascendente (situada en la parte central) y la arteria pulmonar (situada externamente, en el lado izquierdo). El origen de la aorta ascendente es poco visible porque se encuentra entre el tronco pulmonar y la pared del complejo formado por ambas aurículas. El arco aórtico se continúa con la aorta descendente o torácica en dirección dorsocaudal y hacia la izquierda, contactando con el tronco pulmonar, que se dirige hacia arriba y hacia atrás a través de la concavidad del arco (fig. 1.18). Todas las estructuras situadas en la base del corazón no son inmediatamente visibles porque están rodeadas por una cantidad variable de grasa. La superficie dorsal del complejo formado por

ambas aurículas tiene una forma irregularmente convexa y está dividida por un surco transversal (ocupado por la rama derecha de la arteria pulmonar) en dos porciones, una craneal correspondiente a la aurícula derecha y otra caudal correspondiente a la aurícula izquierda (fig. 1.19). En el lado derecho, la parte más dorsal de la aurícula derecha recibe la terminación de la vena cava craneal, que en su última porción drena la sangre de la vena ácigos derecha. Todavía en el lado derecho, pero en una localización más caudal y ventral, la aurícula derecha drena la vena cava caudal (fig. 1.20). La orejuela derecha (también llamada apéndice auricular) se proyecta desde la aurícula derecha y se pliega en sentido craneal y hacia la izquierda, apoyándose así en la pared de la aorta ascendente hasta las proximidades del tronco pulmonar. La aurícula izquierda recibe las venas pulmonares en su porción dorsolateral;

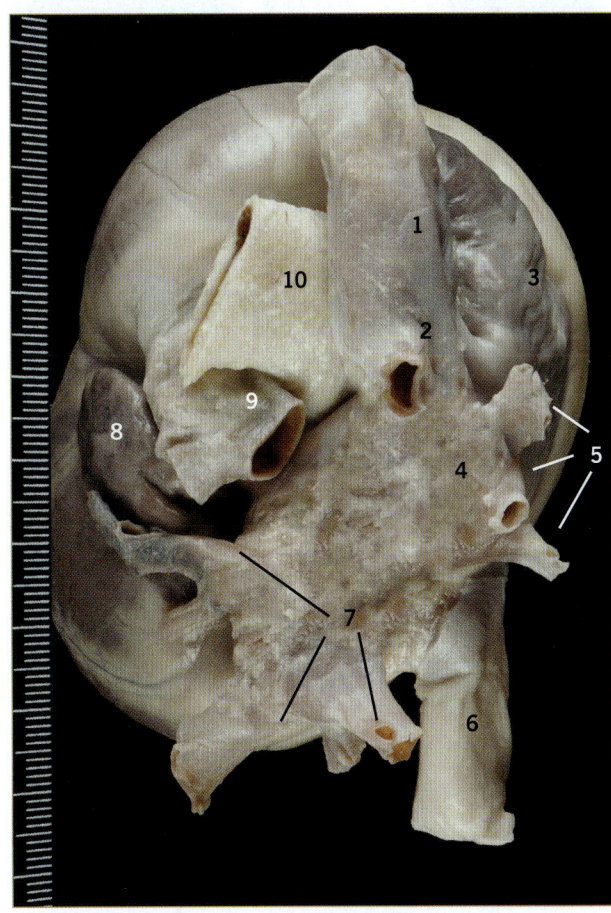

FIGURA 1.18. Perro; base del corazón con las principales estructuras cardiovasculares tras disecar la aorta a nivel del arco y las ramas de la arteria pulmonar. Vista dorsal. 1, vena cava craneal; 2, vena ácigos; 3, orejuela derecha; 4, aurícula izquierda; 5, grupo de venas pulmonares derechas; 6, vena cava caudal; 7, aurícula izquierda con venas pulmonares izquierdas; 8, orejuela izquierda; 9, tronco pulmonar; 10, aorta ascendente con la primera parte del arco aórtico.

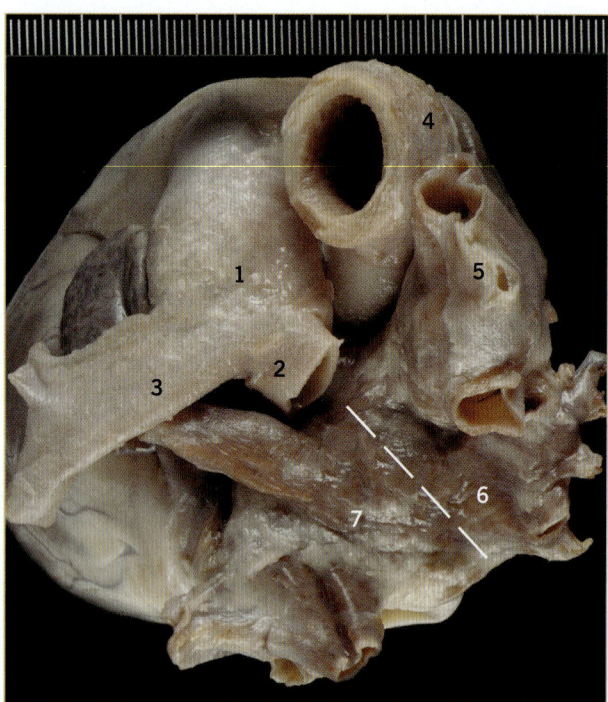

FIGURA 1.19. Perro; base del corazón con las principales estructuras cardiovasculares tras disecar la aorta a nivel del arco y la rama pulmonar derecha. Vista dorsal. 1, tronco pulmonar; 2, rama derecha de la arteria pulmonar, parcialmente seccionada; 3, rama izquierda de la arteria pulmonar; 4, aorta ascendente con la primera parte del arco aórtico; 5, vena cava craneal; 6, aurícula derecha; 7, aurícula izquierda; línea blanca discontinua, surco por el que discurre la rama derecha de la arteria pulmonar y que separa transversalmente la mayor parte de las dos aurículas.

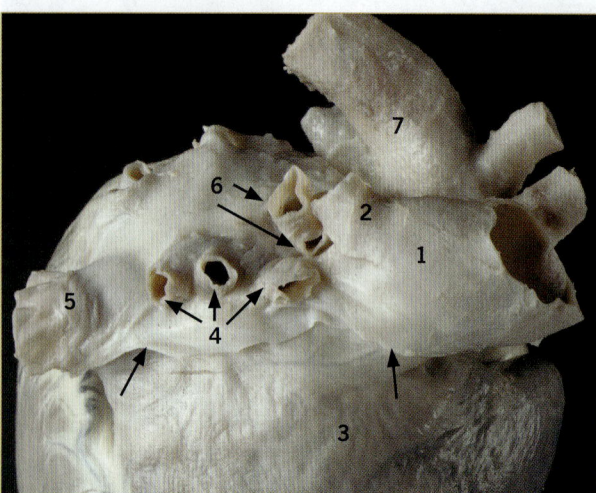

FIGURA 1.20. Perro; base del corazón con las principales estructuras cardiovasculares. Vista derecha y dorsal. 1, vena cava craneal; 2, vena ácigos; 3, aurícula derecha; 4, grupo de venas pulmonares derechas; 5, vena cava caudal; 6, ramas lobares de la arteria pulmonar derecha; 7, aorta; flechas, inserción del saco pericárdico.

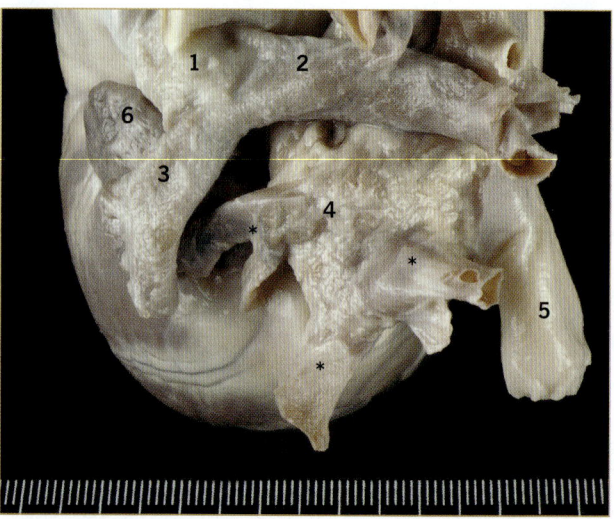

FIGURA 1.21. Perro; base del corazón con algunas estructuras cardiovasculares. Vista caudal y dorsal. 1, arteria pulmonar; 2, rama derecha; 3, rama izquierda; 4, aurícula izquierda; 5, vena cava caudal; 6, orejuela izquierda; asteriscos, grupo de venas pulmonares izquierdas.

la arteria pulmonar se sitúa dorsal a ella (fig. 1.21). La orejuela izquierda se extiende desde la aurícula izquierda hacia la izquierda y cranealmente, y se apoya en la base del tronco pulmonar.

Superficie auricular

La superficie auricular, desde donde son visibles ambas aurículas, se encuentra en el lado derecho y está formada por dos porciones –una dorsal o auricular y otra ventral o ventricular– separadas por el surco coronario derecho (fig. 1.22). La superficie auricular tiene una forma irregularmente convexa y se extiende desde el margen ventricular derecho (craneal) hasta el margen ventricular izquierdo (caudal). La aurícula derecha ocupa la mayor parte de la superficie auricular. A nivel de la zona ventrocraneal de la desembocadura de la vena cava craneal hay un surco que discurre caudalmente y hacia la izquierda, el denominado surco terminal (fig. 1.23). La aurícula izquierda, que drena las venas pulmonares, está situada caudalmente y a la izquierda en la superficie auricular. La porción ventricular de la superficie auricular, que es mucho mayor que la porción auricular, tiene una superficie lisa y convexa y está atravesada por un surco profundo que se extiende desde el surco coronario hasta cerca del vértice cardiaco. Este surco se denomina surco interventricular subsinusal porque se origina ventralmente a la parte sinusal de la aurícula derecha, cerca de las aberturas de las venas cavas, y termina

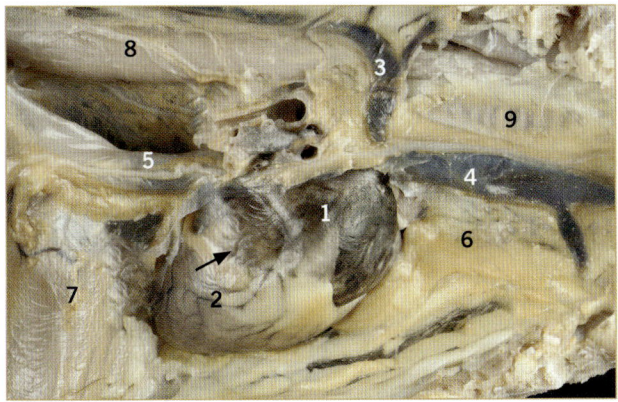

FIGURA 1.22. Gato; lado derecho del tórax tras extirpar los lóbulos pulmonares derechos, con el corazón en su sitio y el saco pericárdico abierto. Vista derecha. 1, aurícula derecha; 2, ventrículo derecho; 3, vena ácigos; 4, vena cava craneal; 5, vena cava caudal; 6, mediastino craneal con grasa; 7, diafragma; 8, esófago; 9, tráquea; flecha, surco coronario derecho.

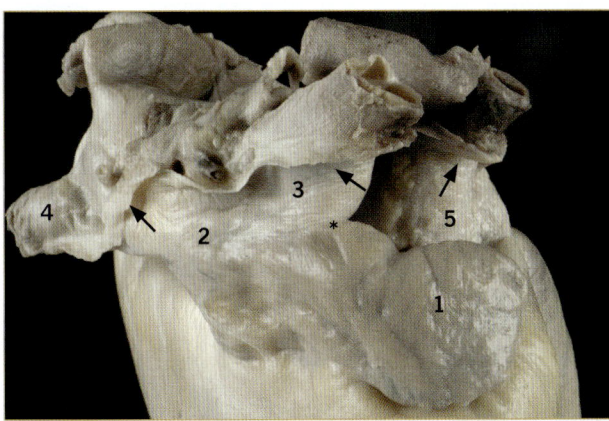

FIGURA 1.23. Perro; base del corazón con las principales estructuras cardiovasculares. Vista craneal y derecha. 1, orejuela derecha; 2, aurícula derecha; 3, vena cava craneal; 4, vena cava caudal; 5, aorta ascendente; asterisco, surco terminal; flechas, inserción del saco pericárdico.

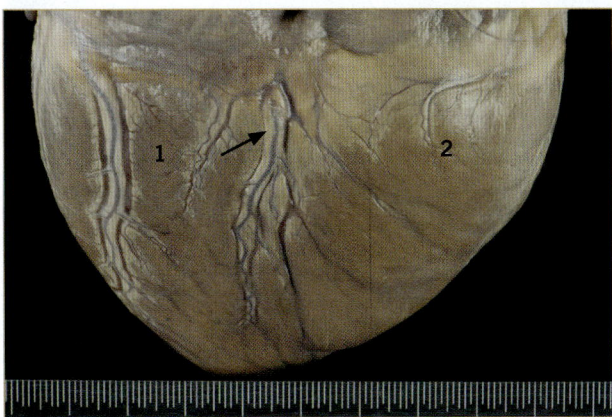

FIGURA 1.24. Perro; ventrículos, superficie auricular. 1, ventrículo izquierdo; 2, ventrículo derecho (tracto de entrada); flecha, surco subsinusal con vasos coronarios.

cerca del vértice cardiaco. Está relleno de grasa y contiene vasos coronarios (fig. 1.24). El ventrículo derecho, que ocupa la mayor parte de la superficie auricular, se extiende craneal a este surco, mientras que el ventrículo izquierdo se sitúa caudalmente en la superficie auricular.

Superficie de las orejuelas

Las dos orejuelas, especialmente la izquierda, se observan en la superficie auricular del corazón, situada en el lado izquierdo (fig. 1.25). Esta superficie también tiene dos porciones, una dorsal o auricular y otra ventral o ventricular. Estas están separadas por el surco coronario izquierdo, interrumpido por el tronco pulmonar. El tronco pulmonar nace del cono arterioso o infundíbulo del ventrículo derecho, que es más convexo que el resto de la superficie auricular (fig. 1.26). La porción dorsal o auricular está dividida en dos partes por el tronco pulmonar y cada parte está orientada hacia la base del propio tronco. La orejuela izquierda está situada caudalmente y a la izquierda, mientras que la orejuela derecha se encuentra cranealmente y a la derecha. En esta superficie, la orejuela derecha ocupa menos espacio que la izquierda, que está superpuesta dorsalmente por el tronco pulmonar y la rama izquierda de la arteria pulmonar (fig. 1.27). La porción ventral o ventricular, lisa y convexa, está atravesada por un surco longitudinal denominado surco interventricular paraconal. Este surco se origina caudal al tronco pulmonar y termina en el margen ventricular derecho (craneal). Está relleno

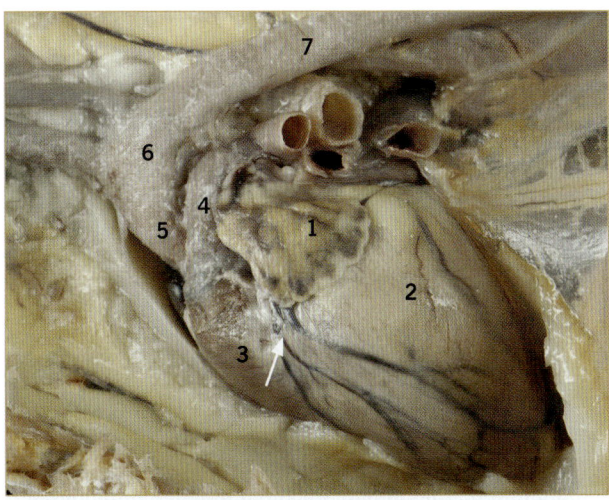

FIGURA 1.25. Gato; lado izquierdo del tórax tras la extirpación de los lóbulos pulmonares izquierdos, con el corazón en su sitio y el saco pericárdico abierto. 1, orejuela izquierda; 2, ventrículo izquierdo; 3, ventrículo derecho (tracto de salida); 4, tronco pulmonar; 5, aorta ascendente; 6, arco aórtico; 7, aorta torácica (descendente); flecha, surco interventricular paraconal.

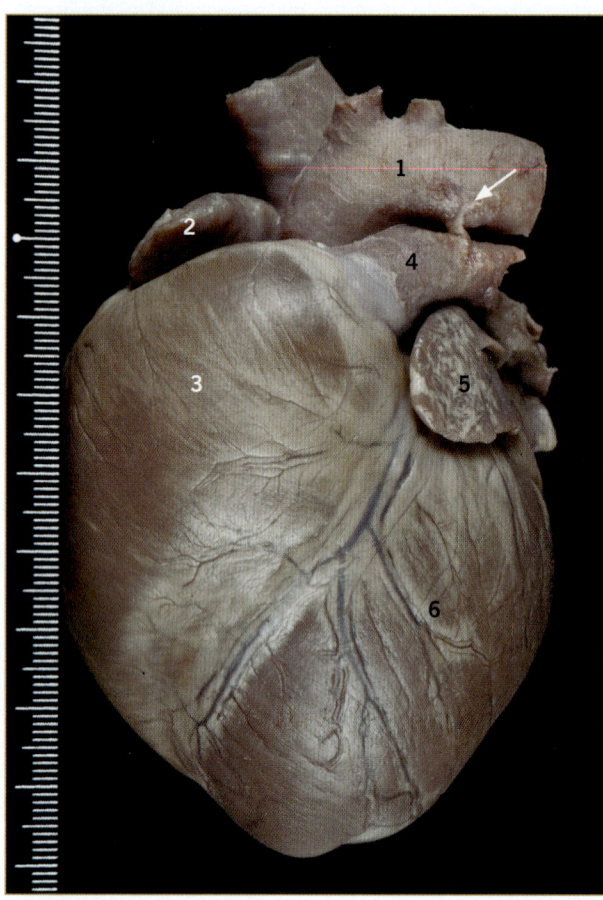

FIGURA 1.26. Perro; superficie auricular tras una ligera rotación en sentido antihorario. Vista izquierda. 1, aorta; 2, orejuela derecha; 3, ventrículo derecho (tracto de salida); 4, tronco pulmonar; 5, orejuela izquierda; 6, ventrículo izquierdo. Obsérvese el ligamento arterioso (flecha).

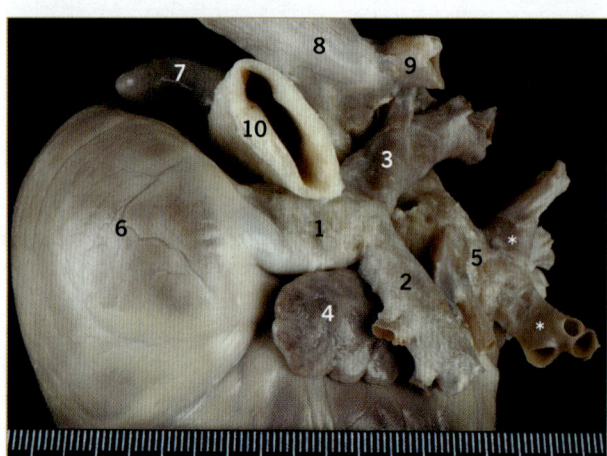

FIGURA 1.27. Perro; superficie auricular. 1, tronco pulmonar; 2, rama pulmonar izquierda; 3, rama pulmonar derecha; 4, orejuela izquierda; 5, aurícula izquierda con venas pulmonares (asteriscos); 6, ventrículo derecho (tracto de salida); 7, orejuela derecha; 8, vena cava craneal; 9, vena ácigos; 10, aorta ascendente.

de grasa y contiene vasos coronarios. El ventrículo derecho, situado en posición craneal, ocupa un área menos extensa que el ventrículo izquierdo.

Márgenes

Las dos superficies se unen en el margen ventricular derecho (a nivel del ventrículo derecho) y en el margen ventricular izquierdo (a nivel del ventrículo izquierdo). El margen ventricular derecho está situado en posición craneal y sigue un curso particularmente oblicuo en dirección ventrocaudal. Su parte más dorsal es lisa y redondeada y corresponde a la base de la orejuela derecha, mientras que la porción situada bajo el surco coronario corresponde al ventrículo derecho. La porción más ventral, situada cerca del vértice, corresponde al ventrículo izquierdo y recibe la terminación del surco interventricular paraconal (fig. 1.28).

El margen ventricular izquierdo está situado en posición caudal y es más corto que el margen interventricular derecho. Es casi vertical y perpendicular a la porción caudal del esternón. También puede dividirse en dos porciones, una dorsal o auricular y otra ventral o ventricular. La porción dorsal

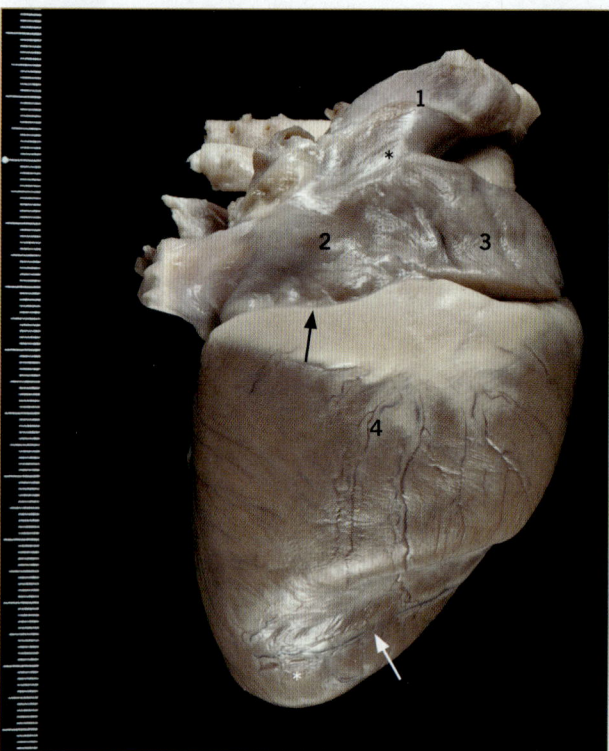

FIGURA 1.28. Perro; margen ventricular derecho (vista craneal) en posición más vertical. 1, vena cava craneal; 2, aurícula derecha; 3, orejuela derecha; 4, ventrículo derecho; asterisco negro, surco terminal; flecha negra, surco coronario; flecha blanca, surco paraconal; asterisco blanco, vértice cardiaco.

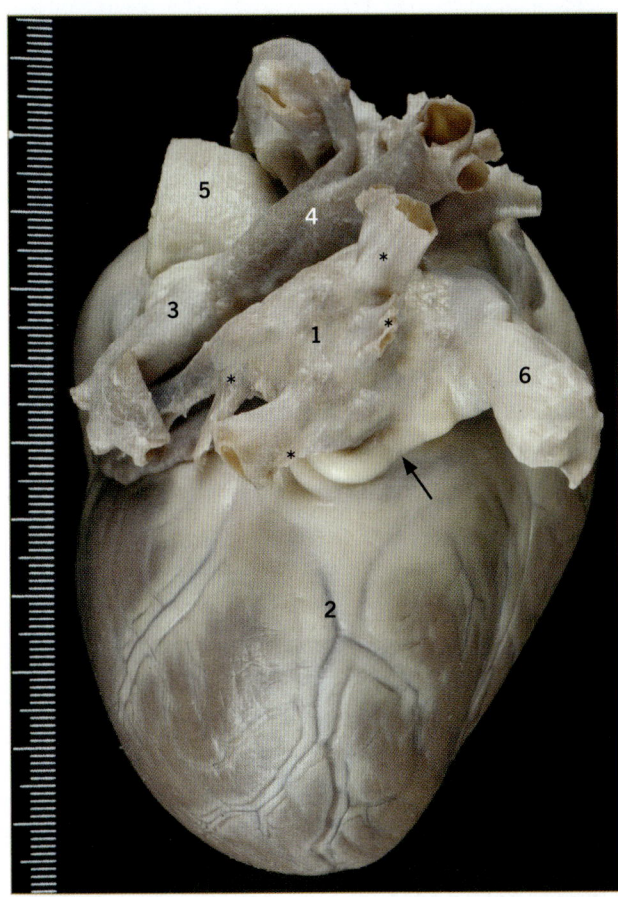

FIGURA 1.29. Perro; margen ventricular izquierdo (vista caudal) en posición más vertical. 1, aurícula izquierda con el grupo de venas pulmonares izquierdas (asteriscos); 2, ventrículo izquierdo (tracto de entrada); 3, rama pulmonar izquierda; 4, rama pulmonar derecha; 5, aorta ascendente con la primera parte del arco aórtico, 6; vena cava caudal; flecha, surco coronario izquierdo.

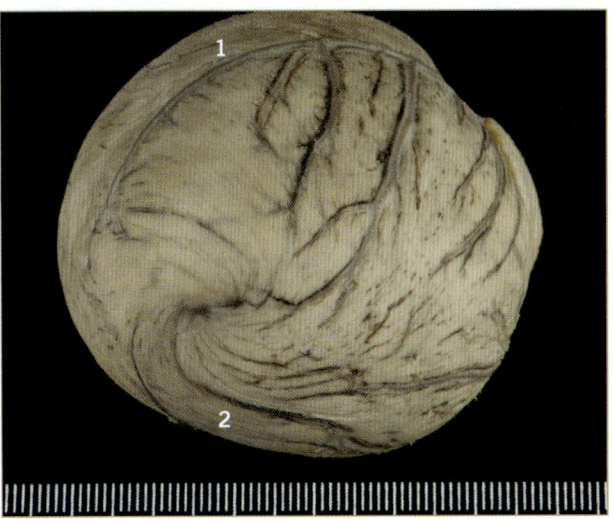

FIGURA 1.30. Perro; ventrículo izquierdo en el vértice cardiaco. Vista ventral y ligeramente izquierda con evidente disposición en vórtice de las fibras. 1, surco interventricular paraconal; 2, surco interventricular subsinusal.

incluye las terminaciones de las venas pulmonares. Tiene un aspecto convexo o recto según la forma del corazón y corresponde en su totalidad al corazón izquierdo (fig. 1.29).

Vértice del corazón

El vértice del corazón está formado por el ventrículo izquierdo y tiene forma redondeada. Los surcos interventriculares terminan en sus proximidades. Los haces miocárdicos superficiales forman una espiral (fig. 1.30).

Relaciones anatómicas

El corazón tiene relaciones anatómicas con los órganos adyacentes a través del pericardio y el tejido conjuntivo –más concretamente la grasa, en la que se encuentran los ganglios linfáticos regionales (especialmente los ganglios linfáticos mediastínicos y traqueobronquiales)–, así como

a través de numerosos nervios que forman grandes plexos en la superficie ventral de la tráquea. Por ejemplo, las dos ramas del nervio vago discurren a lo largo de la aorta, pero la rama derecha pasa después dorsal a la tráquea mientras que la rama izquierda continúa su curso a lo largo de la aorta (fig. 1.31). No lejos del saco pericárdico, la aorta está rodeada por el nervio laríngeo recurrente. Las relaciones anatómicas más complejas se encuentran en la base del corazón, con el tronco pulmonar situado entre la propia base y la terminación de la tráquea y el origen de los bronquios principales. El origen de la arteria pulmonar, situado a la izquierda entre las dos orejuelas, oculta la aorta ascendente. Esta porción de la aorta pasa a nivel del tronco pulmonar y del surco formado por las dos orejuelas, antes de discurrir por la cara izquierda de la tráquea. La superficie auricular del corazón tiene una relación anatómica con el pulmón derecho, sobre el que deja una hendidura. El nervio frénico derecho recorre la vena cava craneal, la aurícula derecha y la vena cava caudal. La superficie auricular forma la escotadura cardiaca del margen ventral del pulmón izquierdo, que es menos extensa que el surco formado por la superficie auricular del corazón en el pulmón derecho, pero más ancha y profunda, lo que facilita la auscultación del corazón. En esta superficie, el nervio frénico izquierdo pasa sobre el tronco pulmonar y la orejuela izquierda. El vértice del corazón está libre en el saco pericárdico y ocupa la impresión cardiaca de los pulmones.

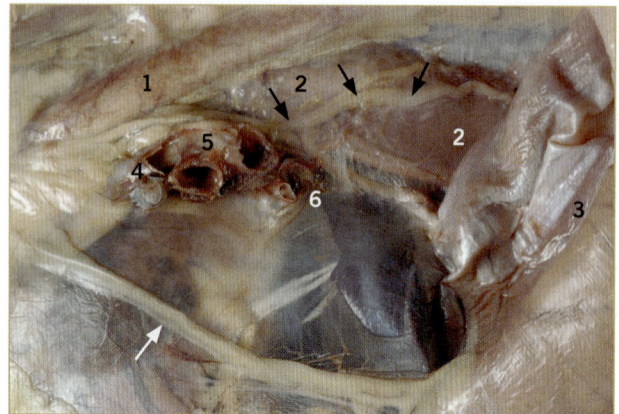

FIGURA 1.31. Perro; lado izquierdo del tórax tras la extirpación de los lóbulos pulmonares, con el corazón en su sitio dentro del saco pericárdico (superficie auricular). 1, aorta torácica (descendente); 2, esófago; 3, diafragma; 4, rama pulmonar izquierda; 5, bronquio principal izquierdo; 6, venas pulmonares izquierdas; flechas negras, nervio vago; flecha blanca, nervio frénico.

AURÍCULAS

La base del corazón está formada principalmente por las dos aurículas. Si se observan desde un punto de vista dorsal, adoptan la forma de una media luna. La primera porción de la aorta ascendente –que deja un surco en la pared auricular– y el tronco de la arteria pulmonar se encuentran en la concavidad de esta media luna, con el tronco pulmonar en una posición más superficial y claramente visible desde el lado izquierdo (fig. 1.32). Es posible identificar el surco interauricular, o surco de Waterston, en la superficie dorsal de la base del corazón, entre la terminación de las venas pulmonares derechas y la pared medial de la aurícula derecha, cerca de la terminación de la cavidad venosa (figs. 1.33 y 1.34). Es un pliegue de la pared auricular y corresponde al *septum secundum*. El surco interauricular está separado del surco terminal por la porción terminal de la vena cava craneal. Esta estructura se estudia especialmente en anatomía quirúrgica humana, ya que, representa una vía de acceso a la cavidad auricular izquierda, pero aún no se ha estudiado en anatomía cardiaca veterinaria por su aplicación quirúrgica. Cada aurícula está formada por tres componentes diferentes en cuanto a topografía y estructura, y comunicación entre sí. La parte principal, el componente venoso, está situada cerca del septo interauricular e incluye la terminación de las grandes venas, es decir, las venas pulmonares para la aurícula izquierda y las venas cavas craneal y caudal para la aurícula derecha. El segundo componente es el suelo o vestíbulo, que está totalmente ocupado por el orificio auriculoventricular correspondiente y se extiende para formar el tercer componente, una bolsa ciega denominada orejuela o apéndice auricular.

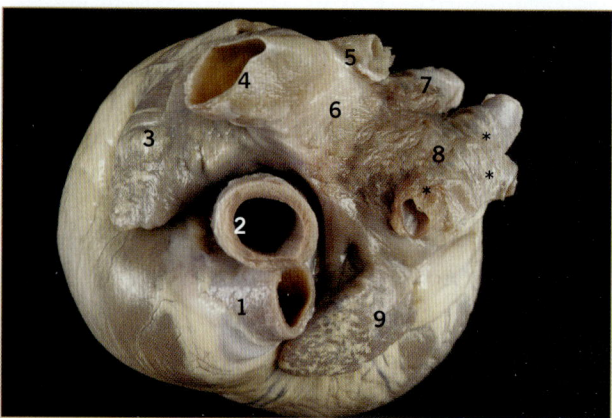

FIGURA 1.32. Perro; base del corazón. Vista dorsal izquierda tras cortar la aorta y la arteria pulmonar cerca de su origen. 1, arteria pulmonar; 2, aorta; 3, orejuela derecha; 4, vena cava craneal; 5, vena ácigos; 6, aurícula derecha; 7, vena cava caudal; 8, aurícula izquierda con el grupo de venas pulmonares izquierdas (asterisco); 9, orejuela izquierda

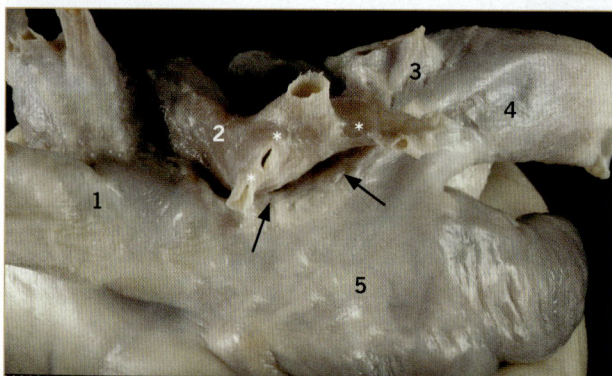

FIGURA 1.33. Perro; superficie auricular de la base del corazón. Vista derecha. El surco interauricular es evidente tras eliminar la grasa entre la terminación del grupo de arterias pulmonares lobares derechas y la aurícula derecha. 1, vena cava caudal; 2, obstrucción de las venas pulmonares derechas (asteriscos blancos); 3, vena ácigos; 4, vena cava craneal; 5, aurícula derecha; flechas negras, surco interauricular.

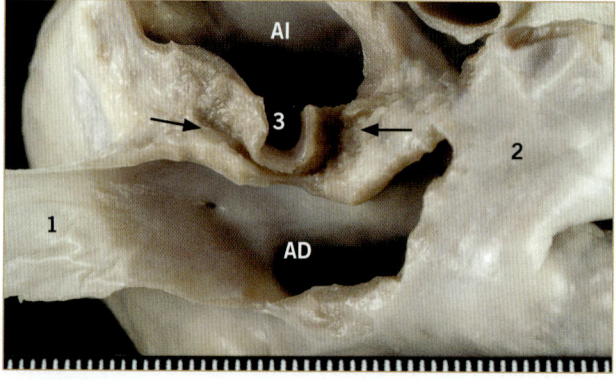

FIGURA 1.34. Perro; vista dorsal y derecha de la base del corazón. El surco interauricular es evidente tras eliminar el techo de ambas aurículas. 1, vena cava caudal; 2, vena cava craneal; 3, terminación del grupo de venas pulmonares izquierdas; AI, aurícula izquierda; AD, aurícula derecha; flechas negras, surco interauricular.

Aurícula izquierda

La aurícula izquierda es la cavidad cardiaca superior izquierda y drena las venas pulmonares en su porción dorsolateral. La cavidad se extiende por el lado izquierdo y cranealmente para formar la orejuela izquierda, que se apoya en la base del tronco pulmonar. El techo de la aurícula izquierda se sitúa por debajo del arco aórtico y de las arterias pulmonares (fig. 1.35), y la bifurcación traqueal se encuentra dorsal a esta, mientras que la parte terminal del tronco pulmonar se sitúa dorsocaudal a esta. El número de venas pulmonares que desembocan en la aurícula izquierda varía según la especie animal. En los carnívoros, casi siempre hay tres a cada lado. Por lo general, las del lado derecho discurren

dorsales a la porción terminal de la vena cava caudal. El apéndice auricular izquierdo es una pequeña bolsa ciega con forma tubular larga y estrecha; su margen ventral presenta varias hendiduras evidentes. La superficie endocárdica de la aurícula izquierda es lisa, mientras que la del apéndice auricular izquierdo es irregular, con una red de bandas musculares separadas por surcos, los llamados músculos pectíneos (fig. 1.36). En algunos animales, el septo interauricular puede mostrar un evidente engrosamiento semilunar cóncavo dorsalmente que representa el vestigio del borde del *ostium secundum* (fig. 1.37a). La mayor parte del septo interauricular del lado izquierdo consiste en el *septum primum,* que es membranoso (fig. 1.37b), fino y forma el suelo de la fosa

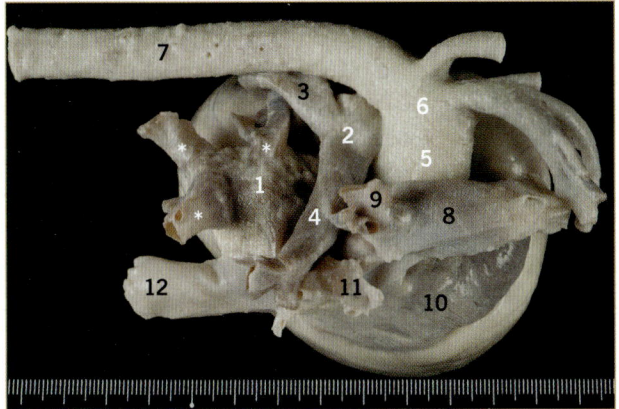

FIGURA 1.35. Perro; vista dorsal y derecha de la base del corazón. 1, aurícula izquierda con venas pulmonares izquierdas (asteriscos blancos); 2, tronco pulmonar; 3, rama pulmonar izquierda; 4, rama pulmonar derecha; 5, aorta ascendente; 6, arco aórtico; 7, aorta torácica (descendente); 8, vena cava craneal; 9, vena ácigos; 10, aurícula derecha; 11, grupo de las venas pulmonares derechas; 12, vena cava caudal.

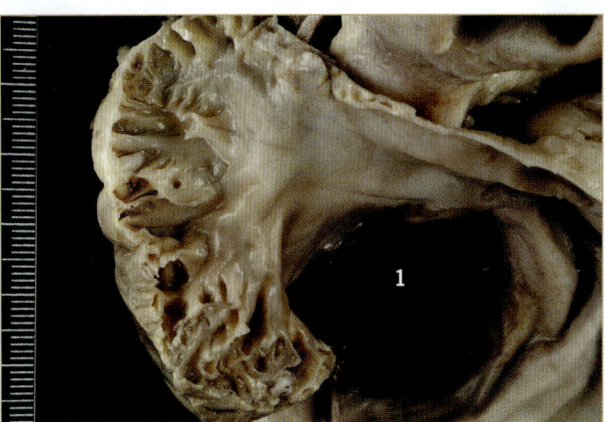

FIGURA 1.36. Perro; vista dorsal de la cámara auricular izquierda. Pared de la orejuela con los músculos pectíneos característicos. 1, orificio de la válvula mitral.

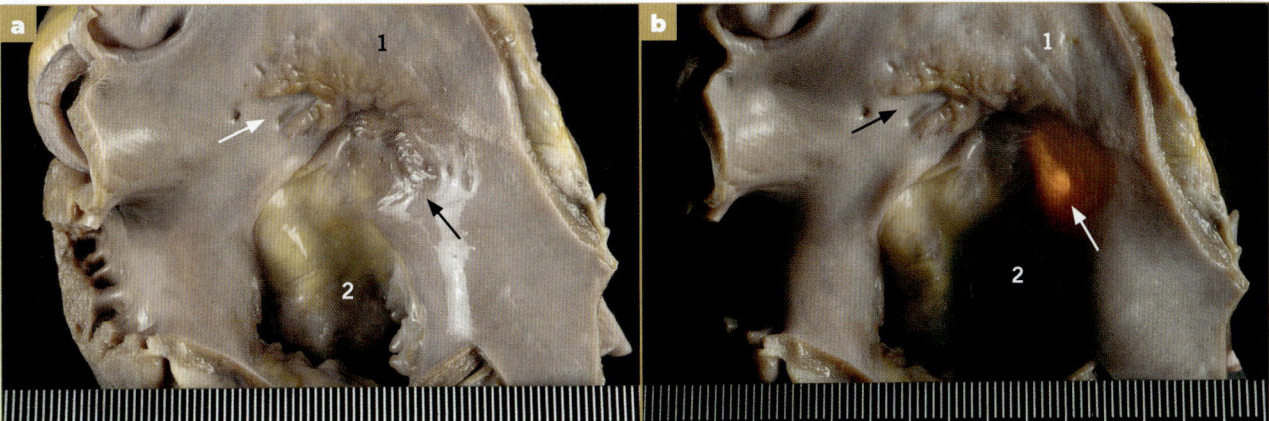

FIGURA 1.37. a) Perro; cavidad de la aurícula izquierda. Vista dorsocaudal tras la abertura longitudinal a lo largo de la mitad del margen ventricular izquierdo. 1, septo interauricular; 2, valva craneal de la válvula mitral. En el septo interauricular se aprecia un engrosamiento rojizo en forma de medialuna y cóncavo que representa la reacción del tejido conjuntivo al cierre del *ostium secundum* (flecha blanca). A su lado y ventralmente, se observa una zona ligeramente hundida que muestra la evolución del *septum primum* (flecha negra). b) El mismo corazón transiluminado para mostrar el componente membranoso (conectivo) en la zona del *septum primum* anterior. Flecha negra, reacción secundaria del tejido conjuntivo al cierre del *ostium secundum;* flecha blanca, porción membranosa del *septum primum* embrionario.

oval del septo interauricular derecho. En el adulto, evoluciona hacia una estructura denominada válvula del orificio oval, que consiste en un colgajo valvular sellado.

Aurícula derecha

La aurícula derecha es la cavidad superior derecha del corazón. La parte venosa recibe sangre venosa sistémica de las venas cavas y drena las venas coronarias a través del seno coronario. Entre las aberturas de las venas cavas craneales y caudales, a lo largo del septo interauricular, hay una eminencia denominada tubérculo intervenoso o tubérculo de Lower (fig. 1.38), que corresponde externamente al surco de

la pared auricular atravesado por el grupo de venas pulmonares derechas. Como ya se ha descrito en el apartado sobre la base del corazón, la vena cava craneal desemboca en la aurícula derecha en su porción más dorsal, mientras que la vena cava caudal lo hace en su porción más ventrocaudal. La zona de la pared lateral derecha entre las aberturas de las venas cavas craneal y caudal deriva del seno venoso embrionario y corresponde al seno de las venas cavas. La aurícula derecha se proyecta hacia fuera para formar la orejuela correspondiente, que se pliega en sentido craneal y hacia la izquierda y se apoya en la pared de la aorta ascendente. Morfológicamente, la orejuela derecha es corta, redondeada, de base ancha, triangular y, al igual que su homóloga izquierda, su superficie endocárdica está revestida por una red de músculos pectíneos. La porción sinusal de la aurícula derecha está delimitada caudalmente por el septo interauricular y cranealmente por la cresta terminal, que corresponde a la proyección endocavitaria del surco terminal (fig. 1.39). La abertura de la vena cava caudal se encuentra en la porción sinusal, y está rodeada por la válvula de la vena cava caudal, también llamada válvula de Eustaquio, que está poco desarrollada, si no ausente, en los mamíferos domésticos. La abertura del seno coronario, que está rodeada por la válvula del seno coronario o válvula de Tebesio y es rudimentaria en los animales domésticos, está situada entre esta abertura y el borde del anillo de la válvula tricúspide (figs. 1.40 y 1.41). A lo largo de la superficie endocárdica se encuentran numerosos forámenes pequeños de las venas cardiacas mínimas. La porción del septo interauricular comprendida entre el tendón de Todaro (una estructura tendinosa que conecta el orificio

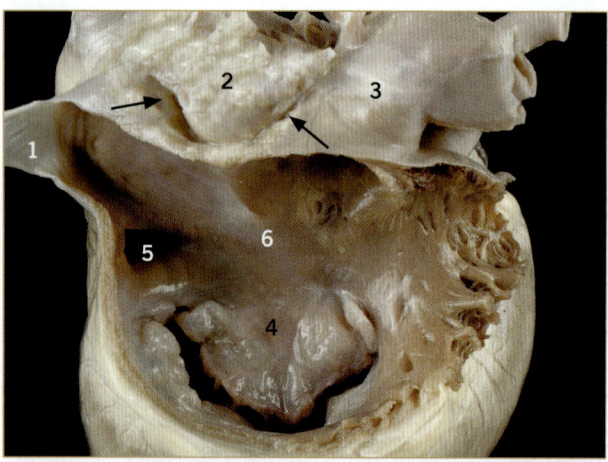

FIGURA 1.38. Perro; cavidad auricular derecha. Vista craneal tras la extirpación de la pared lateral. 1, orificio de la vena cava caudal; 2, grupo de venas pulmonares derechas; 3, vena cava craneal; 4, valva septal de la válvula tricúspide; 5, seno coronario; 6, tubérculo intervenoso o tubérculo de Lower; flechas, surco interauricular.

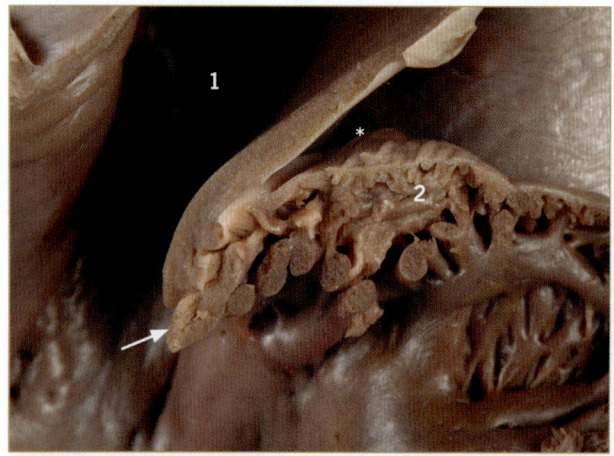

FIGURA 1.39. Perro; primer plano de la cavidad de la aurícula derecha a nivel de la abertura de la vena cava craneal. Vista derecha. 1, vena cava craneal; 2, pared de la orejuela con los músculos pectíneos característicos; asterisco blanco, surco terminal; flecha blanca, cresta terminal (crista terminalis).

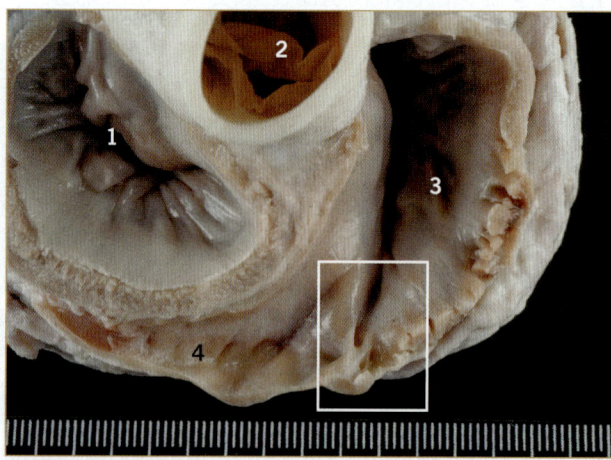

FIGURA 1.40. Perro; vista dorsal tras la extirpación de ambas aurículas. El marco blanco resalta una válvula de Tebesio rudimentaria a nivel del seno coronario. 1, válvula mitral; 2, válvula aórtica; 3, válvula tricúspide; 4, vena cardiaca magna.

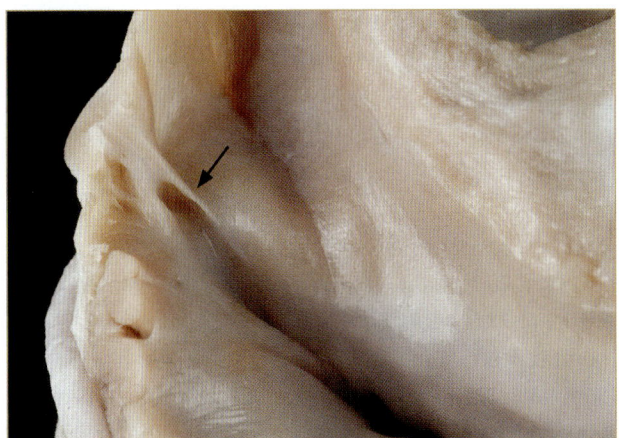

FIGURA 1.41. Primer plano del corazón anterior. Vista dorsal y craneal. Flecha negra, válvula de Tebesio rudimentaria.

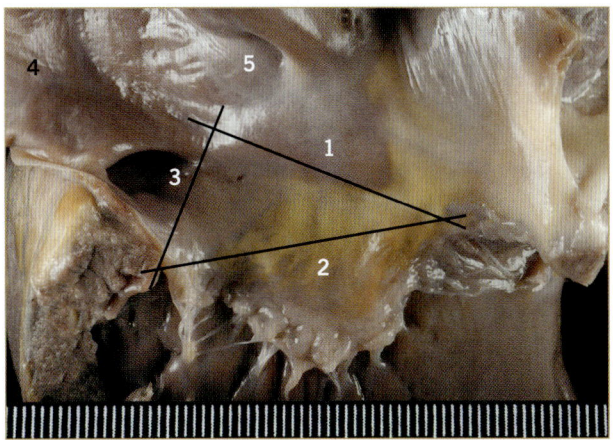

FIGURA 1.42. Perro; septo auriculoventricular derecho. Punto de vista craneal. Proyecciones de las tres estructuras anatómicas que delimitan el triángulo de Koch en el septo auriculoventricular: 1, tendón de Todaro; 2, inserción de la valva septal tricúspide; 3, seno coronario. 4, terminación de la vena cava caudal; 5, fosa oval.

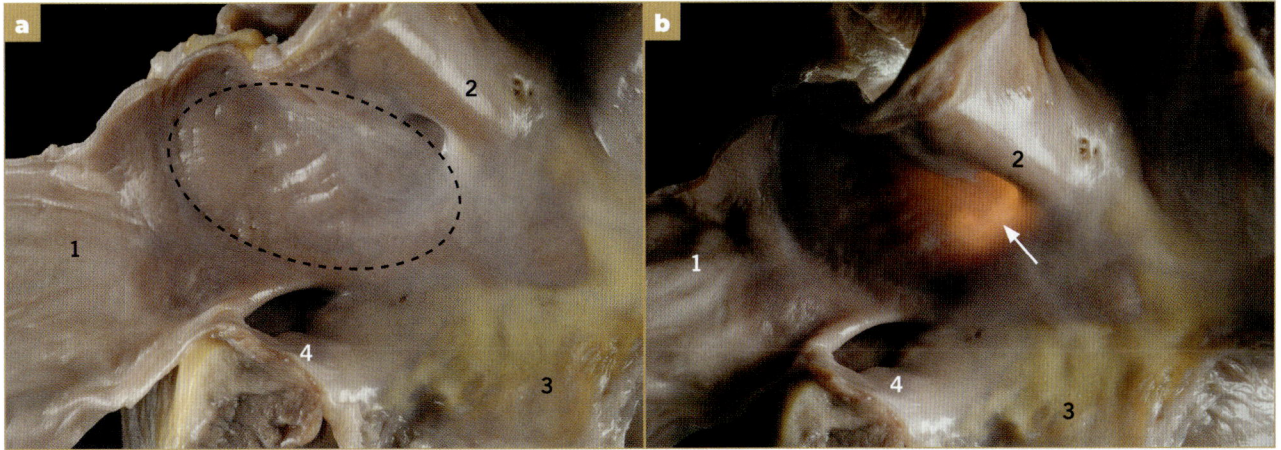

FIGURA 1.43. a) Perro; septo interauricular derecho. Vista craneal. La zona con el trazo discontinuo delimita la fosa oval. 1, salida de la vena cava caudal; 2, tubérculo intervenoso; 3, valva septal de la válvula tricúspide; 4, seno coronario. b) El mismo corazón transiluminado para mostrar el componente membranoso (conectivo) de la fosa oval (flecha blanca), que corresponde a la zona con el trazo discontinuo de la figura 1.43a.

de la vena cava caudal con el cuerpo fibroso central), el seno coronario y la inserción de la valva septal de la válvula tricúspide constituye el triángulo de Koch, donde se encuentra el nódulo auriculoventricular (fig. 1.42). El septo interauricular es poco extenso y solo parcialmente muscular, y está dirigido oblicuamente. La mayor parte de su extensión está ocupada por la fosa oval, una depresión próxima a la abertura de la vena cava caudal. Su porción más delgada se encuentra en el centro del septo auricular. La fosa oval está delimitada dorsolateralmente por una cresta muscular en forma de herradura denominada limbo de la fosa oval o anillo de Vieussens (fig. 1.43a). El fondo de la fosa oval es membranoso (conectivo) y es el único resto del septo auricular primario que puede verse desde la aurícula derecha (fig. 1.43b).

La fosa oval y el *ostium secundum,* que son visibles en los lados izquierdo y derecho del septo interauricular, respectivamente, por lo general no se superponen.

VENTRÍCULOS

Las cavidades de ambos ventrículos, delimitadas por una pared parietal y el septo interventricular, son grandes y convolutas y presentan tres porciones. La primera porción se sitúa bajo el orificio auriculoventricular y recibe la sangre procedente de la aurícula (tracto de entrada), la segunda se sitúa en el vértice y la tercera termina con el orificio arterial y constituye el tracto de salida ventricular. En la cavidad de ambos ventrículos se encuentran varias proyecciones, como los músculos papilares, que se insertan en la pared ventricular y se unen a las correspondientes válvulas auriculoventriculares a través de las cuerdas tendinosas. Las trabéculas son otro tipo de proyecciones similares a los músculos pectíneos de las orejuelas, pero más gruesas e irregulares, que bordean depresiones profundas. Estas proyecciones están bien desarrolladas en la parte apical de los ventrículos. La base de cada ventrículo presenta dos aberturas: la mayor para la entrada de sangre (abertura auriculoventricular) y la otra para su expulsión (abertura arterial). Para ambos ventrículos, pero también para las aurículas, la definición de izquierda y derecha es un concepto tanto morfológico como topográfico.

Ventrículo derecho

El tracto de entrada, que incluye la válvula tricúspide, está situado en la parte derecha (cara auricular) y caudal del ventrículo y tiene una pared endocárdica lisa. La pared interna de la parte apical de la cámara ventricular está cubierta por trabéculas musculares que contienen los músculos papilares de la válvula tricúspide. El tracto de salida está situado en la cara auricular y craneal del ventrículo, a nivel del infundíbulo o cono arterioso, que está formado en su totalidad por un manguito muscular (fig. 1.44). El tracto de salida del ventrículo derecho tiene una pared interna lisa, con la cresta supraventricular dividiendo el tracto de entrada y el de salida (fig. 1.45).

En secciones transversales, el ventrículo derecho tiene forma semilunar, con la parte curvilínea formada por la pared libre que se extiende a lo largo del lado derecho (porción de entrada), el margen craneal y el lado izquierdo (porción de salida). Se pueden identificar dos paredes en el ventrículo derecho, una pared marginal o parietal y el septo. La pared marginal es cóncava y termina en el fondo del ventrículo. La pared septal es más gruesa y convexa y presenta varias proyecciones musculares que constituyen los músculos papilares de la válvula tricúspide. En esta pared se encuentra una pequeña zona de tejido conjuntivo, el septo membranoso, que está compuesto de tejido fibroso y es importante para las aplicaciones clínicas. Esta zona membranosa está situada bajo la porción izquierda de la valva septal de la válvula tricúspide, cerca de la inserción de la valva angular y en el vértice del triángulo de Koch (fig. 1.46).

Ventrículo izquierdo

La cavidad ventricular está delimitada por dos paredes, el septo interventricular y la pared libre o parietal. Ambas tienen una superficie interna lisa en la base que se vuelve rugosa hacia el vértice. El septo interventricular está formado por una pared gruesa que es cóncava en el lado izquierdo y convexa en el derecho. El septo, con su porción dorsal, el tracto de salida, está conectado a los senos coronarios aórticos y soporta la válvula aórtica (fig. 1.47). La pared libre es dos o tres veces más gruesa que la del ventrículo derecho. Posee dos voluminosos músculos papilares a ambos lados (atrial y auricular, derecho e izquierdo respectivamente), que en

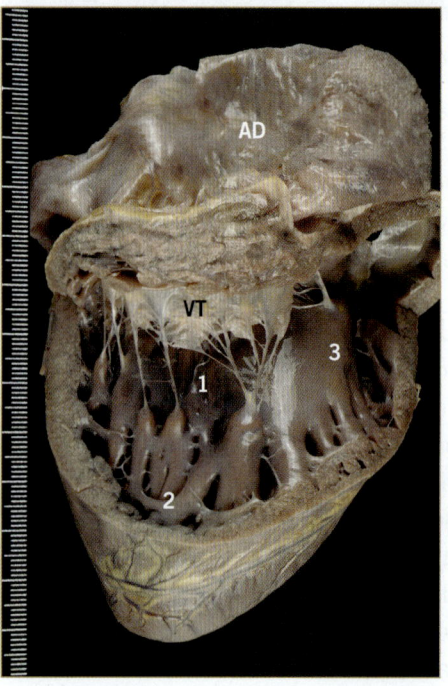

FIGURA 1.44.
Perro; cavidad ventricular derecha. Vista craneal. Se pueden identificar las tres porciones del ventrículo. 1, tracto de entrada; 2, porción trabecular; 3, tracto de salida; AD, aurícula derecha; VT, válvula tricúspide.

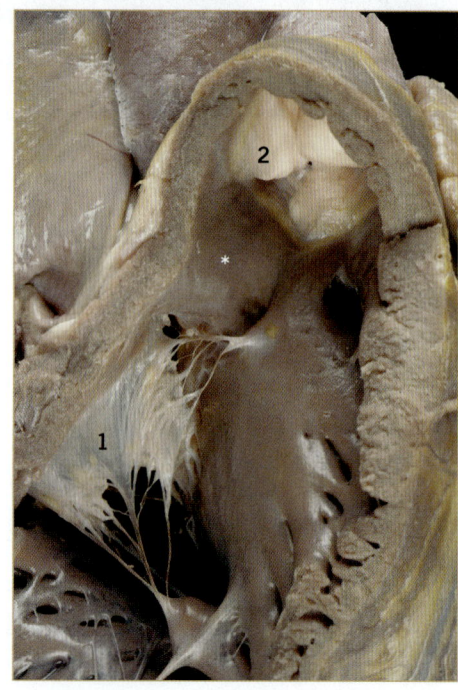

FIGURA 1.45.
Perro; tracto de salida del ventrículo derecho. 1, válvula tricúspide; 2, válvula pulmonar; asterisco, cresta supraventricular.

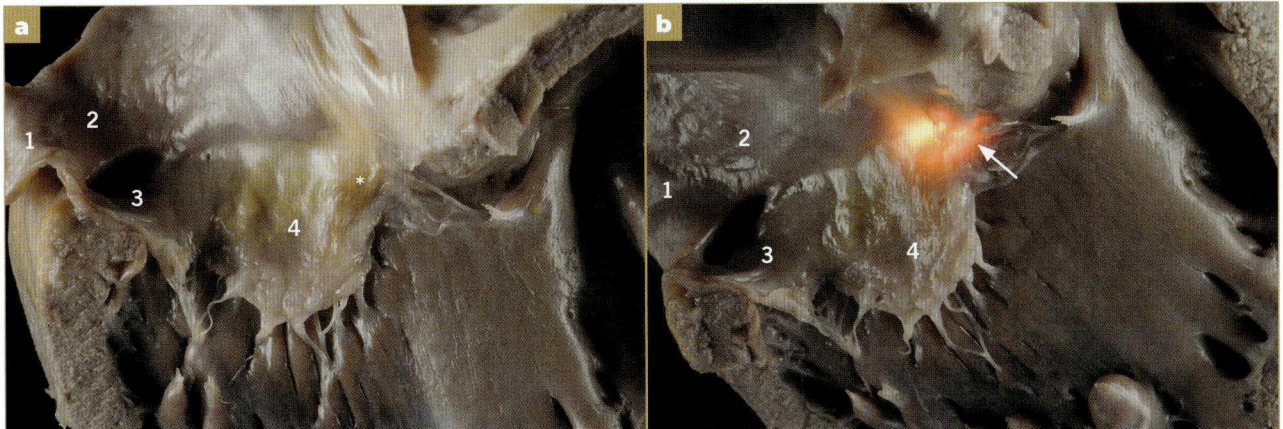

FIGURA 1.46. a) Perro; septo auriculoventricular derecho. Vista craneal. Asterisco, zona de la porción membranosa del septo interventricular dorsal bajo la valva septal de la válvula tricúspide; 1, abertura de la vena cava caudal; 2, fosa oval; 3, seno coronario; 4, valva septal de la válvula tricúspide. b) El mismo corazón transiluminado para mostrar el componente membranoso (conectivo) del septo interventricular (flecha).

humanos se denominan músculo papilar subatrial o posterior y músculo papilar subauricular o anterior. Los dos músculos papilares, junto con las cuerdas tendinosas, constituyen el aparato tensor de la válvula mitral e impiden su dislocación (prolapso) en la aurícula durante la sístole. Como ya se ha explicado anteriormente, la cavidad del ventrículo izquierdo puede dividirse en tres porciones. El seno o tracto de entrada, la porción trabeculada situada en el vértice y el tracto de salida, está compuesto por el componente muscular del septo interventricular y la zona fibrosa de la unión mitroaórtica. La pared septal es principalmente muscular, pero puede encontrarse una pequeña porción membranosa en la zona proximal del tracto de salida subaórtico, más concretamente bajo la zona de aposición entre la valva coronaria derecha y la valva no coronaria de la válvula aórtica (fig. 1.48). Los tractos de entrada y salida están separados por la valva septal de la válvula mitral, mientras que el septo interventricular forma la porción muscular del tracto de salida (fig. 1.49).

En la cavidad ventricular izquierda de los gatos pueden encontrarse estructuras denominadas falsos tendones. Se trata de bandas fibrosas finas que con frecuencia están unidas al septo interventricular o a los músculos papilares, pero nunca a las valvas de la válvula (fig. 1.50). Los falsos tendones especialmente desarrollados y engrosados, también denominados bandas moderadoras excesivas, se han asociado a insuficiencia cardiaca y muerte.

El septo auriculoventricular, o unión auriculoventricular septal, es la zona central del corazón en la que los septos interauricular e interventricular se unen a las válvulas aórtica, mitral y tricúspide. Está situado entre la aurícula

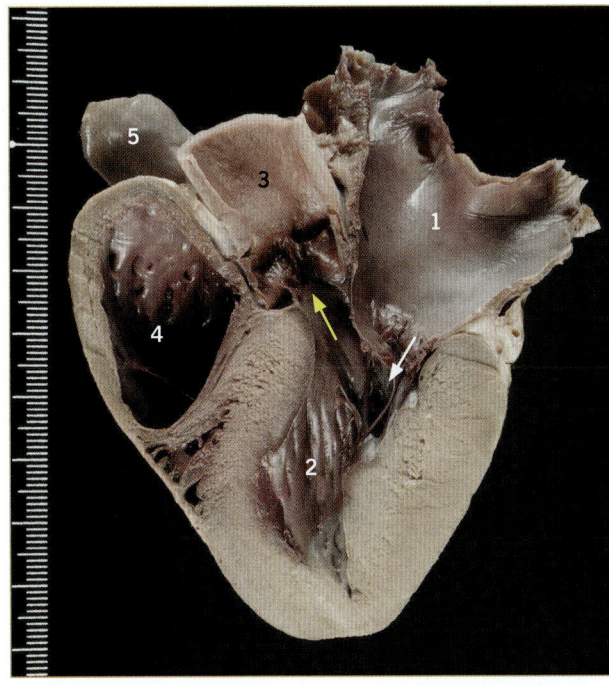

FIGURA 1.47. Perro; sección longitudinal del corazón a nivel de las válvulas mitral y aórtica. 1, aurícula izquierda; 2, ventrículo izquierdo; 3, aorta ascendente; 4, ventrículo derecho; 5, orejuela derecha; flecha blanca, válvula mitral, porción del tracto de entrada del ventrículo izquierdo; flecha amarilla, válvula aórtica, tracto de salida del ventrículo izquierdo.

derecha y el ventrículo izquierdo, y podría considerarse la porción ventral del septo interauricular. Es una zona especialmente importante, ya que en ella se encuentra la porción auriculoventricular del sistema de conducción y puede verse afectada por defectos. Esta zona puede dividirse en tres regiones: un segmento proximal o auricular,

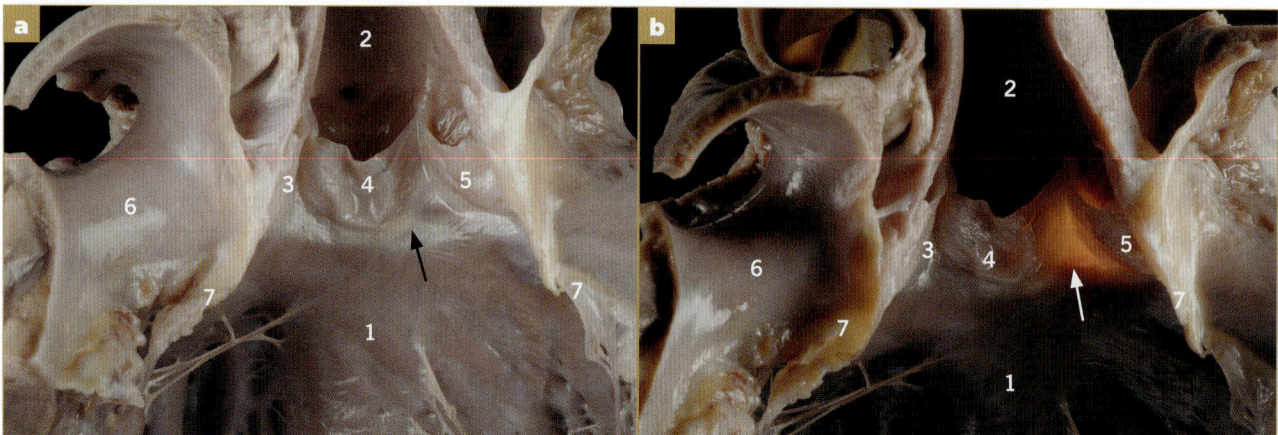

FIGURA 1.48. a) Perro; tracto de salida del ventrículo izquierdo tras la disección longitudinal de la valva craneal de la válvula mitral. Vista caudal. En el tracto de salida se identifican el septo interventricular (1) y la válvula aórtica y la aorta ascendente (2). 3, valva coronaria izquierda; 4, valva coronaria derecha; 5, valva no coronaria; 6, aurícula izquierda; 7, valva mitral craneal. La flecha negra indica la parte membranosa del septo interventricular entre la valva coronaria derecha (4) y la valva no coronaria (5) de la válvula aórtica. b) El mismo corazón mostrando el componente membranoso (conectivo) del septo interventricular mediante transiluminación (flecha blanca).

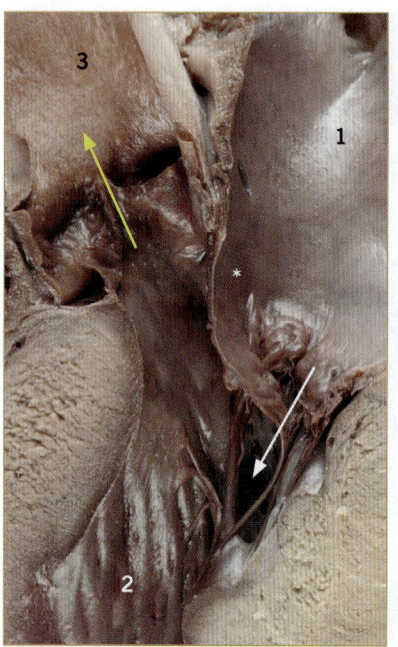

FIGURA 1.49. Perro; corte longitudinal a nivel de las válvulas mitral y aórtica. Obsérvese la posición de la valva craneal de la válvula mitral (asterisco) entre el tracto de entrada (flecha blanca) y el tracto de salida (flecha amarilla). 1, aurícula izquierda; 2, ventrículo izquierdo; 3, aorta ascendente.

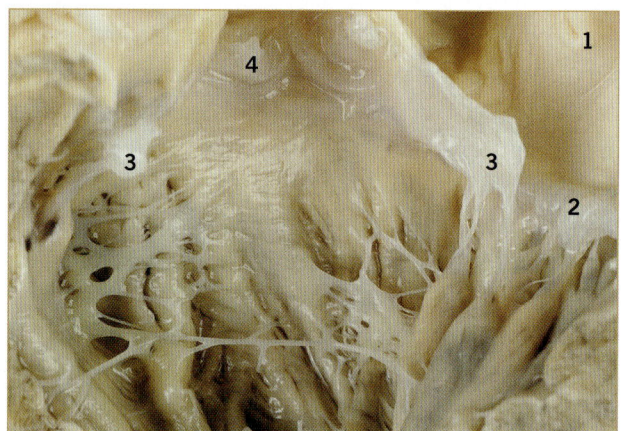

FIGURA 1.50. Gato; cavidad de la aurícula y el ventrículo izquierdos tras la disección longitudinal del margen ventricular izquierdo y la valva craneal de la válvula mitral. Vista caudal. Se observan falsos tendones en la cavidad ventricular que forman una estructura ramificada y blanquecina sin contacto con las valvas de la válvula mitral. 1, aurícula izquierda; 2, valva parietal de la válvula mitral; 3, valva craneal disecada de la válvula mitral; 4, válvula aórtica.

un segmento intermedio a nivel de las válvulas auriculoventriculares y un segmento distal o ventricular. El segmento auricular está compuesto por la parte muscular del septo interauricular, el triángulo de Koch, el nódulo auriculoventricular y el orificio coronario. El segmento intermedio está formado por el trígono fibroso derecho, el septo auriculoventricular muscular, el septo auriculoventricular membranoso y el septo interventricular membranoso. Para algunos autores, el septo muscular auriculoventricular no es un verdadero septo, sino que constituye un sándwich de tejido fibroadiposo, es decir, una expansión epicárdica

formada por tejido fibroadiposo e interpuesta entre la pared auricular y el miocardio ventricular. Por último, el segmento ventricular está formado por la porción muscular del septo interventricular, las ramas derecha e izquierda del haz y el tracto de salida del ventrículo izquierdo.

Ventrículos: organización de las fibras miocárdicas

La compleja y extremadamente especializada estructura de las paredes ventriculares aún no se conoce del todo. En realidad, se trata de una cuestión antigua pero aún de actualidad, ya que, a pesar de la notable cantidad de información aportada sobre este tema en los últimos siglos, algunos detalles siguen sin estar claros y no hay opiniones unívocas al respecto. Se han llevado a cabo muchos estudios aplicativos en corazones de cerdos y otros mamíferos para comprender la estructura y función ventricular del corazón humano, lo que indica un solapamiento entre estas especies. Las paredes auricular y ventricular están formadas por millones de cardiomiocitos individuales organizados en haces acoplados a lo largo de su eje, gracias a la interposición de una matriz de soporte formada por tejido fibroso. Por tanto, esta compleja estructura incluye no solo los cardiomiocitos y la matriz intersticial, sino también toda la vascularización. Cuando se identifican las distintas capas de la pared ventricular gracias a una disección anatómica cuidadosa (p. ej., utilizando la técnica de exfoliación, que consiste en una disección paralela desde el epicardio hasta el endocardio), es posible ver, aunque en algunos puntos solo escasamente, una estructura ordenada sin planos de división precisos entre las distintas capas. Teniendo en cuenta esta gran complejidad, para algunos autores resulta simplista pensar que las paredes ventriculares están formadas por capas, o laminillas, organizadas de forma seriada y ordenada. También se puede considerar que la pared ventricular es una red formada por cardiomiocitos unidos a lo largo de su eje en una dirección determinada y acoplados con los adyacentes a través de vástagos laterales. La capa más superficial de la pared ventricular izquierda muestra haces de cardiomiocitos dispuestos en un ángulo de entre 60° y 80° respecto al ecuador ventricular, llamado ángulo helicoidal. En la pared media, las fibras musculares se disponen de forma circunferencial, pero vuelven a una disposición más longitudinal en la porción más interna de la pared ventricular. También hay zonas con una orientación distintiva, como la base de los ventrículos, donde esta orientación tiene un componente transparietal importante, denominado ángulo de imbricación (fig. 1.51).

Otro modelo importante basado en el concepto de banda miocárdica ventricular helicoidal lo describió el científico español Francisco Torrent Guasp (1931-2005), y aporta una interesante interpretación –para algunos autores, revolucionaria– de la literatura científica sobre este tema. El modelo propuesto es muy apreciado entre cirujanos y ecocardiografistas porque proporciona una explicación del movimiento de torsión de los ventrículos, mientras que no está aceptado entre todos los anatomistas y morfólogos. El patrón ventricular descrito por Torrent Guasp se ha observado en el corazón de aves y mamíferos, incluido el ser humano. Esta banda

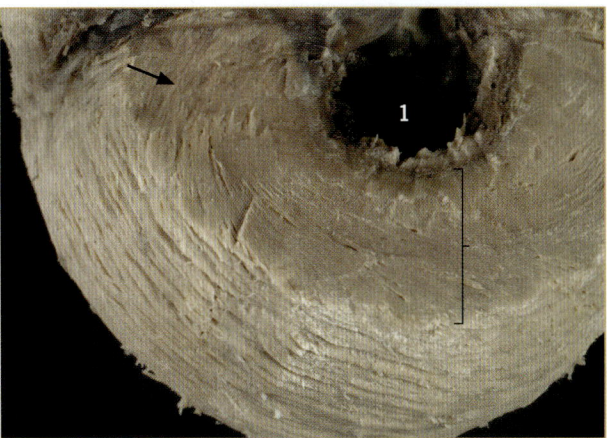

FIGURA 1.51. Perro; corte transversal de la pared del ventrículo izquierdo a nivel de la abertura de la válvula mitral (corchete). Vista dorsocaudal. Los haces de cardiomiocitos se disponen con una orientación angular transparietal (flecha). 1, abertura de la válvula mitral.

ventricular helicoidal puede obtenerse separando la pared libre del ventrículo derecho a lo largo del surco paraconal hasta su tracto de salida, y después separando el septo interventricular de la pared ventricular izquierda hasta su salida.

En resumen, e inevitablemente simplificando, las fibras de cada ventrículo se fijan en el septo interventricular y están envueltas por una capa superficial de fibras comunes a ambos ventrículos. Los grupos de haces superficiales convergen en las capas profundas hasta las capas que delimitan las cavidades, contribuyendo a la formación de los músculos papilares. Sin embargo, la distinción entre las capas no es tan clara debido a las numerosas convergencias de haces. La capa superficial está formada por haces comunes a los dos ventrículos que tienen un curso longitudinal oblicuo (fig. 1.52). Parecen derivar del miocardio primitivo, que tiene una orientación longitudinal en el corazón tubular. Debido a la flexión y rotación del corazón tubular primitivo, los haces tienden a adoptar un curso arremolinado (fig. 1.53). Partiendo del surco coronario, donde la mayoría de ellos se insertan en el esqueleto fibroso, los haces se dirigen ventral y oblicuamente hacia el vértice. En la superficie auricular, los haces comunes se dirigen hacia el margen ventricular derecho para alcanzar la superficie auricular, y desde allí se dirigen oblicuamente hacia el margen ventricular izquierdo, donde continúan hacia la superficie auricular. Al llegar al vértice de cada ventrículo, los haces comunes superficiales forman una espiral. Esto es particularmente evidente a nivel del ventrículo izquierdo. A este nivel, los haces de la capa superficial se unen con los de la capa profunda. Otro punto importante

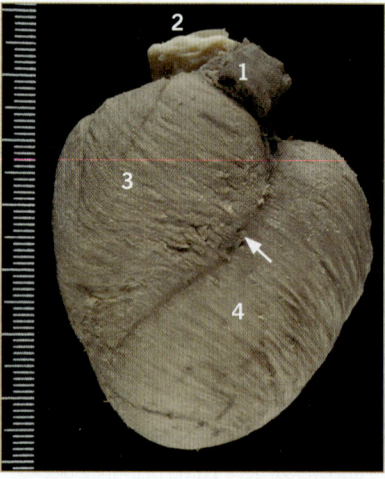

FIGURA 1.52. Perro; superficie auricular de los ventrículos. Vista izquierda. La capa superficial presenta haces comunes entre los dos ventrículos; estos son oblicuos y están orientados longitudinalmente. 1, tronco pulmonar; 2, aorta ascendente; 3, ventrículo derecho; 4, ventrículo izquierdo; flecha, surco interventricular paraconal.

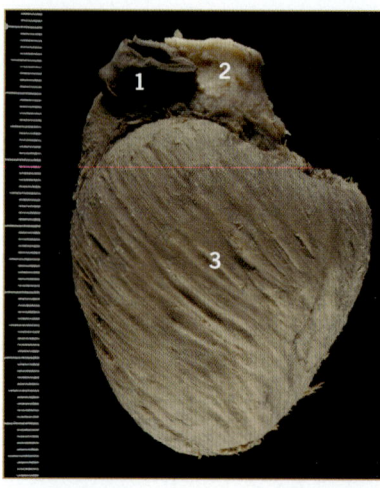

FIGURA 1.53. Perro; margen ventricular izquierdo. Vista caudal. Capa superficial con haces que tienden a adoptar un patrón arremolinado. 1, tronco pulmonar; 2, aorta ascendente; 3, ventrículo izquierdo.

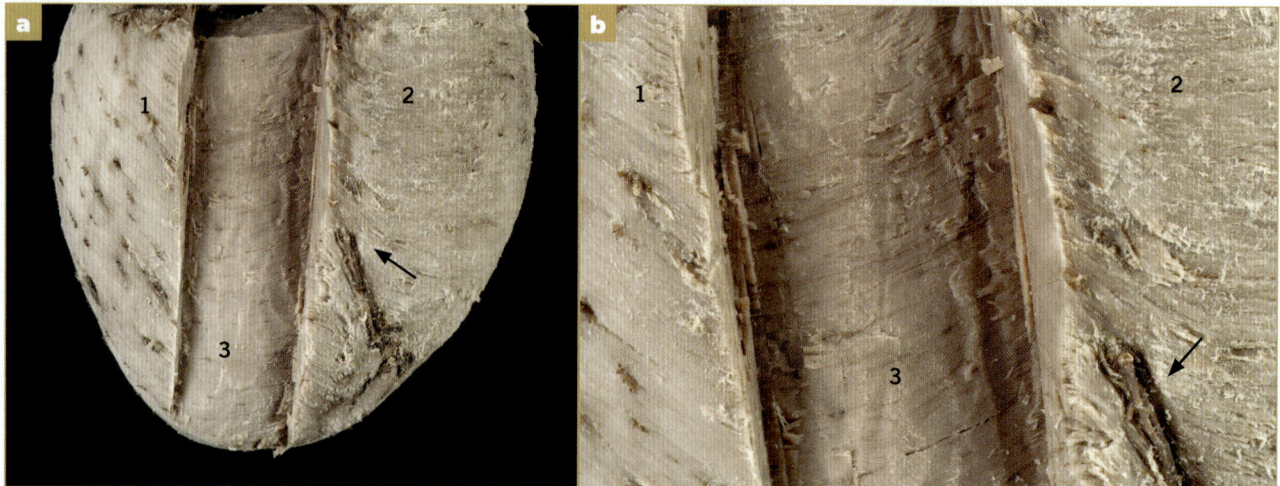

FIGURA 1.54. a) Perro, superficie auricular de los ventrículos. Vista derecha. Relación entre la capa superficial longitudinal común y la capa media circunferencial. Técnica de exfoliación. 1, capa superficial a nivel del ventrículo izquierdo; 2, capa superficial a nivel del ventrículo derecho; 3, capa media circunferencial a nivel del ventrículo izquierdo; flecha, surco subsinusal. b) Detalle de la imagen anterior.

de convergencia es el septo interventricular, donde algunos haces se unen con los de la capa media. Las fibras de la capa media surgen de la porción interna de la capa superficial y forman haces circunferenciales durante su desarrollo. La capa media circunferencial está formada por sus propios haces de fibras y representa el sistema de contracción más importante (fig. 1.54). La capa media de cada ventrículo se apoya contra la del otro ventrículo en el septo interventricular. Los haces de la capa profunda se conectan con los de la capa anterior sin una delimitación clara, así como con los de la capa superficial en el vértice. Estos haces de la capa profunda tienen una orientación más longitudinal desde el vértice hacia la zona de abertura (fig. 1.55) y contribuyen a formar las proyecciones parietales carnosas del ventrículo, más concretamente los músculos papilares.

ANATOMÍA DE LAS VÁLVULAS
Características comunes

En la base de cada ventrículo se encuentran dos aberturas: la abertura auriculoventricular (la mayor), para la entrada de sangre, y la abertura arterial, por la que se expulsa la sangre. Cada abertura auriculoventricular es circular u ovalada y tiene un borde fibroso en el que se insertan las valvas (también llamadas cúspides) separadas entre sí por comisuras. El número y la disposición de las valvas son característicos y varían en cada válvula auriculoventricular. Cada valva está formada por un margen insertado en el borde fibroso, un margen libre que flota en la cavidad ventricular, una superficie auricular que forma el suelo de la aurícula durante la sístole y una parte ventricular en la que se insertan las cuerdas tendinosas

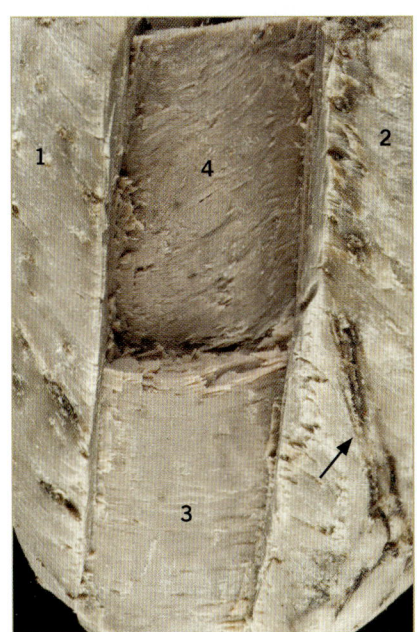

FIGURA 1.55. Perro; superficie auricular del ventrículo izquierdo. Vista derecha. Estratificación completa de la pared ventricular, en la que se aprecia la relación entre las tres capas. Técnica de exfoliación. 1, capa superficial a nivel del ventrículo izquierdo; 2, capa superficial a nivel del ventrículo derecho; 3, capa media circunferencial del ventrículo izquierdo. 4, capa profunda del ventrículo izquierdo con una orientación más longitudinal; flecha negra, surco subsinusal.

(fig. 1.56) que se extienden desde los músculos papilares. El tercio distal de las valvas está arrugado para la inserción de las cuerdas tendinosas, mientras que los dos tercios proximales son lisos. Las dos aberturas arteriales son más pequeñas y de forma redondeada, y están situadas una al lado de la otra. Cada una de ellas está formada por una válvula compuesta por tres valvas semilunares iguales

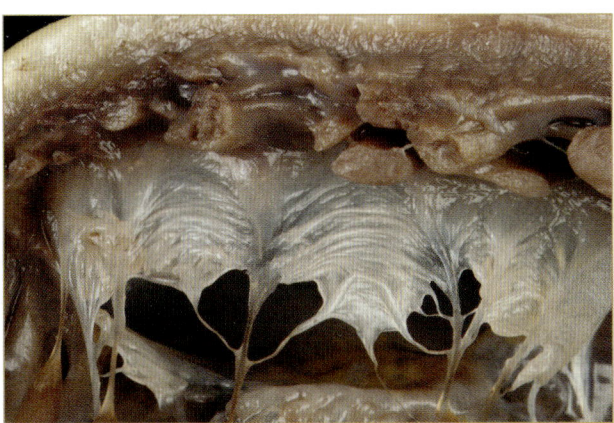

FIGURA 1.56. Perro; válvula tricúspide, cara ventricular de las valvas. Vista craneal tras la extirpación de la pared libre del ventrículo derecho. Obsérvese la disposición ramificada de las cuerdas tendinosas que se insertan en la cara ventricular de las valvas.

formadas por un fino pliegue con un margen insertado en el borde de la abertura y un margen libre en la luz de la arteria. En el centro del margen libre pueden encontrarse pequeños agregados de tejido fibroso, denominados nódulos de Arancio en el caso de la válvula aórtica; estos nódulos dividen por tanto el margen libre en dos partes iguales denominadas lúnulas. La cara arterial de cada valva semilunar es marcadamente cóncava y, junto con la porción contigua de la pared de la arteria, forma una dilatación denominada seno. La cara opuesta, llamada cara ventricular, es convexa, lisa y está orientada hacia la cavidad ventricular.

Válvula auriculoventricular izquierda

La válvula mitral o, mejor dicho, el aparato mitral, es una unidad morfofuncional compleja formada por el anillo, dos valvas, las cuerdas tendinosas, dos músculos papilares –que forman el aparato tensor de la válvula junto con las cuerdas tendinosas– y las porciones contiguas de la aurícula y el ventrículo izquierdos. Desde un punto de vista tridimensional, la abertura valvular tiene una ligera forma de silla de montar o, más exactamente, es un paraboloide hiperbólico con su punto más alto, y por tanto el más alejado del vértice del ventrículo izquierdo, situado en la parte media de la valva anterior. El anillo es una estructura heterogénea formada por una porción craneal y otra caudal. La porción craneal no existe como una estructura definida que soporte la valva craneal, sino que corresponde a la zona de continuidad fibrosa entre las cúspides izquierda y no coronaria, correlacionándose con la cortina mitral-aórtica (fig. 1.57). Es la porción más rígida e inflexible, por lo que no es apta para la anuloplastia. Dado que la hoja aórtica o craneal de la válvula mitral ayuda a delimitar el tracto de salida del ventrículo izquierdo (fig. 1.58), la separación entre el tracto de entrada y el de salida no es tan clara, ya que existe un considerable solapamiento anatómico y funcional entre ambas partes (fig. 1.59). La valva caudal se inserta en los dos tercios posteriores del anillo y forma el borde superior de la pared libre del ventrículo izquierdo. En la porción caudal, el tejido fibroso que forma el anillo es más fino y flexible, lo que hace que esta parte sea más adecuada para la valvuloplastia. La forma de silla de montar del anillo mitral es diferente de la del anillo tricúspide, que está en el mismo plano y tiene forma de arco. Los dos anillos se unen en el cuerpo fibroso central, pero el anillo mitral es ligeramente más pequeño y más regularmente circular que el anillo tricúspide y también es más caudal y dorsal.

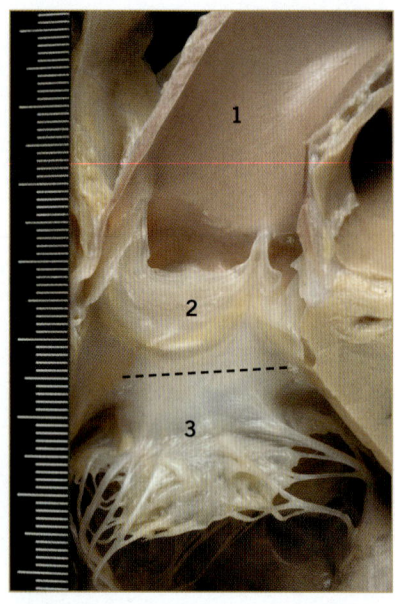

FIGURA 1.57. Perro; tracto de salida del ventrículo izquierdo, sección longitudinal. Vista craneal. La línea discontinua resalta la unión mitroaórtica. 1, aorta ascendente; 2, valva coronaria derecha; 3, cara ventricular de la valva craneal mitral.

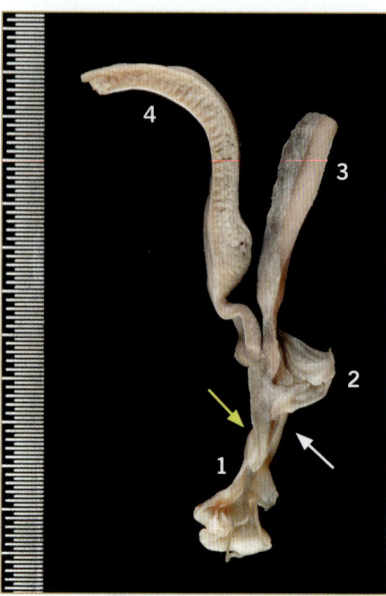

FIGURA 1.59. Perro; corte longitudinal a lo largo de la unión mitroaórtica que comprende la pared craneal de la aurícula izquierda. 1, valva craneal de la válvula mitral (flecha amarilla, cara auricular; flecha blanca, cara ventricular); 2, valva aórtica; 3, pared de la aorta ascendente; 4, pared de la aurícula izquierda.

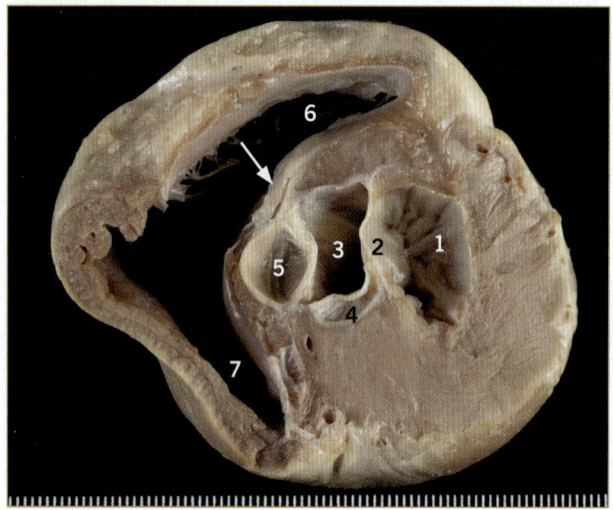

FIGURA 1.58. Perro; corte transversal a nivel del orificio de la válvula mitral que incluye ambos ventrículos. Vista dorsal. Obsérvese la posición de la valva craneal de la válvula mitral (2) entre los tractos de entrada y salida del ventrículo izquierdo. 1, valva caudal de la válvula mitral; 2, valva craneal de la válvula mitral; 3, tracto de salida del ventrículo izquierdo; 4, valva coronaria izquierda de la válvula aórtica; 5, valva no coronaria de la válvula aórtica; 6, orificio de la válvula tricúspide; 7, tracto de salida del ventrículo derecho; flecha, valva septal de la válvula tricúspide.

Desde un punto de vista estrictamente anatómico, la válvula mitral podría considerarse una válvula monocúspide, ya que el velo valvular es continuo a lo largo de la circunferencia del anillo. Las dos comisuras profundas que la dividen en una porción craneolateral y otra caudolateral no llegan al anillo, sino que se detienen a pocos milímetros de él. Sin embargo, en los principales manuales de anatomía y cirugía cardiaca anatómica, la válvula mitral se considera una válvula bicúspide con una valva anterior o septal o aórtica (por su contigüidad anatómica con la válvula aórtica), que es la más grande y resistente, y una valva posterior o parietal (por su contigüidad anatómica con las paredes ventricular y auricular) (fig. 1.60). A veces se observan pequeñas valvas accesorias, también descritas como ramificaciones de las valvas, entre las dos valvas principales. A diferencia de las valvas de la válvula tricúspide, las valvas de la válvula mitral no tienen inserción en el septo interventricular a través de las cuerdas tendinosas. En los perros, el número de cuerdas tendinosas unidas a la zona rugosa del velo anterior es significativamente mayor que el número de cuerdas tendinosas unidas a la zona rugosa del velo posterior. Se han propuesto numerosas clasificaciones (al menos seis) de las cuerdas tendinosas. Una de las clasificaciones más utilizadas se basa en el papel que desempeñan en la dinámica ventricular, y distingue las cuerdas comisurales, es decir, las que se insertan en el sector interfoliar, de las que se insertan en las valvas. Las cuerdas tendinosas comisurales tienen una morfología en abanico y sostienen la zona comisural. Las cuerdas que se insertan en las hojas se dividen en zona rugosa y cuerdas tendinosas basales. Las primeras son las que proporcionan mayor soporte a las valvas. Se originan en ambos músculos papilares y se distribuyen entre la línea de cierre y el borde libre. Las cuerdas tendinosas basales se originan en la pared libre ventricular y solo están presentes en la zona basal de la valva posterior de la válvula mitral.

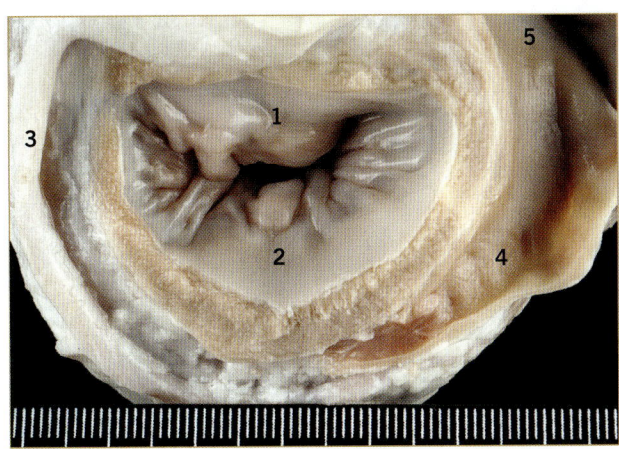

FIGURA 1.60. Perro; válvula mitral, cara auricular. Vista dorsal. 1, valva aórtica; 2, valva parietal; 3, rama circunfleja coronaria izquierda; 4, vena cardiaca magna; 5, seno coronario.

Otra clasificación se basa en la zona de inserción en las valvas. Las cuerdas tendinosas de primer orden se insertan en el margen libre y son las más numerosas y finas, mientras que las de segundo orden se insertan en la cara ventricular de las valvas a nivel de la zona rugosa. Las cuerdas tendinosas de tercer orden –también llamadas basales o murales– se insertan solo en la porción basal del velo posterior y, al igual que las cuerdas basales de la clasificación anterior, son particularmente cortas y se originan directamente en la pared ventricular. Las paredes del ventrículo izquierdo presentan dos voluminosos músculos papilares situados uno junto al otro, respectivamente, en las caras atrial y auricular. En función de su posición, se denominan, en humanos, músculos papilares subatrial o posterior y subauricular o anterior.

Válvula aórtica

La válvula aórtica es la estructura que regula el paso de la sangre desde el tracto de salida del ventrículo izquierdo hasta la aorta. La notable complejidad anatómica y funcional de esta válvula puede demostrarse por los diferentes elementos que la componen y determinan su equilibrio funcional. Estos elementos son las valvas semilunares, que unen las paredes ventricular y aórtica, los triángulos intervalvulares, los senos aórticos (senos de Valsalva) y la unión sinotubular. Según su posición, las valvas se denominan izquierda, derecha y septal. Están unidas a una estructura compleja llamada raíz aórtica, que sustituyó al término y al concepto de anillo aórtico simple. A lo largo de su superficie longitudinal, la raíz aórtica presenta zonas circunferenciales que proporcionan anclaje a las valvas semilunares aórticas.

La raíz aórtica está situada entre la inserción basal de las valvas aórticas en el ventrículo izquierdo y su unión dorsal a la denominada unión sinotubular, el punto entre el seno aórtico y la aorta ascendente (fig. 1.61). Gran parte de la circunferencia de la parte basal de la raíz aórtica está unida a la parte muscular del septo interventricular, mientras que la parte restante –aproximadamente un tercio de esta– es continua con la valva craneal o aórtica de la válvula mitral, a través de la interposición de tejido fibroso que forma la mencionada unión mitroaórtica. Las valvas de la válvula están unidas en toda la longitud de la raíz, que representa el elemento intermedio entre el ventrículo izquierdo y la aorta ascendente. Las dilataciones de la pared aórtica, denominadas senos aórticos o de Valsalva, están presentes en cada una de las tres cúspides del lado arterial de las valvas (lado opuesto al que da a la cavidad del tracto de salida). Se denominan en función de su posición: senos derecho, izquierdo y septal. Las arterias coronarias derecha e izquierda nacen de los senos aórticos derecho e izquierdo, respectivamente. Por tanto, estos senos también se denominan senos coronarios derecho e izquierdo, mientras que el seno septal también se denomina seno no coronario (fig. 1.62). Existen zonas circunferenciales a lo largo de la raíz aórtica, como la unión sinotubular, que coincide con el borde superior de los senos aórticos. Las valvas de la válvula aórtica tienen un margen libre y un margen semilunar unido a la raíz aórtica. A lo largo de la superficie ventricular (orientada hacia la cavidad ventricular), el margen libre presenta una superficie de coaptación, también llamada lúnula, que ocupa toda la anchura del margen libre. En el centro de la lúnula se encuentra un pequeño nódulo denominado nódulo de Arancio. La unión ventriculoarterial es el punto de unión entre el miocardio ventricular y la pared fibroelástica aórtica. La unión de las estructuras semilunares a lo largo de la unión ventriculoarterial forma zonas triangulares, también denominadas trígonos interanulares, trígonos fibrosos o trígonos intervalvulares. El triángulo entre las valvas derecha y no coronaria corresponde a la porción membranosa del septo interventricular, como se ha explicado anteriormente. Debido a su posición central en la base del corazón, la raíz aórtica tiene una relación compleja con las cámaras cardiacas. Por ejemplo, la rotura de un seno de Valsalva –a raíz de un aneurisma o una endocarditis– puede crear una comunicación con una cámara cardiaca o con la cavidad pericárdica, lo que da lugar a hemopericardio. La rotura del seno aórtico no coronario puede crear una abertura hacia la aurícula derecha (como en el caso de un defecto de

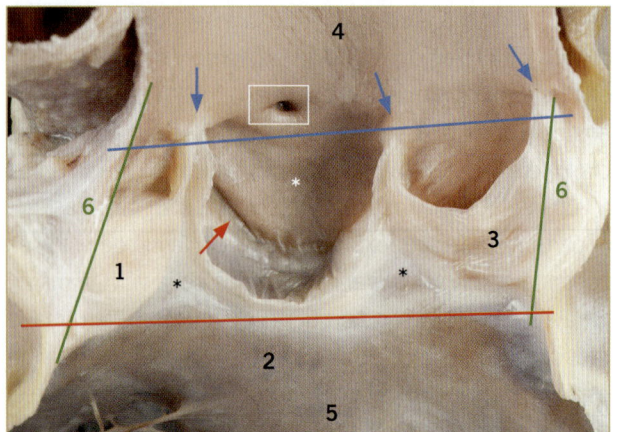

FIGURA 1.61. Perro; válvula aórtica, abertura longitudinal del tracto de salida del ventrículo izquierdo tras la disección de la valva aórtica de la válvula mitral. Vista caudal. Se ha extirpado la valva coronaria derecha de la válvula aórtica. 1, valva coronaria izquierda; 2, valva coronaria derecha (extirpada); 3, valva no coronaria; 4, aorta ascendente; 5, septo interventricular; 6 (líneas verdes), raíz aórtica; asterisco blanco, seno de Valsalva; asterisco negro, trígonos fibrosos; marco blanco, origen de la arteria coronaria derecha; línea y flecha rojas, unión ventriculoarterial; línea y flechas azules, unión sinotubular.

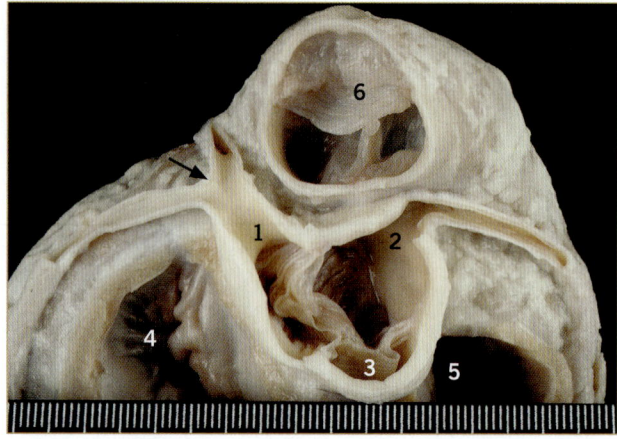

FIGURA 1.62. Perro; válvula aórtica con el origen de las arterias coronarias. Vista dorsal tras la extirpación de ambas aurículas. 1, seno de Valsalva con el origen de la arteria coronaria izquierda y la valva aórtica correspondiente; 2, seno de Valsalva con el origen de la arteria coronaria derecha y la valva aórtica correspondiente; 3, valva no coronaria de la válvula aórtica; 4, válvula mitral; 5, orificio de la válvula tricúspide; 6, válvula pulmonar; flecha, bifurcación entre las ramas descendente y circunfleja de la arteria coronaria izquierda.

tipo Gerbode) o izquierda, mientras que la rotura del seno aórtico coronario izquierdo puede crear una comunicación con la aurícula izquierda o el espacio pericárdico. Como ya se ha descrito anteriormente, debido a su ubicación en el tracto de salida del ventrículo izquierdo, la raíz aórtica también tiene estrechas relaciones anatómicas con el septo interventricular y la válvula mitral.

Válvula auriculoventricular derecha

Insertada en el orificio auriculoventricular, que es ancho, casi circular y oblicuo en dirección dorsoventral, la válvula auriculoventricular derecha o tricúspide está formada por lo general por tres valvas: la valva angular, insertada en el borde de la cresta supraventricular; la valva parietal, insertada en la pared craneal; y la valva septal, insertada en el margen septal del orificio (fig. 1.63). Las dos últimas valvas están siempre presentes, mientras que la valva angular estaba presente en aproximadamente el 89 % de los 45 perros sanos examinados en uno de los escasos estudios morfométricos de la válvula tricúspide canina. El 55 % de los 45 perros tenían una cuarta valva, situada entre las valvas septal y parietal. En raras ocasiones puede detectarse una quinta valva, situada entre las valvas septal y angular. La valva septal es la más ancha, seguida de la parietal y la angular.

El número de músculos papilares de la válvula tricúspide del perro y su conformación son heterogéneos. Los músculos papilares se insertan en la pared septal. El músculo papilar mayor o parietal está siempre presente y ocasionalmente puede ser doble. El músculo papilar dorsal o pequeño está casi siempre presente, al igual que el músculo papilar septal o subarterial (fig. 1.64). No se ha demostrado ninguna correlación entre el número de músculos papilares y el número de valvas. Es necesaria una descripción morfológica correcta y precisa de los diversos componentes del sistema valvular para interpretar mejor la displasia de la válvula tricúspide, la anomalía de Ebstein y para cualquier aplicación quirúrgica. En la cavidad ventricular derecha, entre la base del músculo papilar septal y la pared libre o marginal, existe una trabécula miocárdica llamada trabécula septomarginal, sobre la cual se inserta una fina formación blanquecina llamada banda moderadora o trabécula septomarginalis dextra (fig. 1.65) que cruza la cavidad ventricular y forma el soporte de la rama derecha del haz auriculoventricular del tejido de conducción. En el perro se han descrito algunas variantes morfológicas basadas en el número de inserciones en la pared libre del ventrículo derecho. Entre ellas se incluyen una banda con una única inserción, una trabécula en forma de Y con una o dos inserciones murales y una trabécula en forma de telaraña. Este último tipo resultó ser el más frecuente. La conformación de esta estructura intracavitaria, en particular el tipo telaraña, puede afectar a algunas

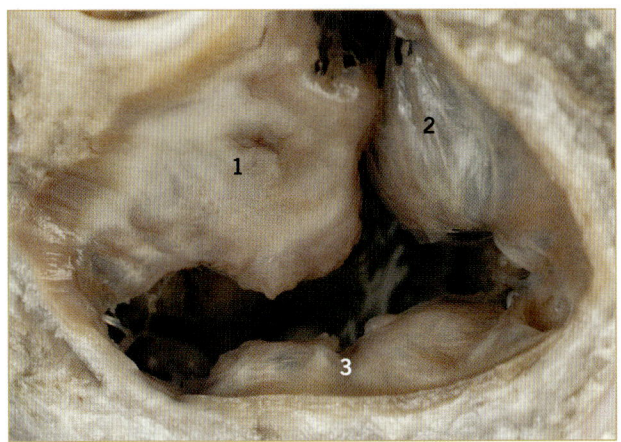

FIGURA 1.63. Perro; válvula tricúspide. Vista dorsal. 1, valva septal; 2, valva angular; 3, valva parietal.

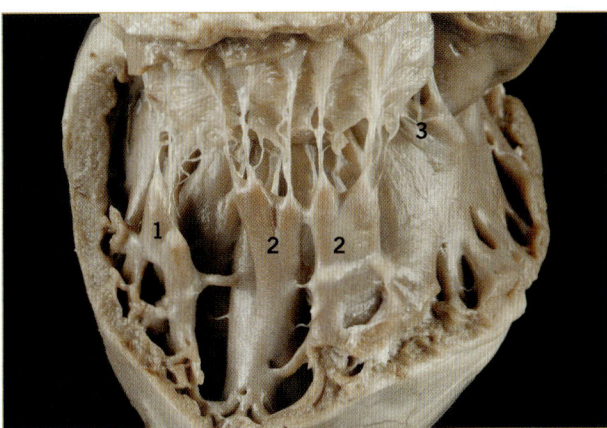

FIGURA 1.64. Perro; válvula tricúspide con músculos papilares. Vista craneal después de la extirpación de la pared libre del ventrículo derecho. 1, músculo papilar dorsal; 2, músculo papilar parietal doble; 3, músculo papilar septal.

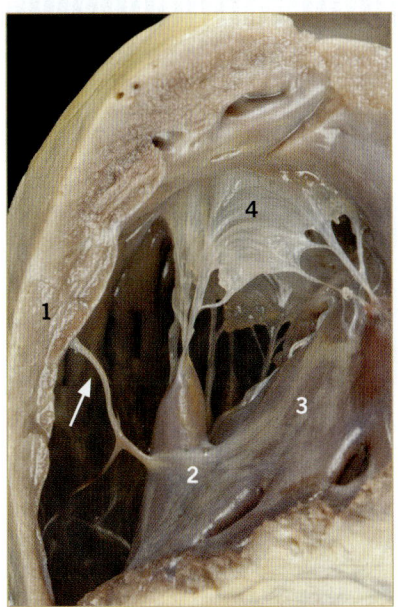

FIGURA 1.65. Perro; cavidad ventricular derecha tras la extirpación de la pared a nivel del infundíbulo. Vista izquierda. 1, pared libre; 2, músculo papilar parietal; 3, septo interventricular; 4, valva angular de la válvula tricúspide; flecha, banda moderadora.

prácticas invasivas como la inserción de un marcapasos o la biopsia endomiocárdica.

Válvula pulmonar

La válvula pulmonar es la estructura anatómica que regula el flujo de sangre del ventrículo derecho al tronco pulmonar y, de ahí, a las ramas izquierda y derecha de la arteria pulmonar hacia los pulmones. Está situada craneal y a la izquierda de la válvula aórtica, y la arteria coronaria principal izquierda está cerca de la zona posterior del tracto de salida del ventrículo derecho. La conformación general de la válvula pulmonar es similar a la de la válvula aórtica: tiene tres valvas semilunares que, en función de su ubicación, se denominan valva derecha, izquierda o intermedia (fig. 1.66). Las valvas de la válvula pulmonar son lisas y finas, con un pequeño nódulo fibroso (nódulo de Arancio) en el centro del borde libre. Al igual que la válvula aórtica, la válvula pulmonar se apoya en una raíz que forma parte del tracto de salida del ventrículo derecho. El límite superior de la raíz pulmonar es la unión sinotubular y, al igual que la raíz aórtica, sus componentes son los senos de Valsalva, las valvas de la válvula, los triángulos intervalvulares y la porción distal formada por la musculatura infundibular. La unión sinotubular es el límite entre los senos valvulares y el tronco pulmonar. También es el lugar de inserción de las porciones periféricas de aposición entre las tres valvas en la pared pulmonar. Los senos de Valsalva son las tres porciones de la raíz pulmonar delimitadas por la inserción semilunar de las valvas y distalmente por la unión sinotubular. Los triángulos interfoliares son las porciones de pared arterial proximales

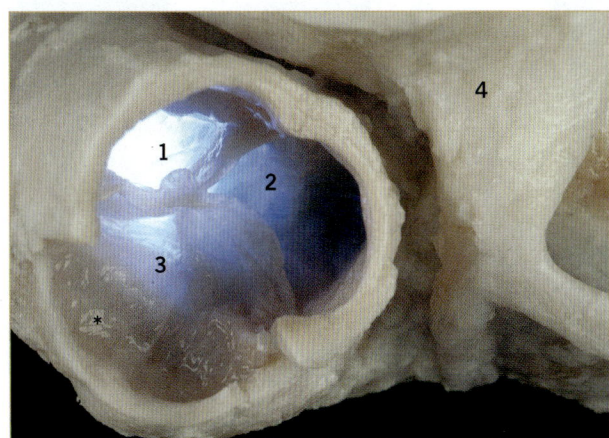

FIGURA 1.66. Perro; válvula pulmonar, parte arterial. Vista dorsal tras la extirpación de la pared izquierda del tronco pulmonar. Técnica de transiluminación. 1, valva derecha; 2, valva izquierda; 3, valva intermedia; 4, arteria coronaria izquierda; asterisco, seno de Valsalva.

a las inserciones de las láminas. La unión ventriculoarterial es la unión entre la porción muscular del infundíbulo del ventrículo derecho y la pared arterial pulmonar fibroelástica.

El tracto de salida del ventrículo derecho, también llamado infundíbulo o cono arterioso, es una estructura muscular completa, con forma de embudo liso y situada entre la base del ventrículo y la inserción de las valvas semilunares en los músculos infundibulares. Entre la válvula tricúspide (tracto de entrada del ventrículo derecho) y la válvula pulmonar (tracto de salida del ventrículo derecho) existe un pliegue muscular denominado *crista supraventricularis* o cresta supraventricular, que por lo general es liso y no tiene trabeculaciones musculares.

ANATOMÍA DE LAS ARTERIAS Y VENAS CORONARIAS

Las arterias coronarias son las primeras colaterales de la aorta ascendente. Se originan en los senos de la raíz aórtica, inmediatamente por encima de la unión sinotubular (figs. 1.61 y 1.67). Los senos se denominan según la arteria a la que dan origen. La disposición normal incluye un seno coronario derecho, un seno coronario izquierdo y un seno aórtico no coronario.

El corazón recibe sangre de las dos arterias coronarias que se originan a nivel de la primera porción de la aorta, inmediatamente por encima de las valvas semilunares, para evitar el cierre de la abertura en el momento de la sístole. Las dos arterias se dividen en derecha e izquierda en función de su topografía y de la porción del corazón que vascularizan (fig. 1.68). En el perro, la arteria coronaria izquierda es más voluminosa y se extiende por una zona mayor que la derecha. En la mayoría de los mamíferos, la distribución de las arterias coronarias es de tipo terminal; por tanto, las últimas ramas colaterales presentan anastomosis muy finas, que solo son reconocibles a nivel histológico.

Arteria coronaria derecha

La arteria coronaria derecha se origina perpendicularmente a la pared del seno derecho de la raíz aórtica y discurre inmersa en abundante grasa bajo la orejuela derecha y entre la aurícula derecha y la base del tronco pulmonar. A continuación, desciende por el surco coronario en la superficie auricular, hacia el surco interventricular subsinusal, cerca del cual termina en el perro (fig. 1.69). En el gato, ocasionalmente da origen a una rama interventricular que desciende en el surco subsinusal. A lo largo de su recorrido, la arteria coronaria derecha da lugar a dos grupos de ramas colaterales: una dirigida dorsalmente hacia la aurícula derecha y otra dirigida ventralmente hacia el ventrículo derecho. Las ramas auriculares son finas y ascendentes. La primera rama auricular colateral es la rama proximal de la aurícula derecha, que discurre entre la aorta y la aurícula derecha. Esta rama proporciona muchas colaterales a la pared auricular derecha. Las ramas auriculares distales, que también son finas, discurren hacia la pared opuesta de la aurícula derecha. Las ramas ventriculares están más desarrolladas y descienden

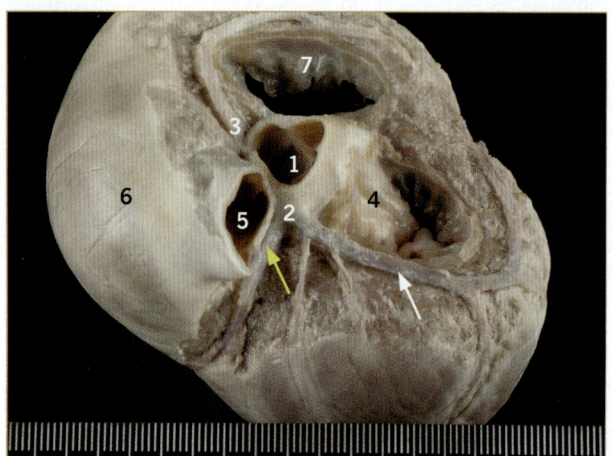

FIGURA 1.67. Perro; arterias coronarias. Vista dorsal e izquierda tras la extirpación de ambas aurículas. 1, raíz aórtica; 2, arteria coronaria izquierda; 3, arteria coronaria derecha; 4, valva aórtica de la válvula mitral; 5, arteria pulmonar; 6, infundíbulo del ventrículo derecho; 7, válvula tricúspide; flecha amarilla, rama interventricular paraconal; flecha blanca, rama circunfleja.

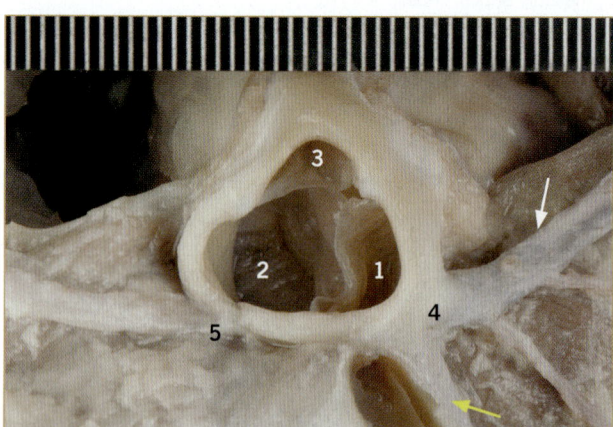

FIGURA 1.68. Perro; raíz aórtica y origen de las arterias coronarias. Vista dorsal tras la extirpación de ambas aurículas. 1, valva coronaria izquierda y seno correspondiente; 2, valva coronaria derecha y seno correspondiente; 3, valva no coronaria; 4, origen de la arteria coronaria izquierda (arteria coronaria común izquierda o arteria coronaria principal izquierda); 5, origen de la arteria coronaria derecha; flecha amarilla, rama interventricular paraconal; flecha blanca, rama circunfleja.

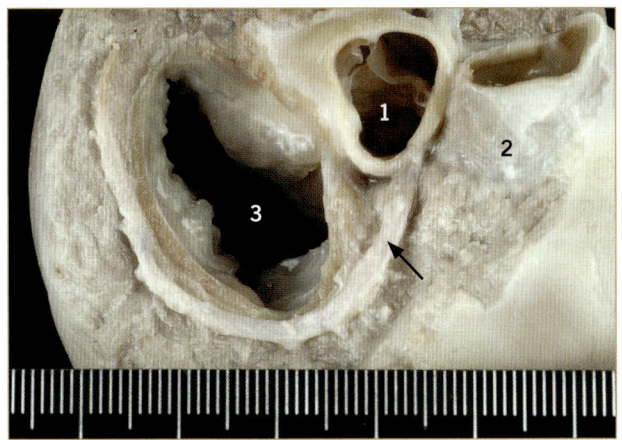

FIGURA 1.69. Perro; arteria coronaria derecha. Vista dorsal tras la extirpación de ambas aurículas. 1, raíz aórtica; 2, tronco pulmonar; 3, válvula tricúspide; flecha, arteria coronaria derecha.

bajo el epicardio del ventrículo derecho, lo que origina algunas ramas colaterales como la rama del cono derecho, la rama del ventrículo derecho que discurre por la superficie auricular, la rama del margen ventricular derecho (que desciende hacia el ápex) o las ramas de la superficie auricular del ventrículo derecho. En el gato, la arteria coronaria derecha termina con la rama interventricular subsinusal, que suele tener un curso sinuoso hasta cerca del ápex cardiaco.

Arteria coronaria izquierda

La arteria coronaria izquierda es mucho más grande que la derecha y vasculariza una porción mayor del corazón. Se origina en el seno aórtico izquierdo del bulbo aórtico y discurre inmediatamente por debajo de la orejuela izquierda, entre la aurícula izquierda y el origen del tronco pulmonar. Su recorrido bajo la orejuela izquierda es corto y termina sin generar ramas colaterales; la arteria alcanza entonces el surco coronario, donde forma tres ramas principales (fig. 1.70). El estudio de la arteria coronaria izquierda del perro mediante la técnica del vaciado por corrosión proporcionó algunos modelos de distribución de los vasos; en el modelo más frecuente, la arteria se origina en la porción media del seno aórtico como un tronco corto común (largo de 2 a 8 mm) también llamado arteria coronaria común izquierda o arteria coronaria principal izquierda, a partir del cual se forman tres ramas: el *ramus interventricularis paraconalis* o rama interventricular paraconal, el *ramus circumflexus* o rama circunfleja y el *ramus septi interventricularis* o rama interventricular septal, que se origina en la primera porción de la rama interventricular paraconal. Las ramas de la rama interventricular septal se distribuyen a lo largo del septo interventricular.

La rama interventricular paraconal es un vaso de gran calibre que discurre a lo largo del surco homónimo, donde está recubierto de grasa, hacia el vértice cardiaco. Atraviesa oblicuamente el margen ventricular derecho para alcanzar la cara opuesta del ápex. A lo largo de su recorrido, genera las ramas ventriculares derecha e izquierda. En el lado derecho, es posible identificar cinco ramas; la primera de ellas –la rama conal– rodea parcialmente el cono arterioso adyacente al origen del tronco pulmonar. En el lado izquierdo hay siete ramas más grandes y largas, que se dirigen oblicuamente hacia el margen ventricular izquierdo.

La rama circunfleja discurre a lo largo del surco coronario hasta el margen ventricular izquierdo, que en el perro termina cerca del origen del surco interventricular subsinusal. Es más corto que el surco interventricular paraconal. La rama circunfleja desciende para formar la rama interventricular subsinusal, que se divide en otras ramas para vascularizar el ventrículo izquierdo (por lo general con tres o cuatro ramas), porciones contiguas del ventrículo derecho (con cinco o seis ramas más grandes y largas) y el septo interventricular. Las colaterales de la rama circunfleja se dividen en ramas auriculares y ventriculares. Las ramas auriculares son ascendentes y delgadas y se clasifican en proximales (situadas en la superficie auricular), intermedias (próximas al margen ventricular izquierdo) y distales (situadas en la superficie auricular). Las ramas ventriculares son más numerosas y de mayor tamaño. Las más importantes son las que discurren por la superficie auricular del ventrículo izquierdo (que descienden oblicuamente hacia el margen ventricular izquierdo), la rama que desciende a lo largo del margen ventricular izquierdo y las ramas de la superficie auricular del ventrículo izquierdo.

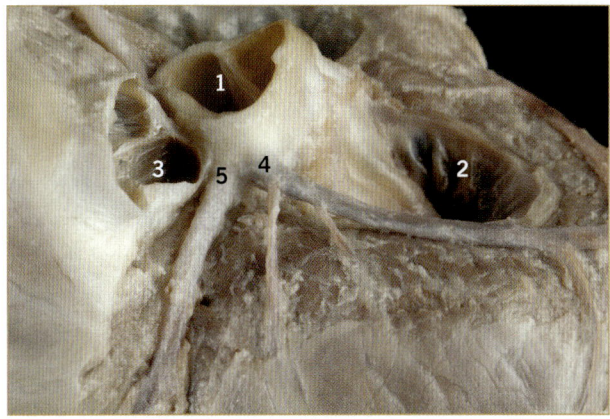

FIGURA 1.70. Perro; origen de la arteria coronaria izquierda. Vista izquierda. 1, raíz aórtica; 2, válvula mitral; 3, válvula pulmonar; 4, rama circunfleja; 5, rama interventricular paraconal.

Venas

La organización anatómica global del sistema venoso coronario es comparable entre los perros y otros mamíferos como los humanos, las ovejas y los cerdos. Las venas coronarias son más numerosas y tienen una distribución más compleja que las arterias coronarias. Desembocan en la aurícula derecha directamente o a través de un colector voluminoso, el seno coronario, que suele drenar las venas grandes y medianas del corazón. Las vénulas más pequeñas del corazón, accesorias y muy cortas, desembocan directamente en las cavidades cardiacas. El seno coronario es el segmento terminal de la vena cava craneal izquierda, que deriva de la vena cardinal embrionaria izquierda. El seno coronario desemboca en la aurícula derecha, justo debajo de la abertura de la vena cava caudal. La vena cardiaca magna es la vena más larga y grande del corazón. Se origina cerca del ápex, asciende por el surco interventricular paraconal hasta el surco coronario y después discurre por este segundo surco desde la superficie auricular hasta la atrial, antes de desembocar en el seno coronario. Se compone de una porción interventricular y otra coronaria. La porción interventricular discurre a lo largo del surco interventricular paraconal, junto con la rama de la arteria coronaria izquierda. A lo largo de su recorrido drena venas que se originan en las paredes de los ventrículos derecho e izquierdo (siendo estas últimas de mayor tamaño que las primeras) y numerosos vasos venosos septales que aumentan de tamaño a medida que se dirigen desde el ápex hacia las porciones dorsales del septo interventricular. La porción coronaria discurre en el surco homónimo con la rama circunfleja de la arteria coronaria izquierda. Recibe afluentes ventriculares y auriculares dorsal y ventralmente; estos afluentes son todos satélites de las ramas arteriales correspondientes. La vena cardiaca media discurre a lo largo del surco interventricular subsinusal con la rama arterial correspondiente. Se origina cerca del ápex cardiaco y desemboca en el seno coronario. A lo largo de su recorrido drena ramas venosas de los ventrículos derecho e izquierdo y ramas septales que aumentan de tamaño a medida que discurren desde el vértice hasta la base del septo interventricular. Las pequeñas venas cardiacas drenan una gran parte de la pared no septal del corazón derecho. Las venas principales, como la vena cónica derecha, las venas de la superficie auricular, la vena marginal derecha y las venas de la superficie auricular, son satélites de las ramas arteriales. Las venas más pequeñas, también denominadas venas de Tebesio, son vasos microscópicos que discurren brevemente por el miocardio y después desembocan directamente en las distintas cavidades del corazón –más a menudo en la aurícula y el ventrículo derechos– a través de pequeños orificios denominados foramínulas.

GRANDES VASOS
Aorta

La aorta es la arteria principal de la circulación sistémica; recibe sangre oxigenada del ventrículo izquierdo y la distribuye a todo el organismo. Es la arteria más larga y de mayor calibre, y tiene una pared elástica y un color blanquecino. Su calibre es inicialmente similar al de la arteria pulmonar, pero disminuye a medida que se acerca a su terminación, donde es el doble de pequeña en comparación con su origen. La aorta comienza a la altura del orificio aórtico del ventrículo izquierdo y de la válvula correspondiente. El primer segmento, denominado aorta ascendente, se origina a nivel de la raíz aórtica y emerge en el centro de la base del corazón. Se une al tronco pulmonar y discurre en dirección craneodorsal, antes de formar el arco aórtico. El tronco braquiocefálico y la arteria subclavia izquierda, las dos primeras colaterales extracardiacas, se originan a nivel del arco aórtico (fig. 1.71). La inserción del ligamento arterioso se sitúa en la concavidad ventrocaudal del arco aórtico, caudal a la arteria subclavia izquierda. Entre la aorta ascendente y el arco existe un segmento denominado istmo aórtico, que puede presentar

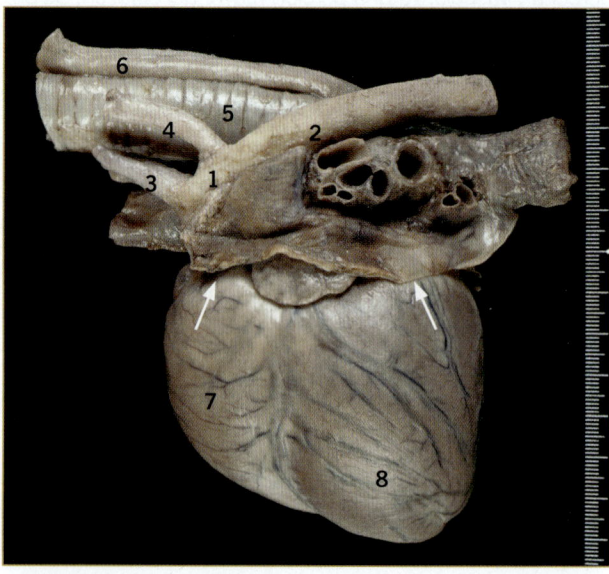

FIGURA 1.71. Perro; aorta y primeras colaterales extracardiacas con las principales relaciones anatómicas, superficie auricular. 1, arco aórtico; 2, aorta torácica; 3, tronco braquiocefálico; 4, arteria subclavia izquierda; 5, tráquea; 6, esófago; 7, ventrículo derecho; 8, ventrículo izquierdo; flechas, inserción del saco pericárdico.

un ligero estrechamiento. La aorta descendente comienza en el punto en el que la aorta alcanza la columna vertebral (en el perro, a la izquierda del cuerpo de la quinta vértebra torácica), discurre a lo largo del ligamento longitudinal mediano, atraviesa el hiato aórtico y penetra en la cavidad abdominal. En este punto, la aorta torácica se convierte en aorta abdominal. La aorta termina a la altura de la última o penúltima vértebra lumbar, donde se originan las colaterales que se distribuyen hacia la pelvis y las extremidades posteriores. En los carnívoros, estas ramas colaterales son, a cada lado, las arterias ilíacas externa e interna y, a lo largo del plano medio, la arteria sacra media.

Relaciones

La aorta ascendente se sitúa junto al tronco pulmonar (que sigue un curso ligeramente en espiral a su alrededor) y después se pliega en sentido dorsocaudal. Entre ambos vasos puede encontrarse tejido conjuntivo compuesto de grasa. El arco aórtico, en su origen y a lo largo de su superficie cóncava caudal, es dorsal a la arteria pulmonar derecha. La superficie izquierda del arco aórtico, en el punto de salida del saco pericárdico, está atravesada por el nervio cardiaco y por el nervio vago izquierdo, que a este nivel da origen al nervio laríngeo recurrente. Este nervio se arquea alrededor de la aorta de izquierda a derecha. Por tanto, el nervio laríngeo recurrente se encuentra en la superficie derecha de la aorta, en su punto de salida del saco pericárdico. El arco aórtico también se relaciona con la tráquea y, dorsalmente a esta, con el esófago. La vena ácigos discurre inicialmente dorsal y a la derecha del arco aórtico. En toda su extensión, el arco aórtico está cubierto por la pleura mediastínica. La aorta torácica discurre ligeramente hacia la izquierda a lo largo del ligamento longitudinal ventral de la columna vertebral y la porción contigua de los cuerpos vertebrales. En el perro, la vena ácigos y el conducto torácico discurren por el lado derecho de la aorta torácica. Atraviesan el diafragma a través del hiato aórtico, delimitado por los dos pilares diafragmáticos. La aorta abdominal sigue la columna vertebral a lo largo del ligamento longitudinal ventral y está acompañada por la vena cava caudal en su lado derecho. La superficie izquierda de la aorta abdominal está en contacto con la glándula adrenal ipsilateral, el riñón y el uréter. La superficie ventral, de la que parten las principales colaterales viscerales, está en contacto con el cuerpo del páncreas a nivel de la arteria mesentérica craneal. Caudal a esta arteria, la vena renal izquierda pasa ventral a la aorta abdominal.

Ramas aórticas principales

Las ramas aórticas se dividen en ramas colaterales, que se agrupan en ramas parietales y viscerales en función de la zona que irrigan y son especialmente numerosas en la zona abdominal, y ramas terminales, que vascularizan la cola, la pelvis y las extremidades posteriores. En los carnívoros, las dos arterias carótidas comunes se originan en el tronco braquiocefálico (la primera gran arteria que nace del arco aórtico), mientras que solo la arteria subclavia izquierda permanece independiente. Estas dos grandes arterias irrigan la cabeza, el cuello y las extremidades anteriores. El tronco braquiocefálico, tras abandonar el arco aórtico, se dirige en dirección craneodorsal a lo largo de la superficie ventral de la tráquea. Las ramas colaterales parietales forman las arterias intercostales dorsal y lumbar y las arterias frénicas. Las colaterales viscerales a nivel torácico incluyen las arterias coronarias y la arteria broncoesofágica. Todas las demás colaterales viscerales derivan de la aorta abdominal. Las ramas terminales de la aorta, situadas en la unión lumbosacra, son, en dirección craneocaudal, las arterias ilíacas externas y las arterias ilíacas internas. Las primeras irrigan las extremidades posteriores, mientras que las segundas irrigan la pelvis. En los carnívoros, la arteria sacra media también puede encontrarse a nivel de la porción subsacra y la arteria coccígea media a nivel coccígeo (fig. 1.72).

Tronco pulmonar

El tronco pulmonar, también denominado arteria pulmonar principal, es la única arteria que transporta sangre no oxigenada a los pulmones y nace del cono arterioso a nivel de la

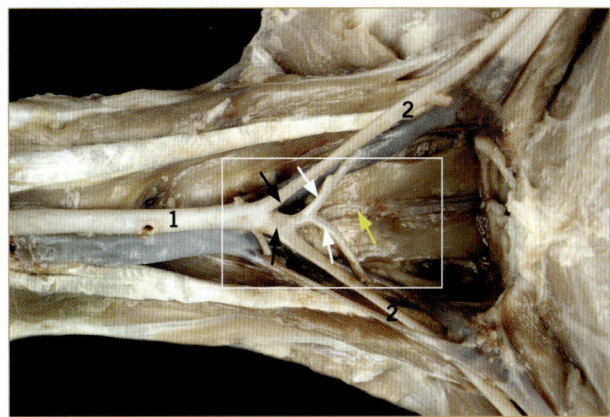

FIGURA 1.72. Gato; cavidad abdominal y pélvica, origen de las arterias ilíaca y femoral. Vista ventral. 1, aorta abdominal; marco blanco, origen de las arterias ilíacas; flecha negra, arteria ilíaca externa; flecha blanca, arterias ilíacas internas; flecha amarilla, arteria sacra media; 2, arterias femorales.

válvula pulmonar. Inmediatamente dorsal a cada una de las tres valvas semilunares de la válvula pulmonar, la superficie interna de la pared muestra una ligera depresión denominada seno del tronco pulmonar u ocasionalmente seno pulmonar de Valsalva. El tronco pulmonar es un vaso corto que describe una curva, cuya concavidad se dirige caudalmente en los carnívoros. Está ligeramente curvado hacia la izquierda y tiende a envolver la aorta ascendente. Termina en el techo de la aurícula izquierda a la altura del extremo de la tráquea, donde se bifurca en las arterias pulmonares izquierda y derecha. Está unido al lado izquierdo de la aorta ascendente a través de un tejido conjuntivo denso y ambos vasos están rodeados por las dos orejuelas. Las dos arterias coronarias, tras su origen, discurren a ambos lados del origen del tronco pulmonar. Inmediatamente fuera del pericardio, entre la superficie convexa dorsal del tronco pulmonar y la superficie cóncava del arco aórtico o primer segmento de la aorta descendente, se observa un cordón fibroso denominado *ligamentum arteriosum* (fig. 1.73) o ligamento arterioso, que es el remanente del conducto arterioso fetal o conducto arterioso de Botallo. El tronco pulmonar, antes de su bifurcación en las dos arterias pulmonares, no genera ninguna rama colateral. La arteria pulmonar derecha, más larga que la rama izquierda, discurre por debajo del arco aórtico y sobre el techo de la aurícula izquierda, antes de pasar entre las venas cavas craneal y caudal para alcanzar el hilio derecho del pulmón, donde genera las ramas lobulares (fig. 1.74). La primera rama es la rama lobular craneal derecha, que penetra en el lóbulo craneal derecho. Inmediatamente después genera la rama lobular media y la rama lobular caudal, que a su vez genera numerosos vasos accesorios. Cada arteria pulmonar, a nivel de la raíz pulmonar, se sitúa ventral al bronquio principal. La arteria pulmonar izquierda es más corta y de menor diámetro que la rama derecha. En su origen, está en contacto dorsal con el bronquio principal izquierdo. Da lugar a una pequeña rama lobular craneal a nivel del lóbulo pulmonar izquierdo y a una rama lobular caudal más grande a nivel del lóbulo caudal.

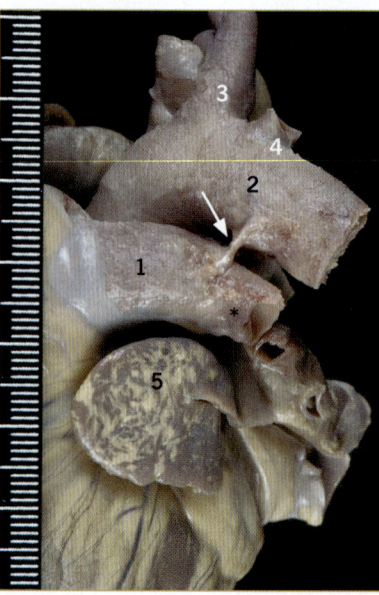

FIGURA 1.73. Perro; base del corazón, superficie auricular con la primera porción de la aorta, la arteria pulmonar y el ligamento arterioso. 1, tronco pulmonar con rama izquierda (asterisco); 2, aorta torácica; 3, tronco braquiocefálico; 4, arteria subclavia izquierda (disecada); 5, orejuela izquierda; flecha, ligamento arterioso.

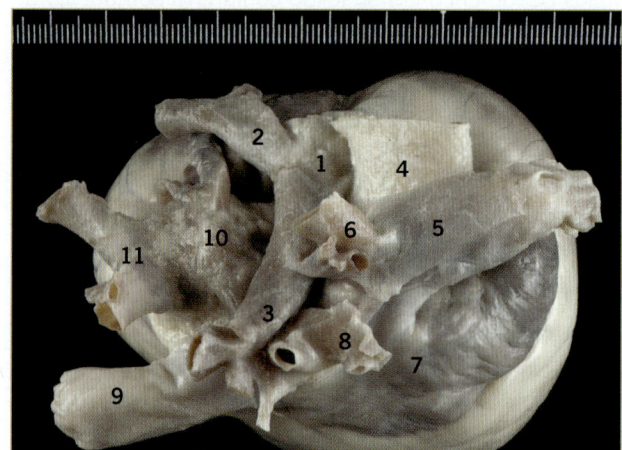

FIGURA 1.74. Perro; base del corazón y arteria pulmonar con las principales relaciones anatómicas. 1, tronco pulmonar; 2, rama pulmonar izquierda; 3, rama pulmonar derecha; 4, arco aórtico; 5, vena cava craneal; 6, vena ácigos; 7, aurícula derecha; 8, grupo de las venas pulmonares derechas; 9, vena cava caudal; 10, aurícula izquierda; 11, grupo de las venas pulmonares izquierdas.

BIBLIOGRAFÍA

Alves JR, Wafae N, Beu CC, *et al.* Morphometric study of the tricuspid valve in dogs. *Anat Histol Embryol,* 2008, 37(6):427-429.

Anderson RH, Ho SY, Redmann K, *et al.* The anatomical arrangement of the myocardial cells making up the ventricular mass. *Eur J Cardiothorac Surg,* 2005, 28(4):517-525.

Anderson RH, Ho SY, Sánchez-Quintana D, *et al.* Heuristic problems in defining the three-dimensional arrangement of the ventricular myocytes. *Anat Rec A Discov Mol Cell Evol Biol,* 2006, 288(6):579-586.

Anderson RH, Webb S, Brown NA, *et al.* Development of the heart: (2) Septation of the atriums and ventricles. *Heart,* 2003, 89(8):949-958.

Anderson RH. Clinical anatomy of the aortic root. *Heart,* 2000, 84(6):670-673.

Barone R. *Anatomia Comparata Dei Mammiferi Domestici, Vol. 5: Angiologia, Tomo I: Cuore e Arterie,* 2007, Edagricole.

Bezuidenhout AJ. The Heart and Arteries. En Hermanson J, de Lahunta A (eds.). *Miller and Evans" Anatomy of the Dog,* 5th ed., 2020, Saunders, pp. 428-502.

Borgarelli M, Tursi M, La Rosa G, *et al.* Anatomic, histologic, and two-dimensional-echocardiographic evaluation of mitral valve anatomy in dogs. *Am J Vet Res,* 2011, 72(9):1186-1192.

Buijtendijk MFJ, Barnett P, van den Hoff MJB. Development of the human heart. *Am J Med Genet C Semin Med Genet,* 2020, 184(1):7-22.

Butcher JT, Markwald RR. Valvulogenesis: the moving target. *Philos Trans R Soc Lond B Biol Sci,* 2007, 362(1484):1489-1503.

Calkoen EE, Hazekamp MG, Blom NA, *et al.* Atrioventricular septal defect: from embryonic development to long-term follow-up. *Int J Cardiol,* 2016, 202:784-795.

Cope LA. Morphological Variations in the Canine *(Canis familiaris)* Right Ventricle Trabecula Septomarginalis Dextra and a Proposed Classification Scheme. *Anat Histol Embryol,* 2016, 45(6):437-442.

de Contreras-Ramos A, Sánchez-Gómez C, García-Romero HL, Cimarosti LO. Normal development of the muscular region of the interventricular septum--I. The significance of the ventricular trabeculations. *Anat Histol Embryol,* 2008, 37(5):344-351.

Faber JW, Boukens BJ, Oostra RJ, *et al.* Sinus venosus incorporation: contentious issues and operational criteria for developmental and evolutionary studies. *J Anat,* 2019, 234(5):583-591.

Faletra FF, Leo LA, Paiocchi V, *et al.* Multimodality imaging anatomy of interatrial septum and mitral annulus. *Heart,* 2021, 107:277-281.

Genain MA, Morlet A, Herrtage M, *et al.* Comparative anatomy and angiography of the cardiac coronary venous system in four species: human, ovine, porcine, and canine. *J Vet Cardiol,* 2018, 20(1):33-44.

He B, Wang X, Zhao F, *et al.* The ligament of Marshall and arrhythmias: A review. *Pacing Clin Electrophysiol,* 2021, 44(5):792-799.

Ho SY. Anatomy and myoarchitecture of the left ventricular wall in normal and in disease. *Eur J Echocardiogr,* 2009, 10(8):iii3-7.

Ho SY. Structure and anatomy of the aortic root. *Eur J Echocardiogr,* 2009, 10(1):i3-10.

Kheirandish R, Saberi M, Vosough D, Askari N. Congenital peritoneopericardial diaphragmatic hernia in a terrier dog. *Vet Res Forum,* 2014, 5(2):153-155.

Kimura Y, Karakama S, Kobayashi M, Machida N. Incidence, Distribution and Morphology of Left Ventricular False Tendons in Cat Hearts. *Anat Histol Embryol,* 2016, 45(6):490-493.

Klimek-Piotrowska W, Holda MK, Koziej M, *et al.* Geometry of Koch's triangle. *Europace,* 2017, 19(3):452-457.

Kocica MJ, Corno AF, Carreras-Costa F, *et al.* The helical ventricular myocardial band: global, three-dimensional, functional architecture of the ventricular myocardium. *Eur J Cardiothorac Surg,* 2006,29 Suppl 1:S21-40.

Lunkenheimer PP, Niederer P, Sanchez-Quintana D, *et al.* Models of ventricular structure and function reviewed for clinical cardiologists. *J Cardiovasc Transl Res,* 2013, 6(2):176-86.

Männer J, Yelbuz TM. Functional Morphology of the Cardiac Jelly in the Tubular Heart of Vertebrate Embryos. *J Cardiovasc Dev Dis,* 2019, 6(1):12.

Männer J. The anatomy of cardiac looping: a step towards the understanding of the morphogenesis of several forms of congenital cardiac malformations. *Clin Anat,* 2009, 22(1):21-35.

Martins AA, Favaron VO, de Jesus Oliveira L, *et al.* Development of the cardiorespiratory system in dogs from days 16 to 46 of pregnancy. *Reprod Domest Anim,* 2016, 51(5):804-812.

Miglino MA, Ambrósio CE, dos Santos Martins D, *et al.* The carnivore pregnancy: the development of the embryo and fetal membranes. *Theriogenology,* 2006, 66(6-7):1699-1702.

Noestelthaller A, Probst A, König HE. Branching patterns of the left main coronary artery in the dog demonstrated by the use of corrosion casting technique. *Anat Histol Embryol,* 2007, 36(1):33-37.

ODonnell" A, Yutzey KE. Mechanisms of heart valve development and disease. *Development,* 2020, 147(13):dev183020.

Pacheco D, Brandão O, Montenegro N, Matias A. Ductus venosus agenesia and fetal malformations: what can we expect? - a systematic review of the literature. *J Perinat Med,* 2018, 47(1):1-11.

Penmasta S, Silbiger JJ. The transverse and oblique sinuses of the pericardium: Anatomic and echocardiographic insights. *Echocardiography,* 2019, 36(1):170-176.

Perloff JK, Roberts WC. The mitral apparatus. Functional anatomy of mitral regurgitation. *Circulation,* 1972, 46(2):227-239.

Pieri N, Souza AF, Casals JB, *et al.* Comparative Development of Embryonic Age by Organogenesis in Domestic Dogs and Cats. *Reprod Domest Anim,* 2015, 50(4):625-631.

Pretzer SD. Canine embryonic and fetal development: a review. *Theriogenology,* 2008, 70(3):300-303.

Sengupta PP, Korinek J, Belohlavek M, *et al.* Left ventricular structure and function: basic science for cardiac imaging. *J Am Coll Cardiol,* 2006, 48(10):1988-2001.

Souza AF, Pieri NCG, Martins DDS. Step by Step about Germ Cells Development in Canine. *Animals (Basel),* 2021, 11(3):598.

Stamm C, Anderson RH, Ho SY. Clinical anatomy of the normal pulmonary root compared with that in isolated pulmonary valvular stenosis. *J Am Coll Cardiol,* 1998, 31(6):1420-1455.

Von Gise A, Pu WT. Endocardial and epicardial epithelial to mesenchymal transitions in heart development and disease. *Circ Res,* 2012, 110(12):1628-1645.

Zhu X. *Surgical Atlas of Cardiac Anatomy,* 2015, Springer.

CAPÍTULO 2

Fisiología y fisiopatología cardiovascular

Claudio Bussadori, Stefano Oricco

Al garantizar el flujo sanguíneo a través del organismo, el sistema cardiovascular desempeña un papel clave en el mantenimiento de la homeostasis y en garantizar el transporte de gases (oxígeno y dióxido de carbono) y el movimiento de hormonas, sustancias nutritivas (como glucosa, aminoácidos y ácidos grasos) y catabolitos, así como la transferencia de calor a los tejidos.

Una de las funciones más importantes del sistema cardiovascular es mantener un aporte adecuado de oxígeno a los tejidos. El aporte de oxígeno (DO_2, ml/min) se define como el producto del contenido arterial de oxígeno (CaO_2, ml/dl) y el gasto cardiaco (CO, l/min). El aporte global de oxígeno a todo el organismo se expresa mediante la siguiente ecuación:

$$DO_2 = CaO_2 \times CO$$

El contenido arterial de oxígeno (CaO_2) se calcula sumando el oxígeno unido a la hemoglobina y el oxígeno disuelto en la sangre, mediante la siguiente ecuación:

$$CaO_2 = [Hb \times 1,34 \times SaO_2] + [PaO_2 \times 0,003]$$

donde Hb es la concentración de hemoglobina, SaO_2 es el porcentaje de hemoglobina saturada de oxígeno y PaO_2 es la presión parcial de oxígeno en la sangre arterial. Por tanto, el CaO_2 está condicionado por la concentración de hemoglobina y la función respiratoria.

El gasto cardiaco (GC) se calcula multiplicando la frecuencia cardiaca (FC) por el volumen sistólico (VS):

$$GC = FC \times VS$$

donde el volumen sistólico está condicionado por la precarga, la poscarga y la contractilidad.

Tanto la frecuencia cardiaca como el volumen sistólico pueden condicionar el gasto cardiaco, por lo que un aumento de cualquiera de estos dos factores, o de ambos, provoca un aumento del gasto cardiaco. Sin embargo, las frecuencias cardiacas muy elevadas, como las que se producen en la taquicardia supraventricular, pueden afectar negativamente al gasto cardiaco al limitar el tiempo disponible para el llenado ventricular durante la diástole y, por tanto, disminuir el volumen sistólico.

El sistema cardiovascular se caracteriza por una bomba (el corazón), una serie de conductos distribuidores y colectores (vasos, formados por arterias y venas) y una extensa superficie de vasos muy finos (capilares), que favorecen un rápido intercambio de gases y metabolitos entre la sangre y los tejidos.

Existen dos sistemas circulatorios unidos en serie: la circulación pulmonar y la circulación sistémica. La aurícula derecha recoge la sangre de las venas sistémicas y la transfiere al ventrículo derecho a través de la válvula tricúspide. El ventrículo derecho bombea la sangre desoxigenada a través de la válvula pulmonar y las arterias pulmonares a la circulación pulmonar, donde tendrá lugar el intercambio gaseoso a nivel de la membrana alveolocapilar. A continuación, la sangre oxigenada fluye desde los capilares pulmonares hacia las venas pulmonares y la aurícula izquierda y, a través de la válvula mitral, llega al ventrículo izquierdo. Por último, el ventrículo izquierdo bombea la sangre a la circulación sistémica a través de la válvula aórtica, la aorta y las arterias. La presencia de las válvulas garantiza un flujo unidireccional de la sangre.

El gasto cardiaco es intermitente, debido a la contracción cíclica del corazón, pero el flujo sanguíneo en los vasos es continuo. El corazón es capaz de distenderse y succionar sangre (función diastólica) de un sistema de baja presión, el sistema venoso, y bombearla mediante la contracción ventricular (función sistólica) a un sistema de mayor presión, el sistema arterial. Las grandes arterias como la aorta, la arteria pulmonar y sus ramas pueden distenderse durante la sístole para permitir, mediante un retroceso elástico de sus paredes durante la diástole, un empuje de la sangre hacia delante.

POTENCIAL DE ACCIÓN CARDIACO

El latido cardiaco se desencadena por un estímulo eléctrico generado por el sistema de marcapasos, en particular las células del nódulo sinusal. La descarga eléctrica va de célula a célula a través del sistema de conducción, hasta llegar al miocardio en funcionamiento (cardiomiocitos). La actividad de los cardiomiocitos viene determinada por la transmisión del impulso eléctrico y la traducción del estímulo eléctrico en un acto mecánico, responsable de la contracción miocárdica. Cuando el impulso eléctrico llega al cardiomiocito genera un potencial de acción, que eleva la concentración intracelular de iones de calcio (Ca^{2+}), y activa así el mecanismo de contracción, basado en las interacciones entre los filamentos de actina y miosina.

Cada célula tiene un potencial de membrana en reposo, que representa la diferencia de potencial entre el interior y el exterior de un miocito. En las células miocárdicas en funcionamiento (miocitos auriculares y ventriculares), el potencial de reposo intracelular es de unos –80 a –90 mV, es decir, 80-90 mV menos que el potencial del líquido extracelular; el potencial de membrana en reposo es estable y las células miocárdicas alcanzan el potencial umbral, con la consiguiente despolarización, solo tras un factor desencadenante (un estímulo eléctrico). Sin embargo, otros tipos de células tienen un potencial de membrana en reposo inestable, que con el tiempo deriva hacia cero. Esta peculiaridad permite a las células marcapasos (en particular las del nódulo sinusal), que tienen un potencial de membrana en reposo menos negativo (–50 a –60 mV), generar sus propios potenciales de acción (automatismo espontáneo). Esta capacidad de despolarización espontánea se debe a una expresión diferente de los canales iónicos (fig. 2.1).

El potencial de membrana en reposo viene determinado por el gradiente de concentración de iones entre los espacios intracelular y extracelular y, lo que es muy importante, por la permeabilidad de la membrana para cada ion. Por tanto, el gradiente de concentración de cada ion no determina por sí solo el voltaje del potencial de membrana, en

el que influye principalmente la permeabilidad de la membrana al propio ion. Si suponemos que la membrana es permeable a un solo ion de los tres, el potencial de membrana estaría totalmente determinado por el gradiente de concentración de ese único ion. La ecuación de Nernst para cada ion permite medir la fuerza electromotriz de un ion específico a través de la membrana celular.

El potencial de Nernst (equilibrio) para cualquier ion (K^+, Na^+, Ca^{2+}, Cl^-) puede calcularse de la siguiente manera:

$$E = \frac{-61}{z} \log \frac{[ion]_i}{[ion]_e}$$

donde z es el número de cargas del ion, $[ion]_i$ es la concentración intracelular del ion e $[ion]_e$ es la concentración extracelular del ion:

$$E\ (K^+) = \frac{-61}{1} \log \frac{150}{4} = -94\ mV$$

$$E\ (Na^+) = \frac{-61}{1} \log \frac{10}{145} = +71\ mV$$

$$E\ (Ca^{2+}) = \frac{-61}{2} \log \frac{0.0001}{2.5} = +134\ mV$$

$$E\ (Cl^-) = \frac{-61}{-1} \log \frac{10}{110} = -64\ mV$$

La suma algebraica de los valores de potencial de equilibrio da como resultado un número positivo (+47 mV). Sin embargo, el valor final del potencial de membrana en reposo es diferente, porque la membrana celular es más permeable al potasio y mucho menos al sodio, al calcio y al cloro.

El valor final del potencial de membrana en reposo, basado en las diferencias de los gradientes de concentración de cada ion y en la permeabilidad de la membrana celular, es de –90 mV: la influencia del potasio es mayor, y por eso variaciones de unos pocos mmol en su concentración pueden afectar al valor del potencial de reposo, a diferencia del sodio, que incluso variaciones mayores no le afectan en absoluto.

No debemos considerar el potencial de acción como un movimiento importante de iones hacia el interior y el exterior de la célula, sino como una variación de la permeabilidad que implica variaciones en el potencial de membrana y en las cargas eléctricas. El movimiento de iones es mínimo, lo que cambia es el efecto que la variación de la permeabilidad (debida básicamente a la apertura de los canales) genera sobre el potencial de membrana.

Un potencial de acción es una inversión brusca del potencial de membrana de un valor negativo a uno positivo; se desencadena por un estímulo eléctrico procedente de una célula vecina (sistema de conducción o células miocárdicas).

El estímulo eléctrico crea una reducción del potencial negativo de reposo, hasta que se alcanza el valor umbral de potencial de –60 a –65 mV.

Un potencial de acción se divide en cinco fases (v. fig. 2.1):
- Fase 0 (despolarización rápida). Algunos electrolitos tenderán a entrar (Na^+, Ca^{2+}, Cl^-) y otros a salir (K^+) de la célula, impulsados por el gradiente de concentración. Una vez alcanzado el umbral del potencial de acción, un aumento repentino de la permeabilidad al Na^+ provoca su entrada en la célula, llevando el potencial de membrana a un valor positivo. Los canales de Na^+ dependientes del voltaje (VGSC o NaV 1.5) tienen una puerta de activación que se abre entre –70 y –60 mV, lo que provoca un aumento brusco de la conductancia neta de la membrana de unas 100 veces. Los canales del Na^+ dependientes de voltaje tienen dos compuertas: una de activación y otra de inactivación, que deben estar abiertas para que se produzca la conducción. Las puertas se activan al mismo tiempo cuando la membrana se despolariza; sin embargo, la puerta de activación se abre rápidamente y permite que el sodio entre en la célula, mientras

que la puerta de inactivación es más lenta y, por tanto, tarda más en cerrarse; el Na^+ entra en la célula durante un tiempo muy breve, desde la apertura de la puerta de activación hasta el cierre de la puerta de inactivación. Por ello, cuando el potencial de membrana alcanza –65 mV (potencial umbral), se desencadena una rápida entrada de Na^+ en la célula, impulsada por el gradiente de concentración, mediante la apertura de los canales NaV 1.5, con un cambio transitorio del potencial de membrana de –65 a +30 mV (denominado "rebasamiento"). Los canales NaV 1.5 (rápidos) son canales dependientes del voltaje y del tiempo, ya que se abren a un potencial umbral crítico y solo permanecen abiertos durante un breve periodo de tiempo: se inactivan automáticamente. Los canales K^+ dependientes del voltaje (responsables de la corriente transitoria de potasio hacia el exterior, I_{to}) permanecen cerrados hasta que el potencial alcanza 0 mV. A continuación, se abren y alcanzan la apertura completa cuando los canales de Na^+ se cierran; esta apertura durante la última parte de la fase 0 garantiza que la corriente entrante de Na^+, siguiendo el gradiente de concentración, no provoque que el potencial de membrana se aproxime al equilibrio de Nernst para el Na^+, E (Na^+), que es +71 mV. El potencial de membrana nunca alcanza E (Na^+) debido a la pequeña corriente saliente de K^+, y suele alcanzar un máximo de +30 mV.
- Fase 1 (repolarización temprana). Durante esta fase, la apertura de los canales de Cl^- y K^+ (I_{to}) permite la entrada de los iones Cl^- y la salida de los iones K^+, siguiendo su gradiente de concentración. Esto lleva el potencial de membrana hacia valores más negativos; sin embargo, estas corrientes son transitorias y la repolarización es solo parcial, aunque suficiente para aumentar el gradiente electroquímico para la entrada de Ca^{2+}

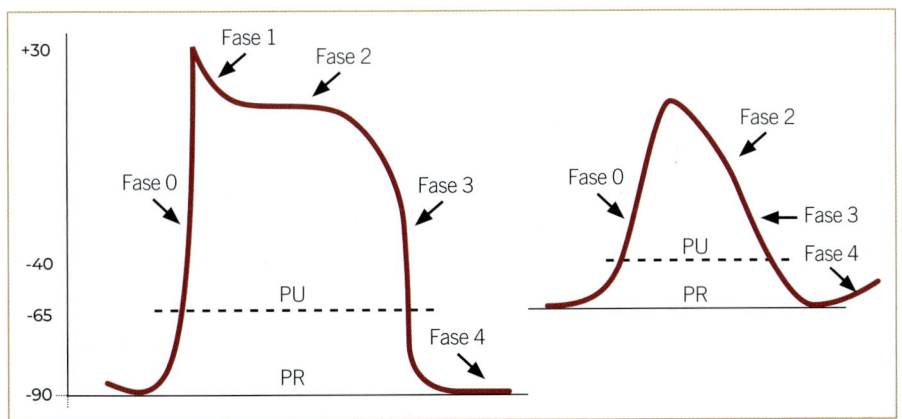

FIGURA 2.1. Aquí se representan dos tipos de potenciales de acción cardiacos: el potencial de acción de "respuesta rápida", típico de las células miocárdicas auriculares en funcionamiento, el haz de His, las ramas del haz, las fibras de Purkinje y las células miocárdicas ventriculares en funcionamiento; y el potencial de acción de "respuesta lenta", típico de las células marcapasos del nódulo sinusal y el nódulo auriculoventricular. Pueden observarse diferencias en las fases y en los valores del potencial de reposo (PR) y del potencial umbral (PU) entre los dos tipos de potenciales de acción.

en la siguiente fase (fase 2) e influir en la duración del potencial de acción. Cuanto mayor es la expresión de los canales I_{to}, menor es la duración del potencial de acción, como ocurre en las células epicárdicas y las fibras de Purkinje, mientras que en las células con expresión reducida de los canales I_{to}, como los miocitos subendocárdicos, la duración del potencial de acción es mayor.

- Fase 2. Durante esta fase, el potencial de acción cardiaco adopta una forma de meseta: la apertura de los canales de Ca^{2+} (canales lentos) implica una entrada de Ca^{2+} en una medida equilibrada con respecto a la salida de K^+, lo que mantiene estable el voltaje; la meseta dura unos 200-400 ms y permite la contracción del miocito. Existe una pequeña y lenta (pero duradera) corriente entrante de Ca^{2+} a través de canales de larga duración (CaL o Ca^{2+} tipo L) que impide una repolarización rápida: esta pequeña corriente de Ca^{2+} contrarresta el efecto repolarizante de la pequeña corriente de K^+, por lo que el potencial de membrana se mantiene estable y próximo a 0 mV durante toda la duración de esta fase. La corriente saliente de K^+ es transportada por canales específicos como el rectificador hacia el interior (I_{Kir}); durante la fase de meseta se activan varias corrientes de potasio, incluidas las corrientes rectificadoras retardadas ultrarrápidas (I_{Kur}), rápidas (I_{Kr}) y lentas (I_{Ks}).

- Fase 3. Durante la fase 3, las corrientes de Ca^{2+} están cerradas y solo la salida de K^+ permite la repolarización con un potencial de reposo negativo; a diferencia de los canales de Na^+ y Ca^{2+} activados por voltaje, las corrientes I_{Ks} e I_{Kr}, también denominadas "corrientes de K^+ rectificadoras retardadas", se activan lentamente en la fase de meseta (fase 2), aunque I_{Kr} se activa más rápidamente que I_{Ks}, y la corriente de K^+ aumenta progresivamente. Debido a la lenta inactivación de I_{CaL} durante la fase 2, y al aumento progresivo de I_{Ks} e I_{Kr}, comienza la repolarización. Además, la conductancia de K^+ depende del voltaje y aumenta a medida que el potencial de membrana se hace más negativo, lo que permite el flujo de salida de K^+ y el retorno del potencial de membrana al potencial de reposo.

- Fase 4. Durante esta fase, las concentraciones intracelulares y extracelulares de electrolitos son restauradas por bombas iónicas, como la Na^+/K^+-ATPasa y la Ca^{2+}-ATPasa, y por el intercambiador Na^+/Ca^{2+} (NCX). La Na^+/K^+-ATPasa desplaza 3 iones Na^+ hacia el exterior y 2 iones K^+ hacia el interior de la célula, lo que genera una corriente neta hacia el exterior que contribuye al mantenimiento del potencial de reposo; una sobrecarga intracelular de Na^+, como ocurre durante la taquicardia, aumenta el trabajo de la Na^+/K^+-ATPasa. La Ca^{2+}-ATPasa transporta Ca^{2+} fuera de la célula. Ambas generan un flujo de carga positiva del compartimento intracelular al extracelular. El NCX intercambia 3 Na^+ por 1 Ca^{2+}, saliendo Ca^{2+} de la célula y entrando Na^+. Sin embargo, la dirección del flujo de iones depende de la concentración de Na^+; por tanto, durante la fase 0, cuando la concentración de Na^+ es mayor y el potencial de membrana es positivo, el NCX invierte la dirección del flujo, bombeando Na^+ fuera de la célula y Ca^{2+} dentro de la célula. Los iones Ca^{2+} desempeñan un papel importante en la contracción de los cardiomiocitos, por lo que la concentración intracelular de Ca^{2+} es muy importante y se controla cuidadosamente.

- Un error común al pensar en los movimientos iónicos durante un potencial de acción es creer que se produce un cambio significativo en las concentraciones de iones intracelulares y extracelulares. En realidad, la concentración intracelular de Na^+ solo aumenta en un 0,02 %, mientras que la concentración de K^+ disminuye en un 0,001 %; por este motivo, restablecer la concentración inicial de electrolitos requiere poco gasto de energía metabólica.

La figura 2.2 muestra las morfologías del potencial de acción de los cardiomiocitos auriculares y ventriculares. El potencial de acción auricular es más corto y presenta una morfología triangular, mientras que el potencial de acción ventricular tiene forma de pico y cúpula con una fase de meseta prominente. La fase 0 corresponde a la onda P para los miocitos auriculares (despolarización auricular) y al complejo QRS para los miocitos ventriculares (despolarización ventricular); la fase 3 (repolarización) está representada en el electrocardiograma por la onda T (repolarización ventricular) y la onda Ta (repolarización auricular). Esta última no es visible, excepto en algunos casos, como en la disociación auriculoventricular, porque está enmascarada por el complejo QRS. A veces puede observarse una onda J en los perros; representa la repolarización temprana de los miocitos ventriculares durante la fase 1. La diferente expresión de I_{to} (mayor expresión en el subepicardio que en el subendocardio) puede afectar a la presencia de la fase 1 y, por tanto, a la morfología y duración del potencial de acción.

Durante la despolarización, los cardiomiocitos son inexcitables, debido a la inactivación de los canales de Na^+. Esta fase se denomina periodo refractario (fig. 2.3) y se produce entre el inicio de la fase 0 y el final de la fase 3.

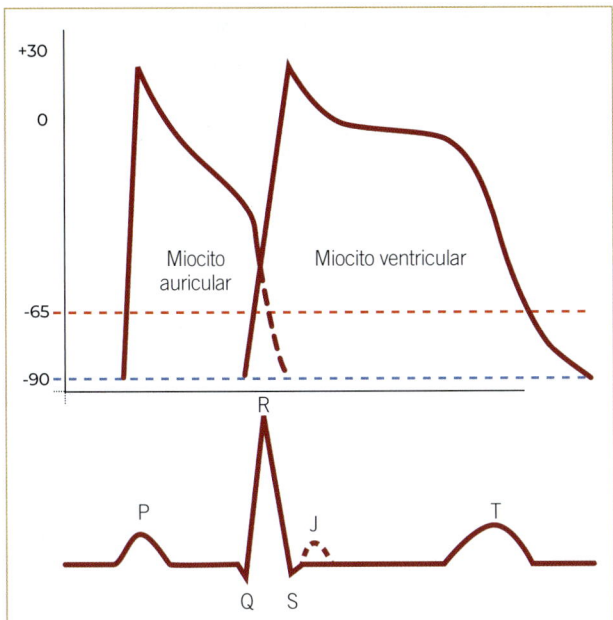

FIGURA 2.2. Fases del potencial de acción cardiaco de "respuesta rápida" y ondas electrocardiográficas. Línea discontinua azul, potencial de reposo; línea discontinua roja, potencial umbral.

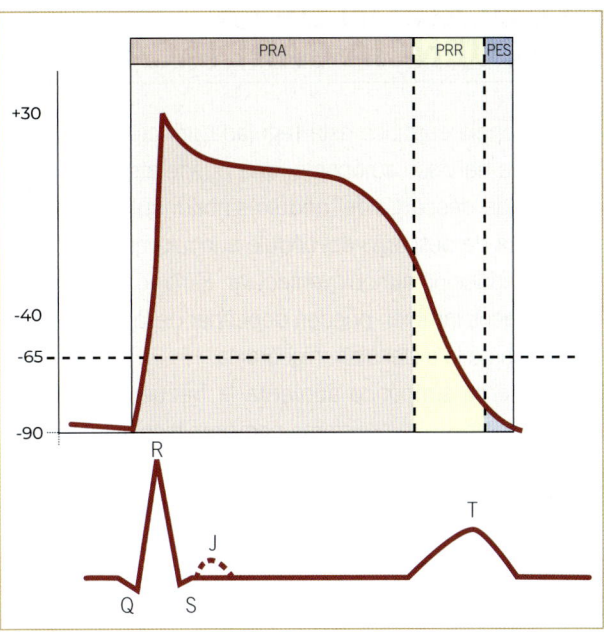

FIGURA 2.3. Periodos refractarios en miocitos ventriculares. PES, periodo de excitabilidad supernormal; PRA, periodo refractario absoluto; PRR, periodo refractario relativo; línea discontinua horizontal, potencial umbral.

El periodo refractario se divide en una fase absoluta (ARP) (desde el inicio de la fase 0 hasta la mitad de la fase 3), en la que ningún tipo de estímulo puede generar un potencial de acción, y una fase relativa (RRP), por debajo de −50 mV, en la que un estímulo fuerte podría generar un potencial de acción. Al final de la RRP hay un periodo muy corto, denominado periodo de excitabilidad supernormal (SEP), en el que la activación de un nuevo potencial de acción podría desencadenarse con un estímulo más suave que el requerido durante la fase 4 del potencial de acción.

El potencial de acción descrito hasta ahora se refiere a potenciales de acción de respuesta rápida, típicos del miocardio en funcionamiento y de las fibras conductoras especializadas (Purkinje). Sin embargo, también existe un potencial de acción de respuesta lenta, característico de las células marcapasos (células P) del nódulo sinusal y del nódulo auriculoventricular.

Este potencial de acción presenta algunas diferencias en comparación con el potencial de acción de respuesta rápida:

- El potencial de membrana en reposo en las células P es menos negativo (−50 a −60 mV) e inestable: durante la fase 4, el potencial de membrana alcanza progresivamente valores menos negativos, hasta alcanzar espontáneamente el potencial umbral (entre −40 y −30 mV) que desencadena la fase 0.

- La fase 0 es menos rápida en el potencial de acción de respuesta lenta que en el potencial de acción de respuesta rápida, porque esta fase no depende de los canales NaV 1.5, sino de los canales de Ca^{2+} (I_{CaL}) de tipo duradero.
- No hay fase 1.
- Se produce una despolarización espontánea debido a una interacción entre el "reloj de calcio" y el "reloj de voltaje". En las células P, una acumulación de Ca^{2+} en el citosol (reloj de calcio), debido a una mayor liberación del retículo sarcoplásmico a través de los receptores de rianodina, activa el NCX, lo que da lugar al intercambio de Na^+/Ca^{2+} y a la activación de los canales lentos de Na^+ (corriente *funny*, I_f), responsables de la despolarización espontánea (reloj de voltaje). El término "reloj" se utiliza porque su aparición espontánea es periódica; la liberación de Ca^{2+} del retículo sarcoplásmico sigue un patrón rítmico: cuando el retículo sarcoplásmico está lleno, la liberación espontánea de Ca^{2+} aumenta, y cuando el retículo sarcoplásmico está vacío, la liberación espontánea de Ca^{2+} disminuye. Una vez alcanzado el potencial umbral, se activan los canales de Ca^{2+} (I_{CaT} o canales de Ca^{2+} tipo L) y comienza la fase 0. Posteriormente, otros canales de Ca^{2+} (I_{CaL}) también se activan y, por último, los canales de K^+ se abren durante la fase 2 y la fase 3, lo que contribuye a la repolarización. El reloj de calcio y el reloj de voltaje son interdependientes.

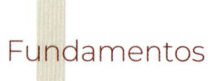

REGULACIÓN DE LA FRECUENCIA CARDIACA

La frecuencia cardiaca está regulada principalmente por el sistema nervioso autónomo, que puede afectar a la frecuencia de descarga del nódulo sinoauricular (SA), a la frecuencia de descarga del nódulo auriculoventricular (AV) y a la conducción auriculoventricular. El ritmo y la frecuencia cardiacos también pueden depender de la temperatura corporal o de la distensión miocárdica.

El sistema simpático aumenta la frecuencia de descarga, mientras que el sistema parasimpático la inhibe. Sin embargo, los cambios en la frecuencia cardiaca suelen reflejar la acción recíproca de los sistemas simpático y parasimpático, y no es posible diferenciar entre las influencias simpática y parasimpática en una frecuencia cardiaca media. En animales sanos, la frecuencia cardiaca oscila aproximadamente entre 60-180 lpm en perros y 140-240 lpm en gatos, aunque se han detectado frecuencias cardiacas más bajas durante registros con un Holter, en reposo y en casa.

La actividad vagal (parasimpática) actúa sobre los receptores de acetilcolina del nódulo SA y del nódulo AV, produciendo un efecto cronótropo negativo (nódulo SA) y un efecto dromotrópico negativo (nódulo AV), respectivamente.

El sistema simpático actúa sobre los receptores de norepinefrina en el nódulo SA y en el nódulo AV, produciendo un efecto cronótropo positivo (nódulo SA) y un efecto dromotrópico positivo (nódulo AV), respectivamente.

Estos efectos antagónicos no se suman algebraicamente, sino que se dan interacciones complejas entre ambos sistemas. Cuando ambos sistemas están activos, suelen dominar los efectos vagales. De hecho, la frecuencia de descarga del nódulo SA está regulada principalmente por el tono parasimpático; el bloqueo de la actividad parasimpática con un fármaco parasimpaticolítico como la atropina (antagonista muscarínico) en un perro en reposo suele provocar un aumento significativo de la frecuencia cardiaca, mientras que el bloqueo de la actividad simpática con un fármaco simpaticolítico como el propranolol (betabloqueante) solo provoca una ligera disminución de la frecuencia cardiaca. Además, algunos autores han descrito que la estimulación vagal disminuye la frecuencia cardiaca más en presencia de estimulación simpática tónica que en su ausencia en estudios experimentales en perros y gatos; en otro modelo experimental en perros, se observó que la respuesta a estimulaciones simpáticas y vagales combinadas apenas difería de la respuesta a la estimulación vagal por sí sola.

En humanos, la variabilidad de la frecuencia cardiaca se ha utilizado como medio para evaluar el equilibrio simpatovagal; en gatos, los estudios experimentales sobre la variabilidad de la frecuencia cardiaca demostraron un efecto importante de la descarga simpática. Sin embargo, un estudio clínico realizado en gatos en entornos domésticos y hospitalarios reveló una descarga vagal significativamente mayor en los registros domésticos que en los hospitalarios, y la arritmia sinusal parece ser frecuente en gatos en el entorno doméstico.

El sistema nervioso autónomo controla la frecuencia cardiaca con diferentes ritmos. El sistema parasimpático influye en la frecuencia cardiaca con una regulación latido a latido, basada en la retroalimentación de los barorreceptores aórticos: en cada sístole se estira el arco aórtico, se estimulan los receptores, se activa el tono vagal y cambia (disminuye) la frecuencia sinusal. El sistema simpático controla la frecuencia cardiaca más lentamente, basándose en la evaluación intrínseca de la presión arterial media, y no puede alterar mucho la función cardiaca dentro de un ciclo cardiaco; a diferencia del rápido inicio y la brusca terminación de la respuesta durante y después de la actividad vagal, la respuesta de la frecuencia cardiaca durante la actividad simpática es más gradual, pero de mayor duración. Incluso durante una actividad simpática intensa, la cantidad de norepinefrina liberada es incapaz de cambiar el comportamiento cardiaco dentro de un ciclo cardiaco. Sin embargo, los efectos del tono simpático disminuyen más gradualmente porque la mayor parte de la norepinefrina liberada durante la estimulación simpática es absorbida de nuevo por las terminales nerviosas y gran parte de la restante la arrastra el torrente sanguíneo.

REFLEJO BARORRECEPTOR ARTERIAL

El reflejo barorreceptor arterial (o barorreflejo arterial), inducido por la activación de los receptores del arco aórtico y del seno carotídeo, es una respuesta rápida a los cambios en la presión arterial que provoca cambios en la frecuencia cardiaca, la contractilidad cardiaca y la resistencia vascular.

El reflejo barorreceptor arterial es un mecanismo homeostático primario que mantiene la presión arterial dentro de límites estrechos mediante cambios en el gasto cardiaco y la resistencia vascular sistémica mediados por el sistema nervioso autónomo.

Un aumento repentino de la presión arterial estira las paredes de los vasos y estimula los barorreceptores, lo que provoca la activación del centro vasomotor y conduce a la inhibición del impulso simpático y a un aumento del tono vagal.

El barorreflejo arterial solo se activa durante los cambios agudos de la presión arterial. Una disminución rápida de la presión arterial (presión media, presión del pulso o ambas) induce una disminución de la activación de los barorreceptores con un aumento del impulso simpático y una disminución del tono vagal. Si el estímulo se cronifica, los receptores se reajustan a los nuevos valores de presión. La expresión de la intensidad del barorreflejo se denomina sensibilidad barorrefleja, que es el cambio en el intervalo entre latidos en milisegundos por unidad de cambio en la presión arterial y se expresa en ms/mmHg. Por ejemplo, si un aumento de la presión arterial de 20 mmHg se asocia a una prolongación del intervalo RR de 160 ms, la sensibilidad barorrefleja será de 8 ms/mmHg (160 ms/20 mmHg). Esto representa el efecto reflejo sobre el nódulo SA.

Como se ha demostrado en perros anestesiados, los cambios en la presión del seno carotídeo entre 100 y 200 mmHg se asocian con cambios en la frecuencia cardiaca resultantes de variaciones recíprocas en las actividades vagal y simpática; sin embargo, por encima y por debajo de este intervalo, los cambios en la frecuencia cardiaca se consiguen mediante una intensa actividad vagal y un bajo nivel de actividad simpática (frecuencia cardiaca baja), o mediante una intensa actividad simpática y ausencia de actividad vagal (frecuencia cardiaca alta).

REFLEJO DE BAINBRIDGE

El reflejo de Bainbridge es otro reflejo cardiovascular que se refiere al aumento de la frecuencia cardiaca secundario a un aumento del volumen sanguíneo central. En 1915, el fisiólogo británico Francis A. Bainbridge demostró que una infusión rápida de solución salina normal o de sangre en perros anestesiados provocaba un aumento de la frecuencia cardiaca. Bainbridge demostró que este aumento de la frecuencia cardiaca se asociaba sistemáticamente a un aumento de la presión venosa central suficiente para distender el corazón derecho (ventrículo derecho y aurícula derecha). El efecto se eliminó mediante la resección del vago, por lo que el tono vagal es la principal rama eferente del reflejo, a pesar del aumento de la actividad simpática, que también puede desempeñar un papel. El reflejo de Bainbridge protege frente a la distensión excesiva de las venas, las aurículas y la vasculatura pulmonar transfiriendo sangre del sistema venoso al sistema arterial.

En los perros, la infusión de volumen aumenta la frecuencia cardiaca y el gasto cardiaco proporcionalmente si el volumen sistólico permanece constante (fig. 2.4); por el contrario, la disminución del volumen sanguíneo, que se produce durante la hemorragia, reduce el volumen sistólico y el gasto

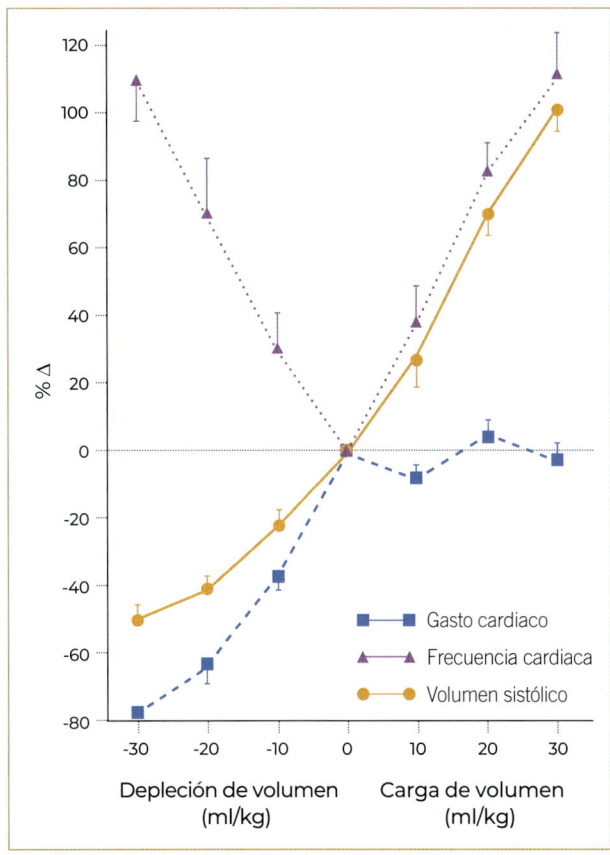

FIGURA 2.4. Relación entre el volumen sistólico, la frecuencia cardiaca y el gasto cardiaco en diferentes condiciones de precarga. Durante la depleción de volumen, el gasto cardiaco disminuye debido a la reducción del volumen sistólico; en este caso, el aumento de la frecuencia cardiaca puede limitar el daño, pero es incapaz de mantener el gasto cardiaco en los niveles basales. Por el contrario, la hipervolemia desencadena un aumento de la frecuencia cardiaca, que puede aumentar el gasto cardiaco si el volumen sistólico permanece constante. Modificado de Vatner *et al.*, 1978.

cardiaco a pesar de aumentar la frecuencia cardiaca. El reflejo de Bainbridge prevalece sobre el barorreflejo arterial cuando el volumen sanguíneo aumenta, mientras que el barorreflejo arterial prevalece sobre el reflejo de Bainbridge cuando el volumen sanguíneo disminuye.

REFLEJO DE BEZOLD-JARISCH

El reflejo de Bezold-Jarisch es una inhibición de la actividad simpática que provoca bradicardia, vasodilatación periférica e hipotensión. Se debe a la estimulación de receptores mecánicos y quimiosensibles en las paredes ventriculares. Como se ha demostrado en perros conscientes, los principales componentes de este reflejo son una disminución de la frecuencia cardiaca debida a la actividad vagal, una disminución de la presión arterial que tiene componentes tanto adrenérgicos como colinérgicos y un cambio insignificante en la contractilidad miocárdica del ventrículo izquierdo.

Durante una hemorragia leve o moderada predomina el barorreflejo arterial; una reducción de la tasa de descarga de los barorreceptores arteriales provoca un aumento de la actividad simpática con un aumento de la frecuencia cardiaca, la contractilidad miocárdica y la resistencia vascular. Sin embargo, durante una hemorragia grave puede producirse una disminución paradójica de la frecuencia cardiaca, el tono vascular y la presión arterial. Esto se debe a que una contracción vigorosa del ventrículo alrededor de una cámara vacía provoca la excitación de los receptores de la pared ventricular con una bradicardia refleja. Este mecanismo, conocido como reflejo de Bezold-Jarisch, fue descrito en 1867 por el fisiólogo alemán Albert von Bezold y el farmacólogo austriaco Adolf Jarisch júnior.

SIGNO DE NICOLADONI-ISRAEL-BRANHAM

El signo de Nicoladoni-Israel-Branham (descrito por los cirujanos Carl Nicoladoni en 1875, James Adolf Israel en 1877 y Henry M. Branham en 1890) es un descenso de la frecuencia cardiaca debido a un aumento repentino de la presión aórtica, se refiere a un fenómeno que puede seguir a la oclusión repentina y satisfactoria de una fístula arteriovenosa y se considera la prueba estándar para la evaluación de la importancia hemodinámica de una derivación arteriovenosa; sin embargo, también podría producirse durante la ligadura quirúrgica de un conducto arterioso persistente, especialmente si la ligadura se realiza con rapidez.

Una oclusión súbita de una derivación (del sistema arterial al venoso, o de la aorta a la arteria pulmonar), dependiendo de su gravedad, aumenta la presión en el sistema arterial, ya que el elevado gasto cardiaco se ve forzado a pasar al sistema de mayor resistencia y ya no al sistema de menor resistencia. El consiguiente aumento de la poscarga estimula los barorreceptores que inducen un reflejo con bradicardia.

El reflejo de Nicoladoni-Israel-Branham, así como el reflejo de Bezold-Jarisch, se invierten con la administración de atropina.

PRECARGA, POSCARGA Y CONTRACTILIDAD

Durante la sístole ventricular, el volumen sanguíneo expulsado desde los ventrículos hacia las grandes arterias se denomina volumen sistólico; el volumen sistólico está determinado por tres factores: la precarga, la poscarga y la contractilidad.

PRECARGA

La precarga puede definirse como el grado de estiramiento de los cardiomiocitos ventriculares al final de la diástole, antes de la contracción ventricular.

In vitro, la precarga es la fuerza ejercida sobre una tira aislada de músculo cardiaco ventricular antes de que se active para contraerse. Es una tensión aplicada sobre la fibra muscular que provoca un estiramiento pasivo y es una fuerza pasiva que alarga el músculo.

Desde un punto de vista clínico, la precarga influye significativamente en el rendimiento del músculo cardiaco y en la función diastólica, lo que inevitablemente afecta al rendimiento ventricular sistólico.

En 1914, el fisiólogo italiano Dario Maestrini empezó a establecer los principios que se hicieron más famosos tras los trabajos de Otto Frank y Ernest Starling, quienes en 1918 describieron formalmente lo que hoy se conoce como la ley de Frank-Starling (a veces también como ley de Maestrini-Starling).

El paso del estado de reposo al de contracción está influido por la longitud de las fibras musculares; la base de la contracción dependiente de la longitud es la unidad funcional de contracción muscular: el sarcómero. La longitud óptima del sarcómero es de 2,2 µm: a esta longitud, el solapamiento entre los filamentos gruesos (miosina) y finos (actina) genera la mayor tensión y fuerza en la contracción cardiaca. La tensión activa cae abruptamente con longitudes de sarcómero superiores o inferiores a 2,2 µm (fig. 2.5). Una longitud de sarcómero corta se asocia a un solapamiento de los miofilamentos de actina y a una reducción del número de puentes cruzados que pueden formarse, lo que provoca una disminución de la fuerza de contracción. Un aumento de la longitud del sarcómero se traduce en un aumento de la fuerza contráctil o tensión, pero un aumento de la longitud por encima de 2,2 µm se asocia a una disminución de la tensión debido a una reducción del número de puentes cruzados que pueden formarse y a un desplazamiento de los miofilamentos de actina y miosina.

Esto está bien descrito por la curva de Frank-Starling (también conocida como curva de rendimiento ventricular), que relaciona la precarga, medida como volumen telediastólico (VTD) o presión telediastólica (PTD) ventriculares, con el rendimiento cardiaco, representado por el volumen sistólico (VS) o el gasto cardiaco (GC). El rendimiento del ventrículo

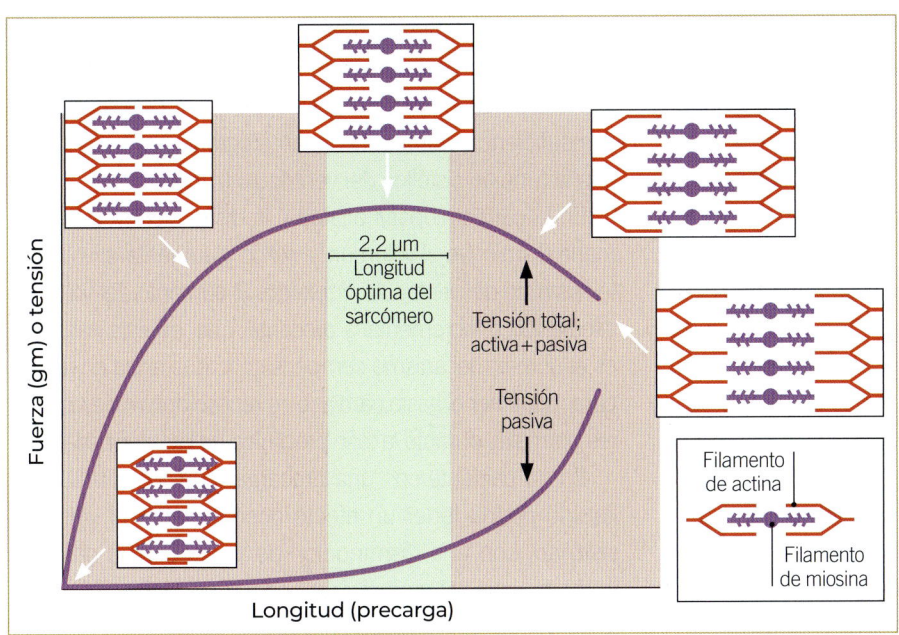

FIGURA 2.5. Correlación entre la longitud de los sarcómeros y la fuerza/tensión activa generada por las fibras musculares. La longitud óptima del sarcómero está representada por la zona verde.

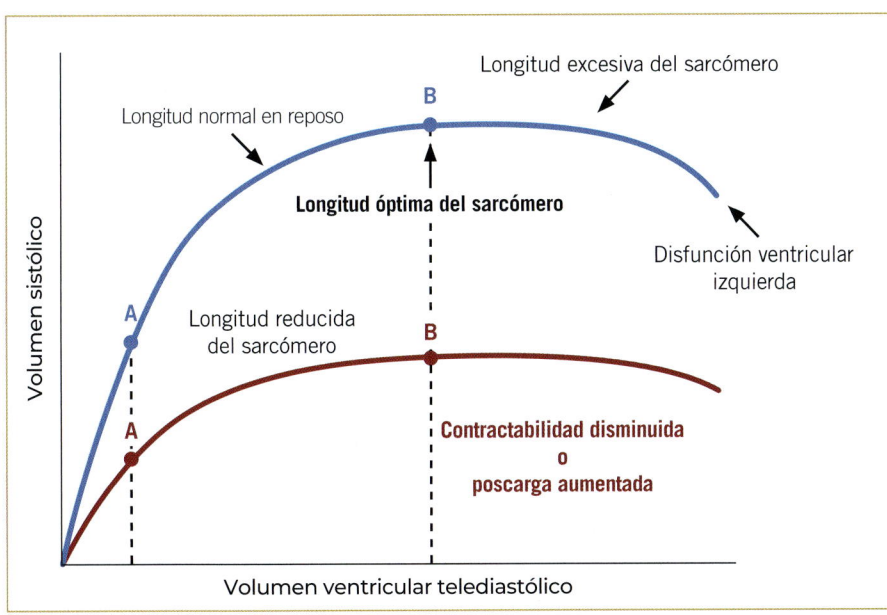

FIGURA 2.6. La curva de Frank-Starling describe un aumento del volumen sistólico tras un incremento de la precarga; sin embargo, existe un punto a partir del cual el volumen sistólico deja de aumentar. De A a B, el aumento de la precarga genera un aumento del volumen sistólico, pero más allá de B, la curva adopta un aspecto de meseta, sin más aumentos del volumen sistólico. En pacientes con contractilidad disminuida o poscarga aumentada (curva roja), con el mismo aumento de la precarga, el efecto sobre el volumen sistólico es menos pronunciado.

izquierdo, en un corazón que funciona normalmente, mejora de forma continua a medida que aumenta la precarga; sin embargo, existe un punto en la curva de Frank-Starling en el que un aumento adicional de la precarga no da lugar a un aumento del volumen sistólico, debido al estiramiento excesivo del miocardio y los sarcómeros (fig. 2.6).

Los cambios en la contractilidad pueden modificar la relación entre la precarga y el volumen sistólico; como se demuestra en la figura 2.6 mediante la curva roja, una disminución de la contractilidad se asocia a un efecto menor

sobre el volumen sistólico con la misma precarga. Por otro lado, un aumento de la contractilidad se asocia a un desplazamiento de la curva de Frank-Starling hacia la izquierda.

Los cambios en la poscarga también afectan a la curva de Frank-Starling: un aumento de la poscarga se asocia a un desplazamiento hacia abajo similar al que se observa con la disminución de la contractilidad, mientras que una disminución de la poscarga se asocia a un desplazamiento hacia arriba similar al que se observa con el aumento de la contractilidad.

El aumento del inotropismo ventricular tras un aumento de la precarga se debe a diferentes mecanismos moleculares. La titina, una proteína sarcomérica estructural gigante de elevado peso molecular, desempeña importantes funciones en la estructura y elasticidad del sarcómero y puede afectar a la relación de Frank-Starling; es un tercer filamento, además de la actina y la miosina, que abarca la mitad de los sarcómeros, desde los discos Z (extremidad del sarcómero) hasta las líneas M (centro de los filamentos gruesos) y determina la geometría y la distancia entre los filamentos finos y gruesos. Las variaciones en la longitud del sarcómero a través de la titina se traducen, por tanto, en diferentes distancias entre los filamentos gruesos y finos, con la consiguiente mayor o menor probabilidad de interacción entre las cabezas de miosina y los filamentos de actina.

Además, la liberación de calcio inducid por el calcio es otro factor importante que condiciona el mecanismo de Frank-Starling: la liberación de calcio del retículo sarcoplásmico, esencial para la contracción del miocito, es inducida por la entrada de calcio a través del potencial de acción, y cuanto más largo es el sarcómero, más calcio entra en la célula. Esto puede explicarse por un aumento de la afinidad de la troponina C por el calcio a mayor longitud del sarcómero, lo que se denomina "sensibilidad al calcio dependiente de la longitud".

La titina es uno de los factores clave que contribuyen a la fuerza pasiva de los miocitos y a la sensibilidad al calcio dependiente de la longitud, que son la base subyacente del mecanismo de Frank-Starling.

Desde un punto de vista clínico, la relación de Frank-Starling tiene un impacto importante en la hemodinámica. Cualquier aumento de la precarga, y por tanto cualquier aumento del volumen telediastólico, genera una mejora del volumen sistólico.

En los pacientes con valvulopatía mitral, por ejemplo, la presencia de regurgitación mitral provoca una disminución del volumen sistólico anterior, que puede limitarse mediante un aumento de la precarga: cada ventrículo tiene una reserva de precarga, que representa el potencial de estiramiento de la pared y corresponde a la diferencia entre el volumen telediastólico máximo posible para ese ventrículo y el volumen telediastólico ventricular actual. En la progresión de la insuficiencia mitral, la cantidad de volumen regurgitante determina la dilatación progresiva del ventrículo y la aurícula izquierdos; esta dilatación ayuda a controlar la presión telediastólica ventricular izquierda al tiempo que aumenta la precarga para mantener un volumen sistólico ventricular izquierdo adecuado. Una vez que

se alcanza el límite de reserva de precarga y el paciente requiere un mayor aumento del volumen telediastólico, el ventrículo desarrolla hipertrofia excéntrica. En esta fase de la insuficiencia mitral, el flujo anterógrado disminuye junto con la función sistólica del ventrículo izquierdo.

En la cardiomiopatía dilatada, la disfunción sistólica primaria disminuye el volumen sistólico y aumenta el volumen telesistólico del ventrículo izquierdo. El aumento del volumen telediastólico incrementa la precarga, que, en esta patología, es el primer mecanismo compensatorio que entra en acción para mantener el gasto cardiaco en reposo dentro de los valores normales durante la fase preclínica de la enfermedad.

En un paciente con una precarga reducida, un bolo de líquido podría tener un efecto positivo sobre el volumen sistólico, con una disminución de la frecuencia cardiaca y una mejora del rendimiento ventricular (v. fig. 2.6, curva azul, del punto A al B). Este tipo de paciente con dependencia de la precarga se denomina "respondedor a fluidos". Sin embargo, en un paciente con la misma deficiencia de precarga, pero también mala contractilidad ventricular, el mismo aumento de precarga (el mismo bolo de líquido administrado) no puede tener el mismo efecto sobre el volumen sistólico (v. fig. 2.6, diferencias entre los puntos A y B en las curvas azul y roja). Además, si se administran líquidos a un paciente normal con una reserva de precarga normal (v. fig. 2.6, punto B de la curva azul), el volumen sistólico no aumenta, porque un mayor estiramiento del sarcómero no puede ser funcional, ya que provoca el desplazamiento de los miofilamentos de actina y miosina. Del mismo modo, una variación de la poscarga puede afectar al volumen sistólico con la misma contractilidad y con la misma precarga.

Fisiológicamente, en perros y gatos, al igual que ocurre en los humanos, existen algunas diferencias en la precarga y el volumen sistólico entre los ventrículos derecho e izquierdo durante el ciclo respiratorio. Durante la inspiración, la presión intrapleural disminuye con el consiguiente aumento del retorno venoso en la aurícula derecha; esto produce un efecto positivo en el volumen sistólico del ventrículo derecho; sin embargo, el aumento del volumen pulmonar, la acumulación de sangre en la vascularización pulmonar y la interdependencia ventricular, desplazándose el septo interventricular hacia la izquierda, provocan una disminución del retorno venoso al ventrículo izquierdo y un volumen sistólico disminuido. Lo contrario ocurre durante la espiración. La variación de la precarga durante el ciclo respiratorio no solo depende de los cambios de volumen, sino también de los cambios en la distensibilidad ventricular;

por ejemplo, la tensión de la pared diastólica final del ventrículo izquierdo durante la inspiración no está relacionada con un aumento de volumen, sino con un incremento de presión debido a la interdependencia ventricular, que reduce la distensibilidad ventricular izquierda.

Aunque la presión o el volumen telediastólicos se utilizan en el ámbito clínico como estimación de la precarga, estos parámetros, en particular la presión telediastólica, no siempre son una estimación fiable de la precarga, mientras que la tensión de pared sí lo es. Esto se debe a las posibles variaciones en la distensibilidad de la cámara.

Durante el taponamiento cardiaco, el volumen telediastólico es bajo debido a la obstrucción generada por el aumento de la presión extramural (pericárdica), pero la presión telediastólica es alta. El paciente podría responder potencialmente a la fluidoterapia, debido a una precarga reducida; sin embargo, un bolo de fluidos no mejorará significativamente el volumen sistólico por la reducción de la distensibilidad ventricular y por la incapacidad de la cámara para distenderse y llenarse. Del mismo modo, la fluidoterapia en un paciente con embolia pulmonar con un volumen ventricular izquierdo reducido no mejorará el volumen sistólico, debido a la obstrucción de la circulación pulmonar; un paciente responderá a la expansión de volumen solo si ambos ventrículos funcionan en la porción ascendente de la curva de Frank-Starling (dependencia de la precarga biventricular).

El estrés de la pared diastólica (o tensión de la pared) es una estimación de la fuerza de estiramiento diastólica del miocardio, por lo que constituye una estimación fiable de la precarga. La tensión de la pared depende de diferentes variables, como la presión intraventricular, la geometría y dimensiones ventriculares y el grosor de la pared ventricular. La relación entre todas estas variables se describe mediante la ley de Laplace: la fuerza por área de sección transversal que actúa dentro de la pared ventricular (tensión de la pared) aumenta con el incremento de la presión intraventricular o las dimensiones ventriculares y la disminución del grosor de la pared.

$$\sigma_{ed} = (P_{ed} \times r_{ed})/2w_{ed}$$

donde σ_{ed} es la tensión de la pared, P_{ed} la presión intraventricular, r_{ed} el radio ventricular y w_{ed} el grosor de la pared al final de la diástole.

Durante la diástole se produce un ligero aumento de la tensión de la pared, porque la sangre llena el ventrículo y el volumen aumenta progresivamente, con un incremento de la presión y el radio intraventriculares; además, el estiramiento de la cámara al final de la diástole se asocia a una reducción del grosor de la pared. Una sobrecarga aguda de volumen puede provocar un aumento de la tensión de la pared de hasta el doble o el triple del valor basal.

Un gato con cardiomiopatía hipertrófica puede tener una presión intraventricular aumentada debido a la reducción de la distensibilidad, pero la tensión de la pared está limitada por el aumento del grosor de la pared y la reducción del radio. En cambio, un perro con cardiomiopatía dilatada puede tener una presión intraventricular y un radio ventricular aumentados y un grosor de la pared reducido; por tanto, con la misma presión intraventricular, la tensión de la pared ventricular al final de la diástole será mucho mayor (fig. 2.7).

POSCARGA

La poscarga es la fuerza que se opone al acortamiento de las fibras miocárdicas durante la sístole ventricular.

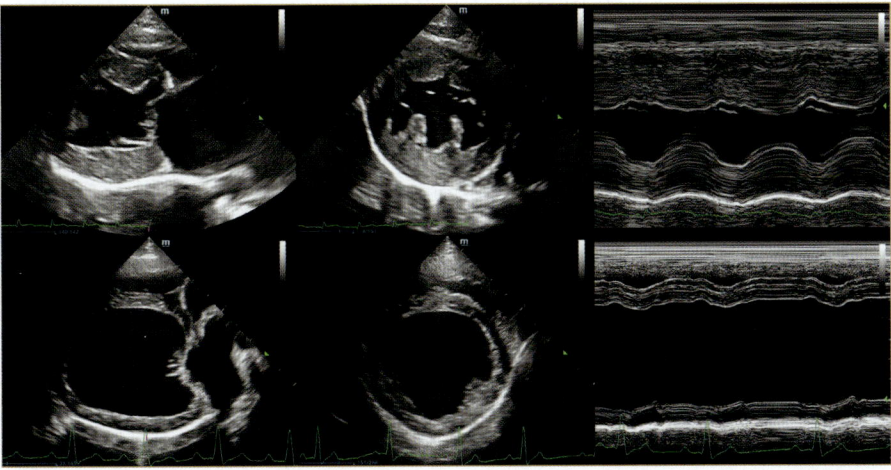

FIGURA 2.7. Un gato con fenotipo hipertrófico (arriba) y un perro con fenotipo dilatado (abajo). Según la ley de Laplace, con la misma presión ventricular, la tensión de la pared ventricular al final de la diástole será mucho mayor en el fenotipo dilatado que en el hipertrófico, porque el grosor de la pared es menor y el radio ventricular es mayor ($\sigma_{ed} = [P_{ed} \times r_{ed}]/2w_{ed}$).

Como tensión de la pared diastólica es la mejor estimación de la precarga, teóricamente, la tensión de la pared sistólica debería ser la mejor estimación de la poscarga.

In vitro, la poscarga sería el peso fijado a un extremo de una tira aislada de miocardio que debe levantarse durante la contracción, por lo que la carga es simplemente el peso que el músculo debe levantar. En este caso, carga, fuerza, peso o tensión podrían ser sinónimos.

Sin embargo, una definición precisa de la poscarga en el ventrículo intacto es más difícil de formular que en el músculo aislado. La tensión de pared instantánea, que es una medida razonable de la poscarga, es difícil de determinar, ya que requiere conocer la forma y geometría ventriculares y se complica por las propiedades físicas de la arteria a la que el ventrículo expulsa la sangre.

La fuerza que debe vencer el ventrículo para acortarse y expulsar la sangre hacia los vasos se calcula mediante la ley de Laplace (v. página siguiente).

$$\sigma_s = (P_s \times r_s)/2w_s$$

donde σ_s es la tensión de la pared, P_s la presión interventricular, r_s el radio ventricular y w_s el grosor de la pared durante la sístole.

Sin embargo, como la poscarga se refiere a la oposición externa al flujo de salida ventricular, la tensión de la pared por sí misma no es una medida adecuada de la poscarga. La naturaleza de la oposición al acortamiento muscular en el ventrículo es muy diferente a la del músculo papilar aislado. El ventrículo no ha de levantar un peso como una tira aislada de miocardio, tiene que mover un líquido viscoso hacia un sistema arterial viscoelástico.

La poscarga, a menos que exista una estenosis aórtica, viene determinada por las propiedades arteriales, la viscosidad de la sangre y los efectos de los reflejos de las ondas arteriales (aunque estos últimos, al encontrarse en la sístole tardía, influyen menos en la poscarga); todos ellos factores extracardiacos que se oponen al movimiento de la sangre desde el corazón hacia los sistemas sistémico y pulmonar.

Un error frecuente es asociar la poscarga a la resistencia vascular sistémica (o pulmonar), porque solo representa la oposición a un flujo constante. Sin embargo, el flujo sanguíneo es cíclico debido a las contracciones repetidas de los ventrículos, y el concepto de resistencia vascular no puede utilizarse para determinar la poscarga, teniendo en cuenta la naturaleza pulsátil de la presión

y el flujo. La compleja relación entre la presión y el flujo pulsátiles en los vasos sanguíneos está representada por la impedancia arterial, que está determinada por las propiedades físicas de la sangre y la pared vascular, como la viscosidad y densidad de la sangre, la viscoelasticidad de la pared y el diámetro del vaso.

En el ámbito clínico, la propia presión arterial suele denominarse, de forma inexacta, poscarga. Por tanto, como la impedancia vascular es difícil de calcular, la elasticidad arterial (E_a) puede utilizarse como medida de la poscarga; la fiabilidad de la elasticidad arterial para estimar la impedancia vascular se ha demostrado repetidamente. La elasticidad arterial se calcula como la relación entre la presión telesistólica y el volumen sistólico (PTS/VS). No es una medida de la rigidez arterial, pero incorpora las principales características de la poscarga, incluidos los componentes estacionario y pulsátil.

El gasto cardiaco depende de la poscarga, por lo que, aunque la contractilidad permanezca invariable, cada vez que aumenta la poscarga aumenta el volumen telesistólico y disminuye el volumen sistólico, y viceversa cuando disminuye la poscarga.

Como ya se ha descrito anteriormente, la geometría y la forma ventriculares son elementos importantes que condicionan la poscarga, al igual que la presión intraventricular. Por lo general, la presión sistólica en la aorta es de 140 mmHg. Si se eleva a 200 mmHg, la poscarga aumenta, porque el miocardio debe generar una fuerza mayor para superar la presión aórtica y la presión intraventricular sistólica se eleva a 200 mmHg ($\sigma_s = (P_s \times r_s)/2w_s$). La hipertrofia excéntrica se caracteriza por la dilatación de la cámara ventricular izquierda; esta variación de la forma de la cámara (aumento del radio), con la misma presión intraventricular, se asocia a un aumento de la poscarga, como demuestra la ley de Laplace. Una mayor carga se opone a la contracción ventricular a medida que aumenta el volumen de la cámara y la presión intraventricular permanece normal.

El efecto de Laplace y el mecanismo de Frank-Starling tienen efectos claramente opuestos sobre el gasto ventricular. Mientras que la distensión del ventrículo aumenta su fuerza de contracción (mecanismo de Frank-Starling), también reduce la presión generada por una fuerza contráctil dada (ley de Laplace). Sin embargo, en un corazón sano, la ganancia de energía contráctil resultante de la distensión ventricular dentro de los límites fisiológicos (rama ascendente de la curva de Frank-Starling) supera ampliamente el efecto de Laplace.

CONTRACTILIDAD

La contractilidad es el rendimiento miocárdico con una precarga y una poscarga dadas, pero es independiente de ellas. Es la fuerza de contracción alcanzada a partir de una longitud de fibra inicial dada (que no puede atribuirse al mecanismo de Frank-Starling) y depende de propiedades celulares, a saber, la cantidad y la velocidad de liberación de calcio por el retículo sarcoplásmico, la fosforilación de proteínas y la producción de ATP. La contracción puede modificarse por variaciones de la contractilidad o de la longitud de la fibra en reposo (estiramiento diastólico final), según el mecanismo de Frank-Starling.

Un aumento de la cantidad y la velocidad de liberación de Ca^{2+} desde el retículo sarcoplásmico incrementa la contractilidad. El Ca^{2+} es esencial en la actividad eléctrica cardiaca y es el activador directo de los miofilamentos, que provocan la contracción; la afluencia de Ca^{2+} desde el líquido intersticial durante la fase de meseta (fase 2) del potencial de acción desencadena la liberación de Ca^{2+} desde el retículo sarcoplásmico; esto da lugar a un aumento de la concentración intracelular libre de Ca^{2+}, lo que permite que el Ca^{2+} se una a la proteína del miofilamento troponina C, que activa la contracción. Cuanto mayor sea la concentración de Ca^{2+} libre intracelular (citosólico) transitorio, mayor será la formación de puentes cruzados y la fuerza de contracción. Tras la contracción, se produce la relajación con una disminución de la concentración intracelular de Ca^{2+} –favorecida por la ATPasa de calcio del retículo sarcoendoplásmico (SERCA) y la ATPasa de Ca^{2+} de la membrana plasmática (PMCA), así como por el intercambiador Na^+/Ca^{2+} (NCX)–, permitiendo así que el Ca^{2+} se disocie de la troponina. La SERCA y la PMCA son bombas de Ca^{2+}-ATPasa que transfieren Ca^{2+} del citosol al retículo sarcoplásmico, mientras que el NCX elimina Ca^{2+} de las células. La tasa de relajación miocárdica (lusitropismo) depende de la tasa de recaptación de Ca^{2+} sarcoplásmico. La tasa de eliminación del Ca^{2+} citosólico por las bombas afecta al transitorio de Ca^{2+} y, por tanto, a la velocidad de relajación miocárdica y a la duración de la sístole.

Por tanto, la fuerza de la contracción es proporcional a la corriente de meseta de Ca^{2+} y se ve incrementada por las catecolaminas liberadas por los nervios simpáticos cardiacos, que provocan un aumento de la concentración intracelular libre de Ca^{2+}. El sistema nervioso simpático también actúa sobre los receptores de rianodina, que aumentan el

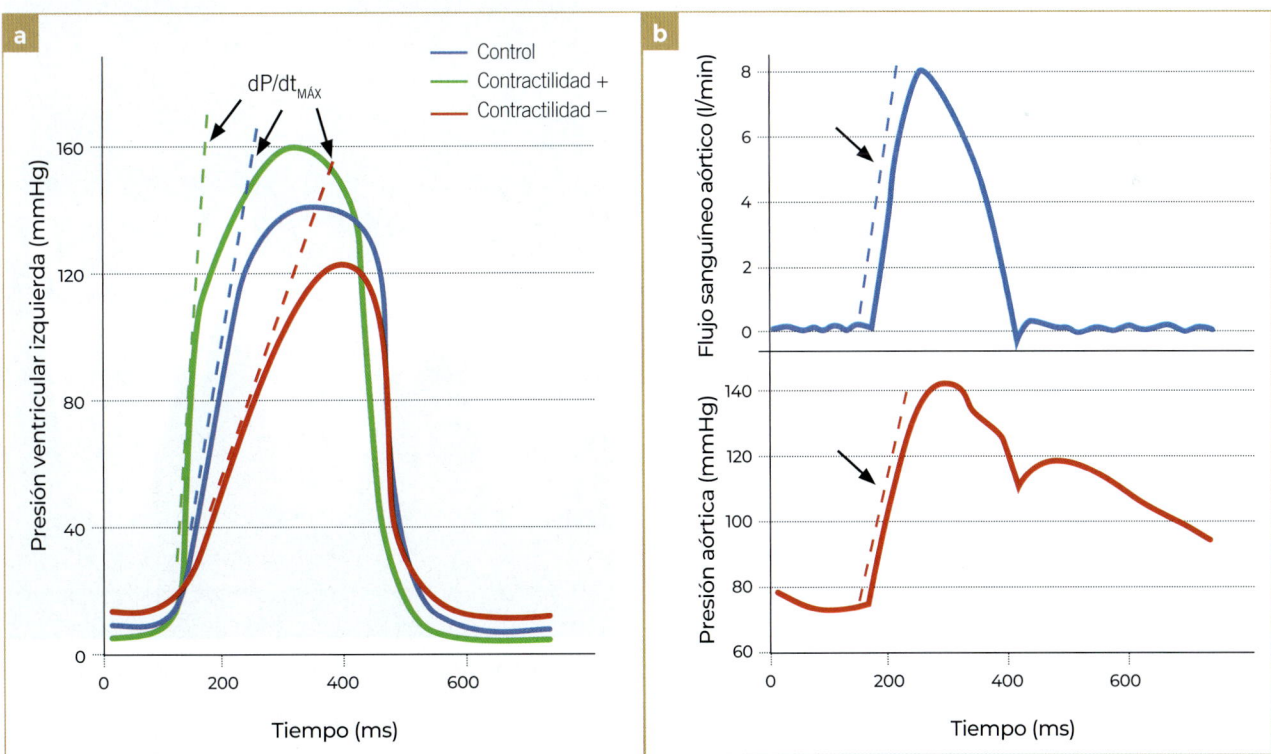

FIGURA 2.8. a) Curvas de presión ventricular izquierda en tres estados de contractilidad. Curva azul, control; curva verde, contractilidad aumentada (dobutamina); curva roja, contractilidad disminuida (betabloqueante). La pendiente de las líneas tangentes de las curvas de presión ventricular izquierda (flechas) indica el valor máximo de la dP/dt para cada curva, que aumenta a medida que se incrementa la contractilidad. b) La pendiente de las líneas tangentes de la curva de flujo aórtico y de la curva de presión aórtica (flechas) podría ser representativa del estado contráctil del miocardio, a pesar de depender parcialmente de la poscarga. Reproducido a partir de Pappano AJ, Withrow GW. *Cardiovascular Physiology*, Elsevier, 2018.

efecto contráctil al incrementar la liberación de Ca^{2+} del retículo sarcoplásmico durante la sístole.

La contractilidad es directamente proporcional a la fuerza y la velocidad de contracción, y la tasa máxima de aumento de la presión con el tiempo (dP/dt máxima [dP/dt$_{MÁX}$]) es un índice de la contractilidad miocárdica, como se muestra en la figura 2.8a. En comparación con la curva de control (curva azul), un ventrículo hiperdinámico se caracteriza por una presión telediastólica reducida, un aumento rápido de la presión ventricular con una pendiente pronunciada de la rama ascendente de la curva de presión ventricular izquierda (curva verde) y una fase de eyección breve. Por el contrario, un ventrículo hipodinámico se caracteriza por un aumento de la presión telediastólica, una presión ventricular de ascenso lento (curva roja) y una fase de eyección reducida debido a una contractilidad reducida.

El estado contráctil del miocardio también puede estimarse a partir de la pendiente de las tangentes de las curvas de flujo aórtico y presión aórtica (fig. 2.8b), aunque estos parámetros, junto con la fracción de eyección (relación entre el volumen sistólico y el volumen telediastólico), están parcialmente influidos por la poscarga.

La pendiente es máxima durante la fase isovolumétrica de la sístole, cuando se produce la contracción isovolumétrica; esta pendiente solo puede medirse en la curva de presión ventricular, donde la pendiente aparece en la sístole temprana, durante la eyección de sangre, y no en las curvas de flujo aórtico y de presión aórtica. Durante la contracción isovolumétrica los ventrículos se contraen, pero su volumen permanece igual, ya que todas las válvulas cardiacas están cerradas. En la valvulopatía mitral, la regurgitación mitral se produce durante esta fase, ya que la presión auricular es significativamente inferior a la presión diastólica aórtica. En el ámbito clínico, puede medirse la dP/dt$_{MÁX}$ en un paciente con regurgitación mitral; esto se hace midiendo la pendiente de la forma de onda Doppler de la regurgitación mitral entre velocidades de 1 y 3 m/s, lo que corresponde a un gradiente ventriculoauricular de entre 4 y 36 mmHg (fig. 2.9).

Autorregulación de la contractilidad miocárdica

El corazón puede realizar variaciones y ajustes intrínsecos de su función (llenado ventricular, contracción y eyección) en relación con los cambios de precarga, poscarga o frecuencia cardiaca; este fenómeno puede definirse como "autorregulación".

Como se ha descrito anteriormente y muestra la curva de Frank-Starling, un aumento del volumen telediastólico se traduce en un aumento del rendimiento ventricular. Este tipo de regulación se denomina autorregulación heterométrica, ya que se trata de una regulación intrínseca basada en la variación de la longitud diastólica de las fibras miocárdicas.

Los aumentos adaptativos intrínsecos de la fuerza de contracción miocárdica, que no podrían explicarse por el mecanismo de Frank-Starling, se denominan autorregulación homeométrica. Las dos manifestaciones de estos cambios inotrópicos positivos se han denominado por lo general efecto Bowditch y efecto Anrep.

La autorregulación homeométrica se refiere a los mecanismos que controlan la fuerza de las contracciones

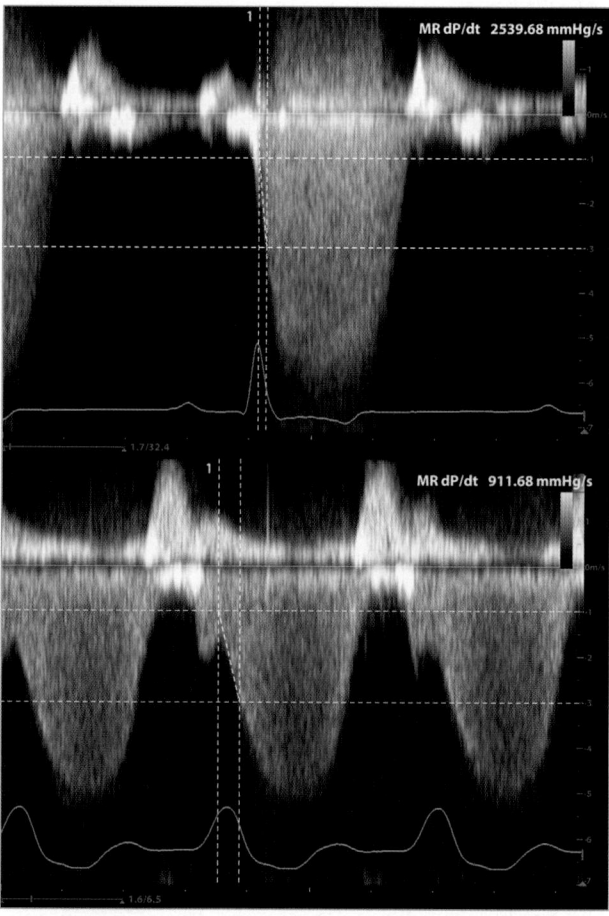

FIGURA 2.9. Señal de regurgitación de la válvula mitral registrada mediante Doppler continuo en un paciente con función sistólica normal (arriba) y en un paciente con disfunción sistólica (abajo). La dP/dt se mide durante la contracción isovolumétrica, convencionalmente entre velocidades de 1 y 3 m/s (gradiente auriculoventricular de entre 4 y 36 mmHg). La variación de presión (dP) de 32 mmHg (36-4 mmHg) debe alcanzarse rápidamente (dt). Cuanto menor sea el tiempo que tarde el ventrículo en alcanzar los 36 mmHg, mayor será la aceleración del flujo regurgitante y, por tanto, mayor será la dP/dt.

ventriculares en respuesta a cambios en la frecuencia cardiaca o en la impedancia aórtica, sin la intervención del sistema nervioso autónomo y sin que se modifique la longitud inicial de las fibras ventriculares (el volumen telediastólico final permanece constante).

El efecto Bowditch, también conocido como "fenómeno Treppe", "fenómeno de la escalera" o "activación dependiente de la frecuencia", fue observado por primera vez por el fisiólogo estadounidense Henry Pickering Bowditch en 1871. Se refiere a un mecanismo de autorregulación por el que un aumento de la frecuencia cardiaca incrementa la fuerza de contracción generada por las células miocárdicas con cada latido. Tras estimular el ápex ventricular de una rana en reposo observó que, mientras se mantenía la longitud de las fibras miocárdicas, la intensidad de la contracción del corazón de la rana aumentaba positivamente a medida que se incrementaba la frecuencia de contracción. Este efecto también se ha descrito en perros. Parece que el mecanismo de este efecto es un aumento de la concentración de Ca^{2+} en el retículo sarcoplásmico, con el consiguiente aumento de la liberación de Ca^{2+} al citosol durante la sístole; este mayor almacenamiento de Ca^{2+} intracelular se debe a un aumento de la concentración de Na^+ intracelular, causado por el aumento de la frecuencia del potencial de acción, que ralentiza la expulsión de Ca^{2+} de la célula por el NCX: la bomba Na^+/K^+-ATPasa, que elimina el Na^+ transportado a la célula por el NCX, no mantiene el ritmo de entrada de Na^+.

El efecto Anrep fue observado por primera vez por el fisiólogo ruso Gleb von Anrep en 1912 y hace referencia a un mecanismo de autorregulación por el cual un aumento de la poscarga incrementa la fuerza de contracción generada por las células miocárdicas. Este fenómeno se atribuye a un aumento del Ca^{2+} intracelular, causado por la activación de canales activados por estiramiento, que aumentan la entrada de Ca^{2+} extracelular, y por la activación del intercambiador Na^+/H^+, que aumenta el Na^+ intracelular y ralentiza la expulsión de Ca^{2+} de la célula por el NCX; Además, el aumento del contenido de Ca^{2+} en el miocito también se debe a la producción de angiotensina II y endotelina 1 en el miocardio, que actúan como agentes inotrópicos de forma autocrina/paracrina.

CICLO CARDIACO

El ciclo cardiaco incluye todos los actos mecánicos que favorecen el flujo de sangre a través de las cavidades cardiacas y hacia los grandes vasos. El corazón se contrae y se relaja de forma cíclica, por lo que el ciclo cardiaco se divide en dos fases: el periodo de contracción se denomina sístole, mientras que el periodo de relajación se denomina diástole.

Arbitrariamente, la descripción del ciclo cardiaco comienza con el periodo de relajación (diástole), y en esta descripción entra en juego el ventrículo izquierdo; sin embargo, el ciclo cardiaco en el ventrículo derecho es similar.

Una vez que la válvula aórtica se cierra, comienza un breve periodo denominado relajación isovolumétrica. Al cerrarse la válvula aórtica, la presión en el ventrículo izquierdo se iguala a la presión dicrótica en la aorta (fig. 2.10), y por tanto es mucho mayor que la presión auricular izquierda. Por esta razón, tanto la válvula aórtica como la mitral se cierran, y el periodo se caracteriza por una rápida disminución de la presión intraventricular, determinada por una rápida recaptación sarcoplásmica de Ca^{2+}. Cuando la presión ventricular cae por debajo de la de la aurícula, las valvas mitrales se abren y la sangre fluye hacia el ventrículo izquierdo desde la aurícula izquierda.

De este modo, comienza el llenado ventricular. Se trata de la fase más larga de todo el ciclo cardiaco (unos dos tercios o más) y, según la concepción clásica, se caracteriza por una fase de llenado rápido, una fase de llenado reducido (o diástasis) y la contracción auricular. La fase de llenado rápido se produce durante la diástole temprana, cuando la sangre "cae" de la aurícula izquierda al ventrículo izquierdo. Como se muestra en la figura 2.10, durante esta fase, el volumen ventricular izquierdo aumenta rápidamente, mientras que la presión ventricular izquierda sigue disminuyendo ligeramente; esto se explica por el retorno elástico del ventrículo desde su forma deformada a su forma relajada al final de la sístole, que succiona la sangre hacia su cámara al principio de la diástole. En los últimos tiempos, una nueva concepción de la anatomía y la función ventriculares ha dado lugar a una redefinición del ciclo cardiaco, en la que la fase de llenado rápido se denomina fase de succión y se describe como una fase activa debida a la contracción de un segmento ventricular; en la sección sobre la función ventricular se describen más detalles. A la fase de llenado rápido le sigue una fase de llenado reducido denominada diástasis: cuando el ventrículo alcanza su forma relajada natural y se ha llenado la mayor parte del volumen ventricular, la velocidad de llenado disminuye. La contracción auricular (o sístole) representa la última fase de la diástole ventricular; la aurícula izquierda impulsa la sangre hacia el ventrículo, aumentando el llenado ventricular en aproximadamente un 20 %. La contribución auricular al llenado ventricular varía con la edad y el ejercicio.

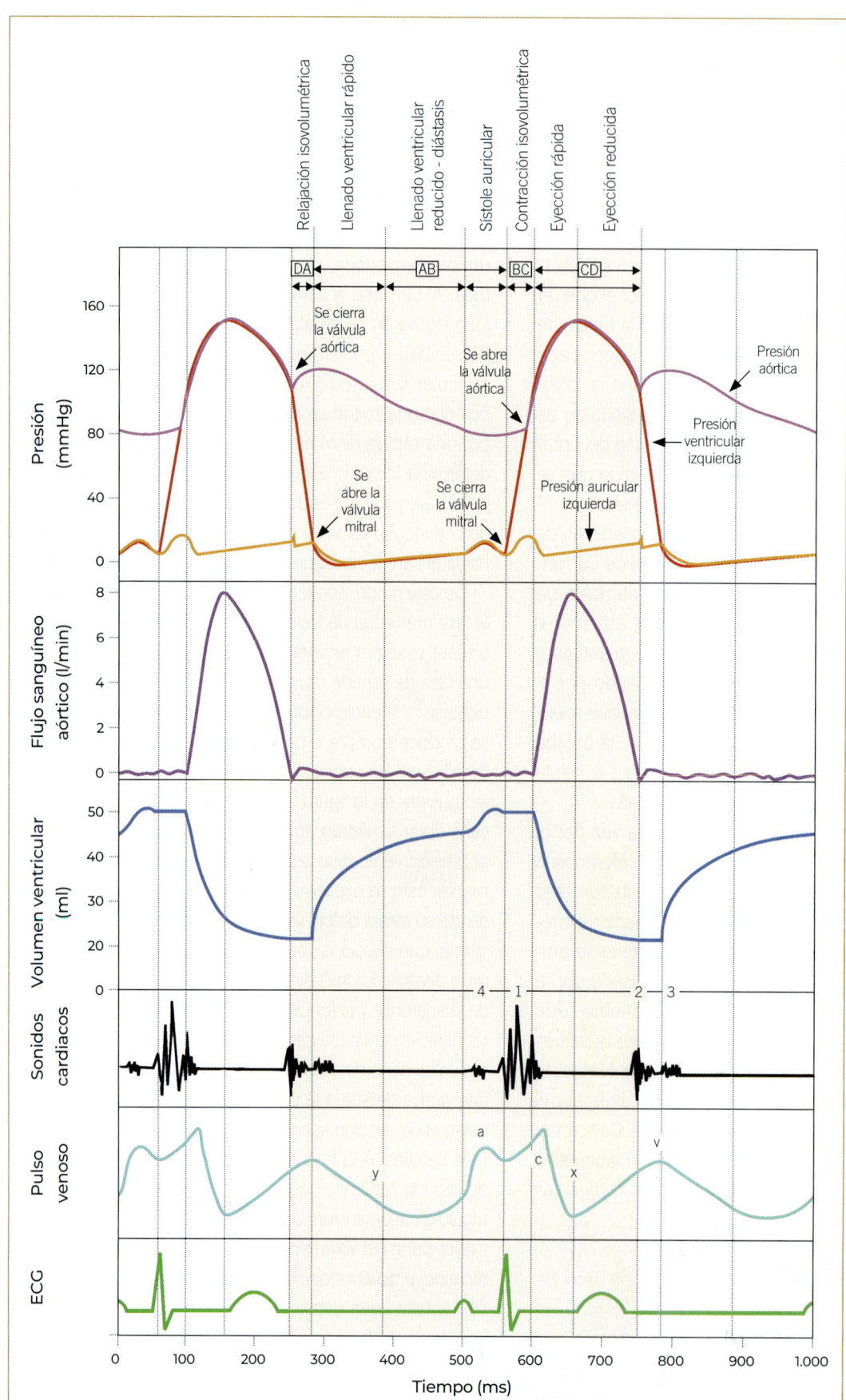

Relajación isovolumétrica
Llenado ventricular rápido
Llenado ventricular reducido - diástasis
Sístole auricular
Contracción isovolumétrica
Eyección rápida
Eyección reducida

DA AB BC CD

Presión (mmHg)

Se cierra la válvula aórtica

Se abre la válvula aórtica

Presión aórtica

Presión ventricular izquierda

Se abre la válvula mitral

Se cierra la válvula mitral

Presión auricular izquierda

Flujo sanguíneo aórtico (l/min)

Volumen ventricular (ml)

Sonidos cardiacos

4 1 2 3

Pulso venoso

a c v x y

ECG

Tiempo (ms)

FIGURA 2.10.
Presiones aórtica (fucsia), ventricular izquierda (rojo) y auricular (naranja) durante un ciclo cardiaco completo (zona azul), junto con las curvas de flujo sanguíneo aórtico (aorta ascendente) (púrpura), el volumen ventricular (azul), los sonidos cardiacos (negro) y el pulso venoso (azul claro) y el electrocardiograma (curva verde).

En los animales jóvenes representa solo el 5-10 % del volumen total, porque la relajación ventricular es rápida y eficaz, de modo que toda la sangre fluye rápidamente hacia la cámara, dejando la aurícula vacía. En animales de más edad, sin embargo, la contribución auricular representa más del 25-30 % del volumen total (hasta el 50 %), debido a la rigidez ventricular, que dificulta su llenado rápido. Durante el ejercicio, la contribución auricular adquiere mayor importancia porque la elevada frecuencia cardiaca provoca una reducción del tiempo diastólico, limitando así el llenado ventricular pasivo. En el ámbito clínico, el llenado ventricular puede estudiarse mediante ecocardiografía; en particular, la velocidad de flujo transmitral (evaluada mediante Doppler) y la velocidad Doppler tisular en el anillo mitral permiten analizar la fase de llenado rápido (ondas E y E') y la sístole auricular (ondas A y A'); la diástasis está representada por el tiempo entre las dos ondas (de E a A). En pacientes (principalmente gatos) con enfermedad cardiaca puede oírse un ritmo de galope; esto podría asociarse a la presencia de un tercer sonido cardiaco en el pico o cerca del pico del llenado ventricular rápido o de un cuarto sonido cardiaco durante la sístole auricular. En condiciones fisiológicas, durante la auscultación solo se oyen el primer y el segundo sonido cardiaco; el primer sonido cardiaco corresponde al cierre de las válvulas auriculoventriculares (mitral y tricúspide), mientras que el segundo sonido cardiaco se asocia al cierre de las válvulas semilunares (aórtica y pulmonar). La presencia de otro sonido (tercero o cuarto) se asocia a una disfunción diastólica. El tercer sonido es audible cuando el ventrículo izquierdo está rígido y el llenado rápido de la cámara termina bruscamente (por lo general en enfermedades por sobrecarga de volumen); el cuarto sonido es audible cuando la contribución de la aurícula izquierda en la fase diastólica es importante, debido a la rigidez del ventrículo (por lo general en enfermedades por sobrecarga de presión).

Al final de su llenado, el ventrículo izquierdo alcanza su volumen máximo dentro del ciclo cardiaco (VTD), aunque la presión (PTD) es muy baja (unos 8-9 mmHg en un corazón normal). Las PTD son similares en los dos ventrículos, pero la PTD es ligeramente superior en el ventrículo izquierdo que en el derecho, porque la pared ventricular izquierda es más gruesa y necesita una presión mayor para distenderla; en consecuencia, la presión de la aurícula izquierda es ligeramente superior a la presión de la aurícula derecha, razón por la cual, en presencia de defectos congénitos como las comunicaciones interauriculares, la derivación suele dar lugar a un flujo de izquierda a derecha. Cuando la aurícula izquierda se ha vaciado en el ventrículo izquierdo

y las presiones entre ambas cámaras son iguales, las valvas mitrales comienzan a cerrarse y finaliza la diástole.

Ahora comienza un breve periodo denominado contracción isovolumétrica, que permite que la presión en el ventrículo aumente rápidamente; tan pronto como la presión ventricular supera ligeramente la presión auricular, las valvas mitrales se cierran completamente por el gradiente de presión invertido. El ventrículo es ahora una cámara cerrada, y la contracción con las válvulas cerradas permite un rápido aumento de la presión ventricular izquierda, que en pocos milisegundos alcanza la presión aórtica. La tasa de variación de la presión con el tiempo ($dP/dt_{MÁX}$), como ya se ha explicado anteriormente, es un índice de la contractilidad miocárdica, y cuanto mejor funcione el ventrículo, menor será el tiempo necesario para alcanzar una determinada presión (v. fig. 2.8). Según la ley de Laplace, al final de la contracción isovolumétrica, la tensión de la pared ventricular es la más elevada de todo el ciclo cardiaco, porque el volumen ventricular es el mismo que el volumen telediastólico, pero la presión es mucho más elevada, con un espesor de pared bajo (fig. 2.11).

Cuando la presión ventricular izquierda alcanza y supera la presión aórtica diastólica, la válvula aórtica se abre y comienza la eyección ventricular. Esta fase consta de dos partes: una fase anterior más corta (eyección rápida) y una fase posterior más larga (eyección reducida o lenta). Durante la eyección rápida, se produce un aumento brusco de las presiones ventricular y aórtica izquierdas, así como de la velocidad del flujo aórtico (fig. 2.10); además, también se produce una disminución abrupta del volumen ventricular izquierdo. Durante esta fase, la base del corazón es impulsada hacia abajo, hacia el ápex, y las aurículas se estiran, lo que provoca un descenso de las presiones auriculares (v. fig. 2.10, "descenso de x" en la curva del pulso venoso).

Obsérvese que las curvas de presión ventricular izquierda y de presión aórtica no se superponen durante la eyección, sino que existe un punto en el que ambas curvas se cruzan; este coincide con el pico de la curva de flujo aórtico. Durante la eyección rápida, la presión ventricular izquierda supera ligeramente a la presión aórtica, y este gradiente favorece el aumento de la velocidad del flujo. Sin embargo, durante la eyección lenta, el flujo se desacelera porque el gradiente de presión se ha invertido. Esta inversión del gradiente de presión se produce debido al almacenamiento de energía potencial en las paredes arteriales estiradas, lo que provoca una desaceleración del flujo sanguíneo en la aorta, hasta que la válvula aórtica se cierra y lo detiene por completo, al final de la sístole.

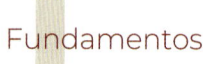

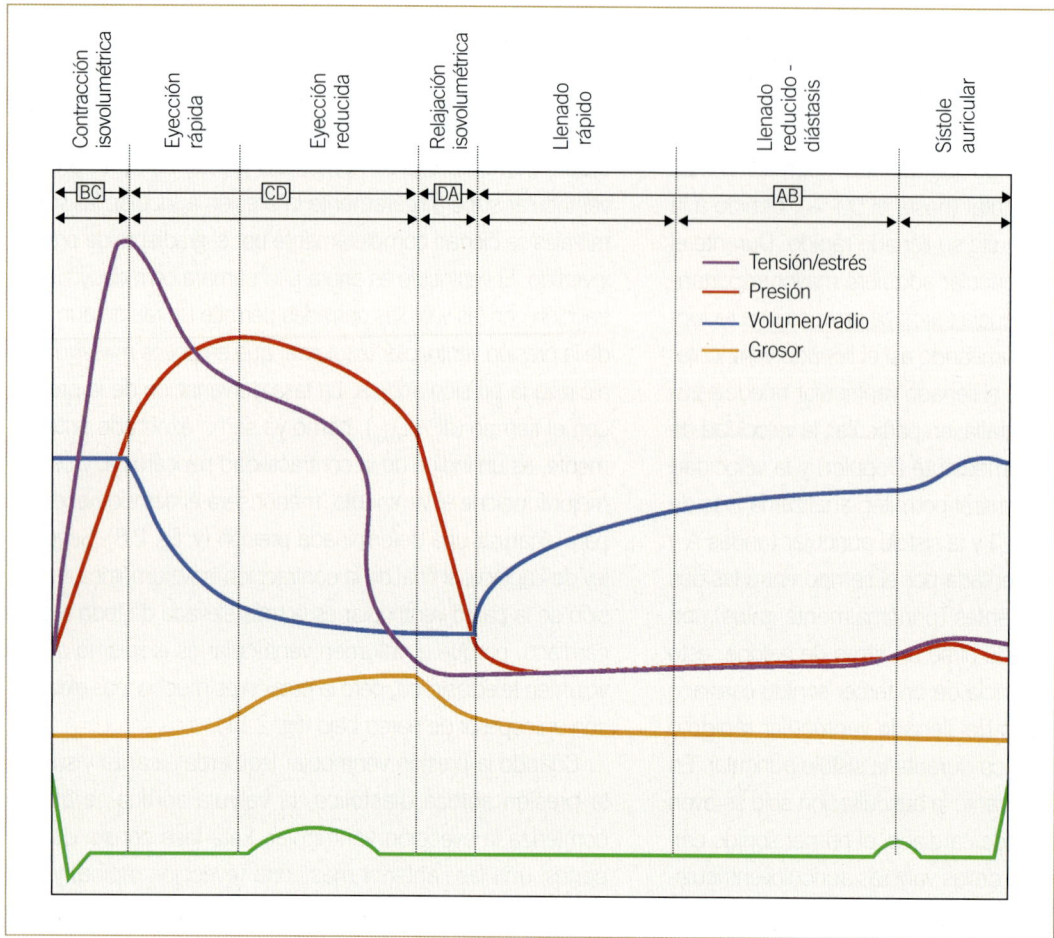

FIGURA 2.11. Curvas de tensión/estrés (fucsia), presión (rojo), volumen/radio (azul) y grosor (naranja) del ventrículo izquierdo durante un ciclo cardiaco completo.

Al final de la fase de eyección, el ventrículo izquierdo alcanza su volumen mínimo dentro del ciclo cardiaco, denominado volumen telesistólico (VTS); se produce una incisura en la curva de presión aórtica, denominada incisura dicrótica, y la presión aórtica coincide con la presión ventricular telesistólica (PTS). Después de este punto comienza otro ciclo, y la presión aórtica disminuye gradualmente durante la diástole.

INTRODUCCIÓN A LAS CURVAS DE PRESIÓN-VOLUMEN

Las curvas de presión-volumen (PV) del ventrículo izquierdo son otro método de visualización y estudio del ciclo cardiaco (fig. 2.12). Son gráficos que representan los cambios de presión relacionados con los cambios de volumen en el ventrículo izquierdo, con el volumen ventricular en el eje x y la presión ventricular en el eje y. Una única curva PV representa un solo latido cardiaco, dividido en cuatro fases simples: llenado ventricular (AB), contracción isovolumétrica (BC), eyección ventricular (CD) y relajación isovolumétrica (DA). En el punto A, el ventrículo izquierdo tiene una presión y un volumen mínimos; como la presión ventricular es

inferior a la auricular, la válvula mitral se abre y comienza el llenado ventricular; durante el llenado ventricular, el volumen ventricular aumenta, con un escaso aumento de la presión. El final de la diástole (punto B) se alcanza con un volumen telediastólico alto y una presión telediastólica baja (el punto B representa la presión telediastólica). Posteriormente, la válvula mitral se cierra y comienza la contracción isovolumétrica, con un aumento súbito de la presión ventricular (BC); cuando la presión ventricular alcanza y supera la presión aórtica, la válvula aórtica se abre y comienza la fase de eyección (CD). Durante la fase de eyección se produce un aumento inicial de la presión (eyección rápida) y posteriormente una disminución de la presión (eyección lenta), mientras que el volumen ventricular disminuye durante toda la fase; la transición entre las fases de eyección rápida y lenta está representada por el punto correspondiente a la presión sistólica máxima (PS$_{MÁX}$). La última fase, la relajación isovolumétrica (DA), se produce tras el cierre de la válvula aórtica y conlleva un descenso de la presión ventricular. La anchura de la curva PV (distancia entre BC y DA) representa la diferencia entre el volumen telediastólico y el volumen telesistólico, que es el volumen sistólico; el área dentro de la curva representa el trabajo sistólico.

La curva PV se encuentra entre dos curvas: las curvas de relación presión/volumen telediastólica (RPVTD) y de relación presión/volumen telesistólica (RPVTS).

La RPVTS describe las propiedades del miocardio durante la fase de llenado. La pendiente de la curva de RPVTD representa la distensibilidad del ventrículo izquierdo: con el mismo volumen telediastólico, si el ventrículo es rígido, la presión telediastólica será mayor; y viceversa, si el ventrículo es más distensible, la presión telediastólica será menor (fig. 2.13). La RPVTD pone de manifiesto un aumento no lineal de la presión y el volumen: si el volumen telediastólico aumenta por encima de un cierto límite, la presión aumenta exponencialmente. Esto indica que, por encima de un cierto volumen, la distensibilidad ventricular disminuye rápidamente: el ventrículo se llena fácilmente, pero se vuelve difícil de sobrellenar por encima de un cierto volumen.

La RPVTS describe el estado contráctil del miocardio. La pendiente de la curva de RPVTS representa la distensibilidad telesistólica, un índice de la contractilidad miocárdica. La curva intercepta el eje del volumen (eje x) en un punto denominado "V_0" (figs. 2.12 y 2.14); es el volumen que presenta el ventrículo cuando no está sometido a ninguna presión transparietal (volumen hipotético a 0 mmHg de presión). Los modelos experimentales en perros han demostrado que la

pendiente de la recta puede obtenerse a partir de la proyección de las diferentes presiones telesistólicas ventriculares de un mismo sujeto en distintas condiciones de carga. Si el inotropismo (contractilidad) aumenta, la curva se hace más pronunciada y se desplaza hacia la izquierda; alternativamente, si el inotropismo disminuye, la curva se hace más plana y se desplaza hacia la derecha (fig. 2.14).

FUNCIÓN SISTÓLICA Y DIASTÓLICA DEL VENTRÍCULO IZQUIERDO

Para comprender los mecanismos de contracción y relajación del ventrículo izquierdo, es importante recordar algunos conceptos anatómicos importantes.

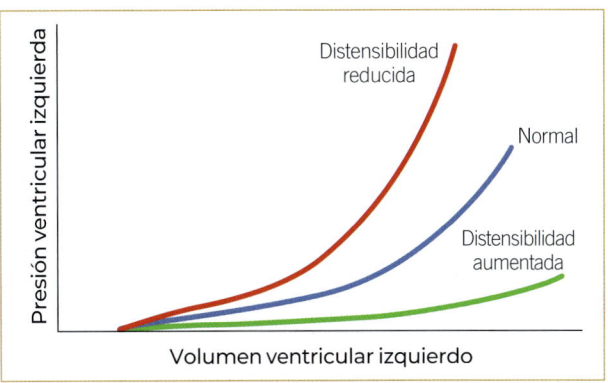

FIGURA 2.13. Curva de relación presión/volumen telediastólica (RPVTD). Los cambios en la distensibilidad ventricular alteran la pendiente de la curva de llenado.

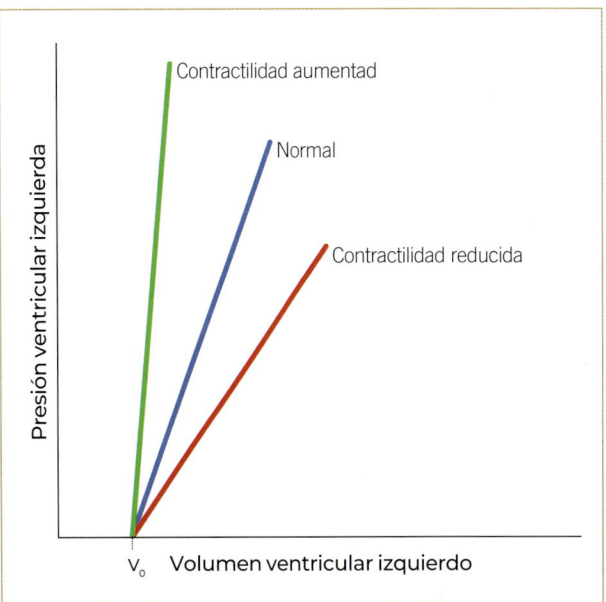

FIGURA 2.14. Curva de relación presión/volumen telesistólica (RPVTS). Los cambios en el estado inótropo ventricular alteran la pendiente de la curva.

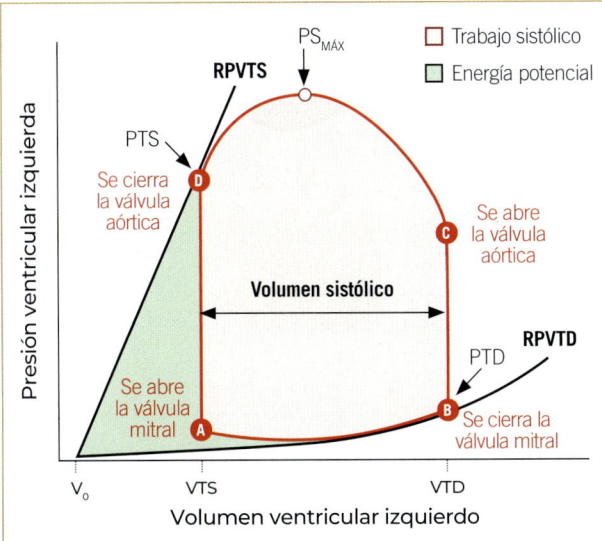

FIGURA 2.12. Curva PV del ventrículo izquierdo. La curva representa las variaciones de presión y volumen durante el ciclo cardiaco. La distancia entre BC y DA representa el volumen sistólico y el área bajo la curva representa el trabajo sistólico. PS$_{MÁX}$, presión sistólica máxima; PTD, presión telediastólica; PTS, presión telesistólica; RPVTD, relación presión/volumen telediastólica; RPVTS, relación presión/volumen telesistólica; VTD, volumen telediastólico; VTS, volumen telesistólico.

En 1957, el cardiólogo español Francisco Torrent Guasp introdujo el concepto de banda miocárdica ventricular helicoidal. Sus disecciones anatómicas romas, siguiendo las direcciones predominantes de la fibra, revelaron que el miocardio ventricular (tanto el ventrículo derecho como el izquierdo) existe como una banda muscular continua, orientada espacialmente como una hélice formada por asas basales y apicales. La banda se extiende desde la arteria pulmonar hasta la aorta. El curso en espiral de las fibras musculares fue descubierto en el siglo XIX por el anatomista inglés James Bell Pettigrew; descubrió que las capas de fibras musculares estaban interconectadas: no estaban organizadas como las capas de una cebolla, sino como fibras en espiral. La estructura anisotrópica del ventrículo izquierdo se organiza con un entrelazado de fibras musculares (fig. 2.15): fibras subepicárdicas, circunferenciales y subendocárdicas. Las fibras musculares externas se originan en la base del corazón y descienden en curvas en sentido contrario a las agujas del reloj hacia el ápex (fibras subepicárdicas). Las fibras musculares internas se originan en la base y descienden en espiral en el sentido de las agujas del reloj hasta el ápex; se enrollan con más fuerza que las fibras musculares externas y forman bucles casi horizontales alrededor del ventrículo, desde la base hasta el ápex (fibras circunferenciales), y después vuelven en dirección oblicua hacia la base (fibras subendocárdicas). Esta disposición geométrica es la base del giro y la torsión del ventrículo izquierdo, el mecanismo que permite al ventrículo, con solo un 20 % de acortamiento, mover el 80 % de la sangre.

La dirección de las fibras musculares es predominantemente longitudinal en la región endocárdica, circunferencial en la pared media y longitudinal de nuevo sobre la superficie epicárdica.

Las fibras longitudinales se orientan con un ángulo que oscila entre +80° y –60° (fig. 2.16). Para comprender la orientación helicoidal de las miofibras, considérese la orientación antidireccional de los dedos en manos humanas

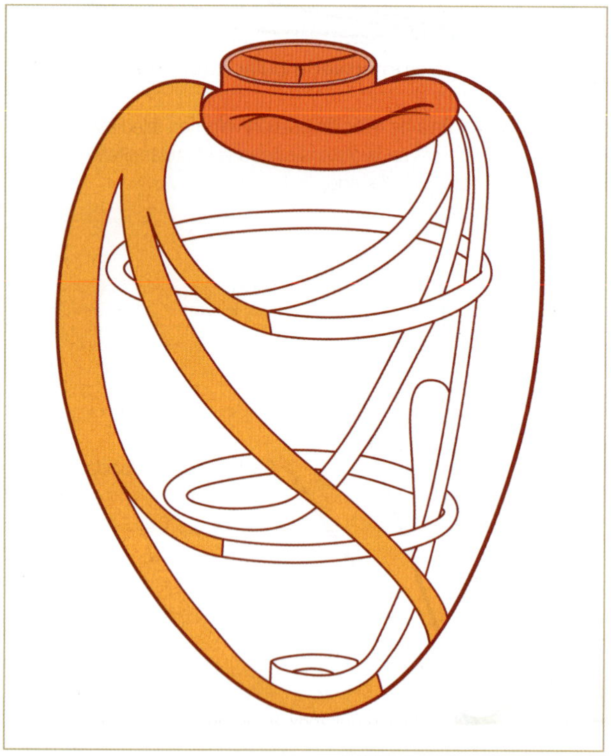

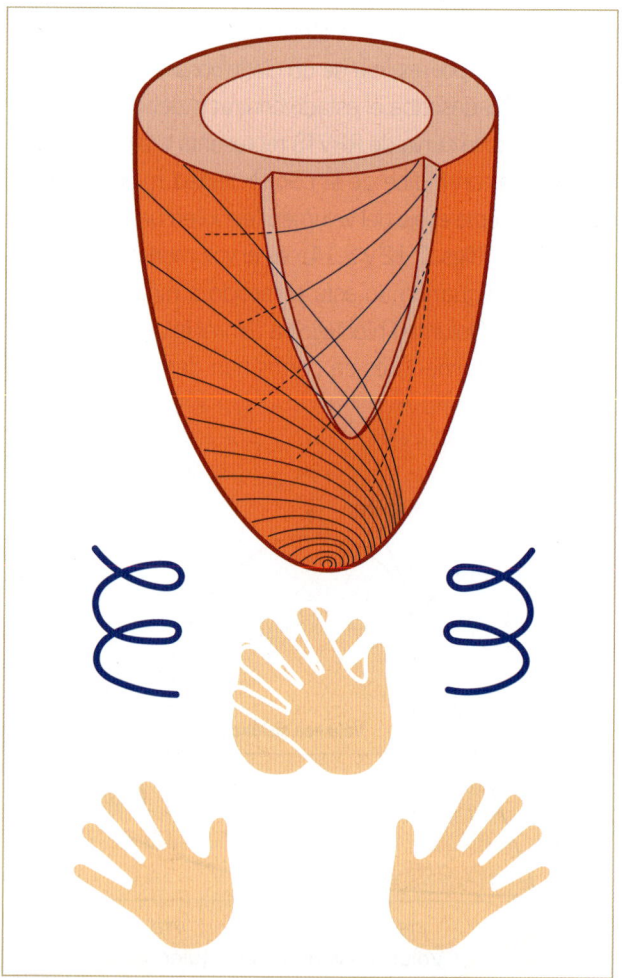

FIGURA 2.15. Entrelazado de las fibras subepicárdicas, circunferenciales y subendocárdicas del ventrículo izquierdo. Modificado de Holdrege C, Creeger K. *The Dynamic Heart and Circulation.* Fair Oaks, CA, Association of Waldorf Schools of North America, 2002.

FIGURA 2.16. Orientación contradireccional de los dedos en manos humanas superpuestas para comprender la orientación helicoidal de las miofibrillas. Región subendocárdica: orientación de +60° y +80° y configuración geométrica de una hélice diestra. Región subepicárdica: orientación de –60° y configuración geométrica de una hélice zurda. Modificado de Sengupta PP. *J Am Soc Echocardiogr,* 2007, 20(5):539-551.

superpuestas: la región subendocárdica (ángulo de inclinación de las fibras de entre +60° y +80°) sigue una configuración geométrica de hélice dextrógira (curva en el sentido de las agujas del reloj, vista desde la base hacia el vértice), mientras que las fibras subepicárdicas (ángulo de inclinación de –60°) forman una hélice levógira (curva en el sentido contrario a las agujas del reloj, vista desde la base hacia el vértice). Entre las fibras subendocárdicas y subepicárdicas hay fibras circunferenciales, medioventriculares, que están orientadas en el plano horizontal (0°). Teóricamente, durante el examen ecocardiográfico, el ángulo del haz de ultrasonidos condiciona el brillo de la imagen, por lo que, dependiendo de la proyección utilizada para estudiar el ventrículo izquierdo, se observarán zonas más brillantes en una región u otra de la pared miocárdica. Por ejemplo, en la proyección paraesternal derecha de cuatro cámaras, las fibras longitudinales son perpendiculares a la dirección del haz de ultrasonidos, mientras que las fibras circunferenciales son paralelas, por lo que se observan motas brillantes en las regiones subendocárdica y subepicárdica; en la proyección apical de cuatro cámaras, en la que las fibras longitudinales son paralelas y las fibras circunferenciales son perpendiculares, las motas más brillantes representarán la región medioventricular.

MECANISMO DE CONTRACCIÓN Y RELAJACIÓN

La peculiar disposición de las fibras musculares en la pared ventricular izquierda determina la contracción y relajación ventriculares. Al comienzo de la sístole, durante la contracción isovolumétrica, la activación secuencial de las capas miocárdicas solo conduce al acortamiento subendocárdico. En esta fase, el muelle (elasticidad) debe cargarse antes de la eyección, por lo que las fibras subendocárdicas se acortan y simultáneamente se estiran las subepicárdicas. La deformación miocárdica se origina siempre en el ápex y asume diferentes direcciones rotacionales en las distintas fases del ciclo cardiaco, dependiendo de si la contribución principal la realizan las fibras subendocárdicas o las subepicárdicas, que, como ya se ha descrito anteriormente, tienen direcciones opuestas. Durante la contracción isovolumétrica (fig. 2.17), la contracción de las fibras subendocárdicas provoca una rotación del ápex en el sentido de las agujas del reloj y una rotación de la base en sentido contrario (visto desde el ápex). La deformación asincrónica de las capas subendocárdica y subepicárdica explica las formas de onda Doppler tisular bifásicas durante las fases isovolumétricas (fig. 2.18).

El intervalo entre el inicio de la contracción subendocárdica y el inicio de la contracción subepicárdica corresponde a la duración de la contracción isovolumétrica. Las fibras subepicárdicas son las primeras en perder su función contráctil debido al daño isquémico o, más sencillamente, con el avance de la edad en humanos. Por esta razón, en los ancianos, la contracción isovolumétrica se reduce, con la consiguiente prolongación del tiempo de contracción isovolumétrica. Además, durante la sobrecarga de volumen o la sobrecarga de presión, las fibras subendocárdicas se dañan debido al esfuerzo cortante y a la tensión de la pared.

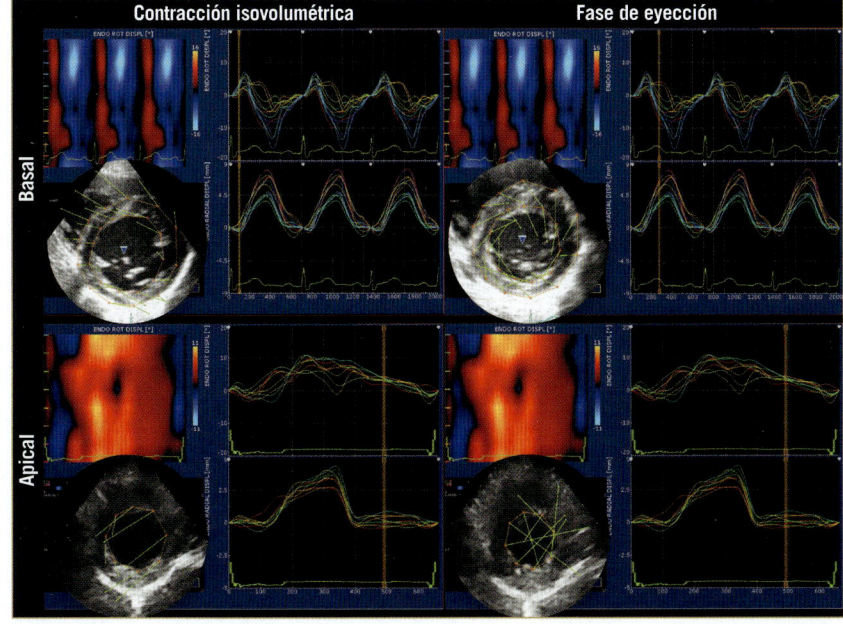

FIGURA 2.17. Deformación *(strain)* basal y apical durante la contracción isovolumétrica, con rotación del ápex en el sentido de las agujas del reloj y rotación de la base en sentido contrario a las agujas del reloj, y durante la fase de eyección, con rotación del ápex en sentido contrario a las agujas del reloj y rotación de la base en el sentido de las agujas del reloj.

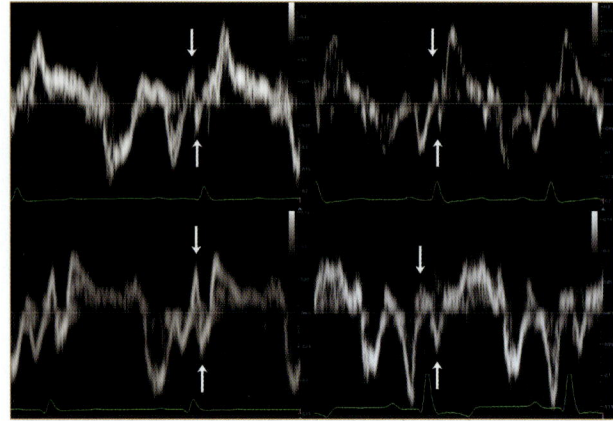

FIGURA 2.18. Doppler tisular bifásico durante la contracción isovolumétrica (flechas).

Durante la fase de eyección se contraen todas las fibras subendocárdicas, circunferenciales y subepicárdicas y el ventrículo izquierdo se acorta en todas direcciones. A pesar de la fuerza contráctil superior de las fibras subendocárdicas, el mayor radio de la región subepicárdica produce mayor esfuerzo de torsión y, por tanto, el sentido de rotación corresponde a la orientación de las miofibrillas subepicárdicas helicoidales izquierdas. Como resultado, las rotaciones apical y basal se invierten en relación con su dirección durante la contracción isovolumétrica (v. fig. 2.17), y pasan a ser en sentido contrario a las agujas del reloj y en el sentido de estas, respectivamente (vistas desde el ápex). La rotación de la base del ventrículo izquierdo es opuesta a la del ápex, pero su magnitud es significativamente menor. Las deformaciones de acortamiento (tensiones) en los segmentos apicales superan a las de los segmentos basales, por lo que el movimiento de acortamiento del ventrículo izquierdo a lo largo del eje largo es de la base al ápex: el vértice tira de la base hacia él. Durante la eyección se produce una contracción sinérgica de las fibras subepicárdicas, circunferenciales y subendocárdicas. La contracción de las fibras subepicárdicas favorece el acortamiento del ventrículo izquierdo en sentido longitudinal, mientras que el acortamiento circunferencial se produce en la pared medioventricular. Por último, el reordenamiento de las fibras en el subendocardio provoca el desplazamiento de las fibras hacia la cavidad ventricular izquierda, lo que da lugar al engrosamiento de la pared y contribuye al acortamiento del eje longitudinal del ventrículo izquierdo, con la base empujada hacia el vértice. Este tipo de deformación da lugar a un almacenamiento de energía potencial, que es esencial para el

retroceso diastólico sucesivo y que tiene lugar durante la relajación isovolumétrica y la diástole temprana.

La fase de relajación isovolumétrica comienza al final de la sístole, justo antes del cierre de la válvula aórtica, con alargamiento de la fibra subendocárdica (hélice derecha) y acortamiento subepicárdico (hélice izquierda) cerca del ápex y alargamiento de la fibra subepicárdica y acortamiento de la fibra subendocárdica cerca de la base. La relajación en el subendocardio se propaga del ápex a la base antes de que se cierre la válvula aórtica, mientras que la relajación en el subepicardio comienza en la base después de que se cierre la válvula aórtica (durante la fase de llenado ventricular) y se desarrolla en sentido contrario. Los movimientos sinérgicos que se producen durante la relajación isovolumétrica, con un alargamiento del segmento ventricular izquierdo en una dirección acompañado de un acortamiento en la otra, preparan al ventrículo izquierdo para la fase de llenado. La diferencia en el inicio de la relajación entre los dos tipos de fibras da lugar a un acortamiento postsistólico en las regiones subepicárdica apical y subendocárdica basal. Por tanto, el alargamiento de las fibras sigue gradientes del vértice a la base y transmurales, que pueden ayudar a restaurar rápidamente la geometría de la cavidad ventricular izquierda en la diástole temprana y generar la fuerza para la succión ventricular diastólica, esencial para el llenado ventricular. La relajación isovolumétrica corresponde a una rotación del ápex ventricular izquierdo en el sentido de las agujas del reloj y a una rotación de la base ventricular izquierda en sentido contrario a las agujas del reloj (visto desde el ápex).

Teniendo en cuenta los mecanismos que tienen lugar tanto durante la contracción isovolumétrica como durante la relajación isovolumétrica, los términos "contracción" y "relajación" inducen a error y pueden resultar confusos; por este motivo, Sengupta *et al.* (2007) propusieron utilizar el término "intervalos isovolumétricos preeyección y poseyección", para describir las fases del ciclo cardiaco en las que pueden coexistir acortamientos o alargamientos miocárdicos simultáneos.

Los cambios en el volumen de la cavidad ventricular izquierda comienzan durante la relajación isovolumétrica, siguiendo el patrón de deformación del subendocardio, lo que implica la ampliación de la cavidad ventricular izquierda en el vértice. Posteriormente, las fibras subendocárdicas se alargan hacia la base, favoreciendo la expansión de la base ventricular izquierda y el inicio del llenado ventricular: llenado diastólico precoz seguido de llenado diastólico tardío. Durante el llenado diastólico precoz, la sangre llena la cavidad ventricular izquierda debido al gradiente vértice-base, en el que la presión en el vértice es menor que en la base, con la consiguiente succión base-vértice; el segmento epicárdico apical es la última región en completar la relajación, lo que ayuda a mantener los gradientes de relajación base-vértice y transparietal para el llenado diastólico activo de la cavidad ventricular izquierda. Además, al igual que ocurre durante la relajación isovolumétrica, en el llenado diastólico temprano se produce una rotación en el sentido de las agujas del reloj en el ápex ventricular izquierdo y en sentido contrario en la base ventricular izquierda (visto desde el ápex). La contracción auricular interviene en la fase tardía, completando la diástole y el ciclo cardiaco.

ROTACIÓN, GIRO Y TORSIÓN

El movimiento de torsión del ventrículo izquierdo se describe como rotación, giro y torsión. Las definiciones suelen utilizar estos términos indistintamente; sin embargo, esto es un error.

La rotación describe el movimiento angular del ventrículo izquierdo con respecto a su eje central; es un movimiento alrededor del centro de la masa en la imagen de eje corto del ventrículo izquierdo. Es el ángulo entre las líneas radiales que conectan el eje central con un punto específico del miocardio durante el ciclo cardiaco y se expresa en grados o radianes. Convencionalmente, la rotación se observa desde el ápex y, como se ha descrito anteriormente, la base y el ápex del ventrículo izquierdo rotan en direcciones opuestas. Mirando desde el ápex, la rotación en sentido contrario a las agujas del reloj se expresa con valores positivos y la rotación en el sentido de las agujas del reloj con valores negativos, en grados.

La torsión se refiere a la diferencia entre las rotaciones apical y basal, que tienen lugar en direcciones diferentes; es el movimiento angular neto que define el gradiente base-ápex en el ángulo de rotación a lo largo del eje longitudinal del ventrículo izquierdo y se expresa en grados o radianes. La torsión es la diferencia absoluta entre el ápex y la base en la rotación del ventrículo izquierdo.

La torsión es el ángulo neto de torsión dividido por la dimensión del eje largo y se expresa en grados/centímetros. La torsión ayuda a distribuir uniformemente la tensión de las fibras ventriculares izquierdas durante su acortamiento; si no existiera la torsión, el estrés y la tensión endocárdica –y por tanto la demanda de oxígeno– aumentarían, con la consiguiente reducción de la eficiencia ventricular izquierda.

VARIABLES FISIOLÓGICAS Y FISIOPATOLÓGICAS

En humanos, y probablemente en los animales, se sabe que la torsión aumenta gradualmente desde la infancia hasta la edad adulta; en el recién nacido no hay rotación basal, con una torsión ventricular izquierda mínima, que permanece invariable durante la primera semana de edad. Durante el crecimiento, la rotación basal aumenta, con un sentido contrario a las agujas del reloj durante la fase de eyección en la infancia, que adquiere un patrón en el sentido de las agujas del reloj en la adolescencia y la edad adulta, tras completarse la maduración de la arquitectura helicoidal de las miofibrillas de la pared ventricular izquierda (fig. 2.19). En los ancianos, la reducción progresiva de las fibras subendocárdicas da lugar a un aumento

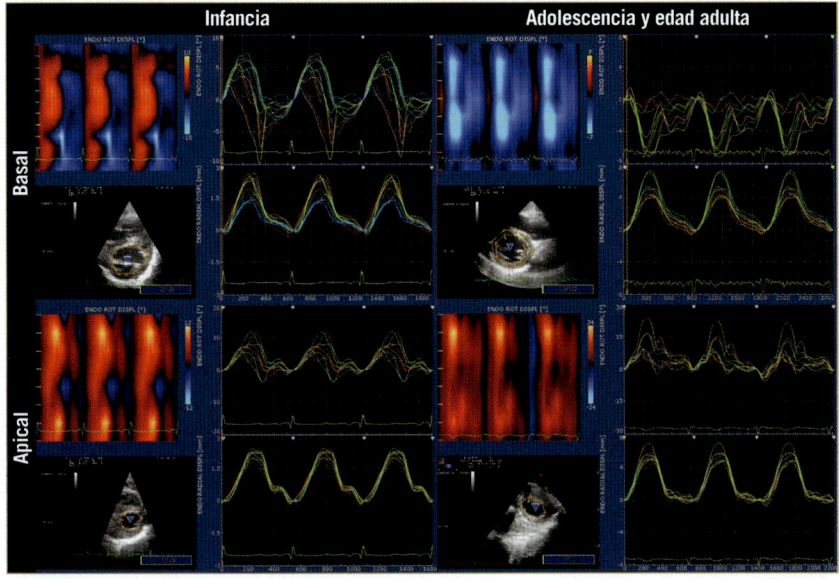

FIGURA 2.19. Deformación *(strain)* basal y apical en un niño y un adulto. La rotación basal es contraria al sentido de las agujas del reloj en la infancia y en el sentido de las agujas del reloj en la adolescencia y la edad adulta. La rotación apical aumenta con la edad, lo que incrementa la torsión.

de la rotación y torsión apicales. Sin embargo, esto también provoca una disminución de la contracción isovolumétrica y una disminución progresiva de la destorsión, debido a una reducción del retroceso elástico, con un aumento de su duración y del tiempo de relajación isovolumétrica. El ejercicio aumenta tanto la torsión como la destorsión, aunque en los atletas la torsión y la destorsión pueden reducirse en reposo y aumentar considerablemente con el ejercicio de alta intensidad (aumento de la reserva de torsión).

La torsión puede aumentar debido al incremento de la precarga o la contractilidad, o a la disminución de la poscarga, mientras que la destorsión solo aumenta con el incremento de la contractilidad, pero disminuye con el aumento de la precarga o la poscarga.

La disfunción sistólica y diastólica también puede modificar tanto la torsión como la destorsión. El movimiento de torsión y destorsión del ventrículo izquierdo disminuye en los pacientes con disfunción sistólica, y el inicio de la destorsión se retrasa significativamente tras el cierre de la válvula aórtica; la torsión se reduce principalmente debido a la magnitud disminuida de la rotación apical y, en consecuencia, la destorsión se reduce y se retrasa significativamente. En pacientes con disfunción diastólica, si el rendimiento sistólico es normal, la torsión se mantiene o incluso aumenta, pero la destorsión se retrasa de forma significativa y su velocidad se reduce, de forma directamente proporcional al grado de disfunción. Aunque la función sistólica y la diastólica se consideran dos fenómenos separados, son expresiones fenotípicas del mismo proceso de enfermedad que evoluciona gradualmente como una serie continua de episodios clínicos. Mediante la evaluación de la mecánica ventricular izquierda es posible poner de manifiesto alteraciones tempranas de la función sistólica, incluso en pacientes con signos ecocardiográficos y clínicos de disfunción diastólica. En los casos de disfunción subendocárdica, como en la mayoría de las enfermedades miocárdicas progresivas, existe un compromiso precoz de la mecánica longitudinal del ventrículo izquierdo, con una relajación ventricular anormalmente lenta y alterada a nivel regional o global. Si las fibras epicárdicas y circunferenciales no están afectadas, la torsión y la deformación circunferencial permanecen normales o aumentan para compensar la ineficiencia subendocárdica, manteniendo así el rendimiento ventricular global. Posteriormente, cuando también se pierde la función subepicárdica, se produce una marcada reducción de la fracción de eyección, que da lugar a una insuficiencia cardiaca sistólica.

BANDA MIOCÁRDICA VENTRICULAR HELICOIDAL

Para comprender mejor la función sistólica y diastólica del ventrículo izquierdo, es importante profundizar en el concepto de banda miocárdica ventricular de Torrent Guasp. Torrent Guasp demostró que el músculo cardiaco es, de hecho, un sincitio único, que puede diseccionarse completamente separando los planos musculares, demostrando así que el corazón está formado por una banda muscular única (fig. 2.20). Una vez abierto, todo el miocardio está formado por una única banda continua de fibras miocárdicas, que comienza en la arteria pulmonar y termina en la aorta.

La banda miocárdica ventricular describe dos espirales, una hélice basal y una hélice apical, que delimitan los ventrículos derecho e izquierdo, respectivamente. En ambas hélices es posible distinguir dos segmentos (fig. 2.20), los segmentos derecho e izquierdo en la hélice basal y los segmentos ascendente y descendente en la hélice apical.

La hélice basal forma toda la pared del ventrículo derecho (segmento derecho, más delgado) y parte de la pared libre del ventrículo izquierdo (segmento izquierdo, más grueso) y rodea la hélice apical.

La hélice apical forma el septo interventricular. Sus segmentos tienen una formación helicoidal cónica: el segmento más interno es el segmento descendente, formado predominantemente por fibras endocárdicas, mientras que el más externo es el segmento ascendente, formado predominantemente por fibras epicárdicas. Todos los segmentos están en serie y, tras un pliegue, el segmento derecho se convierte en el segmento izquierdo, que a su vez se convierte en el segmento descendente hasta el ápex. Tras otro pliegue, el segmento descendente se convierte en el segmento ascendente hacia la aorta. La disposición de las fibras descendentes y ascendentes es la principal responsable de la deformación de la pared, con el desplazamiento de la base hacia el ápex durante la sístole, así como del engrosamiento de la pared hacia la cavidad y del movimiento de torsión.

La secuencia de contracción de la banda miocárdica ventricular durante el ciclo cardiaco demuestra algunas diferencias entre las concepciones clásica y moderna del ciclo cardiaco. Durante la contracción isovolumétrica, la hélice basal se contrae y actúa como un cinturón, lo que produce un aumento de la presión ventricular, sin cambios en el volumen ventricular: los ventrículos están llenos de sangre "incompresible" y las válvulas auriculoventriculares están cerradas. Durante la eyección, el segmento descendente se contrae, lo que provoca un acortamiento del eje longitudinal ventricular y cambios en el tamaño y la forma de los anillos auriculoventriculares. El segmento ascendente es la última parte de la banda miocárdica que comienza a contraerse y es responsable del llenado ventricular; la contracción del segmento ascendente provoca el estiramiento del descendente, con un movimiento ascendente y de rotación de la base ventricular y, en consecuencia, un movimiento de destorsión del ventrículo durante la fase de eyección lenta, relajación isovolumétrica y llenado ventricular rápido.

A excepción de la torsión, que solo puede estudiarse y medirse con resonancia magnética, todos los demás métodos para describir el movimiento y la deformación del miocardio pueden analizarse mediante ecocardiografía.

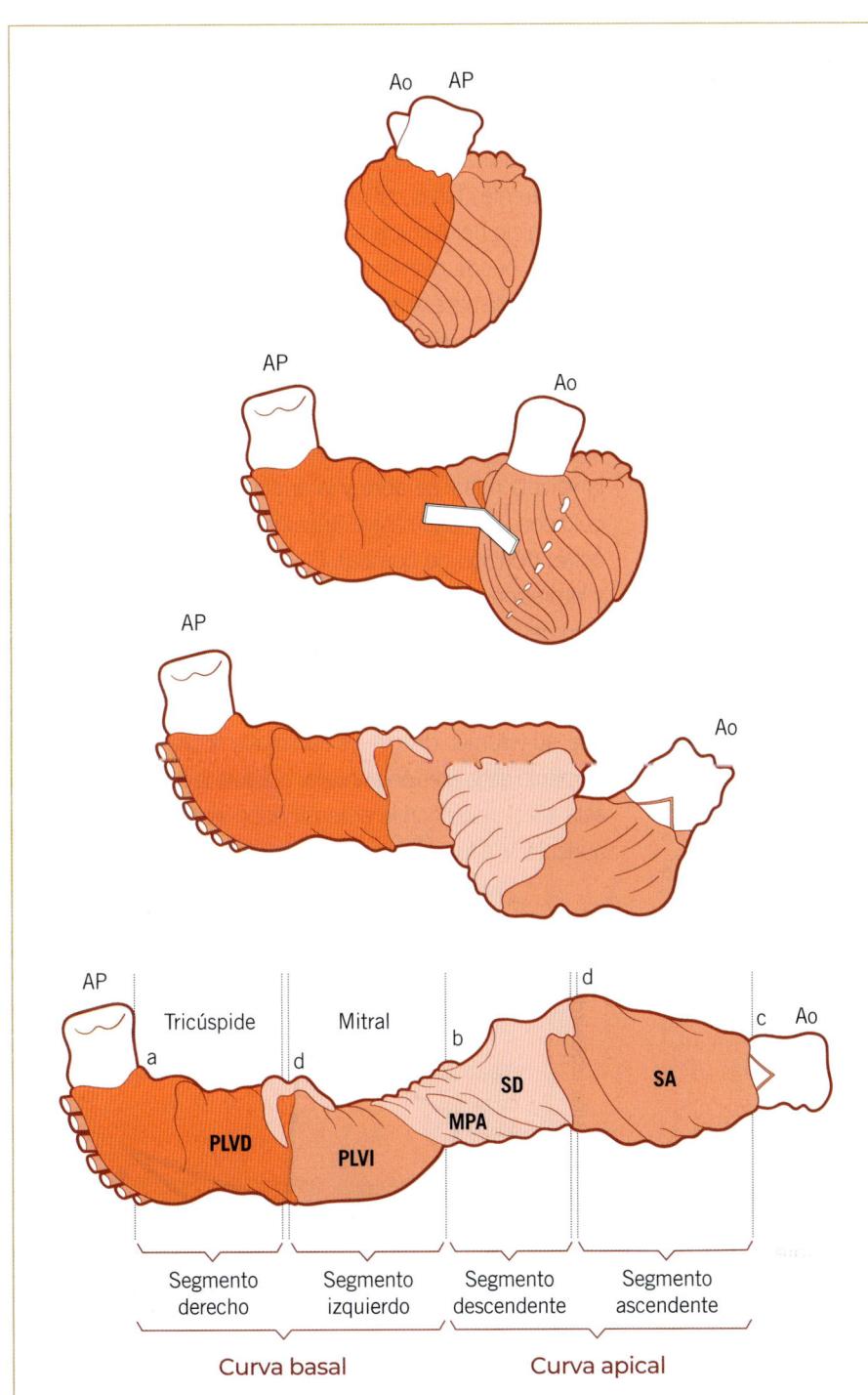

FIGURA 2.20. Banda miocárdica ventricular entre la arteria pulmonar (AP) y la aorta (Ao) dividida en cuatro segmentos: MPA, músculo papilar anterior; PLVD, pared libre ventricular derecha; PLVI, pared libre ventricular izquierda; SA, segmento ascendente; SD, segmento descendente. Modificado de Torrent-Guasp F, et al. Spatial orientation of the ventricular muscle band: physiologic contribution and surgical implications. *J Thorac Cardiovasc Surg,* 2001, 122:389-392.

FUNCIÓN AURICULAR IZQUIERDA

Las funciones auricular y ventricular izquierdas están estrechamente relacionadas. Durante la sístole ventricular izquierda, una función ventricular izquierda adecuada, con el movimiento de la base hacia el ápex, favorece una distensión adecuada de la aurícula izquierda, con una diástole auricular izquierda eficaz. Durante la diástole ventricular izquierda, una relajación óptima del ventrículo izquierdo permite un excelente vaciado de la aurícula izquierda durante la fase de llenado rápido. Del mismo modo, un buen llenado de la aurícula izquierda durante la sístole ventricular y una buena función de bomba activa (de refuerzo) de la aurícula izquierda (contracción de la aurícula izquierda) permiten un llenado adecuado del ventrículo izquierdo.

La función de la aurícula izquierda puede dividirse en tres fases: reservorio, conducto y bomba (fig. 2.21).

La función de reservorio corresponde a la sístole ventricular y a la relajación isovolumétrica ventricular; en esta fase, la base ventricular se desplaza hacia el ápex, y las aurículas se distienden y reciben la sangre de las venas pulmonares y sistémicas.

La función de conducto corresponde al llenado ventricular rápido y a la diástasis; en esta fase, el movimiento de la sangre desde las aurículas hacia los ventrículos depende de la mecánica ventricular (relajación ventricular y presión ventricular); la primera fase del llenado ventricular corresponde al vaciado auricular pasivo. En esta fase, la energía almacenada previamente en las paredes elásticas de las cámaras auriculares se utiliza para drenar la sangre hacia el ventrículo, y esto ocurre desde la apertura de la válvula mitral hasta que se agota la energía de la pared auricular.

La función bomba corresponde a la diástole ventricular tardía; en esta fase, la aurícula izquierda se contrae y, por tanto, contribuye activamente a la diástole ventricular.

La función sistólica auricular también se ve influida por la ley de Frank-Starling; cuanto más se estira la pared auricular, mayor es el diámetro auricular y mayor el gasto auricular. Sin embargo, al igual que ocurre con los ventrículos, a partir de cierto nivel de dilatación, la eficacia contráctil de la aurícula disminuye.

La figura 2.22 representa una curva PV auricular, con las diferentes fases del ciclo auricular.

Al inicio del llenado auricular (función de reservorio), la presión puede disminuir ligeramente debido al desplazamiento de la base ventricular hacia el ápex, lo que provoca un alargamiento auricular. Posteriormente, el volumen aumenta al igual que la presión. La pendiente de esta curva depende de la función sistólica ventricular, del volumen auricular y de la distensibilidad auricular. Al final de la sístole ventricular, la válvula mitral se abre y la aurícula se vacía en el ventrículo con una fase pasiva (función de conducto) y una fase activa (función de bomba). El volumen auricular disminuye y la presión auricular cae durante la mayor parte de la duración del llenado pasivo. Al final del llenado pasivo (función de conducto), la presión puede aumentar dependiendo de la distensibilidad ventricular. A medida que la aurícula se contrae, su volumen disminuye aún más y la presión aumenta. El aumento de la presión auricular durante la función de bomba está relacionado con la distensibilidad ventricular, el volumen auricular y la función sistólica auricular.

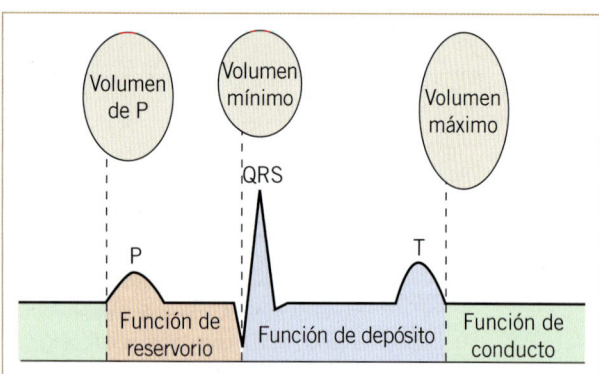

FIGURA 2.21. Fases de la función auricular izquierda en el ciclo cardiaco: la función de reservorio representa el llenado auricular durante la sístole ventricular; la función de conducto y la función de bomba describen el vaciado auricular pasivo y activo, respectivamente. El volumen auricular es mínimo al final del vaciado auricular y máximo al final de la sístole ventricular.

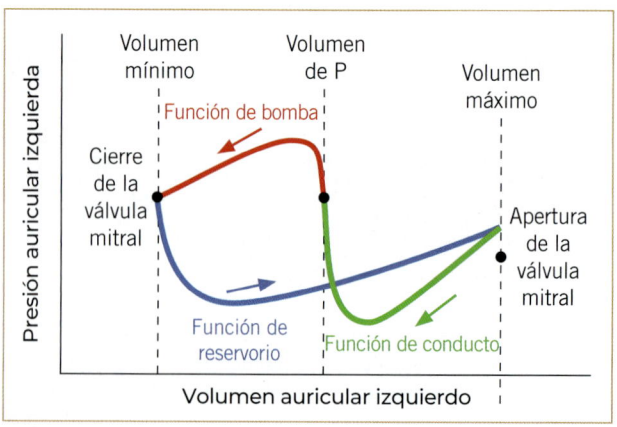

FIGURA 2.22. Curva PV de la aurícula izquierda. Véanse los detalles en el texto.

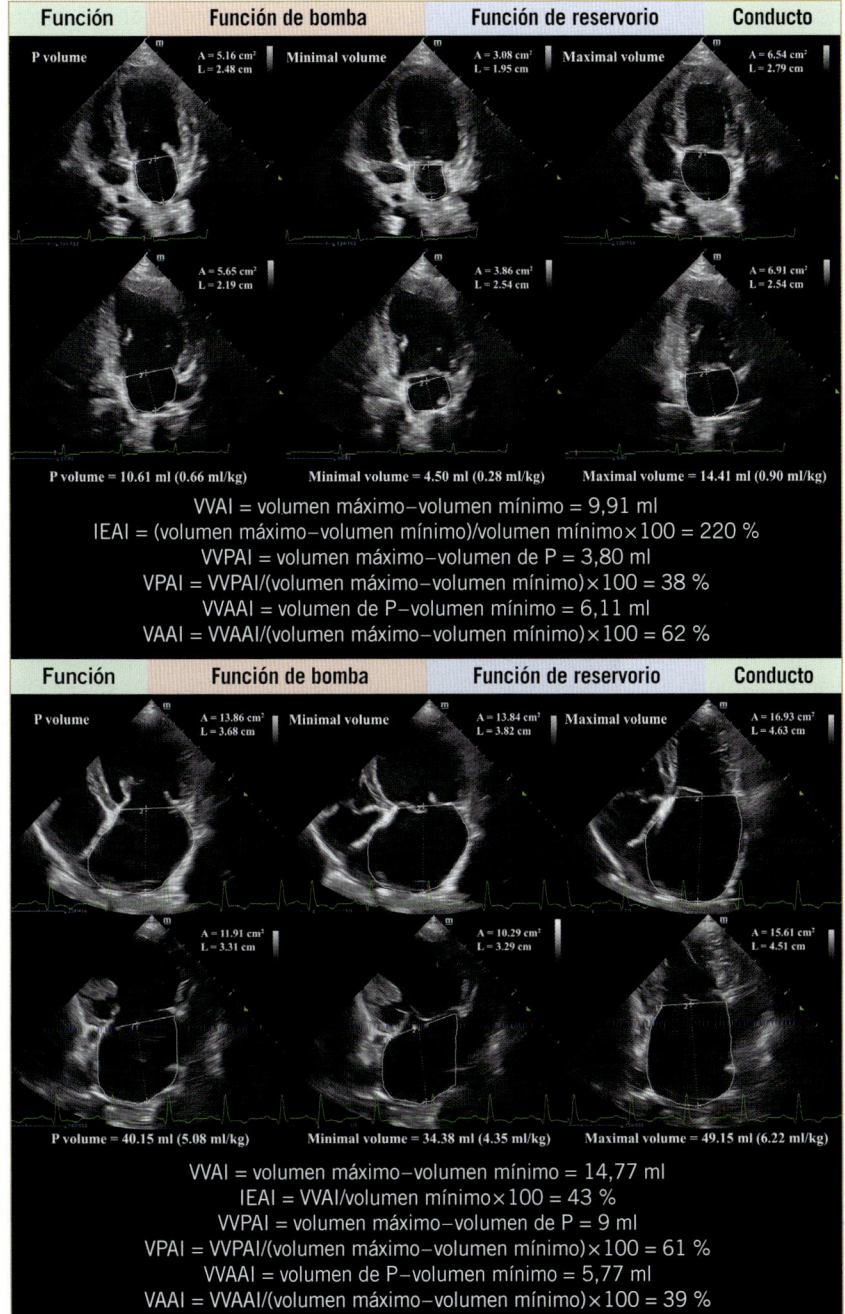

Función	Función de bomba		Función de reservorio	Conducto

P volume A = 5.16 cm² L = 2.48 cm
Minimal volume A = 3.08 cm² L = 1.95 cm
Maximal volume A = 6.54 cm² L = 2.79 cm

A = 5.65 cm² L = 2.19 cm
A = 3.86 cm² L = 2.54 cm
A = 6.91 cm² L = 2.54 cm

P volume = 10.61 ml (0.66 ml/kg)   **Minimal volume = 4.50 ml (0.28 ml/kg)**   **Maximal volume = 14.41 ml (0.90 ml/kg)**

VVAI = volumen máximo−volumen mínimo = 9,91 ml
IEAI = (volumen máximo−volumen mínimo)/volumen mínimo×100 = 220 %
VVPAI = volumen máximo−volumen de P = 3,80 ml
VPAI = VVPAI/(volumen máximo−volumen mínimo)×100 = 38 %
VVAAI = volumen de P−volumen mínimo = 6,11 ml
VAAI = VVAAI/(volumen máximo−volumen mínimo)×100 = 62 %

Función	Función de bomba		Función de reservorio	Conducto

P volume A = 13.86 cm² L = 3.68 cm
Minimal volume A = 13.84 cm² L = 3.82 cm
Maximal volume A = 16.93 cm² L = 4.63 cm

A = 11.91 cm² L = 3.31 cm
A = 10.29 cm² L = 3.29 cm
A = 15.61 cm² L = 4.51 cm

P volume = 40.15 ml (5.08 ml/kg)   **Minimal volume = 34.38 ml (4.35 ml/kg)**   **Maximal volume = 49.15 ml (6.22 ml/kg)**

VVAI = volumen máximo−volumen mínimo = 14,77 ml
IEAI = VVAI/volumen mínimo×100 = 43 %
VVPAI = volumen máximo−volumen de P = 9 ml
VPAI = VVPAI/(volumen máximo−volumen mínimo)×100 = 61 %
VVAAI = volumen de P−volumen mínimo = 5,77 ml
VAAI = VVAAI/(volumen máximo−volumen mínimo)×100 = 39 %

FIGURA 2.23. Evaluación de la función auricular izquierda mediante ecocardiografía. Volúmenes auriculares izquierdos (corte apical de cuatro cámaras) en un paciente normal (arriba) y en un paciente con valvulopatía mitral mixomatosa y remodelado cardiaco grave (abajo). En el paciente con valvulopatía mitral, los volúmenes auriculares izquierdos son mucho mayores (v. valores en ml/kg) y el vaciado total de la cámara es menos eficaz (IEAI). IEAI, índice de expansión de la aurícula izquierda; VAAI, porcentaje de vaciado activo de la aurícula izquierda sobre el vaciado total; VPAI, porcentaje de vaciado pasivo de la aurícula izquierda sobre el vaciado total; VVAAI, volumen de vaciado activo de la aurícula izquierda; VVAI, volumen de vaciado total de la aurícula izquierda; VVPAI, volumen de vaciado pasivo de la aurícula izquierda.

La función auricular, en particular la función auricular izquierda, puede evaluarse mediante ecocardiografía. Como se muestra en la figura 2.23, existen tres puntos en el ciclo cardiaco en los que pueden medirse los volúmenes:

- Cierre de la válvula mitral (volumen mínimo).
- Apertura de la válvula (volumen máximo).
- Inicio de la onda P en el electrocardiograma (volumen "P" o "contracción preauricular").

Midiendo estos tres volúmenes, es posible estudiar:

- La función de reservorio mediante el volumen de vaciado total de la aurícula izquierda (VVAI) y el índice de expansión de la aurícula izquierda (IEAI).
- VVAI (ml) = volumen auricular izquierdo máximo — volumen auricular izquierdo mínimo.
- IEAI (%) = VVAI/volumen auricular izquierdo mínimo.
- La función del conducto a través del volumen de vaciado pasivo de la aurícula izquierda (VVPAI) y el

porcentaje de vaciado pasivo de la aurícula izquierda sobre el vaciado total (VPAI).

- VVPAI (ml) = volumen auricular izquierdo máximo — volumen P auricular izquierdo.

- VPAI (%) = VVPAI/(volumen auricular izquierdo máximo — volumen auricular izquierdo mínimo).

- La función bomba a través del volumen de vaciado activo de la aurícula izquierda (VVAAI) y el porcentaje de vaciado activo de la aurícula izquierda sobre el vaciado total (VAAI).

- VVAAI (ml) = volumen P auricular izquierdo — volumen auricular izquierdo mínimo.

- VAAI (%) = VVAAI/(volumen auricular izquierdo máximo — volumen auricular izquierdo mínimo).

En el gato, la función auricular no solo puede evaluarse mediante mediciones volumétricas, sino también utilizando el modo M, midiendo los diámetros de la aurícula izquierda en los mismos tres puntos del ciclo cardiaco (diámetro máximo, diámetro mínimo y diámetro P). Por tanto, la función auricular izquierda puede estimarse de forma no invasiva midiendo diámetros, áreas o volúmenes y calculando el acortamiento fraccional auricular izquierdo, el cambio fraccional del área auricular izquierda y la fracción de eyección auricular izquierda.

Además, los estudios Doppler de los patrones de flujo transmitral y venoso pulmonar o las imágenes Doppler tisulares, así como las imágenes de deformación (strain) y de velocidad de deformación (strain rate) de la aurícula izquierda (fig. 2.24), también contribuyen en gran medida al estudio de la función auricular.

Sin embargo, todos estos datos también se ven influidos por la función ventricular izquierda: como se ha explicado anteriormente, la sístole auricular izquierda está determinada por la relajación ventricular izquierda, y la función de reserva auricular izquierda depende de la sístole ventricular izquierda.

Al igual que en el ventrículo, el volumen sistólico y la fracción de vaciado en la aurícula también están influidos por la precarga, la poscarga y la contractilidad.

La precarga depende principalmente del volumen; cuanto mayor sea el flujo sanguíneo hacia la aurícula, más sangre llenará la aurícula al final de la sístole ventricular (función de reserva). Sin embargo, la función sistólica ventricular afecta a la función de reserva al estirar la cámara auricular tirando de la base ventricular hacia el ápex ventricular. Además, alteraciones estructurales como la fibrosis de la pared auricular en la insuficiencia cardiaca crónica

con dilatación auricular implican una pérdida de la función contráctil, pero también y sobre todo una reducción de la distensibilidad, lo que afecta a la capacidad de la aurícula para relajarse y recibir la sangre del sistema venoso.

La poscarga está relacionada principalmente con las propiedades elásticas del ventrículo izquierdo y la presión

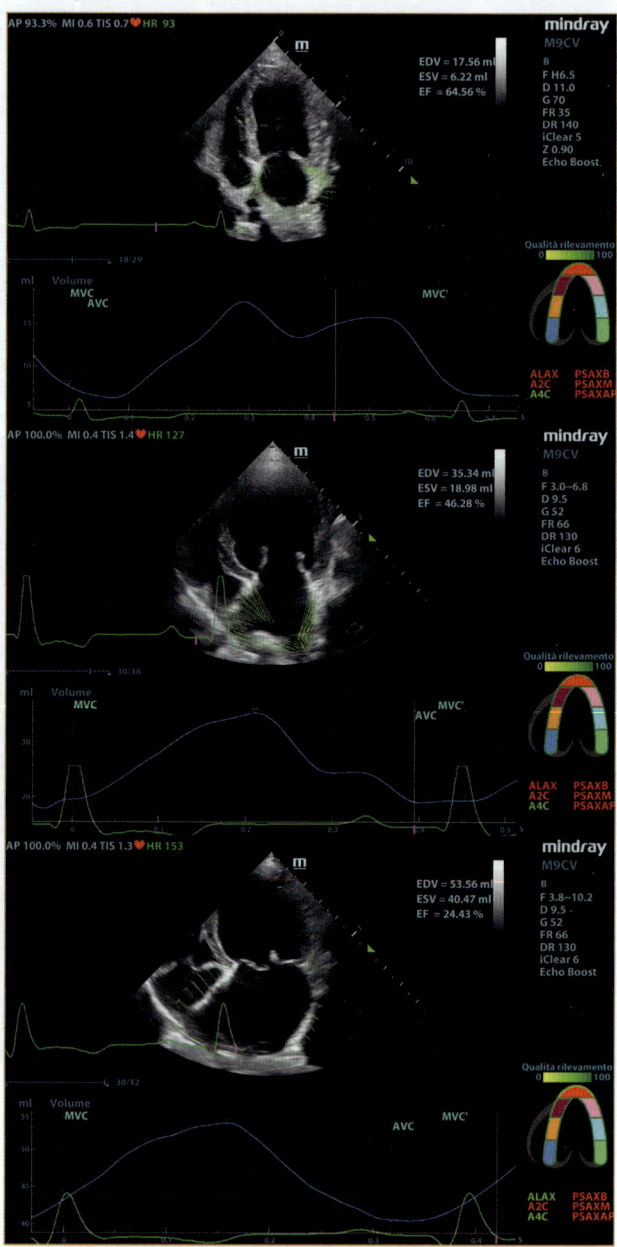

FIGURA 2.24. Variación del volumen auricular izquierdo durante el ciclo cardiaco evaluada mediante análisis de la deformación (strain) en un paciente normal (arriba), un paciente con valvulopatía mitral mixomatosa y remodelado cardiaco moderado (centro) y un paciente con valvulopatía mitral mixomatosa y remodelado cardiaco grave (abajo). Además de una reducción progresiva de la variación del volumen auricular (de máxima a mínima), se observa una reducción progresiva de la variación del volumen durante la contracción auricular.

de llenado ventricular. Por ello, la función diastólica ventricular es muy importante y un factor que se ha de tener siempre en cuenta cuando se estudia la función auricular, ya que influye en la función del conducto, pero también en la función bomba. Existen algunas cardiopatías congénitas específicas, como la estenosis mitral o tricúspide, en las que la poscarga se ve muy influida por la anomalía anatómica (estrechamiento valvular).

La contractilidad está relacionada principalmente con la función intrínseca de los cardiomiocitos auriculares. Dentro de ciertos límites, la dilatación crónica de la aurícula podría dar lugar, según la ley de Frank-Starling, a una mejora de la función bomba. De hecho, en la primera fase de la disfunción diastólica, así como durante la relajación alterada, la rigidez del ventrículo limita el vaciado pasivo de la aurícula (función de conducto). En consecuencia, la contribución auricular activa adquiere importancia: la función bomba contribuye significativamente al llenado ventricular. Sin embargo, a medida que la enfermedad progresa, el aumento de las presiones de llenado ventricular y la presencia de infiltraciones tisulares, como la fibrosis, pueden reducir la eficacia de la contracción auricular.

El remodelado auricular se manifiesta con: remodelado "funcional", que implica una reducción de la tensión auricular y de la función de reserva; remodelado "ultraestructural", que aparece con la infiltración fibrótica de algunas zonas, en particular en la pared posterior; y remodelado "de forma", con un aumento de volumen de la cámara. El remodelado auricular izquierdo se acompaña de un deterioro de la función auricular y la dilatación de la aurícula izquierda se correlaciona bien con la gravedad de la disfunción diastólica y refleja la exposición crónica de la cámara a presiones de llenado ventriculares izquierdas elevadas.

Por este motivo, para comprender mejor cómo se relacionan entre sí las funciones auricular y ventricular, a continuación se describe el estudio Doppler de la función diastólica ventricular.

La figura 2.25 proporciona información sobre los valores de presión auricular y ventricular y muestra perfiles Doppler con función diastólica normal y con diferentes grados de disfunción diastólica: patrones de relajación alterada (tipo I), pseudonormales (tipo II) y restrictivos (tipo III). La clasificación de la función diastólica se realiza basándose en los patrones de flujo Doppler transmitral, tras integrar las

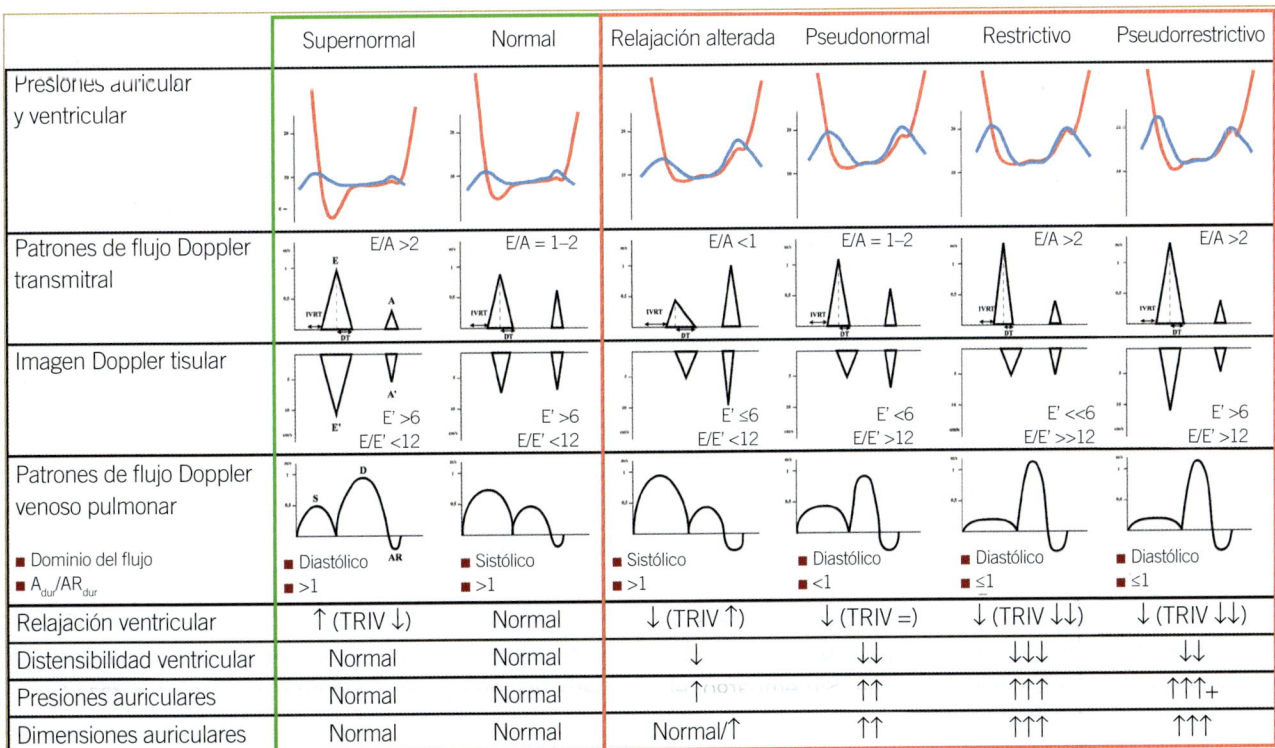

	Supernormal	Normal	Relajación alterada	Pseudonormal	Restrictivo	Pseudorrestrictivo
Presiones auricular y ventricular						
Patrones de flujo Doppler transmitral	E/A >2	E/A = 1–2	E/A <1	E/A = 1–2	E/A >2	E/A >2
Imagen Doppler tisular	E' >6 / E/E' <12	E' >6 / E/E' <12	E' ≤6 / E/E' <12	E' <6 / E/E' >12	E' <<6 / E/E' >>12	E' >6 / E/E' >12
Patrones de flujo Doppler venoso pulmonar / ■ Dominio del flujo / ■ A_{dur}/AR_{dur}	■ Diastólico / ■ >1	■ Sistólico / ■ >1	■ Sistólico / ■ >1	■ Diastólico / ■ <1	■ Diastólico / ■ ≤1	■ Diastólico / ■ ≤1
Relajación ventricular	↑ (TRIV ↓)	Normal	↓ (TRIV ↑)	↓ (TRIV =)	↓ (TRIV ↓↓)	↓ (TRIV ↓↓)
Distensibilidad ventricular	Normal	Normal	↓	↓↓	↓↓↓	↓↓
Presiones auriculares	Normal	Normal	↑	↑↑	↑↑↑	↑↑↑+
Dimensiones auriculares	Normal	Normal	Normal/↑	↑↑	↑↑↑	↑↑↑

FIGURA 2.25. Clasificación de la función y disfunción diastólicas: presiones y distensibilidad auricular y ventricular y patrones de ecocardiografía Doppler. Modificado de Oricco S, Poggi M, Rabozzi R. Ultrasound in haemodynamics assesment. Focused cardiac ultrasound. En Rabozzi R, Oricco S. *Point-of-Care Ultrasound in Dogs and Cats,* Edra Publishing, 2023.

imágenes Doppler tisulares y los patrones de flujo Doppler venoso pulmonar para poder distinguir con certeza entre algunos patrones como el "pseudonormal" y el "normal".

El patrón de flujo Doppler transmitral normal se caracteriza por una onda diastólica temprana (onda E) más alta, que corresponde a la fase de llenado rápido, y una onda diastólica final (o auricular) (onda A) más pequeña, que corresponde a la contracción auricular, con una relación E/A entre 1 y 2, y una velocidad de la onda E inferior a 1 m/s. El patrón de imagen Doppler tisular normal es similar al patrón anterior, con una relación E'/A' entre 1 y 2. El patrón de flujo Doppler venoso pulmonar normal se caracteriza por un predominio del flujo sistólico y un flujo inverso durante la contracción auricular. El flujo desde el sistema venoso pulmonar hacia la aurícula izquierda está condicionado por la función ventricular y auricular; la mayor parte de la sangre que llena la aurícula izquierda, en condiciones normales, entra en la cámara auricular durante la sístole ventricular (onda S), cuando el movimiento del anillo mitral hacia el ápex ventricular permite que la aurícula se estire y reciba sangre; posteriormente, tras la apertura de la válvula mitral, la sangre pasa al ventrículo y entra más sangre en la aurícula izquierda procedente de las venas pulmonares (onda D); por último, durante la contracción auricular, la bomba auricular empuja en dirección retrógrada una pequeña cantidad de sangre hacia las venas pulmonares (onda AR).

En las personas jóvenes, un ventrículo izquierdo muy eficiente puede recibir, durante el llenado diastólico precoz, toda la sangre presente en el interior de la aurícula. Esto es posible debido a su importante capacidad de relajación; por tanto, la contracción auricular es hemodinámicamente insignificante, teniendo en cuenta que la aurícula está prácticamente vacía en la fase de llenado diastólico tardío. En algunos casos, el patrón de flujo Doppler transmitral en cachorros muestra un aspecto similar al patrón restrictivo, con una onda E alta y una onda A muy pequeña, con una relación E/A cercana o superior a 2; este patrón se denomina "supernormal" y se asocia con un patrón de imagen Doppler tisular similar (relación E'/A' cercana o superior a 2) y una onda D más alta en los flujos Doppler venosos pulmonares, debido a una succión efectiva de la base al ápex.

Por el contrario, en los pacientes de edad avanzada, el ventrículo izquierdo es más rígido y la contribución auricular a la diástole ventricular es más evidente, con una relación E/A decreciente hacia el valor 1, hasta que se alcanza la primera fase de la disfunción diastólica, la relajación alterada.

En la relajación alterada, la contribución auricular activa supera a la contribución pasiva y la relación entre las dos ondas se invierte (E/A <1): la aurícula izquierda se contrae más vigorosamente para compensar el llenado pasivo anormal del ventrículo izquierdo, lo que se evidencia por un aumento del tiempo de relajación isovolumétrica (TRIV) y del tiempo de desaceleración de la onda E (TDE). Las imágenes Doppler tisulares muestran una relación E'/A' invertida, con un valor inferior a 1, y el flujo Doppler venoso pulmonar se caracteriza por un predominio del flujo sistólico y una onda AR mayor debido al aumento de la contracción auricular. Durante la relajación alterada, la presión auricular sigue siendo normal o solo ligeramente elevada.

A medida que progresa la disfunción ventricular izquierda y aumenta la presión auricular izquierda, la velocidad pico de la onda E aumenta, el TDE disminuye, la velocidad pico de la onda A disminuye y, en consecuencia, la relación E/A vuelve a valores comprendidos entre 1 y 2. Este patrón se denomina "pseudonormal". Diferenciar un patrón pseudonormal de uno normal supone un reto interesante para el clínico, ya que no es posible basarse únicamente en los patrones de flujo transmitral. En humanos se puede realizar la maniobra de Valsalva, que consiste en espirar contra una glotis cerrada; el aumento de la presión pleural resultante provoca una disminución del retorno venoso, con la consiguiente disminución del flujo transmitral. En condiciones normales, la onda E y la onda A disminuyen, mientras que en pacientes con un patrón pseudonormal, la onda E disminuye y la onda A aumenta, lo que produce un patrón de relajación alterado. Esta maniobra es difícil de realizar en animales, por lo que también se deben utilizar imágenes Doppler tisulares y evaluar los patrones de flujo Doppler venoso pulmonar. A diferencia de lo que ocurre con el patrón normal, con el patrón pseudonormal la relación E'/A' en el Doppler tisular se mantiene <1, con una velocidad de onda E' baja (<6 cm/s), mientras que el patrón de flujo Doppler venoso pulmonar se caracteriza por una dominancia del flujo diastólico.

A medida que la disfunción ventricular izquierda empeora aún más y las presiones auriculares izquierdas aumentan más debido a un incremento rápido de las presiones ventriculares izquierdas, el llenado ventricular izquierdo se vuelve muy prematuro y rápido, con un TRIV bajo, una velocidad de la onda E alta (>1,2 m/s) y un TDE rápido (<80 ms). La velocidad pico de la onda A es muy baja porque la bomba activa de la aurícula izquierda trabaja contra una presión telediastólica del ventrículo izquierdo muy alta y la relación E/A es ≥2. El patrón de flujo

Doppler venoso pulmonar se caracteriza por un predominio del flujo diastólico, con un componente sistólico muy bajo y una onda AR más alta: la contracción de la aurícula contra presiones telediastólicas elevadas hace que una parte de la sangre bombeada desde la aurícula fluya de nuevo hacia las venas pulmonares. El patrón de imagen Doppler tisular, con velocidades bajas de las ondas E' y A', demuestra la marcada rigidez de la cámara. Esto se denomina patrón restrictivo y es típico de enfermedades miocárdicas y cardiomiopatías dilatadas, restrictivas o hipertróficas.

En pacientes con sobrecarga de volumen sin una alteración primaria de la relajación ventricular, como ocurre con la valvulopatía mitral, la última fase de la disfunción diastólica se caracteriza por un aspecto ligeramente diferente. La relación E/A sigue siendo ≥2, con una velocidad pico de la onda E elevada, pero el TDE está solo ligeramente reducido y la velocidad pico de la E' es normal o incluso está aumentada. Este patrón de llenado se denomina pseudo-restrictivo y es el resultado de una sobrecarga ventricular grave asociada a presiones auriculares muy elevadas en pacientes con una relajación ventricular izquierda normal o casi normal.

En el entorno clínico no es posible realizar todos estos estudios Doppler cada vez. En perros con valvulopatía mitral, p. ej., el flujo regurgitante se superpone al flujo venoso pulmonar, alterando así su perfil y dificultando su interpretación. Además, en los gatos, debido a su elevada frecuencia cardiaca, las ondas E y A, y a veces las ondas E' y A', pueden fusionarse, lo que dificulta la evaluación de los patrones de flujo. En esta especie, el flujo Doppler venoso pulmonar es una herramienta útil para el estudio de la función diastólica.

Sea cual sea el motivo para realizar un estudio Doppler, también debe tenerse en cuenta la función auricular. Por lo general, los clínicos piensan en la función diastólica ventricular cuando observan los flujos Doppler; sin embargo, el flujo hacia el ventrículo no solo está condicionado por la relajación ventricular, sino también por la contracción auricular, y el llenado auricular está relacionado con la función sistólica ventricular y la relajación auricular. Por ejemplo, en la disfunción diastólica de tipo III (restrictiva), el patrón de flujo Doppler venoso pulmonar típico se caracteriza por un aumento de la onda AR, debido a que la aurícula se contrae frente a una presión ventricular telediastólica elevada; sin embargo, si la aurícula tuviera una función sistólica reducida (función de bomba), la onda AR sería menor. En pacientes con disfunción sistólica del ventrículo izquierdo (p. ej., cardiomiopatía dilatada), la función de reservorio de la aurícula izquierda está comprometida, aunque no existen alteraciones primarias de la relajación auricular. Esta función puede evaluarse mediante la onda S del perfil de flujo Doppler venoso pulmonar (función de reservorio auricular reducida, onda S reducida). La función del conducto se analiza utilizando las ondas E y E', el TDE y la onda D, y está condicionada por la relajación ventricular primaria, pero también por las presiones auriculares.

VENTRÍCULO DERECHO

El ventrículo derecho recoge la sangre de la circulación venosa sistémica y la bombea a la circulación pulmonar. Está conectado en serie con el ventrículo izquierdo y, por tanto, expulsa, de media, el mismo volumen sistólico: el volumen sistólico puede variar entre los dos ventrículos latido a latido, pero el gasto cardiaco debe ser siempre el mismo.

En condiciones normales, en ausencia de enfermedad cardiaca o pulmonar, las presiones ventriculares derechas, especialmente durante la sístole, son significativamente más bajas que las presiones ventriculares izquierdas (fig. 2.26), con una menor diferencia entre las presiones sistólica y diastólica y un menor gradiente de presión entre el ventrículo y la aurícula; esto conlleva un tiempo de relajación isovolumétrica más corto y un llenado ventricular derecho más prolongado. El tiempo de contracción isovolumétrica también es más corto porque la presión sistólica del ventrículo derecho supera rápidamente la baja presión diastólica de la arteria pulmonar. De hecho, el sistema vascular pulmonar es muy distensible y tiene una baja impedancia, y presenta una menor resistencia vascular, una mayor distensibilidad arterial y una menor reflexión periférica de la onda de pulso que el sistema vascular sistémico.

El ventrículo derecho tiene forma triangular y envuelve la cara anterior del ventrículo izquierdo. Está dividido en un componente seno (de entrada) y otro cónico (de salida). Esta peculiaridad anatómica caracteriza la contracción de la cámara, que se produce de forma secuencial (como en los intestinos), con ondas peristálticas que viajan desde el tracto de entrada al de salida. Las fibras miocárdicas se disponen principalmente en sentido longitudinal: las fibras subepicárdicas se alinean circunferencialmente paralelas al surco auriculoventricular y giran oblicuamente hacia el ápex cardiaco para convertirse en las fibras subepicárdicas del ventrículo izquierdo, mientras que las fibras subendocárdicas se orientan longitudinalmente desde la base hacia el ápex.

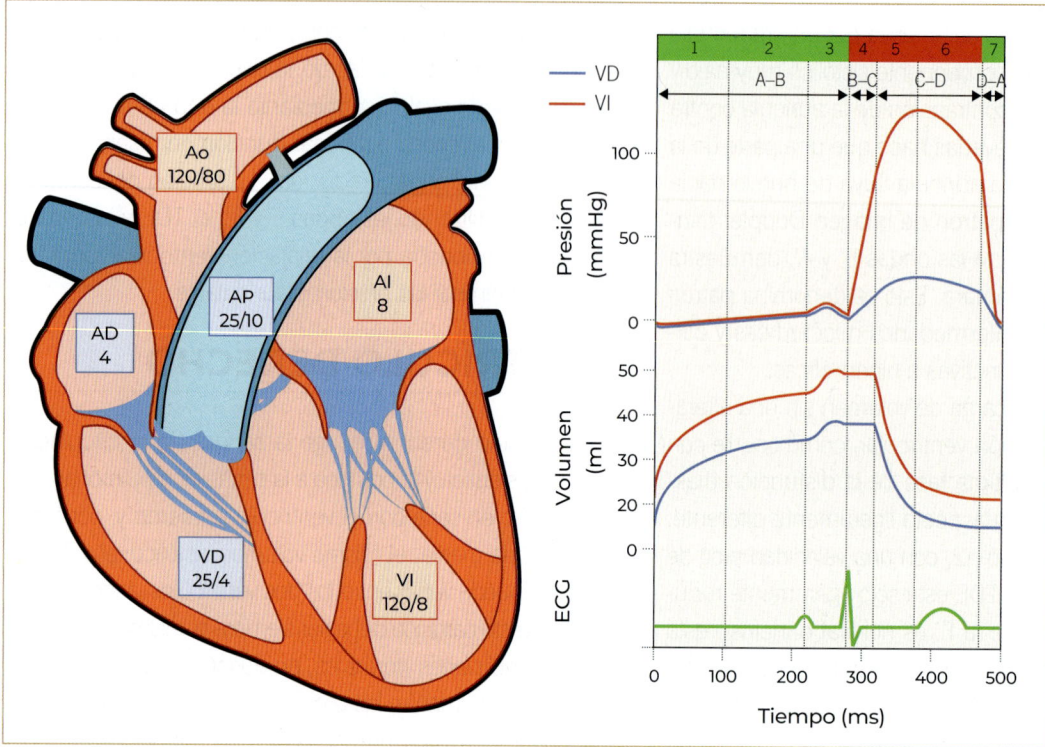

FIGURA 2.26.
Diferentes presiones dentro de las cavidades cardiacas y las grandes arterias (izquierda) y diferencias entre las presiones y los volúmenes de los dos ventrículos durante el ciclo cardiaco (derecha). AD, aurícula derecha; AI, aurícula izquierda; Ao, aorta; AP, arteria pulmonar; VD, ventrículo derecho; VI, ventrículo izquierdo. Modificado de Oricco S, Rabozzi R. Principles of haemodynamics. En Rabozzi R, Oricco S. *Point-of-Care Ultrasound in Dogs and Cats,* Edra Publishing, 2023.

Durante la sístole, la deformación miocárdica del ventrículo derecho está condicionada por una serie de mecanismos:

- Tracción de la pared libre secundaria a la contracción del ventrículo izquierdo; esto se debe a la continuidad entre las fibras musculares del ventrículo derecho y del ventrículo izquierdo, que unen funcionalmente las dos cámaras.
- Movimiento hacia el interior de la pared libre, que produce un efecto de fuelle.
- Contracción de las fibras longitudinales con acortamiento del eje largo y acercamiento del anillo tricúspide hacia el ápex.

Además, existe una influencia mutua de la dinámica de una cámara sobre las de la otra dentro del ciclo cardiaco. Es lo que se denomina interdependencia ventricular. Esta interdependencia está mediada por el septo interventricular y el pericardio, así como por la continuidad de las fibras miocárdicas de los dos ventrículos. Por ejemplo, durante la inspiración, un aumento del retorno venoso y de la precarga ventricular derecha desplaza el septo interventricular hacia la izquierda, con una reducción de la distensibilidad ventricular izquierda y, en consecuencia, una reducción de la precarga ventricular izquierda con la misma presión telediastólica final.

A diferencia del ventrículo izquierdo, que tiene una pared más gruesa caracterizada por fibras medioventriculares circunferenciales entre el subepicardio y el subendocardio, los movimientos de torsión y rotación no contribuyen significativamente al gasto del ventrículo derecho. Curiosamente, un ventrículo derecho con hipertrofia concéntrica secundaria a sobrecarga de presión –sobre todo debida a enfermedades cardiovasculares congénitas como la estenosis pulmonar, el ventrículo derecho de doble cámara, la tetralogía de Fallot o el síndrome de Eisenmenger– mostrará una arquitectura similar al patrón en sándwich observado en el ventrículo izquierdo normal. De hecho, en el contexto de las cardiopatías congénitas, la sobrecarga de presión se tolera mejor debido a la ausencia de regresión de la hipertrofia del ventrículo derecho tras el nacimiento y a la persistencia del fenotipo "fetal".

El rendimiento del ventrículo derecho está influido por la contractilidad, la poscarga, la precarga, la frecuencia y el ritmo cardiacos, la interdependencia ventricular y la sincronía intraventricular, pero, en comparación con el ventrículo izquierdo, el derecho es más sensible a las alteraciones de la poscarga. La pared más delgada y la menor relación entre el volumen y la superficie de la pared hacen que el ventrículo derecho sea más distensible que el izquierdo, con una gran capacidad para soportar un aumento de la precarga. Sin embargo, es incapaz de soportar aumentos bruscos de la poscarga. Un aumento agudo de la precarga o la poscarga se asocia inmediatamente a una adaptación "heterométrica" para preservar el volumen sistólico: el ventrículo derecho se dilata, con un aumento del volumen telediastólico. Al cabo de unos minutos, esta adaptación inicial es sustituida por una adaptación "homeométrica", con normalización del volumen telediastólico y aumento de la contractilidad. Sin embargo, con un aumento agudo de la presión, la adaptación inotrópica (autorregulación homeométrica) es limitada, y solo es compensada parcialmente por el mecanismo de Frank-Starling (autorregulación heterométrica). En cambio, los aumentos crónicos de la poscarga inducen el desarrollo de hipertrofia concéntrica, que permite al ventrículo tolerar mejor el aumento de presión. La mala adaptación del ventrículo derecho al aumento de la poscarga es la razón por la que es incapaz de generar una presión intraventricular elevada durante el tromboembolismo pulmonar agudo y grave, y el gradiente ventriculoauricular no puede superar los 60 mmHg en humanos (y probablemente en perros). Como resultado, el volumen sistólico se colapsa drásticamente, lo que conduce a una presión arterial baja y a un *shock* obstructivo. Por el contrario, los pacientes con hipertensión pulmonar crónica grave u obstrucción grave del tracto de salida del ventrículo derecho desarrollan hipertrofia concéntrica y son más capaces de adaptarse al aumento de la poscarga, alcanzando presiones muy elevadas en el ventrículo derecho.

SISTEMAS ARTERIAL Y VENOSO

SISTEMA ARTERIAL

El sistema arterial es la porción de mayor presión del sistema circulatorio y distribuye la sangre a los lechos capilares de todo el organismo; tiene la capacidad de transformar el flujo intermitente y pulsátil generado por el corazón en un flujo continuo en los capilares, con el fin de garantizar una perfusión constante a los distintos órganos durante todo el ciclo cardiaco. Esto es posible gracias a la capacidad de la aorta (o la arteria pulmonar) y las grandes arterias para estirarse durante la eyección ventricular, acumular energía e impulsar la sangre en dirección anterógrada durante la diástole debido al retroceso elástico. La energía cinética derivada de la eyección de sangre por el ventrículo se transforma así en energía potencial elástica que permite, mediante el efecto Windkessel, la transición de un flujo discontinuo a un flujo continuo: las grandes arterias actúan como un depósito durante la sístole, almacenando parte de la sangre eyectada, que después es impulsada hacia los vasos periféricos durante la diástole, convirtiendo la energía potencial elástica acumulada en energía cinética.

El efecto Windkessel (del alemán *Wind,* que significa "aire", y *Kessel,* que significa "tanque") hace referencia al sistema utilizado por los camiones de bomberos hasta principios del siglo XX con el cual se rociaba agua de forma continua en lugar de mediante una actividad intermitente de la bomba. El sistema estaba compuesto por una bomba y un depósito: durante la fase de bombeo, parte del agua se expulsaba y parte se almacenaba en el depósito, donde se comprimía el aire, lo que permitía, durante la fase de succión de la bomba, un empuje del agua almacenada hacia el exterior. Si se conservan las propiedades viscoelásticas de la aorta, solo una pequeña cantidad del volumen de eyección se envía directamente a la periferia, mientras que la mayor parte se "almacena" en las grandes arterias elásticas (el depósito de los camiones de bomberos).

Además, las arteriolas, caracterizadas por una túnica muscular que genera resistencia y constituye un filtro hidráulico, regulan la distribución del flujo sanguíneo a las distintas partes del organismo mediante variaciones de la resistencia vascular sistémica (o pulmonar), garantizando así una perfusión acorde con las necesidades de cada órgano. La resistencia vascular es necesaria para generar la presión sanguínea y mantener la perfusión de los órganos.

Presión arterial

La presión arterial (PA) depende del gasto cardiaco y de la resistencia periférica total y fluctúa durante el ciclo cardiaco: la presión aumenta durante el vaciado de los ventrículos (presión arterial sistólica) y disminuye durante la fase de llenado (presión arterial diastólica).

Según la ley de Ohm, la presión arterial puede definirse como la relación entre el flujo (gasto cardiaco, GC), la presión (presión venosa central, PVC) y la resistencia (resistencia vascular sistémica, RVS):

$$PA = (GC \times RVS) - PVC$$

Dado que la PVC es muy baja, podría omitirse para simplificar la fórmula a:

$$PA = GC \times RVS$$

Dado que los valores de presión cambian durante el ciclo cardiaco, esta fórmula se refiere a la presión arterial media (PAM), que es la presión media obtenida integrando la curva de presión en el transcurso de un ciclo cardiaco.

La presión arterial se caracteriza por dos componentes diferentes pero interdependientes:

- Un componente estable, la presión arterial media, cuyos valores tienden a permanecer invariables en todo el sistema arterial, desde la aorta hasta las arterias periféricas. La presión arterial media es la presión de perfusión y, para suministrar correctamente sangre a todos los tejidos del organismo, debe mantenerse por encima de 60 mmHg. Su valor está influido por el volumen sistólico, la frecuencia cardiaca y la resistencia vascular periférica.
- Un componente pulsátil, la presión del pulso, que representa las variaciones de los valores de presión en torno a la presión arterial media. Su valor depende de las ondas de presión arterial directa y reflejada, como se explica más adelante en este capítulo.

La presión del pulso es la diferencia entre la presión arterial sistólica y la diastólica, y representa la fuerza que genera el corazón cada vez que se contrae; es inversamente proporcional a la distensibilidad y la resistencia vascular, pero directamente proporcional al volumen. En condiciones normales, dado que la aorta es la estructura más distensible del sistema cardiovascular, la presión del pulso es bastante baja, pero si el vaso reduce su distensibilidad y se vuelve más rígido, la presión del pulso aumenta; además, un aumento del volumen sistólico o una disminución de la resistencia vascular periférica aumentan la presión del pulso.

La presión del pulso aumenta progresivamente hacia la periferia del árbol arterial: de la aorta a las arterias femoral y braquial, hasta las arterias más pequeñas y periféricas. Esto se debe a una variación de la presión sistólica: aunque las presiones media y diastólica se mantienen prácticamente iguales desde las arterias centrales hasta las periféricas, la presión sistólica aumenta progresivamente. Este fenómeno se denomina amplificación de la presión arterial y está relacionado con las ondas de presión arterial reflejadas (fig. 2.27).

Para entender el concepto de "onda reflejada", hay que pensar en las olas del mar que rompen contra las rocas y se reflejan mar adentro; estas se suman a otras nuevas que se acercan a la orilla, generando olas cada vez más altas. Lo mismo ocurre en el sistema cardiovascular, con algunas diferencias relacionadas con las peculiaridades anatómicas y funcionales del sistema arterial: es un sistema cerrado, de pequeño tamaño, y la velocidad de la onda de pulso (rapidez con la que una onda de pulso de presión arterial viaja de un punto a otro) es muy rápida, por lo que la onda reflejada no se suma con la siguiente, como ocurre en el mar,

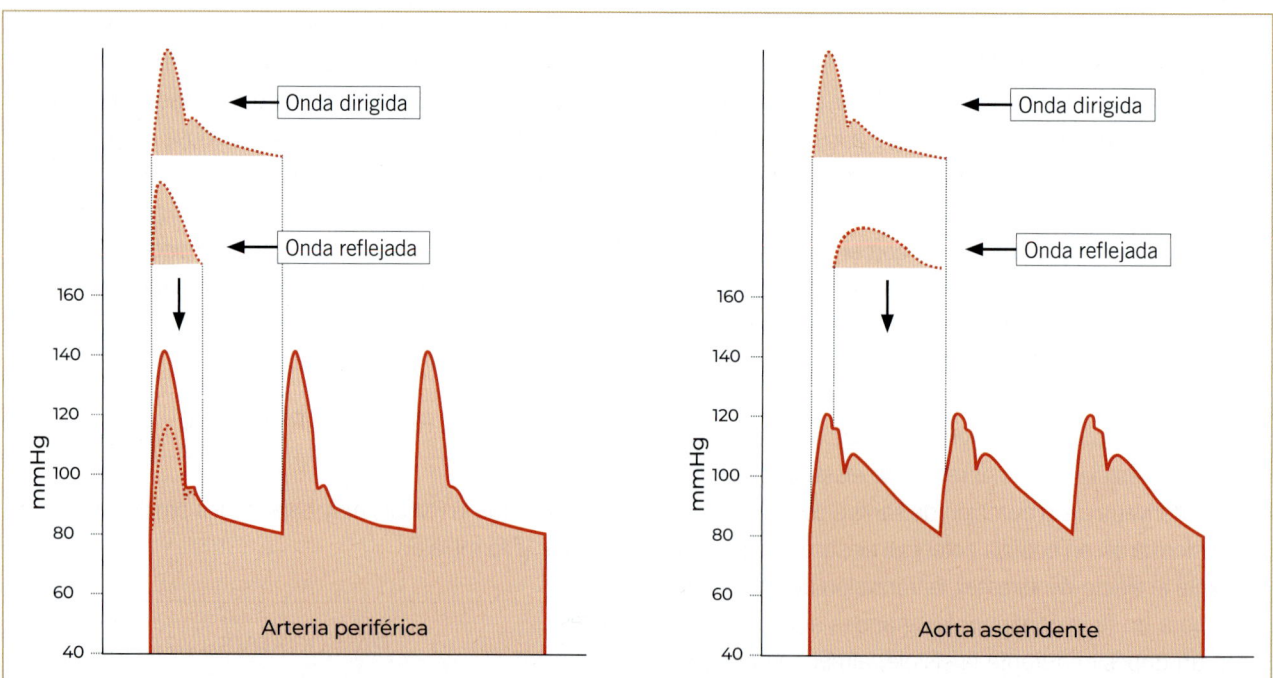

FIGURA 2.27. Ondas de presión en una arteria periférica y en una arteria central (aorta ascendente); la superposición de las ondas dirigidas y reflejadas dura toda la sístole en la arteria periférica y toda la diástole en la aorta ascendente, lo que da lugar a diferentes perfiles de ondas de presión. Modificado de Salvi P. *Pulse waves: how vascular hemodynamics affects blood pressure.* Springer, 2017.

sino con la misma onda directa que la generó. De hecho, la presión arterial es el resultado de la suma de una onda de presión directa (centrífuga) y una onda de presión reflejada (centrípeta). La superposición de las ondas directa y reflejada se produce en diferentes partes del ciclo cardiaco según se trate de un vaso central o de un vaso periférico. Las arterias periféricas están situadas cerca de los principales lugares de reflexión, por lo que la superposición de las dos ondas comienza muy pronto en la fase sistólica; en la aorta ascendente, las dos ondas se encuentran hacia el final de la fase sistólica y continúan superponiéndose durante toda la fase diastólica (v. fig. 2.27). El valor de la presión sistólica está influido principalmente por la onda reflejada en las arterias periféricas, pero no en la aorta, donde este valor está determinado únicamente por la onda

directa y por la relación entre el corazón y la aorta. Durante la diástole, la curva de presión es muy diferente entre la aorta y las arterias periféricas. En la aorta, las ondas reflejadas generan una curva de presión completa y convexa (v. fig. 2.27); esto es una ventaja para el flujo sanguíneo coronario, porque mantener una presión diastólica más alta en la aorta asegura una presión de perfusión coronaria más alta (diferencia entre la presión diastólica aórtica y la presión diastólica final del ventrículo izquierdo), sin un aumento de la poscarga ventricular izquierda. En efecto, en los pacientes con rigidez arterial aumentada, la presión aórtica sistólica central aumenta y la presión aórtica diastólica central disminuye (en comparación con los valores de un paciente normal) por la llegada precoz de la reflexión de la onda; esto conlleva un aumento de la poscarga y una disminución de la perfusión coronaria.

Si solo hubiera ondas dirigidas, la relación entre presión y flujo en las arterias sería lineal: a más presión, más flujo. Sin embargo, con las ondas reflejadas ocurre lo contrario, con una reducción del flujo aórtico durante la diástole (fig. 2.28).

La amplificación de la presión del pulso es un mecanismo eficaz que minimiza el trabajo cardiaco: con la misma presión arterial periférica, una amplificación elevada se asocia a valores más bajos de presión aórtica y, por tanto, a una menor poscarga y a una reducción del trabajo cardiaco. Sin embargo, en pacientes muy jóvenes, la amplificación de la presión del pulso puede no producirse debido a la elevada distensibilidad de un sistema muy joven: con una mayor distensibilidad vascular se produce una elevada dispersión de la energía que conduce a una onda más pequeña en la periferia y, en consecuencia, a una menor reflexión de la onda, sin amplificación.

SISTEMA VENOSO

En el estudio de la fisiología del sistema cardiovascular, a menudo se descuida el sistema venoso, a pesar de ser un compartimento fundamental del sistema vascular; de hecho, el tono venoso periférico regula el retorno venoso y, por tanto, el gasto cardiaco.

A través del sistema venoso, la sangre desoxigenada fluye de vuelta a la aurícula derecha para ser posteriormente bombeada desde el ventrículo derecho a los capilares pulmonares a través de las arterias pulmonares para que pueda reoxigenarse.

La mayor parte de la sangre del organismo (alrededor del 70 %) se encuentra en el sistema venoso, aunque la presión venosa es muy baja; debido a su elevada distensibilidad

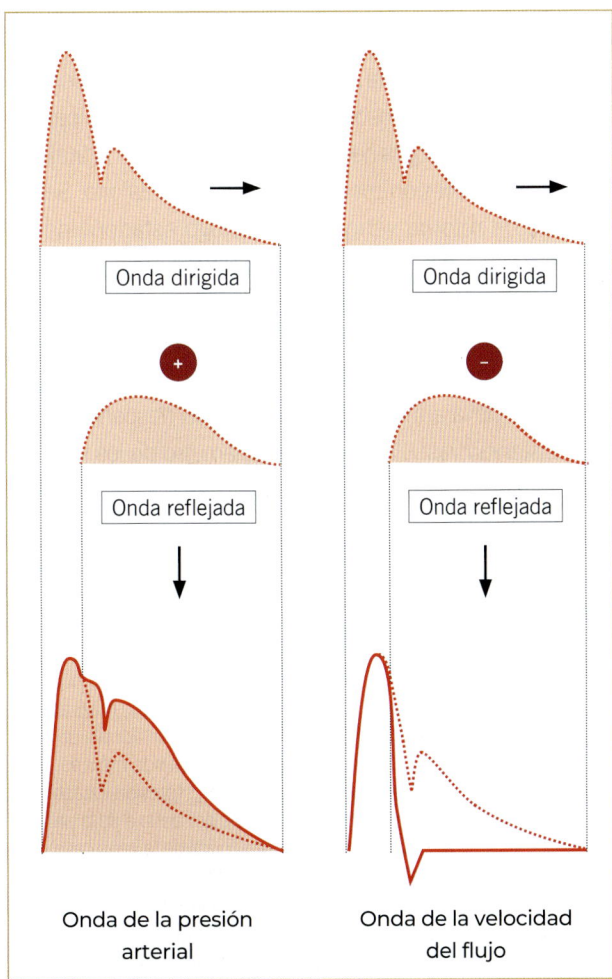

FIGURA 2.28. Diferentes efectos de la onda reflejada en la forma de onda de la presión arterial (onda anterior+onda posterior, izquierda) y en la forma de onda de la velocidad del flujo sanguíneo (onda anterior−onda posterior, derecha). Modificado de Salvi P. *Pulse waves: how vascular hemodynamics affects blood pressure.* Springer, 2017.

(30 veces más que la distensibilidad arterial), las venas se definen como "vasos de capacitancia". El sistema venoso actúa como un depósito de capacitancia que se adapta fácil e inmediatamente a los cambios en el volumen sanguíneo para mantener el llenado cardiaco. Debido a su alta distensibilidad, los cambios en el volumen sanguíneo se asocian con cambios relativamente pequeños en la presión transparietal venosa, sobre todo en las venas esplácnicas (y cutáneas), que son más distensibles que las venas de las extremidades; la función de reserva de volumen sanguíneo de estas últimas, de hecho, es relativamente baja. Por consiguiente, un cambio en el diámetro de las venas induce un cambio en el tono venoso, que afecta a la presión circulatoria media de llenado (también definida como presión sistémica media) y, en consecuencia, al retorno venoso. Las variaciones del tono venoso son posibles debido a la presencia de numerosos receptores adrenérgicos (a_1 y a_2) en las paredes de los vasos venosos esplácnicos y cutáneos. Sin embargo, dado que las venas cutáneas están controladas principalmente por cambios en la temperatura, la circulación esplácnica sigue siendo el principal determinante de los cambios en el tono venoso y en el retorno venoso.

Para comprender cómo afecta el tono venoso al retorno venoso y al gasto cardiaco y cómo los regula, es esencial introducir el concepto de volumen sanguíneo circulante efectivo, volumen estresado y volumen no estresado. Ya se ha descrito que el sistema venoso es capaz de recibir una cantidad importante de sangre manteniendo muy bajas las presiones intramurales. De hecho, la mayor parte del volumen sanguíneo circulante, aunque llena los espacios intravasculares, no influye en absoluto en la presión media de llenado circulatorio, que, por debajo de un determinado volumen, es igual a 0. Imaginemos un sistema circulatorio vacío en el que se infunde sangre: dentro de ciertos límites, no se generaría ninguna presión, y ningún flujo volvería al corazón. Por encima de aproximadamente el 70 % del volumen total de sangre, una sola gota adicional de sangre generaría flujo, con un rápido aumento de la presión media de llenado circulatorio. Esto representa el paso entre los volúmenes estresado y no estresado.

El volumen que llena los vasos sin estirar sus paredes se denomina volumen en reposo. Cuando las paredes de los vasos se estiran para aumentar su volumen intravascular, la presión intravascular aumenta y el volumen sanguíneo que supera el volumen no estresado se denomina volumen estresado. La presión generada por el volumen estresado es la presión media de llenado circulatorio, que permite iniciar el retorno venoso: el gradiente de presión para el retorno venoso se obtiene restando la presión de la aurícula derecha de la presión media de llenado circulatorio. Según la curva de retorno venoso del fisiólogo estadounidense Arthur Guyton (fig. 2.29), los tres factores determinantes del retorno venoso son:

- Presión media de llenado circulatorio (presión ascendente).
- Presión de la aurícula derecha (presión descendente).
- Resistencia vascular (longitud y diámetro de los vasos)

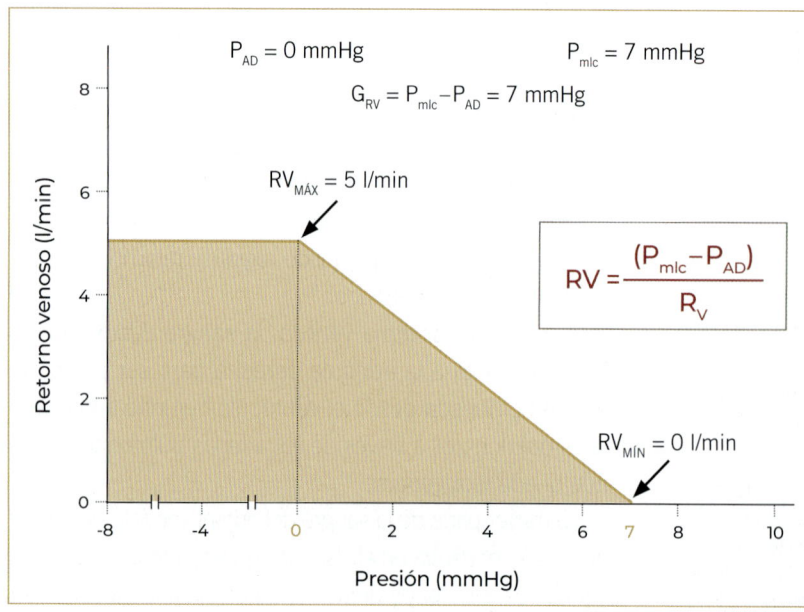

$P_{AD} = 0$ mmHg $P_{mlc} = 7$ mmHg

$G_{RV} = P_{mlc} - P_{AD} = 7$ mmHg

$RV_{MÁX} = 5$ l/min

$$RV = \frac{(P_{mlc} - P_{AD})}{R_V}$$

$RV_{MÍN} = 0$ l/min

Retorno venoso (l/min)

Presión (mmHg)

FIGURA 2.29. El retorno venoso (RV) está condicionado por la presión media de llenado circulatorio, la presión ascendente, y por la presión auricular derecha (o venosa central), la presión descendente. Si las presiones son iguales ($P_{mlc} = P_{AD}$, intersección x), el RV = 0, mientras que si la $P_{AD} = 0$, el RV es máximo. Para valores de P_{AD} inferiores a 0, la curva adopta un aspecto de "meseta": el RV sigue siendo máximo, pero no aumenta más, porque la P_{AD} (presión intraparietal de la vena cava caudal) cae por debajo de la presión atmosférica (presión extramural de la vena cava caudal, 0 mmHg) y el vaso se colapsa, y la presión transparietal es negativa. El aumento de la resistencia y del gradiente del RV ($P_{mlc} - P_{AD}$) da lugar a un RV invariable. G_{RV}, gradiente de retorno venoso; P_{AD}, presión auricular derecha; P_{mlc}, presión media de llenado circulatorio; R_V, resistencia venosa; $RV_{MÁX}$, RV máximo; $RV_{MÍN}$, RV mínimo. Modificado de Oricco S, Rabozzi R. Fluids and inotropic and vasoactive drugs. Monitoring the effects. En Rabozzi R, Oricco S. *Point-of-Care Ultrasound in Dogs and Cats,* Edra Publishing, 2023.

La variación de la relación entre el volumen estresado y el no estresado, con respecto a las demandas metabólicas, es el principal medio por el que el organismo modifica el retorno venoso y el gasto cardiaco.

Por ejemplo, en el *shock* hipovolémico, como el que se produce durante una hemorragia, la disminución del volumen sanguíneo total produce una reducción de los volúmenes estresados y no estresados y un descenso de la presión media de llenado circulatorio, el retorno venoso y el gasto cardiaco. Para hacer frente a esta inestabilidad hemodinámica, la activación simpática –además de los otros mecanismos que influyen en la frecuencia cardiaca, la contractilidad y el tono arterial– induce venoconstricción, con un aumento del volumen estresado a expensas del volumen no estresado y, dentro de ciertos límites, de la presión media de llenado circulatorio y, por tanto, del retorno venoso. En el caso de un *shock* distributivo, como un *shock* séptico, el volumen sanguíneo total permanece inalterado, pero, debido a un estado vasopléjico, el volumen no estresado aumenta a expensas del volumen estresado, lo que da lugar a una reducción del retorno venoso. En pacientes con insuficiencia cardiaca congestiva derecha, el retorno venoso se reduce por una presión auricular derecha elevada y la consiguiente disminución del gradiente de presión para el retorno venoso; asimismo, los pacientes con disfunción sistólica tienen un gasto cardiaco reducido, lo que provoca un aumento de la presión auricular derecha (o presión venosa central) y una disminución del retorno venoso. En algunos tipos de *shock* obstructivo,

como el taponamiento cardiaco o el neumotórax a tensión, el retorno venoso se reduce debido a un aumento de la presión auricular derecha, pero, a diferencia del *shock* cardiógenico, este es el resultado de un aumento de la presión auricular derecha extramural (presión pericárdica en el taponamiento cardiaco y presión pleural en el neumotórax a tensión). Tanto el taponamiento cardiaco como el neumotórax a tensión generan un colapso de la pared de la aurícula derecha porque la presión transparietal se vuelve negativa: la presión extramural supera a la intraparietal.

Gasto cardiaco y retorno venoso

En condiciones estacionarias, el volumen vascular es constante y el retorno venoso debe ser igual al gasto cardiaco, porque el sistema cardiovascular es esencialmente un circuito cerrado; si no lo fuera, la sangre se acumularía en la circulación sistémica o pulmonar. Tal y como establece la ecuación de continuidad, el flujo aórtico debe ser igual al flujo que circula por todos los capilares y por todo el sistema vascular; de este modo se evitan ralentizaciones o interrupciones del flujo en cualquier punto del sistema vascular.

Cualquier variación en el retorno venoso influye en el gasto cardiaco; a la inversa, los cambios en la contractilidad o la poscarga afectan al gasto cardiaco y, en consecuencia, a la presión de la aurícula derecha y al retorno venoso. De hecho, como pone de relieve el planteamiento de Arthur Guyton, el gasto cardiaco viene determinado por la intersección de las curvas de la función de retorno y de la función cardiaca (fig. 2.30). En general, las características

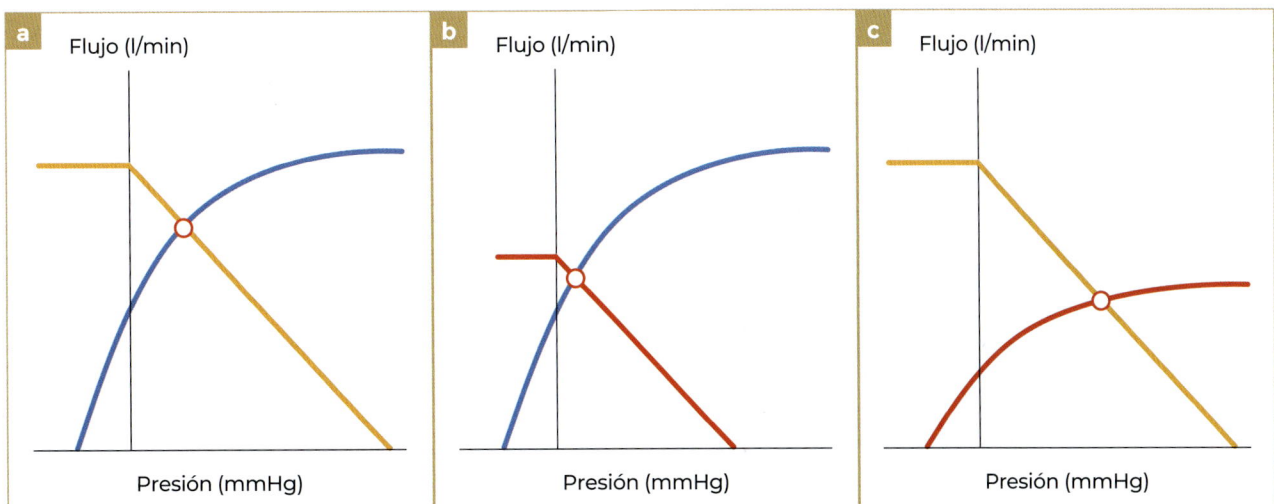

FIGURA 2.30. El modelo de Guyton describe la relación entre el gasto cardiaco (curva azul) y el retorno venoso (curva naranja) en condiciones normales (a), retorno venoso reducido (b) y contractilidad reducida o poscarga aumentada (c). Modificado de Oricco S, Rabozzi R. *Principles of heamodynamics.* En Rabozzi R, Oricco S. *Point-of-Care Ultrasound in Dogs and Cats,* Edra Publishing, 2023.

mecánicas de la circulación, como la distensibilidad, la capacitancia, el volumen estresado (descrito anteriormente) y la resistencia al flujo, son los principales determinantes del gasto cardiaco.

La distensibilidad es la capacidad de distensión y contracción de un vaso o una cámara que viene determinada por el cambio de volumen para un cambio de presión. La distensibilidad cardiovascular total se ve afectada por las distensibilidades de todos los componentes del sistema (corazón, arterias, venas y capilares de las circulaciones sistémica y pulmonar), que varían mucho de unos a otros. Sin embargo, influye principalmente la distensibilidad del sistema venoso, ya que este contiene aproximadamente el 70 % del volumen total de sangre. ¿Cómo puede una propiedad estática afectar a un estado dinámico como el flujo sanguíneo? La onda de volumen generada por las contracciones cardiacas provoca el estiramiento de las paredes de los vasos, lo que crea una fuerza potencial que puede, a través de la fuerza de retroceso elástico, impulsar el flujo cuando la presión descendente es menor. Si la estructura tiene una distensibilidad reducida (rigidez de las paredes vasculares), la presión generada por las pulsaciones cardiacas se transmitirá instantáneamente a todo el sistema vascular, impidiendo la génesis de un gradiente de presión y, por tanto, de un flujo.

La capacitancia es el volumen contenido en el sistema vascular a una presión dada e incluye el volumen que llena los vasos sin aumentar la presión (volumen no estresado) y el volumen que estira las paredes (volumen estresado). La capacitancia venosa puede modificarse mediante variaciones del tono del músculo liso vascular (contracción o relajación): la contracción de las venas, con acortamiento del diámetro de los vasos, disminuye la capacitancia, mientras que la relajación la aumenta.

La resistencia es la pérdida de energía por fricción durante el flujo sanguíneo a través del sistema vascular y viene determinada por la longitud del vaso, la viscosidad de la sangre y la inversa del radio del vaso a la cuarta potencia. La resistencia se calcula mediante la relación entre el gradiente de presión (presión de entrada menos presión de salida) y el flujo.

Para explicar cómo influyen todas las variables en el gasto cardiaco, cabe plantearse la siguiente pregunta: ¿cómo comienza el flujo? Ya hemos explicado que la presión media de llenado circulatorio es la presión ascendente del retorno venoso, pero también es la presión presente en todo el sistema cardiovascular cuando no hay flujo; viene determinada por el volumen estresado en la circulación y la suma de las distensibilidades en todo el sistema cardiovascular (compartimentos sistémico, pulmonar y cardiaco). Ahora imaginemos que el corazón empieza a latir, pasando de un estado estático a uno dinámico. ¿Aparece el flujo debido a la sístole, que bombea sangre hacia las arterias, aumentando así su presión e impulsando el flujo a través del sistema venoso, lo que aumenta la presión media de llenado circulatorio, o aparece el flujo como resultado de la diástole, que propicia una reducción del volumen y la presión de la aurícula derecha con un aumento del gradiente de presión para el retorno venoso? Para simplificar mucho el concepto, ¿el flujo se produce por aumento de la presión ascendente o por disminución de la presión descendente?

Para responder a estas preguntas, podemos utilizar una analogía entre el sistema circulatorio y una bañera (fig. 2.31), con un tubo de desagüe en su pared y un grifo. La bañera representa el sistema venoso, el grifo simboliza el sistema arterial y el flujo de agua que sale del grifo representa el flujo sanguíneo arterial; por último, el tubo de desagüe divide el volumen total de la bañera en dos partes, por encima y por debajo, que representan los volúmenes estresado y no estresado, respectivamente. La distancia entre la parte superior de la cuba y el tubo de desagüe corresponde al volumen estresado, y el ritmo de vaciado de la cuba depende de la altura del agua por encima del tubo de desagüe. Además, el tamaño de la tubería también influye en el ritmo de vaciado, porque simboliza la resistencia venosa: cuanto mayor es la tubería, menor es la resistencia. En este caso, el flujo procedente del grifo no afecta al flujo de salida hacia el desagüe, excepto porque añade volumen y aumenta la altura del agua en la bañera, con el consiguiente aumento del volumen estresado y de

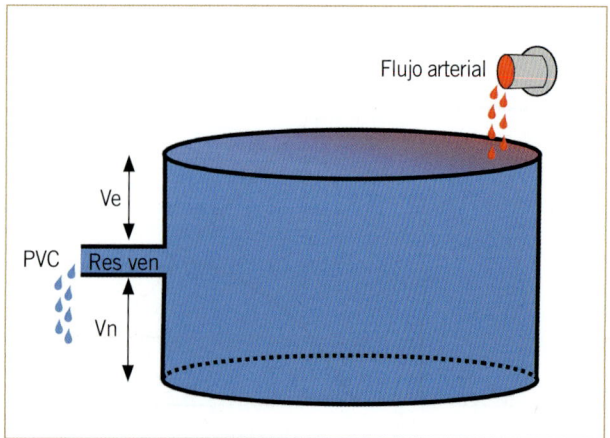

FIGURA 2.31. La analogía de la bañera para explicar las características y la dinámica del sistema venoso. Véanse los detalles en el texto. Modificado de Gelman S, 2008. PVC, presión venosa central; Res ven, resistencia venosa; Ve, volumen estresado; Vn, volumen no estresado.

la presión hidrostática. Sin embargo, el flujo a través de la tubería no se ve afectado por la presión que sale del grifo. Además, a diferencia del grifo, el sistema arterial no tiene una reserva ilimitada de sangre, ya que es un sistema cerrado y la mayor parte del volumen está contenido en el sistema venoso (bañera), por lo que el flujo procedente de las arterias (grifo) puede no influir en el volumen venoso total y, por tanto, en el volumen estresado.

Por consiguiente, el flujo se produce debido a la disminución de la presión aguas abajo. Si el tubo de desagüe está a la altura del borde de la bañera, no hay caudal; si el tubo se desplaza hacia la base, empieza el caudal, porque se genera un gradiente de presión.

El flujo arterial, por tanto, no influye directamente en el retorno venoso. Sin embargo, una disminución del gasto cardiaco implica una reducción del flujo arterial esplácnico y no esplácnico, con una ligera disminución de la presión media de llenado circulatorio y un aumento de la presión auricular derecha. Entonces, para superar la reducción del retorno venoso, las venas se vasoconstriñen, aumentando el volumen estresado. Sin embargo, la constricción activa de las venas transfiere solo aproximadamente el 25 % del total de sangre transferida del volumen no estresado al volumen estresado. Así pues, los mecanismos pasivos debidos a cambios en el flujo seguidos de cambios en la presión y el volumen son más importantes para mantener el retorno venoso y el gasto cardiaco que los mecanismos de venoconstricción activa. Estudios experimentales demostraron que, tras un pinzamiento transversal de la aorta descendente a nivel diafragmático, el corazón se dilata súbitamente. ¿A qué se debe? Aunque el aumento de la poscarga puede influir parcialmente en el volumen telediastólico, se asocia principalmente a un aumento del volumen telesistólico. Sin embargo, el pinzamiento cruzado de la aorta descendente genera una disminución del

flujo sanguíneo arterial y una consiguiente disminución de la presión intraparietal y del volumen en el sistema venoso; esto provoca un desplazamiento de volumen de los vasos de capacitancia distales a la oclusión (principalmente el sistema esplácnico) y un posterior retroceso pasivo de las venas, lo que aumenta el retorno venoso y la precarga. Además, la venoconstricción activa secundaria a la descarga simpática y al aumento de las concentraciones de catecolaminas puede disminuir sustancialmente la capacitancia venosa, sobre todo en el sistema esplácnico, con un aumento del volumen estresado y del retorno venoso. Este aumento del retorno venoso, que se produce como consecuencia de la disminución del gasto cardiaco y del flujo arterial, es solo un desacoplamiento transitorio y de corta duración entre los flujos arterial y venoso. Se debe a las características anatómicas y funcionales de la circulación venosa sistémica, que consta de dos sistemas situados en paralelo, en los que la circulación esplácnica puede desempeñar una función de reservorio e influir en el retorno venoso en función de las necesidades del organismo; al cabo de unos latidos, como determina la ecuación de continuidad, el flujo se iguala.

En conclusión, el gasto cardiaco y el retorno venoso no son lo mismo, pero deben ser iguales cuando se promedian a lo largo del tiempo. Al igual que los volúmenes sistólicos ventriculares izquierdo y derecho pueden ser diferentes entre sí de latido a latido (p. ej., debido a las interacciones corazón-pulmón durante el ciclo respiratorio o a la interdependencia ventricular), el retorno venoso y el gasto cardiaco también pueden ser diferentes durante un instante. Sin embargo, el flujo sanguíneo no se detiene en ningún punto del sistema cardiovascular, por lo que debe mantenerse constante a lo largo del tiempo. Por tanto, el gasto cardiaco y el retorno venoso se influyen mutuamente de forma significativa y bidireccional (fig. 2.32).

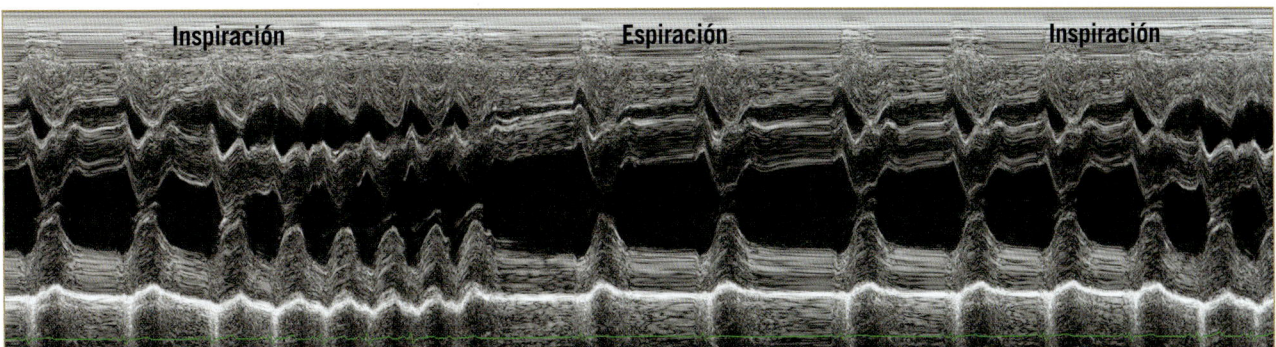

FIGURA 2.32. Ecocardiografía en modo M de un paciente con obstrucción grave de las vías respiratorias altas. Durante la inspiración, el retorno venoso aumenta bruscamente hacia la aurícula derecha debido a la importante reducción de la presión pleural; esto da lugar a un aumento del diámetro ventricular derecho y de la frecuencia cardiaca y a una disminución del diámetro ventricular izquierdo. Durante la espiración, ocurre lo contrario.

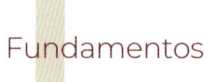
ACOPLAMIENTO VENTRICULOARTERIAL

El acoplamiento ventriculoarterial se considera la piedra angular de la relación funcional entre los ventrículos y el sistema arterial, y la interacción entre la acción de bombeo del corazón y la carga opuesta por el sistema arterial cambia constantemente para adaptarse a las elasticidades telesistólica ventricular y arterial. Este concepto tiene su origen en la curva PV, que puede obtenerse mediante cateterismo cardiaco y representa la interacción entre el ventrículo izquierdo y las arterias sistémicas o entre el ventrículo derecho y las arterias pulmonares. La consideración de esta interacción permite un estudio más realista de la dinámica cardiovascular, en comparación con lo que puede hacerse mediante el análisis del corazón o de los vasos por separado.

Aunque algunos autores utilizan la relación recíproca, el acoplamiento ventriculoarterial (AVA) se define por la relación entre la elasticidad arterial (E_a) y la elasticidad telesistólica ventricular izquierda (o derecha) (E_{ts}).

$$AVA = E_a/E_{ts}$$

Ambas variables son elasticidades (es decir, cambio de presión por un cambio de volumen), pero la E_{ts} representa la contractilidad, mientras que la E_a representa la carga arterial y expresa todas las fuerzas extracardiacas que se oponen a la eyección ventricular.

Sunagawa *et al.* demostraron con un modelo canino experimental que el acoplamiento ventriculoarterial para un conjunto dado de parámetros del sistema ventricular y arterial describe con precisión el volumen sistólico, porque es una medida fiable y eficaz del rendimiento cardiovascular. Cuando el volumen sanguíneo bombeado por el corazón hacia la aorta (o hacia la arteria pulmonar) es adecuado para la capacidad de los vasos arteriales de acogerlo, el rendimiento cardiovascular es óptimo, con un gasto energético mínimo. Pero, si esto no ocurre –debido a una contractilidad disminuida o a un aumento de la carga arterial–, la energía mecánica de eyección del ventrículo izquierdo no se transfiere completamente a la aorta y el sistema se desacopla, con el consiguiente fallo cardiaco o, simplemente, un aumento del gasto energético.

El concepto de acoplamiento ventriculoarterial está bien representado por la curva PV (fig. 2.33) a través de la intersección entre las dos curvas de elasticidad (E_{ts} y E_a).

E_{ts}: la curva de RPVTS, ya descrita anteriormente, es la línea que une todos los puntos de presión y volumen telesistólicos de un mismo ventrículo con diferentes cambios de precarga; la E_{ts} es la pendiente de esta línea y también se denomina elasticidad ventricular máxima. La presión durante el ciclo cardiaco es mayor en la mitad de la sístole, tal y como representa el círculo de la parte superior de la curva PV. Sin embargo, la relación entre la presión y el volumen es mayor en la mitad de la sístole. Sin embargo, la relación más alta entre presión y volumen durante todo el ciclo cardiaco se encuentra al final de la sístole, cuando la presión sigue siendo alta pero el volumen es bajo. Por tanto, la E_{ts} es la elasticidad ventricular máxima. La línea de RPVTS se traza conectando todos los puntos telesistólicos de una serie de curvas PV, obtenidas durante las distintas condiciones de carga del mismo ventrículo, y corta el eje x en el punto V_0, que es un volumen hipotético con una presión igual a 0 mmHg: representa el volumen no estresado del ventrículo izquierdo. La pendiente de la línea de RPVTS puede obtenerse de forma invasiva, mediante cateterismo cardiaco por oclusión cava: el inflado de un balón en la vena cava inferior genera una disminución progresiva de la precarga, obteniéndose diferentes curvas PV para diversos niveles de precarga cardiaca (fig. 2.34).

La E_{ts} define la contractilidad del ventrículo y es independiente de los estados de carga. La elasticidad se define como la relación entre la presión y el volumen, por lo que la E_{ts} debería obtenerse teóricamente a partir de la relación entre la presión telesistólica (PTS) y el volumen telesistólico (VTS); sin embargo, dado que la RPVTS no intercepta el punto cero en el eje x, la fórmula para calcular la E_{ts} es:

$$E_{ts} = PTS/(VTS-V_0)$$

La E_{ts} representa la contractilidad ventricular: es relativamente insensible a las condiciones de carga, pero si cambia el inotropismo, la E_{ts} cambia proporcionalmente (fig. 2.35a).

E_d: la curva de RPVTD describe las propiedades viscoelásticas pasivas del ventrículo durante la diástole. La E_d es la pendiente de la línea de RPVTD. La elasticidad ventricular cambia continuamente durante el ciclo cardiaco, tanto en sístole como en diástole; sin embargo, la rigidez máxima del ventrículo se alcanza al final de la sístole. La pendiente de la RPVTD aumenta ligeramente durante la diástole; el valor máximo de elasticidad diastólica (E_d) se alcanza al final de esta fase. En los pacientes con rigidez de las cámaras, la pendiente es más pronunciada y el valor de E_d aumenta. Al igual que para la elasticidad sistólica, la elasticidad diastólica se define como la relación entre la presión y el volumen, donde la presión corresponde a la presión instantánea durante la diástole, mientras que el volumen se obtiene por la diferencia entre el volumen instantáneo y el V_0; por tanto, la fórmula para la E_d es:

$$E_d = PTD/(VTD-V_0)$$

E_a: la función y las propiedades del sistema arterial están bien descritas por la relación entre la presión arterial telesistólica y el volumen sistólico, y la pendiente de esta relación

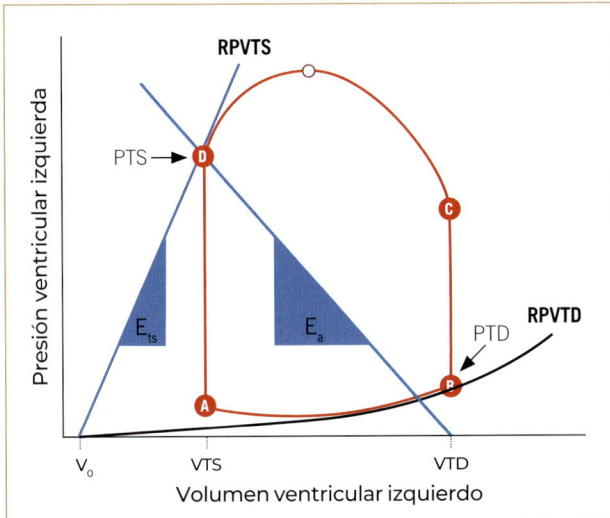

FIGURA 2.33. Representación gráfica del acoplamiento ventriculoarterial. Véase el texto para más detalles. E_a, elasticidad arterial; E_{ts}, elasticidad ventricular; PTD, presión telediastólica; PTS, presión telesistólica; RPVTD, relación presión/volumen telediastólica; RPVTS, relación presión/volumen telesistólica; VTD, volumen telediastólico; VTS, volumen telesistólico. Modificado de Oricco S, Rabozzi R. Principles of haemodynamics. En Rabozzi R, Oricco S. *Point-of-Care Ultrasound in Dogs and Cats,* Edra Publishing, 2023.

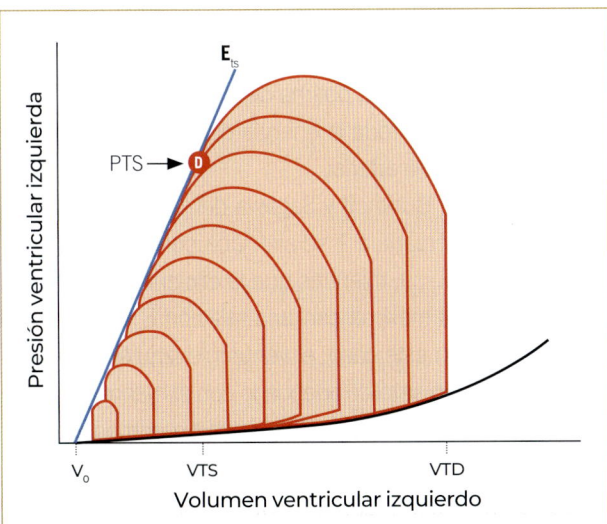

FIGURA 2.34. La pendiente de la curva de elasticidad ventricular (E_{ts}) se representa gráficamente a partir de diferentes puntos telesistólicos del mismo ventrículo en diferentes condiciones de precarga. PTS, presión telesistólica; RPVTS, relación presión/volumen telesistólica; VTD, volumen telediastólico; VTS, volumen telesistólico. Modificado de Oricco S, Rabozzi R. Principles of haemodynamics. En Rabozzi R, Oricco S. *Point-of-Care Ultrasound in Dogs and Cats,* Edra Publishing, 2023.

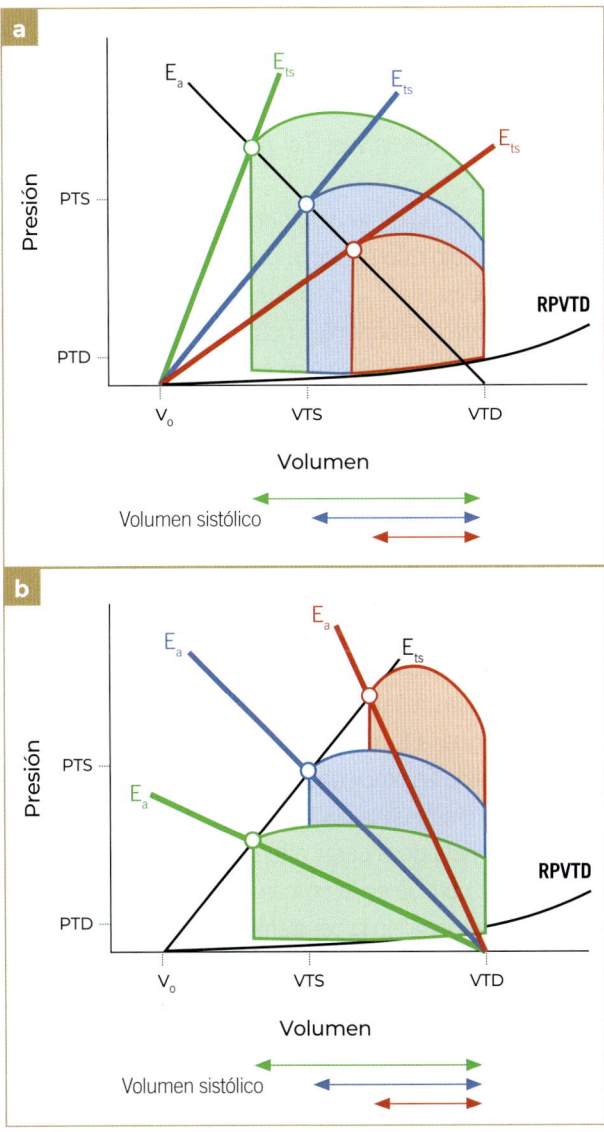

FIGURA 2.35. Variaciones en el acoplamiento ventriculoarterial debidas a cambios en la contractilidad (a) o en la poscarga (b). Un aumento (verde) o una disminución (rojo) de la contractilidad provoca un cambio en la pendiente de E_{ts} con respecto a la línea de base (azul). Un aumento (rojo) o una disminución (verde) de la poscarga provocan un cambio en la pendiente de E_a con respecto a la línea de base (azul). Modificado de Oricco S, Rabozzi R. Fluids and inotropic and vasoactive drugs. Monitoring the effects. En Rabozzi R, Oricco S. *Point-of-Care Ultrasound in Dogs and Cats,* Edra Publishing, 2023.

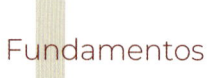

representa la E_a. Se trata de una línea recta trazada a partir del valor del volumen telediastólico en el eje "x" y la presión telesistólica (punto D en la curva PV). Al igual que para la elasticidad ventricular, la elasticidad arterial representa la relación presión/volumen, por lo que la pendiente de E_a representa la relación presión telesistólica/volumen sistólico.

$$E_a = PTS/VS$$

La E_a es la expresión de la carga arterial impuesta a la eyección del ventrículo izquierdo. Representa la asociación entre diferentes propiedades del sistema arterial: impedancia aórtica, resistencia vascular periférica y distensibilidad arterial global.

La impedancia, en general, implica una medida de la oposición al flujo que presenta un sistema, pero en el sistema cardiovascular la oposición total al flujo sanguíneo arterial incluye componentes no pulsátiles y pulsátiles. El componente no pulsátil se denomina resistencia vascular periférica y se calcula como la relación entre la presión arterial media y el flujo arterial medio (gasto cardiaco). Este parámetro depende de las propiedades físicas de la sangre (viscosidad) y del diámetro arterial. El componente pulsátil es la impedancia de entrada aórtica, calculada como la relación entre la presión oscilatoria y el flujo, que representa la relación compleja entre la presión pulsátil y el flujo, e integra las propiedades mecánicas del sistema arterial y los efectos de las reflexiones de las ondas arteriales.

Mientras que la E_{ts} define el estado contráctil del ventrículo, la E_a define las propiedades del sistema arterial no como una medida directa de la rigidez arterial, sino más bien como una medida neta de la carga arterial (poscarga ventricular); por tanto, un cambio en la poscarga ventricular conlleva un cambio proporcional en la pendiente de la E_a (fig. 2.35b).

AVA: la intersección entre las curvas de la E_{ts} y la E_a representa el acoplamiento ventriculoarterial, y el valor se calcula mediante la relación E_a/E_{ts}.

Se ha demostrado sistemáticamente que la relación E_a/E_{ts} es una medida fiable y eficaz de la eficiencia cardiovascular, es decir, la relación entre la energía funcional que genera el volumen sistólico (trabajo sistólico, TS) y el consumo miocárdico de oxígeno (MVO_2).

$$\text{Eficiencia ventricular} \approx TS/MVO_2$$

El área dentro de la curva PV representa el TS, el trabajo para lograr la máxima transferencia de energía mecánica a volumen sistólico (trabajo útil). El TS también se define como trabajo mecánico externo o trabajo funcional, para indicar un consumo energético efectivo dirigido a la eyección ventricular; es la energía para mantener el flujo sanguíneo hacia delante y proporcionar un transporte adecuado de oxígeno y nutrientes a los órganos periféricos. El área triangular bajo la curva de E_{ts}, definida por la RPVTS, la RPVTD y la fase de relajación isovolumétrica de la curva PV, define un área denominada energía potencial (EP, v. fig. 2.12), que representa la energía ventricular que se disipa en forma de calor durante la relajación isovolumétrica, sin convertirse en volumen sistólico (energía desperdiciada); la EP también se define como trabajo potencial mecánico o energía potencial no funcional. La suma de estas dos áreas (TS y EP) se define como área de presión-volumen (APV), que representa el trabajo cardiaco total, o la energía mecánica total generada por el ventrículo izquierdo en cada contracción para una contractilidad y unas condiciones de carga dadas. Se ha demostrado que guarda una relación lineal con el consumo miocárdico de oxígeno (MVO_2). Dado que en cualquier bomba que utilice energía la eficiencia de la propia bomba se define por la relación entre la energía útil y la energía total, la eficiencia ventricular puede expresarse como la relación TS/APV.

$$\text{Eficiencia ventricular} \approx TS/APV$$

La eficacia energética óptima del sistema cardiovascular se produce cuando toda la energía pulsátil del corazón se transmite al sistema arterial.

En humanos, Burkhoff y Sagawa demostraron que una relación E_a/E_{ts} cercana a 1 se asociaba con un trabajo sistólico óptimo ($TS_{MÁX}$), mientras que la eficiencia del sistema ($TS/MVO_{2MÁX}$) es máxima con una relación E_a/E_{ts} más baja ($E_a/E_{ts} = 0,5$). En este caso, el ventrículo izquierdo proporciona un volumen sistólico adecuado con el menor consumo energético posible. En perros, los datos experimentales son los más parecidos, con una relación E_a/E_{ts} cercana a 0,8 para el $TS_{MÁX}$ y cercana a 0,6 para el $TS/MVO_{2MÁX}$ (fig. 2.36).

El AVA puede calcularse mediante la medición invasiva y directa de la E_a y la E_{ts} utilizando un catéter de presión-volumen (PV); sin embargo, también puede estimarse de forma no invasiva mediante un método de latido único.

Chen *et al.* publicaron una fórmula para calcular la E_{ts} desarrollada a partir de un estudio experimental previo

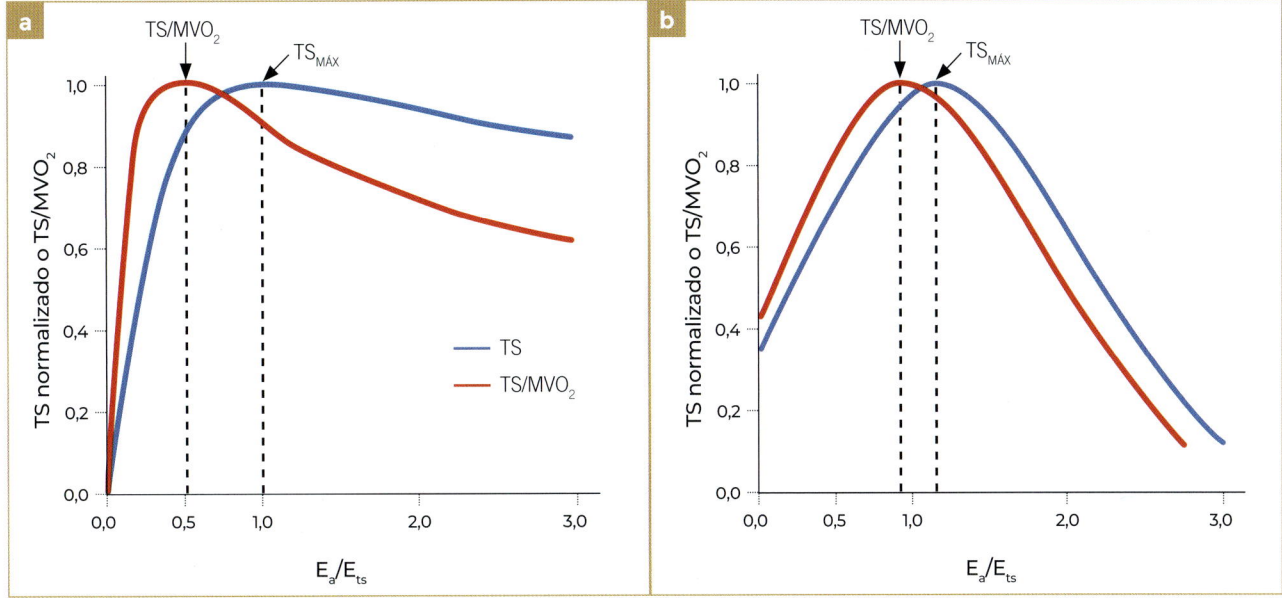

FIGURA 2.36. Gráficos que muestran la eficiencia ventricular (TS/MVO_2) y el trabajo sistólico (TS) en relación con el acoplamiento ventriculoarterial (E_a/E_{ts}), según la ecuación propuesta por Burkhoff y Sagawa (a) y basada en datos experimentales en perros (b). Modificado de Oricco S, Rabozzi R. Fluids and inotropic and vasoactive drugs. Monitoring the effects. En Rabozzi R, Oricco S. *Point-of-Care Ultrasound in Dogs and Cats,* Edra Publishing, 2023.

realizado en perros; esta fórmula bastante compleja incluye valores de presión arterial sistólica y diastólica y algunas variables ecocardiográficas como el volumen sistólico, la fracción de eyección ventricular izquierda, el tiempo de preeyección y el tiempo de eyección total. Con el fin de utilizar las mismas unidades para el numerador (E_a) y el denominador (E_{ts}), Sunagawa *et al.* en perros y Kelly *et al.* en humanos demostraron la utilidad del concepto de elasticidad arterial efectiva, que, como se ha descrito anteriormente, puede calcularse como: $E_a = PTS/VS$. La PTS puede estimarse utilizando la medida de la presión arterial sistólica (PAS) (PTS = PAS × 0,9), mientras que el VS, tanto para el cálculo de la E_a como de la E_{ts}, se mide mediante ecocardiografía (la diferencia entre el volumen telediastólico y el volumen telesistólico del ventrículo izquierdo, por lo general medida mediante el corte apical de cuatro cámaras).

$$AVA = \frac{E_a}{E_{ts}} = \frac{PTS\ (mmHg)}{VS\ (ml)} \bigg/ \frac{PTS\ (mmHg)}{VTS - V_0\ (ml)}$$

La fórmula simplificada para calcular la E_a está muy correlacionada con la carga arterial, aunque no es idéntica (no tiene en cuenta determinantes importantes como las ondas reflejadas). Además, al tratarse de un método de latido único, se basa en un único punto de presión-volumen y aproxima funciones no lineales que varían con el tiempo.

Por tanto, las fórmulas no invasivas de latido único son extrapolaciones lineales en estado estacionario y no tienen en cuenta ninguna variación en relación con la frecuencia cardiaca. Sin embargo, la frecuencia cardiaca *per se* puede afectar a la tendencia de los vasos arteriales a distenderse en respuesta a su presión intravascular; durante la taquicardia, aumenta la rigidez arterial y, por tanto, la E_a.

El valor de V_0 (volumen ventricular izquierdo no estresado) puede aproximarse a 0 ml, lo que simplifica aún más la fórmula:

$$AVA = \frac{E_a}{E_{ts}} = \frac{PTS\ (mmHg)}{VS\ (ml)} \bigg/ \frac{PTS\ (mmHg)}{VTS\ (ml)}$$

La ecuación podría simplificarse aún más:

$$AVA = \frac{E_a}{E_{ts}} = \frac{PTS\ (mmHg)}{VS\ (ml)} \bigg/ \frac{PTS\ (mmHg)}{VTS\ (ml)}$$

$$= \frac{PTS\ (mmHg)}{VS\ (ml)} \times \frac{VTS\ (ml)}{PTS\ (mmHg)}$$

$$AVA = \frac{E_a}{E_{ts}} = \frac{VTS\ (ml)}{VS\ (ml)}$$

Sin embargo, esta simplificación podría ser realista solo en ventrículos estrictamente normales, a pesar de las considerables variaciones individuales; no lo es en ventrículos remodelados. El V_0 será muy positivo en un ventrículo izquierdo dilatado y más bien negativo en un ventrículo izquierdo pequeño con hipertrofia concéntrica.

En pacientes con inestabilidad hemodinámica, como los que se encuentran en la unidad de cuidados intensivos, o en aquellos con enfermedades cardiovasculares, el V_0 no puede descuidarse y las fórmulas simplificadas podrían no proporcionar un resultado realista, a diferencia de la fórmula de Chen, que se considera el método no invasivo de referencia.

El acoplamiento ventriculoarterial también se aplica al ventrículo derecho y a la circulación pulmonar. Aunque las presiones y la curva PV del ventrículo derecho difieren de los del ventrículo izquierdo, el acoplamiento ventriculoarterial es muy similar, con un trabajo sistólico óptimo con una relación E_a/E_{ts} cercana a 1 y una eficiencia máxima del sistema (TS/$MVO_{2\,MÁX}$) con una relación E_a/E_{ts} de entre 0,5 y 0,7.

Las unidades corazón-circulación pulmonar derecha y corazón-circulación sistémica izquierda tienen la misma eficiencia porque los rendimientos cardiacos derecho e izquierdo deben ser similares y el flujo no puede detenerse; además, el consumo miocárdico de oxígeno ha de ser muy similar.

El método de referencia para la estimación del acoplamiento ventriculoarterial derecho requiere mediciones invasivas (multilatido) mediante cateterismo intraventricular, al igual que para las mediciones del acoplamiento ventriculoarterial izquierdo. Sin embargo, Guazzi *et al.* propusieron un índice no invasivo del acoplamiento ventrículo derecho-circulación pulmonar en la insuficiencia cardiaca basado en la relación entre la excursión sistólica del plano anular tricúspide (ESPAT) y la presión sistólica de la arteria pulmonar (PSAP) (ESPAT/PSAP). El cociente ESPAT/PSAP fue un factor de predicción importante e independiente de mortalidad, con un factor pronóstico negativo para valores <0,36.

Ante un aumento de la poscarga, el ventrículo derecho se comporta de forma diferente en función de la gravedad de la enfermedad, de si el aumento ha aparecido precozmente (durante la infancia o incluso la vida fetal) o tardíamente (durante la edad adulta) en la vida, y de si el aumento se ha desarrollado de forma aguda o crónica; además, en el caso de una enfermedad congénita, el mecanismo de respuesta es diferente.

Según la ley de Laplace, la capacidad del ventrículo derecho para adaptarse a un aumento de la poscarga depende de cuánto pueda aumentar el grosor de la pared. Para comprender mejor este concepto, pensemos en la embolia pulmonar aguda, la estenosis de la válvula pulmonar y la hipertensión pulmonar crónica adquirida. Estas tres afecciones generan un aumento de la poscarga, pero el efecto sobre el ventrículo derecho es muy diferente.

Tanto los perros con estenosis de la válvula pulmonar como los perros con hipertensión pulmonar presentan un aumento de la poscarga. Sin embargo, como la estenosis de la válvula pulmonar es una enfermedad congénita, el ventrículo derecho puede desarrollar hipertrofia miocárdica (aumento del tamaño de los miocitos, v. sección "Hipertrofia miocárdica"), pero también hiperplasia miocárdica (aumento del número de miocitos), lo que permite una mejor adaptación funcional del ventrículo derecho a largo plazo. Por otra parte, la hipertensión pulmonar adquirida puede caracterizarse por hipertrofia o dilatación del ventrículo derecho, en función del momento en el que se produzca el aumento de la poscarga.

Los pacientes con una poscarga crónicamente elevada pueden desarrollar hipertrofia concéntrica miocárdica. La respuesta miocárdica en las enfermedades adquiridas no puede compararse con la de las congénitas, en las que la plasticidad ventricular y el remodelado geométrico garantizan la tolerancia y un grado de hipertrofia e hiperplasia concéntricas decididamente superior. Los aumentos de la poscarga suelen provocar la dilatación del ventrículo derecho, con un aumento del volumen telesistólico debido al desacoplamiento ventriculoarterial y, en consecuencia, del volumen telediastólico para aumentar la reserva de precarga y el volumen sistólico (mecanismo de Frank-Starling). Sin embargo, en los pacientes con una poscarga crónicamente elevada y una distensibilidad reducida debida a una hipertrofia concéntrica que desarrollan un desajuste de la poscarga, el aumento de la reserva de precarga debido a la dilatación ventricular conduce a un aumento de la presión auricular, y no del volumen sistólico anterógrado.

Durante un aumento grave y agudo de la poscarga, como en la embolia pulmonar aguda masiva, el ventrículo derecho es incapaz de soportar un aumento brusco de las presiones arteriales pulmonares, por lo que se dilata (especialmente los diámetros telesistólicos) y se reduce de forma drástica su cinética. El ventrículo derecho no está "aturdido" ni es "intrínsecamente disfuncional", sino que está totalmente condicionado por una poscarga con la que es incapaz de interactuar; existe un desacoplamiento ventriculoarterial grave, que revertirá completa y rápidamente si disminuye la poscarga. Cuanto más rápida sea la aparición de la inestabilidad hemodinámica, más rápida puede ser la reversibilidad del estado, si hipotéticamente se resuelve por completo. En casos de aumento grave y agudo de la poscarga, la función ventricular disminuye con una caída del volumen sistólico porque el ventrículo no puede desarrollar presiones elevadas, ya que no está acostumbrado a una poscarga tan diferente y no hay hipertrofia ventricular derecha; esta es la razón por la que, durante una embolia pulmonar aguda, el gradiente ventriculoauricular máximo medido utilizando la velocidad de flujo máximo de la regurgitación tricúspide no puede superar los 60 mmHg y el tiempo de aceleración arterial pulmonar no puede superar los 60 ms (signo 60/60).

El cociente ESPAT/PSAP podría ser una herramienta interesante para monitorizar la progresión de la hipertensión pulmonar adquirida crónica primaria: una reducción progresiva de este cociente podría ser predictiva de la progresión de la enfermedad. Incluso en fases agudas, el cociente ESPAT/PSAP podría proporcionar información importante sobre el acoplamiento ventriculoarterial. Sin embargo, los valores del cociente ESPAT/PSAP no deben compararse entre pacientes agudos y crónicos porque sus valores de PSAP –estimados a través de la velocidad de flujo máximo de la regurgitación tricúspide– diferirán y esto llevaría a una subestimación del desacoplamiento ventricular en los pacientes agudos, aunque en la fase aguda la ESPAT también debería ser menor.

En los pacientes con enfermedades congénitas, como la estenosis de la válvula pulmonar, pero también la hipertensión pulmonar congénita (síndrome de Eisenmenger), no puede utilizarse el cociente ESPAT/PSAP porque el remodelado miocárdico con hipertrofia e hiperplasia concéntricas implica un aumento de la función sistólica ventricular en sentido radial y concéntrico, a expensas del sentido longitudinal. Dado que la ESPAT evalúa la función ventricular derecha longitudinal, en pacientes con enfermedades congénitas este valor podría subestimar la función sistólica ventricular derecha y el acoplamiento ventriculoarterial: la ESPAT podría ser baja a pesar de no haber reducción de la función ventricular. Además, dado que la ESPAT no representa la función sistólica en pacientes con hipertrofia concéntrica, no puede utilizarse para el seguimiento de la función sistólica a lo largo del tiempo (p. ej., en un caso de desajuste de la poscarga en perros con estenosis de la válvula pulmonar no tratada).

Por último, el cociente ESPAT/PSAP no puede utilizarse para estudiar el acoplamiento ventriculoarterial en pacientes con valvulopatía mitral y la consiguiente hipertensión pulmonar adquirida. En los casos de regurgitación mitral moderada o grave con función sistólica conservada, el ventrículo izquierdo es hipercinético debido a la sobrecarga de volumen y a la poscarga reducida (la presión en la aurícula izquierda es inferior a la de la aorta). Esta hipercinesia aumenta el movimiento longitudinal del corazón y, por tanto, también del ventrículo derecho, lo que provoca un aumento del valor de la ESPAT. En consecuencia, el cociente ESPAT/PSAP puede subestimar el desacoplamiento ventriculoarterial derecho (fig. 2.37).

El concepto de acoplamiento ventriculoarterial, tanto entre el ventrículo izquierdo y la circulación sistémica como entre el ventrículo derecho y la circulación pulmonar, es muy útil para comprender la fisiopatología cardiovascular. Independientemente de las fórmulas y cálculos para obtener valores de elasticidades arteriales o ventriculares y del acoplamiento ventriculoarterial, es importante comprender la mecánica y la interacción entre ambos sistemas y prestar atención a algunos datos ecocardiográficos relacionados con el acoplamiento ventriculoarterial. Entre ellos se incluyen el volumen telesistólico del ventrículo izquierdo (VTS) y la integral de tiempo de la velocidad aórtica (o pulmonar) (ITV_{Ao} o ITV_{Pulm}), así como la fracción de eyección del ventrículo izquierdo (FE), la excursión sistólica del plano anular mitral (ESPAM) y la velocidad sistólica miocárdica (S') para el ventrículo izquierdo, y la ESPAT y la PSAP para el ventrículo derecho. Todos estos datos dependen de la carga; sin embargo, dado que el acoplamiento ventriculoarterial también está condicionado tanto por la contractilidad como por la poscarga, en pacientes en los que no existen variaciones importantes de la precarga, la monitorización de estos datos ecocardiográficos a lo largo del tiempo permite a los clínicos evaluar cómo se modula el acoplamiento ventriculoarterial.

REMODELADO CARDIACO EN CARDIOPATÍAS E INSUFICIENCIA CARDIACA

Las cardiopatías provocan cambios en la precarga, la poscarga, la contractilidad y la relajación miocárdicas, y la frecuencia y el ritmo cardiacos. Estos cambios son adaptativos en situaciones fisiológicas como el ejercicio, pero se convierten en desadaptativos cuando se activan de forma crónica, como en el caso de las cardiopatías, y por tanto dan lugar a insuficiencia cardiaca.

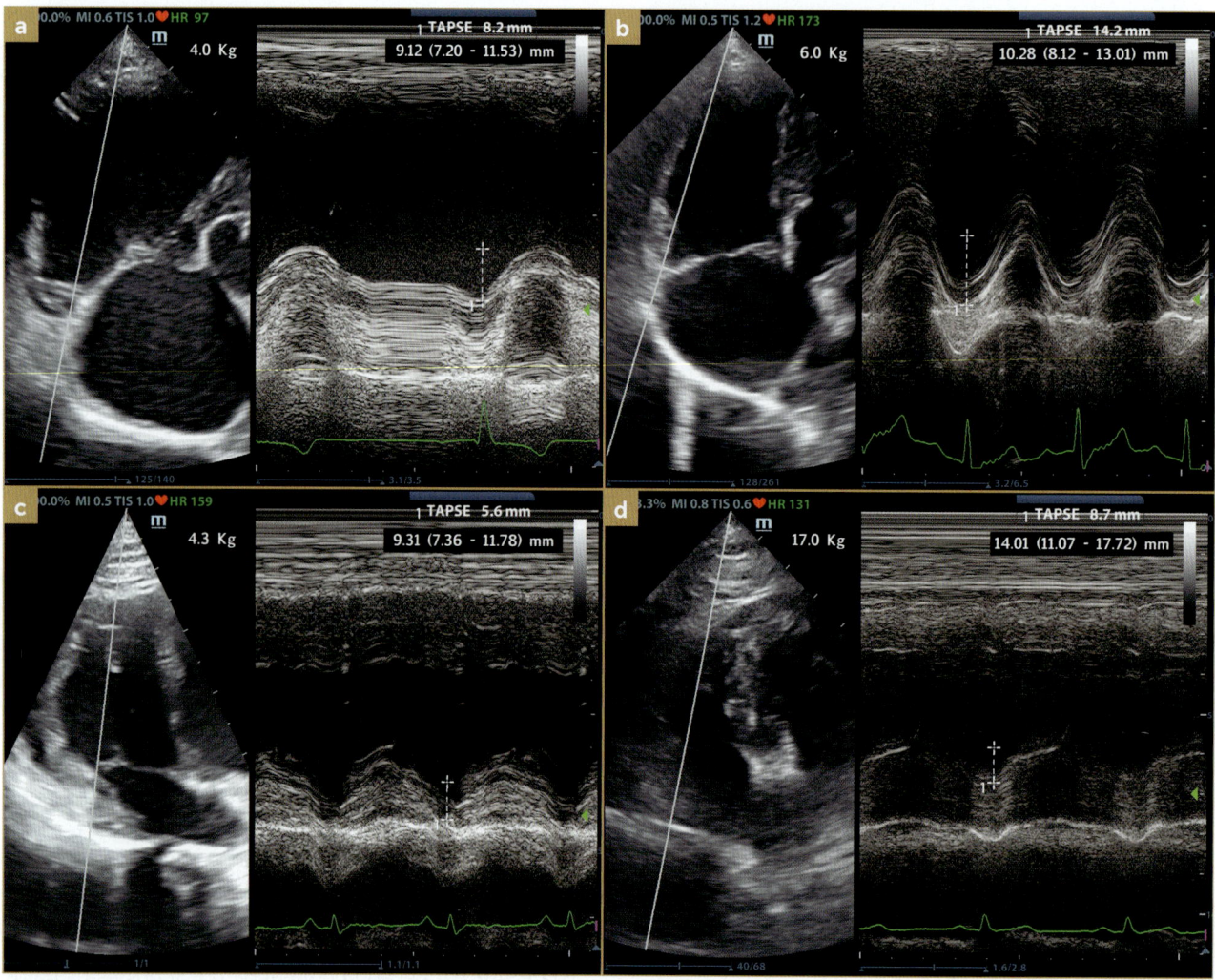

FIGURA 2.37. Excursión sistólica del anillo tricúspide (ESPAT) en pacientes con diferentes fenotipos: hipertensión pulmonar tipo I (a), hipertensión pulmonar tipo II (b), estenosis valvular pulmonar moderada (c) y estenosis valvular pulmonar grave (d).

En 2016, la European Society of Cardiology Task Force para el diagnóstico y tratamiento de la insuficiencia cardiaca aguda y crónica definió la *insuficiencia cardiaca* como "un síndrome clínico caracterizado por síntomas típicos (p. ej., disnea, fatiga) que pueden ir acompañados de signos (p. ej., presión venosa yugular elevada, crepitantes pulmonares y edema periférico) causados por una anomalía cardiaca estructural o funcional, que da lugar a una reducción del gasto cardiaco o a presiones intracardiacas elevadas en reposo o durante el esfuerzo".

La insuficiencia cardiaca, por tanto, es un síndrome complejo caracterizado por la activación e interacción de diferentes mecanismos –incluida la hipertrofia miocárdica, la activación neurohumoral y la respuesta inflamatoria–, que dan lugar al remodelado cardiaco y a la consiguiente alteración de la función cardiaca. Aunque la aparición de los signos clínicos puede producirse relativamente tarde en el curso de la enfermedad, especialmente en las cardiopatías crónicas, el remodelado cardiaco aparece muy pronto.

HIPERTROFIA MIOCÁRDICA

La hipertrofia miocárdica (fig. 2.38) es una respuesta adaptativa a un aumento a largo plazo del trabajo miocárdico. La hipertrofia es un agrandamiento anormal, o engrosamiento del músculo cardiaco, resultante de aumentos en el tamaño de los cardiomiocitos (con un incremento en el número de sarcómeros) y de cambios en la matriz extracelular.

En las cardiopatías crónicas, la hipertrofia miocárdica concéntrica se produce en respuesta al aumento de la presión sistólica (sobrecarga de presión), mientras que la hipertrofia excéntrica se produce en respuesta al aumento de la presión y el volumen diastólicos (sobrecarga de volumen).

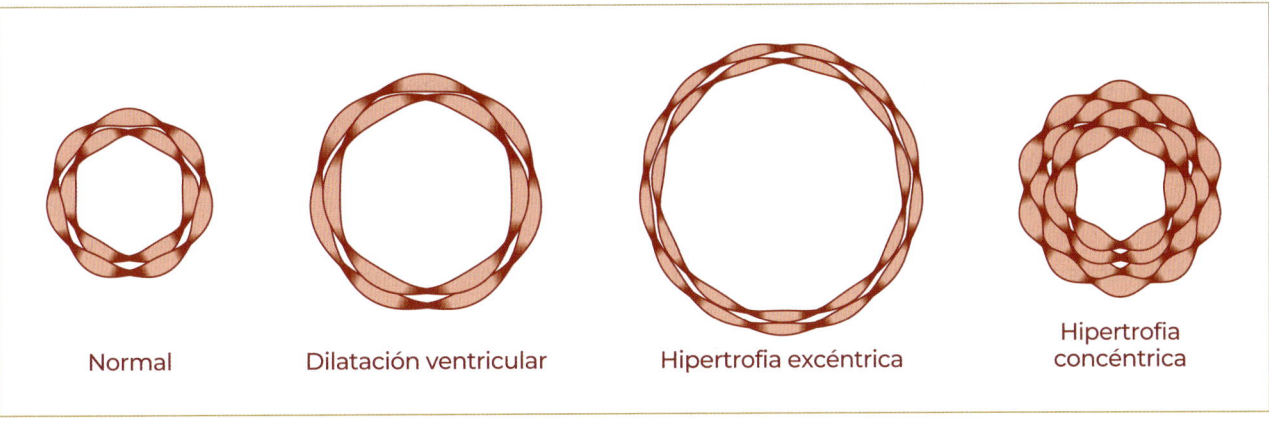

FIGURA 2.38. Representación visual de un ventrículo normal, dilatado e hipertrófico (excéntrico y concéntrico).

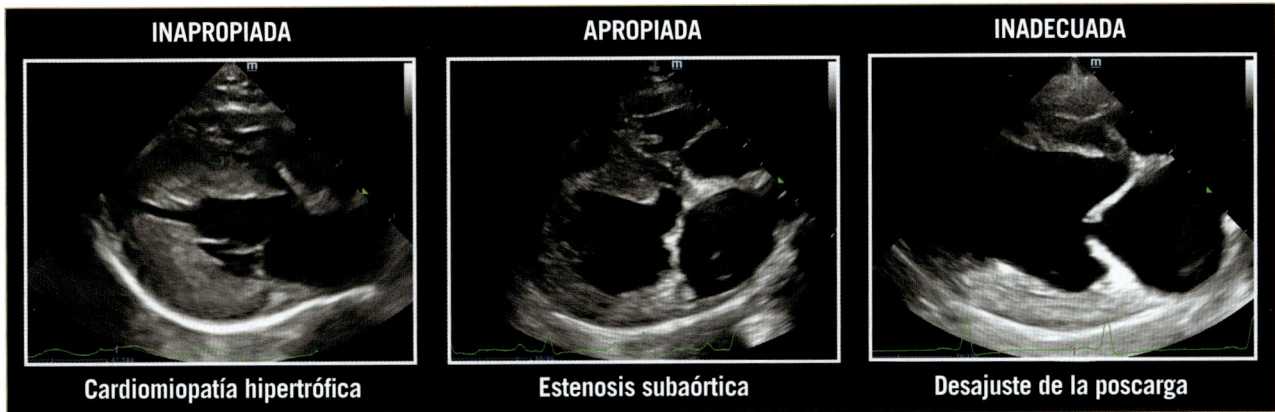

FIGURA 2.39. Diferentes tipos de hipertrofia concéntrica: inapropiada (p. ej., cardiomiopatía hipertrófica), apropiada (p. ej., estenosis subaórtica), inadecuada (p. ej., estenosis subaórtica con desajuste de la poscarga).

Hipertrofia concéntrica

La característica morfológica de la hipertrofia concéntrica es el ensanchamiento y engrosamiento de las paredes ventriculares (derecha, izquierda o ambas). Se debe a la hiperplasia de los sarcómeros, que se replican en paralelo (uno al lado del otro), lo que da lugar a un aumento del volumen de los cardiomiocitos. Sin embargo, el aumento de la masa cardiaca no siempre se debe a un aumento del tamaño de las células (hipertrofia); también puede deberse a un aumento del número de cardiomiocitos (hiperplasia) o a una combinación de estos dos factores.

La hiperplasia de miocitos suele ser frecuente en pacientes con cardiopatías congénitas con sobrecarga de presión (p. ej., estenosis de la válvula pulmonar) porque los cardiomiocitos pueden replicarse durante la vida fetal, mientras que es infrecuente en pacientes con enfermedades adquiridas (p. ej., hipertensión sistémica), ya que es más probable que estimulen la hiperplasia del sarcómero con hipertrofia de cardiomiocitos.

Como se ha mencionado anteriormente, el principal estímulo para la hipertrofia concéntrica es la sobrecarga de presión (aumento de la presión intraventricular sistólica). Sin embargo, en gatos y ocasionalmente en perros existen algunos fenotipos hipertróficos que no se desarrollan debido a la sobrecarga de presión; p. ej., la miocarditis felina se caracteriza por hipertrofia concéntrica sin sobrecarga de presión.

Por tanto, la hipertrofia concéntrica podría clasificarse, basándose en criterios fisiopatológicos, en hipertrofia concéntrica apropiada, inapropiada e inadecuada (fig. 2.39, vídeo 1).

La hipertrofia concéntrica apropiada se refiere a la hipertrofia ventricular adaptativa. Según la ley de Laplace, con la

VÍDEO 2.1. Imágenes ecocardiográficas de hipertrofia concéntrica inapropiada, apropiada e inadecuada.

misma presión, un aumento del grosor del miocardio reduce la tensión de la cámara ventricular. Por ello, un incremento de la tensión mecánica y del trabajo miocárdico debido a la sobrecarga de presión induce una adición paralela de nuevos sarcómeros con un aumento desproporcionado del grosor de la pared ventricular. Cuando aumenta la presión sistólica, la relación entre el radio de la cámara y el grosor de la pared ventricular disminuye y la respuesta hipertrófica es adecuada.

La hipertrofia concéntrica inapropiada se refiere a los pacientes con cardiomiopatía hipertrófica en los que, para cualquier presión sistólica dada, la relación entre el radio de la cámara y el grosor de la pared ventricular es baja. En este caso, no hay respuesta a la sobrecarga de presión y al aumento del estrés mecánico, y el ventrículo desarrolla hipertrofia concéntrica sin ningún estímulo físico.

La hipertrofia concéntrica inadecuada se refiere a los pacientes que desarrollan disfunción sistólica. Si, para una presión dada, aumenta la tensión sistólica de la pared y la relación entre el radio de la cámara y el grosor de la pared ventricular, la respuesta hipertrófica es inadecuada, lo que da lugar a un fallo del ventrículo, con desacoplamiento entre el ventrículo y el vaso arterial y un aumento de los diámetros telesistólicos. Este estado en el que el ventrículo desarrolla disfunción sistólica y dilatación secundaria a la sobrecarga de presión se denomina "desajuste de poscarga".

Hipertrofia excéntrica

Las características morfológicas de la hipertrofia excéntrica son bastante diferentes de las de la hipertrofia concéntrica. La hipertrofia excéntrica se caracteriza por un aumento del volumen y del diámetro ventriculares con un grosor de la pared relativamente normal, que aumenta lo justo para contrarrestar el mayor radio: la hipertrofia de las células se debe a la hiperplasia de los sarcómeros, que se replican en serie (de extremo a extremo), lo que induce un aumento del volumen del cardiomiocito. A diferencia de la hipertrofia concéntrica, en la que las células aumentan de grosor, en este caso las células aumentan en longitud.

El principal estímulo de la hipertrofia excéntrica es la sobrecarga de volumen: una disminución del gasto cardiaco hacia adelante debida a una disfunción sistólica miocárdica (p. ej., cardiomiopatía dilatada) o a valvulopatías (p. ej., valvulopatía mitral mixomatosa) estimula la retención de sodio y agua a través de los riñones, con un aumento del volumen sanguíneo, del volumen estresado, del retorno venoso y de la precarga, y el consiguiente aumento de la presión telediastólica. Este aumento del diámetro ventricular genera un estiramiento de la pared miocárdica y se denomina dilatación ventricular, que es diferente de la hipertrofia excéntrica. A menudo, la dilatación ventricular y la hipertrofia excéntrica ventricular se utilizan como sinónimos; sin embargo, la hipertrofia excéntrica podría considerarse una consecuencia de la dilatación ventricular. La dilatación ventricular corresponde a la distensión pasiva de la cámara (estiramiento) debido a la sobrecarga de volumen; la masa ventricular no cambia y la pared adelgaza a medida que se produce la distensión; sin embargo, la distensión pasiva es limitada. La hipertrofia ventricular excéntrica, en cambio, es un aumento del volumen de la cámara, asociado a un aumento del volumen de los propios cardiomiocitos, causado por un aumento del número de sarcómeros y no simplemente por el estiramiento de las células. Esto puede dar lugar a un incremento considerable del volumen ventricular, que puede alcanzar hasta el 200-300 % del valor basal. Además, se produce un aumento de la masa ventricular y un grosor relativamente normal de la pared. La hipertrofia excéntrica puede considerarse la garantía de la reserva de precarga: sin ella, la presión telediastólica alcanza valores elevados con volúmenes relativamente bajos (30-40 % del valor basal), mientras que, con ella, la cámara mejora su distensibilidad y la presión telediastólica disminuye con el mismo volumen telediastólico.

ACTIVACIÓN NEUROHUMORAL

El sistema cardiovascular trabaja para mantener una presión arterial sistémica normal, garantizar que la perfusión de los órganos sea adecuada para las demandas metabólicas celulares y mantener presiones capilares y presiones venosas sistémicas y pulmonares normales.

Durante la insuficiencia cardiaca, el sistema cardiovascular no puede trabajar adecuadamente para realizar todas sus funciones. La necesidad de mantener estable la presión arterial sistémica prevalece sobre las demás, lo que desencadena una serie de mecanismos que pueden provocar cambios en las presiones venosas y capilares sistémicas o pulmonares. La vasoconstricción arterial y la retención de sodio y agua garantizan el mantenimiento de la presión y el flujo, a expensas del aumento de las presiones auriculares. Basándose en esta prioridad, en la mayoría de los pacientes con cardiopatía crónica, la presión auricular izquierda puede ser elevada y el gasto cardiaco puede ser ligeramente bajo, pero la presión arterial sistémica es casi siempre normal. Esta es la razón por la que los pacientes con cardiopatía crónica desarrollan insuficiencia cardiaca congestiva y no insuficiencia cardiaca progresiva; los signos clínicos que pueden aparecer están relacionados primero con la congestión venosa y, solo en la fase tardía, con la hipoperfusión.

El cerebro, el corazón y los riñones deben recibir sangre con una presión de perfusión (PAM) superior a 60 mmHg. Mientras que un flujo sanguíneo y una presión inadecuados causarán la muerte del paciente, un aumento de la presión auricular y de la congestión venosa les permitirá sobrevivir durante mucho tiempo antes de que acaben desarrollando signos clínicos que conduzcan a la muerte. La evolución de la especie les ha permitido protegerse de la deshidratación y las hemorragias preservando su presión arterial sistémica, el flujo sanguíneo y el consiguiente aporte de oxígeno dentro de ciertos límites, lo que puede garantizar la supervivencia a corto plazo y un rendimiento físico suficiente para escapar de los depredadores.

Activación del sistema nervioso simpático

Cuando los receptores de presión o los receptores químicos son estimulados por la reducción de la presión arterial o los cambios en el [H^+], la presión parcial de oxígeno (PaO_2) y la presión parcial de dióxido de carbono ($PaCO_2$), se activa el sistema nervioso simpático, con la liberación de norepinefrina y epinefrina. Los receptores adrenérgicos primarios en el corazón son los receptores b_1, que inducen un efecto cronótropo e inótropo positivo (así como un efecto dromótropo y batmótropo positivo), mientras que en el músculo liso periférico son los receptores a_1, que inducen vasoconstricción. La activación simpática es el primer mecanismo que interviene tras un descenso de la presión arterial sistémica; sus efectos son inmediatos y conducen a un aumento de la presión arterial y del gasto cardiaco, dentro de ciertos límites. Sin embargo, la estimulación adrenérgica crónica produce un efecto desadaptativo con taquicardia persistente, incremento de la demanda y el consumo miocárdico de oxígeno, aumento de la poscarga y regulación a la baja de los receptores, con disminución de la sensibilidad. La regulación a la baja es un mecanismo protector del sistema cardiovascular frente a la exposición elevada a catecolaminas. Inicialmente, la activación del sistema nervioso simpático es capaz de compensar completamente la disminución de la presión arterial, mediante la estimulación de los receptores a y b. Sin embargo, al cabo de unos días, la mayoría de los receptores (aproximadamente el 50 % de los b_1) ya no son capaces de estimularse y el efecto de la activación simpática disminuye. Aunque esto es reversible mediante el uso de betabloqueantes, los

receptores son incapaces de interactuar con las catecolaminas circulantes y el aumento de la contractilidad disminuye ligeramente con una reducción del flujo. En consecuencia, entra en juego otro mecanismo para aumentar el gasto cardiaco: la sobrecarga de volumen.

Activación del sistema renina-angiotensina-aldosterona (SRAA)

El aparato yuxtaglomerular de la corteza renal es uno de los lugares más importantes de liberación de renina; consta de la mácula densa, formada por un grupo de células epiteliales especializadas en los túbulos distales, y de las células yuxtaglomerulares, que se encuentran en la pared de las partes terminales de las arteriolas aferentes. El aparato yuxtaglomerular libera renina para garantizar la conservación renal de la sal y el agua y el mantenimiento de la presión arterial. La liberación de renina está controlada por la baja presión de perfusión renal (en las arteriolas aferentes) y la baja tasa de filtración glomerular, la activación del sistema nervioso simpático, la reducción de la concentración de sal en el túbulo distal (detectada por la mácula densa) y los bajos niveles de angiotensina II.

La renina convierte el angiotensinógeno (producido por el hígado) en angiotensina I, que es transformada en angiotensina II por la enzima convertidora de la angiotensina (ECA). Esta cascada de renina-angiotensina provoca la liberación de un potente vasoconstrictor, la angiotensina II, que actúa sobre dos tipos de receptores, AT_1 y AT_2, presentes tanto en el corazón como en los vasos. Los receptores AT_1 actúan sobre los vasos induciendo vasoconstricción y sobre el corazón favoreciendo el aumento de la contractilidad y el remodelado cardiaco con hipertrofia miocárdica y fibrosis. Por otro lado, los receptores AT_2 tienen un efecto opuesto en los vasos: inducen vasodilatación y conducen a la supresión de la biosíntesis y la liberación de renina; sin embargo, también pueden inducir remodelado cardiaco, daño miocárdico y apoptosis. Los receptores AT_1 también están presentes en los riñones y las glándulas adrenales, y su activación favorece la retención de sodio y agua, la vasoconstricción de los vasos sanguíneos renales, en particular las arteriolas eferentes, y la secreción de aldosterona.

La aldosterona es una hormona antinatriurética, secretada por la zona glomerular de la corteza adrenal; su liberación se rige por el sistema renina-angiotensina y el potasio. El sistema renina-angiotensina está condicionado por el volumen sanguíneo y favorece la liberación de aldosterona y la retención de sodio durante los periodos de hipovolemia o hipoperfusión, mientras que hace lo contrario durante la hipervolemia. Dado que su acción principal es favorecer la reabsorción de sodio y la excreción de potasio en los túbulos distales del riñón, la hiperpotasemia estimula la secreción de aldosterona y la hipopotasemia la inhibe. La secreción de aldosterona también se ve influida por otros factores como la hormona adrenocorticotrófica (ACTH) y los péptidos natriuréticos. Al igual que la angiotensina II, la aldosterona favorece la hipertrofia y la fibrosis cardiacas.

Los niveles de angiotensina II y aldosterona son elevados tanto en humanos como en animales con insuficiencia cardiaca congestiva, y esta fuerte activación de los receptores AT_1 conduce a la amplificación del efecto del sistema nervioso simpático; la liberación de aldosterona, vasopresina y endotelina, que provoca retención de líquidos y, por tanto, sobrecarga de volumen; el remodelado cardiaco con hipertrofia, estrés oxidativo y apoptosis de los miocitos; y el remodelado vascular.

La angiotensina II no solo la sintetiza el SRAA, sino que existen vías alternativas para su síntesis, en las que intervienen la quimasa y la calicreína. Esta es la razón por la que la liberación de angiotensina II no puede bloquearse completamente mediante la administración exclusiva de inhibidores de la ECA.

La activación de la vía de la quimasa aumenta progresivamente con el empeoramiento de la insuficiencia cardiaca congestiva y parece llevar a cabo la activación directa de factores profibróticos, como el factor de crecimiento transformante beta (TGF-b).

Vasopresina (u hormona antidiurética, ADH)

La vasopresina es una hormona secretada por el hipotálamo que sirve para mantener la homeostasis del volumen y la presión en el sistema cardiovascular. La secreción de vasopresina está regulada por el estado del volumen (a través de barorreceptores en el corazón, los grandes vasos y el seno carotídeo) y la osmolaridad del plasma, así como por la estimulación directa del sistema nervioso simpático y el SRAA. La vasopresina actúa sobre los receptores V_1, V_2 poner este número como subíndice, en el texto original es una errata y V_3: la estimulación de los receptores V_1 induce la vasoconstricción sistémica, la estimulación de los receptores V_2 induce la reabsorción de agua en los conductos colectores renales a través de las acuaporinas y la estimulación de los receptores V_3 media la secreción de ACTH de la adenohipófisis. Aunque los pacientes con insuficiencia

cardiaca, especialmente en las fases más avanzadas, suelen tener una osmolaridad plasmática baja, la vasopresina puede secretarse durante la insuficiencia cardiaca. De hecho, los estímulos de hipotensión y bajo gasto cardiaco son superiores al estímulo inverso relacionado con la hipoosmolalidad; además, la activación del sistema nervioso simpático y del SRAA estimulan directamente la secreción de vasopresina.

Endotelina

La endotelina 1 (ET-1) es liberada por las células endoteliales en respuesta al estrés, la hipoxia, las especies reactivas de oxígeno (ROS), la angiotensina II y la vasopresina. Provoca una vasoconstricción importante al aumentar el calcio intracelular en las células musculares lisas vasculares, pero también estimula el miocardio, con un efecto inótropo positivo. La ET-1 actúa sobre dos receptores: ET_A y ET_B. En condiciones fisiológicas, los niveles plasmáticos de ET-1 son muy bajos: no es una hormona circulante, sino local. Las células endoteliales secretan ET-1 hacia el interior de la pared vascular a través de la membrana basal, hacia el músculo liso subyacente, donde la estimulación de los receptores ET_A induce vasoconstricción. Además, la ET-1 actúa sobre las células endoteliales próximas de forma autocrina y paracrina estimulando los receptores ET_B. Esto conduce a la liberación de factores relajantes como la prostaciclina y el óxido nítrico, que inducen la relajación del músculo liso.

En la disfunción endotelial, el nivel circulante de ET-1 es elevado en muchos casos, y la producción de ET-1 está regulada al alza, mientras que la producción de óxido nítrico está regulada a la baja; esto conduce a un desequilibrio de la homeostasis del lecho vascular con el consiguiente efecto vasoconstrictor significativo (unas 10 veces superior al de la angiotensina II) y a otros efectos importantes, como una disminución de la actividad antitrombótica y un aumento del tono y la permeabilidad vasculares y de la actividad de crecimiento celular. La ET-1 es un importante factor agravante de las enfermedades cardiovasculares y los niveles séricos de ET-1 son directamente proporcionales al remodelado cardiaco; además, la ET-1 participa activamente en la fisiopatología de muchas enfermedades vasculares como la insuficiencia cardiaca crónica, la hipertensión sistémica y la hipertensión pulmonar.

Péptidos natriuréticos

Los péptidos natriuréticos son hormonas liberadas tras un estiramiento del miocardio. Por ello se definen como "sensores de volumen": como su nombre indica, un aumento del volumen sanguíneo desencadena la natriuresis y la diuresis.

Estas hormonas se unen a los receptores de péptidos natriuréticos A (NPRA), que se localizan en el corazón y las paredes de los vasos (músculo liso vascular), pero también en los riñones, el cerebro y las glándulas adrenales. La unión de los péptidos natriuréticos a los NPRA produce guanosín monofosfato cíclico (GMPc), que provoca vasodilatación (con aumento del flujo sanguíneo glomerular y de la tasa de filtración glomerular y reducción de la captación de sodio), lo que da lugar a natriuresis y diuresis. Los péptidos natriuréticos también tienen propiedades lusitropas y mejoran la velocidad de relajación miocárdica.

Además de ser inducida por el estímulo del estiramiento, la secreción de péptidos natriuréticos también se desencadena por la inflamación, la actividad simpática, el SRAA, la isquemia y la ET-1.

Los péptidos natriuréticos desempeñan un papel importante en la homeostasis cardiovascular a través de la modulación del equilibrio de líquidos y electrolitos y la regulación del tono vascular. El péptido natriurético auricular (ANP), el péptido natriurético de tipo B (o cerebral) (BNP) y el péptido natriurético de tipo C (CNP) son los péptidos natriuréticos más comunes. El ANP y el BNP son estimulados por el estiramiento de la pared miocárdica auricular y ventricular, respectivamente, mientras que el CNP es liberado por el cerebro, los condrocitos y las células endoteliales y actúa localmente (regulador paracrino/autocrino). El CNP ejerce otros efectos fisiológicos fuera del sistema cardiovascular, como la regulación del crecimiento óseo. El ANP y el BNP también inhiben la angiotensina II, la actividad simpática, la endotelina y la producción de colágeno, y favorecen la liberación de óxido nítrico y la expresión de metaloproteinasas de matriz; estas últimas son enzimas implicadas en el recambio de la matriz extracelular.

Los péptidos natriuréticos se producen como preprohormonas (preproANP, preproBNP), que se dividen en prohormonas (proANP, proBNP) y posteriormente son escindidas por proteasas miocárdicas o séricas específicas en su forma biológicamente activa (C-ANP, C-BNP, un fragmento carboxiterminal) y en su forma inactiva pero más estable (NT-proANP, NT-proBNP). El C-ANP y el C-BNP tienen semividas cortas, mientras que el NT-proANP y el NT-proBNP tienen semividas más largas; esto permite una mayor modulación del volumen sanguíneo a corto plazo por el C-ANP y el C-BNP, y concentraciones séricas más estables de NT-proANP y NT-proBNP; en particular, el NT-proBNP tiene una semivida más larga que el NT-proANP.

Los estudios más importantes sobre péptidos natriuréticos como biomarcadores utilizan títulos de NT-proBNP, que se ha descrito como un predictor de insuficiencia cardiaca congestiva, un marcador para distinguir perros o gatos con una cardiomiopatía oculta de animales sanos y una herramienta para diferenciar entre las distintas etiologías de la dificultad respiratoria (p. ej., disnea cardiogénica frente a no cardiogénica o disnea con o sin hipertensión pulmonar precapilar).

Otras neurohormonas

Recientemente se han descubierto muchas otras hormonas que participan en la activación neurohumoral y cuyos niveles séricos están elevados en pacientes con insuficiencia cardiaca. Entre ellas se encuentran la adrenomedulina, la cardiotrofina 1, la urotensina II, la apelina y la urocortina.

La adrenomedulina es un potente factor neurohumoral que posee un fuerte efecto natriurético, además de un efecto vasodilatador sobre los vasos y un efecto inhibidor de la hipertrofia miocárdica. Su secreción está estimulada principalmente por mediadores inflamatorios, que se liberan en pacientes con insuficiencia cardiaca. Los niveles séricos de adrenomedulina son elevados tanto en personas como en animales con insuficiencia cardiaca. En perros con enfermedad mixomatosa de la válvula mitral, los niveles plasmáticos de adrenomedulina se correlacionan con las concentraciones de péptidos natriuréticos y con el tamaño del corazón izquierdo.

La cardiotrofina 1 es una citoquina liberada tras el estiramiento del miocardio y sintetizada tanto por la aurícula como por el ventrículo. En un modelo canino de insuficiencia cardiaca crónica experimental, los niveles de cardiotrofina 1 aumentaron con respecto a los valores basales. La cardiotrofina 1 se libera antes que el BNP y su efecto principal es la estimulación de la hipertrofia cardiaca. Por tanto, desempeña un papel importante en el remodelado cardiaco durante la insuficiencia cardiaca.

La urotensina II es el vasoconstrictor más potente conocido hasta la fecha; en comparación con la ET-1, es hasta 50 veces más potente en la contracción de las arterias y hasta 10 veces más potente en la contracción de las venas. Sin embargo, la baja densidad de receptores para la urotensina II hace que su efecto vasoconstrictor global sea menor que el de la ET-1. El efecto vascular de la urotensina II varía según la especie y el lecho vascular; hasta la fecha, se sabe poco sobre su efecto en perros, pero los estudios recientes han identificado que las arterias felinas son muy sensibles a la urotensina II. Aunque la urotensina II tiene un efecto vasoconstrictor, dependiendo del estado vascular, puede causar tanto vasoconstricción independiente del endotelio como vasodilatación dependiente del endotelio, con efectos diferentes.

La apelina es un agente inótropo y vasodilatador positivo que induce la relajación de las células musculares lisas mediante la liberación de óxido nítrico. La apelina es uno de los factores más potentes que aumentan la contractilidad cardiaca y desempeña un papel importante en la regulación de la función miocárdica. Un estudio experimental demostró una reducción de los niveles de apelina en pacientes con insuficiencia cardiaca inducida por microembolización en comparación con perros normales, pero el número de receptores de apelina no disminuyó, lo que proporcionó una justificación fisiopatológica para administrar apelina durante la insuficiencia cardiaca con el fin de mejorar la hemodinámica cardiovascular mediante el aumento del inotropismo.

Los péptidos como la urocortina pertenecen al mismo grupo de hormonas que la hormona liberadora de la corticotropina (CRH) y pueden liberarse como respuesta al estrés, pero también a lesiones por isquemia y reperfusión. Se cree que la urocortina puede ejercer una función protectora en los miocitos cardiacos frente a los daños provocados por la hipoxia y la isquemia, con efectos inotrópicos positivos y vasodilatadores similares a los de la apelina. Aunque la urocortina está presente en el miocardio canino, no es un biomarcador útil en perros con enfermedad cardiaca.

RESPUESTA INFLAMATORIA

La inflamación es un paso importante en el desarrollo y la progresión de la insuficiencia cardiaca congestiva, que conduce a la disfunción miocárdica y endotelial, el estrés oxidativo y la caquexia cardiaca en la fase tardía de la enfermedad cardiovascular.

Hay muchos marcadores de inflamación y disfunción endotelial que aumentan en perros con insuficiencia cardiaca crónica, así como biomarcadores de estrés oxidativo, como han demostrado varios estudios. Uno de los marcadores de inflamación más frecuentes en pacientes con insuficiencia cardiaca congestiva es la proteína C reactiva (CRP). La diferencia entre los pacientes con y sin insuficiencia cardiaca fue estadísticamente significativa en muchos estudios, con mayores niveles de CPR en los pacientes con insuficiencia cardiaca congestiva. Otros biomarcadores de

inflamación, como el recuento de leucocitos y neutrófilos, también aumentan en pacientes con cardiopatía e insuficiencia cardiaca, así como los niveles de algunas citocinas, como la interleucina 8 (IL-8) en pacientes sintomáticos y el TGF-b en pacientes asintomáticos con valvulopatía mitral mixomatosa y remodelado cardiaco (estadio B2 del ACVIM). Los datos recientes demuestran que el TGF-b, junto con la serotonina, interviene en la patogenia de la valvulopatía mitral mixomatosa. Aunque la producción de CRP deriva principalmente del hígado tras la liberación de citocinas, que incluyen interleucinas como la IL-1, la IL-6 y el factor de necrosis tumoral alfa (TNF-a), y se sabe que los niveles de estas citocinas están elevados en pacientes humanos con insuficiencia cardiaca, en perros o gatos no hay suficientes estudios que demuestren un aumento de los niveles de IL-1, IL-6 y TNF-a durante la insuficiencia cardiaca. De hecho, los pocos datos disponibles en la literatura muestran lo contrario.

La proteína *KC-like* (*keratinocyte-derived chemotactic-like*) es otra citocina derivada de los queratinocitos que puede estar elevada durante la insuficiencia cardiaca. Sin embargo, las variaciones en los niveles de IL-2, IL-7, IL-10, IL-15, IL-18, proteína quimiotáctica de monocitos 1 (MCP-1), interferón g (IFN-g), proteína 10 inducida por IFN-g (IP-10) y factor estimulante de colonias de granulocitos y macrófagos (GM-CSF) no resultaron ser estadísticamente significativas en perros con diferentes estadios de cardiopatía. En otro estudio se observó que los niveles de MCP-1 eran elevados en perros con enfermedad mixomatosa de la válvula mitral e insuficiencia cardiaca congestiva, mientras que los niveles de IL-2, IL-7 e IL-8 eran inferiores en comparación con el grupo de control.

Los mediadores inflamatorios pueden ser liberados por los leucocitos, las plaquetas y las células endoteliales y miocárdicas, así como por el hígado y los pulmones.

Además de la inflamación, el estrés oxidativo desempeña un papel importante en la evolución de la enfermedad y puede contribuir a la depresión miocárdica, la disfunción endotelial y la apoptosis de los miocitos cardiacos. El estrés oxidativo es un proceso patológico en el que se altera el equilibrio entre las especies reactivas de oxígeno (ROS) y los antioxidantes. Un aumento del estrés oxidativo contribuye al remodelado cardiaco y al desarrollo de insuficiencia cardiaca. La paraoxonasa tipo 1 (PON-1) tiene una acción cardioprotectora y es un marcador negativo de la inflamación y el daño oxidativo: durante la insuficiencia cardiaca, los niveles de PON-1 disminuyen y esto da lugar a un aumento del estrés oxidativo y la generación de ROS.

La disfunción endotelial como consecuencia de la inflamación y el estrés oxidativo podría asociarse a un peor pronóstico y, en humanos, la identificación de esta afección se considera importante para un tratamiento adecuado de los pacientes con cardiopatías. Los biomarcadores plasmáticos de la función endotelial en humanos son biomarcadores de inflamación como la CRP, los inhibidores de la síntesis de óxido nítrico como la dimetilarginina asimétrica (ADMA) y la dimetilarginina simétrica (SDMA), o los marcadores de daño endotelial como el factor de von Willebrand. Sin embargo, en los perros solo el aumento de la CRP se asoció con la insuficiencia cardiaca. Una de las herramientas para evaluar la función endotelial, además de los biomarcadores plasmáticos, es la vasodilatación mediada por flujo dependiente del endotelio y la consiguiente hiperemia reactiva. Esta herramienta está validada en humanos y también se ha aplicado en perros; consiste en un estudio Doppler del flujo de la arteria braquial antes y después de la oclusión mediante un manguito durante unos minutos.

BIBLIOGRAFÍA

Abbott JA. Heart rate and heart rate variability of healthy cats in home and hospital environments. *J Feline Med Surg,* 2005, 7(3):195-202.

Apostolakis S, Konstantinides S. The right ventricle in health and disease: insights into physiology, pathophysiology and diagnostic management. *Cardiology,* 2012, 121(4):263-273.

Arshed S, Pinsky MR. Applied Physiology of Fluid Resuscitation in Critical Illness. *Crit Care Clin,* 2018, 34(2):267-277.

Bers DM. Cardiac excitation-contraction coupling. *Nature,* 2002, 415(6868):198-205.

Bloechlinger S, Grander W, Bryner J, Dunser MW. Left ventricular rotation: a neglected aspect of the cardiac cycle. *Intensive Care Med,* 2011, 37(1):156-163.

Buckberg GD, Weisfeldt ML, Ballester M, *et al.* Left ventricular form and function: scientific priorities and strategic planning for development of new views of disease. *Circulation,* 2004, 110(14):e333-6.

Burkhoff D, Sagawa K. Ventricular efficiency predicted by an analytical model. *Am J Physiol,* 1986, 250(6 Pt 2):R1021-7.

Chen CH, Fetics B, Nevo E, *et al.* Noninvasive single-beat determination of left ventricular end-systolic elastance in humans. *J Am Coll Cardiol,* 2001, 38(7):2028-2034.

Crystal GJ, Salem MR. The Bainbridge and the "reverse" Bainbridge reflexes: history, physiology, and clinical relevance. *Anesth Analg,* 2012, 114(3):520-532.

Cunningham SM, Rush JE, Freeman LM. Systemic inflammation and endothelial dysfunction in dogs with congestive heart failure. *J Vet Intern Med,* 2012, 26(3):547-557.

de Lima GV, Ferreira FDS. N-terminal-pro brain natriuretic peptides in dogs and cats: A technical and clinical review. *Vet World,* 2017, 10(9):1072-1082.

De Tombe PP, Jones S, Burkhoff D, Hunter WC, Kass DA. Ventricular stroke work and efficiency both remain nearly optimal despite altered vascular loading. *Am J Physiol,* 1993, 264(6 Pt 2):H1817-24.

DiFrancesco D. The role of the funny current in pacemaker activity. *Circ Res,* 2010, 106(3):434-446.

Domanjko Petrič A, Lukman T, Verk B, Nemec Svete A. Systemic inflammation in dogs with advanced-stage heart failure. *Acta Vet Scand,* 2018, 60(1):20.

Fox PR, Rush JE, Reynolds CA, *et al.* Multicenter evaluation of plasma N-terminal probrain natriuretic peptide (NT-pro BNP) as a biochemical screening test for asymptomatic (occult) cardiomyopathy in cats. *J Vet Intern Med,* 2011, 25(5):1010-1016.

Gelman S. Venous function and central venous pressure: a physiologic story. *Anesthesiology,* 2008,108(4):735-748.

Guarracino F, Baldassarri R, Pinsky MR. Ventriculo-arterial decoupling in acutely altered hemodynamic states. *Crit Care,* 2013,17(2):213.

Guazzi M, Bandera F, Pelissero G, *et al.* Tricuspid annular plane systolic excursion and pulmonary arterial systolic pressure relationship in heart failure: an index of right ventricular contractile function and prognosis. *Am J Physiol Heart Circ Physiol,* 2013, 305(9):H1373-81.

Haddad F, Hunt SA, Rosenthal DN, Murphy DJ. Right ventricular function in cardiovascular disease, part I: Anatomy, physiology, aging, and functional assessment of the right ventricle. *Circulation,* 2008, 117(11):1436-1348.

Hanås S, Tidholm A, Egenvall A, Holst BS. Twenty-four hour Holter monitoring of unsedated healthy cats in the home environment. *Journal of Veterinary Cardiology,* 2009, 11(1):17-22.

Herring N, Levick JR, Paterson DJ. *Levick's introduction to cardiovascular physiology,* 6th ed., 2018, Taylor & Francis Group.

Higgins CB, Vatner SF, Franklin D, Braunwald E. Extent of regulation of the heart's contractile state in the conscious dog by alteration in the frequency of contraction. *J Clin Invest,* 1973, 52(5):1187-94.

Hollmer M, Willesen JL, Tolver A, Koch J. Left atrial volume and phasic function in clinically healthy dogs of 12 different breeds. *Vet J, 2013,* 197(3):639-645.

Ikonomidis I, Aboyans V, Blacher J, *et al.* The role of ventricular-arterial coupling in cardiac disease and heart failure: assessment, clinical implications and therapeutic interventions. A consensus document of the European Society of Cardiology Working Group on Aorta & Peripheral Vascular Diseases, European Association of Cardiovascular Imaging, and Heart Failure Association. *Eur J Heart Fail,* 2019, 21(4):402-424.

Jougasaki M, Tachibana I, Luchner A, *et al.* Augmented cardiac cardiotrophin-1 in experimental congestive heart failure. *Circulation,* 2000, 101(1):14-17.

Joung B, Ogawa M, Lin SF, Chen PS. The calcium and voltage clocks in sinoatrial node automaticity. *Korean Circulation Journal,* 2009, 39(6):217-222.

Kanno N, Asano K, Teshima K, *et al.* Plasma adrenomedullin concentration in dogs with myxomatous mitral valvular disease. *J Vet Med Sci,* 2012, 74(6):739-443.

Kellihan HB, Mackie BA, Stepien RL. NT-proBNP, NT-proANP and cTnI concentrations in dogs with pre-capillary pulmonary hypertension. *J Vet Cardiol,* 2011, 13(3):171-182.

Kelly RP, Ting CT, Yang TM et al. Effective arterial elastance as index of arterial vascular load in humans. *Circulation,* 1992, 86(2):513-521.

Kittleson MD. Pathophysiology of heart failure. En Kittleson MD, Kienle RD (eds.). *Small Animal Cardiovascular Medicine,* 1998, Mosby, pp. 136-48.

Kittleson MD, Kienle RD. Normal clinical cardiovascular physiology. En Kittleson MD, Kienle RD (eds.). *Small Animal Cardiovascular Medicine,* 1998, Mosby, pp. 11-35.

Levy MN. Sympathetic-Parasympathetic Interactions in the Normal Heart. En Rosen MR, Palti Y (eds.). *Lethal Arrhythmias Resulting from Myocardial Ischemia and Infarction: Proceedings of the Second Rappaport Symposium,* 1989, Boston, MA, Springer US, pp. 137-48.

London GM. Heterogeneity of left ventricular hypertrophy-does it have clinical implications? *Nephrol Dial Transplant,* 1998, 13(1):17-19.

Lumsden NG, Khambata RS, Hobbs AJ. C-type natriuretic peptide (CNP): cardiovascular roles and potential as a therapeutic target. *Curr Pharm Des,* 2010, 16(37):4080-4088.

MacDonald KA, Kittleson MD, Munro C, Kass P. Brain natriuretic peptide concentration in dogs with heart disease and congestive heart failure. *J Vet Intern Med,* 2003, 17(2):172-77.

Magder S. Volume and its relationship to cardiac output and venous return. *Crit Care,* 2016, 20:271.

Masaki T, Sawamura T. Endothelin and endothelial dysfunction. *Proc Jpn Acad Ser B Phys Biol Sci,* 2006, 82(1):17-24.

Mavropoulou A, Guazzetti S, Borghetti P, *et al.* Cytokine expression in peripheral blood mononuclear cells of dogs with mitral valve disease. *Vet J,* 2016, 211:45-51.

Mihaileanu S, Antohi EL. Revisiting the relationship between left ventricular ejection fraction and ventricular-arterial coupling. *ESC Heart Fail,* 2020, 7(5):2214-2222.

Milnor WR. Arterial impedance as ventricular afterload. *Circ Res,* 1975, 36(5):565-570.

Monge García MI, Saludes Orduña P, Cecconi M. Understanding arterial load. *Intensive Care Med,* 2016, 42(10):1625-1627.

Morelli A, Singer M, Ranieri VM, *et al.* Heart rate reduction with esmolol is associated with improved arterial elastance in patients with septic shock: a prospective observational study. *Intensive Care Med,* 2016, 42(10):1528-1534.

Nemec Svete A, Verk B, Čebulj-Kadunc N, *et al.* Inflamation and its association with oxidative stressin dogs with heart failure. *BMC Vet Res,* 2021, 17(1):176.

Nguyen M, Berhoud V, Bartamian L, *et al.* Agreement between different non-invasive methods of ventricular elastance assessment for the monitoring of ventricular-arterial coupling in intensive care. *J Clin Monit Comput,* 2020, 34(5):893-901.

Nichols WW, Pepine CJ. Left ventricular afterload and aortic input impedance: implications of pulsatile blood flow. *Prog Cardiovasc Dis,* 1982, 24(4):293-306.

Olivier NB, Kittleson MD, Knowlen GG. Cardiac preload. Physiology and clinical implications. *J Vet Intern Med,* 1987, 1(2):81-85.

Ong KL, Lam KS, Cheung BM. Urotensin II: its function in health and its role in disease. *Cardiovasc Drugs Ther,* 2005, 19(1):65-75.

Oricco S, Rabozzi R. Principi di emodinamica. En Rabozzi R, Oricco S (eds.). *Ecografia Point-of-Care nel cane e nel gatto - Uso degli ultrasuoni in anestesia, emergenza e terapia intensiva,* 2021, Edra S.p.A., pp. 25-61.

Oyama MA. Neurohormonal activation in canine degenerative mitral valve disease: implications on pathophysiology and treatment. *J Small Anim Pract,* 2009, 50 Suppl 1:3-11.

Oyama MA, Elliott C, Loughran KA, *et al.* Comparative pathology of human and canine myxomatous mitral valve degeneration: 5HT and TGF-β mechanisms. *Cardiovasc Pathol,* 2020, 46:107196.

Oyama MA, Singletary GE. The use of NT-proBNP assay in the management of canine patients with heart disease. *Vet Clin North Am Small Anim Pract,* 2010, 40(4):545-558.

Pappano AJ, Wier WG. Regulation of the heartbeat. En Pappano AJ, Wier WG (eds.). *Cardiovascular Physiology,* 2018, Elsevier, pp. 83-108.

Peti-Peterdi J, Harris RC. Macula densa sensing and signaling mechanisms of renin release. *J Am Soc Nephrol,* 2010, 21(7):1093-1096.

Ponikowski P, Voors AA, Anker SD, *et al.* 2016 ESC Guidelines for the diagnosis and treatment of acute and chronic heart failure. *European Heart Journal,* 2016, 37(27):2129-2200.

Raddino R, Pedrinazzi C, Zanini G, *et al.* [Urocortin: molecular biology and cardiovascular effects]. *G Ital Cardiol (Rome),* 2007, 8(4):236-245.

Reimann MJ, Ljungvall I, Hillström A, *et al.* Increased serum C-reactive protein concentrations in dogs with congestive heart failure due to myxomatous mitral valve disease. *Vet J,* 2016, 209:113-118.

Rosca M, Lancellotti P, Popescu BA, Pierard LA. Left atrial function: pathophysiology, echocardiographic assessment, and clinical applications. *Heart,* 2011, 97(23):1982-1289.

Rubio CP, Saril A, Kocaturk M, *et al.* Changes of inflammatory and oxidative stress biomarkers in dogs with different stages of heart failure. *BMC Vet Res,* 2020, 16(1):433.

Saito Y. Roles of atrial natriuretic peptide and its therapeutic use. *Journal of Cardiology,* 2010, 56(3):262-270.

Salvi P. *Pulse waves. How vascular hemodynamics affects blood pressure,* 2017, Springer Cham.

Sanz J, Sánchez-Quintana D, Bossone E, *et al.* Anatomy, Function, and Dysfunction of the Right Ventricle: JACC State-of-the-Art Review. *Journal of the American College of Cardiology,* 2019, 73(12):1463-1482.

Schober KE, Chetboul V. Echocardiographic evaluation of left ventricular diastolic function in cats: Hemodynamic determinants and pattern recognition. *J Vet Cardiol,* 2015, 17 Suppl 1:S102-33.

Schober KE, Hart TM, Stern JA, *et al.* Detection of Congestive Heart Failure in Dogs by Doppler Echocardiography. *J Vet Intern Med,* 2010, 24(6):1358-1368.

Sengupta PP, Khandheria BK, Korinek J, *et al.* Biphasic tissue Doppler waveforms during isovolumic phases are associated with asynchronous deformation of subendocardial and subepicardial layers. *J Appl Physiol,* 2005, 99(3):1104-1111.

Sengupta PP, Korinek J, Belohlavek M, *et al.* Left Ventricular Structure and Function: Basic Science for Cardiac Imaging. *Journal of the American College of Cardiology,* 2006, 48(10):1988-2001.

Sengupta PP, Krishnamoorthy VK, Korinek J, *et al.* Left ventricular form and function revisited: applied translational science to cardiovascular ultrasound imaging. *J Am Soc Echocardiogr,* 2007, 20(5):539-551.

Sengupta PP, Tajik AJ, Chandrasekaran K, Khandheria BK. Twist mechanics of the left ventricle: principles and application. *JACC Cardiovasc Imaging,* 2008, 1(3):366-376.

Shishido T, Hayashi K, Shigemi K, *et al.* Single-beat estimation of end-systolic elastance using bilinearly approximated time-varying elastance curve. *Circulation,* 2000, 102(16):1983-1989.

Singletary GE, Rush JE, Fox PR, *et al.* Effect of NT-proBNP assay on accuracy and confidence of general practitioners in diagnosing heart failure or respiratory disease in cats with respiratory signs. *J Vet Intern Med,* 2012, 26(3):542-546.

Sunagawa K, Maughan WL, Burkhoff D, Sagawa K. Left ventricular interaction with arterial load studied in isolated canine ventricle. *Am J Physiol,* 1983, 245(5 Pt 1):H773-80.

Swenne CA. Baroreflex sensitivity: mechanisms and measurement. *Neth Heart J,* 2013, 21(2):58-60.

Torrent-Guasp F, Kocica MJ, Corno A, *et al.* Systolic ventricular filling. *Eur J Cardiothorac Surg,* 2004, 25(3):376-386.

Torrent-Guasp F, Kocica MJ, Corno AF, *et al.* Towards new understanding of the heart structure and function. *Eur J Cardiothorac Surg,* 2005, 27(2):191-201.

Tsuruda T, Boerrigter G, Huntley BK, *et al.* Brain natriuretic Peptide is produced in cardiac fibroblasts and induces matrix metalloproteinases. *Circ Res,* 2002, 91(12):1127-1134.

Vatner SF, Boettcher DH. Regulation of cardiac output by stroke volume and heart rate in conscious dogs. *Circ Res,* 1978, 42(4):557-561.

Veloso GF, Ohad DG, Francis AJ, *et al.* Expression of urocortin peptides in canine myocardium and plasma. *Vet J,* 2011, 188(3):318-324.

Wang M, Gupta RC, Rastogi S, *et al.* Effects of acute intravenous infusion of apelin on left ventricular function in dogs with advanced heart failure. *J Card Fail,* 2013, 19(7):509-516.

Ward JL, Lisciandro G, Ware WA, *et al.* Evaluation of point-of-care thoracic ultrasound and NT-proBNP for the diagnosis of congestive heart failure in cats with respiratory distress. *J Vet Intern Med,* 2018, 32(5):1530-1540.

Wess G, Butz V, Mahling M, Hartmann K. Evaluation of N-terminal pro-B-type natriuretic peptide as a diagnostic marker of various stages of cardiomyopathy in Doberman Pinschers. *Am J Vet Res,* 2011, 72(5):642-649.

Zois NE, Moesgaard SG, Kjelgaard-Hansen M, *et al.* Circulating cytokine concentrations in dogs with different degrees of myxomatous mitral valve disease. *Vet J,* 2012, 192(1):106-111.

CAPÍTULO 3

Cardiopatías congénitas: genética, epidemiología y abordaje clínico

Claudio Bussadori, María Josefa Fernández del Palacio, Paola Giuseppina Brambilla

GENÉTICA DE LAS CARDIOPATÍAS CONGÉNITAS

Las cardiopatías congénitas (CC) pueden aparecer en fases tempranas o tardías del desarrollo del corazón. El desarrollo cardiaco está regulado por intrincadas redes de factores de transcripción. Las decisiones sobre el destino celular en el origen de todos los linajes celulares cardiacos están influidas tanto por procesos genéticos (secuencia del ADN) como epigenéticos (regulación de la expresión génica sin alteración de la secuencia genética, como la metilación del ADN, las modificaciones de las histonas y la estructura de la cromatina de orden superior). Sin embargo, la base genética, epigenética o ambiental exacta de las CC sigue siendo poco conocida, aunque es probable que el mecanismo exacto sea multifactorial, tanto en humanos como en animales. Esto sugiere que, en la mayoría de las CC, se produce una desregulación más compleja de múltiples genes y vías transcripcionales, como resultado de cambios en la regulación a largo plazo de la transcripción.

En humanos, se sabe que las alteraciones genéticas asociadas a las CC incluyen la aneuploidía (un número anormal de cromosomas o segmentos de cromosomas), las variaciones en el número de copias (deleciones o duplicaciones de segmentos de cromosomas) y las mutaciones puntuales (alteración de la secuencia de nucleótidos de un gen concreto). Estas mutaciones pueden heredarse dentro de una familia siguiendo las leyes de Mendel (herencia mendeliana) o producirse por primera vez en el paciente afectado (mutaciones esporádicas o *de novo*).

Las mutaciones hereditarias tienen diferentes grados de penetrancia, término que se refiere a la proporción de individuos portadores de una mutación que también manifiestan la enfermedad asociada, y distinta expresividad, que se refiere a la gama de fenotipos asociados a una mutación determinada. La heterogeneidad genética es un fenómeno que significa que fenotipos iguales o similares pueden estar originados por variaciones de nucleótidos en distintas regiones del mismo gen o por distintos tipos de mutaciones.

Las formas comunes de herencia de las enfermedades de pequeños animales incluyen la autosómica recesiva, la autosómica dominante, la recesiva ligada al cromosoma x y la poligénica. Los rasgos autosómicos dominantes son los portados en cromosomas autosómicos que son clínicamente evidentes incluso cuando solo una copia del gen tiene una mutación. Los rasgos ligados al cromosoma x están causados por uno o varios genes presentes en el cromosoma X; estos rasgos suelen ser recesivos. Los rasgos poligénicos son aquellos que requieren la acción conjunta de dos o más genes para que se desarrolle un rasgo específico. Son frecuentes en los animales y son rasgos especialmente difíciles tanto para los clínicos como para los genetistas, porque puede llevar años identificar todos los genes implicados, y también es muy difícil desarrollar pruebas moleculares para su detección y hacer recomendaciones de cría específicas basadas en estos rasgos.

Se ha descubierto que los factores de transcripción cardiacos y los genes cardiacos específicos implicados en la morfogénesis cardiaca son responsables de las CC humanas (p. ej., tres genes [NKX2.5, TBX5, GATA4] están implicados como factores clave en la dismorfogénesis septal).

Sin embargo, los estudios paralelos en pequeños animales son extremadamente limitados y no se han encontrado mutaciones genéticas específicas. Por tanto, no se han desarrollado pruebas diagnósticas para identificar estas enfermedades. El diagnóstico molecular de las cardiopatías hereditarias en el perro es complicado en comparación con el de las enfermedades que afectan a otros sistemas orgánicos, no solo por una transmisión genética más compleja, sino también por las importantes diferencias genéticas entre razas caninas.

Las primeras referencias en la literatura con pruebas de una base genética para las CC en perros las publicó Patterson a finales de la década de 1960. Posteriormente, los estudios de pedigrí sobre diversas CC en razas específicas revelaron una transmisión poligénica de defectos como el conducto arterioso persistente (CAP), la estenosis pulmonar (EP), la estenosis aórtica subvalvular (EAS), el defecto del septo ventricular (DSV), la tetralogía de Fallot (TdF) y el arco aórtico persistente. Cada uno de estos defectos se hereda de forma compleja, lo que concuerda con una base poligénica.

Dado que las poblaciones de perros y gatos de raza pura están mucho menos mezcladas genéticamente y se establecieron más recientemente que los humanos, el patrón genético de las CC en perros o gatos puede ser diferente del de los humanos. De hecho, se ha evaluado el gen *GATA4* tanto en el Caniche estándar como en el Doberman, y no se han identificado mutaciones causantes de la comunicación interauricular (CIA). Además, la evaluación molecular del gen *ZFPM2* en varios Schnauzer miniatura y perros Sapsali con TdF no identificó una mutación causal. Sin embargo, el conocimiento de las etiologías genéticas en humanos puede ser un buen punto de partida para estudios fundamentales de las CC en pequeños animales utilizando nuevas técnicas de secuenciación genética.

Para clasificar correctamente las CC de perros y gatos de raza pura, deben tenerse en cuenta varias características, como su fenotipo, sus modos de herencia y los genes implicados con sus mutaciones relevantes.

Además, teniendo en cuenta la base frecuentemente poligénica de estas enfermedades, es fundamental empezar a pensar y actuar en términos de "predisposición al trastorno" para obtener una mejora genética de las razas afectadas. Esta predisposición está ligada a un fondo genético más complejo que el gen único en el que solíamos pensar con la genética mendeliana.

A partir del conocimiento de que un rasgo puede heredarse, los clínicos pueden orientar a los propietarios y criadores de animales para reducir la frecuencia de dicho rasgo. Incluso si se desconoce la mutación específica, la identificación de un patrón de herencia y la información sobre el cribado clínico pueden ser útiles para un criador que intente tomar decisiones sobre la cría.

EPIDEMIOLOGÍA DE LAS CARDIOPATÍAS CONGÉNITAS

Las anomalías congénitas del sistema cardiovascular están presentes al nacer y suelen provocar la muerte perinatal tanto en perros como en gatos. Sin embargo, en algunos casos, las CC son asintomáticas y no se detectan hasta más adelante en la vida, por lo que el porcentaje de perros con CC que sobreviven hasta la edad adulta puede ser bastante elevado. Esto, paradójicamente, representa un peligro constante para la salud de las razas caninas, ya que estos sujetos asintomáticos, si no se identifican mediante un cribado específico, pueden tener acceso a la reproducción y transmitir su CC hereditaria. Aunque las CC pueden deberse a factores ambientales, como las enfermedades infecciosas contraídas durante el periodo gestacional o el uso de fármacos o la exposición a sustancias tóxicas durante la gestación, se cree que para la mayoría de las malformaciones cardiacas en pequeños animales la transmisión está determinada genéticamente, y no se debe a mutaciones genéticas repentinas, sino más bien a mecanismos hereditarios precisos. Dado que es difícil determinar la etiología de una CC a nivel individual, desde el punto de vista reproductivo han de considerarse como enfermedades potencialmente transmisibles. La incidencia de las CC en perros y gatos es sistemáticamente superior a la encontrada en otras especies. Esto puede explicarse por la restricción del *pool* genético, común en algunas razas, en las que ciertas enfermedades se encuentran con mayor frecuencia. Un *pool* genético restringido que se reproduce con frecuencia conlleva un aumento proporcional de los casos de anomalías hereditarias. Un conocimiento adecuado y actualizado de la epidemiología de las CC es esencial para los profesionales veterinarios y puede influir positivamente en la salud animal. También es útil en la práctica diaria del veterinario, ya que conocer las predisposiciones específicas de las razas a diversas enfermedades simplifica el proceso de diagnóstico y permite un diagnóstico y tratamiento precoces, algo que, en muchas CC comunes, puede ayudar a que el animal tenga una esperanza de vida normal y una buena calidad de vida.

Hoy en día se conoce mejor la incidencia de las CC gracias a diversos estudios epidemiológicos y cribados de razas realizados para informar y orientar a los criadores en sus programas de cría, así como al desarrollo y disponibilidad cada vez mayor de equipos ecográficos en los hospitales veterinarios. La mayor o menor popularidad de las distintas razas en determinadas épocas y regiones o países hace que la incidencia de estas enfermedades pueda variar con el tiempo y según la localización geográfica.

Los estudios epidemiológicos más valiosos sobre las CC se han realizado en Estados Unidos, Australia, Reino Unido, Suiza, Suecia, Italia y Polonia desde principios de la década de 1960. En casi todos los estudios, las CC más comunes observadas fueron el CAP, la EP y la EAS, mientras que las menos comunes fueron el DSV, la displasia tricúspide (DT) y la TdF. La literatura señala una predisposición específica de raza al CAP en el Caniche y el Pastor Alemán, a la EP en el Bulldog Inglés y Francés, el American Staffordshire Terrier y el Boxer, y a la EAS en el Golden Retriever, el Dogo de Burdeos, el Terranova y el Boxer. Sin embargo, la prevalencia de la enfermedad en las razas afectadas dependía de la popularidad de la raza en un país en cada periodo. Este interesante asunto también animó a muchos estudios a analizar cómo los medios de comunicación, la moda y las tendencias influyen en las elecciones individuales de raza, provocando así rápidos aumentos de la población de algunas razas específicas para satisfacer la demanda de los compradores. Para explicar mejor la relación entre estos aspectos, se han introducido y estudiado los conceptos de popularidad y volatilidad de una raza. En los países en los que todos los perros de pura raza tienen un registro de pedigrí en el club canino nacional, la popularidad puede calcularse como el número total de registros de cada raza en un periodo, mientras que la volatilidad es la variación absoluta media de los registros de un año a otro.

DATOS DE LOS AUTORES

En un estudio publicado en 2020, evaluamos la prevalencia de CC en perros en los casos cardiológicos remitidos a nuestro centro entre 1997 y 2019, con el objetivo de evaluar las predisposiciones raciales y los cambios en la prevalencia de CC a medida que la popularidad de estas razas variaba durante este periodo de 22 años. De 6.504 pacientes remitidos a consulta de cardiología entre 1997 y 2019, 2.022 perros fueron diagnosticados de CC (31,1 %). Se analizó la base de datos de la clínica para investigar cualquier cambio en las características epidemiológicas de las CC en perros no cribados (Bulldog Francés, Bulldog Inglés y Pastor Alemán) y cribados (Boxer) para identificar cualquier

asociación de la raza con las CC y estudiar la popularidad y volatilidad de las razas durante el periodo de 22 años. Nuestros datos también se compararon con las tendencias en cuanto a razas de perros más populares en la población general de los cachorros registrados en la base de datos del Ente Nazionale della Cinofilia Italiana (ENCI) desde el 1 de enero de 1997 hasta el 31 de diciembre de 2019.

Aunque ofrece datos útiles para la clínica, ya que se realiza sobre la población de casos notificados por cardiopatía en un único centro especializado, este tipo de estudio no aporta datos sobre la difusión real de estas enfermedades en la población canina. Estos podrían obtenerse, al menos en parte, de estudios multicéntricos o del cribado de razas en una población amplia. Las cardiopatías complejas descritas en humanos, que necesitan intervenciones quirúrgicas inmediatas para la supervivencia del recién nacido, como la transposición de las grandes arterias con septos intactos o el síndrome del corazón izquierdo hipoplásico, se describen muy rara vez en animales. Estas son probablemente las causas de algunas de las muertes neonatales y perinatales en cachorros. En los perros, además de las CC simples, también pueden describirse formas combinadas. En estas formas, una CC –a menudo una forma común (p. ej., EP, CAP, EAS)– se asocia con otra CC simple, dando lugar así a diferentes condiciones hemodinámicas y fisiopatológicas en función de las asociaciones y la gravedad de las patologías implicadas. En nuestra base de datos, los defectos cardiacos aislados estaban presentes en 1.568 perros (77,55 %), y se encontraron dos o más defectos concomitantes en 454 perros (22,45 %) (tabla 3.1).

De acuerdo con otros estudios, la EP, el CAP, la EAS y la estenosis aórtica (EA) fueron las CC más frecuentes en la población de raza pura, el CAP y la EP fueron prevalentes en los perros mestizos y, en ambos grupos, los machos se vieron afectados por CC con una frecuencia significativamente mayor que las hembras (tablas 3.2-3.4).

No obstante, existían algunas diferencias en cuanto a la prevalencia de las CC en las distintas razas. La CC más frecuente en este estudio resultó ser la EP, como defecto único o como defecto complejo asociado a la EAS (22,29 %), el DSV (19,11 %) y el CAP (8,28 %) (tablas 3.1 y 3.5). Los perros de raza pura, con una mediana de edad de presentación más baja (Q2), se vieron afectados por CHD graves, TOF y DCRV (Q2 = 5 y 6 meses respectivamente). Mientras que la EA podría ser asintomática en una etapa más temprana y la edad media de los perros afectados en el momento del diagnóstico resultó mayor (mediana de

25 meses). (Tabla 3.1) Las principales razas afectadas por todos los tipos de EP fueron las braquicéfalas. Los Bulldogs Ingleses (88,1 %) y los Bulldogs Franceses (82 %) tenían la mayor prevalencia de EP, con cifras que habían aumentado con el tiempo, mientras que la prevalencia de EP en los Boxer disminuyó. La probabilidad de identificar EP en un Boxer remitido a nuestro centro disminuyó del 35 % en 1997 al 23,8 % en 2019 (fig. 3.1). Este resultado puede explicarse como un efecto del programa de cribado que se viene aplicando desde el año 2000, que llevó gradualmente a una reducción de los Boxer afectados por EP.

En la última década, la popularidad de los Bulldogs Ingleses y de los Bulldogs Franceses ha aumentado espectacularmente en Italia, como se ha observado en la población de este estudio. Los factores que influyeron en el éxito de las razas braquicéfalas son bien conocidos por los autores del Reino Unido, Dinamarca y Estados Unidos, donde se han realizado numerosos estudios. El aspecto de la raza (frente grande, ojos grandes, cara redonda y mejillas abultadas), el buen comportamiento, el temperamento profundamente afectuoso y las buenas relaciones con los niños se han descrito como los determinantes más importantes que impulsan el deseo de la gente de poseer estas razas. Todos los rasgos braquicefálicos típicos valorados por los propietarios de un Boxer pueden encontrarse en los Bulldogs Ingleses y los Bulldogs Franceses; sin embargo, los Bulldogs tienen un tamaño de raza más adecuado al estilo de vida actual. El gran tamaño de los Boxer podría influir en cierta medida en la elección de raza de los compradores y podría explicar el declive de esta raza en nuestro entorno clínico.

También encontramos que la EP en el American Staffordshire Terrier (86,2 %) y el Golden Retriever (29,3 %) aumentó progresivamente de 1997 a 2019; esta observación no concuerda con nuestra explicación de que la disminución de la popularidad del Boxer se debe a su tamaño. De hecho, aunque estas razas sean medianas o grandes, son muy diferentes de los Boxer y no son comparables. Su éxito se debió a que se pusieron de moda: p. ej., el American Staffordshire Terrier es un símbolo de estatus entre algunos grupos de jóvenes de las grandes ciudades europeas, y la popularidad del Golden Retriever se vio influida por el cine. Los motivos de la creciente popularidad de una raza en un contexto social y cómo los medios de comunicación pueden influir en la elección de un comprador han sido estudiados por muchos autores.

El CAP fue la segunda CC más frecuente en las hembras de nuestra población, tanto en las de raza pura como en los mestizos (tablas 3.1 y 3.4). Aunque el CAP estuvo ausente en los Boxer, nuestros resultados indican que la prevalencia del CAP fue mayor que en los estudios realizados en Estados Unidos y Europa. En la población de nuestro estudio, el CAP era frecuente en razas grandes como el Doberman (89,7 %), el Pastor Alemán (65,9 %) y el Terranova (42,9 %), así como en razas medianas y pequeñas como el Border Collie (59,1 %), el Bichón Maltés (76,5 %), el Caniche (65,7 %), el Cavalier King Charles Spaniel (60 %) y el Chihuahua (59 %). La mayor frecuencia del CAP se observó entre 2006 y 2011, y después disminuyó. La razón del cambio en la frecuencia del CAP en ese periodo podría explicarse por la introducción del dispositivo de cierre del conducto canino Amplatz®, que empezó a estar disponible en nuestro centro en 2006 (fig. 3.2).

La EAS fue la segunda CC más frecuente en nuestra población entre 1997 y 2011. Su frecuencia disminuyó después hasta 2019, como defecto único o como defecto asociado a la EP (22,29 %) o el CAP (8,28 %) (v. tablas 3.1 y 3.5). La EAS se encontró en el 72,7 % de los Dogos de Burdeos ingresados de 1997 a 2019 (v. tabla 3.2).

La EAS y la EP suelen estar asociados entre sí con mucha frecuencia en los Boxer, y el programa de cribado en nuestro centro tenía como objetivo reducir la incidencia de ambos (fig. 3.3). La reducción de la prevalencia de la EAS en los Boxer es un resultado interesante porque demuestra la eficacia de los programas de cribado y cría en esta raza. Así pues, el aumento de la prevalencia de la EAS en 20 años no es un fracaso del programa de cribado y cría del Boxer, sino más bien el resultado de la creciente popularidad de razas como el Bulldog Francés, el Bulldog Inglés y el American Staffordshire Terrier, que no son objeto de cribado.

En nuestra población se encontraron muchos defectos combinados, y la EP fue la CC más común detectada en asociación con las otras CC (EAS, DSV, CAP) (v. tabla 3.5). Durante el periodo 1997-2017, los Boxer representaron el 85,8 % de los perros con la asociación EP-EAS. Esta peculiar forma asociada era frecuente en algunas genealogías concretas con una herencia familiar evidente, y se caracterizaba por una hipoplasia marcada de los anillos pulmonar y aórtico, el tracto proximal de las grandes arterias, la raíz aórtica y el tronco pulmonar y sus ramas principales, casi siempre con alteraciones mínimas o nulas de las valvas valvulares y de la región subvalvular. La EAS-CAP era bastante frecuente en el Terranova; el 84,6 % de los perros con esta cardiopatía isquémica compleja pertenecían a esta raza (fig. 3.4).

El CAP (42,9 %) y la EAS (38,1 %) también son frecuentes como defectos simples en el Terranova (v. tabla 3.2), y la detección de uno de ellos debería impulsar la investigación del otro para descartar la presencia de ambos. Conocer las asociaciones entre las CC simples y las razas implicadas podría ser una herramienta diagnóstica útil que debería tenerse en cuenta en la práctica clínica.

La EA fue la cuarta CC más frecuente en nuestra población, y el Bull Terrier fue la raza más afectada (prevalencia del 30 %) (v. tablas 3.2 y 3.3). Es interesante observar que los perros diagnosticados de EA tenían más edad que los afectados por otras CC, y las edades máxima y mínima de presentación de una CC fueron de 50 meses (EA) y de menos de 12 meses (TdF) (fig. 3.5). Este resultado

no resulta sorprendente, ya que los defectos de mayor gravedad se asocian con los peores signos clínicos a una edad temprana. De hecho, en muchos casos, la EA es leve en perros jóvenes y empeora progresivamente con la edad. Incluso para esta enfermedad, el conocimiento de su epidemiología y de la predisposición de la raza puede ayudar a levantar una sospecha diagnóstica, y un diagnóstico precoz es importante, ya que una intervención rápida puede mejorar la esperanza de vida. Lamentablemente, la mayoría de los sujetos se someten a un examen clínico cuando se vuelven gravemente sintomáticos, y la disfunción sistólica en esta fase es demasiado grave para

TABLA 3.1. Resumen de las cardiopatías congénitas de la población canina atendida entre 1997 y 2019 en la Clínica Veterinaria Gran Sasso (Milán, Italia).

CC	TOTAL		CC_i		CC_a		MACHO				HEMBRA				EDAD (meses)
	N.º	%	N.º	%	N.º	%	CC_i	CC_a	TOTAL	%	CC_i	CC_a	TOTAL	%	T2 (T1-T3)
EP	689	34,1	570	82,7	119	17,3	339	67	406	58,9	231	52	283	41,1	10 (5-24)
CAP	534	26,4	490	71,1	44	8,2	156	15	171	32,0	334	29	363	68,0	7 (3-20,5)
EAS	296	14,6	220	31,9	76	25,7	139	44	183	61,8	81	32	113	38,2	12,5 (4-31)
DSV	98	4,8	39	5,7	59	60,2	21	33	54	55,1	18	26	44	44,9	8 (4-20,5)
EA	95	4,7	80	11,6	15	15,8	54	7	61	64,2	26	8	34	35,8	25 (10-81)
DT	69	3,4	51	7,4	18	26,1	26	8	34	49,3	25	10	35	50,7	10 (6-28)
DSA	42	2,1	21	3,0	21	50,0	10	3	13	31,0	11	18	29	69,0	15 (7-35)
VDDC	37	1,8	21	3,0	16	43,2	14	9	23	62,2	7	7	14	37,8	6 (4-11)
DM	32	1,6	27	3,9	5	15,6	15	5	20	62,5	12	0	12	37,5	8 (4-17,5)
TdF	21	1,0	0	0,0	21	100,0	0	11	11	52,4	0	10	10	47,6	5 (3-9)
CAPi	15	0,7	15	2,2	0	0,0	6	0	6	40,0	9	0	9	60,0	11 (5-29)
EVM	12	0,6	6	0,9	6	50,0	4	4	8	66,7	2	2	4	33,3	26,5 (3-76)
VAB	10	0,5	5	0,7	5	50,0	3	5	8	80,0	2	0	2	20,0	14 (2-26)
VCCIP	10	0,5	0	0,0	10	100,0	0	6	6	60,0	0	4	4	40,0	6,5 (4-21)
ECAV	10	0,5	5	0,7	5	50,0	0	1	1	10,0	5	4	9	90,0	14 (10-47)
Otras[a]	52	2,6	18	2,6	34	65,4	6	14	20	38,5	12	20	32		10 (4-54)
	2,022	100	1,568		454		793	232	1,025		775	222	997		

CAP, conducto arterioso persistente; CAPi, conducto arterioso persistente inverso; CC, cardiopatías congénitas; CC_a, cardiopatías congénitas asociadas; CC_i, cardiopatía congénita aislada; DSA, Defecto del septo auricular; DSV defecto del septo ventricular; DM, displasia mitral; DT, displasia tricúspide; EA, estenosis aórtica; EAS, estenosis aórtica subvalvular; ECAV, enfermedad del canal auriculoventricular; EP, estenosis pulmonar; EVM, estenosis de la válvula mitral; TdF, tetralogía de Fallot; VAB, válvula aórtica bicúspide; VCCIP, vena cava craneal izquierda persistente; VDDC, ventrículo derecho de doble cámara.
[a]Otras: DA, dextroposición aórtica; CA, continuación ácigos; CTD, *cor triatriatum dexter;* EVT, estenosis de la válvula tricúspide; FAV, fístula arteriovenosa; FCASP, flujo colateral arterial sistémico-pulmonar; HA, hipoplasia aórtica; HDPP, hernia diafragmática peritoneo-pericárdica; IA, insuficiencia aórtica; IM, insuficiencia mitral; TA, tronco arterial; TCA, tronco coronario anómalo; VAC, válvula aórtica cuadricúspide; VAP, ventana aortopulmonar.

TABLA 3.2. Resumen de la distribución porcentual de las cardiopatías congénitas en las poblaciones de razas puras y mestizos observadas de 1997 a 2019 en la Clínica Veterinaria Gran Sasso (Milán, Italia).

Raza	EP	CAP	EAS	EA	DT	CIV	DM	VDDC	CIA	CAPi	Otras CC[a]
Boxer	34,8	-	37,5	19,9	3,0	0,4	0,4	0,4	2,6	-	1,1
Pastor Alemán	8,5	65,9	14,0	3,1	4,7	-	-	-	0,8	-	3,1
Bulldog Francés	82,6	4,7	-	3,5	-	7,0	1,2	1,2	-	-	-
Bulldog Inglés	88,1	1,5	1,5	1,5	4,5	-	-	-	-	-	3,0
Bichón Maltés	5,9	76,5	-	-	-	5,9	2,0	-	-	9,8	-
Terranova	11,9	42,9	38,1	-	4,8	-	-	-	-	-	2,4
Rottweiler	23,8	7,1	45,2	2,4	2,4	-	4,8	2,4	2,4	-	9,5
Golden Retriever	29,3	7,3	31,7	2,4	14,6	-	4,9	9,8	-	-	-
Chihuahua	25,6	59,0	-	-	-	2,6	-	10,3	-	2,6	-
Caniche	20,0	65,7	-	-	5,7	2,9	-	-	2,9	2,9	-
Labrador Retriever	6,5	22,6	12,9	-	35,5	3,2	6,5	-	3,2	3,2	6,5
Cavalier King Charles Spaniel	40,0	60,0	-	-	-	-	-	-	-	-	-
American Staffordshire Terrier	86,2	-	-	3,5	-	-	6,9	3,5	-	-	-
Doberman	3,5	89,7	-	-	-	-	-	-	3,5	-	3,5
Pinscher miniatura	96,4	3,6	-	-	-	-	-	-	-	-	-
Cocker Spaniel	59,3	37,0	-	-	-	-	-	-	-	-	3,7
Yorkshire Terrier	30,4	47,8	-	-	-	8,7	4,4	-	4,4	-	4,4
Border Collie	4,6	59,1	-	-	-	18,2	-	-	4,6	-	13,6
Teckel	9,1	68,2	4,6	-	-	4,6	4,6	-	-	-	9,1
Dogo de Burdeos	4,6	-	72,7	4,6	9,1	-	-	-	-	-	9,1
Bull Terrier	-	5,0	15,0	30,0	5,0	-	30,0	5,0	-	-	10,0
Otras razas puras[b]	39,3	36,3	7,5	3,1	2,4	4,1	2,0	2,0	1,0	1,4	1,0
Mestizos	41,4	42,9	2,6	1,1	1,1	3,7	1,1	1,1	1,1	1,6	2,6

CAP, conducto arterioso persistente; CAPi, conducto arterioso persistente inverso; CC, cardiopatías congénitas; DSA, Defecto del septo auricular; DSV defecto del septo ventricular; DM, displasia mitral; DT, displasia tricúspide; EA, estenosis aórtica; EAS, estenosis aórtica subvalvular; EP, estenosis pulmonar; VDDC, ventrículo derecho de doble cámara.

[a]AA, anulación aórtica; CA, continuación ácigos; CTD, *cor triatriatum dexter;* ECAV, enfermedad del canal auriculoventricular; EVT, estenosis de la válvula tricúspide; FAV, fístula arteriovenosa; FCASP, flujo colateral arterial sistémico-pulmonar; HA, hipoplasia aórtica; HDPP, hernia diafragmática peritoneo-pericárdica; IA, insuficiencia aórtica; IM, insuficiencia mitral; TA, tronco arterial; TCA, tronco coronario anómalo; VAB, válvula aórtica bicúspide; VAC, válvula aórtica cuadricúspide; VAP, ventana aortopulmonar.

[b]West Highland White Terrier; Spitz Alemán; Cane Corso; Beagle; Jack Russel; Schnauzer; Setter Inglés; Pitbull; Pastor Australiano; Fox Terrier; Boyero de Montaña de Berna; Bichón Boloñés; Pembroke Welsh Corgi; Pastor Belga; Galgo; Shi Tzu; Spaniel Bretón; Carlino; Pastor Suizo; Weimaraner; Akita; Bichón Frisé; Bullmastiff; Gran Danés; Sabueso Italiano; Shiba Inu; Perro Lobo Checoslovaco; Gran Boyero Suizo; Mastín Napolitano; Pekinés; Perro de Montaña de los Pirineos; Basset Hound; Pastor Bergamasco; Bobtail; Chow Chow; Dogo Argentino; Grifón Azul de Gascuña; Braco Húngaro; Setter Irlandés; Galgo Italiano; Pastor Italiano; Perro de Agua de Romagna; Pastor de la Maremma y los Abruzos; Schnauzer miniatura; Pointer; Samoyedo; Pastor de Shetland; Welsh Terrier; Whippet; Alaskan Malamute; Boyero de Appenzell; Sabueso Bávaro de Montaña; Cairn Terrier; Cirneco del Etna; Dálmata; Retriever de pelo liso; Terrier Irlandés; Braco Italiano; Terrier Cazador Alemán; Pastor de Karst; Lancashire Heeler; Lebrel Húngaro; Norfolk Terrier; Parson Russell Terrier; Perro de Agua Español; Podenco Ibicenco; Crestado Rodesiano; Pastor Escocés; Shar Pei; Espinone; San Bernardo.

obtener buenos resultados, incluso tras un procedimiento de valvuloplastia aórtica.

Desde 1997 hasta 2019, se han producido varios cambios en el abordaje clínico y diagnóstico de las CC. Los avances en la tecnología de diagnóstico, los criterios actualizados para la clasificación de algunas CC y la mayor atención a la selección de razas con predisposición a las CC han modificado las características epidemiológicas de estas enfermedades.

Buenos indicadores de ello son los resultados de los estudios destinados a analizar las relaciones entre popularidad de las razas, volatilidad y número de CC en cada raza.

Los análisis de la popularidad de las razas revelaron que el número de CC detectadas en una raza aumenta con el número de perros registrados de esa raza en la base de datos del ENCI. Este resultado puede explicarse por la respuesta a una creciente demanda del mercado.

TABLA 3.3. Resumen de la distribución de las cardiopatías congénitas por sexo en la población de raza pura atendida de 1997 a 2019 en la Clínica Veterinaria Gran Sasso (Milán, Italia).

CC	N.º	Frecuencia (%)	IC del 95 %	Frecuencia en machos	Frecuencia en hembras	Valor de p
EP	491	35,66	33,13–38,19	41,17	29,64	<0,0001
CAP	408	29,63	27,22–32,04	19,47	40,73	<0,0001
EAS	213	15,47	13,56–17,38	18,64	12,01	0,001
EA	80	5,81	4,57–7,05	7,51	3,95	0,005
DT	49	3,56	2,58–4,54	3,48	3,65	0,86
DSV	32	2,32	1,53–3,12	2,50	2,13	0,64
DM	25	1,82	1,11–2,52	1,95	1,67	0,70
VDDC	19	1,38	0,76–2,00	1,81	0,91	0,15
DSA	17	1,23	0,65–1,82	1,25	1,22	0,95
CAPi	12	0,87	0,38–1,36	0,56	1,22	0,19
Otras CC[a]	31	2,25	1,47–3,04	1,67	2,89	0,48

CC, cardiopatías congénitas; IC, intervalo confianza; EP, estenosis pulmonar; CAP, conducto arterioso persistente; EAS, estenosis aórtica subvalvular; EA, estenosis aórtica; DT, displasia tricúspide; DSV, defecto del septo ventricular; EVM, estenosis de la válvula; VDDC, ventrículo derecho de doble cámara; DSA, defecto del septo auricular; CAPi, conducto arterioso persistente inverso.
[a] EVM, estenosis de la válvula mitral; VAB, válvula aórtica bicúspide; CAV, canal aurículoventricular; CTD, *cor triatriatum dexter*; FAV, fístula aortovenosa; HDPP, hernia diafragmática peritoneo-pericárdica; VAC, válvula aórtica cuadricúspide; HA, hipoplasia aórtica; IA, insuficiencia aórtica; DA, dextroposición aórtica; VAP, ventana aórtico pulmonar; IM, insuficiencia mitral; EVT, estenosis de la válvula tricúspide; TA, tronco arterioso; FCASP, flujo colateral arterial sistémico-pulmonar; AC, ácigos continuación; TCA tronco coronario anómalo.

TABLA 3.4. Resumen de la distribución de las cardiopatías congénitas por sexos en la población mestiza atendida entre 1997 y 2019 en la Clínica Veterinaria Gran Sasso (Milán, Italia).

CC	N.º	Frecuencia (%)	IC del 95 %	Frecuencia en machos	Frecuencia en hembras	Valor de p
CAP	82	42,93	40,32–45,55	21,62	56,41	<0,0001
EP	79	41,36	38,76–43,96	58,11	30,77	<0,0002
Otras CC[a]	30	15,71	13,79–17,63	20,27	12,82	0,17

CAP, conducto arterioso persistente; CC, cardiopatías congénitas; EP, estenosis pulmonar.
[a] CAPi, conducto arterioso persistente inverso; DSA, defecto del septo auricular; DSV, defecto del septo ventricular; DM, displasia mitral; DT, displasia tricuspídea; EA, estenosis aórtica; EAS, estenosis aórtica subvalvular; CAV, canal auriculoventricular; CAVp, canal auriculoventricular parcial; FAV, fístula aortovenosa; VDDC, ventrículo derecho de doble cámara.

TABLA 3.5. Resumen de las asociaciones de las cardiopatías congénitas en la población atendida entre 1997 y 2019 en la Clínica Veterinaria Gran Sasso (Milán, Italia).			
CC$_a$		N.º	%
EP	EAS	35	22,29
EP	DSV	30	19,11
EP	CAP	13	8,28
EP	Otras CC[a]	15	9,55
EAS	CAP	13	8,28
EAS	DSV	5	3,18
EAS	Otras CC[b]	10	6,37
DSV	VDDC	7	4,46
DSV	Otras CC[c]	6	3,82
DSA	DSAV	5	3,18
Otras combinaciones[d]		18	11,46

CC$_a$, cardiopatías congénitas asociadas; CC, cardiopatías congénitas; EP, estenosis pulmonar; DSV, defecto del septo ventricular; CAP, conducto arterioso persistente.

[a] DCRV, ventrículo derecho de doble cámara; EA, estenosis aórtica; DSA, defecto del septo auricular; DT, displasia tricúspide; FAV, fístula aortovenosa; VCCIP, vena cava craneal izquierda persistente; EVT, estenosis de la válvula tricúspide.

[b] DT, displasia tricúspide; DM, displasia mitral; EVM, estenosis de la válvula mitral; BAV, válvula aórtica bicúspide; VCCIP, vena cava craneal izquierda persistente; VAC, válvula aórtica cuadricúspide; TdF, tetralogía de fallot.

[c] CAP, conducto arterioso persistente; DSA, defecto del septo auricular; DM, displasia mitral; DA, dextroposición aórtica

[d] DSA-EA, defecto del septo auricular-estenosis aórtica; DSA-DT, defecto del septo auricular-displasia tricúspide; DSA-DAVCD, defecto del septo auricular-defectos del canal aurículoventricular; CAP-EA, conducto arterioso persistente-estenosis aórtica; CAP-DSA, conducto arterioso persistente-defecto del septo auricular; CAP-DT, conducto arterioso persistente-displasia tricúspide; CAP-EVM, conducto arterioso persistente -estenosis de la válvula mitral; CAP-FAV, conducto arterioso persistente-fístula aortovenosus; DT-VDDC, displasia tricúspide-ventrículo derecho de doble cámara; DT-DSA, displasia tricúspide-defecto del septo auricular; DT-CTD, displasia tricúspide-*cor triatriatum dexter*; TdF-VAP, tetralogía de Fallot-ventana aortopulmonar; EA-VAB, estenosis aórtica- válvula aórtica bicúspide; VDDC-CMH, ventrículo derecho de doble cámara-cardiomiopatía hipertrófica; EVM-EVT, estenosis de la válvula mitral-estenosis de la válvula tricúspide.

En este caso, el objetivo de algunos criadores es aumentar el número de cachorros de la raza, y se presta poca atención a la fuerza del patrimonio genético, a la selección de los reproductores y a un programa de cría fiable. La paradoja es que los estudios recientes indican que las razas con más alteraciones hereditarias se han hecho más populares, no menos, lo que sugiere que las consideraciones sanitarias han pasado a un segundo plano en la decisión de la gente a la hora de adquirir una raza de perro concreta.

La volatilidad resultó ser independiente de algunas características de la raza (p. ej., mayor longevidad, trastornos genéticos hereditarios, problemas de salud). Se ha descrito que las influencias sociales (modas y caprichos) tienen un efecto primordial en la popularidad de las razas de compañía, y la volatilidad de la raza es un parámetro interesante para medir el cambio en la popularidad de la raza a lo largo del tiempo. La volatilidad del Bulldog Francés era muy alta (0,10), y la *odds ratio* de enfermedad también era alto (6,98, intervalo de confianza de 5,60-8,71). En cambio, la volatilidad del Pastor Alemán fue muy baja (–0,03), a pesar de que el número de registros de cachorros de Pastor Alemán es el más alto en 20 años entre las razas de nuestra población de estudio. Estos resultados, junto con los de otros estudios, demuestran que la influencia social suele ser más importante que los aspectos prácticos (p. ej., la salud y la capacidad de adiestramiento) a la hora de que un propietario elija una raza.

El tamaño de la raza también es un rasgo muy importante en la decisión del propietario de elegirla. Esta observación está bien respaldada por los valores de volatilidad, con valores significativamente más bajos o negativos para los perros de razas grandes y valores significativamente más positivos para los perros de razas pequeñas o medianas. El Chihuahua, el Bulldog Francés y el Cavalier King Charles Spaniel fueron las razas pequeñas más valoradas. Entre las razas medianas, el Border Collie y el American Staffordshire Terrier mostraron la mayor volatilidad. Sin embargo, el tamaño no fue el único parámetro que influyó en la popularidad de una raza; el Yorkshire Terrier y el Bichón Maltés mostraron una volatilidad muy baja a pesar de su pequeño tamaño. La influencia de los medios de comunicación (incluidos el cine, la televisión y la radio) en el público y la idea de que una raza está de moda o es un símbolo de estatus son las razones más poderosas por las que la gente elige una raza. Es posible que a estos propietarios de perros no les importe el contexto social y el entorno en el que debe introducirse una raza concreta ni los problemas de salud que pueda padecer.

Los propietarios de perros que compran razas con predisposición a padecer CC a menudo no son plenamente conscientes de los problemas potenciales a los que puede enfrentarse su perro antes de su adquisición, y también es posible que no perciban los signos clínicos de algunos

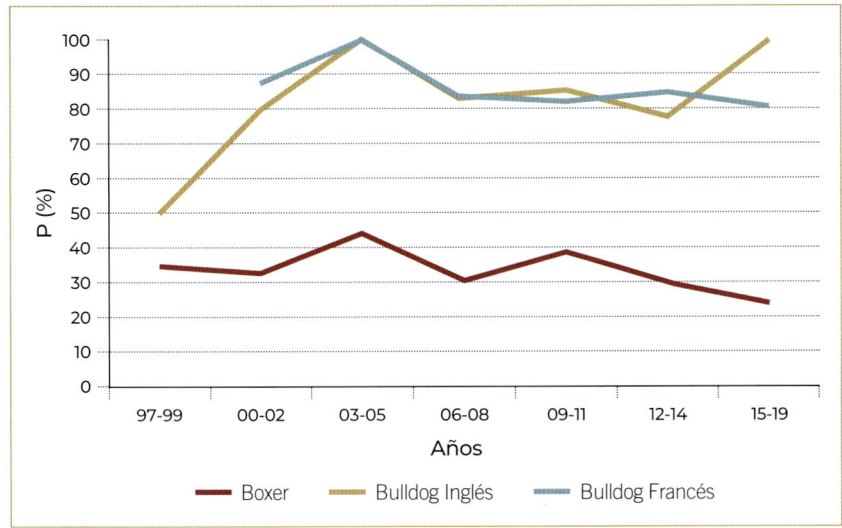

FIGURA 3.1. Probabilidad de identificar estenosis pulmonar en los Boxer, los Bulldogs Franceses y los Bulldogs Ingleses en la Clínica Veterinaria Gran Sasso (Milán, Italia) de 1997 a 2019.

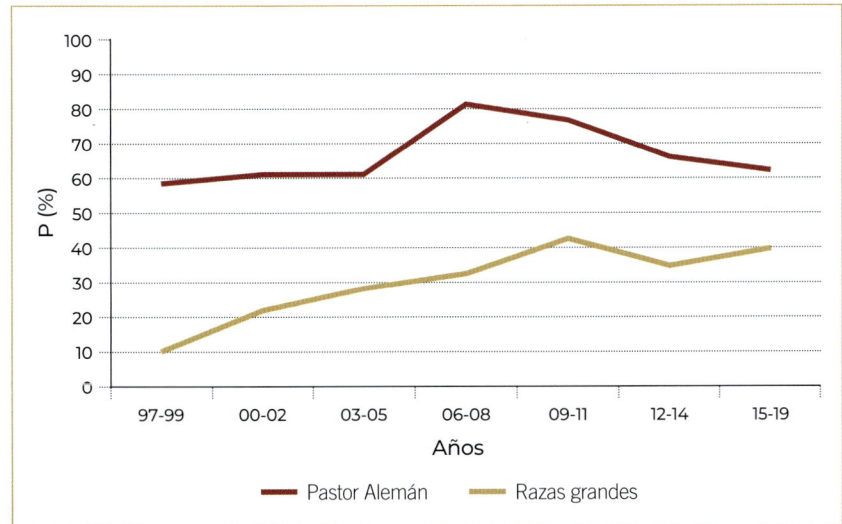

FIGURA 3.2. Probabilidad de identificar el conducto arterioso persistente en razas grandes frente a los Pastores Alemanes en la Clínica Veterinaria Gran Sasso (Milán, Italia) de 1997 a 2019.
Nota: otras razas grandes son el Bull Terrier, el Doberman, el Golden Retriever, el Labrador Retriever, el Terranova y el Rottweiler.

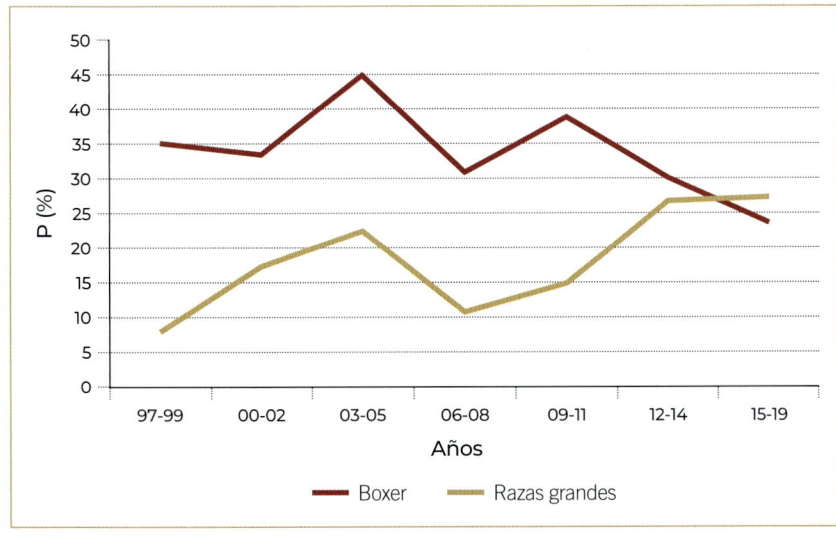

FIGURA 3.3. Probabilidad de identificar la estenosis pulmonar en los Boxer y otras razas grandes en la Clínica Veterinaria Gran Sasso (Milán, Italia) de 1997 a 2019.
Nota: otras razas grandes son el American Staffordshire Terrier, el Golden Retriever, el Pastor Alemán y el Rottweiler.

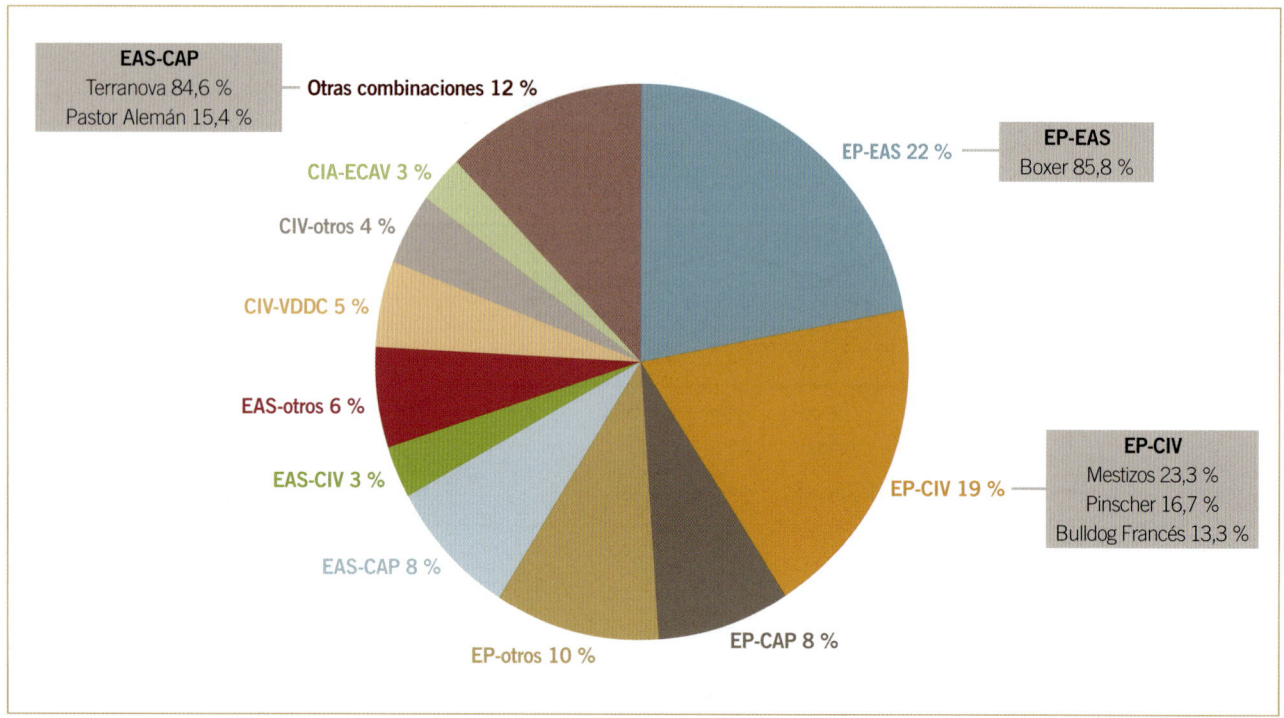

FIGURA 3.4. Tipos de defectos cardiacos congénitos asociados atendidos en la Clínica Veterinaria Gran Sasso (Milán, Italia) de 1997 a 2017. CAP, conducto arterioso persistente; CIA, comunicación interauricular; CIV, comunicación interventricular; EAS, estenosis aórtica subvalvular; ECAV, enfermedad del canal auriculoventricular; EP, estenosis pulmonar; VDDC, ventrículo derecho de doble cámara.

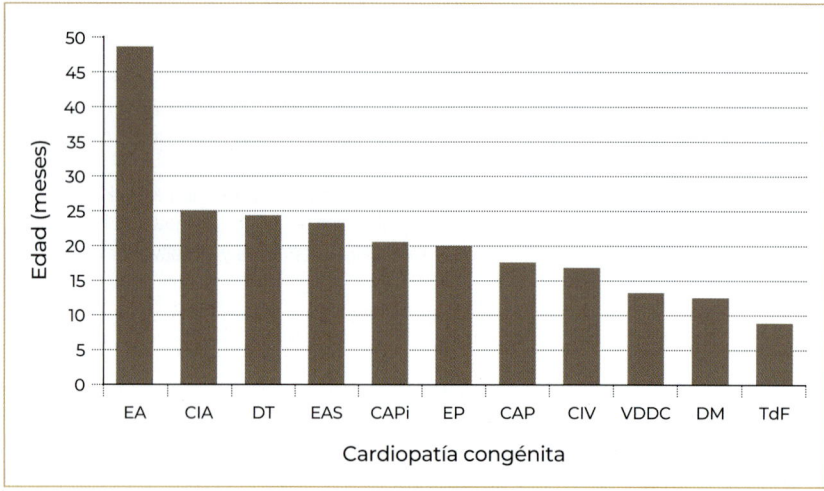

FIGURA 3.5. Edad promedio (en meses) de los perros de raza pura pertenecientes a las cardiopatías congénitas aisladas más representadas remitidos a la Clínica Veterinaria Gran Sasso (Milán, Italia) de 1997 a 2019. CAP, conducto arterioso persistente; CAPi, conducto arterioso persistente inverso; CIA, comunicación interauricular; CIV, comunicación interventricular; DM, displasia mitral; DT, displasia tricúspide; EA, estenosis aórtica; EAS, estenosis aórtica subvalvular; ES, estenosis pulmonar; TdF, tetralogía de Fallot; VDDC, ventrículo derecho de doble cámara.

trastornos cardiacos hereditarios como problemas, sino más bien como características normales y específicas de la raza (p. ej., soplo en el Cavalier King Charles Spaniel).

El cardiólogo veterinario debe tener un conocimiento actualizado de la epidemiología y la heredabilidad de las CC en las razas más comunes para poder asesorar adecuadamente a los propietarios interesados en comprar un cachorro y a los criadores para ayudarles a organizar su programa de cría.

Para que un programa de cría reduzca la incidencia de una CC, debe incluir un cribado de la raza que pueda proporcionar un control adecuado del mayor número posible de animales reproductores, con pruebas específicas para el reconocimiento de las patologías buscadas, como electrocardiografía (ECG), Holter, ecocardiografía y otras, realizadas por operadores adecuadamente formados y experimentados en su variabilidad interoperatoria e intraoperatoria.

Entre 2000 y 2018, el Club del Boxer de Italia realizó pruebas a más de 5.000 Boxer con una organización de 100 veterinarios específicamente formados. Dado que el programa de cría solo considera aptos para la cría a aquellos individuos libres de cardiopatías, la incidencia de la EAS en esta raza disminuyó del 11,5 % en 2000 al 1,5 % en 2018, y la incidencia de la EP del 5 al 0,5 %. El programa también sugirió que la cría se realizara preferentemente con animales con velocidades aórticas relativamente bajas y un anillo aórtico relativamente grande, lo que condujo a un aumento del valor medio del diámetro del anillo aórtico de los Boxer normales de 1,1 mm en este intervalo de tiempo.

EPIDEMIOLOGÍA DE LAS CARDIOPATÍAS CONGÉNITAS EN GATOS

La prevalencia de las CC en gatos es menor que en perros en todos los estudios publicados. Sin embargo, la prevalencia exacta es difícil de establecer basándose en los siguientes aspectos: los gatitos con defectos complejos pueden nacer muertos o morir a las pocas horas de nacer, los gatitos con defectos menores pueden permanecer asintomáticos durante toda su vida, el cuidado perinatal de los gatitos por parte de un veterinario casi nunca se realiza y no hay homogeneidad en los datos de prevalencia relativos a este diagnóstico publicados en la literatura veterinaria. La falta de ecocardiografía de alta resolución en la época de los primeros estudios puede explicar algunas de estas discrepancias, ya que pueden haberse pasado por alto lesiones silentes; alternativamente, la incidencia relativa de las CC puede variar geográficamente o evolucionar con el tiempo de forma similar a la incidencia en los perros.

La mayoría de los datos de prevalencia descritos sobre las CC se refiere a aquellos gatos que acuden al hospital con signos clínicos sugestivos de enfermedad cardiaca, a los que tienen un soplo en un examen rutinario o a los que se les diagnostica en un examen *post mortem*. Los datos publicados indican que la prevalencia de CC era superior al 0,2 % de todos los pacientes felinos y de entre el 5 y el 12 % de los gatos con enfermedad cardiaca.

En cuanto a los defectos más prevalentes, los datos de varios estudios y registros personales revelan que los defectos del septo ventricular (DSV) son la anomalía congénita más común en gatos, ya que representa más del 20 % de todas las CC. La displasia de las válvulas tricúspide y mitral, el CAP y las comunicaciones auriculoventriculares (CAV) suponen un 10 % cada uno. Otros defectos menos frecuentes son la EA, la EP, la TdF, el ventrículo derecho de doble

cámara, la fibroelastosis endocárdica, los defectos del septo auricular (DSA), el ventrículo derecho de doble salida, el *cor triatriatum sinister,* el arco aórtico derecho persistente, el tronco arterioso persistente y la conexión anómala parcial de las venas pulmonares. Sin embargo, no todos los estudios definen claramente la localización de los defectos septales ni proporcionan descripciones detalladas de la morfología de las malformaciones auriculoventriculares, las cuales forman parte de los defectos del septo auriculoventricular (DSAV). Por tanto, la proporción de formas al menos parciales de CAV puede ser mayor de lo que se suele indicar.

Las combinaciones de diferentes CC se dan en más del 10 % de los gatos; la coexistencia de displasia de las válvulas mitral y tricúspide es la combinación más frecuente. La displasia de la válvula mitral (DM), ya sea aislada o en combinación con otros defectos cardiacos (p. ej., DSA, EAS, EA y DSV membranoso), es la CC más comúnmente descrita en gatos Sphynx. La raza Siamés estaba sobrerrepresentada en un estudio sobre estenosis mitral supravalvular congénita aislada.

No se ha descrito ninguna predisposición por sexo o raza para la mayoría de las CC en gatos, aunque los Gatos Común Europeos están sobrerrepresentados en la mayoría de los estudios de prevalencia. En un estudio, la EA estaba presente en 5 de 13 (38 %) gatos Birmanos. Sin embargo, en otros estudios, y en nuestro hospital, la EAS y el EA se han diagnosticado principalmente en gatos común europeos de pelo corto. Las razas Birmano y Siamés presentaban predisposición a la fibroelastosis endocárdica según los primeros estudios, pero esto ya no se notifica con frecuencia.

ABORDAJE CLÍNICO DE PACIENTES CON CARDIOPATÍAS CONGÉNITAS

El abordaje clínico de los pacientes con sospecha de CC debe seguir los mismos principios fundamentales que con las enfermedades cardiacas adquiridas, por lo que una exploración física completa es clave para establecer un diagnóstico clínico y un protocolo de tratamiento precisos. El primer paso consiste en detectar que un cachorro o gatito presenta una anomalía cardiaca congénita; a continuación, debe identificarse la lesión y las posibles anomalías concomitantes y, por último, determinar la gravedad de los defectos y las consecuencias hemodinámicas. Los clínicos deberían recomendar a los propietarios que vayan a adquirir o adoptar un cachorro o un gatito que los visiten lo antes posible para poder detectar y documentar cualquier anomalía cardiaca congénita, aunque sea asintomática. Esto permitirá a los propietarios tomar una decisión sobre si deben quedarse con el animal, y a los clínicos determinar las mejores opciones terapéuticas, así como el pronóstico. Además, el diagnóstico precoz de un defecto cardiaco en un animal de compañía puede permitir a los clínicos anticipar y prevenir resultados adversos como la insuficiencia cardiaca o la hipertensión pulmonar.

Una anamnesis y una exploración física completas permitirán a los veterinarios detectar la mayoría de las CC. La identificación del defecto y la evaluación de su importancia clínica requieren un examen ecocardiográfico; el cateterismo cardiaco y la tomografía computarizada (TC) o la resonancia magnética (RM) cardiacas también pueden ser útiles en algunos casos con anomalías complejas o conexiones vasculares anómalas. Otras pruebas complementarias, como las radiografías torácicas, el ECG y las evaluaciones de biomarcadores cardiacos, ayudarán a determinar las implicaciones clínicas y a decidir el mejor tratamiento.

HISTORIA CLÍNICA, SIGNOS CLÍNICOS Y EXPLORACIÓN FÍSICA

La anamnesis del paciente es el primer conjunto de datos valioso en la evaluación de un animal en el que se sospecha una anomalía CC. El grupo de edad pediátrica de las mascotas incluye cachorros y gatitos de razas *toy* ≤6 meses de edad y perros de razas grandes ≤1 año de edad. Las CC son el tipo más común de cardiopatías en animales de compañía menores de 1 año, y muchos defectos afectan especialmente a determinadas especies y razas (sobre todo en el caso de los perros). Se ha descrito una predisposición por sexo en algunas anomalías cardiacas como el CAP, que se da más comúnmente en perras, o la displasia de la válvula auriculoventricular, que es más frecuente en machos. Los antecedentes de enfermedad cardiaca familiar también son importantes para establecer una posible base hereditaria de la CC. Aunque la mayoría de las anomalías congénitas se diagnostican en el grupo pediátrico, algunas se diagnostican en la edad adulta cuando los defectos no son graves y permiten que los animales afectados permanezcan asintomáticos durante muchos años o durante toda su vida. Los gatos jóvenes pueden tener cardiopatías estructurales que son más frecuentes en gatos adultos, como la cardiomiopatía hipertrófica.

Muchos perros y gatos pueden ser asintomáticos y la CC se identifica en el momento de la vacunación. En otros casos, los propietarios pueden informar de signos compatibles con insuficiencia cardiaca izquierda o derecha. La disnea de esfuerzo, el aumento del esfuerzo respiratorio, el letargo, la dificultad respiratoria, la tos o el síncope en un animal joven deberían hacer pensar en una malformación cardiaca significativa. Algunos animales con CC graves o con anomalías de desvío derecha-sistémica (es decir, defectos septales grandes, CAP inverso, TdF) pueden tener un menor crecimiento en comparación con el resto de la camada. Los perros con CAP inverso también pueden mostrar debilidad en las extremidades posteriores. El síncope es frecuente en perros con EAS grave o arritmias cardiacas. En gatos con displasia de la válvula mitral, se han descrito signos de tromboembolismo arterial (debilidad o ausencia de pulsos femorales y parálisis de las extremidades posteriores).

Un examen cardiovascular en mascotas jóvenes debe incluir la inspección y palpación del área precordial, la evaluación de los pulsos periféricos, la evaluación de la perfusión y organomegalia abdominal y, lo que es más importante, la auscultación torácica, ya que la mayoría de las anomalías cardiacas estructurales cursan con un soplo. Algunas excepciones pueden ser los defectos con desvío de derecha a izquierda con hipertensión pulmonar.

El color de las mucosas, los pulsos femorales, la palpación torácica y la variación del pulso yugular son similares a los observados en animales con cardiopatías adquiridas. Sin embargo, tanto la elevada frecuencia cardiaca como el pequeño tamaño de los cachorros y gatitos disminuyen la sensibilidad y especificidad de la exploración física para diagnosticar una CC. En mascotas jóvenes, la cianosis es visible cuando la PaO_2 es ≤45 mmHg y la hemoglobina arterial desaturada es ≥5 g/dl debido a la sangre desoxigenada que fluye hacia las arterias sistémicas a través de una comunicación entre las circulaciones venosa y sistémica. En ausencia de disnea y enfermedad pulmonar manifiesta, esto debería hacer sospechar clínicamente una CC cianótica con una derivación de derecha a izquierda. Por el contrario, en cachorros con obstrucción grave del flujo ventricular izquierdo o derecho, especialmente con estrés o ejercicio, pueden observarse membranas mucosas pálidas o un tiempo de llenado capilar retardado. En los animales con CAP inverso, suele haber cianosis diferencial (mucosas caudales azules). La distensión yugular y los pulsos venosos prominentes están muy probablemente relacionados con la EP o la DT. Los pulsos hipercinéticos se perciben cuando existe un volumen de eyección aórtico importante con un CAP o una insuficiencia aórtica grave. Por el contrario, pueden percibirse los pulsos arteriales hipocinéticos cuando existe una obstrucción al flujo sanguíneo que sale de la aorta secundaria a una EAS de moderada a grave o cuando hay una disminución marcada del gasto cardiaco. Un frémito precordial palpable es indicativo de un soplo intenso (V-VI/VI).

La auscultación del corazón y los grandes vasos se ha utilizado durante mucho tiempo como prueba de cribado para detectar CC en animales de compañía, principalmente en perros. La auscultación en cachorros y gatitos ha de realizarse en una habitación tranquila evaluando todas las áreas valvulares. También deben auscultarse las entradas torácicas izquierda y derecha y los bordes esternales para no pasar por alto soplos atípicamente irradiados o defectos muy focales. Las características específicas del tórax de los animales jóvenes y sus frecuencias cardiacas rápidas pueden modificar algunas reglas de auscultación en estas mascotas: la posición del ápex cardiaco puede influir en el punto de máxima intensidad del soplo, los sonidos fuertes pueden irradiarse ampliamente y algunos soplos pueden dejar de ser perceptibles con el tiempo cuando la hipertensión pulmonar se desarrolla gradualmente. En muchos gatos y perros muy pequeños puede ser difícil distinguir zonas valvulares separadas debido al reducido tamaño de su tórax, y la mayoría de los soplos en gatos tienden a ser más fuertes en la zona adyacente a los bordes esternales. Por todas estas razones, se recomienda un estetoscopio pediátrico con una pieza torácica pequeña junto con una auscultación rigurosa para detectar y caracterizar mejor todos los soplos.

La auscultación debe incluir primero la evaluación de los sonidos cardiacos (S1 y S2) antes de centrarse en un posible soplo cardiaco (p. ej., puede auscultarse un desdoblamiento del segundo tono en perros con un CAP con desvío derecha a izquierda, pero también en otros pacientes con hipertensión pulmonar grave). La presencia de un soplo cardiaco en una mascota joven no siempre es indicativa de una CC. Los soplos pueden ser patológicos, secundarios a una enfermedad cardiaca estructural, o no patológicos (es decir, el corazón es estructuralmente normal). De hecho, los soplos no patológicos (soplos inocentes/funcionales) son muy frecuentes en animales jóvenes, y es difícil o imposible distinguirlos de los soplos patológicos causados por una lesión congénita de poca importancia solo con la auscultación. Según los datos publicados, se pueden esperar soplos inocentes en el 15-25 % de los cachorros y gatitos clínicamente sanos en la primera consulta veterinaria, y la mayoría de ellos desaparecen antes de los 6 meses de edad. La causa de los soplos inocentes en mascotas jóvenes es controvertida, pero algunos factores como la anemia fisiológica, los grandes volúmenes sistólicos en relación con el tamaño de sus grandes vasos

o la excitación durante la exploración pueden ser los responsables. En un estudio, el hematocrito era menor en los cachorros sanos con soplo que en los que no lo tenían. Además, en los cachorros, el corazón está más cerca de la pared torácica que en los adultos, por lo que algunos soplos inocentes tienden a dejar de ser audibles a medida que crecen.

La localización, el área de irradiación, la intensidad, la frecuencia (tono) y el patrón de vibración de un soplo son útiles para diferenciar entre los distintos tipos de CC y para distinguir un soplo inocente o funcional de un soplo patológico causado por anomalías congénitas.

Los soplos no patológicos son sistólicos, de baja intensidad (I-II/VI) y variables de un día para otro y con el nivel de actividad o excitación; tienen carácter musical en muchos casos; y se escuchan mejor sobre la base cardiaca izquierda.

Las características de los soplos patológicos varían en función de la lesión cardiaca y de su gravedad:

- La intensidad puede ser variable, de I-VI/VI.
- Un frémito palpable sobre la región donde mejor se oyen indica un soplo intenso (V-VI/VI).
- El tiempo de manifestación de los soplos puede ser sistólico, diastólico, continuo o de vaivén (sistólico y diastólico).
- El soplo de la EA es dependiente del flujo y de configuración creciente-decreciente. Se hace más intenso tras el ejercicio, la estimulación inótropa o un latido ventricular prematuro, y aumenta con el retorno venoso. El punto de máxima intensidad se sitúa sobre la base cardiaca izquierda. Sin embargo, cuando es intenso, este soplo puede ser escucharse mejor sobre la base cardiaca derecha dorsalmente debido a la irradiación del soplo por la aorta ascendente. El soplo tiende a irradiarse hacia las carótidas e incluso hasta la cabeza. Puede desarrollarse un soplo diastólico de regurgitación aórtica (RA) que da lugar a un soplo de vaivén de la EA.
- El soplo de la EP es un soplo sistólico creciente-decreciente que se escucha mejor sobre la válvula pulmonar (2.º y 3.er espacios intercostales izquierdos) y se irradia prominentemente en dirección dorsal hacia la dilatación posestenótica de la arteria pulmonar principal. La EP valvular también puede asociarse a un chasquido de eyección sistólica precoz (válvula fusionada) o un soplo de regurgitación tricúspide (RT) causado por una dilatación secundaria del ventrículo derecho.
- El soplo del CAP es continuo y se describe como "distante" y su calidad "en maquinaria". El soplo puede localizarse dorsalmente sobre la base craneal izquierda del corazón,

sobre la arteria pulmonar principal (que es la localización anatómica del desvío sanguíneo). En perros y gatos muy jóvenes con frecuencias cardiacas rápidas en las que la diástole es muy corta, el componente diastólico del soplo continuo de un CAP puede pasar desapercibido, y solo se oye un soplo sistólico largo. Por ello, los veterinarios deben auscultar también el tórax craneal izquierdo cuando se presentan cachorros para vacunación. A menudo, existe una regurgitación mitral concomitante (debida a la dilatación del ventrículo izquierdo), que puede ser responsable de un soplo sistólico sobre el ápex izquierdo.

- El soplo de un DSV suele ser holosistólico y se escucha mejor en el borde esternal derecho. Los pacientes con DSV pequeños a moderados presentan un soplo intenso, mientras que las mascotas con DSV grandes pueden presentar soplos suaves al disminuir la velocidad del flujo a través del defecto. Cuando el defecto comunica el tracto de salida del ventrículo izquierdo con el tracto de salida del ventrículo derecho (DSV subpulmonar o supracristal), el soplo puede ser más prominente sobre la base craneodorsal izquierda del corazón. Si la válvula aórtica ha prolapsado en el defecto septal, puede escucharse un soplo diastólico de RA y se oye un soplo de vaivén (sistólico y diastólico).
- Los pacientes con displasia mitral y tricúspide presentan soplos holosistólicos apicales izquierdo (regurgitación mitral) y derecho (RT), respectivamente. En cachorros jóvenes con DT (p. ej., Labradores Retriever), el soplo puede ser muy suave y pasar desapercibido con facilidad. En algunas mascotas con insuficiencia de la válvula mitral o tricúspide y estenosis puede oírse un soplo diastólico adicional de la obstrucción (intensidad I-II/VI, baja frecuencia) a frecuencias cardiacas normales o bajas. Sin embargo, en animales con frecuencias cardiacas muy elevadas, el soplo diastólico suele estar ausente (frecuente en gatos).
- Los DSA aislados no producen soplos porque el gradiente de presión entre ambas aurículas es bajo. Sin embargo, puede oírse un soplo de la EP sobre la base izquierda del corazón debido a un aumento del volumen de flujo sanguíneo pulmonar a través de la válvula. En las mascotas con una DSA tipo *ostium primum,* puede oírse un soplo de regurgitación de la válvula auriculoventricular.
- El soplo típico en mascotas con TdF es el de la EP. Sin embargo, en casos con EP muy grave y policitemia, la viscosidad de la sangre aumenta y la turbulencia del flujo sanguíneo disminuye, lo que da lugar a soplos de baja intensidad o ausentes.

Mientras que los soplos no patológicos no tienen consecuencias en la calidad o esperanza de vida del animal, los soplos patológicos pueden asociarse a una mayor morbilidad y mortalidad, por lo que es esencial diferenciar los soplos patológicos de los no patológicos lo antes posible. Además, algunas formas de CC son curables, por lo que es importante no pasar por alto dichas lesiones durante la exploración pediátrica general de estos animales.

Como regla general, un soplo cardiaco debe investigarse más a fondo en mascotas jóvenes cuando presenta las siguientes características:
- Un soplo continuo.
- Un soplo diastólico.
- Un soplo que oculta el segundo o ambos sonidos cardiacos.
- Un soplo acompañado de sonidos cardiacos anormales transitorios (p. ej., desdoblamiento del segundo tono).
- Un soplo que irradia a la región carotídea.
- Un soplo sistólico que se escucha mejor en el ápex izquierdo sobre la zona de la válvula mitral.
- Un soplo que se escucha mejor en el hemitórax derecho, independientemente del grado de intensidad del soplo.
- Soplos sistólicos de grado 3/6 o más fuertes con un punto de intensidad máxima sobre la base cardiaca izquierda
- Cualquier soplo en un perro que esté directamente emparentado (p. ej., padre, descendiente o hermano) con un perro con una CC conocida justifica una investigación adicional, incluso si las características del soplo sugieren que no es patológico, como es común en varias razas.
- Un soplo leve en asociación con hallazgos clínicos compatibles con enfermedad cardiaca, como pulsaciones anormales o distensión de las venas yugulares, anomalías de los pulsos arteriales femorales (p. ej., pulso saltón o hipocinético y retardado [*parvus et tardus*]), evidencia de mala perfusión periférica, anomalías del color de las mucosas o una arritmia cardiaca distinta de la arritmia sinusal respiratoria.
- Cualquier soplo que persista después de los primeros 6 meses de vida.

En mascotas jóvenes y sanas con un soplo cardiaco sistólico de grado 1/6 o 2/6, de corta duración (p. ej., un soplo mesosistólico con un primer y segundo sonidos cardiacos claramente audibles), puede posponerse una evaluación diagnóstica más allá de la exploración física, ya que lo más probable es que no sea patológico. Sin embargo, esta situación justificaría una deliberación con el propietario sobre la conveniencia de una evaluación adicional. Debe tenerse precaución en los perros con predisposición a la EAS porque la lesión y la intensidad del soplo pueden aumentar durante los primeros 6 meses de vida. Por encima de esa edad, los perros con soplos leves siempre tienen una estenosis leve, y no se espera que una obstrucción muy leve afecte sustancialmente a la salud de un paciente determinado. Sin embargo, estos perros no deben criarse hasta que se establezca un diagnóstico definitivo, lo que suele requerir un examen ecocardiográfico completo cuando el animal ha cumplido 1 año de edad.

Aunque la exploración física es el paso principal para detectar la presencia de una CC, las pruebas auxiliares de diagnóstico, como las radiografías torácicas, un ECG y la medición de biomarcadores cardiacos, pueden ser útiles para reducir la lista de diagnósticos diferenciales y determinar la gravedad de la enfermedad. Sin embargo, un diagnóstico no invasivo preciso requiere un examen ecocardiográfico con estudios Doppler. La TC con contraste o la RM pueden ser útiles para el diagnóstico de defectos cardiovasculares complejos y anomalías vasculares.

RADIOLOGÍA TORÁCICA

Aunque la radiología torácica no es una técnica sensible ni específica para identificar los diferentes tipos de CC, es útil para diagnosticar la insuficiencia cardiaca congestiva, así como para detectar cambios cardiacos debidos a una CC de moderada a grave. Los cambios radiográficos dependen de la gravedad de la lesión y de la configuración del tórax. En general, solo los casos de moderados a graves de CC producen cambios radiográficos. En un estudio para evaluar el uso de la radiografía de cribado para el diagnóstico de anomalías cardiacas congénitas en perros, la lista de diagnósticos diferenciales de los observadores incluía el diagnóstico correcto para 21-23 de 57 (37-40 %) perros con CC.

Los hallazgos más típicos son los siguientes:

- Displasia de la válvula mitral (regurgitación): dilatación auricular y ventricular izquierdas con o sin algún grado de congestión venosa y edema pulmonar. La dilatación auricular izquierda sin dilatación ventricular está más probablemente relacionada con la estenosis de la válvula mitral.
- Defectos de derivación de izquierda a derecha (CAP y DSV): dilatación auricular y ventricular izquierdas, signos

de sobrecirculación tanto en las arterias pulmonares como en las venas pulmonares. En pacientes con CAP se observa una silueta aumentada del arco aórtico y de la arteria pulmonar principal.

- EA/EAS: aumento de tamaño del ventrículo izquierdo junto con dilatación de la raíz aórtica y la aorta ascendente. En la mayoría de los perros Boxer con EAS, las radiografías torácicas aparecen normales.
- DT: aumento de tamaño auricular y ventricular derechos si la RT es de moderada a grave. La dilatación aislada de la aurícula derecha sin dilatación del ventrículo derecho puede deberse a una estenosis de la válvula tricúspide.
- EP: aumento de tamaño auricular y ventricular derecho, dilatación del segmento principal de la arteria pulmonar e hipocirculación pulmonar.
- TdF: aumento de tamaño del ventrículo derecho y disminución de los márgenes vasculares pulmonares. En algunos casos puede observarse dilatación de la arteria pulmonar principal.
- DSA: aumento de tamaño auricular y ventricular derecho, así como de la vascularización pulmonar, proporcional al tamaño del defecto y la derivación.
- Se pueden encontrar características radiográficas más específicas sobre cada defecto congénito en los capítulos correspondientes.

ELECTROCARDIOGRAFÍA

Los perros con lesiones de leves a moderadas pueden tener ECG normales. Es decir, un ECG normal no descarta una CC. Sin embargo, el ECG es útil para caracterizar cualquier disritmia escuchada en la auscultación.

Por regla general, las lesiones que afectan al lado derecho del corazón (EP, DT y TdF) dan lugar a ondas P altas (P pulmonale), lo que indica una dilatación de la aurícula derecha. Una desviación del eje derecho del complejo QRS hacia la derecha puede sugerir una dilatación del ventrículo derecho o un bloqueo de rama derecha. Las anomalías que afectan al lado izquierdo del corazón dan lugar a ondas P anchas (P mitrale), que sugieren una dilatación de la aurícula izquierda. Un complejo QRS alto o ancho puede indicar una dilatación del ventrículo izquierdo.

La fibrilación auricular es frecuente en perros de razas grandes con defectos congénitos que se manifiestan con dilatación auricular (displasia de la válvula AV y defectos con derivación de izquierda a derecha). Las mascotas con obstrucción ventricular izquierda y derecha grave están predispuestas a arritmias ventriculares debido a la hipertrofia ventricular. La monitorización ambulatoria Holter puede ser útil para evaluar a animales con arritmias inducidas por el ejercicio o isquemia debida a EP o EA grave y a algunos perros (Labrador Retriever) con DT y vías accesorias (preexcitación ventricular) o taquicardia supraventricular por reentrada.

PRUEBAS DE LABORATORIO Y BIOMARCADORES CARDIACOS

Los hallazgos bioquímicos y hematológicos son normales en la mayoría de las mascotas con CC. Sin embargo, incluso los cachorros sanos pueden presentar una anemia fisiológica notable en los primeros 4 meses de vida (hematocrito, concentración de hemoglobina o recuento de eritrocitos más bajos que en los adultos; el hematocrito puede llegar a bajar hasta el 30 %) debido a su rápido ritmo de crecimiento, con hemodilución por expansión del volumen plasmático, destrucción de eritrocitos fetales o disminución de la producción debido a concentraciones bajas de eritropoyetina. Esto, sumado a una menor concentración de proteínas plasmáticas y a unos porcentajes de reticulocitos ligeramente superiores, puede hacer que los resultados de un cachorro parezcan una anemia por pérdida de sangre si se comparan con los valores de referencia de un adulto. Aparte de este aspecto fisiológico, las principales anomalías de las pruebas de laboratorio en cachorros están relacionadas con defectos de derivación de derecha a izquierda. Los animales con CC cianóticas presentan alteraciones complejas en la composición de la sangre completa y en el perfil de coagulación debido a una hipoxemia de larga duración (gasometría arterial [PaO_2 <40 mmHg]). La policitemia secundaria asociada a defectos cianóticos es una respuesta fisiológica a la hipoxia tisular que provoca un aumento de los niveles séricos de eritropoyetina, estimulando así la eritropoyesis de la médula ósea. El resultado es un aumento de la masa de eritrocitos, del hematocrito y de la viscosidad de la sangre completa. El aumento de los eritrocitos circulantes proporciona una mayor capacidad de transporte de oxígeno. Sin embargo, cuando el hematocrito es superior al 65-68 %, este efecto se ve contrarrestado por el aumento de la viscosidad sérica, que reduce el flujo sanguíneo y la perfusión tisular y perjudica el aporte de oxígeno a los tejidos, con los consiguientes signos de hiperviscosidad (parestesias, debilidad muscular y fatiga).

Los biomarcadores cardiacos como la troponina I cardiaca (cTnI) y el péptido natriurético tipo B (BNP), especialmente el extremo N-terminal(amino) de la prohormona (NT-proBNP), han adquirido una importancia creciente en el diagnóstico de las enfermedades cardiovasculares en los últimos años. Las indicaciones potenciales para la medición de biomarcadores cardiacos serían la detección de enfermedades cardiacas asintomáticas u ocultas y la monitorización del tratamiento. Sin embargo, los valores de referencia en perros y gatos con CC son escasos.

cTnI. Este biomarcador es una proteína miocárdica que se libera en caso de daño o muerte de los miocitos. En un estudio que incluía perros asintomáticos con EAS, las concentraciones plasmáticas de cTnI eran más altas (media de 0,08 ng/ml; rango de 0,01-0,94 ng/ml) que en perros normales y mostraban una correlación positiva moderada con el grosor tanto del septo interventricular como de la pared posterior del ventrículo izquierdo, pero no con el gradiente de presión instantáneo máximo a través de la lesión obstructiva. Además, en los perros con EP grave, las concentraciones plasmáticas de cTnI aumentaron tanto antes (media de 0,20 ng/ml; rango de 0,20-1,29 ng/ml) como después de la valvuloplastia con balón (media de 2,85 ng/ml; rango de 0,21-55,40 ng/ml).

NT-proBNP. El miocardio libera este biomarcador en respuesta al estiramiento, la hipertrofia o la hipoxia. En un estudio reciente realizado en cachorros asintomáticos, las concentraciones plasmáticas de NT-proBNP no lograron diferenciar a los perros con soplos patológicos de los perros con soplos inocentes. Sin embargo, las concentraciones plasmáticas de NT-proBNP fueron significativamente mayores en los perros con EP sintomáticos que en los perros de control sanos y los perros con EP asintomáticos. Además, el gradiente de presión pulmonar Doppler se correlacionó significativamente con las concentraciones plasmáticas de NT-proBNP. Una concentración plasmática de NT-proBNP >764 pmol/l para identificar la EP grave tuvo una sensibilidad del 76,2 % y una especificidad del 81,8 %. Se encontraron resultados similares en perros con EAS, con concentraciones de NT-proBNP aumentadas que se correlacionaban con la gravedad de la estenosis: la concentración media de NT-proBNP fue de 361 pmol/l(rango de 307-415 pmol/l) en perros normales, de 344 pmol/l(rango de 239-448 pmol/l) en perros con EAS leve, de 1.011 pmol/l(rango de 86-1.936 pmol/l) en perros con EAS moderada y de 2.529 pmol/l(rango de 184-3.217 pmol/l) en aquellos con EAS grave. En los perros con CAP, las concentraciones de NT-proBNP fueron significativamente mayores (media de 895 pmol/l; rango de 490-7.118 pmol/l) que en los controles (media de 663 pmol/l; rango de 50-1.318 pmol/l) y disminuyeron considerablemente 90 días después del cierre ductal (media de 597 pmol/l; rango de 154-1.858 pmol/l).

En conclusión, la cTnI y el NT-proBNP pueden ayudar a evaluar el grado de lesión miocárdica y la importancia hemodinámica de una cardiopatía, respectivamente, pero no logran determinar la presencia o ausencia de una CC ni identificar el tipo de anomalía presente.

ECOCARDIOGRAFÍA

La ecocardiografía transtorácica (ETT), incluidos los estudios Doppler, sigue siendo la principal técnica de imagen para la caracterización no invasiva de malformaciones cardiovasculares congénitas simples y complejas en animales de compañía pediátricos y adultos. La ETT ha sustituido en gran medida al cateterismo cardiaco y la angiografía, que ahora se utilizan principalmente para el tratamiento intervencionista.

Con el desarrollo de la tecnología ultrasonográfica, la ecocardiografía transesofágica (ETE) con transductores en fase (*phased array*) flexibles y extremos manipulables ha pasado a formar parte de la evaluación y el tratamiento de los pacientes con CC. La proximidad del esófago a gran parte del corazón y los grandes vasos la convierte en una excelente ventana ecográfica, por lo que la ETE proporciona información adicional y más precisa que la ETT para diversos diagnósticos específicos y para muchas intervenciones cardiacas mediante cateterismo. Las indicaciones específicas de la ETE incluyen la guía de procedimientos transcatéter, como los realizados para el CAP, y las evaluaciones de la estructura y función cardiacas que influirán en la cirugía cardiaca.

Gracias a los nuevos avances tecnológicos en el diseño de transductores y el procesamiento informático, la ecocardiografía tridimensional (3D) se utiliza ahora ampliamente en el tratamiento de pacientes humanos con CC, incluso en la población pediátrica. A diferencia de la ecocardiografía 2D, el conjunto de datos 3D puede recortarse en un número infinito de planos en cualquier momento tras la adquisición. Esto permite una mejor visión de las localizaciones anatómicas relevantes, lo cual es importante en pacientes con CC, ya que la compleja anatomía intracardiaca y las relaciones espaciales son inherentes a estas enfermedades. La ecocardiografía 3D se utiliza principalmente para estudiar las anomalías de las válvulas auriculoventriculares, los defectos septales y las anomalías más complejas de las conexiones cardiacas. Una ventaja de esta técnica es que permite visualizar el movimiento en tiempo real de las válvulas auriculoventriculares y el tamaño cambiante de los defectos septales a lo largo del ciclo cardiaco. De hecho, un estudio demostró que las mediciones del CAP mediante diferentes modalidades de imagen (ETT 2D, angiocardiografía y ecocardiografía 3D) no son intercambiables en perros. Además, la ETE 3D proporcionó una vista frontal del CAP que no puede reproducirse con otras técnicas ecocardiográficas y demostró un CAP de forma ovalada en la mayoría de los perros. Además de la morfología, la ecocardiografía 3D puede analizar los volúmenes ventriculares y la función con menos suposiciones geométricas que las técnicas transversales. Esta técnica de imagen también está bien establecida para la guía de intervenciones con catéter, ya que puede mostrar defectos en tiempo real y proporciona imágenes de alta calidad de los sistemas de colocación de catéteres y de los propios dispositivos. La introducción de una sonda de ETE 3D ha ampliado las aplicaciones para guiar en tiempo real las intervenciones con catéter. Por todas estas razones, la ecocardiografía 3D es ahora una técnica de imagen complementaria aceptada a la ecocardiografía en dos dimensiones convencional en los casos de CC. Aunque en la mayoría de los casos la impresión 3D se ha basado en datos de TC o RM cardiaca, también se ha descrito la impresión a partir de ecocardiografía 3D. En la práctica, la información de la ecocardiografía 3D suele integrarse con otras modalidades como la TC y la RM.

La ecocardiografía de contraste puede realizarse con solución salina agitada mezclada con expansores plasmáticos; esta combinación produce una gran cantidad de microburbujas muy ecogénicas, que se destruyen a su paso por la circulación pulmonar. Por ello, cuando se inyectan en una vena periférica, estas microburbujas son idóneas para identificar derivaciones de derecha a izquierda, p. ej., a través de un foramen oval permeable o un CAP inverso. En cambio, los agentes de contraste ecográficos comerciales se han creado para superar la barrera pulmonar y están compuestos por microburbujas de gas ecogénico estabilizadas por un recubrimiento lipídico o con albúmina humana tratada térmicamente. Por tanto, pasan a la circulación arterial cuando se inyectan en una vena periférica, lo que resulta adecuado para estudiar la perfusión tisular pero inadecuado para las derivaciones cardiovasculares.

Un examen ecocardiográfico detallado y completo realizado por un veterinario formado en el diagnóstico de las CC proporcionará información suficiente para planificar procedimientos intervencionistas o quirúrgicos en la mayoría de los pacientes. La información más importante que proporciona la ecocardiografía relacionada con la anatomía y la fisiopatología de las malformaciones cardiacas es la siguiente:

- Características morfológicas de los defectos congénitos aislados o coexistentes (ecocardiografía 2D/3D): CAP, defectos septales, obstrucciones de los tractos de salida izquierdo y derecho, malformaciones valvulares y de los grandes vasos y desarrollo auricular y ventricular anormal.
- Signos ecocardiográficos indirectos debidos a la importancia hemodinámica de los defectos, como dilatación de las cámaras (sobrecarga de volumen) o hipertrofia (sobrecarga de presión) (ecocardiografía 2D/3D y modo M).
- Dirección de los flujos sanguíneos normales o anormales a través de las válvulas, defectos septales y CAP, y presiones intracardiacas (ecocardiografía Doppler).
- Función ventricular sistólica y diastólica.
- Probable insuficiencia cardiaca congestiva.

Los hallazgos ecocardiográficos de cada enfermedad congénita se explican detalladamente en los capítulos correspondientes.

CATETERISMO CARDIACO Y ANGIOGRAFÍA

Antes de la llegada de la ecocardiografía, el cateterismo cardiaco y la angiografía eran necesarios para diagnosticar la mayoría de las CC. Debe tenerse en cuenta que, además de depender en gran medida del operador, la ecocardiografía puede no ser suficiente para evaluar los grandes vasos debido a las limitaciones de la ventana acústica. Actualmente, el cateterismo cardiaco y la angiografía están indicados en las siguientes situaciones clínicas:

- Evaluación de pacientes con CC complejas y de aquellos casos en los que la ecocardiografía no ha podido identificar una lesión específica que explique los hallazgos clínicos y las anomalías hemodinámicas y funcionales observadas.
- Evaluación de las estructuras extracardiacas, como las arterias pulmonares, las venas pulmonares y el arco aórtico y los grandes vasos.
- Angiografía coronaria intraoperatoria en perros con predisposición a arterias coronarias anormales (p. ej., Bulldog Inglés o Francés).
- Intervenciones terapéuticas como la valvuloplastia con balón para corregir lesiones obstructivas (p. ej., EP y EA) o la oclusión de defectos como la CIA, la CIV y el CAP mediante un oclusor Amplatzer, una espiral u otro dispositivo.

TOMOGRAFÍA COMPUTARIZADA Y RESONANCIA MAGNÉTICA CARDIACA

Aunque la ecocardiografía y la angiografía cardiaca dirigida por catéter están por lo general aceptadas como las principales técnicas de imagen para la evaluación de las CC, la TC y la RM cardiacas son importantes herramientas diagnósticas complementarias. Los recientes avances tecnológicos han hecho que estas herramientas estén ampliamente disponibles y se utilicen con frecuencia en humanos para evaluar a pacientes con CC complejas y anomalías vasculares.

Los primeros escáneres clínicos de TC tenían un uso limitado para aplicaciones cardiacas debido a su escasa resolución espacial y temporal y a los largos tiempos de exploración. Los escáneres de TC multidetectores de la generación actual permiten una cobertura rápida de grandes volúmenes anatómicos, una resolución espacial isotrópica submilimétrica y una resolución temporal de tan solo 66 ms. Estos avances proporcionan imágenes diagnósticas de estructuras cardiovasculares pequeñas, incluso a frecuencias cardiacas elevadas, habituales en pequeños animales. En la actualidad, para la toma de datos solo se necesita una parte del ciclo cardiaco o varios ciclos cardiacos. La TC cardiaca se basa en la sincronización de la reconstrucción de la imagen con el ECG y la selección de la fase del pequeño corazón en movimiento. La TC sincronizada con el ECG utiliza una reconstrucción retrospectiva del tórax que combina las ventajas de la ETT, la radiografía torácica y la angiografía selectiva de forma rápida y mínimamente invasiva, lo que evita los efectos secundarios asociados a la angiografía selectiva con catéter y permite una planificación temprana del procedimiento. Este rápido ritmo de adquisición de imágenes elimina o reduce la necesidad de anestesia en animales jóvenes. Además, puede acortar la cirugía/anestesia y reducir la cantidad de radiación a la que se somete al cardiólogo durante procedimientos intervencionistas terapéuticos como la valvuloplastia con balón. Un artículo describió que la TC multidetector puede ser una herramienta diagnóstica útil para evaluar las cámaras cardiacas en gatos utilizando un dispositivo de restricción del movimiento y sedación ligera.

La TC cardiovascular en perros y gatos está indicada para anomalías cardiovasculares que no pueden definirse completamente mediante ETE o ETT. Entre ellas, se incluyen las anomalías de los anillos vasculares, las colaterales sistémico-pulmonares y las anomalías coronarias.

En humanos, la RM cardiaca es la técnica de imagen más utilizada como complemento de la ecocardiografía cuando se necesita más información en adolescentes y adultos con relaciones anatómicas y fisiológicas complejas debidas a una CC. La RM cardiaca presenta varias ventajas, como la capacidad de medir la función cardiaca, el flujo y el tamaño de los vasos (pacientes con derivación de izquierda a derecha), de crear reconstrucciones en 3D y de realizar la caracterización de los tejidos, todo ello en un único estudio de imagen. Las nuevas secuencias de RM cardiaca y las herramientas de posprocesamiento probablemente permitirán un mayor desarrollo de los métodos cuantitativos de análisis, lo que abre la puerta a la estratificación del riesgo en las CC. Una buena sincronización del ECG es esencial para obtener imágenes de RM cardiaca de buena calidad. A diferencia de la angiografía por TC con contraste, la RM cardiaca no utiliza radiación ionizante ni medios de contraste yodados.

Los estudios de RM cardiaca en perros con CC son escasos, quizá debido al elevado coste del procedimiento y a la necesidad de anestesia, y también porque en muchos hospitales veterinarios aún no se dispone de equipos de RM cardiaca específicos (para los exámenes cardiacos se necesita un sistema de RM de al menos 1,5 teslas) y la complejidad técnica y diagnóstica de la RM cardiaca para la CC es considerable. El tamaño corporal de los pacientes con CC suele ser pequeño y su frecuencia cardiaca es rápida. La obtención de imágenes de estos pacientes requiere un radiólogo capacitado para agilizar la planificación de imágenes y optimizar las secuencias de pulsos en este contexto, así como un radiólogo especialista en RM cardiaca con experiencia en la interpretación de los cambios anatómicos y fisiológicos de la CC. Se han publicado estudios de RM cardiaca que muestran el corazón y los grandes vasos normales en perros, pero solo se han publicado informes aislados sobre el uso de la RM cardiaca para evaluar la CC en perros (es decir, CAP en tres perros y *cor triatriatum dexter* imperforado y ventrículo derecho de doble cámara concomitante en un Golden Retriever).

BIBLIOGRAFÍA

GENÉTICA

Lee SA, Lee SG, Moon HS. Isolation, characterization, and genetic analysis of canine GATA4 gene in a family of Doberman Pinschers with an atrial septal defect. *J Genet,* 2007, 86:241-247.

Lee JS, Hyun C. Genetic screening of the canine zinc finger protein multitype 2 (cZFPM2) gene in dogs with tetralogy of Fallot (TOF). *J Anim Breed Genet,* 2009, 126:304-310.

Meurs KM. Genetics of Cardiac Disease in the Small Animal Patient. *Vet Clin Small Anim,* 2010, 40:701-715.

Muntean I, Toganel R, Benedek T. Genetics of Congenital Heart Disease: Past and Present. *Biochem Genet,* 2017, 55:105-123.

EPIDEMIOLOGÍA

Archer J, Monton S. Preferences for infant facial features in pet dogs and cats. *Ethology,* 2010, 3:217-226.

Bellumori TP, Famula TR, Bannasch DL, *et al.* Prevalence of inherited disorders among mixed-breed and purebred dogs: 27,254 cases (1995-2010). *J Am Vet Med Assoc,* 2013, 242:1549-1455.

Brambilla PG, Polli M, Pradelli D, *et al.* Epidemiological study of congenital heart diseases in dogs: Prevalence, popularity, and volatility throughout twenty years of clinical practice. *PLoS One,* 2020, 15(7): e0230160.

Bussadori C, Pradelli D, Borgarelli M, *et al.* Congenital heart disease in boxer dogs: results of 6 years of breed screening. *Vet J,* 2009, 2:187-192.

Caivano D, Dickson D, Martin M, Rishniw M. Murmur intensity in adult dogs with pulmonic and subaortic stenosis reflects disease severity. *J Small Anim Pract,* 2018, 59:161-166.

Garncarz M, Parzeniecka-Jaworska M, Szaluś-Jordanow O. Congenital heart defects in dogs: Un estudio retrospectivo de 301 perros. *Med Weter,* 2017, 73:651-656.

Ghirlanda S, Acerbi A, Herzog H. Dog movie stars and dog breed popularity: a case study in media influence on choice. *PLoS One,* 2014, 9:1-5.

Ghirlanda S, Acerbi A, Herzog H, Serpell JA. Fashion vs. function in cultural evolution: the case of dog breed popularity. *PLOS One,* 2013, 9:1-6.

Locatelli C, Spalla I, Oriol D, *et al.* Pulmonic stenosis in dogs: natural history, survival and risk factors in a retrospective cohort of patients. *J Small Animal Practice,* 2013, 9:445-452.

Menegazzo L, Bussadori C, Chiavegato D, *et al.* The relevance of echocardiography heart measures for breeding against the risk of subaortic and pulmonic stenosis in Boxer dogs. *J Anim Sci,* 2012, 90:419-428.

Oliveira P, Domenech O, Silva J, *et al.* Retrospective review of congenital heart disease in 976 Dogs. *J Vet Intern Med,* 2011, 25:477-483.

Packer RMA, Murphy D, Farnworth MJ. Purchasing popular purebreds: Investigating the influence of breed-type on the pre-purchase attitudes and behavior of dog owners. *Animal Welfare,* 2017, 5:1-40.

Packer RMA, O'Neill DG, Fletcher F, Farnworth MJ. Great expectations, inconvenient truths, and the paradoxes of the dog-owner relationship for owners of brachycephalic dogs. *PLoS One,* 2019, 14: e0219918.

Patterson DF. Epidemiologic and genetic studies of congenital heart diseases in the dog. *Circulation Res,* 1968, 23:171-202.

Patterson DF, Haskins ME, Schnarr WR. Hereditary dysplasia of the pulmonary valve in Beagle dogs. Pathologic and genetic studies. *Am J Cardiol,* 1981, 47:631-641.

Sandøe P, Kondrup SV, Bennett PC, *et al.* Why do people buy dogs with potential welfare problems related to extreme conformation and inherited disease? A representative study of Danish owners of four small dog breeds. *PLoS One,* 2017, 24:1-25.

Scansen BA, Schneider M, Bonagura JD. Sequential segmental classification of feline congenital heart disease. *J Vet Cardiol,* 2015, 17:S10eS52.

Schrope DP. Prevalence of congenital heart disease in 76,301 mixed-breed dogs and 57,025 mixed-breed cats. *J Vet Cardiol,* 2015, 17:192-202.

Spalla I, Locatelli C, Zanaboni AM, *et al.* Echocardiographic Assessment of Cardiac Function by Conventional and Speckle-Tracking Echocardiography in Dogs with Patent Ductus Arteriosus. *J Vet Intern Med,* 2016, 30:706-713.

Tidholm A, Ljungvall I, Michal J, *et al.* Congenital heart defects in cats: a retrospective study of 162 cats (1996-2013). *J Vet Cardiol,* 2015, 17:S215-S219.

ABORDAJE CLÍNICO

Contreras S, Vázquez JM, De Miguel A, *et al.* Magnetic resonance angiography of the normal canine heart and associated blood vessels. *Vet J,* 2008, 178:130-132.

Cote E, Edwards NJ, Ettinger SJ, *et al.* Management of incidentally detected heart murmurs in dogs and cats. *J Vet Cardiol,* 2015, 17:245-261.

Dennler M, Baron M, Makara M, *et al.* Recommendations for standardized plane definition in canine cardiac MRI. *Vet Radiol Ultrasound,* 2020, 61:696-704.

Doocy KR, Saunders AB, Gordon SG, Jeffery N. Comparative, multidimensional imaging of patent ductus arteriosus and a proposed update to the morphology classification system for dogs. *J Vet Intern Med,* 2018, 32:648-657.

Harju CD, Saunders AB, Gordon SG, *et al.* Utility of N-terminal pro-brain natriuretic peptide for assessing hemodynamic significance of patent ductus arteriosus in dogs undergoing ductal repair. *J Vet Cardiol,* 2013, 15:197-204.

Henjes CR, Nolte I, Wefstaedt P. Multidetector-row computed tomography of thoracic aortic anomalies in dogs and cats: patent ductus arteriosus and vascular rings. *BMC Vet Res,* 2011, 237:57.

Kobayashi K, Hori Y, Chimura S. Plasma N-Terminal Pro B-Type Natriuretic Peptide Concentrations in Dogs with Pulmonic Stenosis. *J Vet Med Sci,* 2014, 76:827-831.

Laborda-Vidal P, Pedro B, Baker M, *et al.* Use of ECG-gated computed tomography, echocardiography and selective angiography in five dogs with pulmonic stenosis and one dog with pulmonic stenosis and aberrant coronary arteries. *J Vet Cardiol,* 2016, 18:418-426.

Lee Y, Jung J, Park J, *et al.* Cardiac magnetic resonance imaging of patent ductus arteriosus in three dogs. *Vet Radiol Ultrasound,* 2017, 58:62-75.

Marinus SM, van Engelen H, Szatmari V. N-Terminal Pro-B-Type Natriuretic Peptide and Phonocardiography in Differentiating Innocent Cardiac Murmurs from Congenital Cardiac Anomalies in Asymptomatic Puppies. *J Vet Intern Med,* 2017, 31:661-667.

Oyama MA, Sisson DD. Cardiac Troponin-I Concentration in Dogs with Cardiac Disease. *J Vet Intern Med,* 2004, 18:831-839.

Quintavalla C, Pradelli D, Domenech O, Bussadori C. Transesophageal echocardiography of the left ventricular outflow tract, aortic valve and ascending aorta in Boxer dogs with heart murmurs. *Vet Radiol Ultrasound,* 2006, 47:307-312.

Rodriguez KT, O'Brien MA, Hartman SK, *et al.* Microdose computed tomographic cardiac angiography in normal cats. *J Vet Cardiol,* 2014, 16:19-25.

Saunders AB, Smith BE, Fosgate GT, *et al.* Cardiac troponin I and C-reactive protein concentrations in dogs with severe pulmonic stenosis before and after balloon valvuloplasty. *J Vet Cardiol,* 2009, 11:9-16.

Shannon D, Husnik R, Fletcher JM, *et al.* Persistent right aortic arch with an aberrant left subclavian artery, Kommerell's diverticulum and bicarotid trunk in a 3-year-old cat. *J Fel Med Surg Open Rep,* 2015, 1:1-4.

Simpson JM, van den Bosch A. Educational series in congenital heart disease: three-dimensional echocardiography in congenital heart disease. *Echo Res Pract,* 2019, 13:R75-R86.

Szatmari V, Leeuwen MW, Teske E. Innocent Cardiac Murmur in Puppies: Prevalence, Correlation with Hematocrit, and Auscultation Characteristics. *J Vet Intern Med,* 2015, 29:1524-1528.

To A, Hostnik ET, Rhinehart JD, Scansen BA. Electrocardiography-gated cardiac CT angiography can differentiate brachycephalic dogs with and without pulmonary valve stenosis and findings differ from transthoracic echocardiography. *Vet Radiol Ultrasound,* 2019, 60:145-158.

CAPÍTULO 4

Enfermedades congénitas del corazón derecho

Claudio Bussadori

INTRODUCCIÓN

En este capítulo se describirán todas las cardiopatías congénitas comunes, o relativamente comunes, en las que las anomalías anatómicas y funcionales se deben a malformaciones del lado derecho del corazón. Estas pueden no causar nunca ningún signo clínico, o provocar una alteración grave del gasto cardiaco pulmonar y sistémico, con muerte súbita o insuficiencia cardiaca derecha. Estos defectos se describirán por orden, desde el más frecuente al menos frecuente. Así pues, en primer lugar, se describirán las malformaciones del aparato valvular pulmonar, seguidas de las obstrucciones medioventriculares, como el ventrículo derecho de doble cámara, las malformaciones de la válvula tricúspide y las obstrucciones del flujo auricular derecho, como el *cor triatriatum* dexter (CTD).

ESTENOSIS PULMONAR

La estenosis pulmonar (EP) es una de las cardiopatías congénitas más frecuentes en perros; es mucho más raro diagnosticarla en gatos. El término «estenosis pulmonar» engloba todas aquellas malformaciones estructurales que provocan la obstrucción del flujo sanguíneo desde el tracto de salida del ventrículo derecho (TSVD) a la arteria pulmonar (AP). Entre ellas, la estenosis de la válvula pulmonar es la afección más frecuente, y puede deberse a diversas anomalías estructurales que dan lugar a clasificaciones específicas útiles para establecer un pronóstico y un plan de tratamiento. Además de las alteraciones del aparato valvular, pueden observarse formas de EP subvalvular en las que la obstrucción se localiza principalmente por debajo del plano valvular, a nivel infundibular. Las malformaciones supravalvulares son mucho más raras, y se deben a un estrechamiento segmentario o difuso de la arteria pulmonar principal (APP). Estas estenosis

supravalvulares se observan con mayor frecuencia en casos de hipoplasia de la arteria pulmonar y de sus ramas principales asociada a hipoplasia del anillo pulmonar, mientras que los casos de estenosis aislada son mucho más infrecuentes.

En algunas afecciones peculiares, la estenosis del anillo pulmonar puede ser el resultado de una inhibición de su crecimiento durante el desarrollo fetal, debido a una anomalía específica en la que las arterias coronarias emergen de un único orificio coronario derecho. Esta afección prácticamente solo afecta a los Bulldogs Ingleses. Otras formas de obstrucción del tracto de salida derecho, como el ventrículo derecho de doble cámara (VDDC), se tratarán por separado.

La EP aparece con más frecuencia como una afección aislada, pero a veces es un componente de una cardiopatía congénita compleja, como la tetralogía de Fallot (TdF), o está asociada a otras cardiopatías congénitas simples. Las asociaciones más frecuentes son la estenosis aórtica subvalvular (EAS), la displasia tricúspide (DT), los defectos del septo auricular (DSA) y ventricular (DSV), el conducto arterioso persistente (CAP), la persistencia de la vena cava craneal izquierda y la continuación de la ácigos.

PATOLOGÍA

La primera descripción precisa de la malformación del aparato valvular en el perro se propuso en la década de 1960 tras la observación de esta patología en Beagles. Los criterios de clasificación distinguían un primer grado de EP, caracterizado por un ligero engrosamiento de las valvas de la válvula pulmonar, que están ligeramente fusionadas o hipoplásicas, y un segundo grado con un engrosamiento más grave y fusión e hipoplasia de las valvas de la válvula pulmonar. Más recientemente, la introducción de métodos intervencionistas para tratar la estenosis impulsó el desarrollo de una nueva clasificación que identifica los aspectos fenotípicos capaces de influir en el resultado de la valvuloplastia y, por tanto, en el pronóstico de la enfermedad. Esta clasificación divide la estenosis de la válvula pulmonar en tipo A y tipo B. El principal criterio que distingue los dos fenotipos es el tamaño del anillo pulmonar. La EP de tipo A se caracteriza por un anillo pulmonar de tamaño normal (ligeramente mayor que el anillo aórtico), independientemente de la gravedad de la estenosis, mientras que la EP de tipo B se caracteriza por un anillo pulmonar hipoplásico (menor que el anillo aórtico). Estos dos fenotipos son probablemente el resultado de mecanismos teratogénicos diferentes. Otras anomalías estructurales del aparato valvular y de la arteria pulmonar caracterizan a menudo estos dos morfotipos. En la EP de tipo A es más frecuente encontrar un grado variable de fusión y engrosamiento de las hojas valvulares –que forman un diafragma– y dilatación de la APP, mientras que en el tipo B la hipoplasia anular se asocia más frecuentemente a hojas rudimentarias que recuerdan a los tubérculos endocárdicos fetales. Estos no suelen estar fusionados, sino que reducen aún más el orificio valvular efectivo debido a su inmovilidad (fig. 4.1). Este rasgo de inmadurez estructural se asocia a menudo, aunque no siempre, con hipoplasia de la APP y sus ramas. Otro rasgo anatómico que puede caracterizar aún más tanto la EP de tipo A como la de tipo B es la denominada «morfología en reloj de arena». Esta morfología, que se reconoce fácilmente en la ecocardiografía y la angiografía, se caracteriza por el estrechamiento de la unión sinotubular, la dilatación de los senos de Valsalva y la dilatación posestenótica de la APP.

Como se ha mencionado anteriormente, la EP también puede deberse a un recorrido coronario anómalo y representa una entidad distinta de las formas ya descritas. Al igual que en los humanos, las anomalías de los vasos coronarios en los perros pueden ser diversas; la anomalía más conocida en el ámbito veterinario es la descrita con la abreviatura R2A. Se describió por primera vez en el Bulldog Inglés, y la mayoría de los casos de R2A se siguen identificando en esta raza en la actualidad. Los pocos perros diagnosticados con esta anomalía que no eran Bulldogs Ingleses eran sin embargo braquicéfalos (Bulldog Francés, Grifón de Bruselas o Staffordshire Bull Terrier). En esta anomalía, toda la vascularización coronaria emerge de un único orificio coronario derecho como un corto tronco común, que se dirige cranealmente y luego se divide en dos ramas principales, una derecha y otra izquierda. La rama derecha sigue su recorrido habitual y la izquierda también se divide como de costumbre en una rama descendente anterior, llamada rama interventricular o paraconal, y en una rama circunfleja. Sin embargo, antes de dividirse en las ramas que discurrirán alrededor de la base del ventrículo izquierdo, la rama izquierda pasa cranealmente al orificio pulmonar. Esto probablemente inhibe el desarrollo del aparato valvular pulmonar durante el crecimiento fetal. Anatómicamente, en casi todos los casos el anillo es extremadamente hipoplásico –que es lo que determina la gravedad de este tipo de EP–, mientras que las valvas, que se desarrollan normalmente, no encuentran espacio para distribuirse horizontalmente en el plano valvular (fig. 4.2).

La estenosis infundibular subvalvular es similar a la que se encuentra frecuentemente en la TdF, con un infundíbulo muscular muy estrecho que causa estrechamiento subvalvular e hipoplasia anular grave con valvas rudimentarias (fig. 4.3). Otros tipos menos frecuentes de estenosis

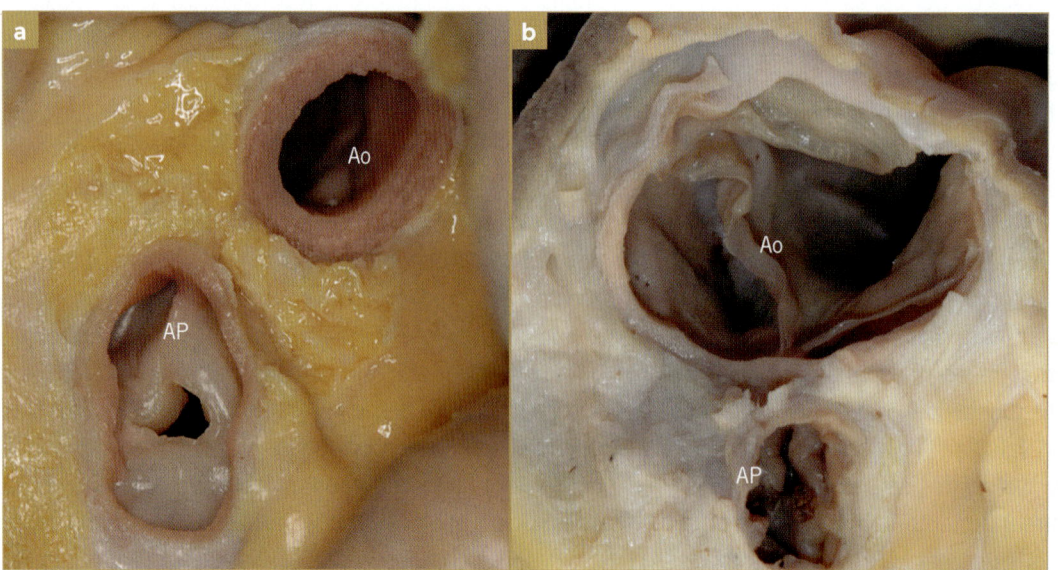

FIGURA 4.1.
a) Estenosis pulmonar de tipo A. Fusión grave y engrosamiento de las valvas de la válvula pulmonar, con un anillo pulmonar normal. b) Estenosis pulmonar de tipo B. Valvas de la válvula pulmonar rudimentarias con hipoplasia anular grave. Ao, aorta; AP, arteria pulmonar.

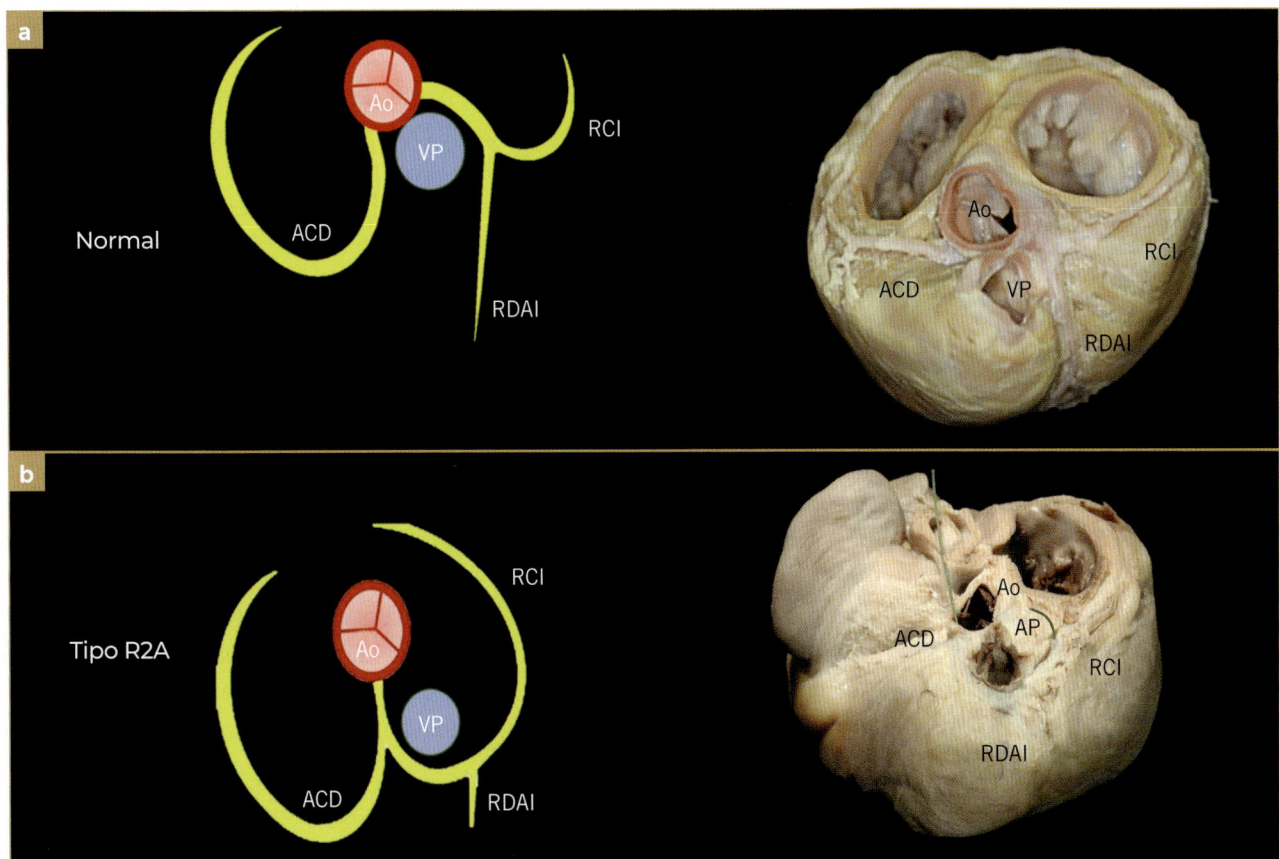

FIGURA 4.2. a) Vascularización coronaria normal; en la preparación anatómica se ha eliminado todo el tejido adiposo alrededor de los vasos coronarios, que se han hecho visibles. La arteria coronaria derecha (ACD) emerge del orificio coronario derecho y discurre anteriormente, después lateralmente hacia la derecha y finalmente caudalmente alrededor de la unión auriculoventricular derecha. Un tronco coronario común corto emerge del orificio coronario izquierdo e inmediatamente se divide en la rama descendente anterior izquierda (RDAI) (o paraconal o interventricular), que discurre a lo largo del surco interventricular, y en la rama circunfleja izquierda (RCI), que discurre alrededor de la unión auriculoventricular izquierda. b) Anomalía coronaria R2A. Un único vaso emerge del orificio coronario derecho y se divide rápidamente en la ACD, que sigue su recorrido habitual, y una rama izquierda, que rodea la parte anterior del orificio pulmonar antes de dar lugar a la RDAI y a la RCI. Para una mejor visualización de este trayecto, se ha introducido una guía en la arteria coronaria izquierda a través del orificio coronario y se ve salir de la RCI. Se ha retirado la pared de la arteria pulmonar para mostrar la posición vertical y el grosor normal de la valva. AP, arteria pulmonar; VP, vena pulmonar.

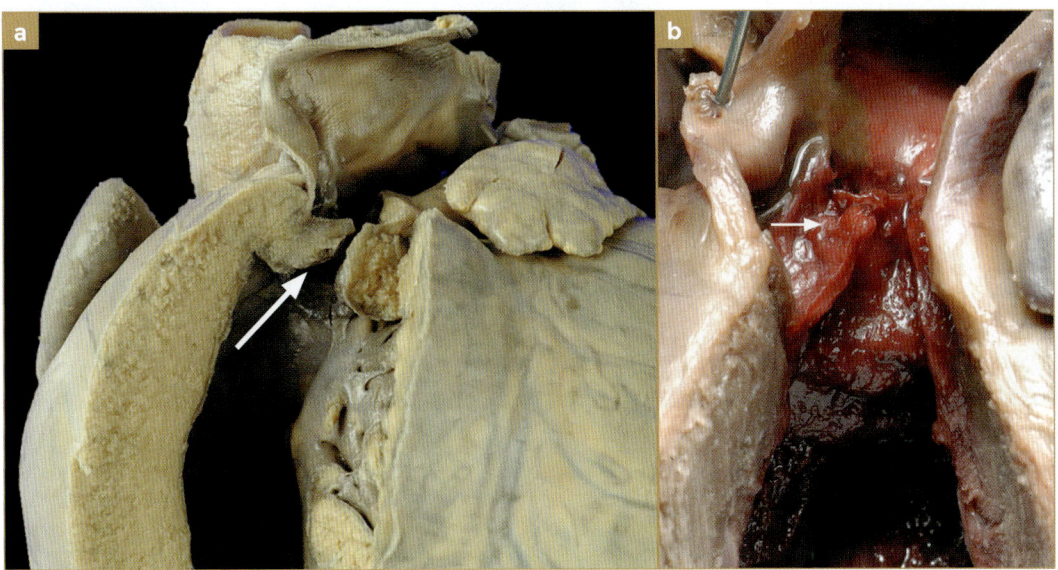

FIGURA 4.3. a) Estenosis infundibular grave (flecha). b) Valvas pulmonares rudimentarias (flecha) en un caso de tetralogía de Fallot.

infundibular subvalvular se caracterizan por un anillo fibroso diferenciado localizado justo debajo de la válvula.

FISIOPATOLOGÍA Y EVOLUCIÓN NATURAL

La obstrucción del TSVD reduce el flujo anterógrado y aumenta la presión sistólica y la tensión de la pared del ventrículo derecho (VD). Esto provoca un remodelado anatómico y funcional y afecta a la función ventricular derecha y, en última instancia, al mantenimiento del gasto cardiaco. Esta afección ya está presente al nacimiento y, como es sabido, el miocardio ventricular conserva su plasticidad fetal durante el periodo perinatal, lo que conduce al desarrollo de una hipertrofia consistente acompañada de un aumento del número de células miocárdicas en la capa intermedia circunferencial, que suele ser delgada en los animales sanos (fig. 4.4). Esta marcada hipertrofia contrarresta la tensión de la pared, inducida por el aumento de las presiones sistólicas, que a veces son superiores a las presiones sistémicas. Sin embargo, la hipertrofia concéntrica afecta negativamente a los volúmenes diastólicos y a la distensibilidad ventricular, lo que provoca una disfunción diastólica restrictiva; esta adaptación anatómica y fisiopatológica específica proporciona una tolerancia adecuada a las presiones ventriculares elevadas, pero implica una reducción del volumen sistólico, que no puede aumentar durante el ejercicio.

El síncope de ejercicio es uno de los signos clínicos más frecuentemente descritos en la EP grave y es consecuencia directa de la disminución del gasto cardiaco, especialmente al inicio del ejercicio súbito, cuando la activación del sistema simpático aumenta la frecuencia cardiaca, lo que disminuye el llenado diastólico, y el inotropismo, que empeora el componente dinámico de la estenosis. Además, el aumento de la presión intraventricular estimula mecanorreceptores que pueden causar bradicardia refleja, mientras que la vasodilatación periférica empeora la hipotensión. La probabilidad de desarrollar signos clínicos es mayoritariamente proporcional a la gravedad de la obstrucción. Los pacientes con un gradiente máximo a través de la

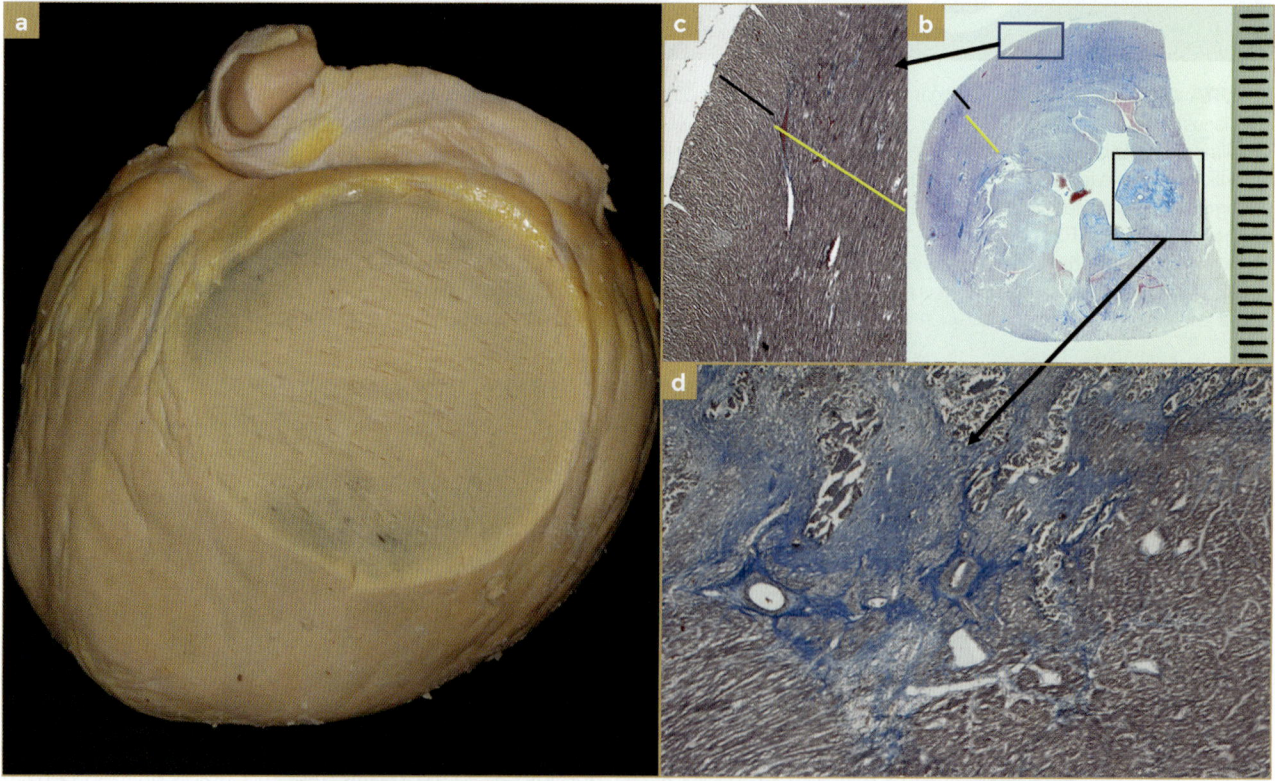

FIGURA 4.4. Hipertrofia grave del ventrículo derecho en un perro mestizo con estenosis pulmonar grave. a) Corte longitudinal de la pared ventricular derecha que muestra el grosor de las fibras circunferenciales. b) Corte histológico transversal de todo el ventrículo derecho que muestra hipertrofia concéntrica grave. Tinción tricrómica de Masson. c) Vista ampliada del corte histológico mostrado en a). Pared ventricular derecha con remodelado de las capas superficial (línea negra) e intermedia (línea amarilla). Tinción tricrómica de Masson. d) Vista ampliada del corte histológico mostrado en a). Septo interventricular que muestra grandes áreas de fibrosis de sustitución. Tinción tricrómica de Masson.

válvula pulmonar inferior a 60 mmHg tienen una esperanza de vida normal y casi siempre son totalmente asintomáticos. Además de este gradiente transvalvular, otros factores que pueden influir en la evolución de la enfermedad son el grado de hipertrofia concéntrica y el tamaño del perro. Los perros de raza pequeña con hipertrofia concéntrica grave tienen una relación notablemente alta entre el grosor de la pared y el tamaño de la cámara, por lo que la tensión de la pared miocárdica es reducida en estos pacientes. También están sometidos con menos frecuencia a actividades físicas intensas, por lo que pueden permanecer asintomáticos durante mucho tiempo, incluso con un gradiente de presión transvalvular muy elevado y sin tratamiento intervencionista. Cuando la relación entre el grosor de la pared y el tamaño de la cámara es menor, como en los perros de raza grande, la tensión en la pared miocárdica es mucho mayor, lo que implica un daño miocárdico crónico y afecta a la geometría y la función del VD, con una dilatación grave y disfunción sistólica. Hemodinámicamente provoca una mayor reducción del gradiente de presión transvalvular, pero también del volumen sistólico del VD. La dilatación ventricular afecta al anillo tricúspide, lo que provoca una regurgitación grave. Este desajuste de la poscarga del VD evoluciona clínicamente hacia una insuficiencia cardiaca derecha congestiva y afecta negativamente al pronóstico, ya que cualquier intervención tiene pocas posibilidades de éxito en esta fase (vídeo 4.1).

VÍDEO 4.1. Estenosis pulmonar grave en un Bulldog Inglés macho de 6 años.

Así pues, además del gradiente de presión transvalvular, que se utiliza para clasificar la gravedad de la enfermedad, es sobre todo el remodelado anatómico y funcional del VD lo que afecta a la evolución natural de la EP. La hipertrofia del tracto de salida puede causar una obstrucción dinámica que aumente el gradiente de presión principalmente al final de la sístole, reduciendo así aún más el flujo. Esto provoca un círculo vicioso por el que una mayor obstrucción causa una mayor hipertrofia, que a su vez empeora la estenosis.

El remodelado del VD en la EP afecta a su función diastólica, lo que desempeña un papel importante en la evolución natural de la enfermedad. La disfunción ventricular derecha en la EP grave se debe sobre todo a la reducción de la distensibilidad ventricular derecha, que provoca un rápido aumento de la presión telediastólica y, por tanto, hace que las presiones auriculoventriculares derechas sean superiores a la presión en la arteria pulmonar. Esto puede reconocerse fácilmente en el perfil Doppler del flujo anterógrado pulmonar, que se describirá más adelante en este capítulo. Esta disminución de la distensibilidad puede clasificarse como fisiología restrictiva del VD.

La fisiología restrictiva del VD se produce tanto en casos de hipertrofia extrema (rigidez de la pared) como cuando el VD pierde su función sistólica y se dilata (rigidez de la cámara). Estos dos sustratos anatómicos distintos conllevan pronósticos diferentes:

a. En los patrones hipertrófico y dilatado restrictivo, la mínima distensibilidad reduce aún más la capacidad del VD para ajustar el volumen sistólico cuando es necesario, como en el caso del ejercicio físico. Sin embargo, la hipertrofia concéntrica protege el miocardio, y estos pacientes, incluso con un gradiente valvular transpulmonar grave, suelen tener una larga esperanza de vida sin signos clínicos en reposo.

b. Cuando la disfunción diastólica se asocia a disfunción sistólica con desajuste de la poscarga, los pacientes desarrollan signos de insuficiencia cardiaca congestiva derecha y el pronóstico es malo.

EPIDEMIOLOGÍA

La EP se da en casi todas las razas caninas y también puede encontrarse en perros mestizos. Sin embargo, los individuos de algunas razas específicas tienen una especial predisposición, por lo que la probabilidad de encontrar una EP al examinar a un perro de esa raza es alta. Como criterio general, todos los animales con un soplo sistólico de eyección que sugiera una obstrucción del flujo de salida o con signos de fatiga o síncope de esfuerzo deben someterse a un ecocardiograma para un diagnóstico definitivo. La EP es una cardiopatía congénita, y como tal puede diagnosticarse desde las primeras semanas de vida. El grado de estenosis no cambia significativamente con el crecimiento. Dado que los cachorros con EP leve-moderada pueden permanecer asintomáticos durante mucho tiempo, esta hipótesis diagnóstica ha de considerarse incluso en animales adultos. Las predisposiciones raciales cambian con el tiempo debido a las variaciones en la popularidad de determinadas razas, y también geográficamente, ya que los acervos genéticos difieren dentro de estas razas. Las razas braquicéfalas (p. ej., Bulldogs Franceses e Ingleses) son las que tienen más predisposición a la EP. Los Bulldogs franceses e ingleses se ven afectados con más frecuencia por formas extremas de EP de tipo B, que son raras en otras razas. En general, la EP de tipo A es la más común en todas las razas.

SIGNOS CLÍNICOS Y EXPLORACIÓN FÍSICA

Los signos clínicos descritos por los propietarios incluyen fatiga y síncope de esfuerzo, pero la mayoría de los pacientes, especialmente los más jóvenes, son asintomáticos cuando se detecta la EP. El signo clínico común a todos los casos es un soplo sistólico de eyección localizado en la base cardiaca izquierda. En perros con tórax estrecho y dilatación posestenótica de la APP es frecuente que el soplo se irradie al lado derecho del tórax. El soplo es sistólico con características creciente-decreciente y al menos 3/6 en intensidad. La intensidad del soplo suele ser proporcional a la gravedad del gradiente de presión transvalvular, y puede palparse un frémito precordial en los casos más graves. En algunos casos, el soplo sistólico se asocia a un soplo diastólico debido a la regurgitación pulmonar. Cuando hay regurgitación tricúspide, se oye otro soplo sistólico en el lado derecho del tórax. Además de los hallazgos de la auscultación, no se encuentran otras anomalías en los pacientes asintomáticos. Una vez que la enfermedad evoluciona hacia la insuficiencia cardiaca congestiva derecha, se hacen evidentes otros signos clínicos, como un pulso yugular prominente y edema periférico, que siempre se caracteriza por ascitis y a veces se asocia con derrames pleurales o, más raramente, con edema de las extremidades y papada (fig. 4.5).

MÉTODOS DE DIAGNÓSTICO
Electrocardiografía

El electrocardiograma (ECG) puede ser normal en casos de EP leve. Sin embargo, en pacientes con EP de moderada a grave, el ECG revela signos de hipertrofia ventricular derecha con desviación del eje eléctrico medio hacia la derecha (fig. 4.6). Las arritmias son raras en estos pacientes; a veces se encuentran arritmias ventriculares importantes aisladas en pacientes con hipertrofia grave que pueden crear hipoperfusión miocárdica y lesiones focales. En los casos con dilatación auricular derecha grave pueden observarse arritmias supraventriculares que evolucionan a fibrilación auricular en las fases más avanzadas de la insuficiencia cardiaca derecha.

Radiología

Las radiografías torácicas reflejan el remodelado funcional y anatómico del corazón derecho y de las arterias pulmonares. En los animales con hipertrofia de moderada a grave, y aún más en los que presentan aumento de tamaño del lado derecho del corazón, el diámetro transversal de la silueta cardiaca está aumentado y en las proyecciones laterales se observa el contacto esternal del margen craneal cardiaco. En las proyecciones ventrodorsales, la silueta cardiaca adquiere la típica forma de D invertida resultante del aumento de la silueta ventricular derecha y de la APP (fig. 4.7). La dilatación de la APP no depende

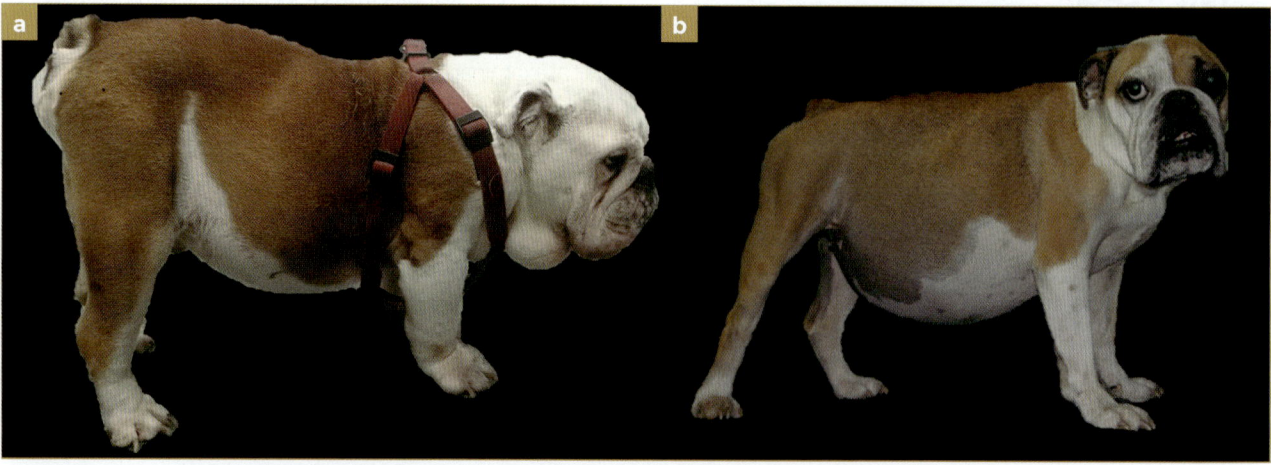

FIGURA 4.5. a) Bulldog Inglés macho con ascitis y edema en extremidades y papada. b) Bulldog Inglés hembra con insuficiencia cardiaca congestiva avanzada (estenosis pulmonar, anomalía R2A), ascitis grave, deshidratación y atrofia muscular.

del grado de gravedad de la estenosis; en algunos casos, la arteria pulmonar es hipoplásica, mientras que en otros la dilatación es muy evidente (fig. 4.8). La dilatación de la arteria pulmonar es claramente visible en todas las proyecciones. La hipoperfusión pulmonar también está presente en perros con formas graves de EP. Al evaluar las radiografías de estos pacientes, los clínicos también deben tener en cuenta las variaciones raciales en términos de morfología torácica y silueta cardiaca normal (fig. 4.9).

Ecocardiografía
Bidimensional y modo M

Como en todas las cardiopatías congénitas, incluso en la EP, la ecocardiografía es la técnica diagnóstica de primera elección para una adecuada evaluación de los cambios estructurales y del remodelado funcional. La morfología del anillo, la APP y el tracto de salida deben estudiarse en modo B desde las ventanas paraesternal derecha e izquierda. El tamaño del anillo pulmonar ha de compararse con el del

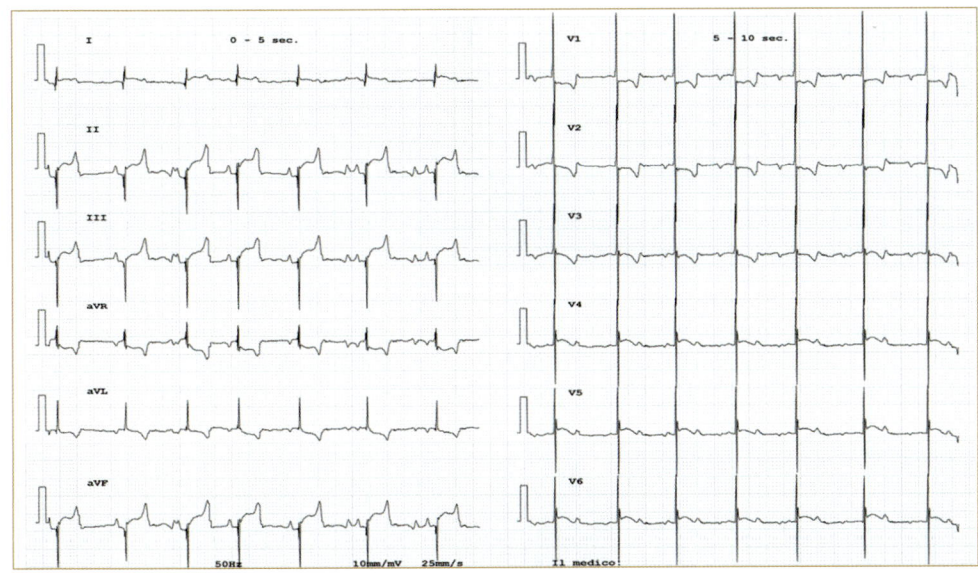

FIGURA 4.6. Desviación del eje eléctrico del complejo QRS hacia la derecha.

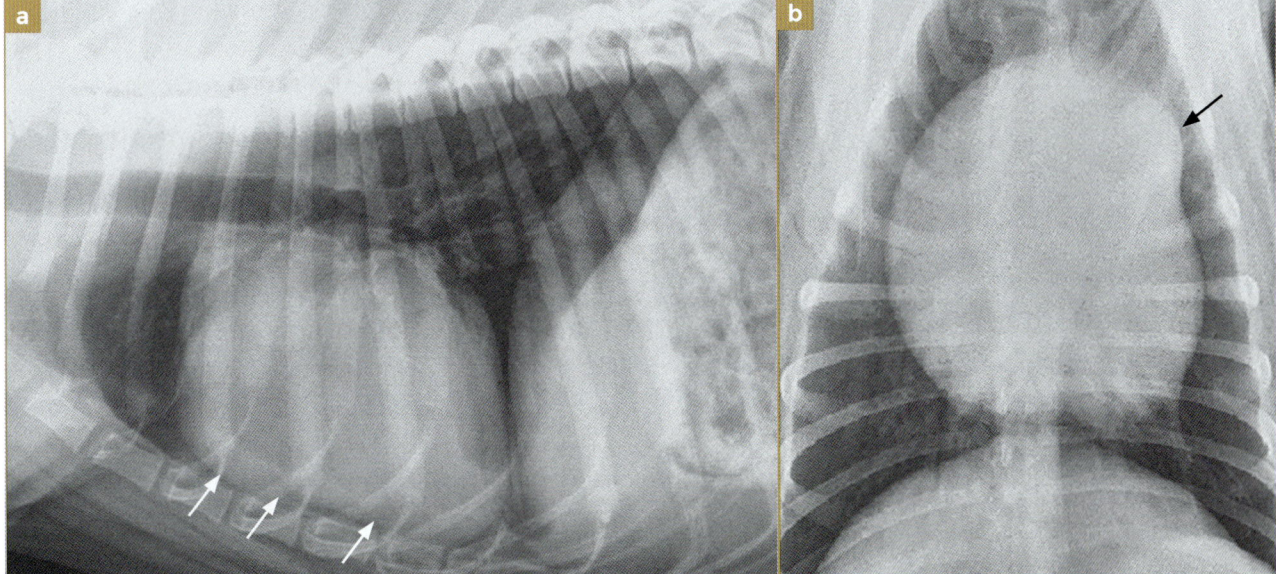

FIGURA 4.7. Golden Retriever macho de 1 año. a) En la proyección lateral, la dilatación de la parte ventral de la silueta cardiaca, el ápex cardiaco redondeado y el aumento del contacto entre el margen ventricular derecho y el esternón (flechas) sugieren un aumento tamaño grave del ventrículo derecho. b) El aumento de tamaño del ventrículo derecho se confirma por la forma de D invertida en la proyección ventrodorsal, que también muestra el abombamiento de la arteria pulmonar principal dilatada. El diámetro reducido de las arterias pulmonares (hipovascularidad) es evidente en el campo pulmonar en ambas proyecciones.

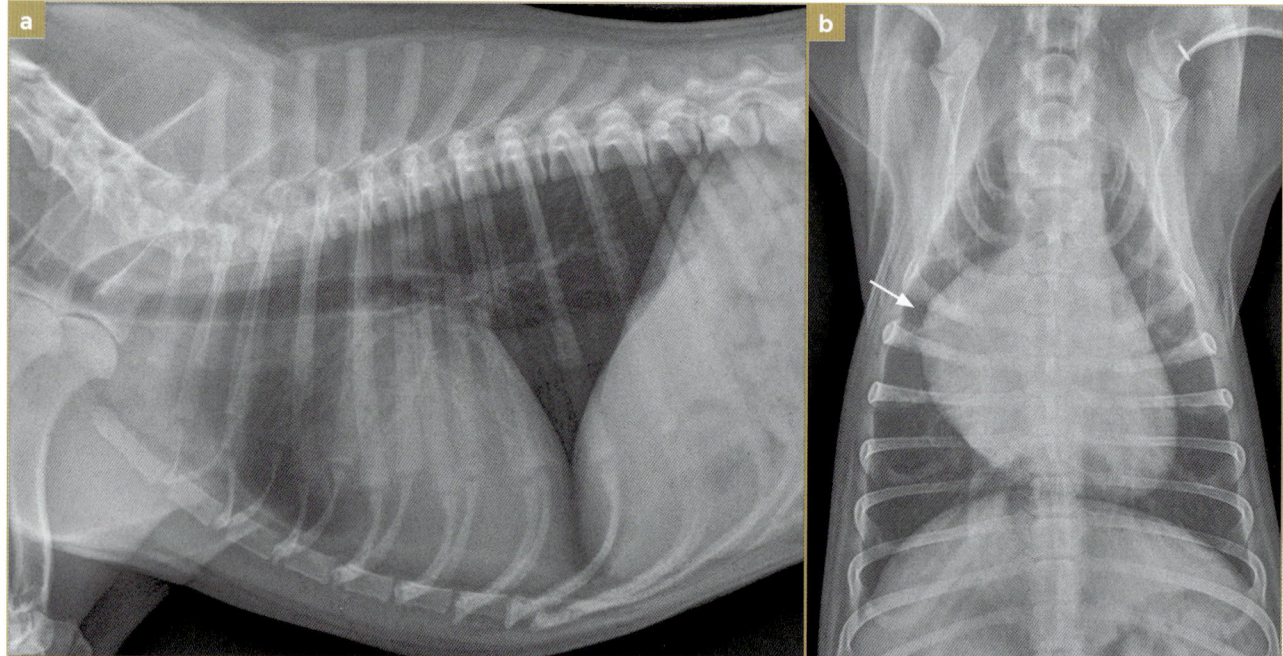

FIGURA 4.8. Perro macho mestizo de 1 año con estenosis pulmonar de tipo B grave, hipertrofia concéntrica ventricular derecha grave e hipoplasia de la arteria pulmonar principal. a) En la proyección lateral, la silueta cardiaca mantiene una posición vertical casi normal, con solo un contacto esternal mínimo del margen cardiaco ventricular derecho. b) La proyección ventrodorsal muestra un tracto de salida ventricular derecho dilatado (flecha), pero no hay evidencia de abombamiento de la arteria pulmonar principal. La hipoperfusión pulmonar es evidente en ambas vistas.

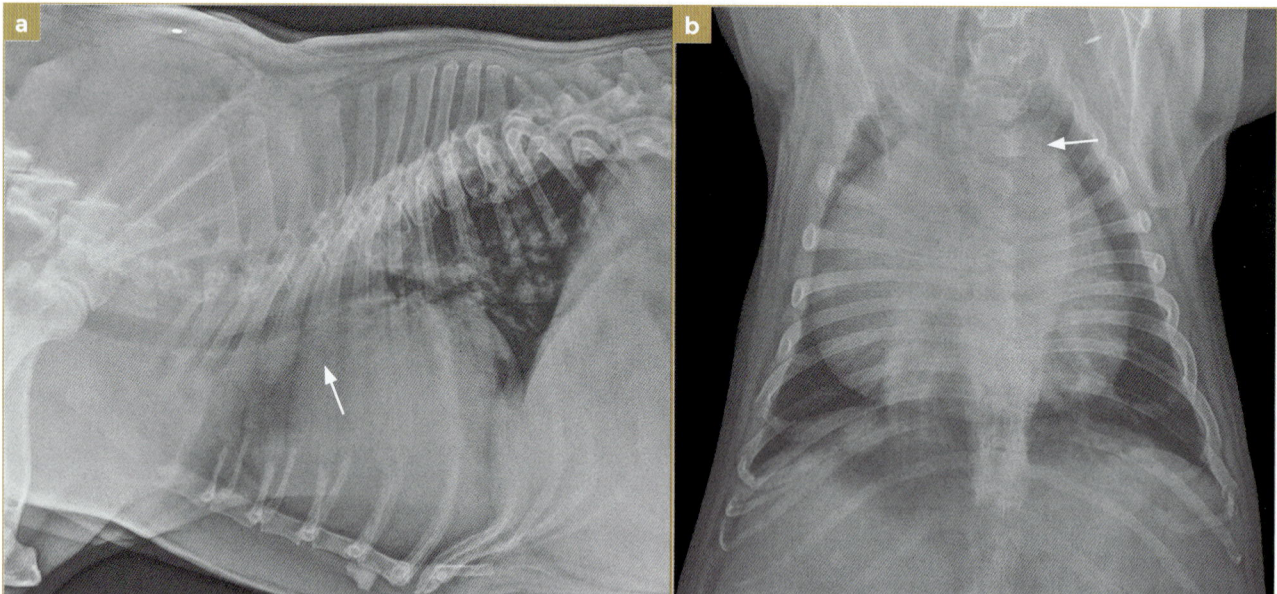

FIGURA 4.9. Bulldog Francés con estenosis pulmonar grave. La morfología torácica redondeada de los Bulldogs acentúa los cambios en la silueta cardiaca causados por el remodelado cardiovascular. La arteria pulmonar principal dilatada (flecha blanca) desplaza la tráquea dorsalmente en la proyección lateral (a) y lateralmente en la proyección ventrodorsal (b). a) Obsérvese el aumento del contacto entre la silueta cardiaca y el esternón debido a la dilatación del tracto de salida del ventrículo derecho. b) Adviértase la típica forma de D invertida de la silueta cardiaca.

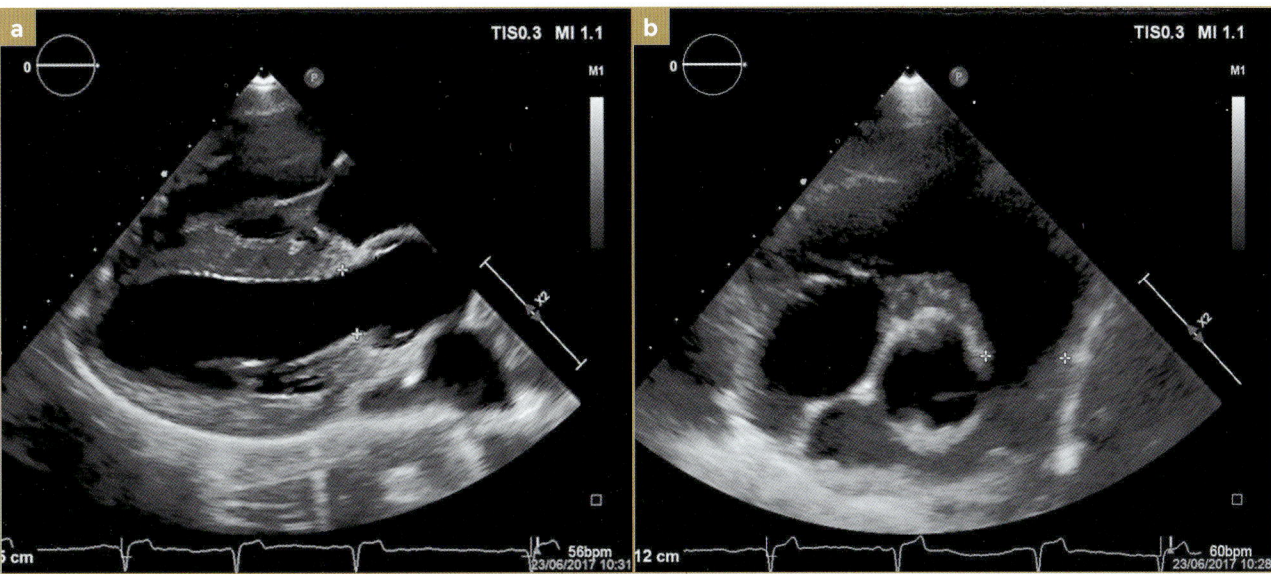

FIGURA 4.10. Ecocardiogramas bidimensionales. Proyecciones paraesternal derecha de eje largo, cinco cámaras (a) y de eje corto (b) a nivel de la aorta (Ao) y la arteria pulmonar (AP) que muestra estenosis pulmonar de tipo A al comparar los tamaños de los anillos. a) Relación normal AP/Ao. b) Anillo de la AP: 21,5 mm; anillo de la Ao: 18 mm.

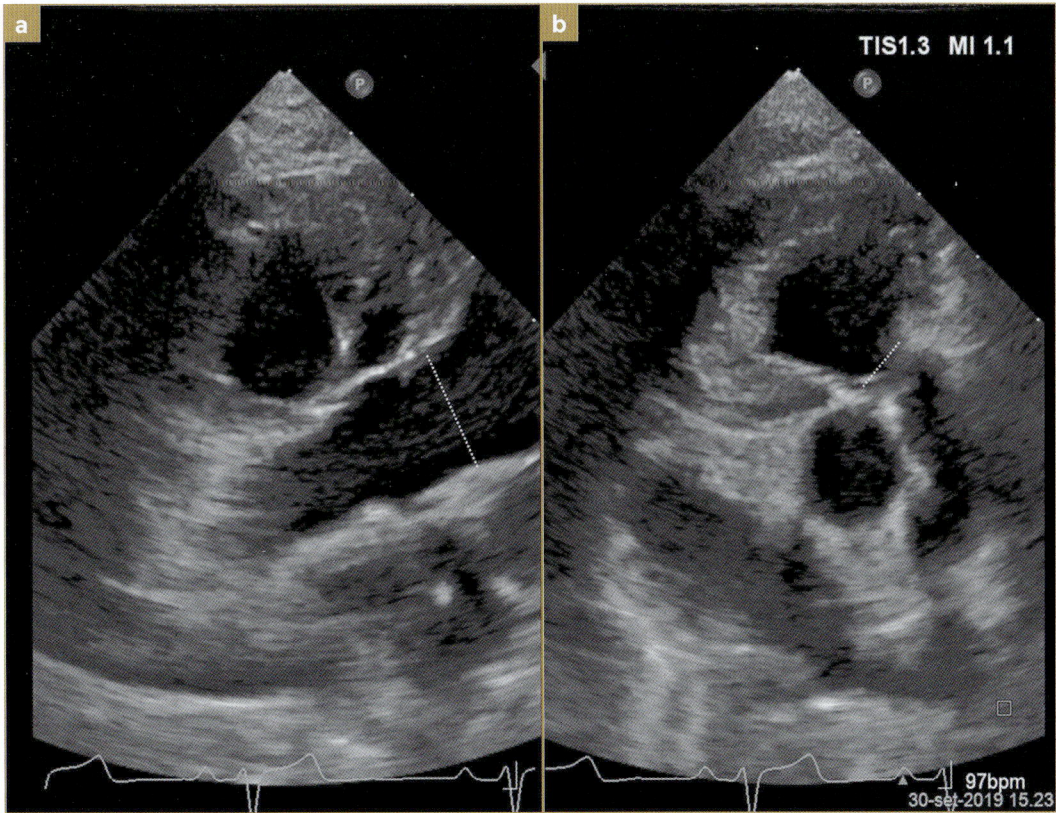

FIGURA 4.11. Ecocardiogramas bidimensionales. Proyección craneal paraesternal izquierda que muestra estenosis pulmonar de tipo B. Comparación entre anillos. a) Anillo aórtico: 20 mm. b) Anillo pulmonar: 11 mm con valvas rudimentarias gruesas.

anillo aórtico medido en el eje corto paraesternal derecho. El anillo pulmonar debe ser ligeramente mayor que el aórtico. La relación normal entre los diámetros anular pulmonar y aórtico es de 1,2 (fig. 4.10); los valores inferiores a 1 son indicativos de una EP de tipo B (fig. 4.11). Las valvas pueden estar engrosadas y ser rudimentarias, especialmente en asociación con hipoplasia del anillo, o fusionadas para formar una abertura que suele tener forma de cúpula durante la sístole. Esto se aprecia mejor en las imágenes en movimiento

(fig. 4.12, vídeo 4.2). La morfología en reloj de arena también es identificable en todas las proyecciones que muestran la válvula pulmonar (fig. 4.13). La bicuspidia pulmonar asociada a estenosis valvular es muy rara; sin embargo, es posible que su incidencia real esté subestimada, ya que esta anomalía estructural debe confirmarse mediante la observación frontal de la válvula, lo que solo es posible con ecocardiografía 3D o en las raras ocasiones en las que el desplazamiento de las estructuras anatómicas permite una

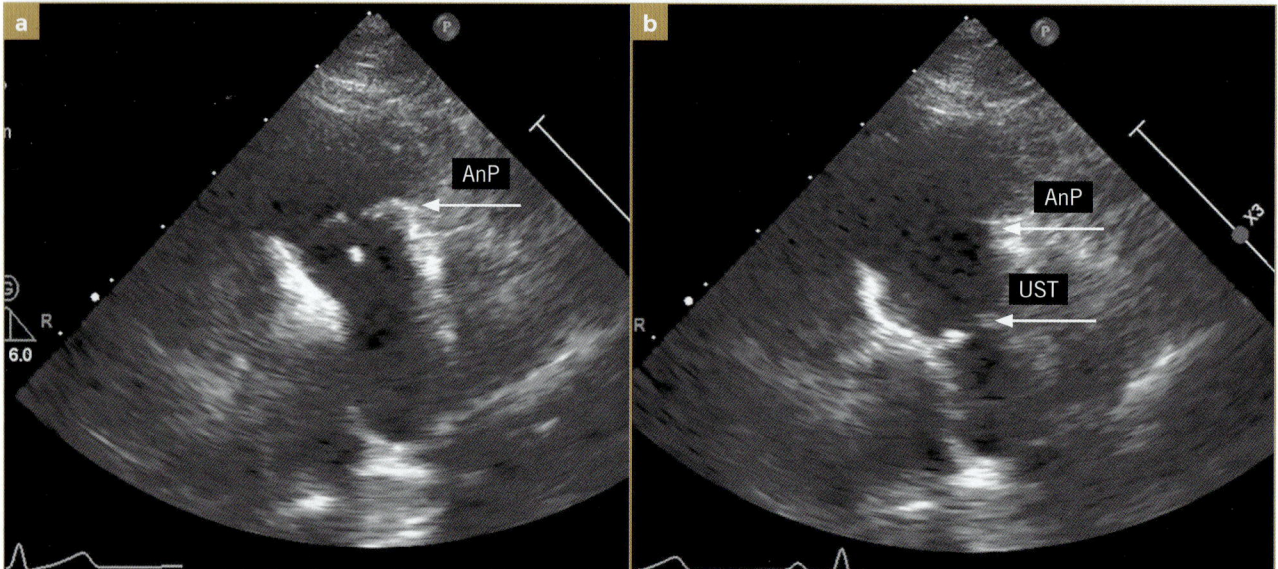

FIGURA 4.12. Ecocardiogramas bidimensionales. Proyección craneal paraesternal izquierda que muestra una forma de cúpula en sístole en un caso de estenosis pulmonar de tipo A. a) Imagen en diástole. b) Imagen en sístole. Las valvas fusionadas forman una cúpula durante la sístole en la unión sinotubular (UST). AnP, anillo pulmonar.

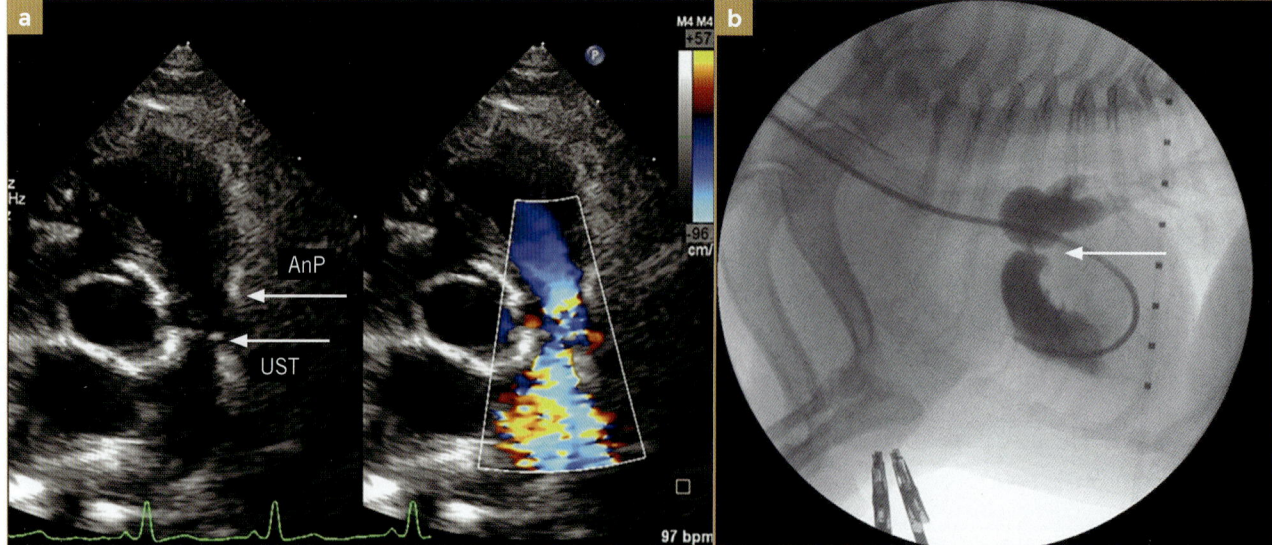

FIGURA 4.13. a) Ecocardiogramas bidimensionales y Doppler color. Proyección paraesternal craneal izquierda. El estrechamiento a nivel de la unión sinotubular (UST) crea una forma de reloj de arena. b) La morfología en reloj de arena se perfila aún mejor en la angiografía selectiva (flecha en la UST). AnP, anillo pulmonar.

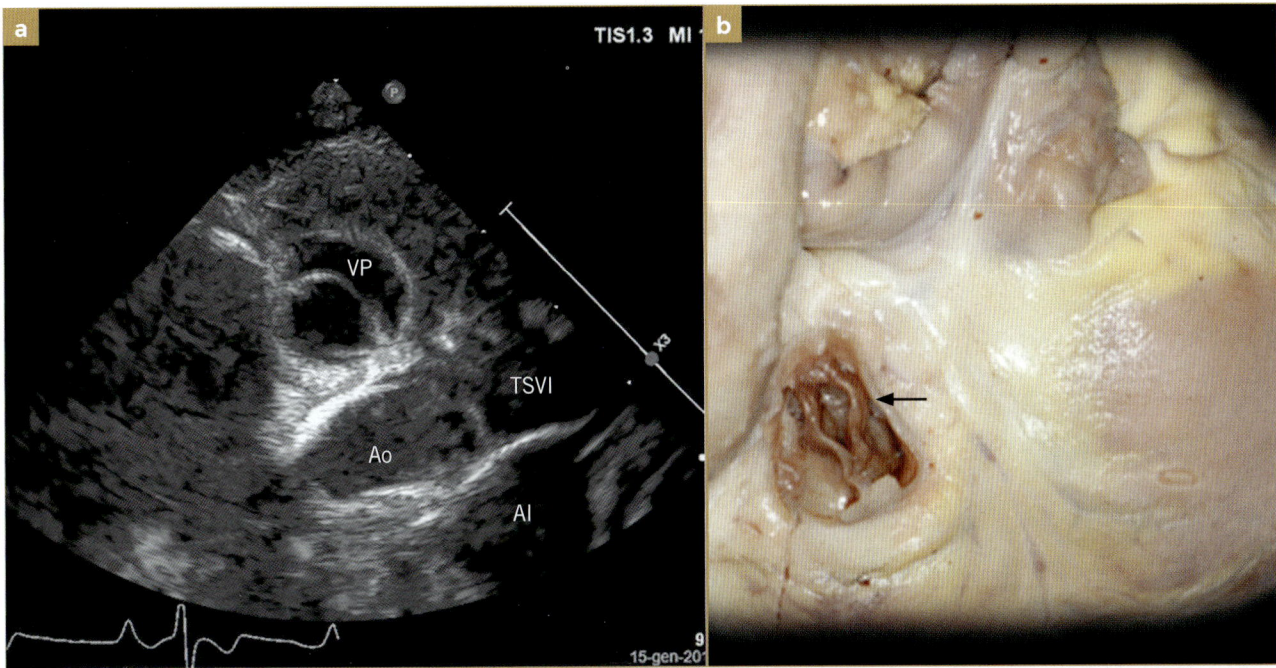

FIGURA 4.14. Válvula pulmonar bicúspide. a) Proyección de eje corto del anillo pulmonar. Las dos valvas pulmonares se reconocen mejor durante la sístole, cuando se hace evidente la morfología típica de «boca de pez». b) La válvula pulmonar bicúspide es visible (flecha) tras la eliminación de la pared de la arteria pulmonar principal. AI, aurícula izquierda; Ao, aorta; TSVI, tracto de salida del ventrículo izquierdo; VP, válvula pulmonar.

visión bidimensional (2D) en eje corto de la válvula pulmonar (fig. 4.14). La visión *dc frcntc* del aparato valvular pulmonar ofrece muchas posibilidades adicionales para estudiar su morfología, tanto desde el lado arterial como desde el ventricular, y proporciona una visión directa del tamaño del área estenótica y la medición del anillo pulmonar (vídeo 4.3).

La EP debida a una anomalía coronaria de tipo R2A casi siempre se encuentra en Bulldogs Ingleses. El diagnóstico mediante ecocardiografía transtorácica (ETT) es difícil en estos perros, ya que no es fácil obtener proyecciones adecuadas.

VÍDEO 4.2. Imagen de cúpula sistólica en estenosis pulmonar. Proyección paraesternal izquierda.

VÍDEO 4.3. Ecocardiografía transesofágica. Proyecciones en 3D de la válvula pulmonar.

En todos los casos en los que se sospeche una anomalía coronaria R2A, los clínicos deben intentar determinar el origen de las arterias coronarias alrededor del anillo aórtico durante el estudio morfológico del aparato valvular, ya que la identificación de los dos orificios coronarios en posición normal excluye la hipótesis de esta anomalía arterial coronaria (fig. 4.15). Cuando las imágenes obtenidas son adecuadas y el paciente presenta una anomalía de tipo R2A, se observa en las proyecciones paraesternales derecha e izquierda un único tronco coronario común originado en el orificio coronario derecho. Las dos ramas coronarias nacen de este tronco común corto o directamente del orificio único derecho. La rama derecha discurre por lo general a lo largo del surco auriculoventricular derecho, mientras que la rama izquierda lo hace cranealmente con respecto a la arteria pulmonar derecha (fig. 4.16a).

En el caso de una anomalía coronaria de tipo R2A, el anillo pulmonar es casi siempre muy pequeño, mientras que las valvas de la válvula pulmonar están bien desarrolladas, pero no encuentran espacio suficiente en el plano valvular y permanecen perpendiculares al plano valvular durante todo el ciclo cardiaco (fig. 4.16b). Solo en muy raras ocasiones el anillo pulmonar tiene un tamaño casi normal, y estos pacientes suelen presentarse en la clínica debido a una estenosis valvular concomitante asociada a la anomalía R2A. Cuando se requiere un estudio más preciso de la morfología y el movimiento valvulares, métodos avanzados como la ecocardiografía transesofágica (ETE) y la ecocardiografía tridimensional (3D) ofrecen las mejores imágenes posibles. La ETE 2D o 3D es útil en casos de ventanas acústicas inadecuadas. Este tipo de estudio, cuando lo realiza un operador experto, tiene una alta sensibilidad y especificidad

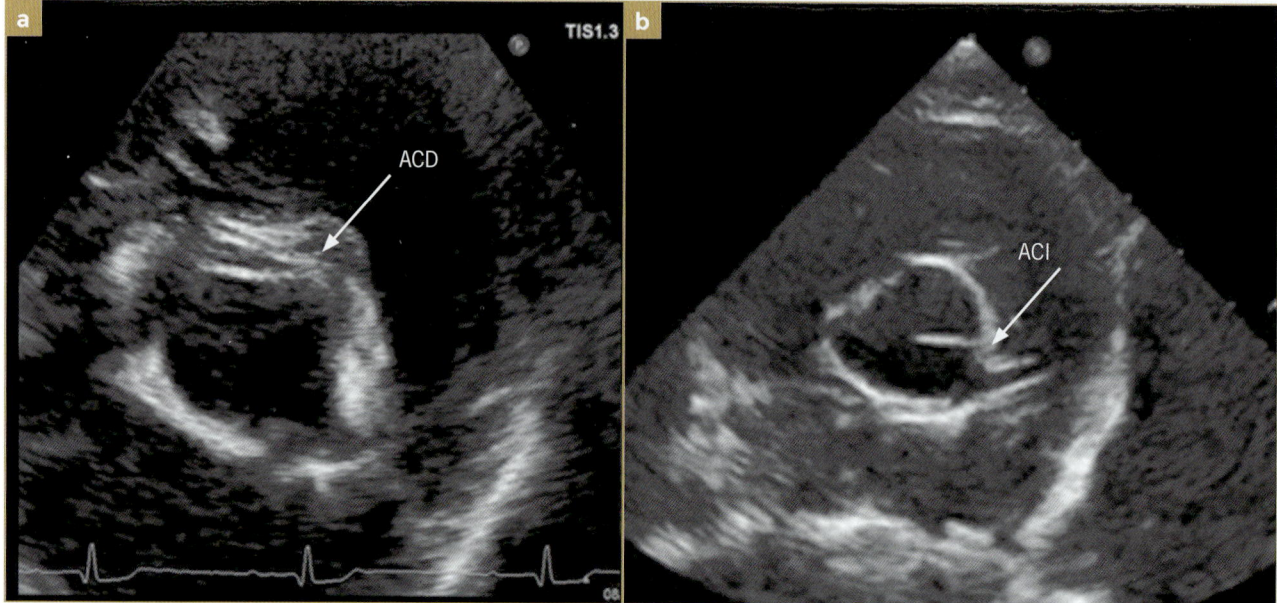

FIGURA 4.15. Ecocardiogramas bidimensionales. Proyección paraesternal derecha de eje corto a nivel de la aorta y la arteria pulmonar que muestran orificios coronarios normales. a) Origen de la arteria coronaria derecha (ACD) desde el orificio derecho. b) Origen de la arteria coronaria izquierda (ACI) desde el orificio izquierdo.

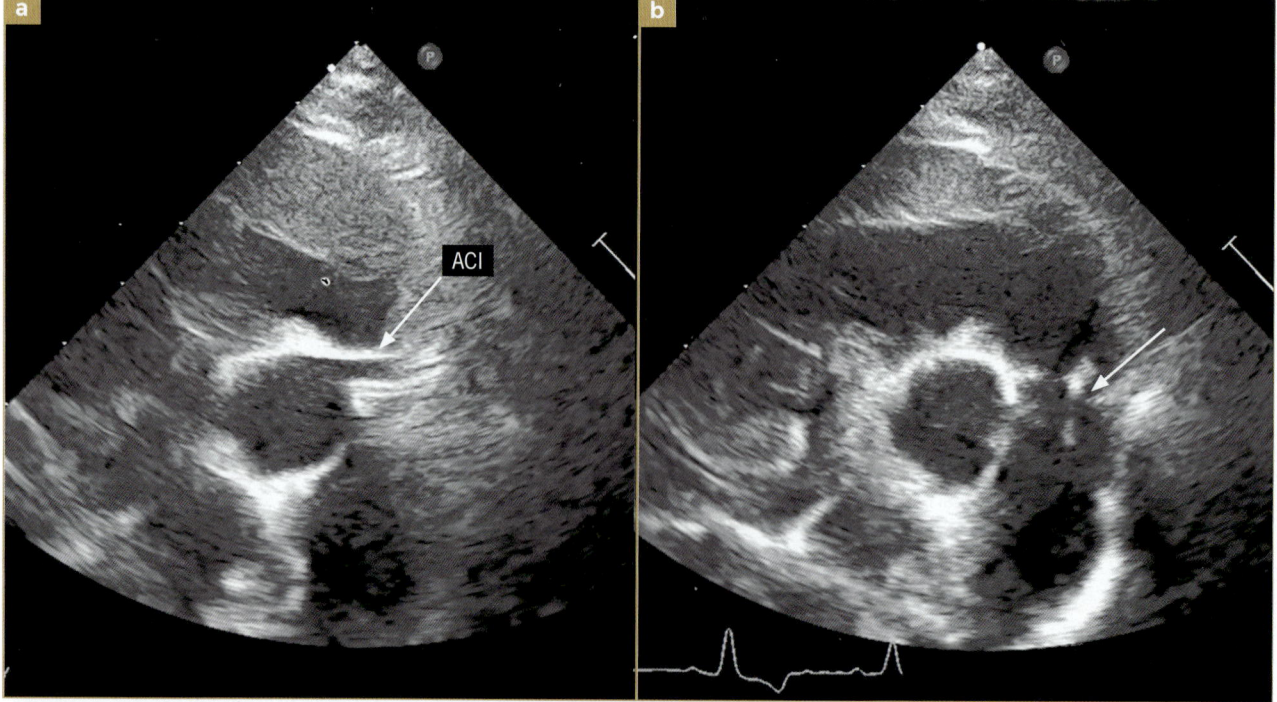

FIGURA 4.16. Ecocardiogramas bidimensionales. Proyección paraesternal derecha de eje corto a nivel de la aorta y la arteria pulmonar mostrando una anomalía coronaria tipo R2A. a) Arteria coronaria izquierda (ACI) en dirección craneal respecto al orificio pulmonar. b) Un ligero desplazamiento posterior del haz de ultrasonidos identifica el anillo hipoplásico y las valvas en vertical (flecha blanca). Véanse más detalles en el vídeo 4.4.

en la identificación de anomalías del origen de las arterias coronarias. Cuando las imágenes obtenidas son equívocas, o se necesitan más detalles del curso completo de las arterias coronarias, están indicadas otras técnicas de diagnóstico por imagen como la tomografía computarizada (TC) (fig. 4.17) y la angiografía coronaria selectiva (vídeo 4.4).

En la EP, la hipertrofia del VD suele ser proporcional al gradiente de presión obstructivo. Los altos niveles de hipertrofia concéntrica alteran la geometría ventricular y el patrón de contractilidad, afectando así a la función ventricular diastólica y sistólica. La hipertrofia extrema del tracto de salida puede provocar la obstrucción dinámica del

VÍDEO 4.4. Anomalía coronaria de tipo R2A.

flujo de salida, lo que puede causar un aumento aún más grave del gradiente de presión transvalvular en la sístole media y tardía; esto puede observarse en la ecocardiografía 2D y se confirma fácilmente mediante ecocardiografía Doppler (fig. 4.18). Una vez que la presión sistólica en el

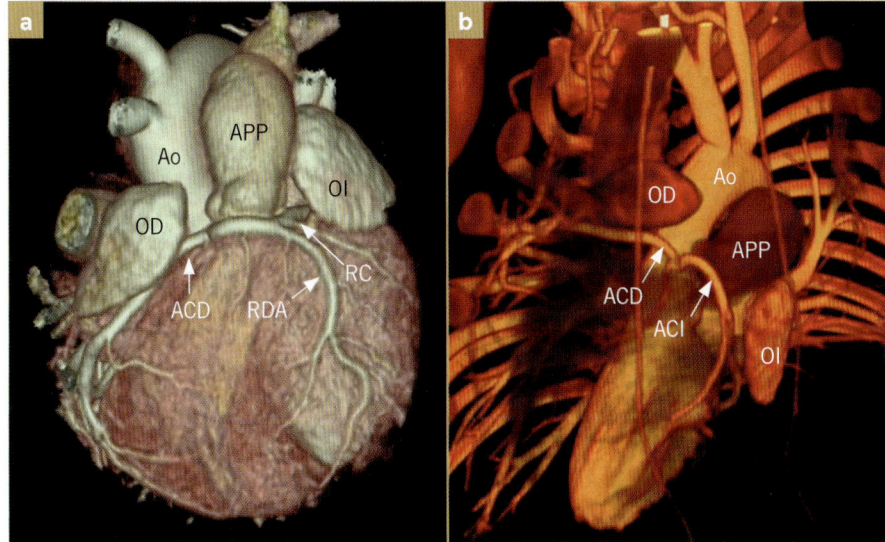

FIGURA 4.17. Estudio coronario mediante tomografía computarizada, reconstrucción tridimensional.
a) Proyección craneal. b) Proyección craneal oblicua en la que se difumina el ventrículo derecho. Origen anómalo de las arterias coronarias a partir de un único orificio coronario derecho. Un corto tronco común nace de este orificio y se divide rápidamente en la arteria coronaria derecha (ACD), que tiene un recorrido normal hacia el surco coronario derecho, y la arteria coronaria izquierda (ACI), que rodea cranealmente el anillo pulmonar, antes de dividirse en sus ramas principales (descendente anterior [RDA] y circunfleja [RC]). Ao, aorta; APP, arteria pulmonar principal; OD, orejuela derecha; OI, orejuela izquierda.

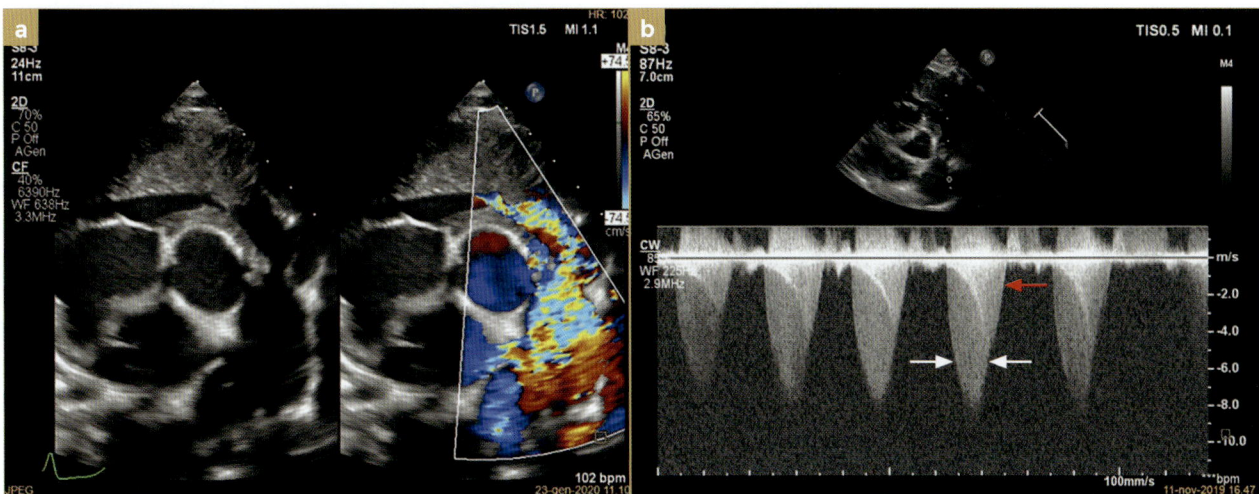

FIGURA 4.18. Proyección de ecocardiograma paraesternal izquierdo de eje corto que muestra una estenosis dinámica debida a un infundíbulo hiperdinámico e hipertrófico. a) Doppler color con evidente aceleración del flujo a nivel infundibular. b) Doppler continuo con evidencia de estenosis tanto fija (flechas blancas) como dinámica (flecha roja). El flujo resultante de la estenosis fija tiene fases de aceleración y desaceleración simétricas. El flujo resultante de la estenosis dinámica tiene una fase de aceleración lenta con un pico sistólico tardío.

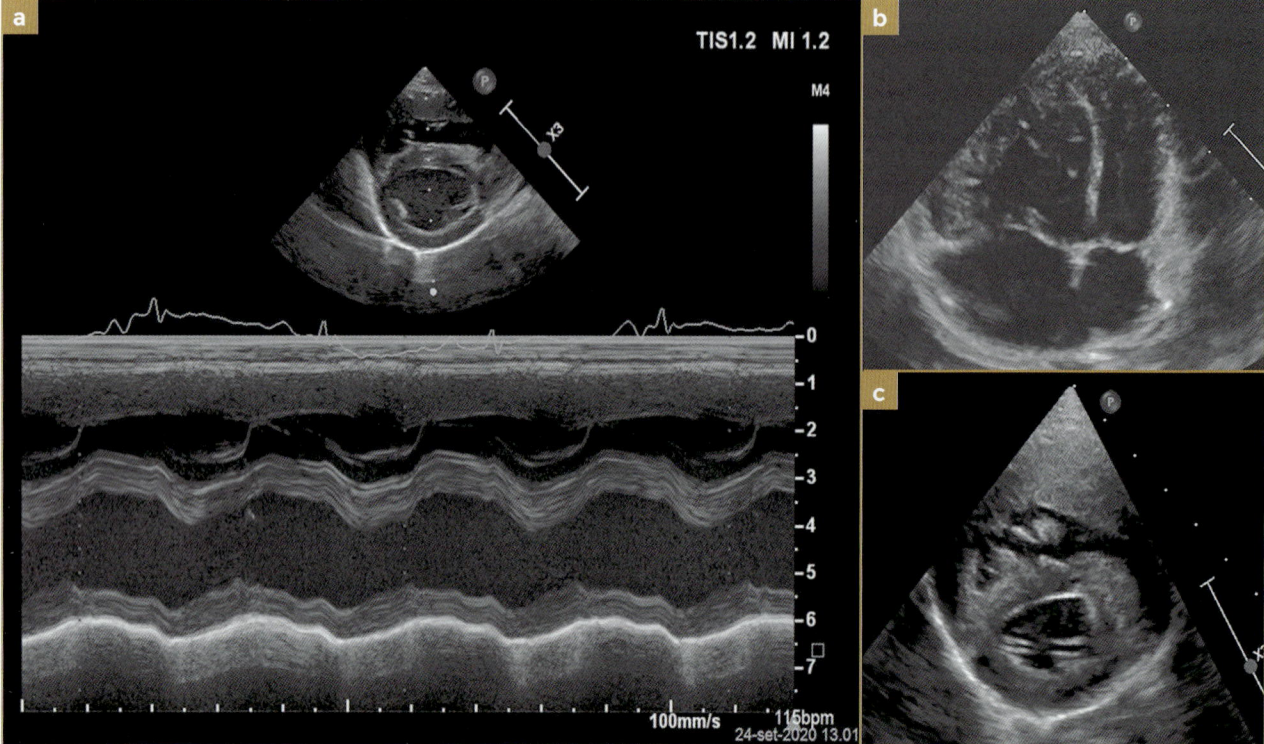

FIGURA 4.19. Interdependencia ventricular. a) Modo M a nivel de los músculos papilares. b) Proyección apical de cuatro cámaras. c) Proyección de eje corto a nivel de las cuerdas tendinosas mitrales. Todas estas imágenes muestran cómo el septo interventricular se desplaza hacia la cavidad ventricular izquierda debido a la sobrecarga de presión del ventrículo derecho durante la sístole.

VD llega a ser igual o superior a la presión sistémica, los efectos de la interdependencia ventricular se hacen evidentes. El movimiento paradójico del septo interventricular con desplazamiento hacia la izquierda durante la sístole es el signo más evidente tanto en modo M como en modo B (fig. 4.19). El movimiento paradójico septal sistólico es un indicador indirecto de la reducción del gasto cardiaco sistémico.

Doppler

La ecocardiografía Doppler es esencial para medir el gradiente transvalvular máximo, que es el principal criterio utilizado para clasificar la gravedad de la estenosis. Los gradientes máximos de hasta 50 mmHg, 50-80 mmHg y >80 mmHg indican estenosis leve, moderada y grave, respectivamente. El perfil y los valores del flujo sanguíneo Doppler continuo proporcionan más información sobre el estado hemodinámico del paciente, la progresión de la enfermedad y los efectos del tratamiento (fig. 4.20). En animales no operados con función sistólica disminuida, el tiempo preexpulsivo aumenta y la señal Doppler continua tiene un perfil más redondeado con una disminución del gradiente pico como resultado de la incapacidad del

ventrículo para generar una presión sistólica adecuada para soportar el flujo anterógrado. El perfil de flujo anterógrado puede revelar un posible componente dinámico de estenosis causado por el tracto de salida hipertrófico, que conduce a un aumento sistólico tardío del gradiente pico (v. fig. 4.18). En algunos animales con hipertrofia concéntrica grave, el patrón de flujo Doppler puede ser patognomónico de fisiología restrictiva del VD, con un pequeño pico anterógrado telediastólico durante la contracción auricular. El flujo sanguíneo durante la sístole auricular se transmite directamente a la arteria pulmonar como resultado de la escasa distensibilidad ventricular. Este fenómeno indica que existe un pequeño gradiente de presión entre la aurícula derecha y la arteria pulmonar (fig. 4.21). Para ser compatible con una fisiología ventricular derecha restrictiva, esto debe observarse durante al menos tres latidos consecutivos. La velocidad pico de la regurgitación tricúspide, cuando está presente y su dirección permite medirla correctamente, confirma los valores de presión sistólica ventricular derecha estimados con el flujo pulmonar sistólico anterógrado.

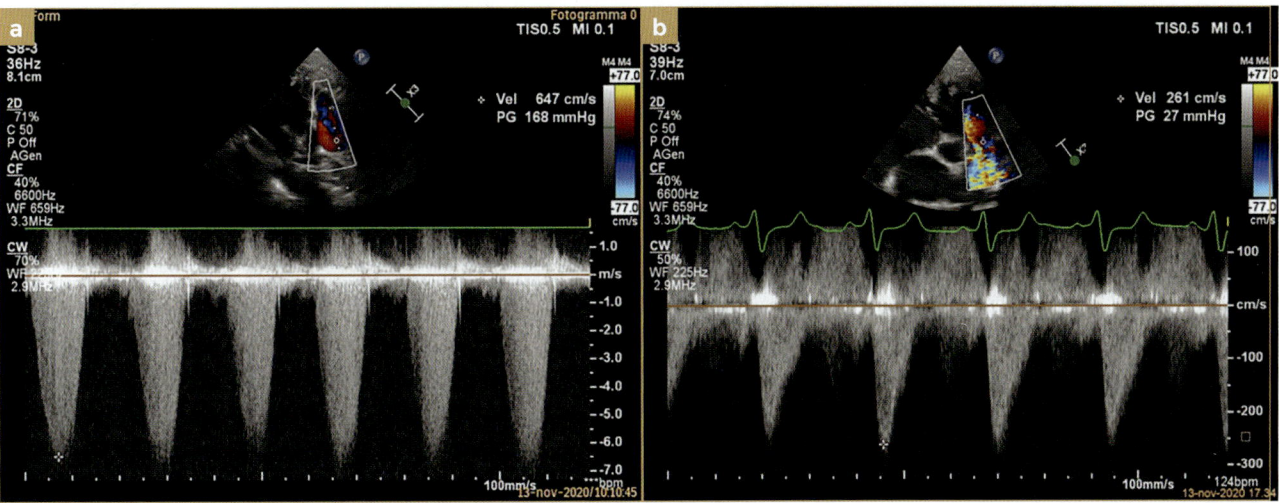

FIGURA 4.20. Ecocardiograma Doppler continuo desde el acceso paraesternal izquierdo. Medición del gradiente pulmonar máximo antes de la valvuloplastia pulmonar con balón (a) y 24 horas después del procedimiento (b).

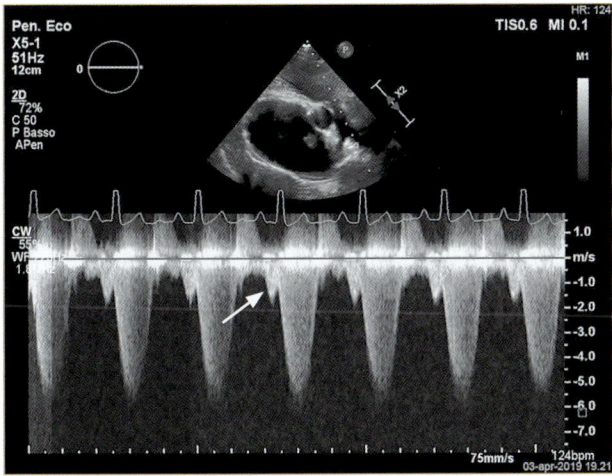

FIGURA 4.21. Doppler continuo desde el acceso paraesternal craneal izquierda que muestra un flujo pulmonar anterógrado en una estenosis pulmonar hipoplásica grave. La flecha indica el flujo anterior telediastólico presente en cualquier latido.

ASOCIACIÓN CON OTRAS CARDIOPATÍAS CONGÉNITAS

En la mayoría de los casos, la EP se presenta como una malformación aislada, o puede ser un componente de una cardiopatía congénita compleja como la TdF, que se tratará en un capítulo aparte. En ocasiones, la EP se encuentra asociada a otros defectos cardiacos congénitos simples. Las malformaciones más frecuentemente asociadas a la EP son la estenosis aórtica subvalvular, la DT, el CAP, el DSV y el DSA. La asociación de la EP con la EAS es más frecuente en los Bóxer y se caracteriza por una marcada

hipoplasia de ambos aparatos valvulares y de la aorta y la APP (fig. 4.22). La hipoplasia tanto del anillo pulmonar como de la APP es una característica común en los casos de EP asociada a DT. Cuando la EP se asocia a derivaciones izquierda-derecha congénitas, el cuadro clínico –y por tanto cualquier decisión terapéutica– depende en gran medida de la prevalencia de las consecuencias hemodinámicas de una malformación sobre las de la otra. Siempre que se pueda, es aconsejable tratar ambas malformaciones o al menos la más importante desde el punto de vista hemodinámico para restablecer un equilibrio hemodinámico natural. Cuando esto no sea posible, puede ser preferible no realizar ningún procedimiento. Por ejemplo, en el caso de DSV grandes con características anatómicas que no permiten fácilmente el cierre, puede ser preferible dejar una EP intacta, ya que protegerá la circulación pulmonar de los efectos perjudiciales de la sobrecirculación pulmonar debido a la derivación. Si la EP es grave y el DSV es restrictivo, por lo que no es hemodinámicamente relevante, puede realizarse una valvuloplastia pulmonar con balón (VPB) y dejar el DSV sin tratar.

TRATAMIENTO

Cuando es aplicable, la VPB (vídeo 4.5) se considera el tratamiento de primera elección para la EP. El uso actual de esta técnica en todo el mundo ha cambiado drásticamente la esperanza de vida de muchos perros con EP. Además, la mejora continua de las herramientas disponibles ha hecho que este método sea aplicable en una gama cada vez más amplia de pacientes, como perros muy pequeños (menos

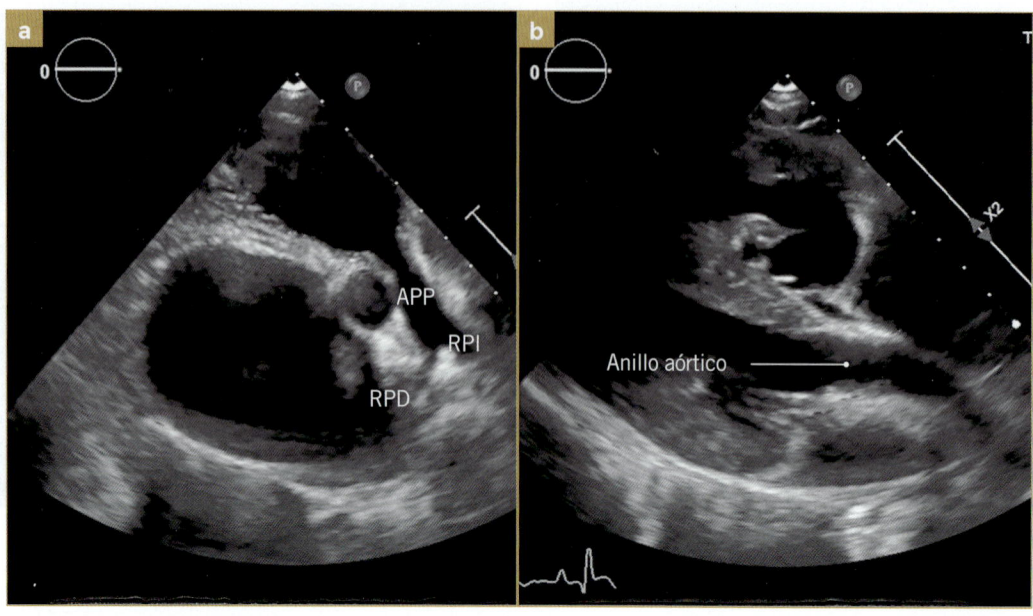

FIGURA 4.22. Bóxer macho de 2 años. a) Hipoplasia del anillo pulmonar, de la arteria pulmonar principal (APP) y de las ramas pulmonares principales izquierda (RPI) y derecha (RPD). b) Hipoplasia del anillo aórtico y de la raíz aórtica.

VÍDEO 4.5.
Valvuloplastia pulmonar con balón.

de 2 kg de peso) o gatos. Este procedimiento suele tener una alta tasa de éxito, y es rápido y seguro cuando lo realizan clínicos experimentados. La reestenosis se produce en menos del 20 % de los casos tratados; en estos pacientes, una segunda VPB ha demostrado ser segura y eficaz en la mayoría de los casos. Además de depender de la gravedad de la estenosis, los resultados dependen sobre todo de las características morfológicas del aparato valvular pulmonar.

Indicaciones y evaluación previa al procedimiento

El principal criterio para determinar si debe realizarse la VPB es el gradiente pulmonar máximo. Varios estudios retrospectivos demostraron que los pacientes con valores de gradiente pulmonar máximo superiores a 60 mmHg no tratados tenían un riesgo significativo de desarrollar signos clínicos relacionados con la enfermedad y una esperanza de vida inferior a la de los animales sanos. Por ello, los animales con un gradiente pulmonar máximo superior a este valor, aunque sean asintomáticos, se consideran en riesgo de dilatación e insuficiencia ventricular derecha, y se recomienda una intervención precoz para preservar su función

ventricular derecha, reducir el riesgo de síntomas clínicos y mejorar la supervivencia.

En general, una reducción del gradiente pulmonar máximo de al menos el 50 % puede considerarse satisfactoria. La reducción suele ser mayor para valores preoperatorios elevados, y está estrictamente correlacionada con el cambio en el área valvular estenótica. Los pacientes que pueden obtener una mayor reducción del gradiente son los que presentan una EP de tipo A, con un anillo normal y valvas fusionadas y ligeramente engrosadas. La hipoplasia anular y el engrosamiento de las valvas no mejoran con la dilatación con balón, por lo que el gradiente pulmonar de los pacientes con la típica EP de tipo B puede no reducirse mucho.

La medición del anillo pulmonar como parte de la evaluación preoperatoria es esencial para elegir adecuadamente el diámetro del balón. Según la experiencia del autor, una relación balón/anillo de entre 1,3 y 1,5 es suficiente para abrir eficazmente la zona valvular. La medición del anillo mediante ETT puede ser inexacta; en particular, el tamaño del anillo pulmonar puede subestimarse en la proyección paraesternal derecha en perros con tórax profundo. Dado que la subestimación del diámetro anular daría lugar a la elección de un balón inadecuadamente pequeño y, por tanto, a una VPB ineficaz, durante el procedimiento siempre se recomienda repetir la medición con ETE 2D o 3D o con angiografía. La angiografía también se recomienda para estudiar la morfología de las arterias pulmonares.

La técnica de doble balón se aconseja en pacientes con un anillo pulmonar ≥20 mm (vídeo 4.6). Los casos de EP de tipo B extremo con un anillo hipoplásico y valvas rudimentarias no responden a la VPB; si se identifica este tipo de EP, pueden ofrecerse otras opciones de tratamiento paliativo, como la implantación de una endoprótesis a través del anillo pulmonar, que ensancha permanentemente la zona estenótica para mejorar el volumen sistólico ventricular derecho (vídeo 4.7). La regurgitación pulmonar consiguiente no parece afectar mucho al VD hipertrofiado, pero, a largo plazo, esta ausencia antinatural de válvula pulmonar podría crear una sobrecarga de volumen ventricular derecho, y cabe esperar cierta disfunción. Una opción terapéutica que podría permitir un mejor restablecimiento de la hemodinámica normal podría ser la colocación de una endoprótesis valvulada. Actualmente, estos dispositivos se fabrican para pacientes humanos adultos y, por tanto, solo pueden utilizarse en perros grandes debido a su tamaño. Sin embargo, la rápida evolución de la tecnología en este sector sugiere que estos dispositivos podrían estar pronto disponibles en tamaños más pequeños.

En el caso de una estenosis en forma de reloj de arena, una medición precisa del diámetro del anillo es lo que determina la elección del balón, independientemente del tamaño de la porción más estrecha de la estenosis (fig. 4.23). Aunque el diámetro de las ramas pulmonares puede estudiarse en la ETT (v. fig. 4.22), solo puede obtenerse una medición

VÍDEO 4.6. Valvuloplastia con doble balón.

VÍDEO 4.7. Colocación de una endoprótesis en el anillo pulmonar en una estenosis pulmonar extrema de tipo B.

más correcta con angiografía selectiva. La hipoplasia de las arterias pulmonares es un factor pronóstico negativo; en algunos casos de estenosis segmentaria puede colocarse una endoprótesis endovascular.

El estudio preoperatorio del tracto de salida debe tener en cuenta aspectos anatómicos y funcionales. La estenosis dinámica suele responder a los betabloqueantes. El estrechamiento significativo del tracto de salida subvalvular justifica la cirugía con una técnica de injerto de parche o la implantación de una endoprótesis en el TSVD, menos invasiva, en lugar de la VPB, que sería ineficaz. Pueden observarse otras obstrucciones anulares subvalvulares, por lo que su contribución real a la obstrucción debe estudiarse

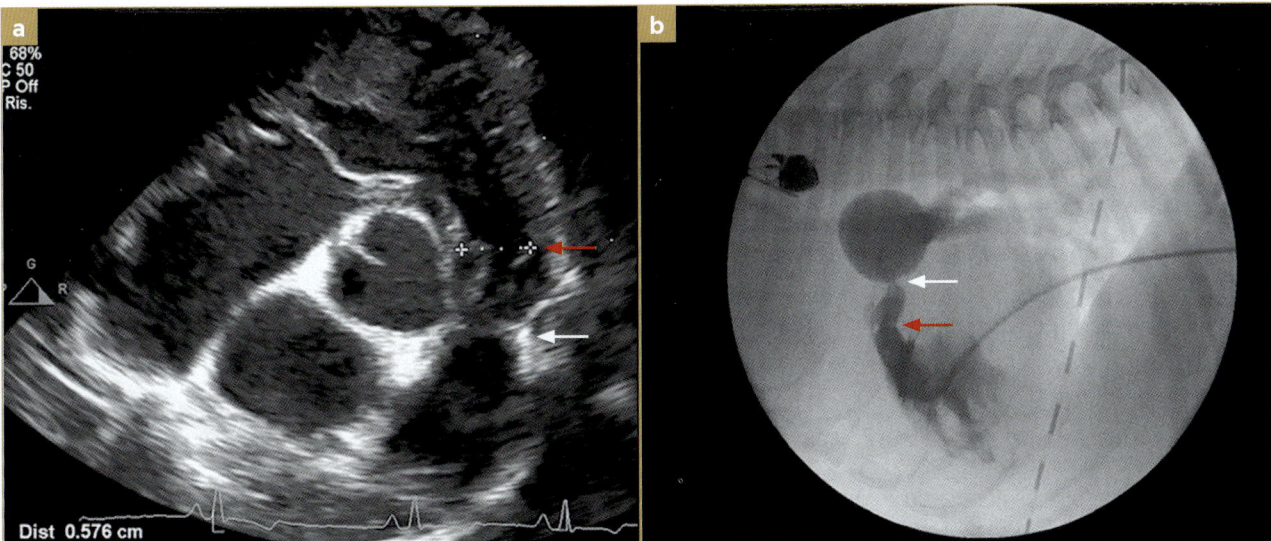

FIGURA 4.23. Bulldog Francés de 6 meses con estenosis pulmonar de tipo B grave. a) Proyección ecocardiográfica paraesternal derecha de eje corto. b) Angiografía selectiva. Obsérvense la hipoplasia del anillo pulmonar y la fusión de las valvas a nivel de la unión sinotubular, que crea la forma de reloj de arena con el seno de Valsalva y la arteria pulmonar principal. Las flechas rojas señalan el anillo pulmonar, mientras que las flechas blancas indican la estenosis de la unión sinotubular en el punto de articulación de las valvas fusionadas.

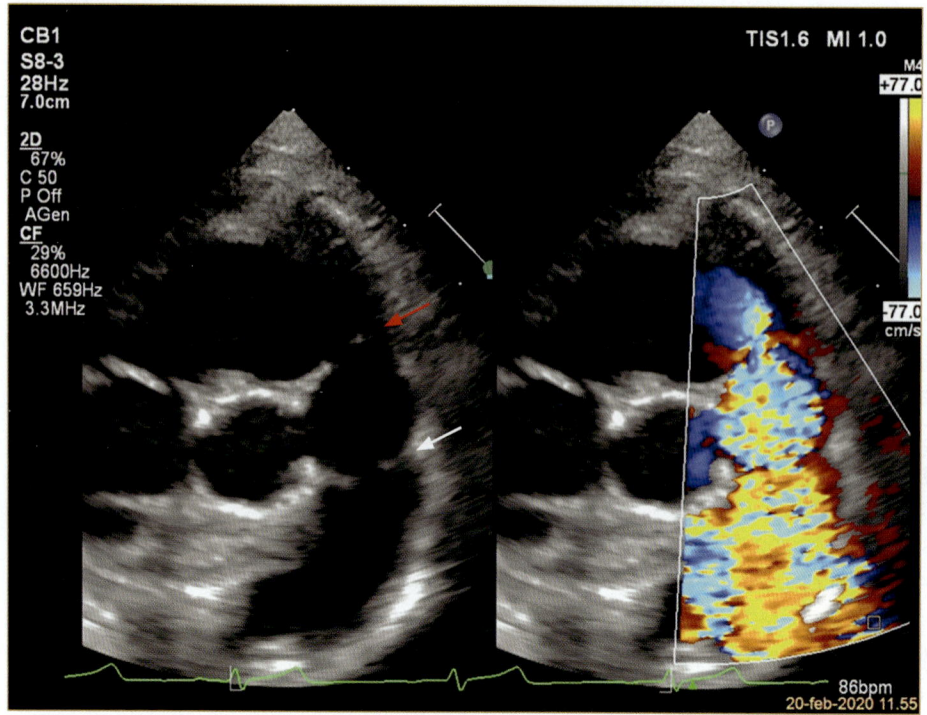

FIGURA 4.24. Ecocardiogramas simultáneos 2D y Doppler color de la proyección paraesternal derecha de eje corto de un Bulldog Francés macho de 5 meses que muestra estenosis pulmonar de tipo A (flecha blanca) y un anillo subvalvular estrecho (flecha roja). El efecto mosaico en la imagen Doppler color comienza en el anillo subvalvular, lo que muestra la forma en que el estrechamiento subvalvular aumenta los efectos de la estenosis valvular.

cuidadosamente mediante Doppler color (fig. 4.24). La identificación de una anomalía coronaria de tipo R2A es una contraindicación relativa para la VPB, que sería ineficaz para la hipoplasia anular y podría dar lugar a complicaciones agudas graves debido a la compresión de la arteria coronaria circunfleja. En los casos en los que es evidente un componente valvular de la estenosis, se ha propuesto una valvuloplastia «conservadora» utilizando una relación balón/anillo inferior, pero la eficacia de este procedimiento suele ser escasa y la reestenosis es frecuente.

Una anomalía vascular frecuente asociada a la EP es la vena cava craneal izquierda persistente (VCCIP), que en el 90 % de los casos coexiste con la vena cava craneal derecha. Esta vena anómala drena en la aurícula derecha a través del seno coronario y no implica ninguna alteración circulatoria. Sin embargo, un examen completo debe incluir su identificación para desaconsejar cualquier abordaje intervencionista a través de la vena yugular izquierda. Esta anomalía vascular puede sospecharse en la ecocardiografía si se observa dilatación del seno venoso coronario en las proyecciones paraesternal derecha o apical izquierda (fig. 4.25). Una confirmación preoperatoria de la VCCIP es posible con TC o con un estudio ecocardiográfico con contraste: al inyectar solución salina agitada en la vena cefálica del antebrazo izquierdo, se observarán las microburbujas entrando en la aurícula derecha directamente desde el seno coronario dilatado.

El estudio de la función ventricular derecha debe incluirse en la evaluación ecocardiográfica preoperatoria; existe una gran cantidad de literatura sobre la cuantificación de parámetros dimensionales y funcionales. Sin embargo, teniendo en cuenta la compleja estructura del VD, es extremadamente importante una evaluación semicuantitativa por un operador experimentado. Los parámetros funcionales longitudinales como la excursión sistólica del anillo tricúspide (ESPAT), la velocidad pico S' en el anillo tricúspide o la deformación (*strain*) longitudinal también deben contextualizarse en cada caso. De hecho, en la hipertrofia grave con un aumento de las fibras circunferenciales, la función sistólica radial ofrece una contribución más importante a la contracción, de modo que los pacientes pueden tener una buena función sistólica a pesar de una reducción de los parámetros anteriormente mencionados. La dilatación del VD y del anillo tricúspide, la disminución de la velocidad pico y el aumento de los tiempos de eyección de los flujos pulmonar anterógrado y tricúspide regurgitante sugieren de una disminución de la función sistólica (v. vídeo 4.1), que no puede restablecerse salvo con una reducción notablemente eficaz del gradiente anterógrado.

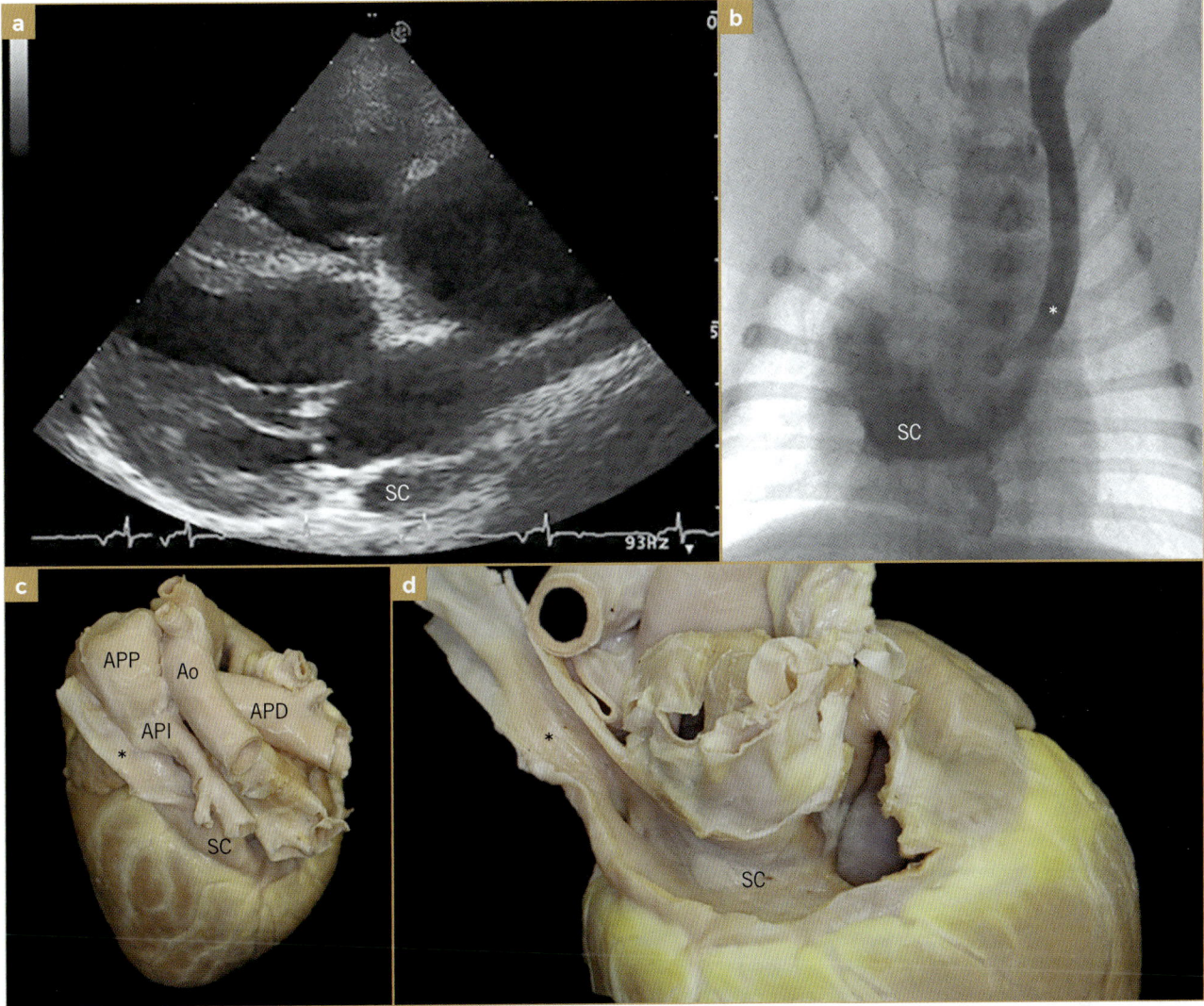

FIGURA 4.25. Vena cava craneal izquierda persistente. a) El seno coronario (SC), que drena el flujo de la vena cava anómala, aparece dilatado en la proyección ecocardiográfica derecha de cuatro cámaras de eje largo. b) El medio de contraste inyectado en la vena yugular izquierda resalta la cava craneal izquierda (*) entrando en el seno coronario. c) Muestra de patología. Se observa la vena cava craneal izquierda entrando en el seno coronario. d) Esta conexión se aprecia mejor con un corte longitudinal del vaso anómalo. Ao, aorta; APD, arteria pulmonar derecha; API, arteria pulmonar izquierda; APP, arteria pulmonar principal.

Evaluación posoperatoria

Los pacientes sometidos a VPB deben ser evaluados justo después de la intervención y posteriormente a los 1, 6 y 12 meses; después de ese periodo, el riesgo de reestenosis es muy bajo y el remodelado inverso del VD es casi completo.

Los cambios estructurales de la válvula, así como los cambios en la cinética y el tamaño de las cámaras cardiacas, pueden observarse en la primera revisión posoperatoria. Inmediatamente después de una dilatación efectiva, es posible identificar la reducción del grado de fusión de las valvas. En algunos casos pueden reconocerse

engrosamientos edematosos marcados de los márgenes de los velos debidos al traumatismo compresivo del balón (fig. 4.26, vídeo 4.8). Cuando la mejoría del flujo anterógrado es consistente, se observa un aumento del volumen telediastólico izquierdo y el VD puede volverse extremadamente hipercinético inmediatamente después del procedimiento, mostrando una obstrucción dinámica marcada (fig. 4.27). Este fenómeno agudo suele remitir en las primeras 24 horas y se observa muy rara vez en pacientes en tratamiento con betabloqueantes. El mantenimiento de la reducción del gradiente máximo debe controlarse en las visitas de seguimiento posteriores; en casi todos los

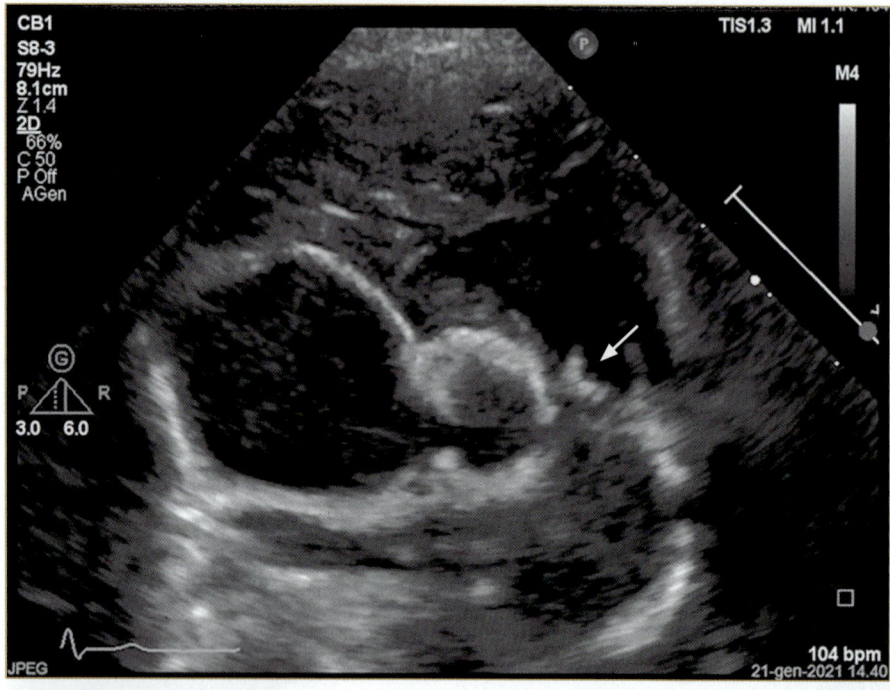

FIGURA 4.26. Proyección ecocardiográfica paraesternal derecha de eje corto de una hembra de Bulldog Francés de 1 año. Tras la valvuloplastia con balón apareció un engrosamiento de la valva (flecha blanca).

VÍDEO 4.8. Reestenosis de la válvula pulmonar tras valvuloplastia con balón.

casos se mantiene en el tiempo. En los casos en los que se ha conseguido una reducción significativa del gradiente, puede observarse una reversión gradual de la hipertrofia ventricular derecha con el paso del tiempo.

TRATAMIENTO MÉDICO

Los betabloqueantes deben prescribirse a pacientes con un gradiente pulmonar máximo superior a 60 mmHg que no hayan desarrollado insuficiencia cardiaca congestiva. Este tratamiento reduce el consumo miocárdico de oxígeno y la contractilidad ventricular. La posología debe adaptarse a cada paciente. Según la experiencia de los autores, el tratamiento puede iniciarse con una dosis de 0,5 mg/kg una vez al día hasta 1-2 mg/kg dos veces al día, hasta que se evidencien efectos como una ligera reducción de la frecuencia cardiaca y la contractilidad. En muchos pacientes, especialmente en aquellos con estenosis dinámica, puede observarse una reducción del gradiente pulmonar máximo. En los casos de insuficiencia cardiaca congestiva derecha, el tratamiento médico tiene una función paliativa y los fármacos

deben elegirse teniendo en cuenta muchas variables de esta situación clínica (p. ej., la combinación de disfunción ventricular derecha y estenosis reduce el volumen sistólico derecho a niveles mínimos, y el aumento de la presión venosa central acompaña a la retención de líquidos y sodio).

Los diuréticos son la base del tratamiento de la congestión en la insuficiencia cardiaca derecha crónica. Se necesitan dosis elevadas, pero deben administrarse con cuidado, ya que una reducción excesiva del gasto cardiaco sistémico puede dar lugar a la aparición de azoemia prerrenal y a un empeoramiento de la función renal. Además, las dosis altas de diuréticos provocan una activación neurohormonal, incluida la regulación al alza del sistema renina-angiotensina-aldosterona, que provoca retención de líquidos y sodio. Los diuréticos deben combinarse con inhibidores de la enzima convertidora de la angiotensina (IECA) y antagonistas mineralocorticoides como la espironolactona. Sin embargo, el pronóstico de los pacientes con insuficiencia cardiaca derecha crónica es siempre malo, incluso con un tratamiento médico optimizado.

ESTENOSIS PULMONAR EN GATOS

La EP rara vez se da en gatos y puede aparecer como un defecto único o en asociación con otras anomalías congénitas, como DSA y DSV, defectos septales aortopulmonares, displasia de la válvula tricúspide, o como parte de la TdF. Se han descrito formas subvalvulares y valvulares de estenosis, sin predominancia por el sexo o la raza.

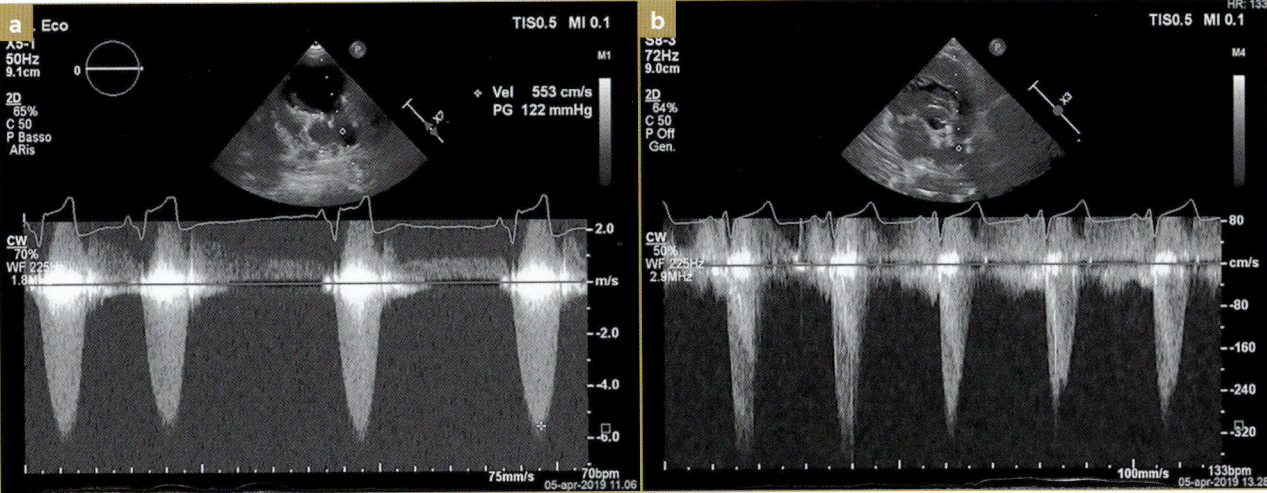

FIGURA 4.27. Doppler continuo mostrando el flujo pulmonar, (a) antes y (b) después de la valvuloplastia con balón. Cuando la reducción del gradiente es muy eficaz, como en este caso, es frecuente observar un marcado componente dinámico de la estenosis en el posoperatorio inmediato. Esto se debe a que el ventrículo se vuelve hiperdinámico tras beneficiarse súbitamente de la reducción de la poscarga.

La EP parece que la toleran bien la mayoría de los gatos, que pueden permanecer asintomáticos durante años sin tratamiento. El sello distintivo de la exploración física es un soplo intenso que se escucha mejor en la base cardiaca izquierda sobre la válvula pulmonar, pero puede irradiarse ampliamente. En una serie de casos de 7 gatos con EP, ninguno tenía evidencia de pulsos yugulares, cianosis, alteraciones en la fuerza o calidad del pulso femoral, anomalías en S1 o S2, o un ritmo de galope durante un examen en reposo. Solo un gato presentaba disnea de esfuerzo cuando fue diagnosticado. Sin embargo, otros gatos pueden presentar disnea de esfuerzo, letargo y dificultad respiratoria debido a un derrame pleural.

El ECG y las radiografías torácicas pueden ser normales en los casos leves de EP o mostrar características de aumento de tamaño del corazón derecho como las mencionadas anteriormente para los perros.

Se recomienda un examen ecocardiográfico completo para identificar el tipo de estenosis y la gravedad de la obstrucción, y para descartar cualquier otra anomalía coexistente. Los hallazgos más comunes en gatos son grados variables de hipertrofia ventricular derecha, aplanamiento del septo interventricular y dilatación de la APP. El Doppler color muestra turbulencias durante la sístole a nivel de la obstrucción.

Los gatos con EP de leve a moderada pueden no necesitar tratamiento (vídeo 4.9). Sin embargo, los gatos con obstrucción grave (vídeo 4.10) se han beneficiado de la VPB, que reduce el gradiente de presión a través de la estenosis. En algunos casos también podría considerarse un injerto quirúrgico en parche. Si no es posible un tratamiento intervencionista o quirúrgico, se recomiendan los betabloqueantes en casos graves de EP sin insuficiencia cardiaca congestiva. En gatos con insuficiencia cardiaca congestiva debería prescribirse un tratamiento estándar.

En la mayoría de los casos descritos, los gatos con EP permanecieron vivos hasta bien entrada la madurez. El pronóstico de los gatos que desarrollan insuficiencia cardiaca congestiva es reservado.

ESTENOSIS DE LAS ARTERIAS PULMONARES

La estenosis de las ramas arteriales pulmonares periféricas es una afección bien conocida en cardiología pediátrica, ya que se asocia con frecuencia a la TdF, especialmente

VÍDEO 4.9. Estenosis pulmonar moderada de tipo A en una gata Común Europea de pelo corto de 6 meses.

VÍDEO 4.10. Estenosis pulmonar grave en un gato Común Europeo de pelo corto de 7 meses.

en niños afectados por síndromes específicos (Down, Alagille, DiGeorge). En los perros puede identificarse como una forma difusa en la que una reducción del diámetro de todas las ramas pulmonares distales puede asociarse a una hipoplasia de la APP y del anillo pulmonar. La estenosis segmentaria de las ramas pulmonares, aunque menos frecuente, se ha encontrado tanto en perros como en gatos (fig. 4.28). Cuando afecta a los segmentos proximales puede identificarse en la ecocardiografía junto con dilataciones preestenóticas (vídeo 4.11). Un estudio morfológico detallado de las ramas más distales solo puede realizarse con angiografía bajo fluoroscopia o mediante TC (fig. 4.29). Cuando estos segmentos estenóticos pueden examinarse con Doppler continuo puede reconocerse un patrón típico de obstrucciones fijas con un gradiente tanto sistólico como diastólico. En un estudio de 7 gatos con estenosis de la arteria pulmonar, las mediciones Doppler diastólicas fueron superiores a las sistólicas a la hora de predecir la gravedad de la estenosis. Un flujo anterógrado durante toda la diástole o un tiempo medio de presión diastólica >100 ms indicaban una obstrucción grave.

VÍDEO 4.11. Estenosis de una rama pulmonar en un gato Común Europeo de pelo corto de 1 año.

VENTRÍCULO DERECHO DE DOBLE CÁMARA

Con menor frecuencia que la EP, otras malformaciones pueden obstruir el tracto de salida del VD. Siempre es necesario un estudio diagnóstico anatómico y funcional preciso para establecer un pronóstico y un tratamiento. Hoy en día, la estenosis infundibular es fácilmente reconocible gracias a los avances de los métodos diagnósticos, más concretamente la ecocardiografía. Este tipo de estenosis puede ser muscular o estar formada por un anillo o túnel subvalvular fibroso (fig. 4.30), y crea un gradiente de presión a lo largo de un segmento más o menos extendido por debajo

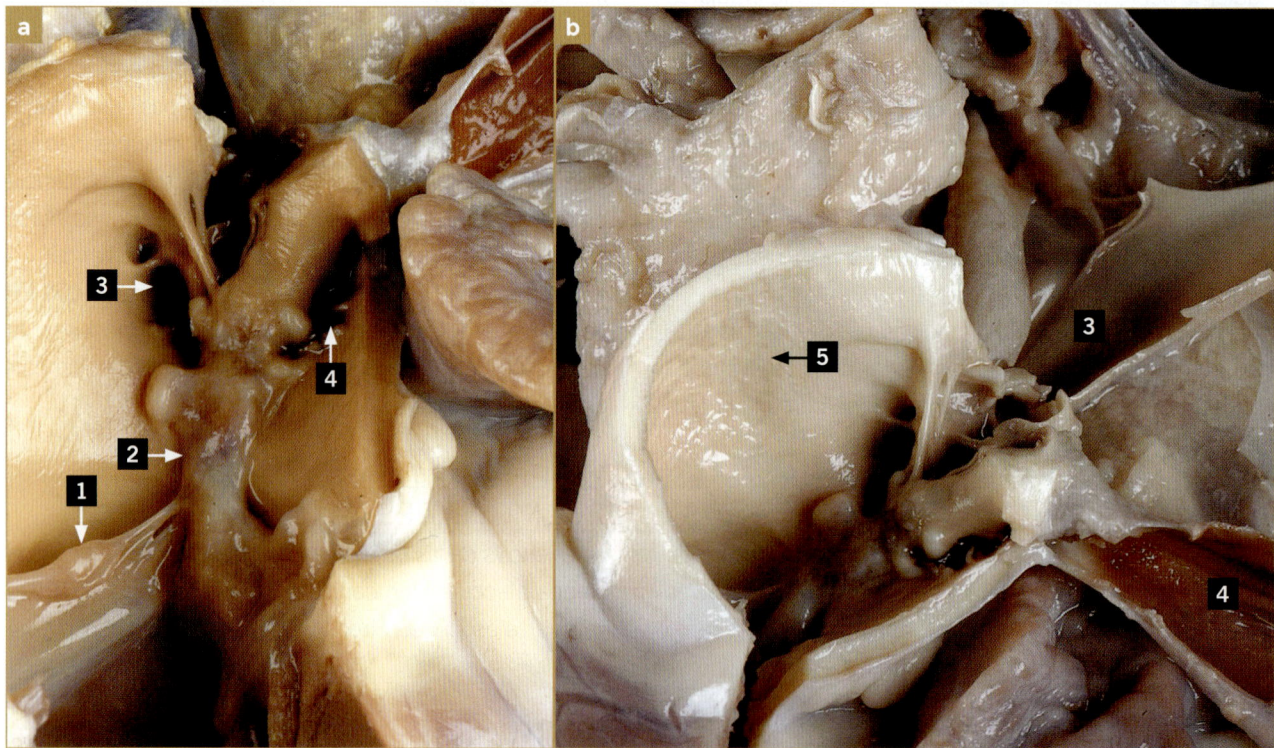

FIGURA 4.28. Golden Retriever hembra con displasia tricúspide grave, estenosis leve de la válvula pulmonar y estenosis grave de ambas ramas pulmonares principales. a) Vista superior de la arteria pulmonar principal. 1, Nódulo de Arancio. 2, Tejido fibroso redundante originado en la valva septal pulmonar, en continuidad con la unión sinotubular posterior, responsable de la obstrucción de las ramas principales; 3, Arteria pulmonar derecha; 4, Arteria pulmonar izquierda. b) Vista superior de la arteria pulmonar principal y sus ramas. 5, Lesión por impacto de chorro sistólico en la pared gruesa de la arteria pulmonar principal dilatada y preestenótica.

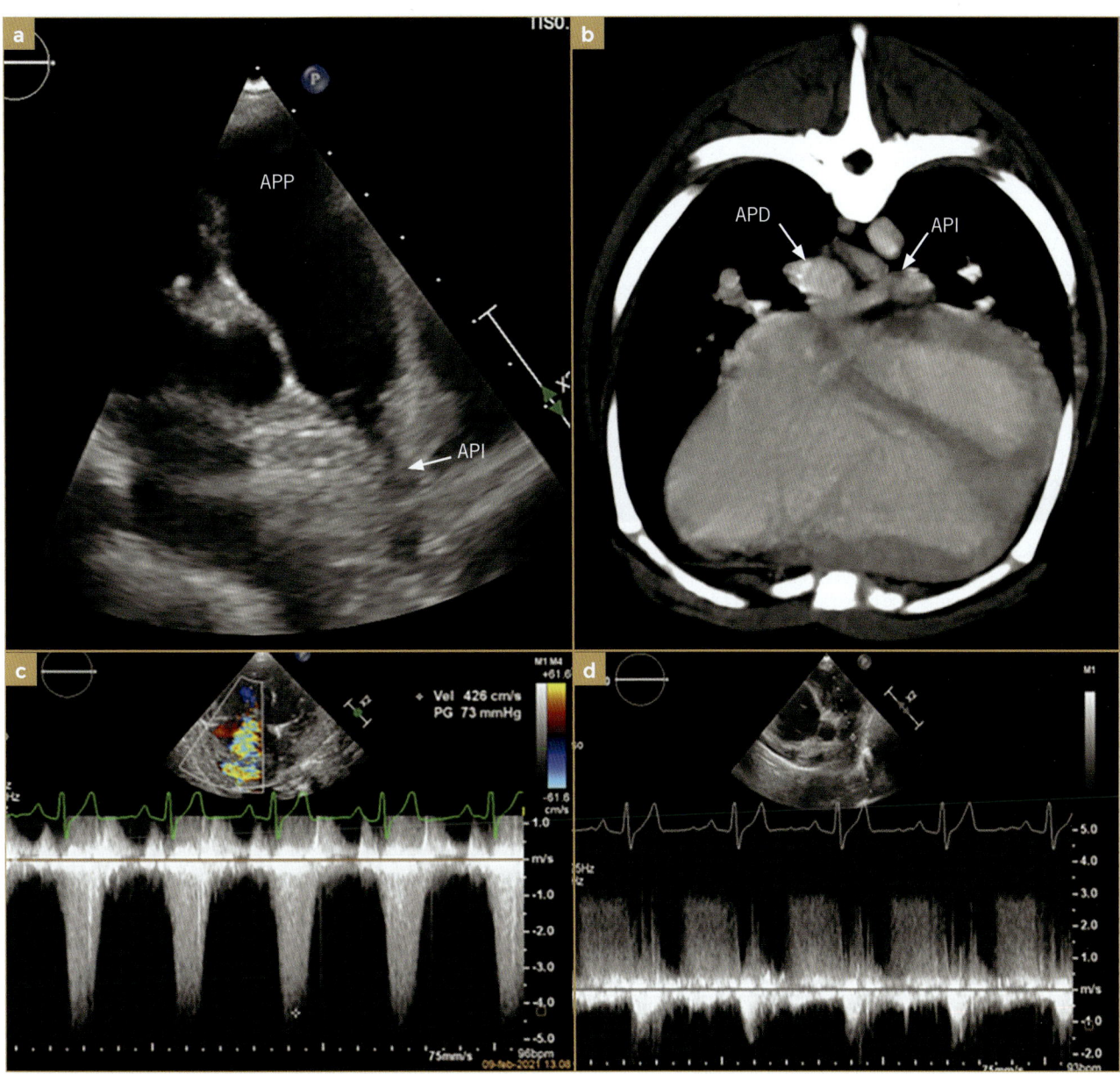

FIGURA 4.29. Pastor Australiano hembra de 1 año. a) Proyección paraesternal izquierda de eje corto que muestra dilatación de la arteria pulmonar principal (APP) e hipoplasia del primer tracto de la arteria pulmonar izquierda. b) Tomografía computarizada de la misma paciente que muestra dilatación de la arteria pulmonar derecha (APD) y estenosis de la arteria pulmonar izquierda (API) y sus ramas. c) y d) El Doppler continuo permite estimar cuantitativamente las presiones sistólica y diastólica en la APP derivándolas respectivamente de las velocidades pico de la regurgitación tricúspide (c) y de la regurgitación pulmonar (d).

de la válvula. En el VDDC se identifica una obstrucción fija y localizada a nivel medioventricular que divide el VD en una cámara de alta presión proximal a la obstrucción y una cámara de baja presión entre la propia obstrucción y el plano valvular pulmonar. En la mayoría de los casos, esta obstrucción se extiende desde el septo interventricular anterior a las valvas septal y tricúspide anterior hasta la pared anterior en el VD. La obstrucción puede aparecer como una banda muscular continua entre el septo y la pared libre,

mientras que en otros casos la tabicación está formada por la hipertrofia muscular de las porciones septal y parietal del tracto de salida y limitada por tejido fibroso de origen endocárdico. Este último tipo es más frecuente en asociación con un defecto de septo ventricular debido a una mala alineación, que casi siempre es proximal a la obstrucción.

Los datos sobre la incidencia real de esta patología son limitados. En un estudio retrospectivo de 162 gatos con cardiopatías congénitas, solo se declaró un caso de VDDC.

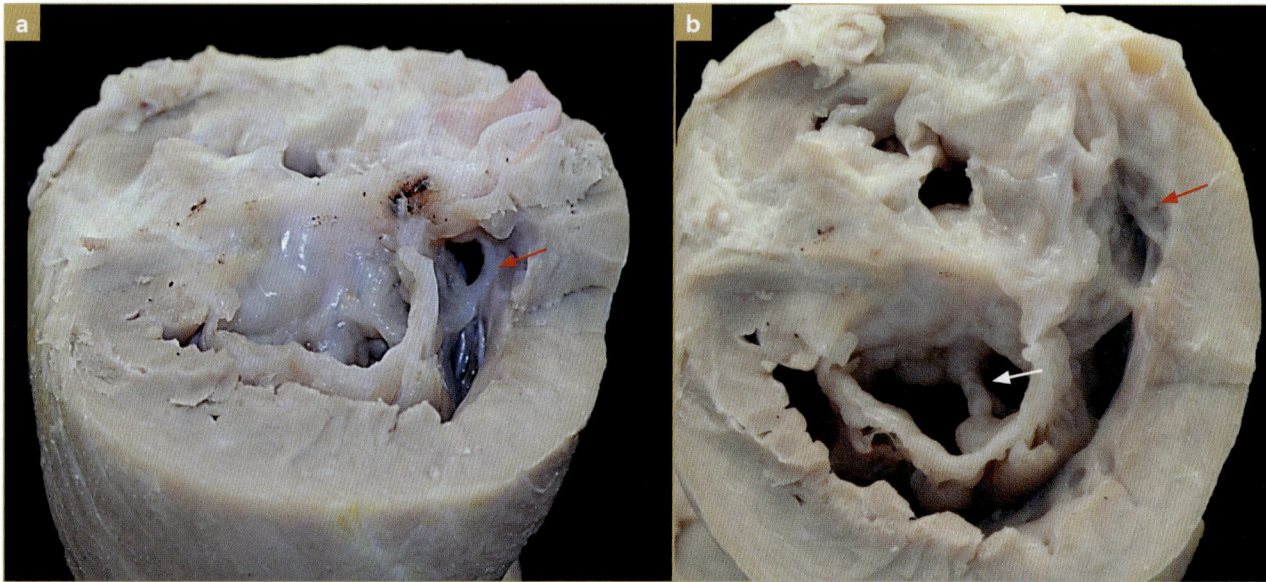

FIGURA 4.30. a) Vistas posterior y b) dorsal de los tractos de entrada y salida del ventrículo derecho que muestran un túnel fibroso subvalvular pulmonar (flecha roja) formado por tejido endocárdico hiperplásico excesivo, que también afecta a la válvula tricúspide displásica. b) Puede verse un tracto de tejido anormal que conecta la valva septal de la válvula tricúspide con el lado opuesto hasta la valva tricúspide parietal (flecha blanca).

En un estudio de 11 perros con VDDC, la raza más representada fue el Carlino. En el periodo comprendido entre 1997 y 2020, el autor diagnosticó VDDC en 34 perros (20 machos y 14 hembras) y 13 gatos (7 machos y 6 hembras). Las razas de perro más representadas fueron el Golden Retriever y el Chihuahua. En 20 casos, el VDDC era la única malformación cardiaca, y la patología más común asociada al VDDC era el DSV (7 casos), mientras que en los otros 7 casos el VDDC estaba asociado a otras enfermedades obstructivas como la EP-EAS y la estenosis de la válvula mitral. En los gatos, el VDDC era un defecto aislado en todos los casos y la mayoría de estos pacientes presentaban un fenotipo anatómico importante y manifestaciones clínicas muy graves.

ETIOLOGÍA

Se han formulado varias hipótesis para explicar la teratogénesis de esta patología; en animales con un DSV, se cree que el desbordamiento de sangre hacia el ventrículo puede causar hipertrofia de la cresta supraventricular y provocar la obstrucción del flujo de salida. La progresión de la hipertrofia en esta zona puede causar entonces un desplazamiento superior de la banda moderadora, empeorando así la obstrucción.

La obstrucción medioventricular del VD provoca un gradiente de presión entre las cámaras ventriculares proximal y distal, proporcional al grado de estrechamiento. A diferencia de la EP, y de forma similar a la estenosis de la rama periférica, la obstrucción persiste durante todo el ciclo cardiaco, tanto en sístole como en diástole. Esto afecta principalmente a la hemodinámica cardiaca al aumentar la tensión parietal en la cámara proximal durante todo el ciclo cardiaco y al contribuir a la dilatación del anillo tricúspide, lo que da lugar a regurgitación auriculoventricular y, por tanto, a un aumento de la presión auricular derecha. Esto, a su vez, provoca un aumento de la presión venosa central.

Al igual que en la EP, la mayoría de los pacientes permanecen asintomáticos hasta que la hipertrofia concéntrica de la pared de la cámara proximal es suficiente para contrarrestar la poscarga y mantener un volumen sistólico derecho adecuado. Los signos clínicos son esencialmente los mismos que los descritos para la EP, es decir, síncope de esfuerzo e insuficiencia cardiaca derecha.

Al examinar al paciente, el principal problema diagnóstico es diferenciar el VDDC de la EP. En la auscultación se oye un soplo sistólico de eyección con una intensidad proporcional al gradiente máximo, y solo se diferencia del soplo de eyección de la EP en el que en el VDDC se irradia menos en dirección craneodorsal, hacia la APP. Sin embargo, esta característica no es suficiente para distinguir entre los dos tipos de obstrucción.

La localización de la hipertrofia, presente solo en el tracto de entrada del VD y ausente en el tracto de salida (que a veces puede estar dilatado), y la ausencia de dilatación de la arteria pulmonar, pueden constituir diferencias radiográficas (fig. 4.31). Estas diferencias anatómicas también pueden

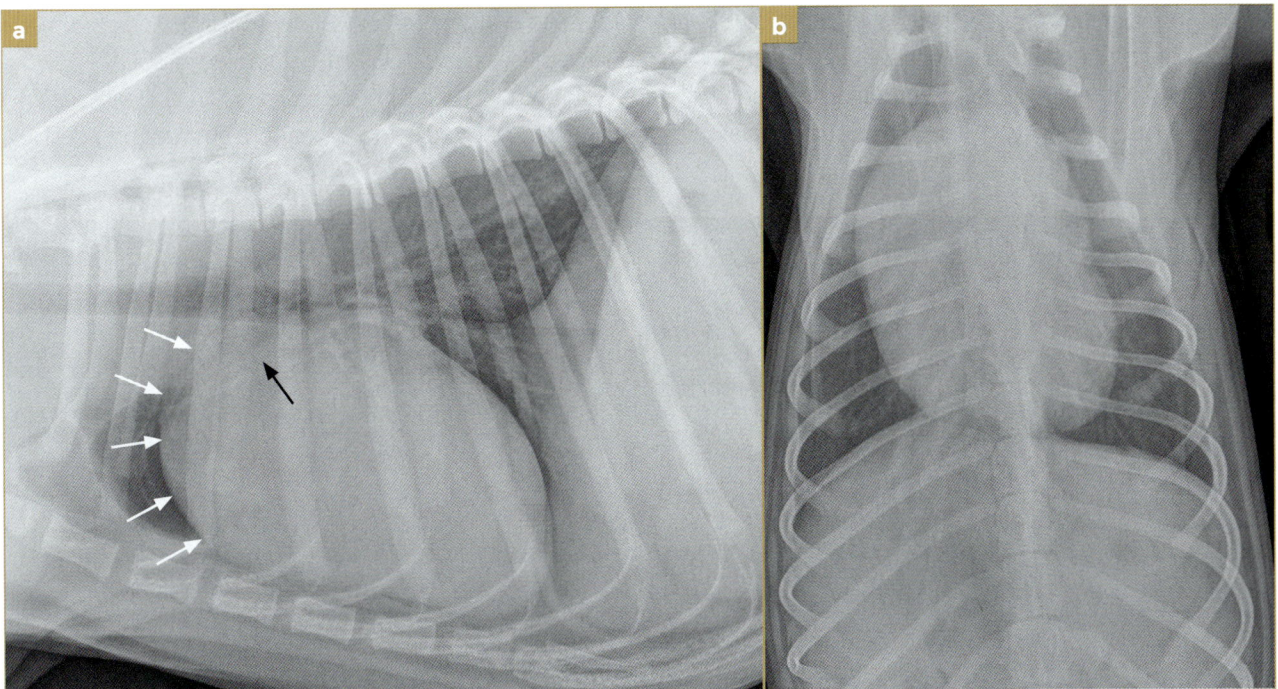

FIGURA 4.31. Radiografías torácicas de un Setter macho de 1 año con ventrículo derecho de doble cámara asociado a displasia tricúspide. Obsérvese la silueta cardiaca dilatada en las zonas correspondientes al tracto de salida del ventrículo derecho y la aurícula derecha (flechas blancas), mientras que los vasos pulmonares visibles son pequeños (flecha negra).

afectar al patrón electrocardiográfico, en el que la desviación hacia la derecha del eje eléctrico en el plano frontal puede ser menos evidente que en los casos de EP. Además, en las derivaciones precordiales se observa sobre todo un patrón rS en V1 junto con una onda R dominante en V4, y ausencia de ondas S profundas en V5 y V6. Sin embargo, la sensibilidad y especificidad de estos signos radiográficos y electrocardiográficos es inadecuada para distinguir con precisión el VDDC de la EP. Solo es posible un diagnóstico definitivo mediante un examen ecocardiográfico preciso, en el que puedan identificarse correctamente las alteraciones estructurales y funcionales del VDDC.

La asociación con otras malformaciones puede afectar significativamente a las características hemodinámicas, la fisiopatología y la evolución natural de la enfermedad, así como a la decisión terapéutica. Como ya se ha mencionado anteriormente, el VDDC se asocia con mayor frecuencia a los DSV, que casi siempre son proximales a la obstrucción. Esto explica por qué la afección hemodinámica se denomina «tipo Fallot», aunque no es tan grave como en la TdF. De hecho, el estrechamiento medioventricular casi nunca provoca un aumento tal de la presión en la cámara proximal que provoque una inversión de la derivación a través del DSV. En su lugar, protege la circulación pulmonar

de la sobrecarga que derivaría del defecto septal, creando un estado natural similar al obtenido con el cerclaje de la arteria pulmonar (cerclaje natural). Solo en los raros casos de DSV distales a la obstrucción medioventricular (defectos subarteriales o doblemente relacionados), el cuadro hemodinámico está determinado mayoritariamente por el tamaño del defecto y la resistencia pulmonar, y solo parcialmente por la obstrucción medioventricular. En las otras formas asociadas que se observaron (VDDC + EAS, VDDC + EP, VDDC + EVM, el efecto sobre la función cardiaca de la asociación es siempre negativo y nunca compensatorio.

Mediante la ecocardiografía 2D es posible reconocer la hipertrofia de las partes proximales del septo y de la pared lateral del tracto de entrada, la posición de la banda muscular obstructiva (que casi siempre es perpendicular a la valva septal de la válvula tricúspide) y la dilatación, o en todo caso la ausencia de hipertrofia del tracto de salida (figs. 4.32 y 4.33). El estudio ecocardiográfico completo de las restantes estructuras debe identificar cualquier malformación asociada (fig. 4.34) y las consecuencias hemodinámicas sobre la función cardiaca global, como signos de interdependencia ventricular (p. ej., movimiento paradójico del septo interventricular y reducción del flujo sistémico). Cuando no hay estenosis valvular asociada, la válvula es normal y claramente visible. Esto es esencial para el diagnóstico diferencial con la EP, ya que estos pacientes son frecuentemente remitidos para un examen ecocardiográfico con sospecha de EP. El estudio ecocardiográfico 3D permite la visión transversal de la obstrucción para medir las dimensiones exactas del defecto (fig. 4.35).

El estudio Doppler debe centrarse en la identificación y medición del gradiente a través de la obstrucción y del DSV,

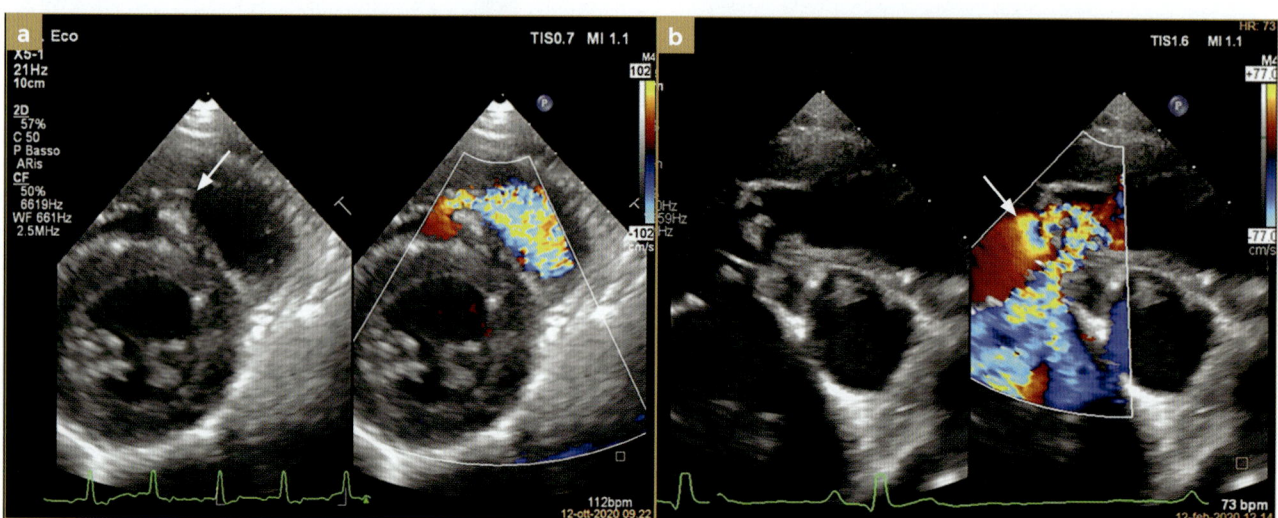

FIGURA 4.32. Dos patrones anatómicos diferentes de ventrículo derecho de doble cámara. a) Golden Retriever hembra de 6 meses. La flecha indica una obstrucción medioventricular muscular perpendicular al anillo tricúspide. b) Setter Inglés macho de 1 año. En este caso, la obstrucción medioventricular está formada por tejido fibromuscular redundante que afecta a la trabécula marginal y a la valva anterior de la válvula tricúspide displásica. La localización de la obstrucción está definida por el área de convergencia del flujo en la imagen Doppler color (flecha blanca). El flujo regurgitante debido a la displasia valvular (flecha roja) puede verse en el lateral. En ambos casos, el tracto de salida del ventrículo derecho está visiblemente dilatado tras la obstrucción.

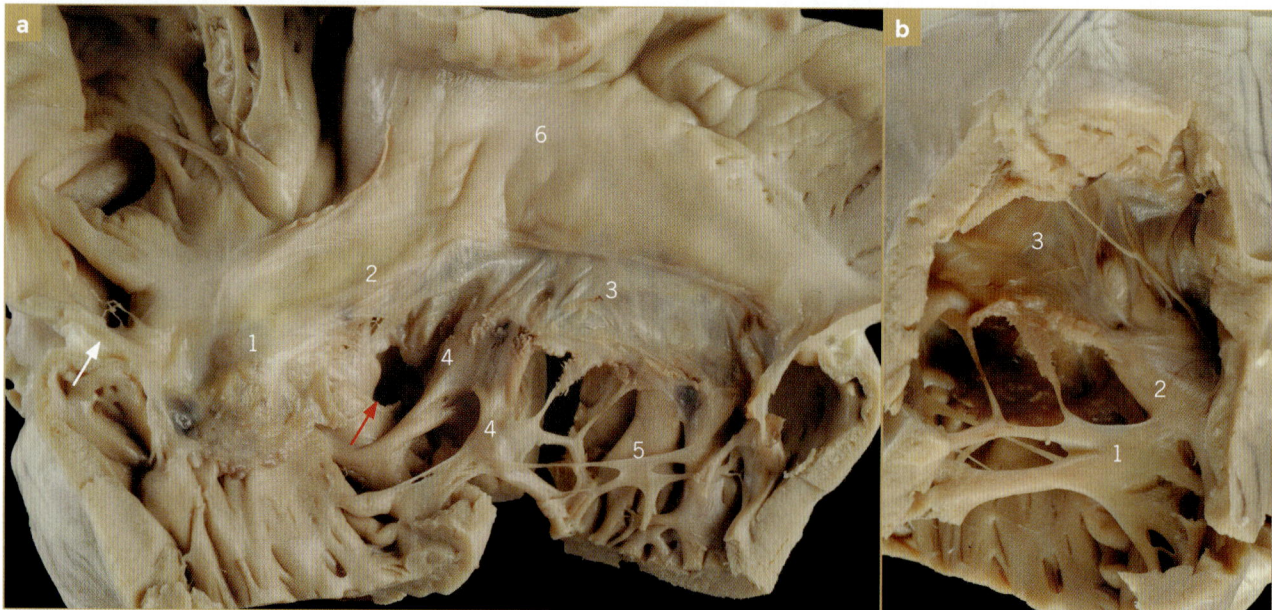

FIGURA 4.33. Muestra patológica del paciente de la figura 4.32b. a) Tracto de entrada del ventrículo derecho, vista caudal derecha. Displasia grave de la válvula tricúspide. 1, valva septal; 2, valva angular con agenesia de las cuerdas tendinosas; 3, valva parietal con agenesia parcial de las cuerdas tendinosas; 4, dos músculos papilares parietales; 5, hipertrofia muscular grave de la trabécula septomarginal; 6, dilatación grave de la aurícula derecha; flecha blanca, seno coronario con válvula de Tebesio rudimentaria (hallazgo ocasional). b) Tracto de entrada del ventrículo derecho, vista craneal e inferior. 1, fuerte hipertrofia muscular de la trabécula septomarginal; 2, fuerte componente del músculo parietal de la válvula tricúspide con inserción en la pared libre; 3, valva parietal de la válvula tricúspide; flecha roja, tracto de salida ventricular derecho.

y del gradiente de regurgitación tricúspide. Aparte de estos parámetros esenciales, deben estudiarse todos los demás flujos para descartar cualquier otra malformación asociada. En algunos casos, la alineación del cursor del Doppler continuo con el flujo a través de la obstrucción es difícil y se obtiene mejor desde la proyección paraesternal derecha.

Una característica patognomónica de este flujo es el gradiente diastólico resultante de la estenosis fija (fig. 4.36). La velocidad pico de la regurgitación tricúspide refleja la presión en la cámara proximal, por lo que debe tener un valor similar al medido a través de la obstrucción, mientras que el gradiente a través del DSV está influido por la presión en la cámara proximal y disminuye a medida que aumenta la gravedad de la obstrucción. El flujo a través de la válvula pulmonar debe estudiarse para un diagnóstico diferencial definitivo con la EP y para excluir una posible asociación de ambas enfermedades. Para una mejor visualización del flujo transvalvular y para evitar alteraciones del flujo a través de la obstrucción, se debe obtener una alineación adecuada y mapear el área antes y después de la válvula con Doppler pulsado.

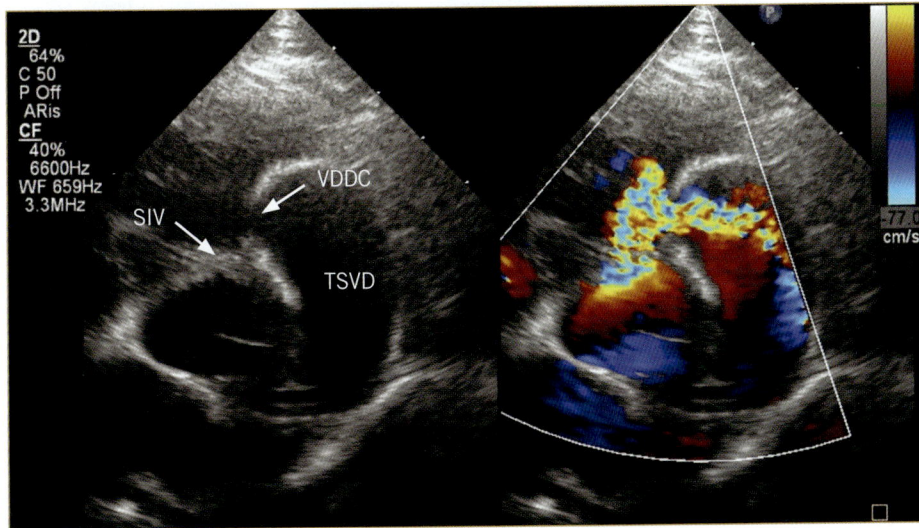

FIGURA 4.34. Perro macho mestizo de 9 años con ventrículo derecho de doble cámara (VDDC). Ecocardiograma Doppler color obtenido desde una ventana paraesternal derecha de eje corto que muestra una obstrucción situada distalmente al defecto del septo ventricular (CIV) perimembranoso restrictivo. Obsérvese la dilatación del tracto de salida del ventrículo derecho (TSVD).

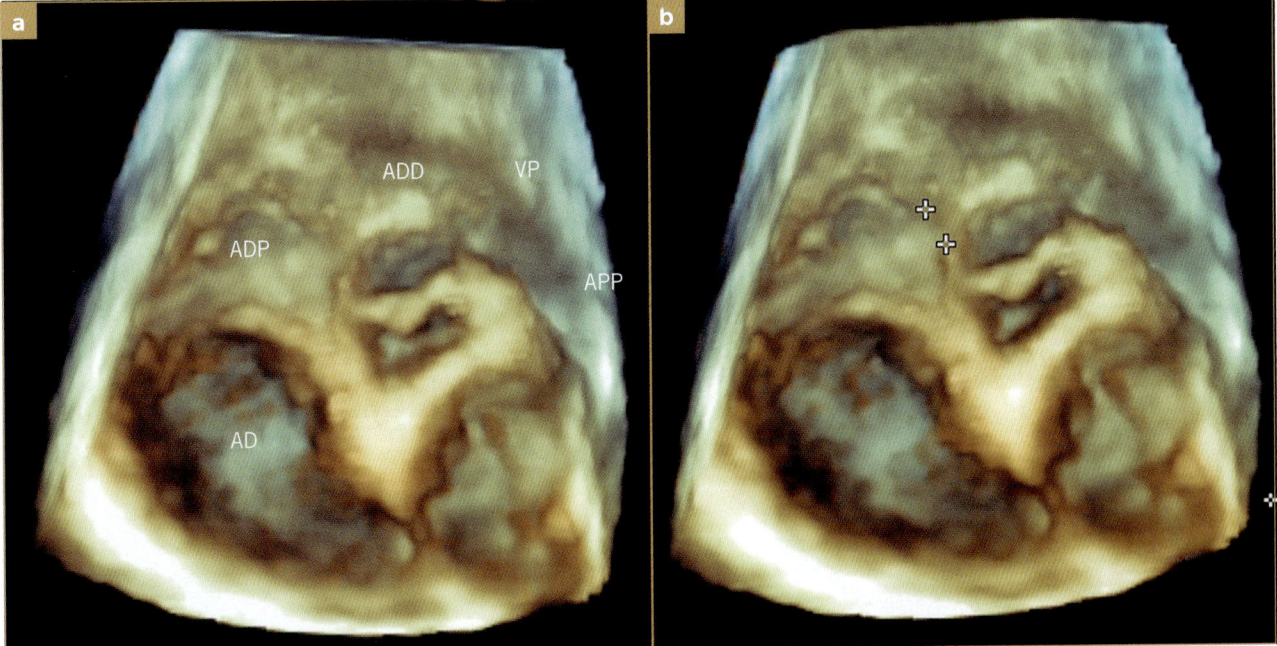

FIGURA 4.35. Imagen 3D ampliada de la obstrucción medioventricular de un perro con ventrículo derecho de doble cámara. a) AD, aurícula derecha; ADD, aurícula derecha distal; ADP, aurícula derecha proximal; APP, arteria pulmonar principal; VP, válvula pulmonar. b) Medición del defecto.

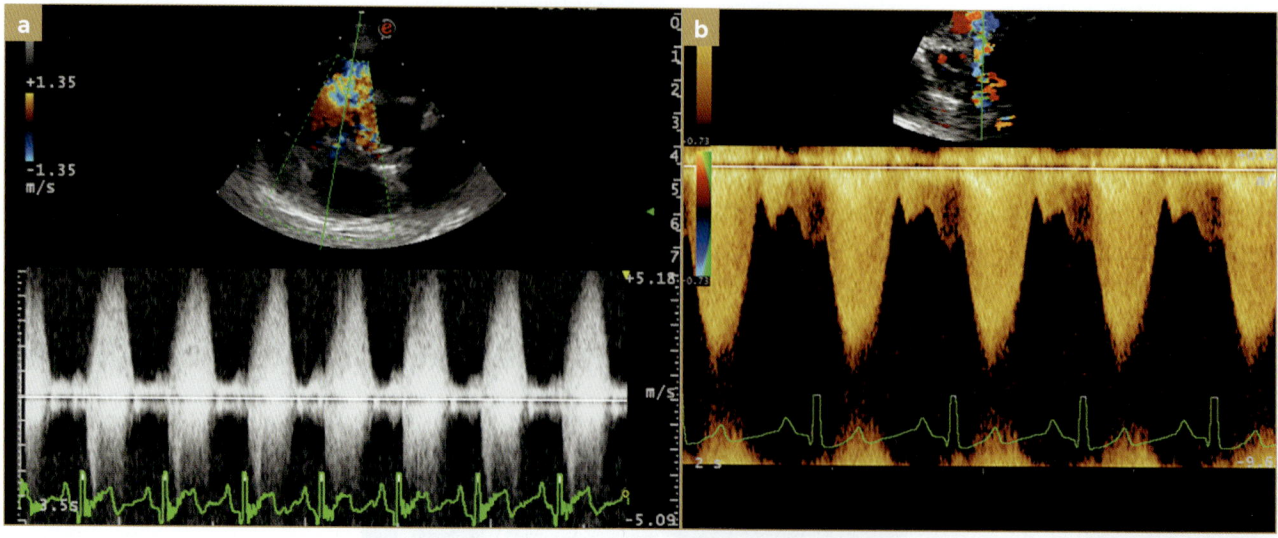

FIGURA 4.36. a) Flujo a través de la obstrucción medioventricular hacia la sonda, registrado con Doppler continuo en la proyección paraesternal derecha. b) Flujo a través de la obstrucción medioventricular al alejarse de la sonda, registrado en la proyección paraesternal izquierda. En la fase diastólica, el aumento de la velocidad de flujo resultante de la estenosis fija se observa tanto en la diástole temprana como en la tardía.

TRATAMIENTO

La cirugía está indicada en casos de obstrucción grave y su objetivo es reducir el gradiente medioventricular. Se han publicado estudios sobre el procedimiento quirúrgico tanto en perros como en gatos, con tasas de supervivencia más allá de los 30 días posoperatorios del 71 % en perros (14 casos) y del 67 % en gatos (3 casos). El procedimiento quirúrgico puede realizarse con un abordaje transauricular o a través de una ventriculostomía derecha (fig. 4.37) y exige un baipás cardiopulmonar. La dilatación intervencionista con un solo balón ha dado malos resultados. Cuando la obstrucción está formada predominantemente por tejido fibroso, debe realizarse un procedimiento intervencionista de dilatación percutánea, inicialmente mediante dilatación con un balón de corte seguida de dilatación con balón de alta presión. Sin embargo, si la obstrucción está formada principalmente por tejido muscular, la reestenosis será inevitable con este procedimiento y la cirugía será la única opción.

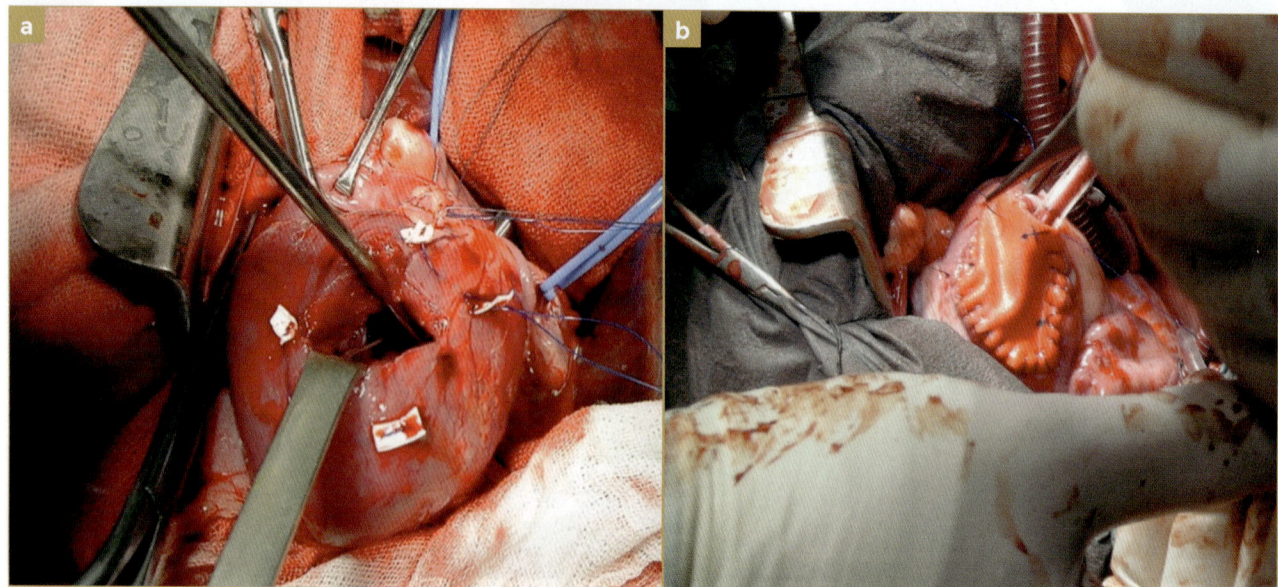

FIGURA 4.37. a) Ventriculostomía derecha proximal a la obstrucción medioventricular de un perro con ventrículo derecho de doble cámara. b) Cierre de la ventriculostomía con un injerto en parche.

DISPLASIA TRICÚSPIDE

La DT en perros y gatos incluye diversas anomalías estructurales del aparato valvular y subvalvular, incluidas las cuerdas tendinosas y los músculos papilares. Estas diferentes anomalías anatómicas pueden dar lugar a diferentes perfiles funcionales y hemodinámicos. El tipo más frecuente de DT consiste en un grado variable de insuficiencia valvular tanto en perros como en gatos. A veces se encuentra un grado variable de estenosis, sobre todo en las formas graves de DT. La atresia tricúspide es una forma extrema de estenosis de la válvula tricúspide y es muy rara en animales. En los pacientes en los que se diagnostica se asocia con hipoplasia ventricular derecha y otras anomalías que favorecen el flujo sanguíneo a la circulación pulmonar, prolongando así la supervivencia del paciente.

Tanto en perros como en gatos, la DT puede compartir algunas características con la anomalía descrita por Wilhelm Ebstein en 1866 en un hombre joven. Esta anomalía se caracteriza por un fallo en la delaminación de las valvas tricúspides con el consiguiente desplazamiento apical del anillo funcional, dilatación de la porción «atrializada» del VD, redundancia y movimiento restringido de las valvas y las cuerdas tendinosas, y dilatación de la unión auriculoventricular derecha. Las variaciones de estas anomalías anatómicas permitieron a Alain Carpentier en 1988 clasificar la patología en cuatro clases según la gravedad:

- Tipo A: el volumen del VD verdadero es adecuado.
- Tipo B: existe un gran componente atrializado del VD, pero la valva anterior de la válvula tricúspide se mueve libremente.
- Tipo C: la valva anterior está gravemente restringida en su movimiento y puede causar una obstrucción significativa del TSVD.
- Tipo D: existe una atrialización casi completa del ventrículo excepto un pequeño componente infundibular.

En perros y gatos, las características anatómicas de la DT a veces se parecen a las de la anomalía de Ebstein de tipo A o B e incluso a las de las formas más graves. Sin embargo, las características anatómicas de la DT son muy diferentes en ambas especies, y es imposible encajar todos los casos en la clasificación de Carpentier.

En perros y gatos, así como en humanos, el término utilizado para describir las anomalías congénitas de la válvula tricúspide es «displasia tricúspide». «Anomalía de Ebstein»

solo debe utilizarse para referirse a pacientes con una luxación distal demostrada del anillo tricúspide. En humanos, en el 15 % de los casos de anomalía de Ebstein se han descrito anomalías de preexcitación, taquicardia supraventricular recurrente, taquicardia de complejo ancho no definida y síncope debido a la vía de conducción accesoria. Estas complicaciones arrítmicas se han descrito en Labradores, con una incidencia menor que en humanos.

EPIDEMIOLOGÍA

La DT se ha diagnosticado en muchas razas caninas y es más frecuente en perros de razas medianas y grandes. El fenotipo más frecuente se caracteriza por una malformación de las valvas, con un grado variable de insuficiencia. La prevalencia de la malformación en las distintas razas también varía en función de la población total y de la volatilidad de la raza en cada país. Los estudios de población han identificado una predisposición particular a la DT en el Labrador Retriever, el Border Collie y el Dogo de Burdeos. La mayor prevalencia de la enfermedad en todo el mundo se da en el Labrador Retriever. En esta raza, la DT se ha relacionado con el cromosoma 9 mediante estudios de genética molecular. Los autores han diagnosticado DT en 95 perros, 90 de los cuales presentaban insuficiencia valvular predominante y solo 5 estenosis predominante. De los 90 casos de insuficiencia valvular, 49 eran machos y 41 hembras. Las razas más representadas fueron el Labrador Retriever (21), el Golden Retriever (14), el Bóxer (13) y el Pastor Alemán (9). En 71 casos, la insuficiencia de la válvula tricúspide era la única anomalía estructural y funcional, mientras que la enfermedad asociada más frecuentemente era la EP (9 casos), que casi siempre presentaba caracteres de tipo B con hipoplasia anular pulmonar grave. La DT se asoció a una EAS en 6 casos, y a un CTD en 2 casos. En 1 caso (un Labrador Retriever), la DT se asoció a una taquicardia ortodrómica recíproca causada por una vía de conducción accesoria. De los 5 únicos casos de estenosis de la válvula tricúspide predominante, 3 eran formas aisladas de DT, 1 estaba asociada a estenosis de la válvula mitral y 1 a CTD. Los autores han diagnosticado DT en solo 15 gatos, 9 de los cuales eran machos y 6 hembras, todos con un fenotipo de insuficiencia tricúspide aislada.

PATOLOGÍA

Las valvas de la válvula tricúspide se desarrollan por igual a partir de los tejidos del cojinete endocárdico y del miocardio.

Las valvas y el aparato tensor de las válvulas auriculoventriculares se forman por un proceso de delaminación de las capas internas de la zona de entrada de los ventrículos.

Cualquier alteración de este proceso puede dar lugar a múltiples aspectos de la DT, como anomalías morfológicas del aparato valvular (valvas) y del aparato subvalvular (cuerdas tendinosas y músculos papilares). Las valvas pueden estar engrosadas, tipo en palillo de tambor, acortadas, alargadas o fusionadas. Mientras que la valva septal suele estar unida al septo por cuerdas tendinosas hipoplásicas, la valva parietal suele ser alargada. Los músculos papilares pueden estar acortados, alargados, fusionados o directamente unidos a las valvas (fig. 4.38). La DT puede incluir una hipertrofia muscular grave de la estructura subvalvular (p. ej., banda moderadora y músculo parietal) que causa la obliteración parcial de la entrada del VD. Esto puede observarse en casos de insuficiencia valvular, pero es más frecuente en pacientes con estenosis de la válvula tricúspide. En estos casos, la válvula fusionada aparece como una membrana perforada y el anillo funcional está desplazado ventralmente (fig. 4.39).

FISIOPATOLOGÍA Y EVOLUCIÓN NATURAL

En la DT con insuficiencia valvular predominante, la tasa de regurgitación es directamente proporcional al área de no coaptación de las valvas. Este índice de regurgitación determina, por un lado, la sobrecarga de volumen tanto en la aurícula como en el ventrículo derechos y, por otro, la reducción del flujo anterógrado hacia la arteria pulmonar. La reducción del flujo anterógrado hacia la arteria pulmonar rara vez es significativa; desde el punto de vista de los signos clínicos, puede acabar provocando una reducción

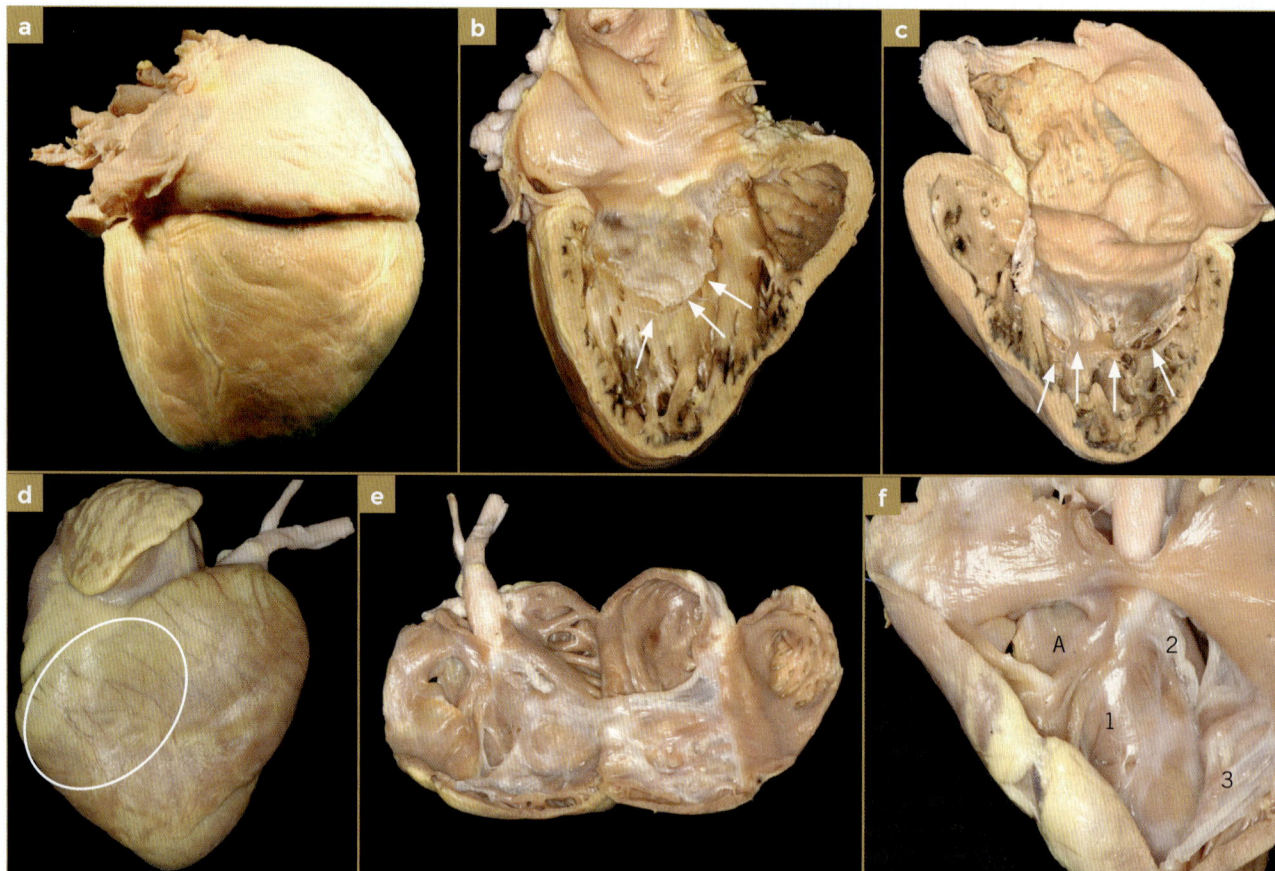

FIGURA 4.38. a), b) y c) Hallazgos anatómicos en un Pastor Alemán de 12 años con displasia tricúspide con insuficiencia valvular moderada/grave. a) Vista lateral, obsérvese la dilatación grave de la aurícula y el ventrículo derechos que aumentan el diámetro transversal del corazón. b) Vista de la valva septal y c) vista de la valva parietal con hipoplasia grave de las cuerdas tendinosas (flechas). d), e) y f) Hallazgos anatómicos en un gato doméstico de pelo corto de 1 año con displasia tricúspide grave similar a la anomalía de Ebstein de tipo D. d) La línea blanca delimita aproximadamente la zona atrializada del ventrículo derecho. e) Sección longitudinal del corazón que muestra el fallo de delaminación, con el tejido endocárdico adherido en su mayor parte a las paredes del tracto de entrada sin haber formado un aparato valvular adecuado. f) Detalles del aparato valvular tricúspide visto dorsalmente. 1, agenesia de la valva septal tricúspide; 2, hipoplasia de la valva angular; 3, valva parietal; A, fosa oval.

de la tolerancia al ejercicio. Como es sabido, el VD tiene un excelente grado de tolerancia a la sobrecarga de volumen; en la insuficiencia de la válvula tricúspide, la sobrecarga se hace más evidente a nivel de la aurícula derecha y de la denominada porción atrializada del VD, que solo es identificable en los casos más graves. Esta dilatación incrementa la reserva de precarga y ayuda a mantener el volumen sistólico anterógrado, pero también dilata el anillo tricúspide, aumentando así el volumen regurgitante. El grado de adaptación a estas condiciones de sobrecarga es muy variable y no solo depende del índice de regurgitación, sino también de la distensibilidad de las estructuras cardiacas derechas de cada paciente. Una vez que el VD ha alcanzado el límite de su reserva de precarga, aumenta la presión en la aurícula derecha y en las venas sistémicas. Esto dificulta el retorno venoso y conduce a un cuadro clínico de insuficiencia cardiaca derecha, con hepatoesplenomegalia y ascitis. En los casos complicados por arritmias supraventriculares de alta frecuencia cardiaca y persistentes causadas por vías de conducción anormales, los pacientes pueden desarrollar una cardiomiopatía inducida por taquicardia. La aparición de fibrilación auricular con alta penetrancia ventricular puede empeorar la función diastólica del VD y el estado clínico del paciente. En los casos de estenosis de la válvula tricúspide predominante, la sobrecarga de volumen solo afecta a la aurícula derecha, y el aumento de la presión auricular derecha dependerá de la distensibilidad auricular y del tamaño de la zona estenótica, mientras que el VD seguirá siendo de tamaño normal o reducido.

La evolución natural de la DT es variable. Los perros o gatos con DT leve permanecen asintomáticos de por vida, pero esto es un problema si no se realiza un cribado preciso de la raza para excluir de la reproducción a los portadores fenotípicos de la enfermedad, ya que estos perros contribuyen a la propagación genética de la enfermedad.

En la DT, la edad de aparición de los signos clínicos de insuficiencia cardiaca derecha y su gravedad están relacionadas con la gravedad de la lesión y, por tanto, con los cambios hemodinámicos resultantes. Una vez que se establecen los signos clínicos de insuficiencia cardiaca derecha, la afección se vuelve pronto resistente al tratamiento médico y la esperanza de vida de estos pacientes se ve limitada. Además de la gravedad de la anomalía estructural, hay muchos factores que pueden afectar a los signos clínicos y a la esperanza de vida de los animales con DT. No existen estudios clínicos sobre la evolución natural de esta enfermedad; sin embargo, según la experiencia de los autores, los animales afectados pueden tener una

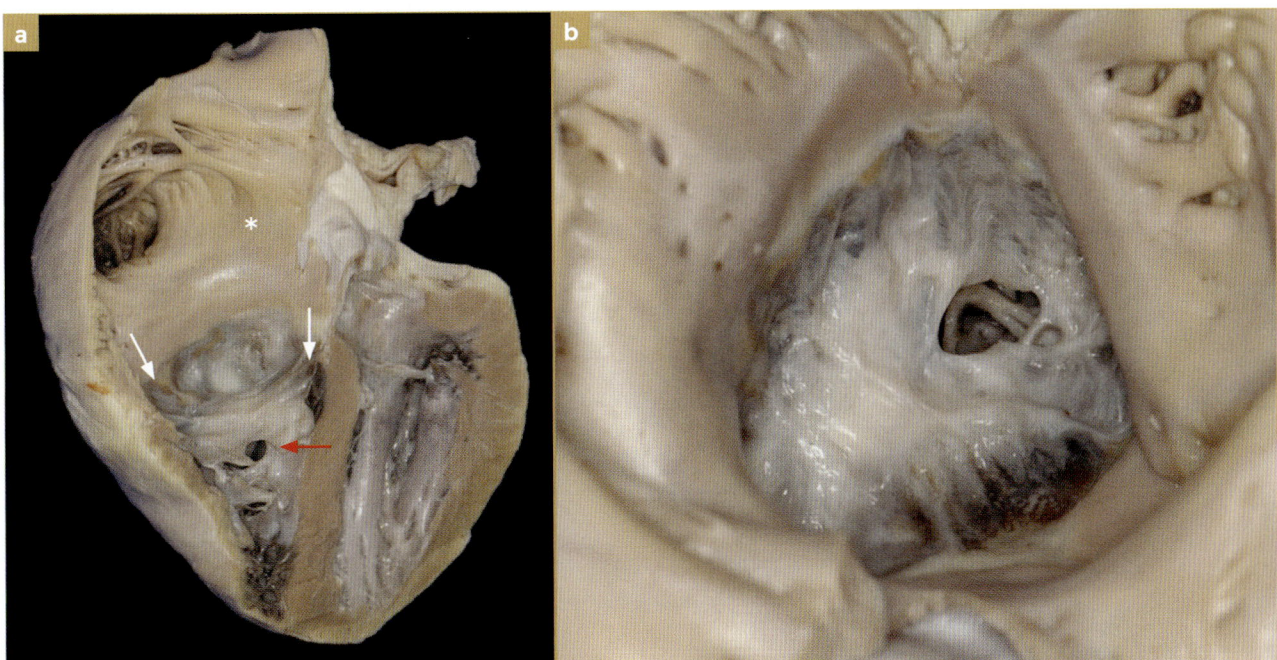

FIGURA 4.39. Corazón de un Dogo de Burdeos macho de 1 año con displasia tricúspide. a) Corte longitudinal que muestra una dilatación grave de la aurícula derecha (*) y una localización apical anormal del plano de la válvula tricúspide causada por una presión elevada en la aurícula derecha, pero con una inserción normal del anillo (flechas blancas). También se observa una pequeña comunicación (flecha roja). b) Vista frontal desde la aurícula derecha, donde la válvula tricúspide se ve como un diafragma estenótico.

esperanza de vida normal sin signos clínicos, incluso con alteraciones estructurales graves. En algunos perros, la reducción de la actividad física y el tratamiento médico con fármacos vasodilatadores y diuréticos pueden reducir probablemente la sobrecarga de volumen y el estrés crónico de la pared, manteniendo las presiones de llenado del lado derecho dentro de unos valores que no darán lugar a los signos clínicos de la insuficiencia cardiaca derecha.

ANAMNESIS Y EXPLORACIÓN CLÍNICA

Si los signos de insuficiencia cardiaca derecha aún no son evidentes, la anamnesis no aporta información importante. En algunos casos puede referirse cierto grado de fatiga. Si se señalan signos cardiacos no relacionados con la insuficiencia cardiaca derecha, como episodios sincopales, es aconsejable buscar otras patologías asociadas.

El hallazgo más frecuente en la auscultación es un soplo sistólico de intensidad variable, por lo general de 1 a 4/6, que es más intenso en el hemitórax derecho. Este es el único hallazgo clínico en animales asintomáticos. En los pacientes con estenosis predominante, el soplo sistólico es menos audible, pero se reconoce un soplo diastólico si la frecuencia cardiaca no es demasiado rápida. En casos muy leves, la regurgitación mínima puede no generar un soplo audible. En los casos complicados por taquiarritmias, los hallazgos auscultatorios están principalmente condicionados por estas.

Solo cuando la gravedad de la regurgitación tricúspide o de la estenosis conduce a un aumento crónico y excesivo de la presión venosa central se hacen evidentes los signos clínicos de insuficiencia cardiaca derecha. El cuadro clínico está dominado por la ascitis; a veces puede asociarse un derrame pleural, aunque es poco frecuente.

ELECTROCARDIOGRAFÍA

El ECG es anormal en la mayoría de los casos; puede mostrar ondas P altas y anchas debido a la dilatación de la aurícula derecha, así como bloqueo completo o incompleto de rama derecha. Las ondas R en las derivaciones V1 y V2 son pequeñas. El patrón QRS fragmentado con morfología Rr' es el resultado de alteraciones de la conducción infrahisiana (fig. 4.40).

Las taquiarritmias paroxísticas se deben a la conducción anterógrada y retrógrada típica a través de vías accesorias auriculoventriculares de conducción rápida situadas alrededor del orificio de la válvula tricúspide malformada. Es necesario un estudio electrofisiológico para identificar y tratar estas vías accesorias.

En fases avanzadas de la enfermedad –cuando la aurícula derecha está muy dilatada– puede aparecer fibrilación auricular, que suele tener una penetrancia ventricular notablemente alta, lo que provoca una rápida disminución de la función cardiaca.

RADIOGRAFÍA

Al igual que ocurre con otras cardiopatías, las radiografías reflejan los cambios anatómicos y hemodinámicos debidos a la fisiopatología de la enfermedad. Por tanto, los signos radiográficos son útiles para una evaluación semicuantitativa de la gravedad de los cambios en la forma y la función del corazón y la circulación pulmonar. Las radiografías laterales y ventrodorsales muestran hipoperfusión generalizada de los pulmones, con arterias pulmonares pequeñas que contrastan con la dilatación de la vena cava caudal, que puede verse en las proyecciones laterales (fig. 4.41). La silueta cardiaca presenta una morfología típica, con un

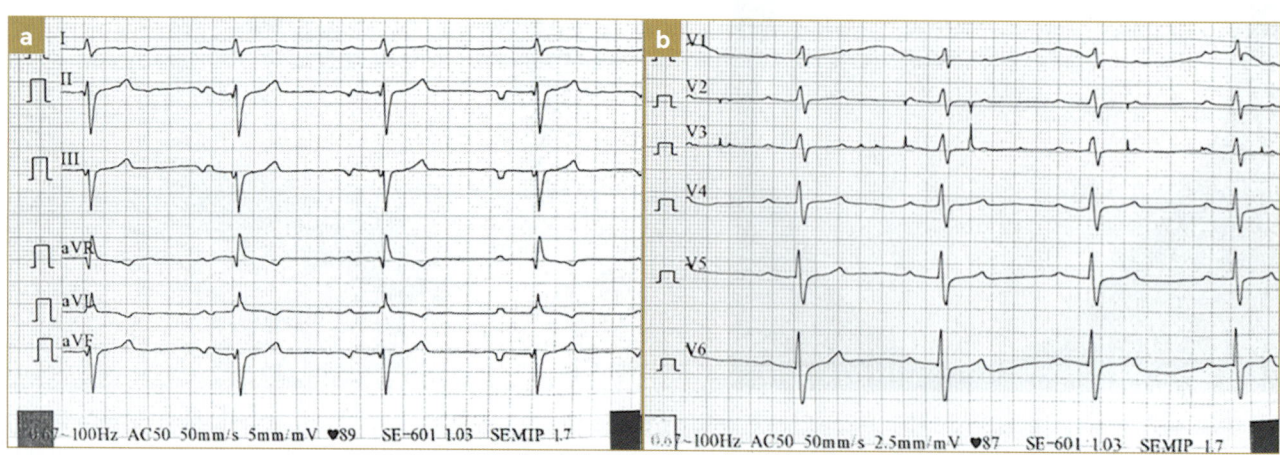

FIGURA 4.40. Electrocardiograma de un Golden Retriever de 1 año. Desviación del eje eléctrico hacia la derecha en el plano frontal, con ondas S profundas en las derivaciones precordiales izquierdas.

diámetro transversal muy aumentado en comparación con su longitud debido a la dilatación grave de la aurícula y orejuela derechas. Este aspecto es a veces tan extremo que la silueta cardiaca en estos pacientes puede asemejarse a la observada en casos de derrame pericárdico (vídeo 4.12).

ECOCARDIOGRAFÍA

La válvula tricúspide se visualiza bien en las proyecciones paraesternal derecha de eje largo (fig. 4.42) y de eje corto (fig. 4.43) y en la proyección paraesternal izquierda apical de cuatro cámaras optimizada para el VD (fig. 4.44). La localización real del anillo tricúspide puede determinarse en estas proyecciones identificando la inserción de las valvas en él. En muchos casos, la dilatación auriculoventricular, el acortamiento de las cuerdas tendinosas y la morfología de las valvas pueden asemejarse a un desplazamiento apical de esta estructura anatómica, que se clasificaría como un caso de anomalía de Ebstein. Sin embargo, como se ha explicado anteriormente, este tipo es poco frecuente en animales. En los casos de estenosis de la válvula tricúspide, será posible reconocer el abombamiento diastólico de la válvula (fig. 4.45), que a veces está formado por una única estructura valvular perforada entre la aurícula y el VD, con cuerdas tendinosas hipoplásicas no funcionales o incluso ausentes. La aurícula derecha está siempre agrandada y, en casos de insuficiencia grave, la sobrecarga de volumen del VD provoca un movimiento diastólico paradójico del septo interventricular (fig. 4.46). El examen 2D debe completarse con el estudio de todas las demás estructuras anatómicas en busca de posibles patologías asociadas (vídeo 4.13).

VÍDEO 4.12. Puntos de referencia anatómicos en las radiografías ventrodorsales de un Labrador sano y un Labrador con displasia tricuspídea grave.

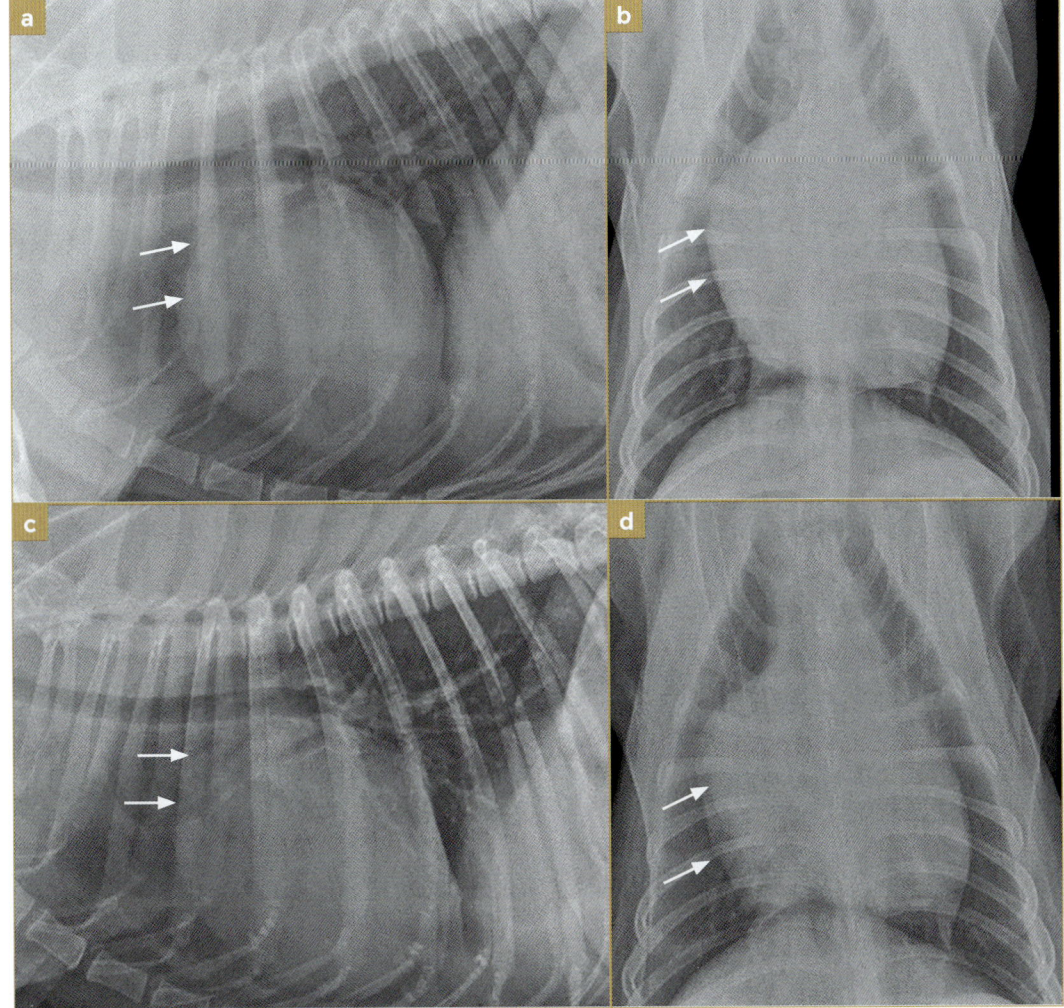

FIGURA 4.41. Radiografías torácicas de dos perros con displasia de la válvula tricúspide que muestran dilatación moderada (a, b) y grave (c, d) de la aurícula derecha (flechas).

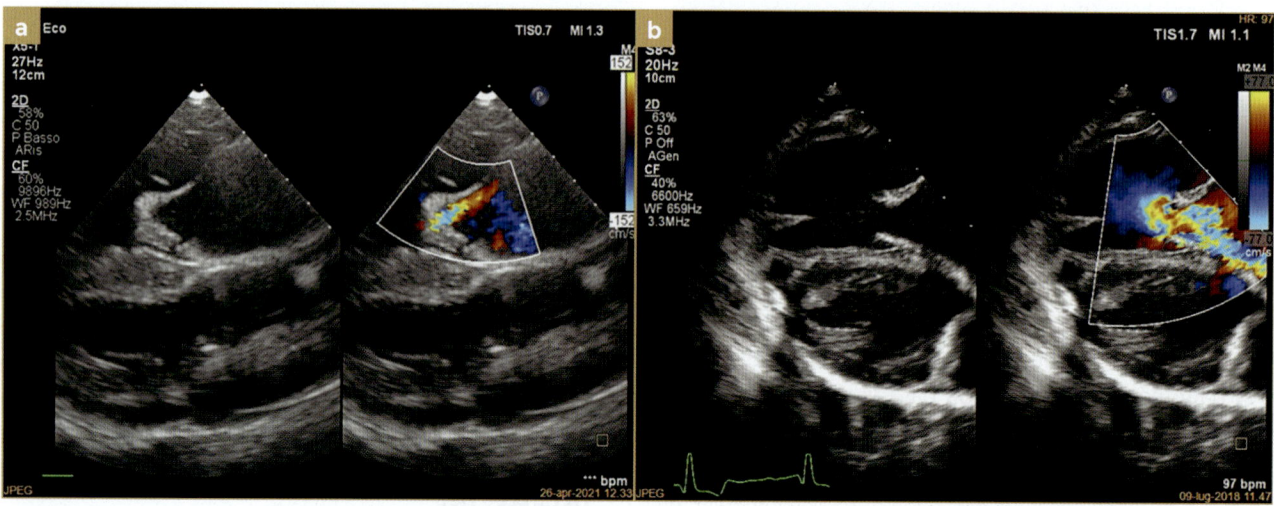

FIGURA 4.42. Proyección ecocardiográfica paraesternal derecha de eje largo de dos perros. a) Engrosamiento de las valvas tricúspides con coaptación leve y flujo regurgitante leve. b) Dilatación ventricular derecha, valvas cortas, defectos graves de coaptación y gran flujo regurgitante.

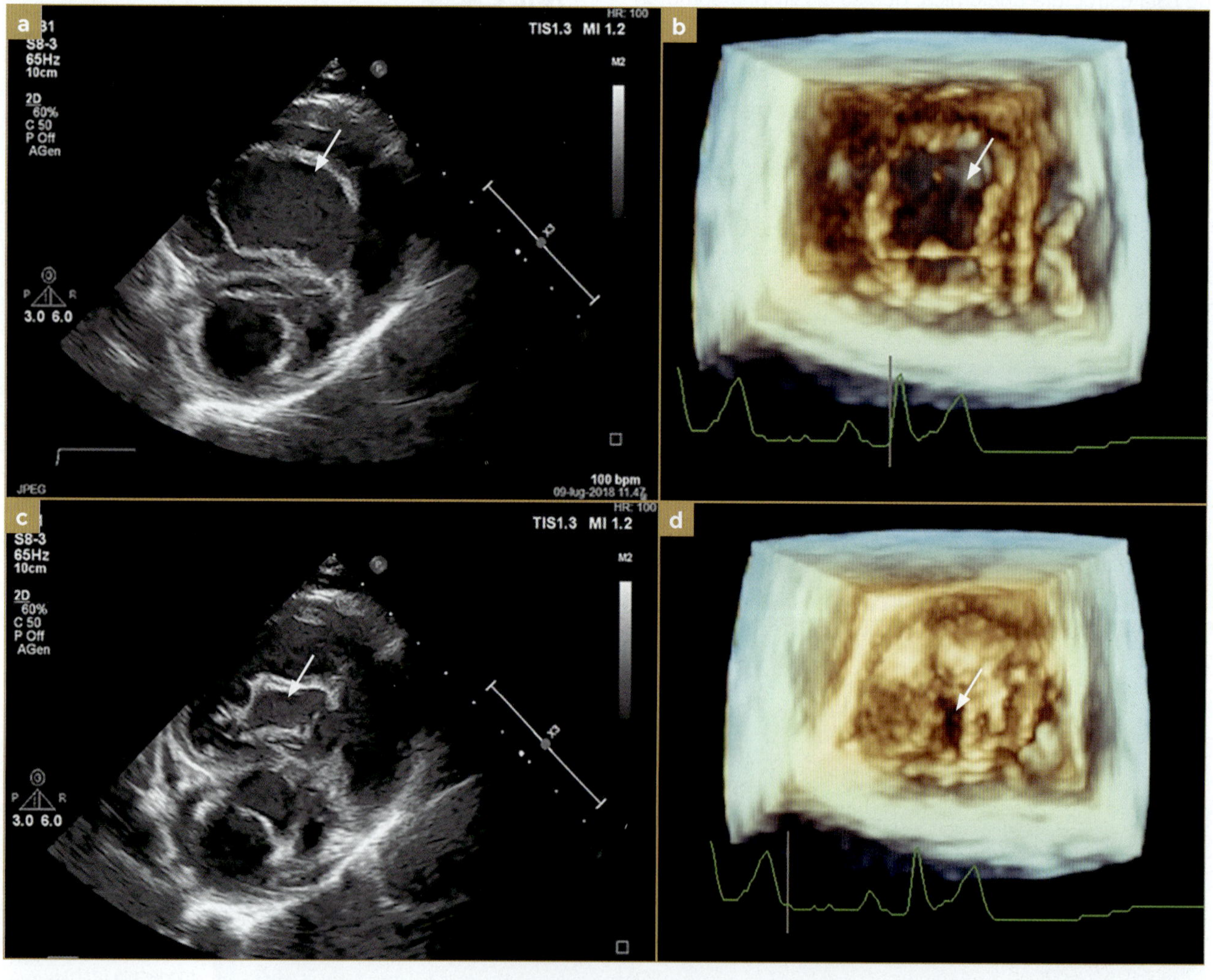

FIGURA 4.43. Proyecciones bidimensionales y tridimensionales de eje corto de la válvula tricúspide (flecha blanca) de una hembra de Bóxer de 5 meses. a) y b) Diástole. c) y d) Sístole. Displasia tricúspide con hipoplasia de las cuerdas tendinosas y de las valvas valvulares que provoca una gran falta de coaptación de los bordes valvulares.

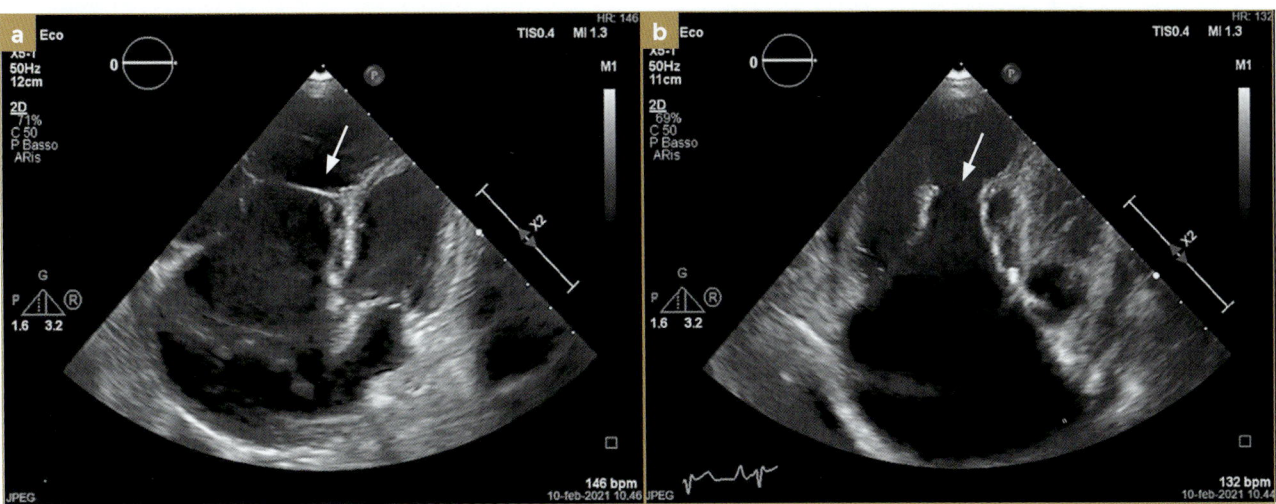

FIGURA 4.44. Proyección apical paraesternal izquierda de un Labrador macho de 6 meses con displasia tricúspide grave. a) La banda moderadora (flecha) puede verse en diástole. b) Obsérvese la grave falta de coaptación de las valvas en sístole.

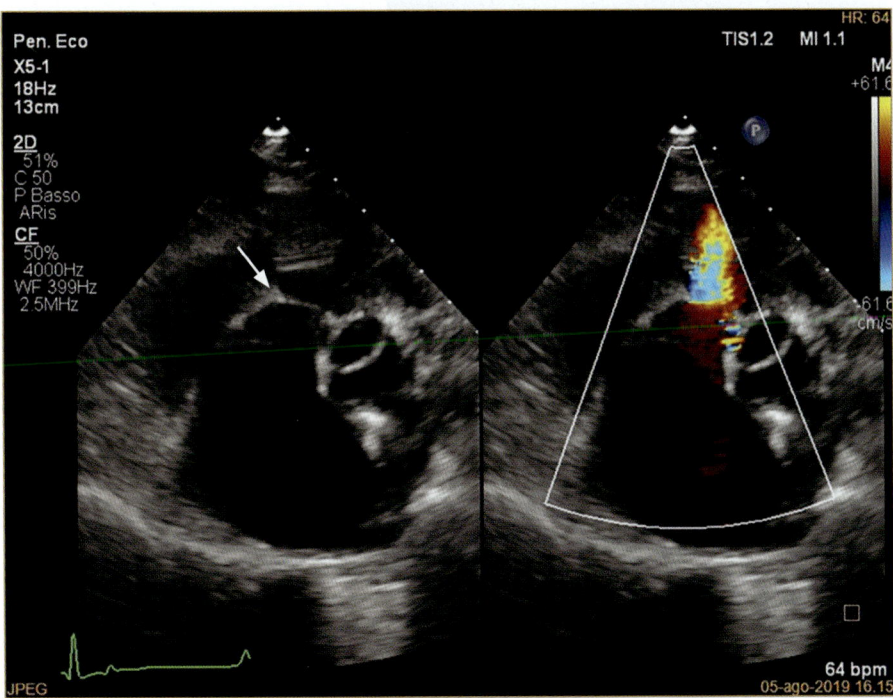

FIGURA 4.45. Ecocardiograma de una hembra de Labrador de 4 años. Proyección de eje corto fuera del eje de la base del corazón para examinar la válvula tricúspide. La flecha blanca indica un abombamiento diastólico de la válvula, mientras que el flujo en color muestra un aumento de la velocidad diastólica compatible con una estenosis de la válvula tricúspide.

Los estudios Doppler espectral y color son extremadamente sensibles y específicos para el diagnóstico de la DT. En caso de insuficiencia, puede realizarse una evaluación semicuantitativa de la regurgitación con Doppler color basada en el tamaño del chorro de color en la aurícula derecha. En la insuficiencia, el perfil del flujo regurgitante muestra siempre una morfología de hoja de cuchillo con una aceleración rápida, indicativa de una buena función sistólica del VD, y una fase de desaceleración más lenta. La velocidad pico nunca es superior a 3,5 m/s (fig. 4.47).

En la estenosis, la gravedad de la enfermedad no solo puede evaluarse con el Doppler color, sino también y más particularmente con el Doppler continuo, midiendo los gradientes máximo y medio y el tiempo de hemipresión del flujo anterógrado, que refleja la gravedad de la estenosis (fig. 4.48).

El diagnóstico y la estadificación de la gravedad de la enfermedad se realizan fácilmente mediante ecocardiografía en los casos moderados y graves. Sin embargo, el uso de la ecocardiografía en el cribado de razas es mucho más complejo y controvertido. En el cribado de

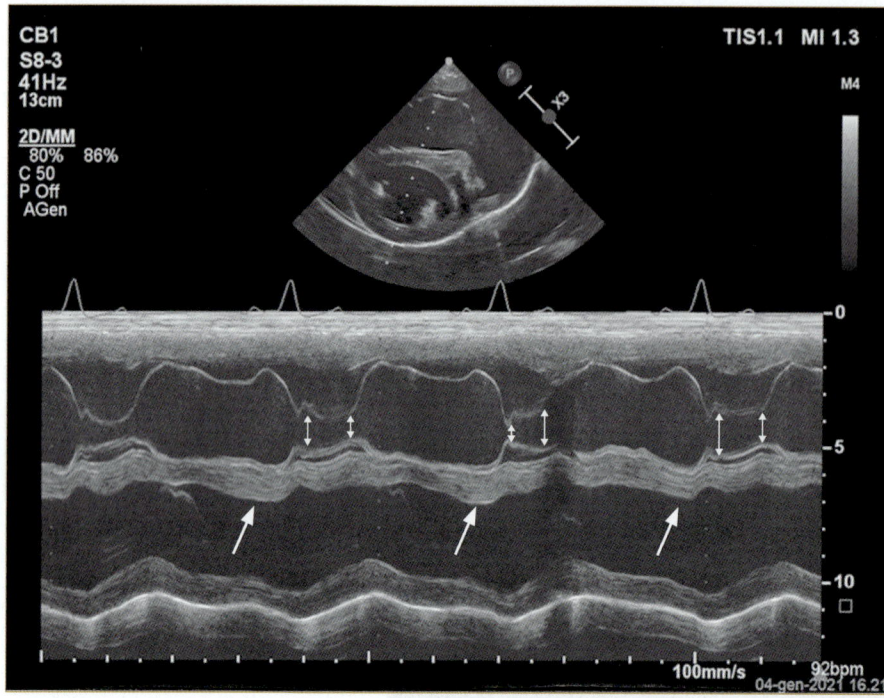

FIGURA 4.46. Ecocardiograma en modo M de eje corto paraesternal derecho de una hembra de Pastor Alemán de 11 años. Se observa un movimiento paradójico septal diastólico en la diástole tardía simultáneo a la contracción auricular (flechas blancas). El trazado en modo M de la válvula tricúspide proporciona una medida adicional de la separación entre las valvas tricúspides displásicas durante toda la sístole (flechas de doble punta).

VÍDEO 4.13. Displasia tricúspide y defecto del septo auricular de tipo *ostium secundum* en un Pastor Alemán de 5 años.

razas, la identificación de la regurgitación tricúspide leve depende mucho de la calidad del equipo y de los ajustes utilizados. Además, en ausencia de alteraciones morfológicas de la válvula, la regurgitación tricúspide leve es un hallazgo frecuente en animales sanos, incluso cuando está presente en todos los latidos y no varía con la respiración. Por tanto, tal hallazgo no debe considerarse

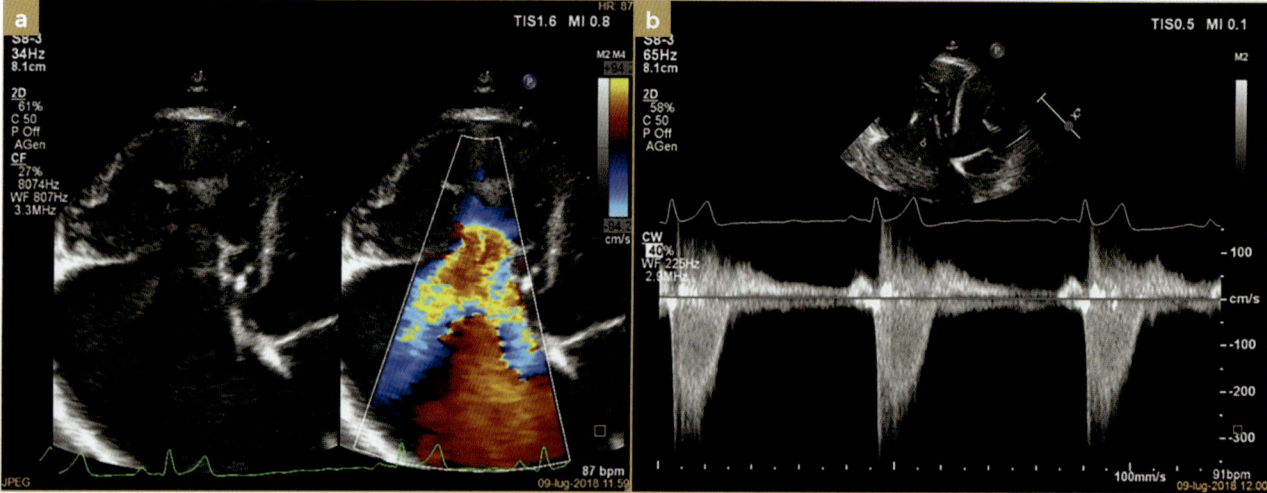

FIGURA 4.47. a) Imagen Doppler color de una hembra de Boxer de 5 meses, obtenida mediante la proyección paraesternal apical izquierda, que muestra regurgitación tricúspide masiva. b) Doppler continuo del flujo de regurgitación tricúspide. La velocidad del flujo regurgitante sugiere una presión sistólica normal en el ventrículo derecho y en la circulación pulmonar. La fase de aceleración rápida indica una buena función sistólica del ventrículo derecho, mientras que la velocidad de desaceleración más lenta es indicativa de un aumento de la presión en la aurícula izquierda.

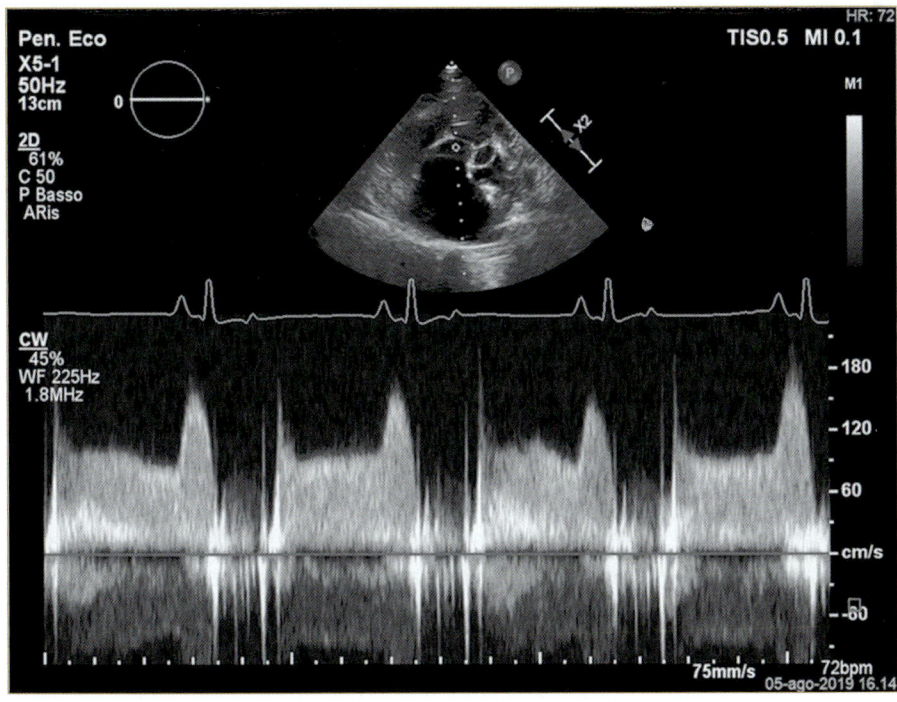

FIGURA 4.48. Imagen Doppler continuo del flujo de la válvula tricúspide. El perfil de flujo indica un gradiente de presión elevado durante toda la diástole con un aumento tras la contracción auricular (onda A).

suficiente para el diagnóstico de DT, que requiere la identificación de alteraciones morfológicas del aparato valvular, como falta de coaptación, hipoplasia de las cuerdas tendinosas o irregularidad de las valvas en forma y movimiento.

TRATAMIENTO

En la DT, el tratamiento médico permite paliar adecuadamente la afección. En pacientes con DT leve, la ausencia de remodelado auriculoventricular indica que no hay sobrecarga volumétrica y, por tanto, que el tratamiento médico sería inútil. En los pacientes con dilatación auriculoventricular, el uso de fármacos vasodilatadores (IECA) y diuréticos puede reducir la sobrecarga de volumen y retrasar la aparición de la insuficiencia cardiaca congestiva derecha. En estos pacientes debe añadirse espironolactona al tratamiento diurético, ya que la congestión hepática crónica puede ralentizar el metabolismo de la aldosterona y aumentar así la retención de agua. Una vez que los animales afectados desarrollan ascitis, puede utilizarse furosemida u otros diuréticos de asa a dosis máximas. Sin embargo, con frecuencia se requiere una paracentesis evacuadora. Las taquiarritmias deberán tratarse con ablación de las vías de conducción anormales o con tratamientos antiarrítmicos específicos. En caso de fibrilación auricular crónica, el uso de digoxina en asociación con diltiazem es útil para controlar la frecuencia cardiaca.

En animales con estenosis de la válvula tricúspide, la valvuloplastia percutánea es un procedimiento relativamente sencillo y puede ser muy eficaz. Sin embargo, el resultado del procedimiento está fuertemente influenciado por la anatomía de las estructuras subyacentes a la válvula. La evaluación del paciente antes del procedimiento debe incluir un estudio ecocardiográfico 3D preciso de la válvula. En algunas morfologías, como en la estenosis de doble orificio, la dilatación por fusión de los dos orificios puede causar un empeoramiento de la insuficiencia, que se producirá después del procedimiento. Los factores pronósticos negativos son la hipoplasia ventricular derecha y el engrosamiento excesivo de las cuerdas tendinosas y de la banda moderadora, que suelen asociarse a los casos más graves de estenosis de la válvula tricúspide.

Se está investigando el uso de diversos dispositivos percutáneos para la insuficiencia de la válvula tricúspide en humanos. En la actualidad, estos dispositivos no pueden utilizarse en perros debido a su tamaño y a su coste, aún notablemente elevado. En casos cuidadosamente seleccionados, la anuloplastia tricúspide quirúrgica mediante baipás cardiopulmonar con reparación de la válvula o colocación de una prótesis valvular biológica ha demostrado ser una opción terapéutica eficaz.

PERSISTENCIA DE LA VÁLVULA DERECHA DEL SENO VENOSO

Durante el desarrollo embrionario, el seno venoso sirve de depósito que recibe sangre venosa de las venas cardinales derecha e izquierda y drena en la aurícula primitiva. El seno venoso y la aurícula primitiva están conectados por el orificio sinoauricular, que está flanqueado por dos pliegues valvulares. Más tarde, durante la cardiogénesis embrionaria, la válvula derecha crece y divide parcialmente la aurícula derecha y permite la redirección de la sangre oxigenada de la vena cava caudal a través del foramen oval y después a la aurícula izquierda.

A medida que el corazón se desarrolla, la válvula del seno venoso derecho involuciona y permite el desarrollo de la aurícula derecha; la porción craneal de la válvula permanece como cresta terminal, mientras que la porción caudal se divide en la válvula de la vena cava caudal, o válvula de Eustaquio (VE), y la válvula del seno, o válvula de Tebesio (VT). La válvula del seno venoso izquierdo se fusiona con el *septum secundum*.

La persistencia de la válvula derecha del seno venoso en diversos grados constituye un caso de restos embrionarios. Aunque solo pueden dificultar las exploraciones cardiovasculares por imagen, a veces también son el sustrato anatómico de un síndrome de flujo venoso obstructivo de la vena cava caudal.

En la literatura médica humana se han descrito cuatro variantes anatómicas fundamentales de la persistencia de la válvula sinusal derecha:
1. *Cor triatriatum dexter* (CTD).
2. Red de Chiari.
3. Persistencia de la VE.
4. Persistencia de la VT (vídeo 4.14).

El CTD es la forma más grave, con los restos de la válvula del seno venoso derecho formando una membrana ancha que divide la aurícula derecha en dos cámaras: una

VÍDEO 4.14.
Restos embriológicos del seno venoso.

cámara proximal que suele recibir el flujo sanguíneo de las venas cavas y el seno coronario (SC), y una cámara distal donde se encuentran la aurícula derecha y la válvula tricúspide (fig. 4.49). En humanos, se han descrito varios fenotipos en función del grado de persistencia valvular, la posición de las venas cavas y el SC, y el grado de obstrucción del flujo anterógrado hacia la aurícula distal. Estos últimos, junto con la cantidad de sangre venosa procedente de la vena cava caudal y dirigida a la aurícula izquierda a través del foramen oval permeable determinan los signos clínicos.

El CTD se asocia a menudo con otras cardiopatías congénitas derechas. Las asociaciones más frecuentes incluyen la DT (en la mayoría de los casos con estenosis predominante) y la estenosis de la válvula pulmonar con hipoplasia anular grave (fig. 4.50). En esta secuencia de malformaciones, es probable que la malformación proximal sea de alguna manera la causa de la malformación distal. Debe tenerse en cuenta que la hemodinámica durante la cardiogénesis embrionaria contribuye, junto con la genética, al desarrollo de las estructuras anatómicas. Dado que una válvula del seno venoso derecho persistente reduce el flujo a determinadas estructuras, puede contribuir a su subdesarrollo. Según la experiencia de los autores, en la mayoría de los casos de CTD asociada a DT y estenosis de la válvula pulmonar también se pueden encontrar varias fístulas arteriovenosas. Esto también ocurre en otras cardiopatías congénitas con flujo pulmonar reducido, por lo que la función de estas fístulas puede ser la de compensar la hipoperfusión pulmonar. Sin embargo, el transporte de sangre arterial es ineficaz para mejorar la oxigenación de la sangre y provoca un desbordamiento hacia la circulación pulmonar, lo que da lugar a una sobrecarga del volumen ventricular izquierdo, a veces comparable a la de un CAP (fig. 4.51).

La red de Chiari es una red reticulada de fibras que se originan en la VE o la VT y conectan con otras porciones de la aurícula derecha. Es un remanente de la válvula derecha del seno venoso y del *septum spurium*. En humanos se asocia con frecuencia a la persistencia del foramen oval y a aneurismas del septo interauricular. Aunque no puede obstruir el flujo sanguíneo, puede ser un obstáculo durante los procedimientos de cateterismo cardiaco. Según algunos investigadores, podría ser un factor predisponente para la formación de trombos o un lugar de origen de neoplasias cardiacas. La observación de la red de Chiari en perros es extremadamente rara, pero este defecto puede pasar desapercibido en algunos pacientes, ya que no provoca signos clínicos. No es fácilmente identificable con ETT, pero

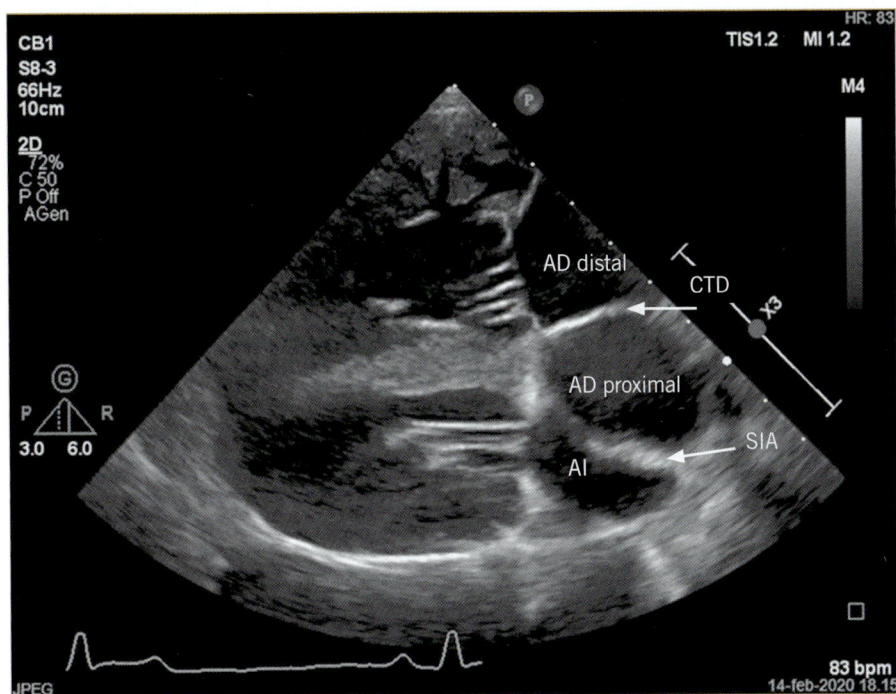

FIGURA 4.49. Proyección paraesternal derecha de cuatro cámaras de un Whippet macho de 1 año que muestra la aurícula izquierda (AI), el septo interauricular (SIA), la aurícula derecha (AD) proximal, el remanente de la válvula derecha del seno venoso (*cor triatriatum dexter*, CTD) y la aurícula derecha distal.

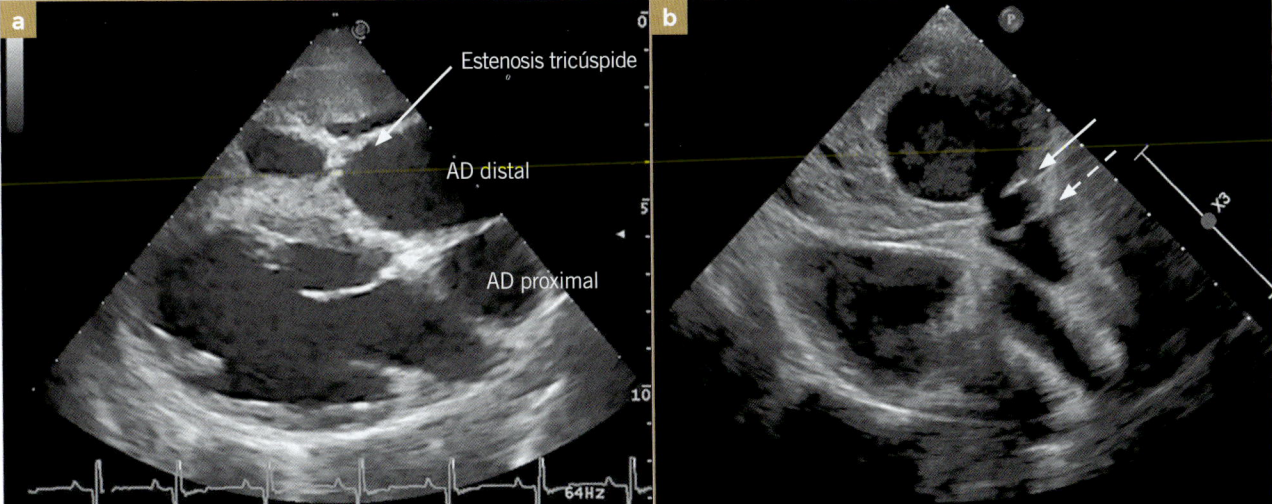

FIGURA 4.50. a) Proyección paraesternal derecha de cuatro cámaras de un Labrador Retriever macho de 8 meses (mismo caso que en fig. 4.51). Además de la estenosis tricúspide, se observa hipoplasia del ventrículo derecho; el ventrículo izquierdo aparece dilatado debido a la sobrecarga de volumen causada por los vasos colaterales sistémico-pulmonares. b) Proyección paraesternal craneal izquierdo del mismo paciente de la figura 4.49. La flecha continua muestra el anillo pulmonar hipoplásico y la flecha discontinua el abombamiento sistólico de la válvula pulmonar fusionada. AD, aurícula derecha.

puede verse como un hallazgo incidental durante un examen de ETE.

La VE está situada a la salida de la vena cava caudal en la aurícula derecha y presenta diversas variantes anatómicas, muchas de las cuales carecen de significado patológico. Se desconoce la prevalencia real de la VE en humanos y tampoco hay datos epidemiológicos en perros, solo

informes de casos esporádicos. A veces puede observarse en la ecocardiografía y requiere un diagnóstico diferencial preciso con el CTD. En algunos casos puede formar un tracto estenótico que ralentiza el flujo sanguíneo de la vena cava caudal, produciendo signos de obstrucción.

La VT es el remanente de la válvula derecha del seno venoso que cierra parcialmente el SC. Según algunos

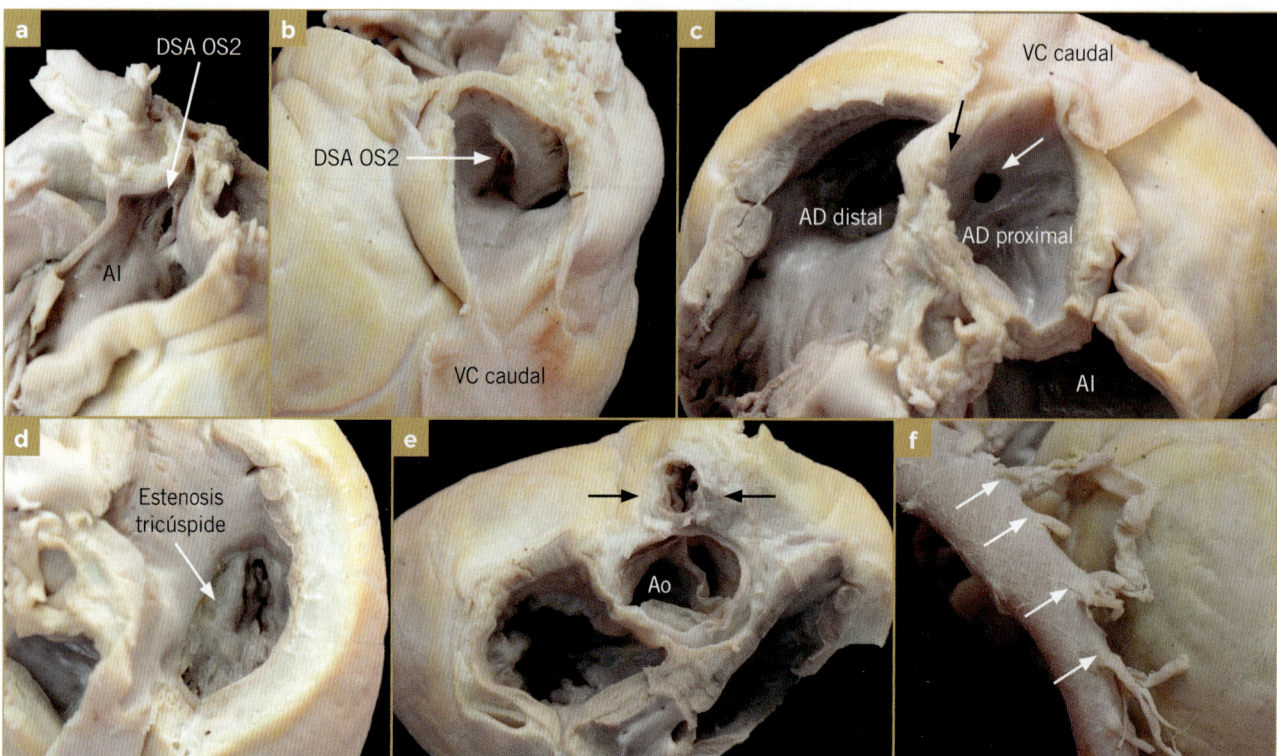

FIGURA 4.51. Labrador Retriever macho de 8 meses con un síndrome obstructivo secuencial del corazón derecho. a) Vista de la aurícula izquierda que muestra el lado izquierdo de una comunicación interauricular tipo *ostium secundum* (CIA OS2). b) Vista del DSA OS2 desde la aurícula derecha. c) La eliminación del techo de las aurículas pone de manifiesto la separación entre las tres cavidades auriculares del *cor triatriatum dexter*: la aurícula izquierda (AI) y las dos cavidades de la aurícula derecha (AD). La AD proximal, que recibe el flujo sanguíneo de la vena cava (VC) caudal, y la AD distal están separadas por la válvula venosa persistente del seno derecho (flecha negra). La flecha blanca muestra la comunicación entre los dos compartimentos de la AD. d) Estenosis tricúspide displásica grave. e) Hipoplasia grave de la arteria pulmonar principal (flechas negras). f) Las flechas muestran los vasos colaterales que van de la aorta descendente a las arterias pulmonares. Ao, aorta.

autores, su función es proteger el SC de la regurgitación de sangre procedente de la aurícula derecha durante la contracción auricular. Esta hipótesis está respaldada por el hecho de que los animales con una VT bien desarrollada tienen un SC más pequeño. La presencia de esta válvula no tiene importancia patológica, pero puede representar un obstáculo en la cirugía cardiaca y en los estudios de electrofisiología cuando es necesario introducir dispositivos en el SC.

DIAGNÓSTICO

Cuando la obstrucción, ya sea debida a un CTD o a una VE estenótica, provoca una interferencia grave con el flujo sanguíneo de la vena cava caudal, los principales signos clínicos son hepatomegalia y ascitis. También se presenta cianosis cuando la malformación favorece el desvío del flujo sanguíneo de la vena cava caudal hacia la aurícula izquierda. En estos pacientes, el ECG es normal y la dilatación de la vena cava caudal es el único signo evidente en las radiografías.

El diagnóstico definitivo se realiza con ETE o ETT, evaluando la anatomía de la obstrucción y la estructura del septo interauricular. El diagnóstico diferencial entre el CTD y la VE se basa en la identificación ecográfica de la membrana divisoria, típica del CTD, o de la VE, visible en la salida de la vena cava caudal en la aurícula derecha. Paradójicamente, el diagnóstico puede ser más difícil cuando la VE se puede ver en la ecografía, pero no causa obstrucción del flujo sanguíneo. En estos casos es necesario identificar correctamente todas las estructuras anatómicas observadas para establecer un diagnóstico preciso. En algunos pacientes, la ETE 3D puede ser útil para evaluar la estructura de la válvula, mientras que la ETT permite identificar la estenosis de la unión cavoauricular debida a la VE cuando tal estrechamiento está presente. El punto de comunicación entre las dos cámaras de la aurícula derecha puede identificarse mediante Doppler espectral y color, que también puede determinar el gradiente de presión entre las dos cámaras o en la unión cavoauricular.

Un ecocardiograma de contraste con solución salina agitada inyectada alternativamente en las venas que drenan en las venas cavas craneales y caudales puede identificar la dirección del flujo sanguíneo de cada vena en su compartimento auricular correspondiente (vídeo 4.15).

Otros métodos como la TC o la RM cardiaca pueden aportar información útil sobre la anatomía de la malformación al identificar la división de la aurícula derecha en el CTD o la prominencia de la VE (fig. 4.52).

TRATAMIENTO

En las formas graves de CTD que requieren la extirpación de la membrana y la reparación del defecto auricular, el tratamiento es quirúrgico. En la actualidad, independientemente de que la obstrucción esté causada por un CTD o por una VE persistente y obstructiva, el procedimiento intervencionista suele ser eficaz, y en la mayoría de los casos una simple dilatación con balón puede resolver adecuadamente la obstrucción. En casos de estenosis estrechas con membranas formadas por tejido fibroso resistente, puede ser necesaria una dilatación secuencial, preferiblemente primero con un balón de corte y después con un balón de alta presión. Para la predilatación con un balón de corte, el diámetro del

VÍDEO 4.15. *Cor triatriatum dexter* en una perra mestiza de 9 meses.

VÍDEO 4.16. Estenosis de la unión cavoauricular por persistencia de la válvula de Eustaquio en un Labrador macho de 2 años.

segmento estenótico debe ser inferior al diámetro del balón. A continuación, deben utilizarse balones grandes, de aproximadamente el mismo diámetro que la vena cava caudal (vídeo 4.15). Si esto no es suficiente o en los raros casos de reestenosis, la colocación de una endoprótesis es eficaz para resolver completamente la estenosis (vídeo 4.16). Una vez resuelto el CTD, la circulación se normaliza y los pacientes tienen una calidad y esperanza de vida normales.

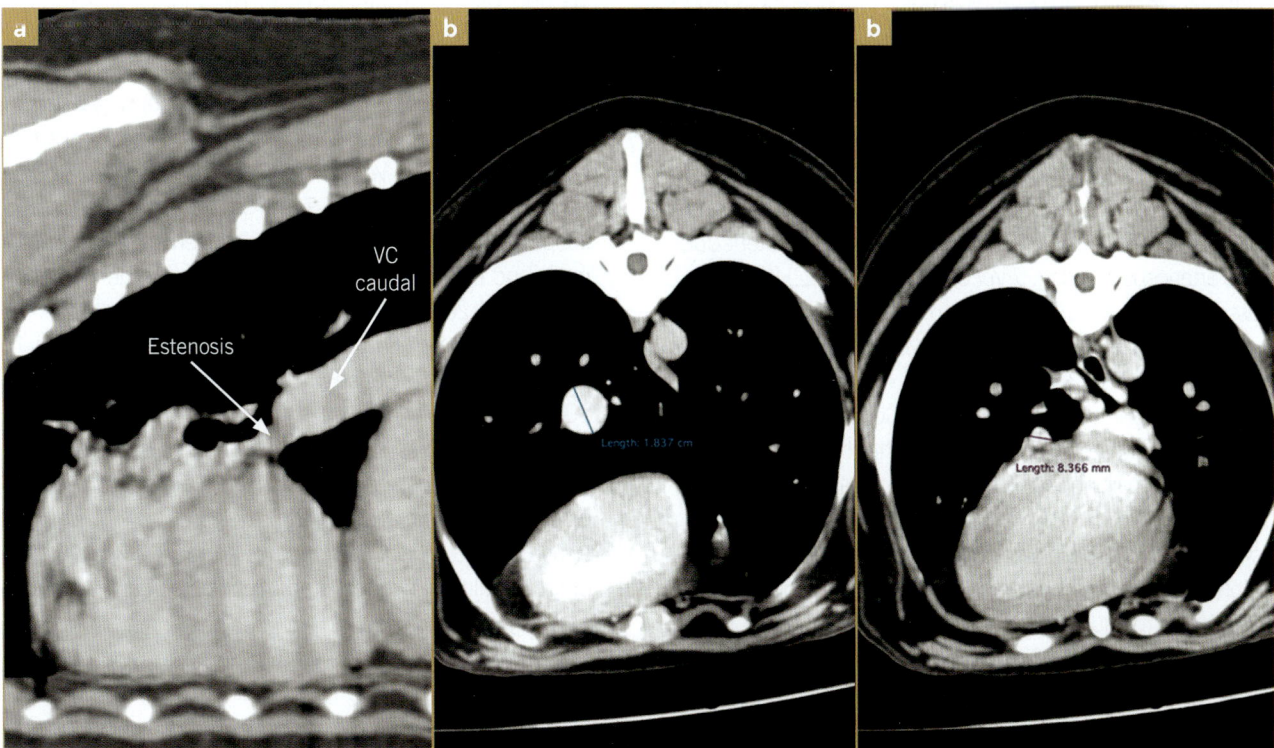

FIGURA 4.52. Imágenes de CT mostrando estenosis grave de la unión cavoauricular en una hembra de Labrador de 1 año. a) Estenosis visible. b) Diámetro de la vena cava (VC) caudal antes de la estenosis. c) Diámetro de la VC caudal en la parte más estrecha de la estenosis.

BIBLIOGRAFÍA

ANDELFINGER G, WRIGHT KN, LEE HS et al. Canine tricuspid valve malformation, a model of human Ebstein anomaly, maps to dog chromosome 9. *J Med Genet*, 2003, 40(5):320–324.

ARAI S, GRIFFITHS LG, MAMA K et al. Bioprosthesis valve replacement in dogs with congenital tricuspid valve dysplasia: technique and outcome. *J Vet Cardiol*, 2011, 13(2):91–99.

BELANGER C, GUNTHER-HARRINGTON CT, NISHIMURA S et al. High-pressure balloon valvuloplasty for severe pulmonary valve stenosis: a prospective observational pilot study in 25 dogs. *J Vet Cardiol*, 2018, 20(2):115–122.

BORENSTEIN N, CHETBOUL V, PASSAVIN P et al. Successful transcatheter pulmonary valve implantation in a dog: first clinical report. *J Vet Cardiol*, 2019, 26:10–18.

BRAMBILLA PG, POLLI M, PRADELLI D et al. Epidemiological study of congenital heart diseases in dogs: Prevalence, popularity, and volatility throughout twenty years of clinical practice. *PLoS One*, 2020, 27:15(7):e0230160.

BUSSADORI C, LOCATELLI C. Echocardiographic Evaluation of Congenital Cardiopathies Before and After Intervention. In: MADRON E, CHETBOUL V, BUSSADORI C (eds.). *Clinical Echocardiography of the Dog and Cat*, 2015, Elsevier Inc. pp. 323–342.

BUSSADORI C, AMBERGER C, LE BOBINNEC G, LOMBARD CW. Guidelines for the echocardiographic studies of suspected subaortic and pulmonic stenosis. *J Vet Cardiol*, 2000, 2(2):15–22.

BUSSADORI C, DeMADRON E, SANTILLI RA, BORGARELLI M. Balloon valvuloplasty in 30 dogs with pulmonic stenosis: effect of valve morphology and annular size on initial and 1-year outcome. *J Vet Intern Med*, 2001, 15(6):553–558.

BUSSADORI C, DOMENECH O, LONGO A et al. Percutaneous catheter-based treatment of pulmonic stenosis and patent ductus arteriosus in a dog. *J Vet Cardiol*, 2002, 4(2):29–34.

BUSSADORI C, PRADELLI D, BORGARELLI M et al. Congenital heart disease in boxer dogs: results of 6 years of breed screening. *Vet J*, 2009, 181(2):187–192.

CLARETTI M, LOPEZ BS, BOZ E et al. Complications during catheter-mediated patent ductus arteriosus closure and pulmonary balloon valvuloplasty. *J Small Anim Pract*, 2019, 60(10):607–615.

ESTRADA A, MOÏSE NS, ERB HN et al. Prospective evaluation of the balloon-to-annulus ratio for valvuloplasty in the treatment of pulmonic stenosis in the dog. *J Vet Intern Med*, 2006, 20(4):862–872.

ESTRADA A, MOÏSE NS, RENAUD-FARRELL S. When, how and why to perform a double ballooning technique for dogs with valvular pulmonic stenosis. *J Vet Cardiol*, 2005, 7(1):41–51.

FUKUSHIMA R, TANAKA R, SUZUKI S et al. Epidemiological and morphological studies of double-chambered right ventricle in dogs. *J Vet Med Sci*, 2011, 73(10):1287–1293.

HOGLUND K, HAGGSTROM J, BUSSADORI C, KVART C. A prospective study of systolic ejection murmurs and left ventricular outflow tract in boxers. *J Small Anim Pract*, 2011, 52:11–17.

HOPPER BJ, RICHARDSON JL, IRWIN PJ. Pulmonic stenosis in two cats. *Aust Vet J*, 2004, 82(3):143–148.

KOIE H, KUROTOBI EN, SAKAI T. Double-chambered right ventricle in a dog. *J Vet Med Sci*, 2000, 62(6):651–653.

LABORDA-VIDAL P, PEDRO B, BAKER M et al. Use of ECG-gated computed tomography, echocardiography and selective angiography in five dogs with pulmonic stenosis and one dog with pulmonic stenosis and aberrant coronary arteries. *J Vet Cardiol*, 2016, 18(4):418–426.

LOCATELLI C, DOMENECH O, SILVA J et al. Independent predictors of immediate and long-term results after pulmonary balloon valvuloplasty in dogs. *J Vet Cardiol*, 2011, 13(1):21–30.

MENEGAZZO L, BUSSADORI C, CHIAVEGATO D et al. The relevance of echocardiography heart measures for breeding against the risk of subaortic and pulmonic stenosis in Boxer dogs. *J Anim Sci*, 2012, 90(2):419–428.

MORAL S, BALLESTEROS E, HUGUET M et al. Differential Diagnosis and Clinical Implications of Remnants of the Right Valve of the Sinus Venosus. *J Am Soc Echocardiogr*, 2016, 29(3):183–194.

NAVALÓN I, PRADELLI D, BUSSADORI CM. Transesophageal echocardiography to diagnose anomalous right coronary artery type R2A in dogs. *J Vet Cardiol*, 2015, 17(4):262–270.

OHAD DG, AVRAHAMI A, WANER T, DAVID L. The occurrence and suspected mode of inheritance of congenital subaortic stenosis and tricuspid valve dysplasia in Dogue de Bordeaux dogs. *Vet J*, 2013, 197(2):351–357.

OLIVEIRA P, DOMENECH O, SILVA J et al. Retrospective review of congenital heart disease in 976 dogs. *J Vet Intern Med*, 2011, 25(3):477–483.

POGGI M, BUSSADORI C. Common congenital heart disease in dog from diagnosis to therapy. Part I: Pressure overload diseases. *Veterinaria*, 2015, 29:7–19.

SCHROPE DP, KELCH WJ. Clinical and echocardiographic findings of pulmonary artery stenosis in seven cats. *J Vet Cardiol*, 2007, 9(2):83–89.

SOENGKONO AA. Patent ductus arteriosus and pulmonic stenosis in a dog: Treatment using an Amplatz canine duct occluder device with concurrent balloon valvuloplasty. *Can Vet J*, 2019, 60(11):1223–1226.

Sosa I, Swift ST, Jones AE et al. Stent angioplasty for treatment of canine valvular pulmonic stenosis. *J Vet Cardiol*, 2019, 21:41–48.

Stieger-Vanegas SM, Scollan KF, Riebold TW. Evaluation of non-ECG and ECG-gated computed tomographic angiography for three-dimensional printing of anomalous coronary arteries in dogs with pulmonic stenosis. *J Vet Cardiol*. 2019, 26:39–50.

Tanaka R, Hoshi K, Shimizu M et al. Surgical correction of cor triatriatum dexter in a dog under extracorporeal circulation. *J Small Anim Pract*, 2003, 44(8):370–373.

Tobias AH, Thomas WP, Kittleson MD, Komtebedde J. Cor triatriatum dexter in two dogs. *J Am Vet Med Assoc*, 1993, 202(2):285–290.

Treseder JR, Jung S. Balloon dilation of congenital supravalvular pulmonic stenosis in a dog. *J Vet Sci*, 2017, 18(1):111–114.

Visser LC, Scansen BA, Schober KE. Single left coronary ostium and an anomalous prepulmonic right coronary artery in 2 dogs with congenital pulmonary valve stenosis. *J Vet Cardiol*, 2013, 15(2):161–169.

Visser LC, Scansen BA, Schober KE, Bonagura JD. Echocardiographic assessment of right ventricular systolic function in conscious healthy dogs: repeatability and reference intervals. *J Vet Cardiol*, 2015, 17(2):83–96.

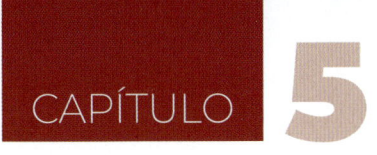

CAPÍTULO 5

Enfermedades congénitas del corazón izquierdo

Claudio Bussadori

INTRODUCCIÓN

En este capítulo se describirán todas las cardiopatías congénitas (CC) frecuentes, o relativamente frecuentes, en las que las anomalías anatómicas y funcionales se deben a malformaciones del lado izquierdo del corazón. Estas CC pueden evolucionar de forma asintomática de por vida o provocar una alteración grave del gasto cardiaco y un aumento de las presiones venosas pulmonares, lo que puede provocar la muerte súbita o una insuficiencia cardiaca izquierda. Estas enfermedades se describirán por orden de frecuencia, de la más común a la menos común. Casualmente, este orden sigue la dirección del flujo sanguíneo. Las enfermedades descritas incluyen, por tanto, malformaciones del aparato valvular aórtico, malformaciones de la válvula mitral y obstrucciones del flujo auricular izquierdo, como el *cor triatriatum sinister,* y el anillo mitral supravalvular.

MALFORMACIONES DEL APARATO DE LA VÁLVULA AÓRTICA

Las malformaciones que afectan al tracto de salida del ventrículo izquierdo (TSVI), al aparato valvular aórtico y a la raíz aórtica se encuentran entre las CC más comunes en los perros. Estas enfermedades cardiacas afectan principalmente a algunas razas caninas específicas, y su incidencia se ve influida por el cribado racial y la volatilidad de las poblaciones de las razas (v. cap. 3). Las mismas cardiopatías, con características anatómicas y funcionales similares, también se encuentran en gatos, pero con una incidencia definitivamente menor y sin evidencia de predisposición racial.

Dependiendo del segmento anatómico afectado, es posible distinguir entre estenosis subvalvular, valvular y supravalvular. La estenosis subvalvular afecta principalmente a la zona del TSVI y es el tipo más común de estenosis en perros.

La estenosis valvular es menos frecuente que la estenosis aórtica subvalvular (EAS), pero sin duda ha estado infradiagnosticada durante mucho tiempo, probablemente porque muchos de estos casos son prácticamente asintomáticos. Sin embargo, en la actualidad, el cribado de la raza y la mayor calidad de los instrumentos ecocardiográficos permiten identificar muchas más de estas malformaciones. Por último, la estenosis supravalvular, a diferencia de lo que se observa en humanos, es extremadamente infrecuente en los animales.

Las razas caninas con mayor incidencia de EAS en todo el mundo son el Golden Retriever, el Terranova y el Boxer. En los últimos años, los programas de cría han reducido la incidencia de esta enfermedad en estas razas; sin embargo, las dificultades encontradas para reconocer a los individuos con formas leves y el hecho de que no todos los animales de cría se sometan a controles sistemáticos hacen que la enfermedad siga extendiéndose en estos patrimonios genéticos. Además, no es tan raro encontrar EAS incluso en razas en las que no se reconoce una predisposición real. En nuestra experiencia de 360 casos de EAS diagnosticados entre 1997 y 2021, la mayoría (300 casos) eran perros de raza Boxer, Pastor Alemán, Terranova, Dogo de Burdeos, Golden Retriever y Rottweiler; los demás eran perros mestizos y al menos 30 casos aislados de razas inesperadas.

La displasia valvular se caracteriza por una morfología y un número de valvas anormales. La alteración displásica más frecuente es la fusión de valvas engrosadas. En este fenotipo anatómico, la alteración funcional prevalente es la estenosis de grado variable, a menudo asociada a una insuficiencia leve. Actualmente, la predisposición de la raza a la estenosis de la válvula aórtica solo parece evidente en el Bull Terrier, en el que a veces se asocia a displasia de la válvula mitral. En la serie de casos del autor, en el periodo mencionado anteriormente, se describieron 70 perros y 4 gatos con displasia aórtica con estenosis o insuficiencia. Las razas caninas más representadas fueron el Boxer, el Pastor Alemán, el Bull Terrier, el American Staffordshire Terrier y el Dogo de Burdeos.

Las anomalías de las comisuras pueden dar lugar a la formación de una válvula con dos o cuatro valvas en lugar de tres. Estas malformaciones parecen ser bastante poco frecuentes; sin embargo, es difícil formular hipótesis epidemiológicas sobre estas enfermedades, ya que en muchos pacientes es probable que estas anomalías anatómicas cursen de forma completamente asintomática, por lo que no se remiten para un examen ecocardiográfico. En caso de cuadricuspidia, puede observarse una ligera regurgitación valvular, mientras que en la bicuspidia disfuncional prevalece la estenosis, a veces incluso de grado grave.

En nuestra base de datos, de 2022 casos de CC, se describieron 17 casos de bicuspidia, de los cuales solo uno se dio en un gato. De los 16 perros afectados, 11 presentaban bicuspidia asociada a otras CC y los 5 restantes tenían formas aisladas de bicuspidia. De estos 5 perros, 2 tenían estenosis aórtica, 2 insuficiencia aórtica grave y 1 tenía una válvula bicúspide de funcionamiento normal. En la misma población, solo se observaron 7 casos de cuadricuspidia aórtica con regurgitación aórtica muy leve; todos eran Boxer y la malformación se identificó durante el cribado de la raza.

La estenosis supravalvular localizada en un único segmento de la aorta (p. ej., coartación de la aorta) o la estenosis discreta a nivel de la unión sinotubular, que se encuentran en humanos, se limitan a raros casos anecdóticos descritos en animales. Con mayor frecuencia, especialmente en el Boxer, la hipoplasia de la raíz aórtica se asocia a una hipoplasia del anillo aórtico y a una hipoplasia similar del orificio pulmonar y de la arteria pulmonar principal (v. cap. 4). En estos pacientes, la válvula aórtica y las estructuras subvalvulares parecen normales, pero las pequeñas dimensiones del anillo y la raíz aórticos son incompatibles con el volumen sistólico necesario para soportar los cambios fisiológicos del gasto cardiaco y provocan una estenosis relativa con un aumento de la poscarga ventricular izquierda.

PATOLOGÍA

Las obstrucciones subvalvulares aórticas pueden deberse a una amplia serie de malformaciones y causas funcionales. Las estenosis subvalvulares más frecuentes son las causadas por la proliferación de tejido fibroso subvalvular, clasificadas por Pyle y Patterson y divididas en tres clases de gravedad creciente en función del desarrollo del tejido obstructivo. Según este estudio, en algunos casos, la malformación ni siquiera está presente al nacimiento o se manifiesta

como una lesión muy leve que puede evolucionar y crecer con el tiempo, pasando a veces de un estadio a otro en la edad adulta. Este aspecto dificulta el diagnóstico precoz y el pronóstico en animales jóvenes. Los factores que más contribuyen a la progresión de la enfermedad son la hipoplasia anular y el estrechamiento del ángulo aortoseptal a menos de 140° (v. sección «Ecocardiografía»): durante la eyección sistólica, estas características anatómicas provocan estrés en el tejido endocárdico subvalvular y a veces también en el tejido valvular, lo que da lugar a un engrosamiento difuso de las valvas que empeora la obstrucción (fig. 5.1).

Las características anatómicas descritas por Pyle y Patterson se estudiaron en el Terranova; sin embargo, las lesiones consideradas en las tres clases de gravedad también se observan, con características similares, en otras razas.

En las formas leves (tipo 1), las lesiones están formadas por pequeños nódulos visibles principalmente en la superficie endocárdica del septo interventricular, justo debajo de la válvula aórtica (fig. 5.2). Estas lesiones son claramente visibles en un ecocardiograma solamente con sondas de resolución espacial adecuada. El tipo 2 describe obstrucciones moderadas consistentes en un engrosamiento fibroso del endocardio que forma una banda de estrechamiento del tracto de salida por debajo de la válvula aórtica (fig. 5.3). En los animales con EAS de tipo 2 y un ángulo aortoseptal <140°, con el tiempo, el estrés estimula la proliferación del tejido subvalvular patológico, lo que agrava la obstrucción. En nuestra experiencia, este fenómeno se observa con mayor frecuencia en el Golden Retriever (fig. 5.4).

La estenosis subvalvular de tipo 3 incluye las formas más graves de la afección, causadas por lo general por un túnel fibroso que se extiende por todo el tracto de salida (fig. 5.5). El tejido obstructivo está compuesto por fibras de colágeno, mucopolisacáridos y fibras elásticas y reticulares (fig. 5.6).

En estas formas más graves, se observa una mayor variabilidad en la distribución de las lesiones. La proliferación tisular puede afectar también a las valvas de la válvula mitral, lo que da lugar a un fenotipo de estenosis aórtica subvalvular asociada a displasia de la válvula mitral, con o sin alteraciones funcionales de la válvula mitral (fig. 5.7). En nuestra experiencia, esta proliferación de tejido patológico se asocia a disfunción diastólica ventricular izquierda con mayor incidencia de arritmias ventriculares. Una mayor proliferación de este tejido puede afectar a las valvas de la válvula aórtica y aumentar su rigidez, que en individuos de edad avanzada ya está aumentada por el impacto a largo plazo del flujo estenótico. Por tanto, esto se traduce en un aumento adicional de la poscarga.

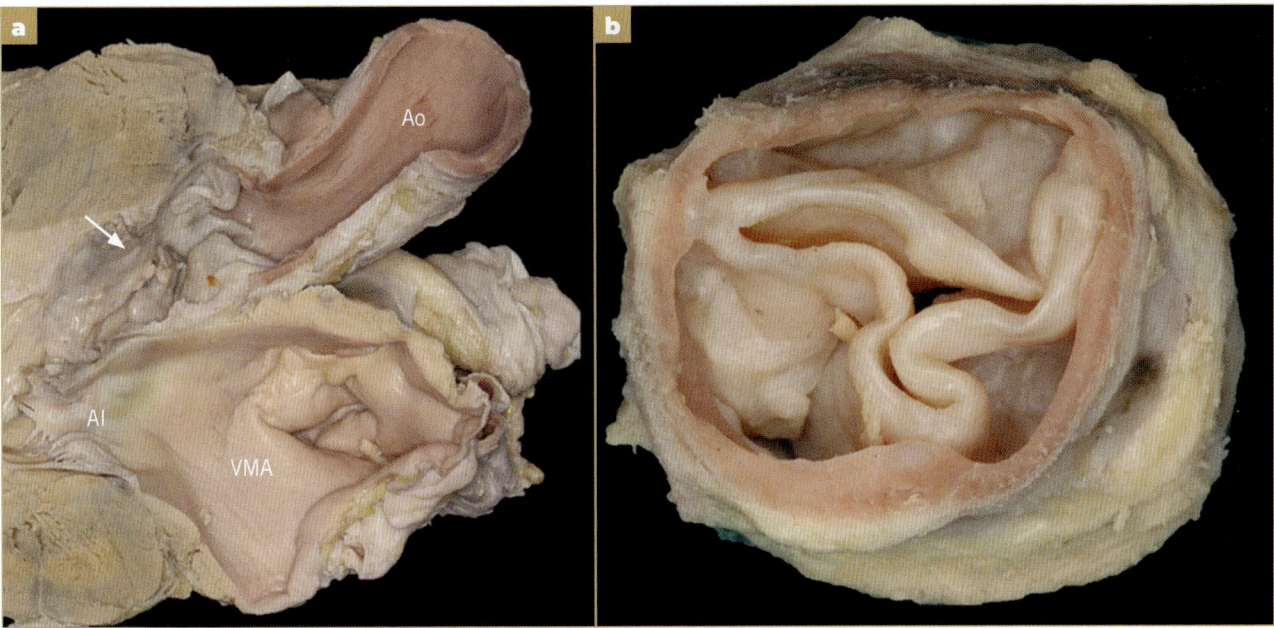

FIGURA 5.1. a) Sección longitudinal del tracto de salida aórtico tal y como se observa en las dos proyecciones ecocardiográficas estándar paraesternal derecha, en un Golden Retriever de 5 años. Obsérvese la obstrucción fibrosa subvalvular en forma de túnel (flecha) y el engrosamiento de las hojas de la válvula debido al impacto continuo con el flujo sanguíneo acelerado. AI, aurícula izquierda; Ao, aorta ascendente; VM, válvula mitral. b) Vista arterial de una válvula aórtica aislada en un Boxer de 10 años con estenosis aórtica subvalvular grave; adviértase el engrosamiento secundario grave de las valvas de la válvula.

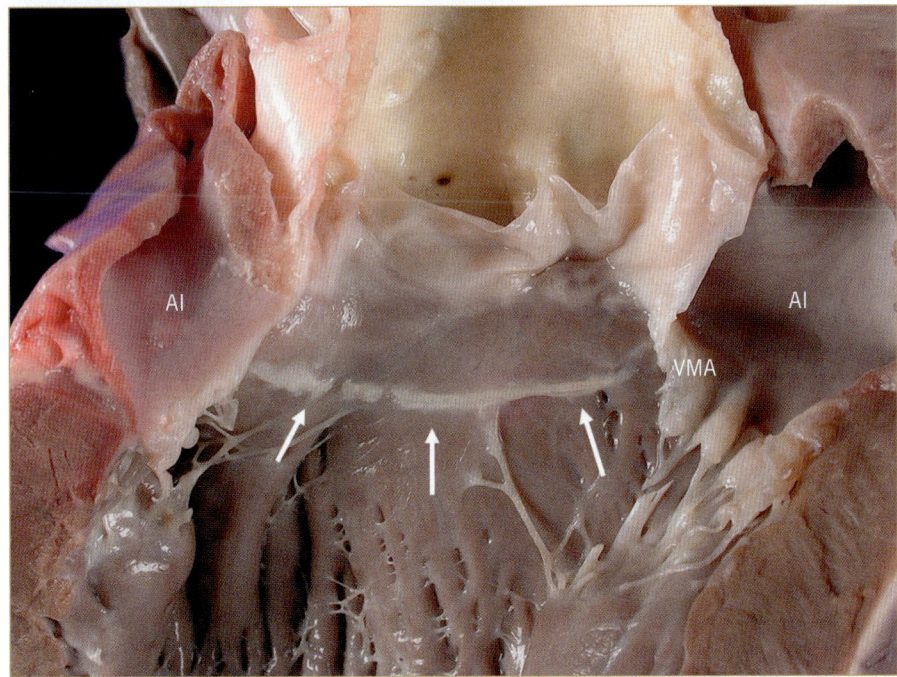

FIGURA 5.2. Tracto de salida del ventrículo izquierdo, apertura longitudinal. Obsérvese el ligero engrosamiento lineal (flechas) a nivel del endocardio subvalvular del septo interventricular. AI, aurícula izquierda; VMA, valva mitral anterior.

La obstrucción subvalvular puede estar causada por tejido fibroso que, en lugar de estar situado justo debajo de la válvula aórtica, se origina en una válvula mitral displásica. Según los casos, una obstrucción de este tipo puede ser fija, dinámica o ambas. Esta afección puede deberse a anomalías del aparato valvular mitral, con una valva anterior distorsionada y excesivamente larga y engrosada, y a una malposición de los músculos papilares, que desplaza el aparato valvular mitral hacia el tracto de salida (fig. 5.8). Las obstrucciones dinámicas del tracto de salida son más frecuentemente

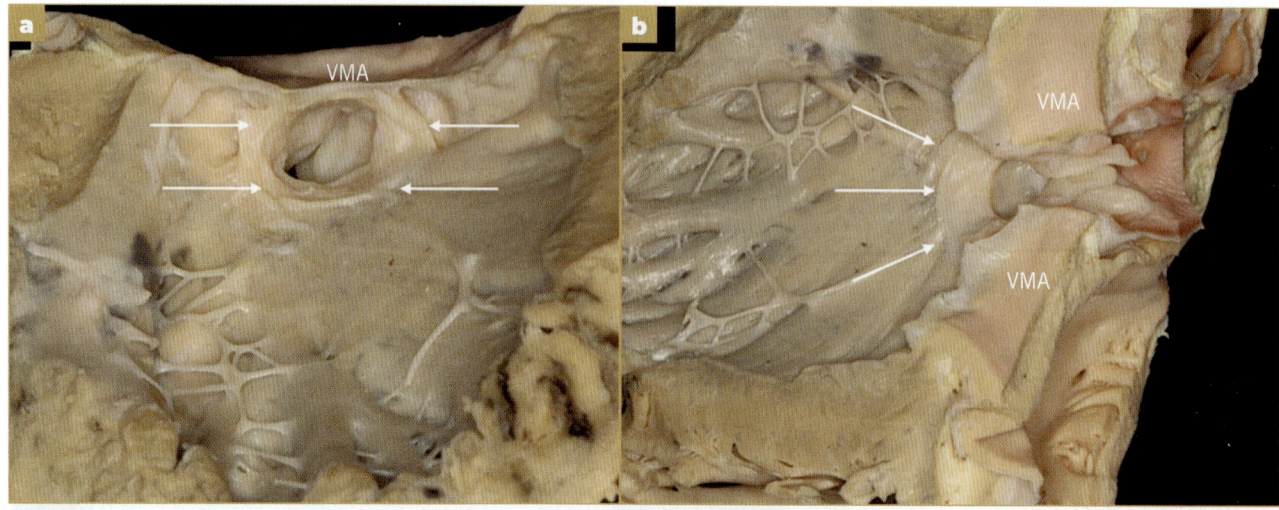

FIGURA 5.3. a) Vista desde la cavidad ventricular del anillo fibroso subvalvular (flechas). b) Corte longitudinal de la misma estructura rodeando el tracto de salida. VMA, valva mitral anterior, intacta en a) y disecada en b).

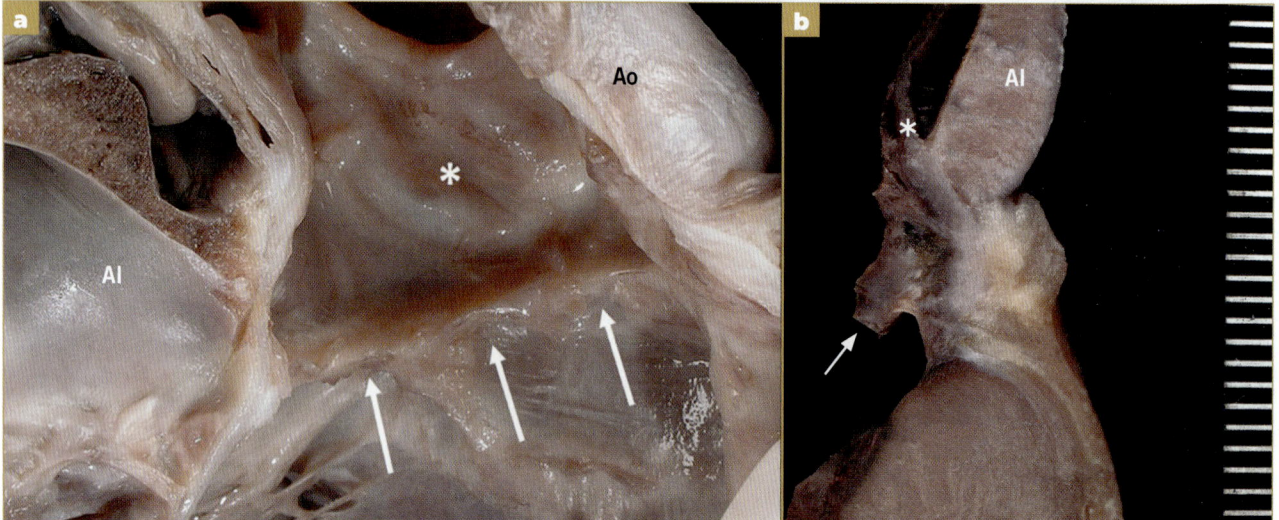

FIGURA 5.4. Golden Retriever macho de 3 años. a) Tracto de salida del ventrículo izquierdo, apertura longitudinal. Obsérvese el engrosamiento fibrótico grave del endocardio justo debajo de la válvula aórtica (flechas). b) Corte transversal longitudinal que muestra un engrosamiento grave del endocardio, que forma un «espolón fibrótico» justo debajo de la válvula aórtica (flecha). AI, aurícula izquierda; Ao, aorta ascendente; asterisco, válvula aórtica.

consecuencia de un movimiento sistólico anormal de la valva mitral anterior, que obstruye el flujo de salida hacia la mitad/final de la sístole. Con el tiempo, el impacto del flujo sanguíneo contra el septo interventricular provoca un mayor engrosamiento del endocardio en esa zona.

Las malformaciones de la válvula aórtica pueden afectar a la morfología y al número de valvas. En la displasia de la válvula aórtica en perros, las valvas son normales en número, pero engrosadas y con movilidad reducida, lo que causa insuficiencia y estenosis con prevalencia de estenosis, mientras que en gatos las valvas son redundantes con falta de coaptación e insuficiencia valvular.

La bicuspidia (fig. 5.9) y la cuadricuspidia (fig. 5.10) son el resultado de un desarrollo alterado de las derivaciones conotruncales anteriores, y no existen evidencias de una predisposición hereditaria o de un posible origen teratogénico de estas malformaciones. La bicuspidia aórtica en humanos es una de las CC más frecuentes, y en muchos casos no provoca ninguna alteración funcional hasta la edad adulta avanzada, mientras que en otros puede causar estenosis o insuficiencia valvular incluso a una edad temprana. En los perros, la incidencia real de esta patología es difícil de determinar porque en esta especie hay casos de válvulas aórticas bicúspides funcionalmente normales que

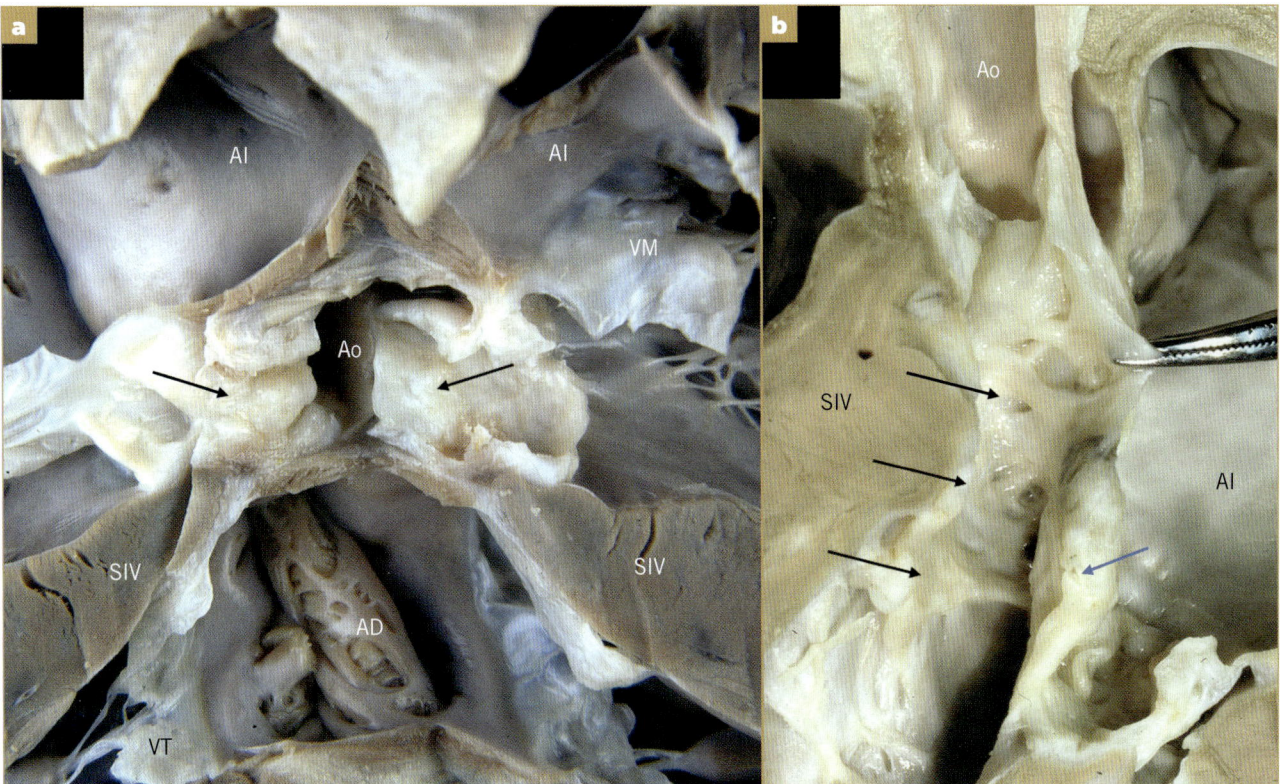

FIGURA 5.5. a) Estenosis aórtica subvalvular (EAS) de tipo 3 en un Boxer macho de 7 años. Vista del túnel subaórtico fibroso (flechas) desde la cavidad ventricular. b) Golden Retriever macho de 4 meses con EAS de tipo 3 tipo túnel. Corte longitudinal de la proliferación de tejido fibroso (flechas negras), que también afecta a la valva anterior de la válvula mitral (flecha azul). AD, aurícula y orejuela auriculares derechas; AI, aurícula izquierda; Ao, aorta ascendente; SIV, septo interventricular; VM, válvula mitral; VT, válvula tricúspide.

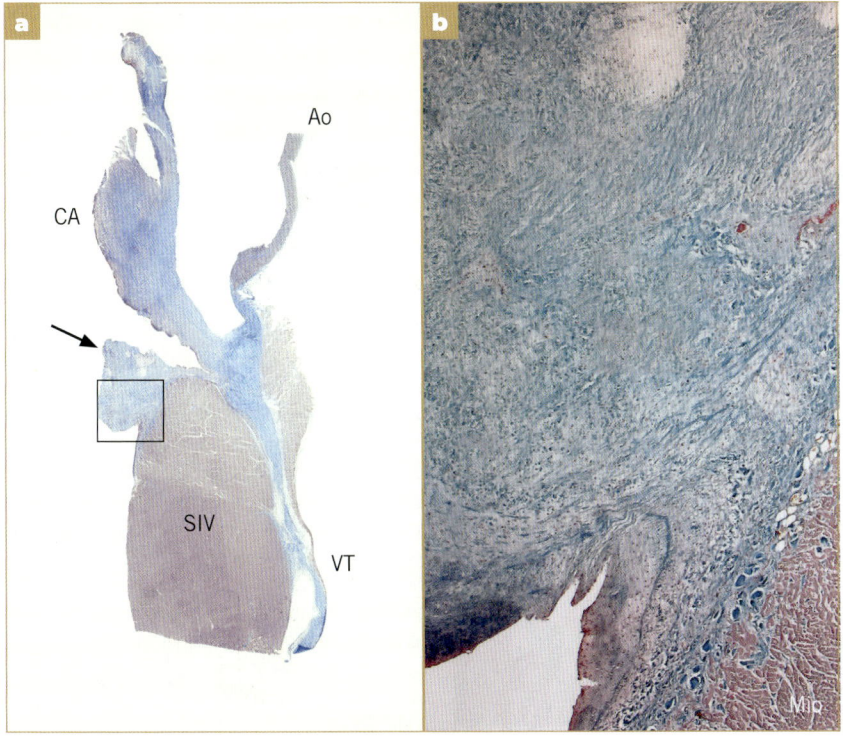

FIGURA 5.6. Hembra de Rottweiler de 6 meses. a) Corte histológico de la muestra de la figura 5.4, tinción con tricrómico de Masson. Corte longitudinal del tracto de salida izquierdo. Engrosamiento fibrótico grave del endocardio (flecha) justo debajo de la válvula aórtica. Obsérvese el engrosamiento fibrótico grave del colgajo aórtico (CA). b) Detalle de la imagen anterior delimitado por el rectángulo: abundante tejido fibroso a nivel del engrosamiento subvalvular. Ao, primera porción de la aorta ascendente; Mio, miocardio del septo interventricular; SIV, septo interventricular; VT, valva septal de la válvula tricúspide.

pueden no diagnosticarse hasta que se realizan exámenes ecocardiográficos por otros motivos, mientras que en otros esta alteración estructural puede causar estenosis e insuficiencia valvular.

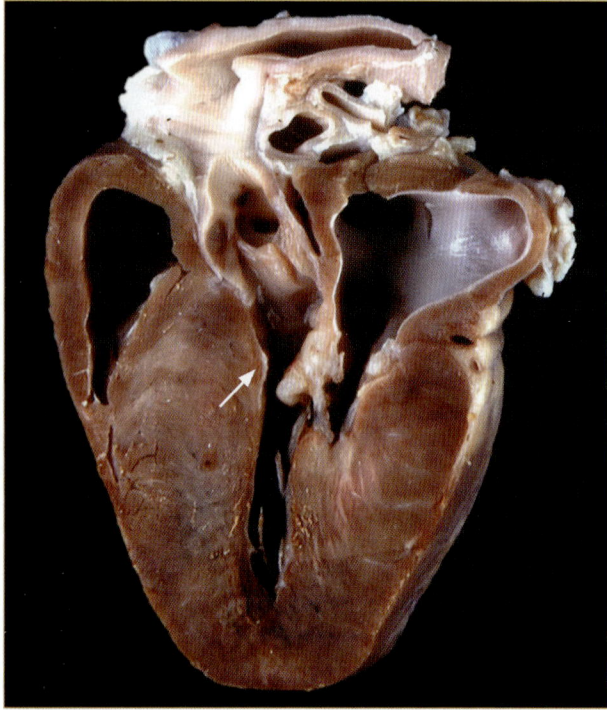

FIGURA 5.7. Corazón de un Dálmata macho de 7 meses. Engrosamiento y desplazamiento de la valva anterior de la válvula mitral que causó una estenosis aórtica subvalvular dinámica grave. Obsérvense la hipertrofia concéntrica secundaria del ventrículo izquierdo y el engrosamiento del endocardio (flecha) en la zona de contacto entre el septo interventricular y la valva mitral anterior.

Se ha propuesto para los perros una revisión de la clasificación de las válvulas bicúspides utilizada en humanos, que resulta útil para la identificación ecocardiográfica de dichas válvulas en esta especie. El primer rasgo distintivo es la presencia o ausencia de un rafe, que es una cresta fibrosa que delimita la zona fusionada de las valvas que forman la valva mayor. Este primer criterio de clasificación es el más importante, ya que las válvulas bicúspides sin rafe suelen tener valvas simétricas y casi siempre funcionan bien, sin estenosis ni insuficiencia. Por el contrario, las que presentan un rafe tienen valvas asimétricas que causan estenosis o insuficiencia aórtica. Los otros tres subtipos de válvulas bicúspides se definen según el lugar de fusión de las valvas originales: en las válvulas bicúspides de tipo 1, las valvas coronarias derecha e izquierda están fusionadas; en las válvulas bicúspides de tipo 2, las valvas derecha y no coronaria están fusionadas; y en las válvulas bicúspides de tipo 3, las valvas coronaria y no coronaria izquierda están fusionadas (fig. 5.11).

La dilatación posestenótica (fig. 5.12) de la raíz aórtica suele ser evidente tanto en la estenosis subvalvular como en la valvular. El grado de dilatación no está correlacionado con el gradiente de presión; en animales con hipoplasia anular aórtica, la aorta rara vez está dilatada, mientras que en la estenosis con bicuspidia suele estar muy dilatada probablemente debido a la excentricidad del chorro estenótico que impacta en la pared aórtica.

La sobrecarga crónica de presión en el ventrículo izquierdo, ya venga determinada por una estenosis valvular o subvalvular y fija o dinámica, da lugar a un grado variable

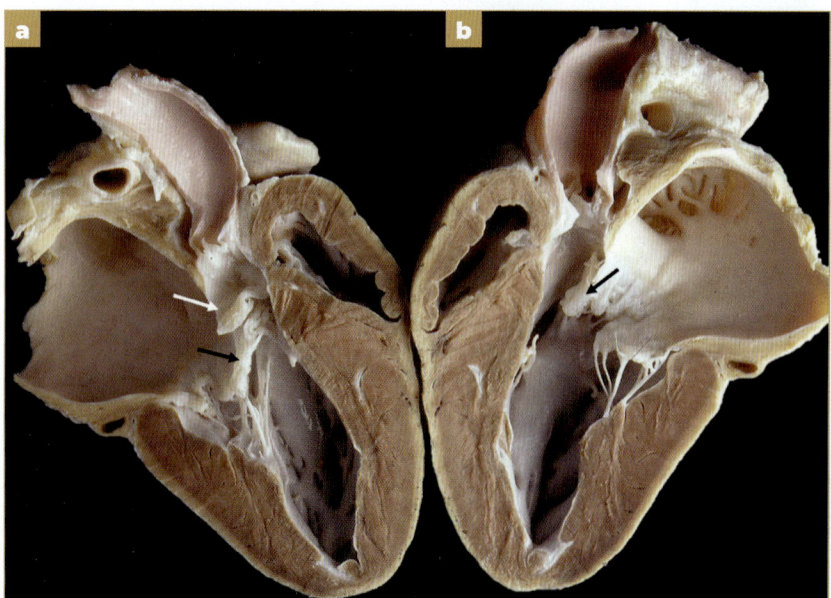

FIGURA 5.8. Corazón de una hembra de Gran Danés de 7 meses. Sección longitudinal del lado izquierdo del corazón. a) La valva septal de la válvula mitral (flechas negras) encaja sobre el septo e inmediatamente dorsal hay una membrana fibrosa (flecha blanca) que obstruye aún más el tracto de salida del ventrículo izquierdo. b) El músculo papilar posterior está desplazado cranealmente (casi en contacto con el septo interventricular). El desplazamiento resultante de las cuerdas tendinosas cortas y engrosadas provoca el desplazamiento craneal de la valva anterior de la válvula mitral, que obstruye el tracto de salida del ventrículo izquierdo.

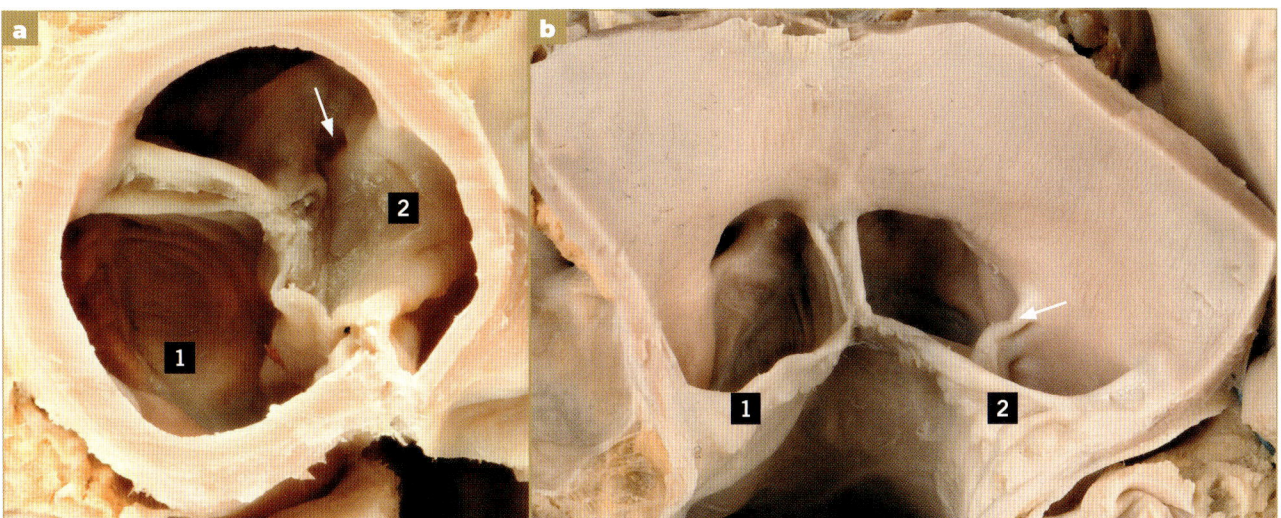

FIGURA 5.9. Bicúspide aórtica de tipo 2 con rafe. a) Corte transversal. b) Corte longitudinal. El número 1 indica la valva coronaria izquierda, el número 2 la fusión entre la valva coronaria derecha y la no coronaria, y las flechas blancas indican el rafe.

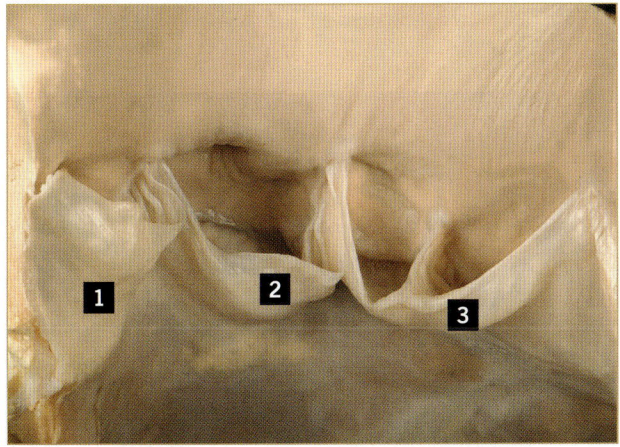

FIGURA 5.10. Válvula aórtica cuadricúspide, sección longitudinal. 1, valva coronaria izquierda; 2, valva coronaria derecha; 3, valva no coronaria dividida en dos valvas.

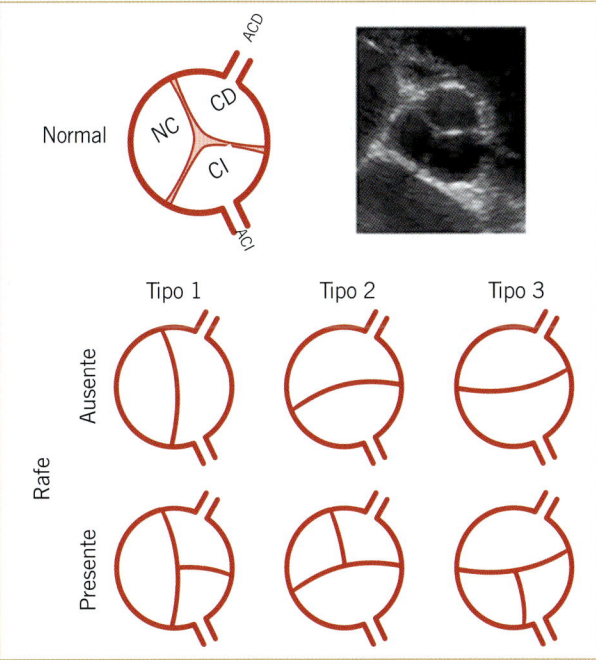

FIGURA 5.11. Adaptación del esquema de clasificación humana para la morfología de la válvula aórtica bicúspide (VAB) propuesto por Shaefer *et al.* (2008), con la orientación de las valvas de la válvula aórtica modificada para reflejar la orientación típica obtenida en el plano de imagen de eje corto paraesternal derecho en un perro. El diagrama superior muestra la orientación normal de la raíz aórtica en el perro, con la imagen ecocardiográfica correspondiente en un perro normal. Los diagramas inferiores detallan las tres morfologías diferentes de la VAB que pueden observarse en humanos: fusión de las valvas coronarias derecha e izquierda (tipo 1), fusión de las valvas derecha y no coronaria (tipo 2) y fusión de las valvas izquierda y no coronaria (tipo 3). Cada tipo se subdivide en función de la ausencia o presencia de un rafe apreciable dentro de las valvas fusionadas. ACD, arteria coronaria derecha; ACI, arteria coronaria izquierda; CD, valva coronaria derecha; CI, valva del seno coronario izquierdo; NC, valva no coronaria.

de hipertrofia ventricular concéntrica. En la estenosis dinámica, en particular cuando existe hipertrofia septal que contribuye a la obstrucción, la génesis de la hipertrofia es más compleja. En estas condiciones, la hipertrofia es responsable de la estenosis dinámica y el gradiente sistólico tardío estimula una mayor hipertrofia de todo el ventrículo, desencadenando así un círculo vicioso que agravará la estenosis dinámica. El aumento crónico de la tensión de la pared activa mecanismos bioquímicos y físicos como la renina-angiotensina local y mecanismos de compresión sobre las fibras miocárdicas y las arterias coronarias que reducen la perfusión miocárdica. Histológicamente, las arterias

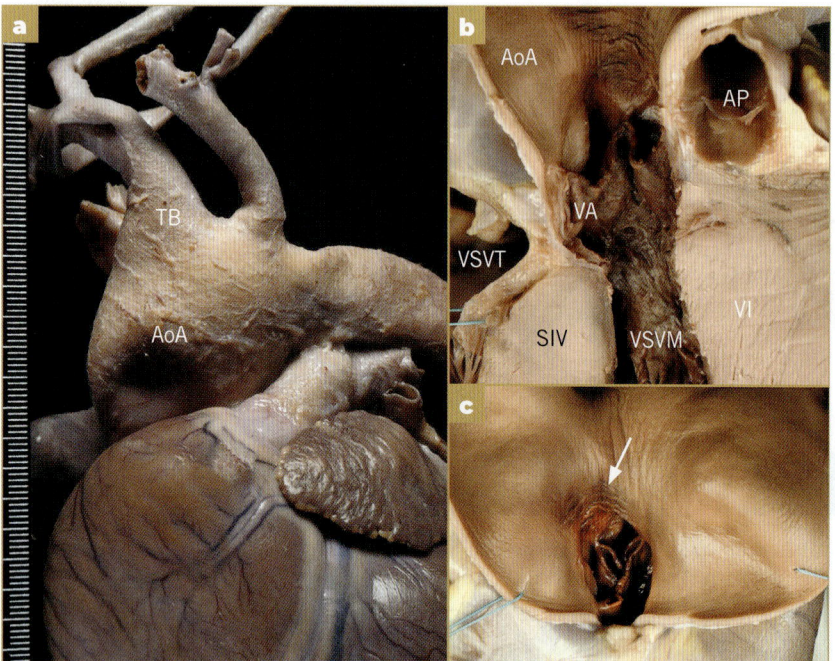

FIGURA 5.12. Hembra de Rottweiler de 6 meses. a) Vista lateral izquierda de la dilatación posestenótica de la aorta ascendente (AoA) y del tronco braquiocefálico (TB). b) Sección longitudinal del tracto de salida que incluye la valva septal de la válvula mitral (VSVM), las valvas aórticas (VA) y la aorta ascendente con una grave proliferación reactiva del endocardio y del endotelio secundaria a flujos sanguíneos turbulentos causados por la estenosis fija (no incluida en la foto). AP, arteria pulmonar; SIV, septo interventricular; VI, pared libre del ventrículo izquierdo; VSVT, valva septal de la válvula tricúspide. c) Vista desde la cavidad dilatada de la aorta ascendente (dilatación posestenótica) con reacción endotelial (flecha) secundaria a flujos sanguíneos turbulentos.

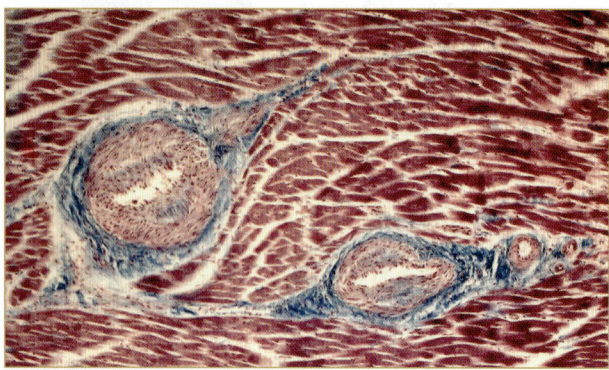

FIGURA 5.13. Detalle de un corte histológico del miocardio del ventrículo izquierdo del caso anterior. Obsérvese la proliferación de la túnica íntima y media de las arterias coronarias intramurales. Tinción, tricrómico de Masson, ×10.

coronarias muestran proliferación de la túnica íntima y degeneración de la túnica media (fig. 5.13). La perfusión reducida causa microlesiones isquémicas difusas, que son el sustrato anatómico de algunas arritmias malignas. Las lesiones miocárdicas también contribuyen a la pérdida de la función sistólica, de modo que, en las fases avanzadas de la enfermedad, el aumento de la tensión de la pared ya no puede compensarse. Por tanto, la función sistólica se vuelve inadecuada (desajuste de la poscarga -*afterload mismatch*-). La morfología del ventrículo izquierdo cambia radicalmente, el grosor de las paredes ventriculares disminuye, los volúmenes ventriculares aumentan y la cámara ventricular adopta una forma globular (fig. 5.14).

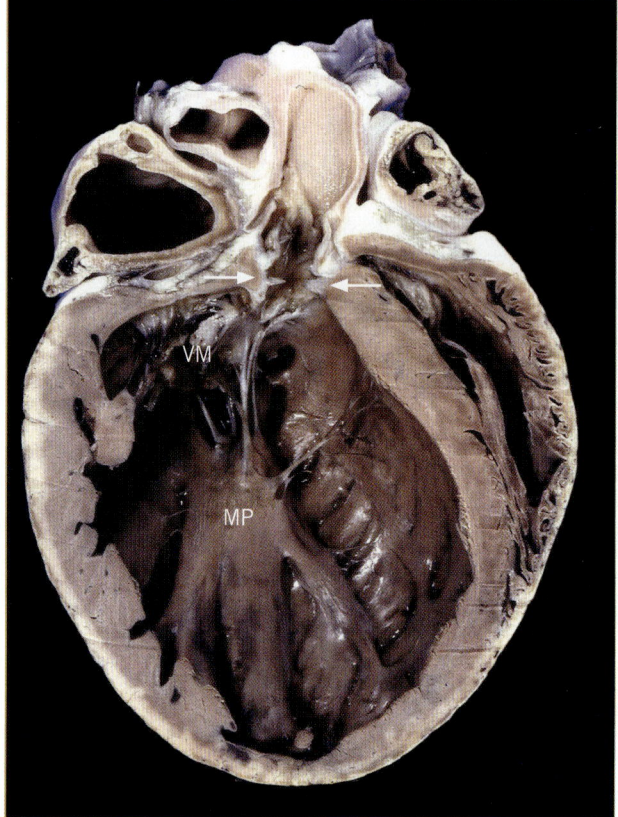

FIGURA 5.14. Sección longitudinal anterior del corazón de una hembra de Boxer de 3 años que murió debido a un fallo ventricular izquierdo, causado por una estenosis aórtica subvalvular grave de tipo 2 (las flechas indican el anillo fibroso subvalvular). El ventrículo izquierdo desarrolló una disfunción sistólica grave con un remodelado de dilatación extrema. MP, músculo papilar; VM, válvula mitral.

La EAS y otras malformaciones de la válvula aórtica son factores predisponentes para el desarrollo de endocarditis bacteriana de la válvula aórtica. Cuando esto ocurre, las válvulas pueden presentar vegetaciones o erosiones endocavitarias en la fase aguda-subaguda, o fusión de las valvas en la fase crónica-reparadora, lo que empeora la estenosis. Con frecuencia, pueden observarse lesiones más graves, como la rotura de las hojas valvulares y el daño de las estructuras circundantes tras la progresión del proceso patológico (p. ej., en el nodo auriculoventricular, provocando bloqueos auriculoventriculares, o en los senos de Valsalva, con su rotura y la formación de fístulas que comunican con otras estructuras cardiacas) (fig. 5.15).

FISIOPATOLOGÍA Y EVOLUCIÓN NATURAL

La hipertrofia del ventrículo izquierdo causa disfunción diastólica, mientras que la disminución del volumen diastólico y la obstrucción del tracto de salida aórtico provocan una reducción del volumen sistólico proporcional a su gravedad. Como resultado, el gasto cardiaco no puede satisfacer el aumento de las necesidades metabólicas durante el ejercicio. Esto, junto con las arritmias ventriculares, es la causa del síncope de ejercicio y de la reducción de la tolerancia al ejercicio, que caracterizan la evolución clínica de los pacientes con EAS grave.

El síncope de esfuerzo puede estar causado por varios mecanismos concomitantes, como una hipoperfusión

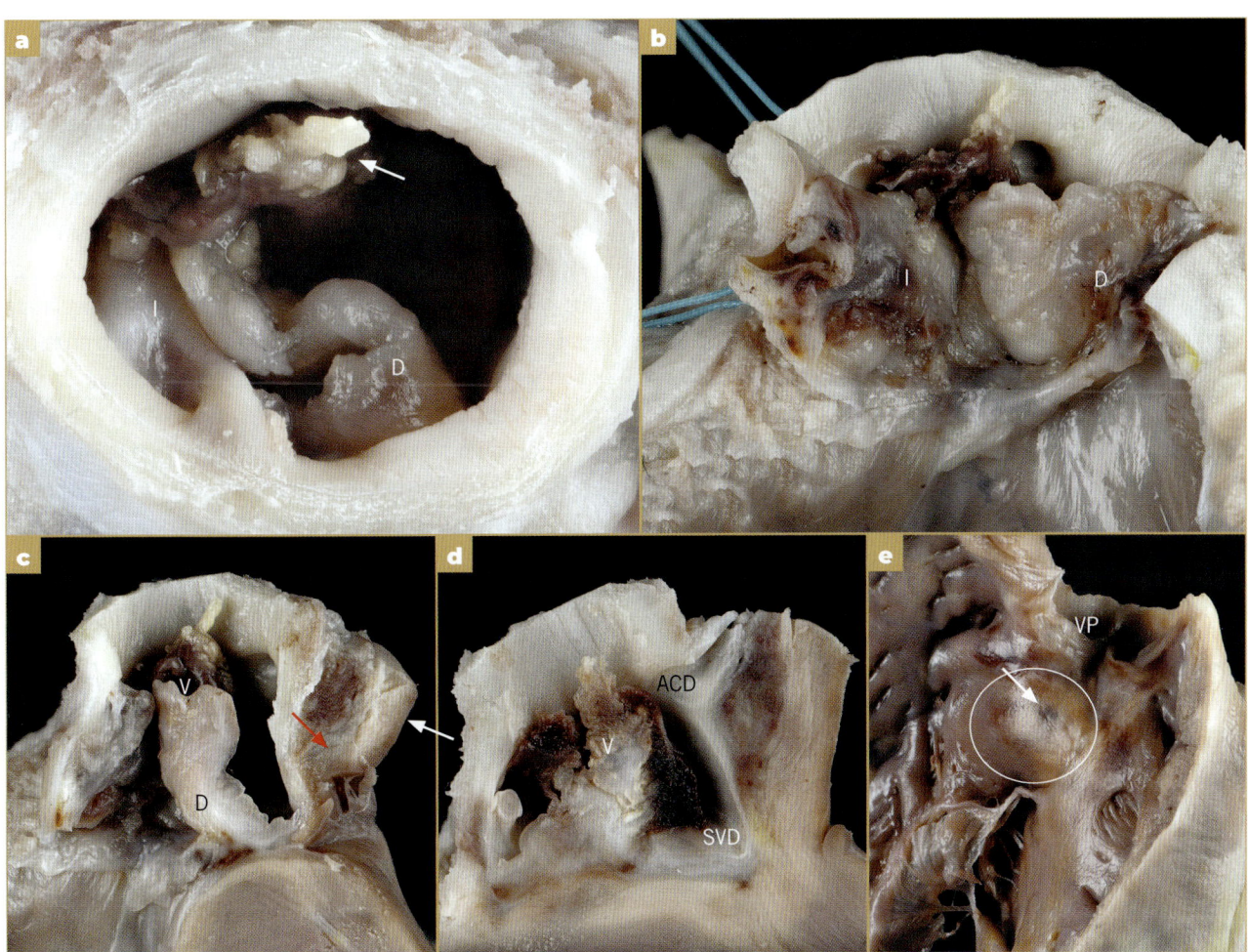

FIGURA 5.15. (Mismo caso que en el vídeo 5.6). a) Válvula aórtica bicúspide de tipo 2 con estenosis de las valvas displásicas y signos de endocarditis. La valva menor corresponde a la valva coronaria izquierda (I). La valva mayor corresponde a las valvas derecha y no coronaria fusionadas. La flecha blanca muestra una lesión vegetativa. b) Corte longitudinal que muestra vegetaciones que surgen de la comisura anterior. c) En el corte longitudinal seriado se evidencia la diseminación de la infección al seno de Valsalva derecho, con un absceso perivalvular que crea un trayecto fistuloso hacia el tracto de salida derecho, por debajo de la válvula pulmonar, a nivel de la cresta supraventricular. La flecha roja indica el absceso perivalvular, mientras que la flecha blanca indica el endocardio de la cresta supraventricular. V, vegetación; D, valva derecha (mayor). d) Corte longitudinal más craneal que muestra el origen de la arteria coronaria derecha (ACD) y el seno de Valsalva derecho (SVD). e) Abertura longitudinal del tracto de salida del ventrículo derecho. La zona del absceso es identificable en el círculo y la flecha indica el punto de salida de la fístula. VP, válvula pulmonar.

periférica que empeora con el esfuerzo, una perfusión coronaria inadecuada, taquiarritmias malignas o la activación de mecanorreceptores ventriculares estimulados por el aumento de la presión sistólica en la cavidad ventricular. Este último mecanismo conduce a la aparición súbita de bradicardia y vasodilatación periférica inapropiada.

La interacción entre la presión ventricular izquierda, la poscarga ventricular izquierda y la perfusión periférica influye en los signos clínicos y la progresión de la enfermedad y varía en función del tipo de estenosis. En la estenosis fija, la obstrucción, y por tanto el gradiente de presión, aumentan progresivamente hasta aproximadamente la mitad de la sístole, y disminuyen progresivamente hasta el final de la sístole; en la estenosis dinámica, la obstrucción del tracto de salida aumenta durante la fase final de la eyección (v. sección «Ecocardiografía»). Esta obstrucción puede tener un sustrato anatómico en el ventrículo izquierdo, como una hipertrofia septal asimétrica o una malposición de los músculos papilares, que puede producir un movimiento anormal de la valva mitral anterior, con obstrucción del TSVI en la sístole media o tardía. En otros casos, la obstrucción dinámica no depende de una malformación estrictamente de las estructuras ventriculares izquierdas, sino que puede ser consecuencia de la interdependencia ventricular en caso de otra CC, como en la estenosis pulmonar grave o, con menor frecuencia, en la tetralogía de Fallot, en la que la presión sistólica ventricular derecha elevada contribuye a un desplazamiento hacia la izquierda del septo interventricular gravemente hipertrofiado, que obstruye el TSVI durante la eyección.

Aunque varios factores contribuyen a determinar el curso de la enfermedad, el principal criterio para estadificar la gravedad de una estenosis es el gradiente aórtico máximo: un gradiente de hasta 50 mmHg indica estenosis leve, un valor de 50 a 100 mmHg indica estenosis moderada y un valor superior a 100 mmHg es indicativo de estenosis grave. Los animales con estenosis leve no suelen presentar signos clínicos y tienen una esperanza de vida normal. En los animales con formas moderadas o graves de estenosis, la evolución natural de la enfermedad puede provocar la muerte súbita o la insuficiencia cardiaca causada por la aparición de una disfunción sistólica. Otra evolución grave de esta enfermedad, relativamente menos frecuente pero potencialmente mortal, es la aparición de endocarditis bacteriana, que a menudo provoca una insuficiencia aórtica aguda grave.

RESEÑA

La incidencia de la EAS en sus diversos fenotipos varía a lo largo de los años y en todo el mundo en función de la eficacia de los programas de cría. Sin embargo, fuera de las razas con predisposición, cabe esperar que aparezcan casos aislados de EAS en otras razas, así como en mestizos. En los gatos, la EAS puede observarse con estenosis fija y características anatómicas muy similares a las descritas en los perros y bien diferenciadas de las características de la estenosis dinámica que a veces se observa en la cardiomiopatía hipertrófica felina. En cuanto a la displasia valvular, como ya se ha mencionado anteriormente, es más frecuente en el Bull Terrier, el Boxer y el American Staffordshire Terrier, pero puede encontrarse en cualquier raza.

ANAMNESIS Y EXPLORACIÓN CLÍNICA

En el pasado, como en los casos leves y en muchos moderados de estenosis los soplos cardiacos no iban acompañados de otros signos clínicos, estos hallazgos de la auscultación se clasificaban como soplos inocentes y no se seguía valorando a los pacientes, favoreciendo así la progresión de estas CC. Hoy en día, los criadores y propietarios están más informados, y la mayoría de los casos se remiten a un especialista simplemente por la detección de un soplo cardiaco en la primera visita. En general, los problemas descritos por los propietarios son muy escasos; la disminución de la tolerancia al ejercicio no se identifica fácilmente, ya que la vivacidad de estos perros jóvenes enmascara este signo clínico. El episodio más frecuentemente descrito por los propietarios es el síncope de esfuerzo. En todos los casos de estenosis fija (ya sea subaórtica o aórtica), el soplo sistólico de eyección es siempre audible y se localiza en la zona aórtica. Su irradiación puede ser craneal, hacia la entrada del tórax y las carótidas. Cuando la raíz aórtica está muy dilatada, el soplo puede oírse también en el lado derecho del tórax. La intensidad del soplo «creciente-decreciente» está muy correlacionada con la gravedad de la obstrucción y, en los casos graves, el pico de mayor intensidad es audible en la sístole tardía. En las formas muy leves, el soplo puede tener las características de un soplo inocente: intensidad leve, de eyección y en sístole temprana, con un segundo sonido cardiaco claro.

En los animales con estenosis dinámica, la intensidad del soplo es casi siempre inferior a la de los animales con estenosis fija. Esta intensidad aumenta hacia el final de la sístole, abarcando el segundo sonido cardiaco. El estado emocional de estos animales influye en la gravedad de la estenosis: cuando se excitan, la liberación de catecolaminas aumenta la frecuencia cardiaca y la contractilidad, lo que reduce el llenado diastólico y, por tanto, crea las condiciones para la aparición o el empeoramiento de la obstrucción dinámica. Esto puede afectar a la identificación del soplo. En los perros jóvenes, es posible que el soplo solo se oiga claramente cuando están excitados.

En las estenosis moderadas y graves, el pulso arterial es débil y de ascenso lento (*pulsus parvus* y *tardus*). Otros signos clínicos son evidentes solo en aquellos animales que desarrollan insuficiencia cardiaca, y estos signos están relacionados con la disfunción sistólica y la insuficiencia cardiaca congestiva (p. ej., debilidad, edema pulmonar, polipnea y taquicardia). En este estado clínico, el extremo distal de las extremidades suele estar frío debido a la vasoconstricción y la hipoperfusión periférica. Además, la dilatación extrema del ventrículo izquierdo con convexidad hacia la derecha del septo interventricular reduce gravemente la distensibilidad del ventrículo derecho, lo que provoca estasis de la circulación venosa sistémica y, como consecuencia, la ascitis masiva que se observa a menudo en estos pacientes.

ELECTROCARDIOGRAFÍA

El electrocardiograma (ECG) puede mostrar signos indirectos de hipertrofia ventricular izquierda, como desviación hacia la izquierda del eje eléctrico medio del QRS y ondas R altas en las derivaciones II, III y aVF y en las derivaciones precordiales orientadas hacia el ventrículo izquierdo de V2 a V5. Las lesiones isquémicas que complican la enfermedad provocan alteraciones de la repolarización, que son visibles en el ECG como desviación del segmento ST y cambios en la polaridad de la onda T. Sin embargo, la depresión del segmento ST en estos pacientes es poco específica de cardiopatía isquémica, ya que esta depresión puede ser simplemente una expresión de hipertrofia ventricular izquierda. La isquemia y el estrés parietal crónico también causan taquiarritmias ventriculares que complican aún más los casos más graves y avanzados (fig. 5.16). Estas manifestaciones de isquemia pueden no estar presentes en el registro del ECG ambulatorio en reposo, pero pueden evocarse por el esfuerzo. Dado que la electrocardiografía de ejercicio no es factible en el perro, la monitorización con un Holter con un informe preciso de la actividad del animal es indispensable para confirmar la correlación entre las alteraciones de la repolarización y las taquiarritmias ventriculares y la actividad física.

RADIOLOGÍA

Debido a su naturaleza concéntrica, la hipertrofia ventricular izquierda no influye mucho en la forma de la silueta cardiaca, mientras que la dilatación posestenótica de la raíz aórtica es claramente reconocible tanto en la proyección lateral como en la ventrodorsal. La identificación de la raíz aórtica dilatada sin angiografía es bastante difícil porque el corazón y la silueta de la aorta ascendente pueden tener una posición ligeramente diferente dependiendo de la morfología torácica del animal. En los perros con un tórax ancho, la parte anterior del corazón está más en contacto

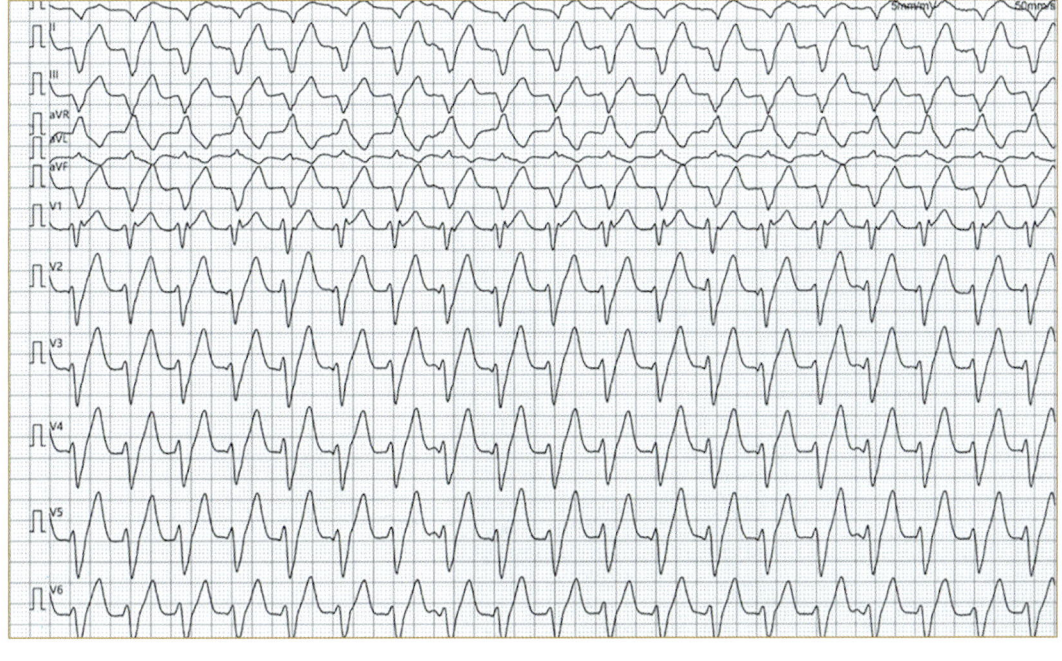

FIGURA 5.16.
Taquicardia ventricular en un Golden Retriever macho de 5 años con estenosis aórtica subvalvular grave de tipo 3.

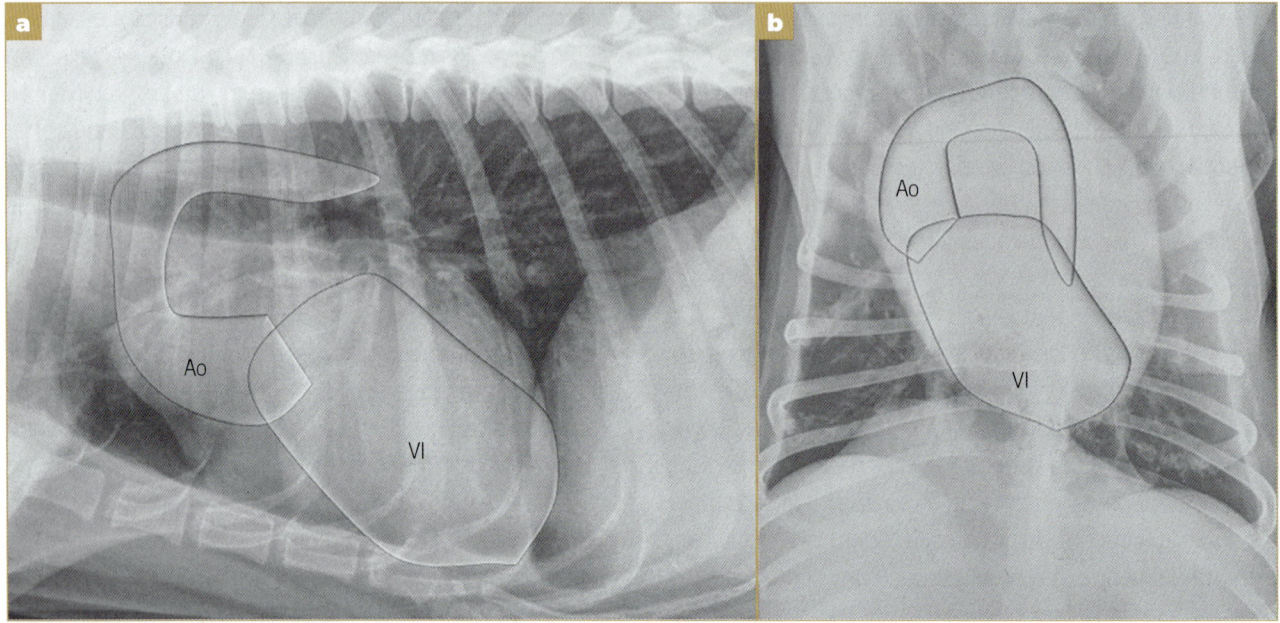

FIGURA 5.17. Hembra de Rottweiler de 1 año con estenosis aórtica subvalvular grave. El amplio tórax de la perra permite un contacto esternal más amplio del borde craneal del corazón. Las siluetas superpuestas indican los posibles límites de las zonas correspondientes al ventrículo izquierdo (VI) y la aorta (Ao) ascendente, con la aorta desplazada craneal y ventralmente en la proyección lateral y más a la derecha en el mediastino anterior en la proyección ventrodorsal.

con el esternón mientras que, en los perros con un tórax estrecho y profundo, el corazón adopta una posición más vertical y la aorta ascendente está más centrada, se dirige más dorsalmente y es menos identificable en las radiografías (fig. 5.17).

En la displasia aórtica, sobre todo en los casos en los que predomina la insuficiencia aórtica, el ventrículo izquierdo y la aorta ascendente pueden aparecer muy aumentados de tamaño (fig. 5.18). En los estadios avanzados de los casos más graves de estenosis aórtica, cuando el cuadro clínico y fisiopatológico se caracteriza por disfunción sistólica e insuficiencia cardiaca congestiva, predomina la cardiomegalia, la silueta cardiaca aparece más redondeada, la dilatación de la aurícula izquierda desplaza la tráquea dorsalmente en las proyecciones laterales y la dilatación del ventrículo izquierdo provoca un aumento de los diámetros longitudinal y transversal de la silueta cardiaca, con un incremento significativo del índice cardiaco vertebral. En estos casos, la circulación pulmonar presenta congestión, con dilatación de las venas pulmonares y grados variables de infiltración hasta edema pulmonar manifiesto (fig. 5.19). En estos pacientes también deben evaluarse otros aspectos de la anatomía radiográfica que puedan sugerir consecuencias hemodinámicas adicionales. En los gatos, la displasia aórtica congénita causa estenosis y a menudo insuficiencia grave; en esta especie, la circulación pulmonar es

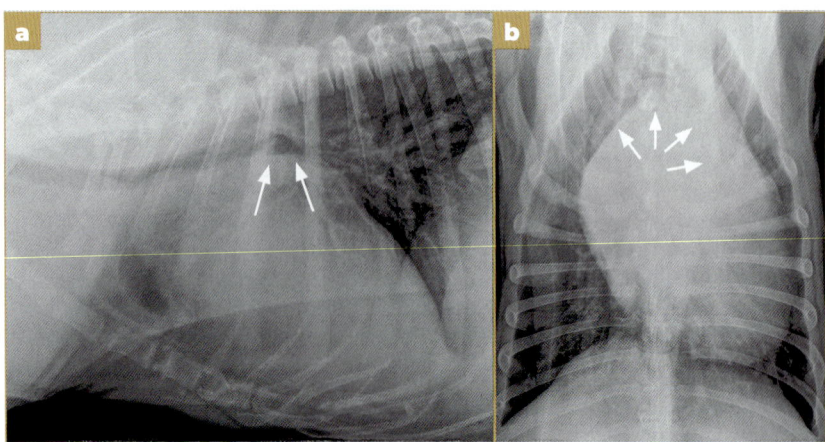

FIGURA 5.18. Displasia de la válvula aórtica con regurgitación aórtica crónica grave en un Dogo de Burdeos. a) Dilatación del ventrículo izquierdo y de la aurícula izquierda con desplazamiento dorsal de la tráquea (flechas). b) Dilatación del arco aórtico y de la aorta descendente (flechas).

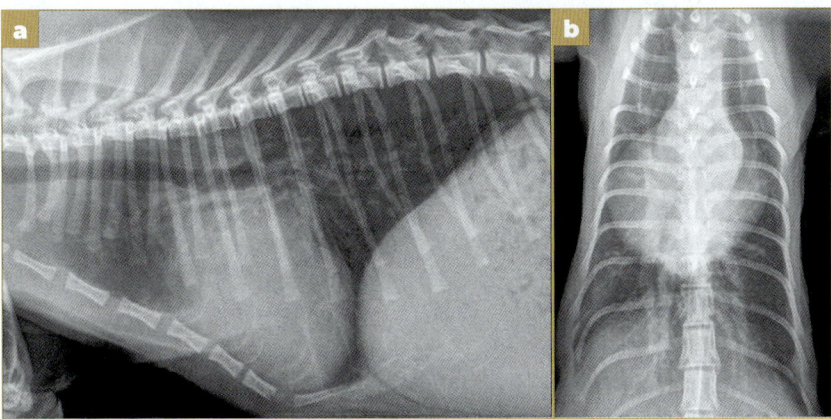

FIGURA 5.19. Bichón Habanero macho de 6 años con estenosis aórtica subvalvular con disfunción sistólica grave. a) Dilatación ventricular y auricular izquierdas, edema perihiliar con infiltrado intersticial y alveolar. b) Radiografía tras 12 horas de infusión continua de furosemida.

FIGURA 5.20. Displasia de la válvula aórtica con regurgitación aórtica grave e hipertensión pulmonar reactiva en un gato Común Europeo de pelo corto. a) Cardiomegalia difusa que afecta principalmente al lado izquierdo del corazón. b) La dilatación del arco aórtico y de las arterias pulmonares es evidente en la proyección ventrodorsal. La dilatación de estas últimas se correlaciona con la hipertensión pulmonar hallada en el estudio ecocardiográfico.

particularmente reactiva, y en las CC que implican rebosamiento pulmonar o congestión pulmonar crónica como la insuficiencia aórtica, no es infrecuente observar signos de hipertensión pulmonar (fig. 5.20).

ECOCARDIOGRAFÍA

La ecocardiografía es esencial para el diagnóstico de las enfermedades de las estructuras aórtica y subaórtica, tanto para el cribado de la raza como para la investigación clínica. Con este método es posible determinar las características exactas de la malformación y el grado de remodelado anatómico y funcional y cuantificar las alteraciones hemodinámicas de forma no invasiva para establecer un diagnóstico, un pronóstico y un tratamiento.

Las imágenes bidimensionales y tridimensionales permiten clasificar la EAS en los tres tipos definidos por Pyle y Patterson (figs. 5.21-5.23) (vídeo 5.1), pero también identificar las características anatómicas y funcionales de los tipos más complejos de estenosis subvalvular, que por lo general afectan tanto a la estructura aórtica como a la mitral (fig. 5.24) (vídeo 5.2).

VÍDEO 5.1.
Clasificación de la estenosis aórtica subvalvular.

VÍDEO 5.2.
Estenosis aórtica subvalvular poco frecuente.

En la mayoría de los casos de displasia valvular, las valvas están engrosadas e hipomóviles y provocan un grado variable de estenosis (fig. 5.25), con insuficiencia valvular leve. En raras ocasiones, la displasia está representada por un fenotipo caracterizado por valvas finas y redundantes con insuficiencia grave. En las bicúspides aórticas sin rafe, las valvas son simétricas y, por tanto, la anomalía es difícilmente

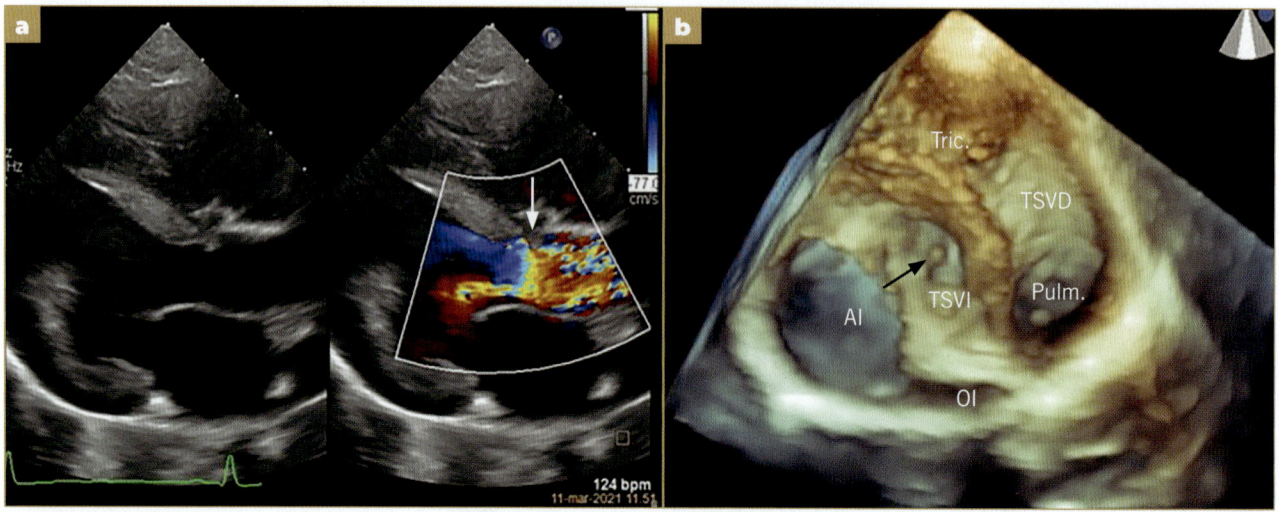

FIGURA 5.21. Hembra de Golden Retriever de 8 meses con estenosis aórtica subvalvular de tipo 1. Las flechas indican la posición del nódulo subvalvular. a) Doppler color que muestra la aceleración del flujo una vez que se encuentra con los nódulos. b) Imagen tridimensional de los tractos de salida desde el lado ventricular. AI, aurícula izquierda; OI, orejuela izquierda; Pulm., válvula pulmonar; Tric., válvula tricúspide; TSVD, tracto de salida del ventrículo derecho; TSVI, tracto de salida del ventrículo izquierdo.

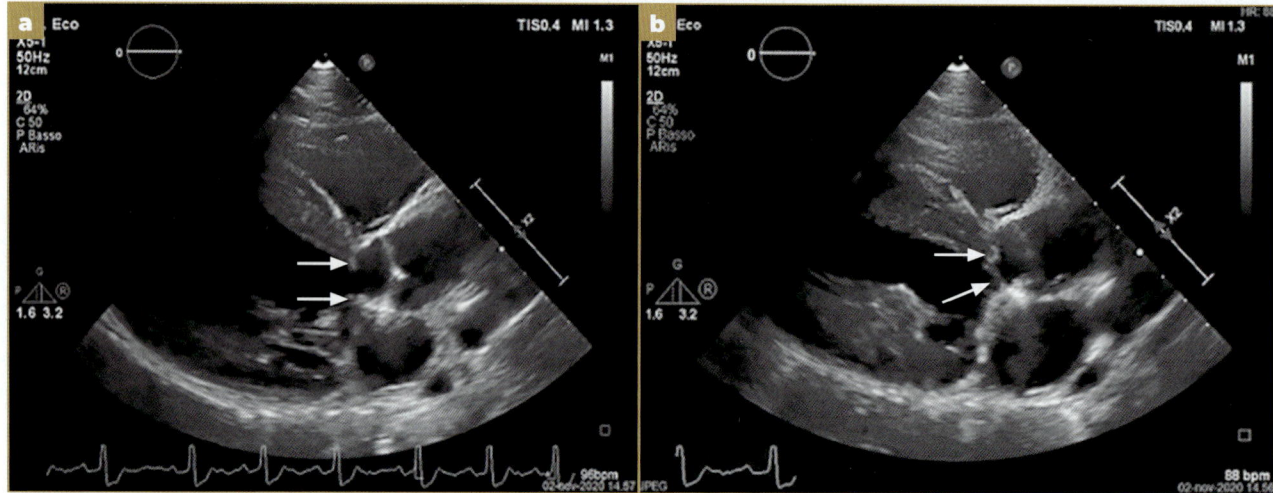

FIGURA 5.22. Hembra de Terranova de 1 año. Proyecciones longitudinales que muestran parte del anillo subvalvular (flechas) en diástole (a) y sístole (b). En imágenes bidimensionales, estas secciones pueden tener dimensiones diferentes debido al movimiento lateral durante el ciclo cardiaco.

reconocible en las proyecciones de eje largo paraesternal. Sin embargo, la identificación de la morfología en «boca de pez» de la válvula en fotogramas sistólicos en la proyección de eje corto permite a menudo establecer un diagnóstico preciso (fig. 5.26). Las válvulas bicúspides con rafe suelen presentar valvas asimétricas y disfuncionales con estenosis e insuficiencia. La asimetría es bien reconocible tanto en el eje largo como en el corto, y en estos casos los fotogramas sistólicos en la proyección de eje corto son los que mejor permiten identificar una válvula bicúspide (fig. 5.27) (vídeo 5.3).

La identificación de una válvula aórtica cuadricúspide es más difícil; la ecocardiografía transesofágica (ETE)

bidimensional (2D) y tridimensional (3D) ofrecen imágenes más precisas que la ecocardiografía transtorácica (ETT) para una identificación más segura. La valva supernumeraria puede ser muy pequeña; en estos casos, la identificación mediante Doppler color de pequeños chorros regurgitantes aórticos dirigidos excéntricamente, que se generan por la no coaptación de la valva supernumeraria, puede ayudar (fig. 5.28) (vídeo 5.4).

La hipertrofia ventricular izquierda no siempre es proporcional a la gravedad de la obstrucción. Si la función sistólica está preservada, la medición del grosor de la pared y la relación masa/volumen pueden ser útiles para cuantificar la

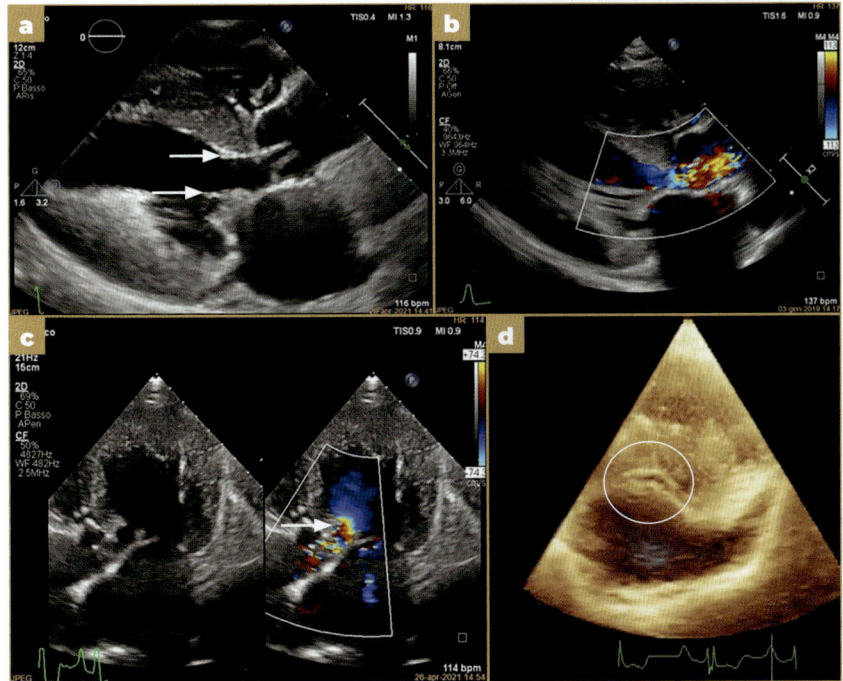

FIGURA 5.23. Perra mestiza de 3 años. a) Las flechas indican el túnel fibroso subvalvular que estrecha el tracto de salida del ventrículo izquierdo, involucrando a la hoja anterior de la válvula mitral. Las valvas aórticas son hipomóviles y están poco abiertas debido al pequeño tamaño del anillo. b) La excentricidad del flujo estenótico se debe a la hipomovilidad de las valvas. c) El flujo comienza a acelerarse en la obstrucción subvalvular (flecha). d) Corte tridimensional del plano de elevación a nivel del tracto de salida al final de la diástole; obsérvese la forma semilunar del tracto estenótico (círculo).

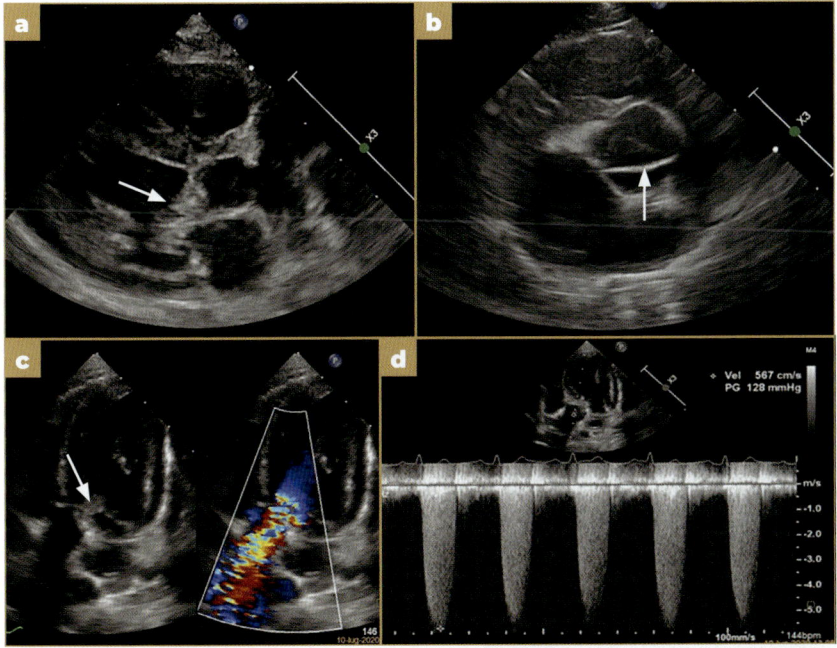

FIGURA 5.24. Hembra de Rough Collie de 2 meses. Las flechas señalan el tejido valvular mitral accesorio que involucra a las valvas coronarias mitral anterior y aórtica izquierda, lo que causa una estenosis aórtica subvalvular fija grave. a) Proyección paraesternal derecha, imagen en sístole. El tejido accesorio ocluye parcialmente el orificio aórtico. b) Proyección de eje corto a nivel del seno de Valsalva. La valva coronaria izquierda está engrosada y gravemente hipomóvil. c) Proyección apical de cinco cámaras que muestra la localización exacta de la obstrucción. d) Perfil de flujo aórtico que muestra una estenosis fija grave.

VÍDEO 5.3.
Bicuspidia aórtica.

VÍDEO 5.4.
Cuadricuspidia aórtica.

hipertrofia concéntrica del ventrículo izquierdo. En algunos casos, con hipertrofia ventricular izquierda muy grave, se identifican algunas lesiones focales hiperecoicas en diversas zonas del miocardio, a menudo en los músculos papilares (fig. 5.29). La génesis de estas alteraciones podría ser la transformación fibrosa de áreas isquémicas o la infiltración del subendocardio por el tejido que conforma las lesiones subvalvulares. La hipertrofia del septo interventricular

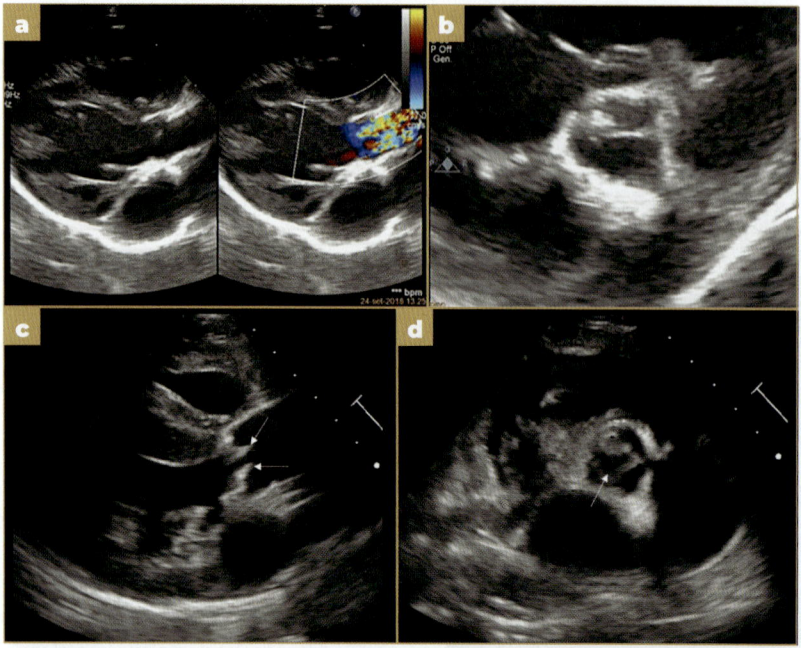

FIGURA 5.25. a) y b) Gato Común Europeo de pelo corto macho de 8 meses. a) Cúpula sistólica de la válvula aórtica. La aceleración del flujo sistólico es evidente distal a la cúpula sistólica. b) Proyección de eje corto de la aorta, imagen en diástole. Las flechas indican el engrosamiento de las comisuras de las valvas. c) y d) Bull Terrier macho de 5 años con displasia de la válvula aórtica y engrosamiento grave de las valvas e hipomovilidad que causa estenosis grave. c) Proyección paraesternal derecha, imagen en sístole. Las flechas muestran la limitada apertura de las valvas. d) Proyección de eje corto, imagen en sístole. La flecha indica el estrechamiento del área aórtica.

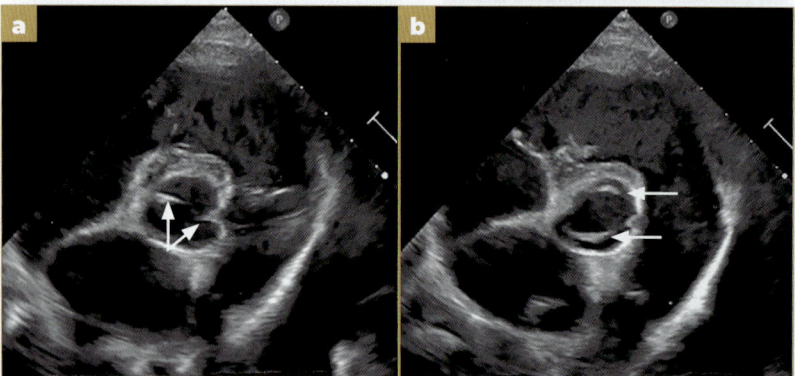

FIGURA 5.26. Border Collie macho de 3 años. a) Imagen en diástole. La flecha indica la comisura aórtica única. b) Imagen en sístole. La forma de «boca de pez» de la apertura de las dos valvas es una característica clara de las bicúspides simétricas.

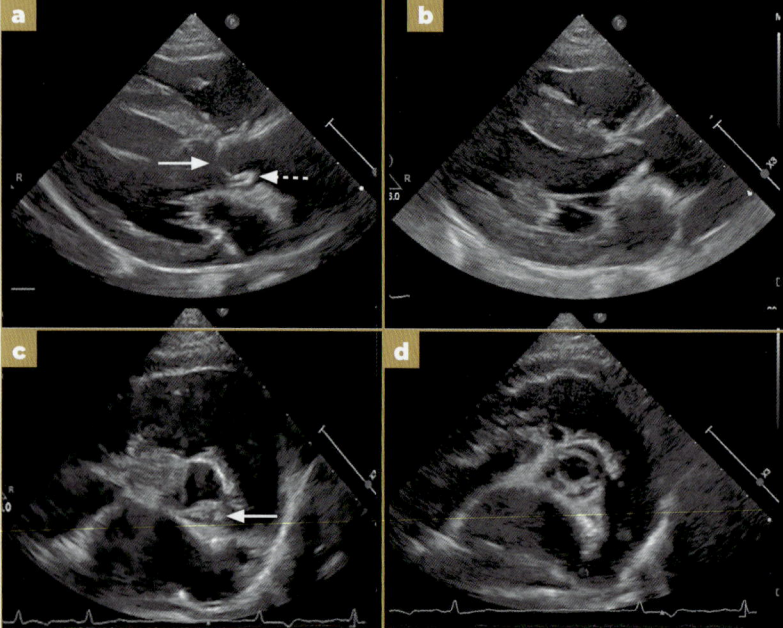

FIGURA 5.27. Cocker Spaniel Americano macho de 4 años. a) Proyección paraesternal derecha, imagen en diástole. Asimetría de las valvas. La flecha continua muestra la valva mayor, mientras que la flecha discontinua indica la valva menor, que está engrosada. b) Imagen en sístole. Evidencia de abombamiento sistólico de las valvas estenóticas. c) Proyección de eje corto, imagen en diástole. La flecha muestra la valva menor engrosada y estenótica. d) Proyección de eje corto, imagen en sístole. La «boca de pez», con sus contornos engrosados, delimita la pequeña zona estenótica.

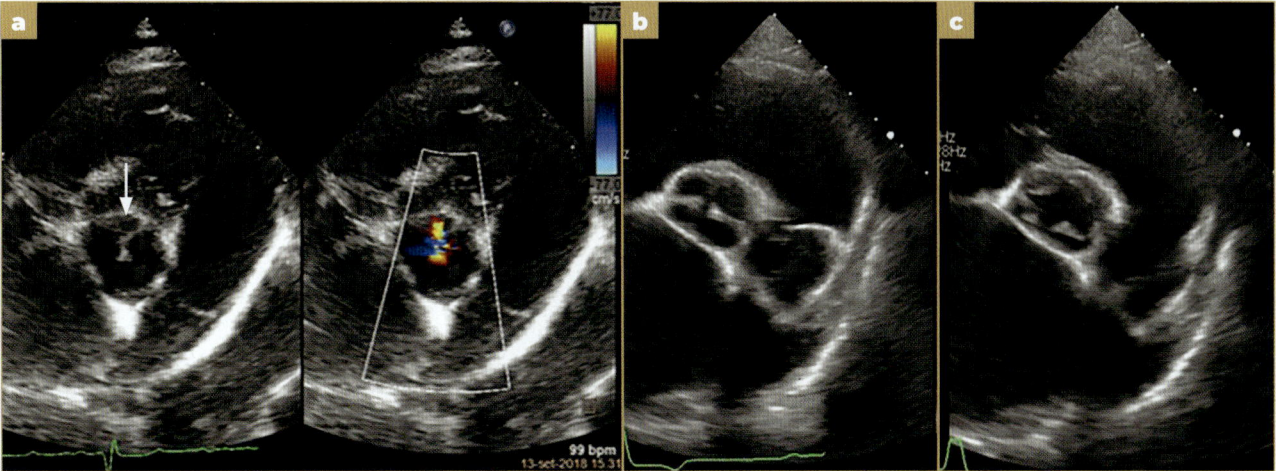

FIGURA 5.28. a) Boxer macho de 6 meses. La cuarta valva pequeña (flecha) es visible cerca del origen de la arteria coronaria derecha. La inestabilidad de la cuarta valva provoca una pequeña regurgitación aórtica visible en el Doppler color. b) Imagen en diástole y c) Imagen en sístole de la imagen de eje corto a nivel de las valvas aórticas de una hembra de Boxer de 8 años con cuatro valvas aórticas simétricas engrosadas.

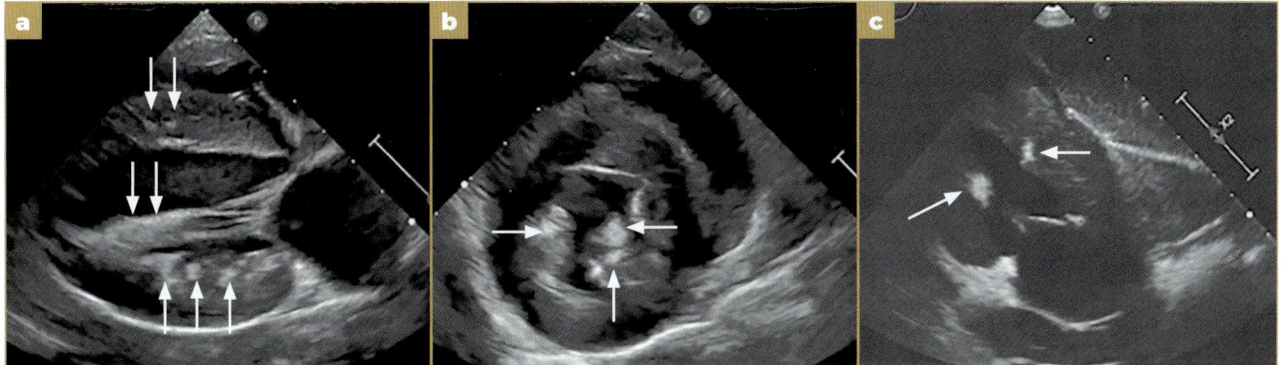

FIGURA 5.29. a) Perra mestiza de 3 años con estenosis aórtica subvalvular grave. Las flechas indican la hiperecogenicidad focal subendocárdica e intramiocárdica en el septo interventricular, en el músculo papilar y en la pared posterior. b) Hembra de Terranova de 8 meses, proyección de eje corto. Las flechas muestran la hiperecogenicidad focal de los músculos papilares en el punto de inserción de las cuerdas tendinosas. c) Pastor Alemán macho de 6 meses. Proyección subcostal no estándar. Las flechas indican la hiperecogenicidad focal en el subendocardio de ambos músculos papilares.

puede ser la causa de la estenosis dinámica. Con la progresión de la disfunción sistólica, el volumen sistólico y posteriormente el volumen diastólico aumentan, la relación masa/volumen y el gradiente pico anterógrado aórtico disminuyen, y el ventrículo izquierdo se hace más globoso e hipocinético (fig. 5.30) (vídeo 5.5).

El gradiente máximo aórtico puede medirse con Doppler continuo desde la proyección subcostal, que permite en la mayoría de los casos la mejor alineación con el flujo aórtico. En algunos perros grandes y de tórax profundo esto puede resultar difícil, por lo que esta medición puede realizarse en la proyección paraesternal izquierda de cinco cámaras, teniendo cuidado de mantener una alineación adecuada con el flujo. Además de la velocidad pico, es importante estudiar el perfil de la señal; en el caso de una estenosis fija, la aceleración y la desaceleración darán al espectro Doppler un perfil simétrico. A medida que disminuye la función sistólica del ventrículo izquierdo, la velocidad pico tiende a disminuir y el perfil puede cambiar, junto con los demás indicadores de la función sistólica. La velocidad de flujo mostrará variaciones que confirman este estado hemodinámico.

VÍDEO 5.5. Estenosis aórtica subvalvular con disfunción sistólica.

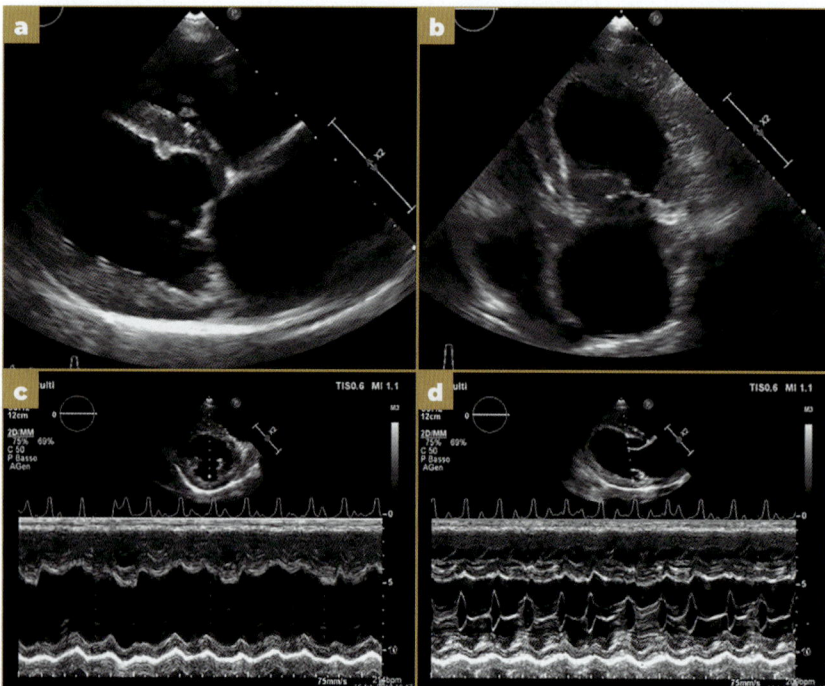

FIGURA 5.30. Boxer macho de 6 años, estadio avanzado de disfunción sistólica en caso de estenosis aórtica subvalvular grave. a) Proyecciones paraesternal derecha y b) apical de cuatro cámaras, dilatación ventricular izquierda y auricular izquierda. c) Modo M del ventrículo izquierdo que muestra hipocinesia del ventrículo izquierdo con discinesia debida a la arritmia. d) El aumento de la separación entre el punto E de la válvula mitral al septo interventricular indica un gasto cardiaco reducido.

El flujo transmitral anterógrado ofrece más información sobre la función diastólica. La hipertrofia ventricular izquierda grave provoca rigidez de la pared, por lo que el flujo transmitral muestra un perfil de relajación alterado. En los cachorros en los primeros meses de vida, el perfil fisiológico supernormal se sustituye por un perfil normal o pseudonormal. A medida que progresa la disfunción sistólica, el ventrículo izquierdo se dilata, su distensibilidad disminuye y la presión telediastólica puede aumentar, por lo que se observan perfiles pseudonormales o restrictivos.

Cuando la función sistólica está preservada y no hay anomalías concomitantes de la válvula mitral ni dilataciones anulares, es raro observar regurgitación de la válvula mitral. Una vez identificada la regurgitación de la válvula mitral, la velocidad pico del chorro regurgitante es muy elevada, ya que refleja el aumento de la presión sistólica en el ventrículo. Con las modificaciones morfofuncionales debidas al desajuste de la poscarga, el anillo mitral se dilata de tal forma que se observa una insuficiencia funcional de la válvula mitral; la velocidad pico del flujo regurgitante estará relacionada con la presión que podrá desarrollar el ventrículo izquierdo para contrarrestar la obstrucción. Una vez que la función sistólica disminuye, la dP/dt del flujo regurgitante puede utilizarse como indicador de la contractilidad intrínseca (fig. 5.31).

Teniendo en cuenta la predisposición al desarrollo de endocarditis de los pacientes con anomalías aórticas y subaórticas, cuando aparecen signos sistémicos que pueden hacer sospechar esta complicación, el examen ecocardiográfico debe centrarse en la evaluación de las válvulas cardiacas y la aorta para identificar la presencia de vegetaciones, rotura de las valvas y afectación de la válvula mitral o de las estructuras cardiacas circundantes (fig. 5.32) (vídeo 5.6).

El diagnóstico ecocardiográfico de la estenosis dinámica puede basarse en la información obtenida de las imágenes en modo M, modo B y Doppler. En las proyecciones paraesternal derecha y apical de cinco cámaras, es posible identificar la interacción sistólica tardía entre la valva anterior de la válvula mitral y el septo interventricular, que puede causar la obstrucción dinámica. El Doppler color puede confirmar aún más la localización y el momento de la obstrucción (vídeo 5.7). El modo M ofrece una resolución temporal mucho mayor que la ecocardiografía 2D y,

VÍDEO 5.6.
Endocarditis de una
válvula aórtica bicúspide.

VÍDEO 5.7.
Estenosis aórtica
subvalvular dinámica.

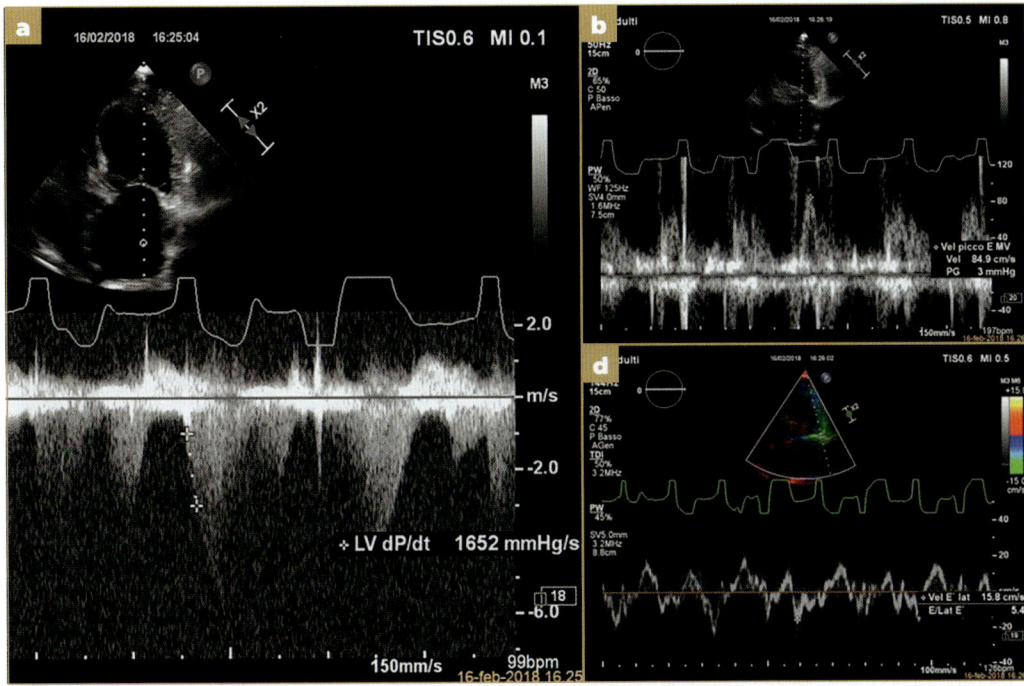

FIGURA 5.31. Boxer macho de 6 años. Estadio avanzado de disfunción sistólica en caso de estenosis aórtica subvalvular grave. a) Flujo de regurgitación mitral con dP/dt baja que expresa disminución de la función sistólica. b) Patrón transmitral restrictivo. c) Velocidades bajas en la imagen Doppler tisular.

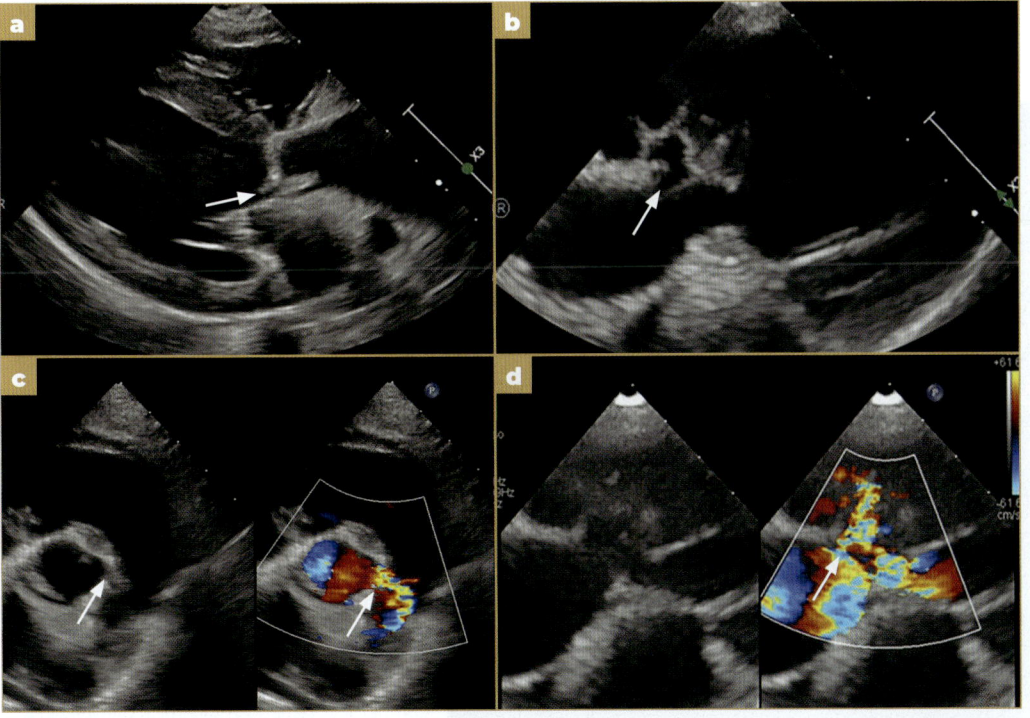

FIGURA 5.32. Endocarditis grave en bicuspidia aórtica con estenosis. a) La flecha indica el movimiento sistólico inverso de la valva rota. b) Proyección paraesternal izquierda de la aorta ascendente no estándar. La flecha indica la rotura del seno coronario derecho. c) Proyección de eje corto a nivel del seno de Valsalva. La flecha indica el flujo Doppler color, que identifica la fístula entre la aorta y el tracto de salida derecho. d) Identificación del flujo a través de la fístula en la proyección fuera de eje.

cuando se utiliza con Doppler color, proporciona excelentes demostraciones del mecanismo de la estenosis dinámica (fig. 5.33). El espectro del Doppler continuo refleja la variación del gradiente de presión durante toda la sístole y, con la alineación adecuada, es posible identificar la morfología típica en forma de daga del perfil de flujo con el aumento del gradiente de presión hacia el final de la sístole (fig. 5.34).

A pesar de la alta sensibilidad y especificidad de la ecocardiografía en el diagnóstico de estas anomalías anatómicas, en los casos muy leves de EAS es difícil identificar las lesiones subvalvulares, a menudo muy pequeñas. Esto no es un problema importante en términos clínicos, dado que los individuos con formas muy leves son casi siempre asintomáticos y tienen una esperanza de vida normal, pero sí lo es en el cribado de razas, en el que la identificación de los portadores fenotípicos de estenosis es esencial para excluirlos de la reproducción.

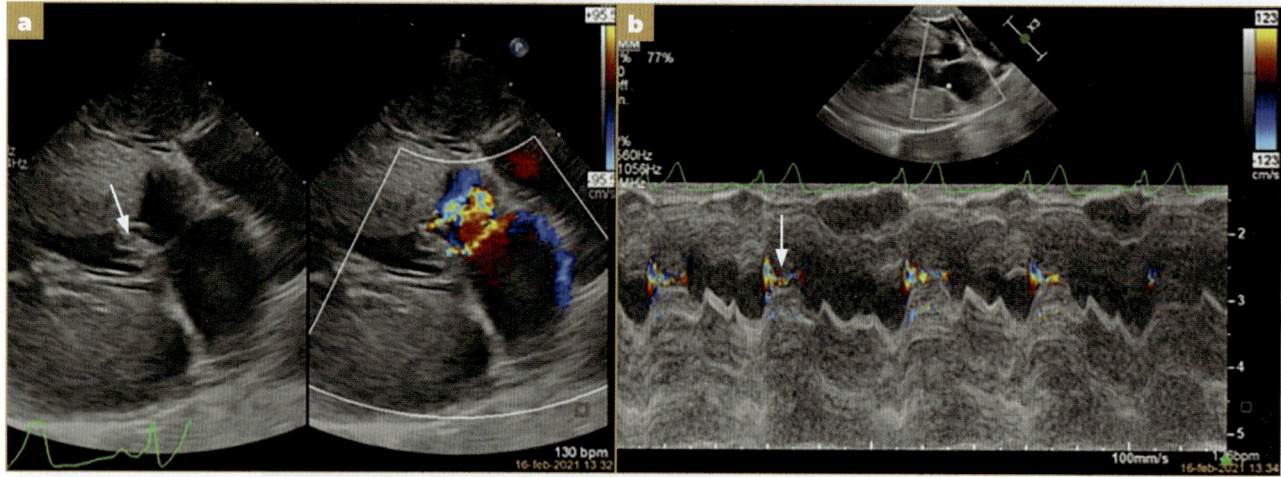

FIGURA 5.33. Hembra de Pinscher de 1 año. a) Proyección paraesternal derecha, imagen en sístole. El contacto entre el septo interventricular hipertrofiado y la hoja anterior de la válvula mitral y sus cuerdas tendinosas se confirma por la aceleración del flujo color. b) Doppler color en modo M a nivel de la válvula mitral. La flecha muestra todo el tiempo de la obstrucción dinámica, con el tamaño del área coloreada disminuyendo desde el principio hasta el final de la sístole.

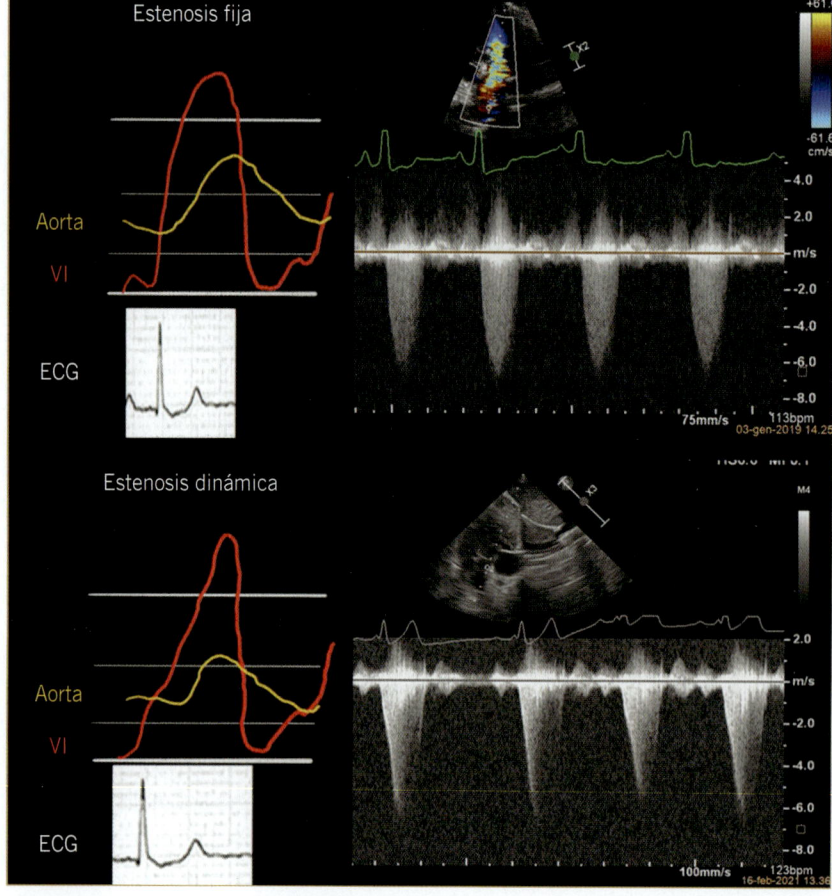

FIGURA 5.34. El gráfico representa las diferencias instantáneas en el gradiente de presión sistólica entre el ventrículo izquierdo y la aorta en la estenosis fija frente a la dinámica. En la estenosis fija (fila superior), el gradiente aumenta progresivamente hasta la mitad de la sístole y después disminuye progresivamente. En cambio, en la estenosis dinámica (fila inferior), el pico del gradiente se alcanza al final de la sístole. Esta diferencia también se observa en el perfil Doppler continuo, con un patrón homogéneo de aceleración y desaceleración que muestra el pico de velocidad (gradiente) en la mitad de la sístole en la estenosis fija, mientras que este pico de velocidad se alcanza al final de la sístole en el perfil de estenosis dinámica. ECG, electrocardiograma; VI, ventrículo izquierdo.

El examen ecocardiográfico de animales jóvenes con EAS debe identificar los factores predisponentes para el empeoramiento de la estenosis con el crecimiento, que son, en el Golden Retriever, un ángulo aortoseptal inferior a 140° (fig. 5.35) y, en el Boxer, un anillo aórtico de dimensiones reducidas. Basándonos en los datos derivados del cribado racial realizado a lo largo de los años en Italia en 5.000 Boxer de más de 1 año, un anillo aórtico con un diámetro inferior a 17 mm se considera pequeño tanto en machos como en hembras. Probablemente, en estos casos, el aumento del estrés miocárdico en la región subvalvular, con el paso del tiempo, provoca un empeoramiento anatómico y hemodinámico de la enfermedad, con un incremento de la extensión del tejido obstructivo y un empeoramiento del gradiente con el paso de los años.

En los cachorros, la ecocardiografía puede identificar casos de EAS moderada o grave en los que las lesiones anatómicas y una velocidad de flujo aórtico elevada ya son evidentes. Sin embargo, en los cachorros afectados por formas leves, los soplos a la auscultación pueden tener las características de soplos inocentes y los cambios ecocardiográficos pueden ser mínimos en los primeros meses de vida, aunque luego pueden evolucionar a lesiones más graves al llegar a la edad adulta. Por este motivo, se recomienda mucha cautela a la hora de diagnosticar la EAS en los primeros meses de vida.

ASOCIACIÓN CON OTRAS CARDIOPATÍAS CONGÉNITAS

Al igual que otras CC, las malformaciones aórticas y la EAS, la más frecuente, pueden asociarse a otras anomalías cardiovasculares. Estas asociaciones pueden empeorar el

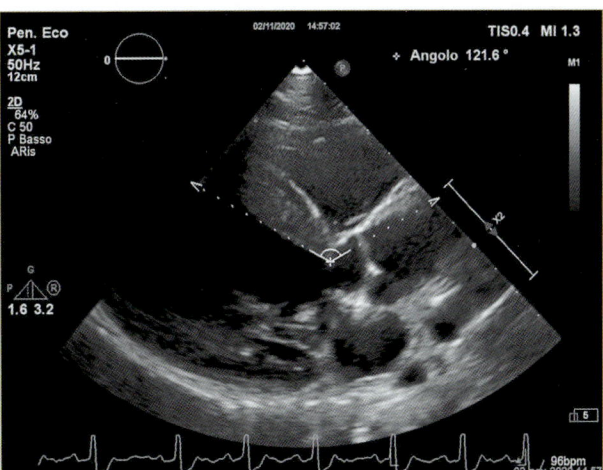

FIGURA 5.35. Medición del ángulo aortoseptal en diástole tardía en un Golden Retriever que desarrolló estenosis aórtica subvalvular grave tardía.

estado hemodinámico del paciente, como ocurre cuando también está presente una displasia de la válvula mitral, o dificultar la interpretación del grado de gravedad de la estenosis aórtica propiamente dicha, como ocurre cuando la EAS se asocia a un conducto arterioso persistente (CAP).

En nuestra serie, el 25 % de los casos de EAS estaban asociados a otra CC (90 casos de 360) (tabla 5.1). A pesar del pequeño tamaño de esta muestra, las características fenotípicas muy repetitivas de estas asociaciones y su reincidencia en algunas razas sugieren una base hereditaria.

La asociación más frecuente es con la de la estenosis pulmonar. Se reconoce principalmente en algunas líneas familiares de Boxer que no se seleccionaron mediante cribado racial y en las que la principal característica anatómica de esta asociación es la hipoplasia tanto del anillo

TABLA 5.1. Asociación de estenosis aórtica subvalvular con otras cardiopatías congénitas (90 casos).		
Tipo de asociación	**N.º de casos**	**Razas**
EAS + EP tipo B	25	22 Boxer, 1 Pastor Alemán, 1 Labrador, 1 Rottweiler
EAS + EP tipo A	24	17 Boxer, 2 Fox Terrier, 2 Terranova, 1 Rottweiler, 1 Golden Retriever, 1 Bulldog Inglés
EAS + displasia de la válvula mitral	18	5 Golden Retriever, 2 Terranova, 2 Rottweiler, 2 Pastor Alemán, 2 Labrador, 1 Yorkshire Terrier
EAS + CAP	15	11 Terranova, 3 Pastor Alemán, 1 Schnauzer
EAS + SIV	8	2 Labrador, 1 Golden Retriever, 1 Pastor Alemán, 1 Cane Corso, 1 Mestizo, 1 Crestado Rodesiano

CAP, conducto arterioso persistente; SIV, defecto del septo interventricular; EAS, estenosis aórtica subvalvular; EP, estenosis pulmonar.

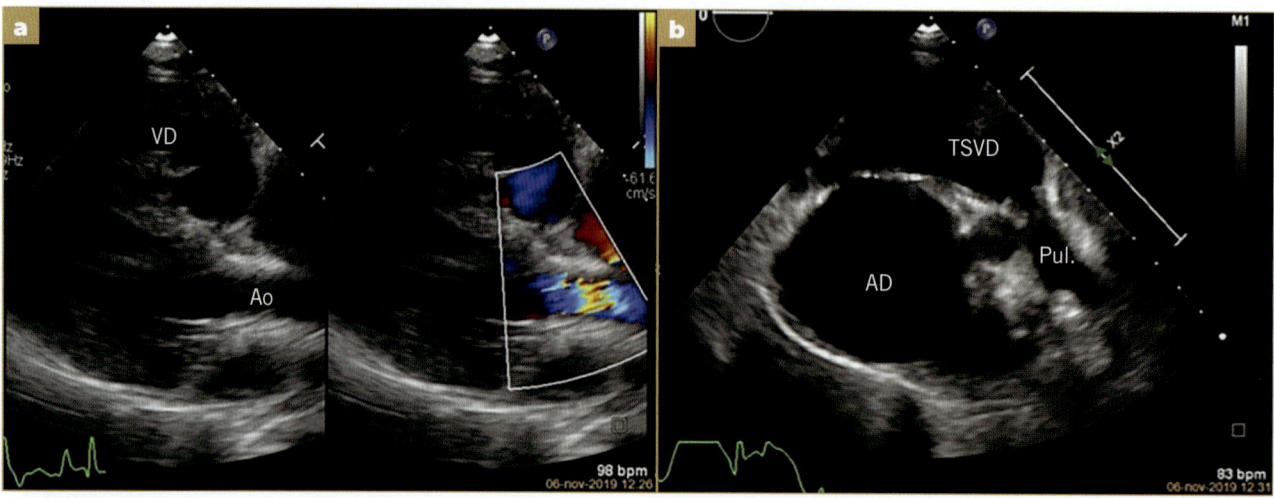

FIGURA 5.36. Boxer macho de 4 años. a) Hipoplasia grave del anillo aórtico (14 mm), aorta ascendente (Ao) y seno de Valsalva. b) Hipoplasia grave del anillo pulmonar y de la arteria pulmonar principal (Pul.). No había otras anomalías valvulares o subvalvulares; sin embargo, la inadecuación de las dimensiones anulares provocó un exceso de poscarga mal tolerado, que dio lugar a una insuficiencia cardiaca congestiva con dilatación de las cavidades derechas. AD, aurícula derecha; TSVD, tracto de salida del ventrículo derecho; VD, ventrículo derecho.

aórtico como del pulmonar (tipo B) (fig. 5.36). La asociación de EAS y estenosis pulmonar de tipo A también es frecuente en el Boxer, pero puede encontrarse en otras razas, aunque con menor frecuencia. Hemodinámicamente, esta asociación da lugar a una suma de efectos negativos sobre el gasto cardiaco y el pronóstico.

La asociación con la displasia de la válvula mitral presenta varios patrones anatómicos, y los efectos clínicos y hemodinámicos de esta compleja malformación dependen de la gravedad de ambas lesiones y de si en la displasia de la válvula mitral predomina la estenosis o la insuficiencia. La regurgitación mitral se ve agravada por el aumento de la presión sistólica ventricular izquierda causado por la EAS, mientras que la estenosis o insuficiencia mitral implica una reducción grave del gasto cardiaco. La asociación de EAS y CAP parece ser más frecuente en el Terranova. En esta asociación, el volumen de la derivación aumenta el flujo aórtico, lo que incrementa sus gradientes medio y máximo, llevando así a una sobreestimación de la gravedad de la estenosis. La asociación de EAS más defecto del septo ventricular (DSV) implica una combinación de sobrecarga de volumen y de presión en el ventrículo izquierdo, y el efecto de esta asociación dependerá de la gravedad de las dos anomalías.

CRIBADO DE RAZAS

En muchos países se realiza un cribado de razas para identificar la estenosis aórtica subvalvular en las razas con predisposición, con el fin de apoyar los programas de cría y reducir la incidencia de esta CC.

La precisión diagnóstica es el principal requisito para un cribado eficaz de la raza. La ecocardiografía es la prueba diagnóstica con mayor sensibilidad y especificidad para la EAS y otras posibles anomalías estructurales, por lo que es esencial realizar un examen ecocardiográfico completo. El cribado basado únicamente en la auscultación cardiaca tiene escasa utilidad diagnóstica. Para mejorar la precisión diagnóstica del examen ecocardiográfico, todos los operadores deben tener un nivel específico de destreza y conocimientos, obtenido mediante formación específica y validado con pruebas de variabilidad interoperador e intraoperador. Incluso con un equipo ecocardiográfico de buena calidad y operadores adecuadamente formados, la precisión diagnóstica sigue viéndose influida negativamente por un número limitado de falsos positivos y negativos y de pacientes que se clasifican en la denominada «zona gris». Para reducir esta «zona gris» es necesaria una definición más precisa de los criterios diagnósticos, que en ocasiones deben adaptarse a la raza que se examina. El criterio de diagnóstico más utilizado es la velocidad pico del flujo aórtico, pero tiene un límite intrínseco: se trata de un parámetro funcional y no anatómico, por lo que puede verse influido por diversas condiciones fisiológicas, como el estado emocional del paciente, el volumen circulante y la frecuencia cardiaca. Por tanto, si se utiliza un valor de corte para este parámetro, la «zona gris» estará poblada por casos falsos positivos en los que la velocidad pico sea ligeramente superior al límite establecido, o en raras ocasiones por falsos negativos si la velocidad pico es inferior, sin que haya evidencia de lesiones anatómicas.

La velocidad del flujo aórtico también está relacionada con el cociente entre el volumen sistólico izquierdo y el área del anillo aórtico. Este cociente varía mucho entre las distintas razas de perros. Por ejemplo, en muchos Boxer sin obstrucción subvalvular o valvular evidente, este cociente es mucho mayor que en sujetos normales de otras razas con predisposición a la EAS. Por este motivo, en los Boxer normales, la velocidad máxima del flujo aórtico es superior a la de los animales normales pertenecientes a otras razas con predisposición a la EAS, como el Terranova o el Golden Retriever. Por tanto, el «límite normal», o más bien el «intervalo normal», de la velocidad del flujo aórtico máximo debe establecerse para cada raza específica. El diagnóstico de la EAS no debe basarse únicamente en la medición de la velocidad del flujo máximo, sino también en la observación de la anatomía de la válvula y del tracto de salida. De este modo, también es posible identificar las características anatómicas que predisponen a la progresión de la EAS, como un ángulo aortoseptal <140° y la hipoplasia del anillo aórtico. Aunque no hay pruebas de que la hipoplasia del anillo aórtico esté relacionada genéticamente con la EAS, esta afección podría limitar la regulación del gasto cardiaco durante el ejercicio. Por tanto, la tarea de selección de razas podría ir más allá de la distinción entre los animales afectados por la EAS y los que no lo están, con un programa de cría útil para una mejora morfológica y funcional del sistema cardiovascular de las razas caninas favoreciendo la cría de animales con anatomías cardiacas favorables para una función adecuada.

TRATAMIENTO

El tratamiento farmacológico de las cardiopatías estructurales asintomáticas es siempre controvertido. El tratamiento no está indicado en las estenosis leves; puede estar justificado en las formas moderadas y graves. Basándose en los efectos sobre el consumo miocárdico de oxígeno y la perfusión coronaria, el atenolol se considera el fármaco de elección y se utiliza ampliamente en el tratamiento farmacológico de la estenosis aórtica con función sistólica conservada. Al menos en teoría, el fármaco puede reducir la aparición de los signos clínicos y la mortalidad debida a la enfermedad. La posología del atenolol es variable; puede iniciarse con una dosis de 0,5 mg/kg/día, que después puede aumentarse hasta 2 mg/kg/día. La dosis debe adaptarse a cada paciente en función de los efectos del fármaco sobre el inotropismo, la frecuencia cardiaca y el gradiente máximo. En la EAS fija, queda por demostrar la eficacia de este tratamiento sobre la aparición de los signos clínicos y la mortalidad. El único estudio retrospectivo multicéntrico realizado en animales afectados de EAS tratados o no tratados con atenolol no demostró la eficacia del fármaco para mejorar la esperanza de vida de los animales tratados en comparación con los no tratados.

En los animales con estenosis dinámica, especialmente cuando no existe una estenosis fija, un tratamiento betabloqueante adecuado, gracias a su efecto inótropo negativo, puede ser notablemente eficaz para reducir la obstrucción y, por tanto, para interrumpir el círculo vicioso de la obstrucción que estimula una mayor hipertrofia, lo que a su vez empeora la obstrucción. En estos pacientes, el tratamiento con atenolol, cuando se inicia en los primeros meses de vida, puede influir positivamente en la evolución natural de la enfermedad al invertir el remodelado ventricular izquierdo.

Cuando la estenosis es estructural (fija), el tratamiento idóneo debe ser quirúrgico o intervencionista, dirigido a eliminar la obstrucción. La resección quirúrgica de la estenosis subvalvular debe realizarse utilizando baipás cardiopulmonar con cardioplejía, pero la literatura no parece indicar que el procedimiento cambie el pronóstico en los pacientes operados en comparación con los no operados. Además, como suele ocurrir en los niños, las características anatómicas de algunos tipos de estenosis subvalvular parecen predisponer a las recidivas, con un aumento del gradiente de presión incluso después de unos meses después la cirugía.

La valvuloplastia aórtica con balón se propuso inicialmente con un abordaje clásico de un solo balón, pero los resultados de reducción del gradiente fueron solo transitorios, y la supervivencia de los pacientes tratados no fue superior a la de los animales tratados solo con atenolol. Posteriormente, se propuso un método diferente con un balón de corte, cuya finalidad era crear una primera laceración de la obstrucción, para dilatar posteriormente la obstrucción con un balón de alta presión. Sin embargo, este abordaje más agresivo no parece haber proporcionado, hasta la fecha, mejores resultados a largo plazo que los obtenidos con la valvuloplastia simple.

Para la estenosis valvular, la valvuloplastia es el método de elección, ya sea en caso de displasia con un número normal de valvas o en caso de válvula bicúspide. Este procedimiento, tanto en perros como en humanos, reduce el gradiente de presión de forma significativa y durante un largo periodo de tiempo. La valvuloplastia aórtica es menos sencilla que el procedimiento análogo realizado para la estenosis pulmonar, y puede conllevar complicaciones más graves. La insuficiencia aórtica aguda es la complicación más temida y, en las formas más graves, puede estar causada por la avulsión de una valva aórtica. Para prevenir esta complicación, se recomienda utilizar balones con un diámetro igual al del anillo aórtico (relación 1:1) para no forzar excesivamente la inserción anular de las valvas y obtener al mismo tiempo una comisurotomía adecuada. El abordaje vascular arterial puede realizarse desde la arteria carótida, pero solo en los casos en los que los vasos supraaórticos tengan un tamaño adecuado en relación con el de los catéteres que se vayan a utilizar. El autor utiliza el abordaje femoral, que permite un acceso vascular mayor. A diferencia de lo que ocurre en la valvuloplastia pulmonar, en la valvuloplastia aórtica el balón se infla en el tracto de salida aórtico, en dirección opuesta al flujo sanguíneo de alta velocidad y contra una presión ventricular izquierda extremadamente alta, lo que puede hacer que el balón sea inestable durante el procedimiento. Para evitarlo, se utiliza un marcapasos ventricular rápido a 250 lpm durante el inflado del balón para provocar un descenso instantáneo de la presión ventricular izquierda, manteniendo el balón estable durante la dilatación (vídeo 5.8).

VÍDEO 5.8.
Valvuloplastia aórtica
con balón.

DISPLASIA DE LA VÁLVULA MITRAL

La displasia de la válvula mitral hace referencia a las malformaciones del aparato valvular mitral. En función de las anomalías anatómicas que caracterizan cada caso, pueden observarse diversas alteraciones funcionales, entre las que destacan la estenosis valvular, la insuficiencia o una combinación de ambas. Además, como ya se ha mencionado anteriormente, en asociación con la insuficiencia de la válvula mitral, la malposición de los músculos papilares, la alteración de las cuerdas tendinosas y la malformación de los bordes de la valva anterior pueden causar una estenosis fija o dinámica del flujo de salida aórtico.

En la literatura de medicina humana se ha descrito un amplio espectro de malformaciones de la válvula mitral con diferentes características anatómicas. Entre ellas se incluyen:

- Prolapsos congénitos de la válvula mitral.
- Hendidura mitral aislada, entendida como no asociada al canal auriculoventricular pero posiblemente a otras CC complejas.
- Cabalgamiento de la válvula mitral, que se produce cuando las inserciones de la válvula mitral están presentes dentro del ventrículo derecho. Esto, por supuesto, siempre está asociado a un DSV.
- Válvula mitral de doble orificio, que es una malformación que en la mayoría de los casos no provoca cambios hemodinámicos significativos; y válvula mitral en paracaídas, en la que las cuerdas tendinosas de la válvula mitral se insertan en un único músculo papilar.

Estos fenotipos son extremadamente raros en perros y gatos, y los estudios son en su mayoría anecdóticos. En estas especies, el fenotipo anatómico y funcional más frecuente es la insuficiencia valvular; la estenosis es menos frecuente y a veces se asocia a una insuficiencia. En algunos casos, la estenosis estrecha está presente sin insuficiencia.

Las razas caninas con mayor predisposición a la displasia de la válvula mitral son el Bull Terrier, en el que se transmite un fenotipo repetible caracterizado por insuficiencia de la válvula mitral asociada a estenosis leve, y el Golden Retriever, en el que es más frecuente un grado variable de insuficiencia (en su mayoría grave). Aunque más raros, también pueden observarse casos de estenosis pura en esta raza, a veces asociada a otras malformaciones congénitas como la estenosis tricúspide. En otras razas y cruces, la displasia de la válvula mitral es menos frecuente. Sin embargo, incluso en estas pueden encontrarse diversos fenotipos de displasia de la válvula mitral (aislada o asociada a otras CC). La displasia de la válvula mitral es menos frecuente en los gatos y puede presentar las mismas características anatómicas que en los perros. No se conocen predisposiciones raciales específicas en la especie felina.

PATOLOGÍA

Las valvas de la válvula mitral, las cuerdas tendinosas y la unión miotendinosa, al igual que las de la válvula tricúspide, se originan a partir de los cojinetes endocárdicos, con una cierta contribución de las células miocárdicas, mediante un proceso de «delaminación» del miocardio, que deja solo las cuerdas tendinosas unidas por un extremo a las valvas y por el otro a los músculos papilares.

Sin embargo, el complejo morfogenético completo de la unión auriculoventricular y la válvula y su formación a partir de los cojinetes endocárdicos todavía está en estudio y, por tanto, los mecanismos teratogénicos de algunas malformaciones de la válvula mitral aún están por dilucidar.

Al igual que en la displasia de la válvula tricúspide, es probable que la interrupción de este proceso de delaminación esté determinada genéticamente en la displasia de la válvula mitral. En la displasia de la válvula mitral con insuficiencia valvular predominante, las valvas aparecen engrosadas, con hipoplasia de algunos bordes que conduce a grandes áreas de no coaptación (fig. 5.37). Las cuerdas tendinosas son a menudo cortas, engrosadas y a veces se insertan en una posición anómala en los músculos papilares (fig. 5.38) y en algunos casos en el septo interventricular, obstruyendo así el tracto de salida del ventrículo izquierdo (v. fig. 5.8). Ocasionalmente, en asociación con las alteraciones displásicas más comunes del aparato valvular, puede identificarse un anillo mitral supravalvular (fig. 5.39) y contribuir a restringir el diámetro del anillo mitral.

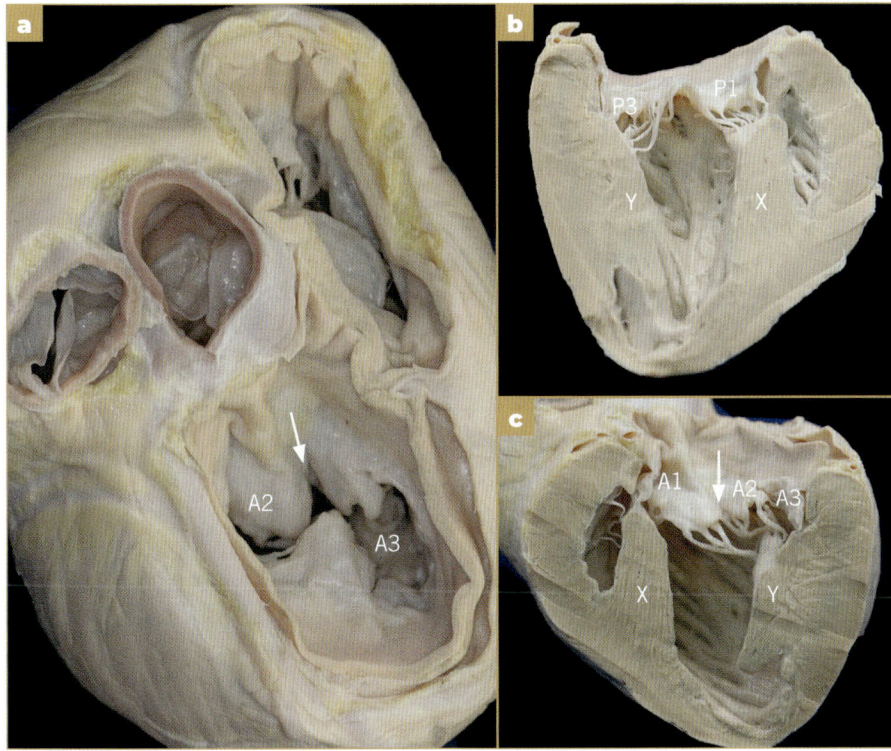

FIGURA 5.37. Pastor Alemán macho de 2 años. a) Válvulas cardiacas, vista dorsal tras la eliminación de ambas aurículas. La válvula mitral presenta un prolapso de A2 con una comisura profunda (flecha). A1 no es claramente visible. A3 es definitivamente hipoplásica. b) Sección longitudinal del ventrículo izquierdo con la valva posterior de la válvula mitral. P2 está marcadamente prolapsada. P1 y P3 presentan una hipoplasia moderada de las cuerdas tendinosas. X, músculo papilar anterior; Y, músculo papilar subauricular. c) Corte longitudinal del ventrículo izquierdo con la valva anterior de la válvula mitral. A2 está marcadamente prolapsada y engrosada con una comisura profunda (flecha blanca). A1 y A3 presentan una hipoplasia significativa de las cuerdas tendinosas. X, músculo papilar anterior; Y, músculo papilar posterior.

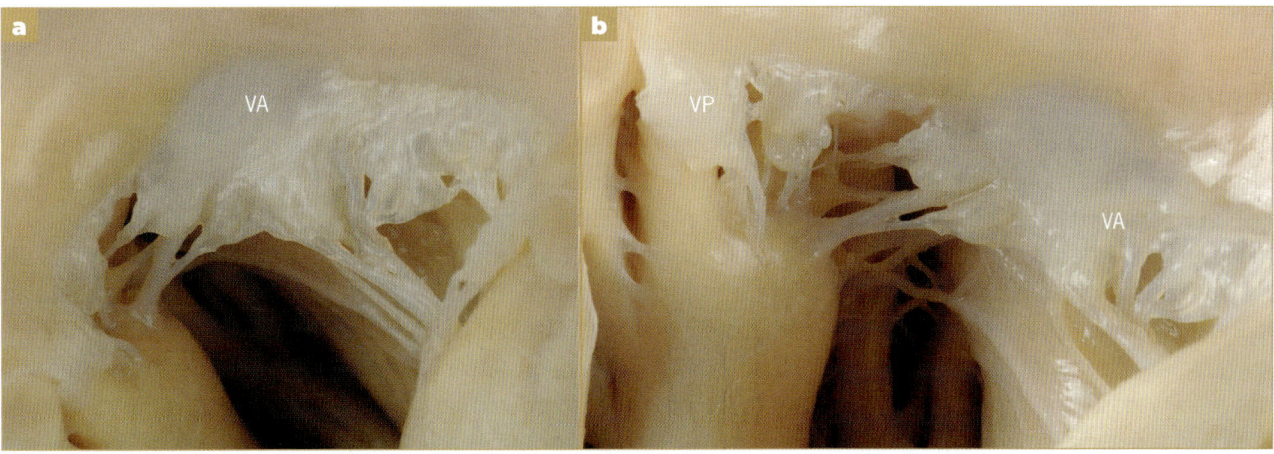

FIGURA 5.38. Golden Retriever de 5 semanas. Sección longitudinal a nivel de la válvula mitral. a) Engrosamiento leve de la valva anterior (VA). b) La valva posterior (VP) aparece gravemente hipoplásica, engrosada y deformada. Las cuerdas tendinosas también están hipoplásicas, engrosadas y rugosas.

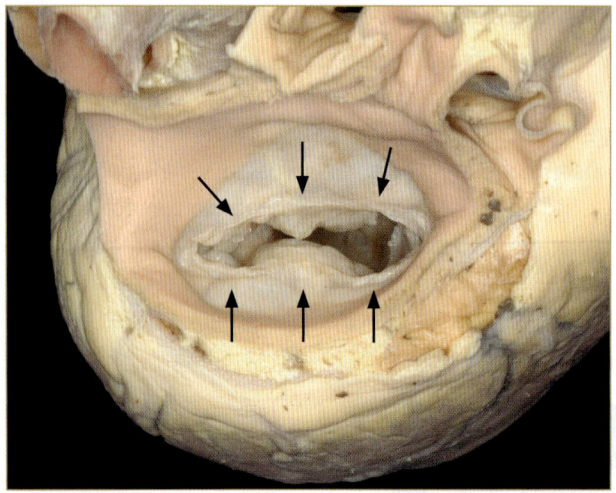

FIGURA 5.39. Golden Retriever macho de 3 años. Un anillo mitral supravalvular (flechas) que reduce el área del orificio mitral es evidente por encima de la válvula mitral displásica con valvas hipoplásicas.

En la estenosis congénita de la válvula mitral, las valvas están engrosadas y enrolladas, y las cuerdas tendinosas están acortadas con espacios intercordales reducidos. Los músculos papilares están subdesarrollados y, en los casos más graves, la válvula mitral consiste en un único diafragma fibroso severamente hipomóvil, que permite el flujo en ambas direcciones (anterógrado y retrógrado) a través de uno o más orificios extremadamente estrechos. La estenosis de la válvula mitral reduce el llenado diastólico del ventrículo izquierdo, que en la mayoría de los casos está poco desarrollado, mientras que, por otro lado, la aurícula izquierda puede alcanzar dimensiones extremadamente grandes. En caso de regurgitación mitral grave, tanto el ventrículo izquierdo como la aurícula izquierda aparecen muy dilatados. Si la displasia de la válvula mitral causa o está asociada a la EAS, el ventrículo izquierdo puede ser hipertrófico.

FISIOPATOLOGÍA

El remodelado funcional del sistema cardiovascular depende del trastorno predominante (estenosis o insuficiencia valvular) y de su gravedad. En caso de insuficiencia mitral grave, cuando la enfermedad se manifiesta precozmente, esto influye en el desarrollo de las cavidades cardiacas izquierdas, y los cachorros muestran un aumento grave de los volúmenes diastólico y sistólico con funciones preservadas. Esta dilatación diastólica constituye una importante reserva de precarga útil para mantener un gasto cardiaco anterógrado adecuado. Esto explica por qué puede observarse una cardiomegalia grave en cachorros

que siguen siendo asintomáticos. Dado que los cachorros suelen ser especialmente activos, en aquellos con displasia de la válvula mitral con insuficiencia predominante, el ejercicio físico intenso provoca un mayor estrés parietal en las paredes auriculoventriculares izquierdas, lo que con el tiempo provoca una exacerbación de la insuficiencia cardiaca izquierda. Sin embargo, el principal determinante de la progresión hacia la insuficiencia cardiaca es el tamaño del orificio regurgitante y, por tanto, de la fracción regurgitante. En la fase descompensada, la disfunción sistólica se hace evidente con una reducción del flujo anterógrado, un aumento del volumen residual y un incremento de las presiones telediastólicas ventriculares, auriculares y hacia las venas pulmonares.

El remodelado funcional debido a la estenosis de la válvula mitral y, por tanto, los signos clínicos del paciente dependen del área de la estenosis y del gasto cardiaco; este último solo puede mantenerse con un aumento de la frecuencia cardiaca, que sin embargo reduce la duración de la diástole y puede conducir a un aumento del gradiente a través del orificio estenótico. El aumento de la presión en la aurícula izquierda provoca su dilatación, que representa el sustrato anatómico para la fibrilación auricular. La fibrilación auricular se desarrolla fácilmente en estos animales y empeora el estado hemodinámico y los signos clínicos. El aumento del tamaño de la aurícula izquierda solo compensa parcialmente el aumento de presión en esta cámara, que se transmite a las venas pulmonares y causa disnea, edema pulmonar e hipertensión pulmonar poscapilar, como también ocurre en la insuficiencia mitral grave.

EXAMEN CLÍNICO

Los propietarios de perros con displasia leve no suelen notificar signos clínicos. En estos animales, la enfermedad se sospecha con mayor frecuencia tras identificar un soplo cardiaco durante un examen clínico rutinario. En las formas más graves, los propietarios pueden referir intolerancia al ejercicio, pero a veces la primera manifestación de la enfermedad es un edema pulmonar cardiogénico agudo.

El soplo mitral puede variar en función de la alteración predominante (estenosis o insuficiencia) y de la gravedad de la disfunción. El soplo sistólico regurgitante es más evidente que el soplo diastólico debido a la estenosis, que solo es audible en caso de estenosis de la válvula mitral aislada. En las formas asociadas, el soplo diastólico tiende a quedar cubierto por el soplo sistólico, sobre todo cuando la frecuencia cardiaca es elevada.

En las insuficiencias graves y en los animales con tórax estrecho, puede percibirse un frémito precordial. En casos de congestión pulmonar grave, pueden auscultarse crepitantes pulmonares.

ELECTROCARDIOGRAFÍA

El ECG puede revelar, aunque con escasa sensibilidad, el remodelado anatómico resultante de la disfunción valvular. En algunos casos es posible reconocer la llamada «onda P mitral», de morfología bífida y duración aumentada, indicativa de dilatación de la aurícula izquierda. Esto puede encontrarse tanto en caso de insuficiencia como en caso de estenosis de la válvula mitral. Un aumento del voltaje de las ondas R en D2, D3, aVL y aVF y en las derivaciones precordiales izquierdas, y una desviación hacia la izquierda del eje eléctrico medio del complejo QRS, pueden confirmar la dilatación del ventrículo izquierdo. Un examen electrocardiográfico ambulatorio y, sobre todo, un examen mediante Holter son esenciales para diagnosticar las frecuentes taquiarritmias supraventriculares y la aparición de fibrilación auricular.

RADIOLOGÍA

Las radiografías en proyección lateral muestran una cardiomegalia izquierda con un diámetro longitudinal aumentado (y un diámetro transversal aumentado en los casos más avanzados) y un desplazamiento dorsal de la tráquea

debido a la dilatación de la aurícula izquierda. En las proyecciones ventrodorsales, la dilatación de la aurícula izquierda provoca un ensanchamiento del ángulo de bifurcación traqueal (fig. 5.40). En caso de dilatación auricular izquierda grave, la sombra de la aurícula izquierda junto con la de las venas pulmonares sobrepasa dorsalmente la bifurcación traqueal (fig. 5.41). La alteración valvular más frecuente es la insuficiencia, a veces asociada a un grado variable de estenosis. En estos pacientes, tanto la aurícula como el ventrículo aparecen aumentados de tamaño. Solo en raros casos de estenosis aislada se identifica una prevalencia clara del agrandamiento auricular. Sin embargo, los exámenes radiográficos no tienen sensibilidad suficiente para distinguir los dos componentes disfuncionales (fig. 5.42).

Con el aumento de la congestión venosa pulmonar se hace evidente la dilatación de las venas pulmonares y aumenta la radiopacidad alrededor del hilio pulmonar. A medida que la congestión progresa, esta radiopacidad se extiende al espacio intersticial hasta que el edema pulmonar difuso se hace manifiesto (fig. 5.43).

ECOCARDIOGRAFÍA

La ecocardiografía 2D y 3D permiten un diagnóstico preciso de todas las formas de displasia de la válvula mitral y una estadificación exacta del remodelado anatómico y funcional del corazón. Las hojas de la válvula y las cuerdas tendinosas

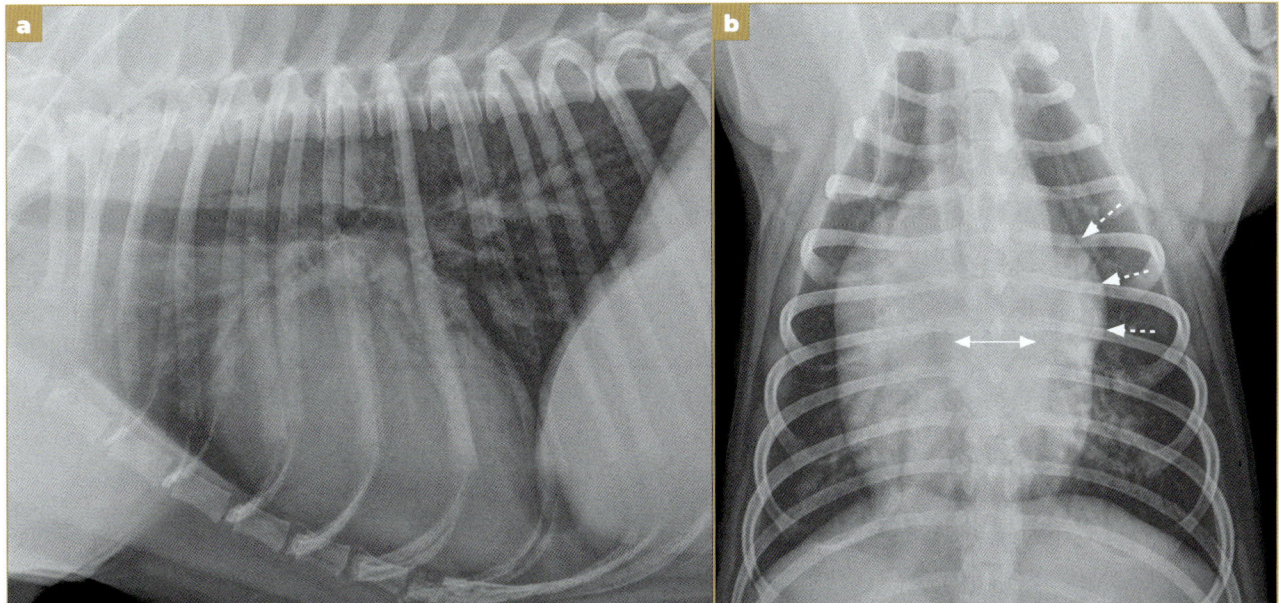

FIGURA 5.40. Hembra de Bull Terrier de 4 años. a) Proyección lateral. Obsérvese el aumento de los diámetros longitudinal y transversal de la silueta cardiaca. La tráquea está desplazada dorsalmente por la dilatación de la aurícula izquierda. b) Proyección ventrodorsal. El ángulo de bifurcación traqueal está aumentado debido a la dilatación de la aurícula izquierda (flecha de doble punta) y la orejuela izquierda sobresale de la silueta cardiaca (flechas discontinuas).

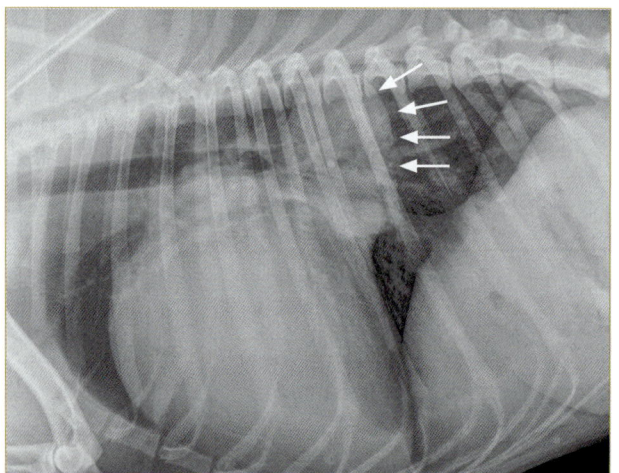

FIGURA 5.41. Hembra de Setter Inglés de 1 año. Dilatación grave de la aurícula izquierda, cuyo perfil dorsal sobrepasa la bifurcación traqueal (flechas).

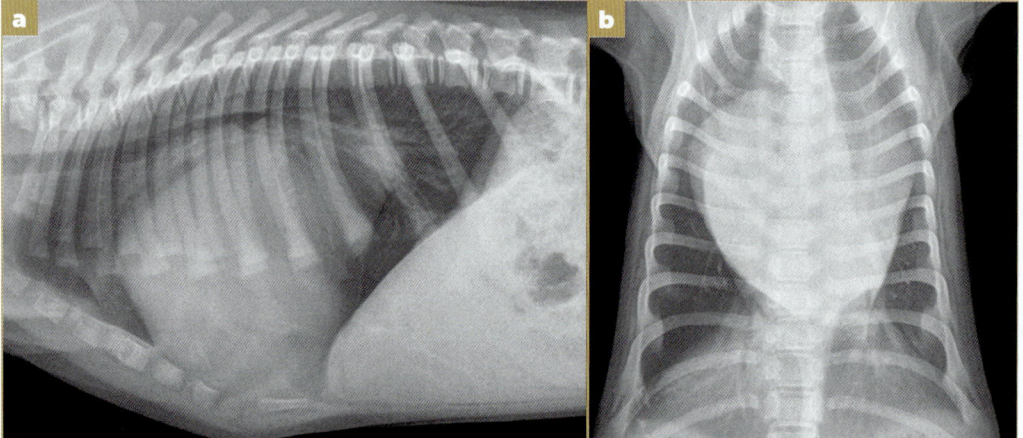

FIGURA 5.42. Golden Retriever de 3 meses de edad con estenosis grave de la válvula mitral. a) La proyección lateral muestra un aumento de los diámetros longitudinal y transversal, con una dilatación predominante de la aurícula izquierda. b) Proyección ventrodorsal. La extrema dilatación de la aurícula y orejuela izquierdas en esta proyección confiere a la silueta cardiaca la morfología conocida como forma de «san Valentín».

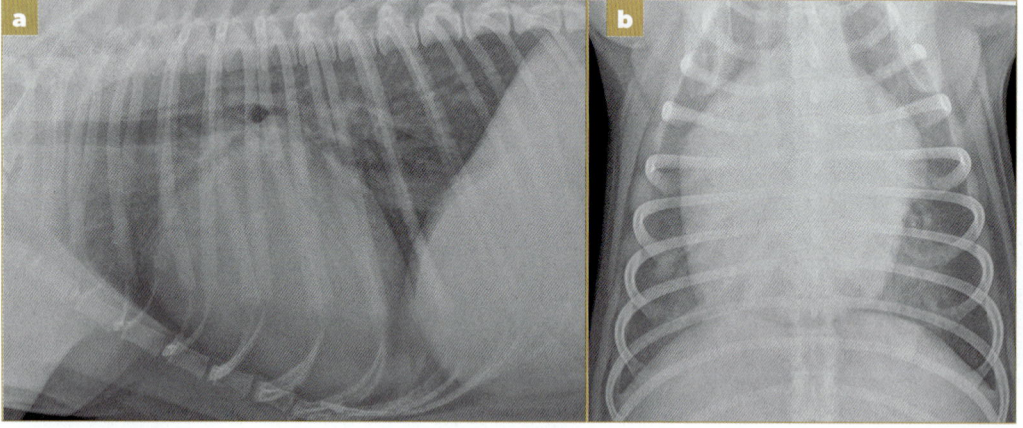

FIGURA 5.43. El mismo animal de la figura 5.40, 1 año después. El empeoramiento de la cardiomegalia y un infiltrado intersticial difuso son evidentes tanto en la proyección lateral (a) como en la ventrodorsal (b).

pueden aparecer engrosadas, rudimentarias e hipomóviles (vídeo 5.9) (fig. 5.44). La insuficiencia de la válvula mitral está causada por una falta de coaptación de las valvas, que puede deberse a una hipoplasia tanto de las cuerdas tendinosas como de las valvas; en algunos casos, una o más hojas valvulares son muy pequeñas o incluso faltan (vídeo 5.10) (fig. 5.45). Estos cambios estructurales, junto con la dilatación del ventrículo izquierdo, que aumenta la distancia entre los músculos papilares, hacen que las hojas valvulares no puedan alcanzar la posición del plano valvular normal en sístole. El área triangular así formada entre las valvas mitrales y el plano valvular se denomina «zona en tienda de campaña»; esta área es proporcional a la gravedad de la insuficiencia (fig. 5.46).

VÍDEO 5.9. Displasia de la válvula mitral con valvas engrosadas y rudimentarias.

VÍDEO 5.10. Anomalías de las valvas mitrales.

VÍDEO 5.11. Forma de «palo de *hockey*» de las valvas mitrales.

VÍDEO 5.12. Válvula mitral en paracaídas.

Cuando la estenosis es la alteración predominante, o en cualquier caso en el que la estenosis sea un componente significativo de la disfunción mitral, la movilidad reducida de las valvas y a veces su forma patognomónica de «palo de *hockey*» (fig. 5.47) (vídeo 5.11) pueden observarse en las proyecciones paraesternal derecha de eje largo y apical de cuatro cámaras. La ETT 3D y la ETE, que proporcionan resultados aún mejores, ofrecen las mejores vistas frontales de la zona estenótica y la morfología de las hojas (fig. 5.48). La estenosis congénita de la válvula mitral puede presentarse rara vez en forma de válvula mitral en paracaídas (vídeo 5.12).

En caso de estenosis, el ventrículo izquierdo tiende a ser hipoplásico, mientras que la aurícula izquierda está dilatada en proporción a la gravedad de la estenosis. Cuando predomina la insuficiencia, tanto la aurícula como

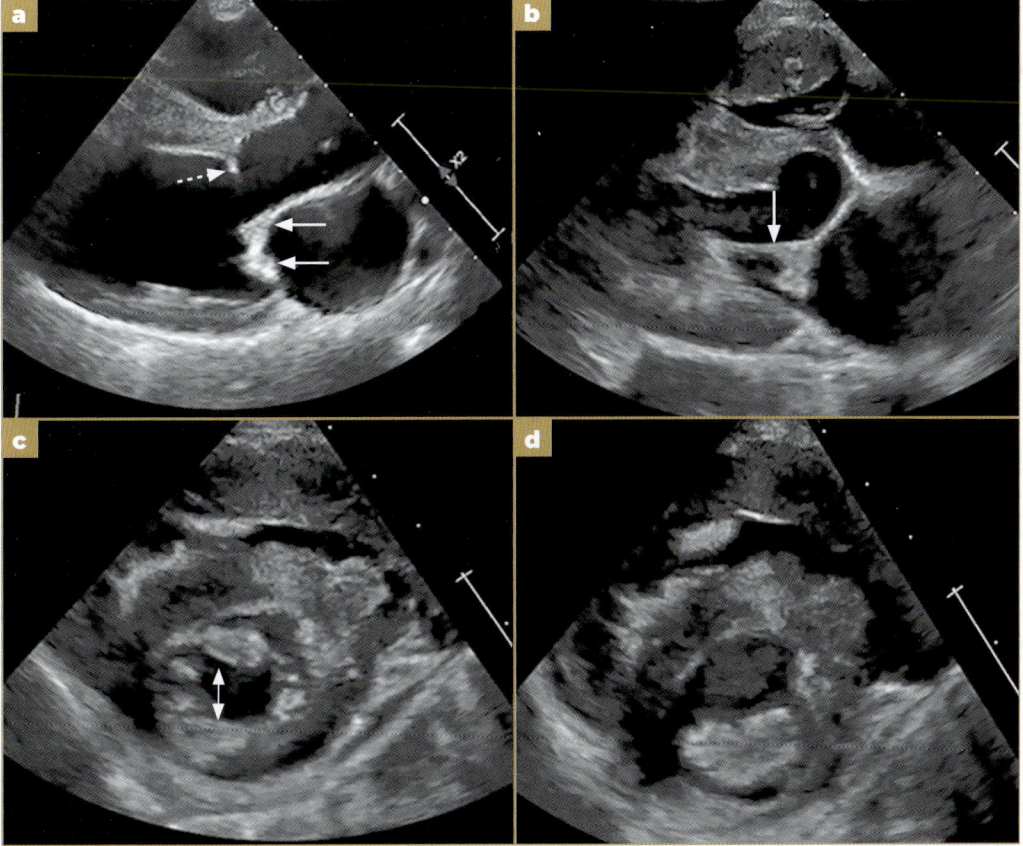

FIGURA 5.44. Terranova macho de 3 meses de edad con estenosis aórtica subvalvular leve de tipo 1 y displasia de la válvula mitral. a) Obsérvese el nódulo subaórtico (flecha discontinua). Las flechas continuas indican las valvas mitrales gruesas y rudimentarias. b) Las cuerdas tendinosas gruesas y cortas (flecha) son visibles en esta proyección más oblicua. Imágenes en diástole(c) y en sístole (d) de la proyección de eje corto a nivel mitral que muestran el engrosamiento de A2 y P2 (flecha de doble punta).

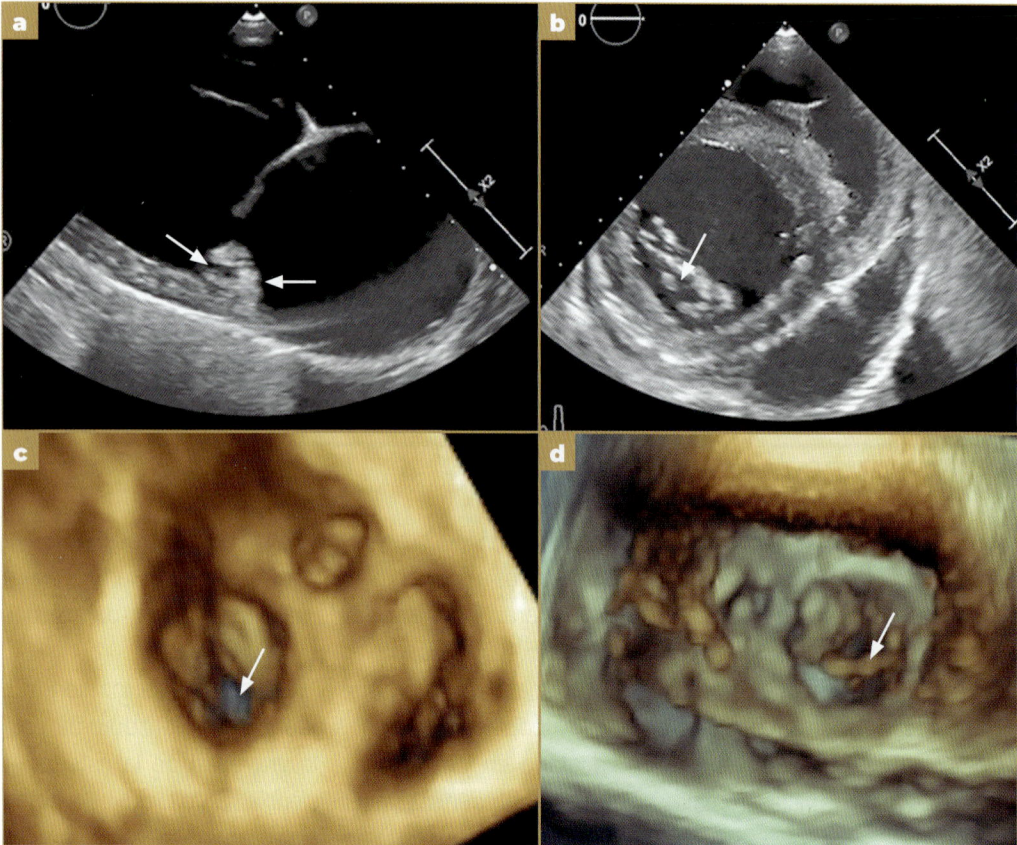

FIGURA 5.45. Golden Retriever macho de 5 meses de edad. a) Dilatación auricular y ventricular izquierda grave con hipoplasia de la valva posterior (flechas). b) Proyección de eje corto a nivel mitral, imagen en sístole. Obsérvese la falta de coaptación a nivel de la comisura posterior. c) Proyección auricular de las válvulas auriculoventriculares, imagen en sístole. Adviértase la falta de coaptación a nivel de la comisura posterior y la hipoplasia de la P3. d) Imagen en sístole de la válvula mitral vista desde el lado ventricular. Además de la ausencia del festoneado de P3, se identifica una cuerda tendinosa corta y engrosada (flecha).

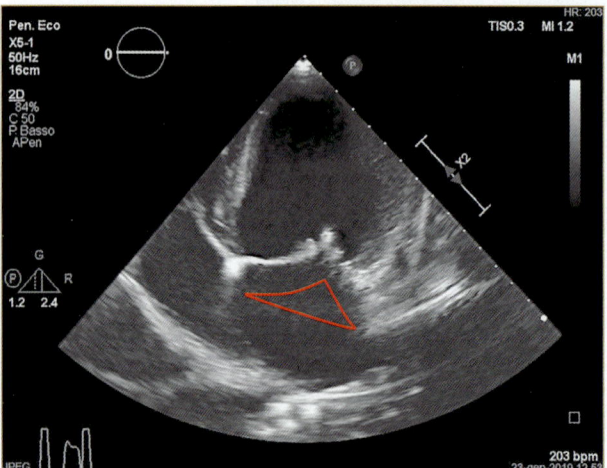

FIGURA 5.46. Setter Inglés de 1 año con displasia mitral. La «zona en tienda de campaña», debida a la hipoplasia y falta de coaptación y de las valvas, está delineada en rojo.

el ventrículo izquierdos están muy dilatados. Dado que el proceso de dilatación comienza durante el periodo perinatal, el agrandamiento de las cámaras es mucho mayor que el que puede observarse en la insuficiencia mitral adquirida. En la fase inicial, la cinética del ventrículo izquierdo es normal, mientras que su contractilidad puede aparecer

disminuida en las fases avanzadas de la enfermedad, cuando se reduce la función sistólica.

En la insuficiencia mitral, la imagen Doppler transmitral refleja la gravedad de la sobrecarga de volumen y el aumento de las presiones diastólicas. En estadios muy avanzados, una vez que la distensibilidad de la cámara ventricular izquierda se vuelve inadecuada para tolerar la sobrecarga volumétrica crónica, el patrón de flujo se vuelve restrictivo. El Doppler color ofrece una evaluación semicuantitativa de la gravedad del flujo regurgitante y de su dirección. En la estenosis de la válvula mitral, el patrón de flujo transmitral muestra un gradiente diastólico elevado que se mantiene durante toda la diástole y aumenta durante la contracción auricular (fig. 5.49).

TRATAMIENTO

El tratamiento farmacológico de la displasia de la válvula mitral clínicamente relevante, ya sea causada por estenosis o por insuficiencia, no difiere mucho del tratamiento prescrito en la valvulopatía mitral adquirida. Debe incluir diuréticos, vasodilatadores y antiarrítmicos según sea necesario. En caso de fibrilación auricular, aunque la cardioversión a ritmo sinusal no es una opción realista debido al enorme tamaño

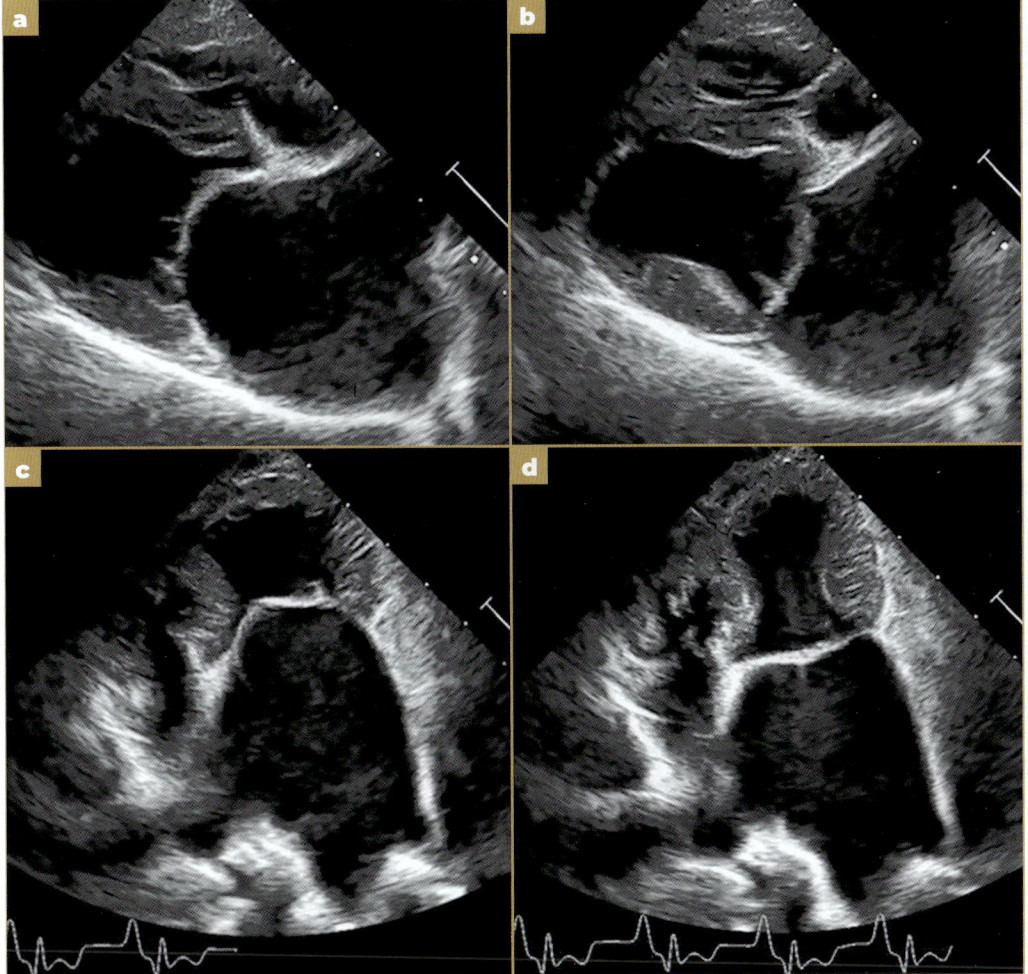

FIGURA 5.47. Perro mestizo de 4 años con estenosis grave de la válvula mitral. La válvula estaba formada por un diafragma membranoso hipomóvil con solo unas pocas cuerdas tendinosas rudimentarias y perforada solamente en dos puntos. a) Proyección paraesternal, imagen en diástole. b) Proyección paraesternal, imagen en sístole. c) Proyección apical, imagen en diástole. d) Proyección apical, imagen en sístole.

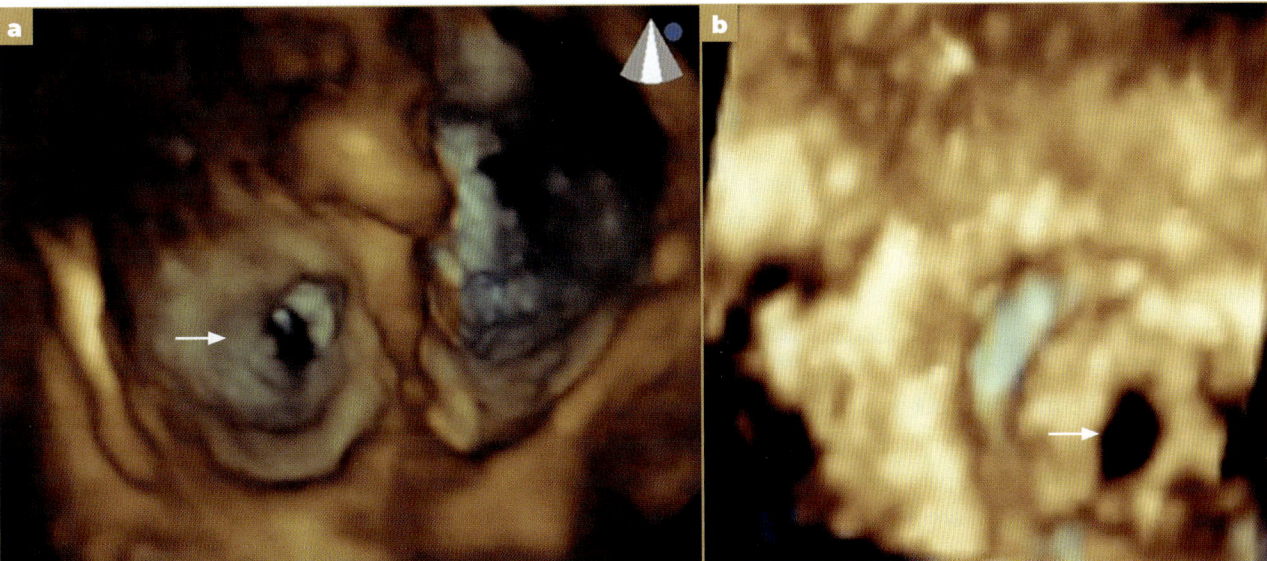

FIGURA 5.48. Hembra de Labrador de 1 año. Proyección tridimensional de frente de una estenosis de la válvula mitral grave, con la válvula formada por un diafragma con un único orificio (flecha). a) Vista auricular. b) Vista ventricular.

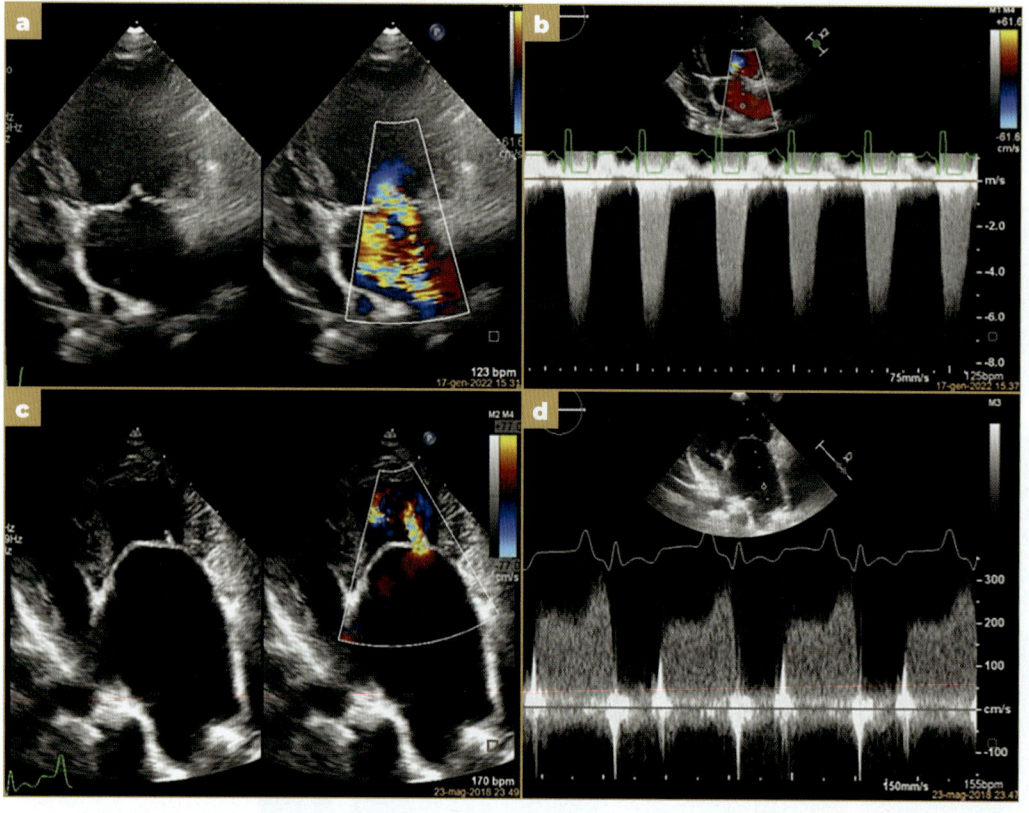

FIGURA 5.49. a) y b) Displasia de la válvula mitral (VM) con insuficiencia predominante. a) Doppler color; chorro central de regurgitación mitral grave. b) Medición mediante Doppler continuo (DC) de la velocidad pico del flujo de regurgitación. c) y d) Displasia de la VM con estenosis predominante. c) «Cúpula diastólica» de la VM en forma de cúpula y flujo diastólico de alta velocidad a través de uno de los orificios de la VM. d) Medición mediante el Doppler continuo del flujo diastólico estenótico de alta velocidad sugestivo de una presión auricular izquierda >25 mmHg.

de las aurículas, sigue siendo importante mantener el control de la frecuencia cardiaca del paciente. Las opciones de tratamiento quirúrgico, teniendo en cuenta el amplio espectro de alteraciones anatómicas que caracterizan a esta enfermedad, deben evaluarse cuidadosamente caso por caso.

OBSTRUCCIÓN SUPRAVALVULAR DE LA VÁLVULA MITRAL

La definición general de obstrucción supravalvular de la válvula mitral incluye aquellas malformaciones que pueden producir un grado variable de alteración del llenado ventricular izquierdo. Todas ellas son afecciones especialmente raras; las dos más frecuentemente descritas son el anillo supramitral (ASM) (fig. 5.50) y el *cor triatriatum sinister* (CTS).

Estas dos malformaciones pueden crear las mismas condiciones fisiopatológicas y, en consecuencia, dar lugar a los mismos signos clínicos, pero tienen un origen teratogénico completamente diferente. Algunos puntos de referencia anatómicos pueden ser esenciales en el diagnóstico diferencial entre ambas, lo que es importante para planificar una estrategia quirúrgica correcta. Sin embargo, en la práctica, debido a la deformación de las estructuras causada por la presión elevada en las cámaras proximales, a veces es muy difícil distinguir todas estas referencias anatómicas en las imágenes diagnósticas.

En los niños, el ASM se asocia con mayor frecuencia a otras lesiones obstructivas del lado izquierdo, como estenosis valvular, estenosis aórtica subvalvular, estenosis de la válvula aórtica con o sin válvula aórtica bicúspide e hipoplasia del arco transverso o coartación aórtica discreta. La presencia de todas estas lesiones se conoce como síndrome de Shone, y el ASM se considera una parte esencial de este. Este complejo nunca se ha descrito en animales, en los que el ASM se encuentra aislado o, a lo sumo, asociado a displasia de la válvula mitral. En el ser humano se ha descrito otra afección muy poco frecuente y muy difícil de diferenciar del ASM. Esta anomalía es la cresta supravalvular, que es muy similar al anillo supravalvular. Esta cresta está en estrecho contacto con los vasos epicárdicos del surco auriculoventricular, del que es una invaginación. Por este motivo, la cirugía de esta estructura está contraindicada; de hecho, en estos casos no es necesaria, ya que, debido a sus características anatómicas, una cresta supravalvular no debería provocar una estenosis del flujo de salida de la aurícula izquierda. Sin embargo, en la actualidad no existen estudios de esta malformación en animales.

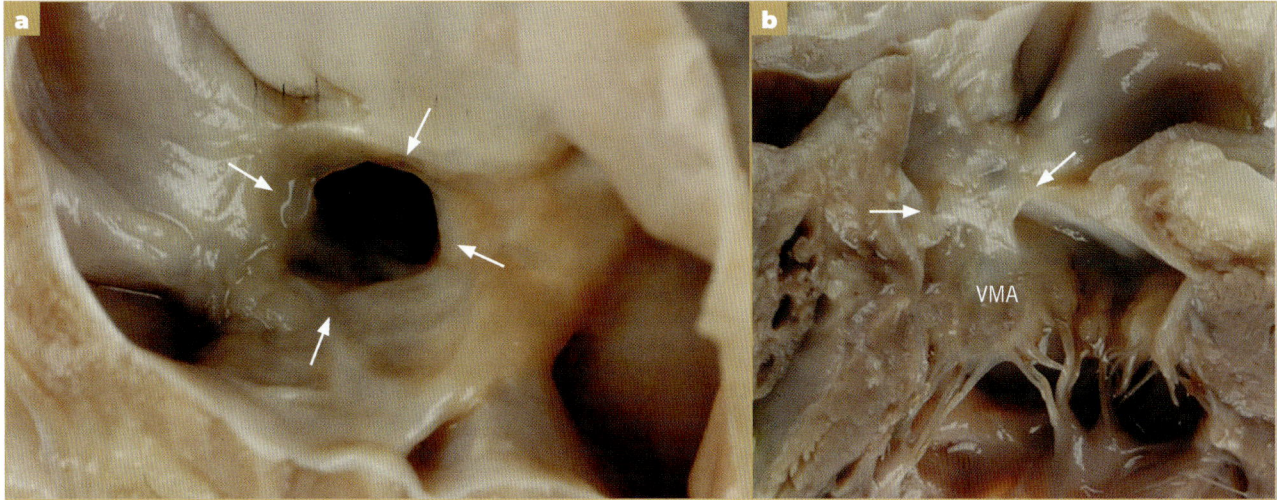

FIGURA 5.50. Gato Común Europeo de pelo corto de 2 años con anillo supramitral. a) Vista desde la aurícula izquierda del tracto estenótico (flechas). b) Corte longitudinal a nivel del anillo mitral, anillo supramitral (flechas), justo por encima de la valva mitral anterior (VMA).

Como ocurre con muchas CC raras, el origen embriológico del ASM sigue siendo objeto de debate. La hipótesis más probable es que sea el resultado de una división incompleta del tejido del cojinete miocárdico. Microscópicamente, el ASM presenta una capa densa de tejido esclerótico que se asemeja a la sustancia valvular, pero sin una verdadera capa valvular. Esto lo diferencia del tejido del CTS, que se caracteriza por una doble capa muscular.

Tanto el ASM como el CTS son CC raras más frecuentes en gatos que en perros, aunque el escaso número de casos no nos permite establecer hipótesis sobre predisposiciones de raza o sexo. En medicina veterinaria, el CTS está más descrito que el ASM, pero en la práctica clínica diaria, el diagnóstico diferencial entre CTS y ASM es muy difícil. Por tanto, algunos de los casos clasificados según la definición más común de CTS pueden ser casos de las formas menos comunes descritas aquí.

En el CTS, la aurícula izquierda está dividida en dos cámaras distintas por una membrana fibromuscular con una orientación horizontal, paralela al plano de la válvula mitral o a veces más transversal. Esta membrana puede adoptar una morfología plana o el aspecto de un embudo, con la parte más estrecha dirigida hacia la verdadera aurícula izquierda, y que corresponde a la zona estenótica.

Esta membrana divide la aurícula izquierda en una cámara accesoria proximal o superior, que recibe el flujo sanguíneo de las venas pulmonares, y una cámara distal o inferior, que corresponde a la aurícula verdadera y comunica con el orificio mitral, el septo auricular y la orejuela izquierda.

La clasificación propuesta para el ser humano por Loeffer en 1949, basada en las variantes anatómicas observadas, distingue tres tipos principales de CTS. En el primer tipo (el más grave), falta la conexión entre las dos cámaras; por tanto, la cámara proximal está necesariamente conectada a la aurícula derecha o, en cualquier caso, existe un retorno venoso pulmonar anómalo. En el segundo tipo, la membrana auricular solo permite el paso del flujo sanguíneo a través de uno o varios orificios pequeños, con un efecto estenótico grave. En el tercer tipo, la comunicación entre las dos cámaras es particularmente amplia y no tiene efecto sobre el flujo sanguíneo y la membrana es un hallazgo incidental durante un examen ecocardiográfico realizado por otras razones. En la experiencia del autor, en gatos, solo se ha observado el segundo tipo.

El mecanismo teratogénico del CTS aún no se ha aclarado. La teoría más acreditada es la de la «mala incorporación», según la cual, durante la separación de las venas pulmonares del seno venoso, estas venas no se incorporan por separado al techo de la aurícula izquierda, sino que permanecen fusionadas como en el seno venoso de origen embrionario. Sin embargo, la identificación en la membrana de fibras miocárdicas derivadas de la pared auricular, que según esta teoría solo deberían ser de origen venoso, pone en entredicho esta teoría. Otra teoría es la de la «mala división», según la cual la membrana podría derivar de un crecimiento anormal del *septum primum*. Según otros autores, el cuerno izquierdo del seno venoso durante el desarrollo embrionario podría «atrapar» la vena pulmonar común, impidiendo la conexión directa de las venas pulmonares con la aurícula izquierda.

DIAGNÓSTICO

Los signos clínicos son los mismos tanto en el ASM como en el CTS y están estrechamente relacionados con el grado de obstrucción del flujo sanguíneo y, por tanto, con el tamaño de la comunicación entre las cámaras, y con la cantidad de venas pulmonares que fluyen hacia la cámara accesoria proximal y con la cantidad de estas que desembocan normalmente en la aurícula izquierda verdadera. Por ello, en algunos animales la malformación no provoca ningún signo, mientras que otros casos pueden remitirse a un especialista por signos de congestión venosa pulmonar. El soplo diastólico descrito en los pacientes humanos es muy difícil de identificar en los animales. El ECG rara vez es diagnóstico. Las radiografías revelan un aumento del tamaño de la silueta cardiaca en la zona de la aurícula izquierda y de las venas pulmonares afectadas (fig. 5.51). La ETT puede permitir un diagnóstico preciso de la malformación y sus consecuencias hemodinámicas. En los perros, la ETE puede proporcionar una mayor precisión, especialmente en la identificación de todas las venas pulmonares. Otros métodos más complejos y costosos, como la angiografía y la tomografía computarizada, apenas añaden más información. Estos procedimientos diagnósticos solo están indicados en caso de ventanas ecocardiográficas de mala calidad que imposibiliten la realización de la ETE.

El eje largo paraesternal derecho y las proyecciones apicales de cuatro cámaras permiten identificar las estructuras anatómicas implicadas. Deben visualizarse la cámara accesoria proximal, el curso y las conexiones de las venas pulmonares, la posición del septo auricular y la orejuela izquierda. Además, el Doppler color y espectral también ayudan a identificar el lugar de la obstrucción y a evaluar su gravedad. El reconocimiento de todas estas estructuras es fundamental para el diagnóstico diferencial entre el ASM y el CTS. Este diagnóstico diferencial se basa esencialmente en la posición de la orejuela izquierda, que se sitúa por debajo de la membrana intraauricular en el CTS, pero permanece incluida en la cámara accesoria proximal por encima de la obstrucción en el ASM. En la práctica clínica, esta diferenciación es muy difícil, sobre todo en los casos en los que la obstrucción es grave. En estos casos, en el CTS la membrana es empujada por la presión elevada en la cámara proximal muy cerca del anillo mitral, como también ocurre en el AMS (fig. 5.52). El estudio ecocardiográfico realizado también con proyecciones fuera de las imágenes estándar debe incluir el estudio de la anatomía de la orejuela; una dilatación severa de la orejuela debe hacer sospechar al clínico un AMS y no un CTS.

Además, en el estudio morfológico 2D es aconsejable examinar adecuadamente las cámaras, ya que la ralentización del flujo en la cámara accesoria podría favorecer la formación de un trombo dentro de la propia cámara (fig. 5.53).

El Doppler color puede identificar el flujo que pasa entre la cámara accesoria y la aurícula verdadera, y el Doppler continuo, alineado con este flujo, puede medir el gradiente entre las dos cámaras. En las estenosis graves, la velocidad del flujo puede superar a veces los 2 m/s (fig. 5.54).

El aumento de presión en la cámara accesoria se transmite a las venas pulmonares. Esto puede conducir a una hipertensión pulmonar poscapilar, que con el tiempo puede conducir al desarrollo de una forma combinada con un componente precapilar. Este aumento de presión puede estimarse utilizando el gradiente del flujo de regurgitación tricúspide, cuando este es visible.

TRATAMIENTO

La congestión venosa y el edema pulmonar pueden tratarse mediante diuréticos, que junto con la oxigenoterapia es el único tratamiento paliativo que puede ayudar a superar las fases agudas de la enfermedad y estabilizar la función cardiorrespiratoria de estos pacientes. En los gatos se ha propuesto y realizado con éxito tanto la cirugía cardiaca híbrida como la cirugía utilizando baipás cardiopulmonar. Se ha descrito el abordaje híbrido para el CTS. Consiste en una auriculotomía izquierda y la colocación de una sutura a través de la cual se pasa un introductor vascular. Esto ayuda a la colocación de un balón de corte o un balón de alta presión que se dilatará a través de la membrana para resolver la estenosis. Antes de realizar este procedimiento es

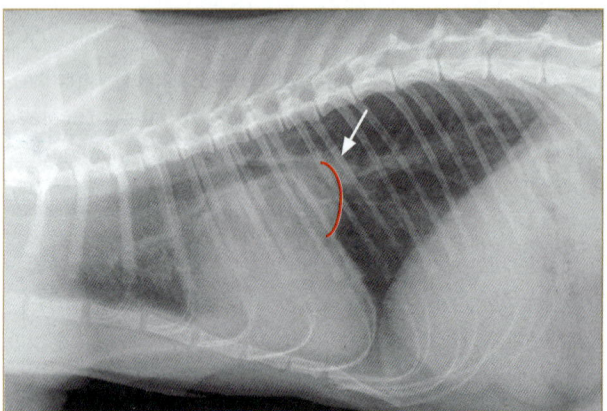

FIGURA 5.51. Dilatación grave de la aurícula izquierda y de las venas pulmonares aferentes. La línea curva roja delinea el perfil posterior de la aurícula izquierda dilatada. La flecha blanca indica la congestión de las venas pulmonares.

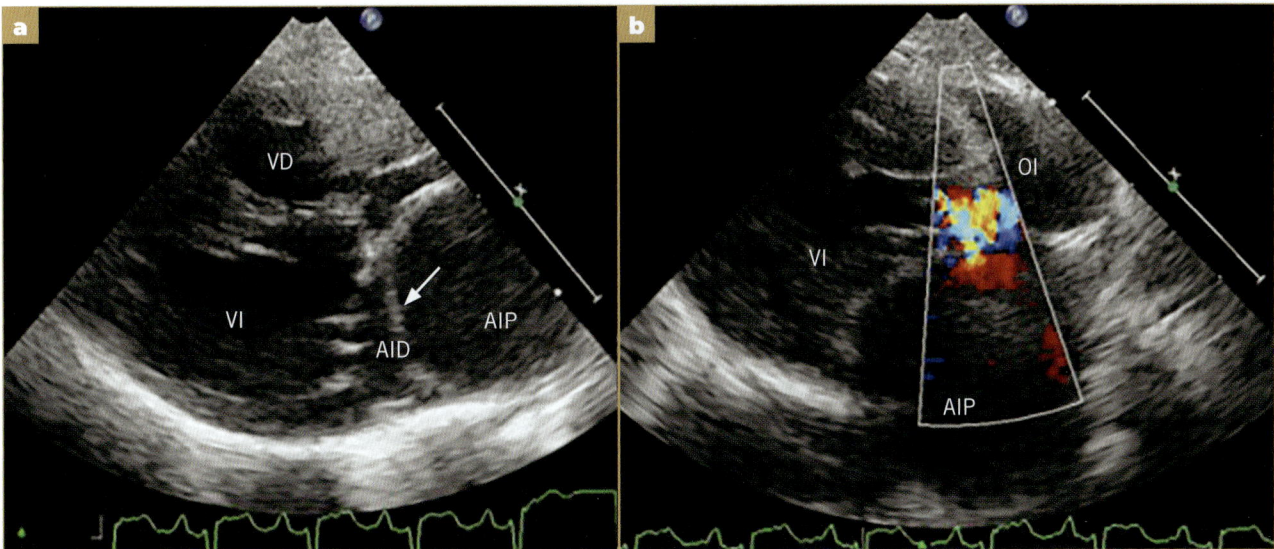

FIGURA 5.52. Gato Común Europeo de pelo corto macho de 1 año. *Cor triatriatum sinister.* a) Proyección paraesternal derecha de eje largo. La presión elevada en la aurícula izquierda proximal (AIP) desplaza la membrana (flecha) hacia el anillo mitral. b) Proyección paraesternal izquierda, apical. La imagen de Doppler color muestra la comunicación entre las cámaras izquierda proximal y distal y la comunicación de la cámara distal de menor presión con la orejuela izquierda (OI). AID, aurícula izquierda distal; VD, ventrículo derecho; VI, ventrículo izquierdo.

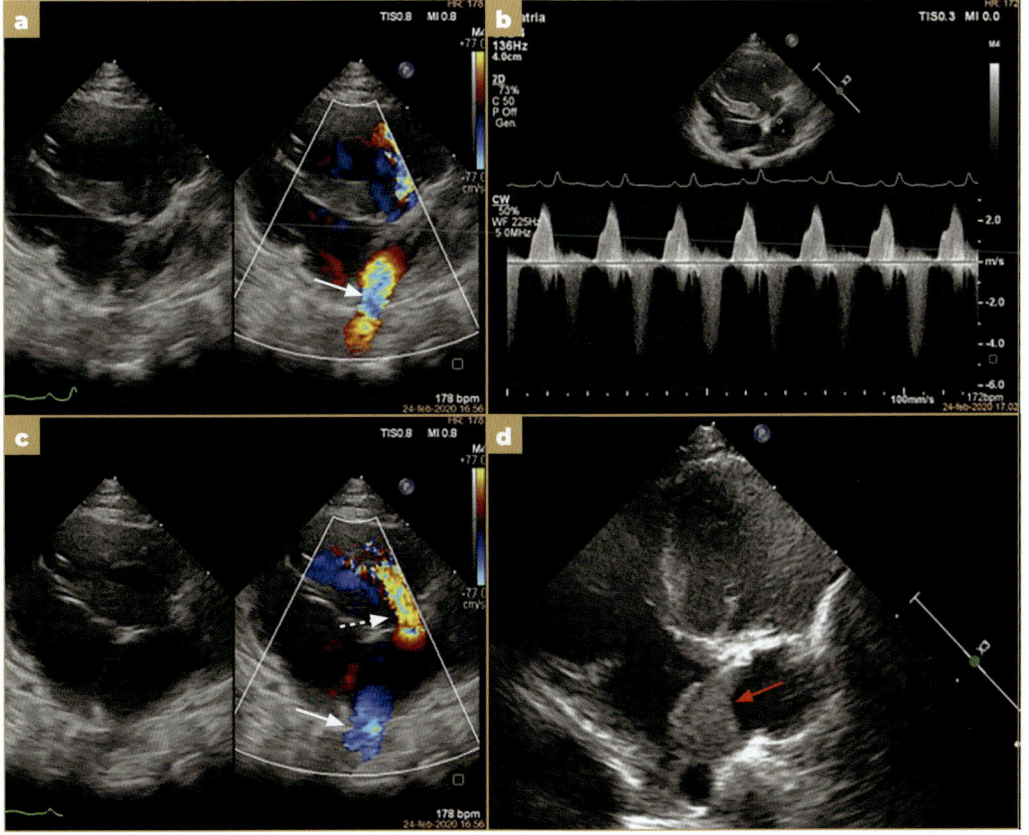

FIGURA 5.53. Main Coon macho de 1 año. Anillo supramitral. a) La flecha continua indica el flujo a través de la vena pulmonar durante la diástole temprana. b) El espectro del Doppler continuo muestra una alteración del flujo a través de la membrana, con un flujo anterógrado y retrógrado de alta velocidad. c) La flecha discontinua indica el flujo acelerado a través de la membrana durante la diástole tardía. d) La flecha roja muestra un trombo en la cámara proximal.

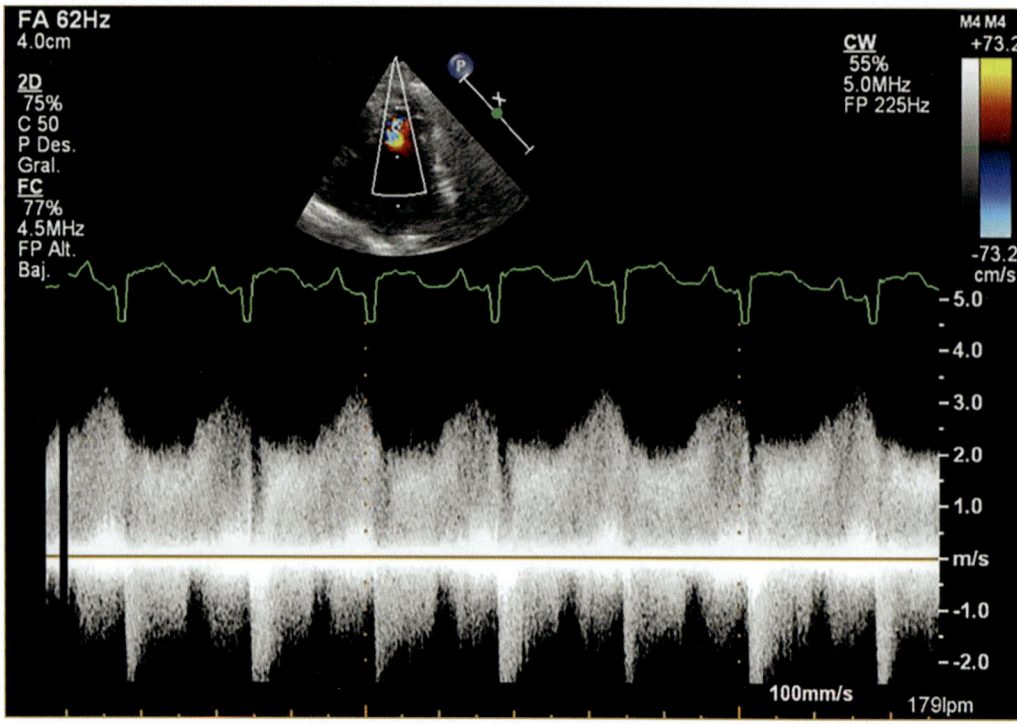

FIGURA 5.54. Gato Común Europeo de pelo corto macho de 1 año. *Cor triatriatum sinister*. Flujo continuo a alta velocidad a través de la obstrucción interauricular con la velocidad pico al final de la diástole. El gradiente de presión sugiere una presión elevada en venas pulmonares.

necesario determinar el diagnóstico diferencial como se ha mencionado anteriormente. Mientras que la dilatación con el balón de corte puede ser eficaz en el caso de un verdadero CTS, en el ASM la proximidad entre el anillo y la válvula mitral puede provocar lesiones iatrogénicas en la propia válvula. En el momento de redactar este capítulo no se había descrito ningún caso de cresta supravalvular en animales. Sin embargo, cabe destacar que, debido a que la cresta deriva de los tejidos del surco auriculoventricular y está relacionada con los vasos coronarios epicárdicos, su resección está contraindicada. La resección quirúrgica de la obstrucción utilizando baipás cardiopulmonar es ciertamente más eficaz en la eliminación completa de la membrana obstructiva, pero esta opción debe ser cuidadosamente evaluada dados los mayores costes y el pequeño tamaño de los pacientes felinos, lo que requiere que el equipo quirúrgico tenga suficiente experiencia específica en la realización de este tipo de procedimiento en pequeños animales.

BIBLIOGRAFÍA

Belanger C, Gunther-Harrington CT, Nishimura S et al. High-pressure balloon valvuloplasty for severe pulmonary valve stenosis: a prospective observational pilot study in 25 dogs. *J Vet Cardiol*, 2018, 20(2):115–122.

Belanger MC, Côté E, Beauchamp G. Association between aortoseptal angle in Golden Retriever puppies and subaortic stenosis in adulthood. *J Vet Intern Med*, 2014, 28(5):1498–1503.

Borenstein N, Gouni V, Behr L et al. Surgical Treatment of Cor Triatriatum Sinister in a Cat Under Cardiopulmonary Bypass. *Vet Surg*, 2015, 44(8):964–969.

Bussadori C, Pradelli D, Borgarelli M et al. Congenital heart disease in boxer dogs: results of 6 years of breed screening. *Vet J*, 2009 Aug, 181(2):187–189.

Bussadori C, Quintavalla C, Capelli A. Prevalence of congenital heart disease in boxers in Italy. *J Vet Cardiol*, 2001 Nov, 3(2):7–11.

Cuddy LC, Maisenbacher HW, Vigani A, Berry C. Computed tomography angiography of coarctation of the aorta in a dog. *J Vet Cardiol* ,2013 Dec, 15(4):277–281.

Fine DM, Tobias AH, Jacob KA. Supravalvular mitral stenosis in a cat. *J Am Anim Hosp Assoc*, 2002 Sep-Oct, 38(5):403–406.

Gordon B, Trautvetter E, Patterson DF. Pulmonary congestion associated with cor triatriatum in a cat. *J Am Vet Med Assoc*, 1982 Jan 1, 180(1):75–77.

Gunasekaran T, Sanders RA. Sudden cardiac death in a dog during Holter recording-R on T phenomenon. *J Vet Cardiol*, 2017 Oct, 19(5):455–461.

Höglund K, Häggström J, Bussadori C, Kvart C. A prospective study of systolic ejection murmurs and left ventricular outflow tract in boxers. *J Small Anim Pract*, 2011 Jan, 52(1):11–17.

Höllmer M, Willesen JL, Jensen AT, Koch J. Aortic stenosis in the Dogue de Bordeaux. *J Small Anim Pract*, 2008 Sep, 49(9):432–437.

Konstantinov I, Yun TJ, Calderone C, Coles JG. Supramitral Obstruction of Left Ventricular Inflow Tract by Supramitral Ring. *Oper Tech Thorac Cardiovasc Surg*, 2004, 9:247–251.

Kleman ME, Estrada AH, Maisenbacher HW 3rd et al. How to perform combined cutting balloon and high pressure balloon valvuloplasty for dogs with subaortic stenosis. *J Vet Cardiol*, 2012, 14(2):351–61.

Koplitz SL, Meurs KM, Bonagura JD. Echocardiographic assessment of the left ventricular outflow tract in the Boxer. *J Vet Intern Med*, 2006 Jul-Aug, 20(4):904–911.

Nassar PN, Hamdan RH. Cor Triatriatum Sinistrum: Classification and Imaging Modalities. *Eur J Cardiovasc Med*, 2011 Jan, 1(3):84–87.

Nelson DA, Fossum TW, Gordon S et al. Surgical correction of subaortic stenosis via right ventriculotomy and septal resection in a dog. *J Am Vet Med Assoc*, 2004 Sep 1, 225(5):705–708.

Pyle RL, Patterson DF, Chacko S. The genetics and pathology of discrete subaortic stenosis in the Newfoundland dog. Am Heart J, 1976 Sep, 92(3):324–334.

Quintavalla C, Guazzetti S, Mavropoulou A, Bussadori C. Aorto-septal angle in Boxer dogs with subaortic stenosis: an echocardiographic study. *Vet J*, 2010 Sep, 185(3):332–337.

Romito G, Diana A, Rigillo A et al. Unusual Presentation of Aortic Valve Infective Endocarditis in a Dog: Aorto-Cavitary Fistula, Tricuspid Valve Endocarditis, and Third-Degree Atrioventricular Block. *Animals (Basel)*, 2021 Mar 4, 11(3):690.

Shen L, Estrada AH, Côté E et al. Aortoseptal angle and pressure gradient reduction following balloon valvuloplasty in dogs with severe subaortic stenosis. *J Vet Cardiol*, 2017 Apr, 19(2):144–152.

Stern JA, Tou SP, Barker PC et al. Hybrid cutting balloon dilation for treatment of cor triatriatum sinister in a cat. *J Vet Cardiol*, 2013 Sep, 15(3):205–210.

Tournoux F, Laurenceau JL, Bellamèche M et al. Infective endocarditis: a potential complication of subaortic membranes. *Ann Cardiol Angiol (Paris)*, 2005, 54(3):138–140.

Visser LC, Scansen BA. Congenital bicuspid aortic valve in an English bulldog. *J Vet Cardiol*. 2013 Mar, 15(1):87–92.

Wander KW, Monnet E, Orton EC. Surgical correction of cor triatriatum sinister in a kitten. *J Am Anim Hosp Assoc*, 1998 Sep-Oct, 34(5):383–386.

Winter RL, Newhard DK, Taylor AR et al. Balloon valvuloplasty in a dog with congenital bicuspid aortic valve and supravalvar aortic stenosis (atypical Shone's complex). *J Vet Cardiol*, 2019 Jun, 23:88–95.

Winter RL, Rhinehart JD, Estrada AH et al. Repeat balloon valvuloplasty for dogs with recurrent or persistent pulmonary stenosis. *J Vet Cardiol*. 2021 Apr, 34:29–36.

CAPÍTULO 6

Enfermedades cardiovasculares congénitas con derivación sistémico-pulmonar

Claudio Bussadori

En este capítulo se describirán las cardiopatías congénitas (CC) comunes, o relativamente comunes, en las que las anomalías anatómicas y funcionales se deben a una comunicación anómala (intracardiaca o extracardiaca) entre las wducto arterioso persistente (CAP), las arterias colaterales aortopulmonares mayores (ACAPM), los defectos del septo auricular (DSA), los defectos de los septos auriculoventriculares (DSAV), los defectos del septo ventricular (DSV) y la tetralogía de Fallot (TdF). En el capítulo 7 se tratarán otras CC más raras, también con derivaciones.

CONDUCTO ARTERIOSO PERSISTENTE

En la circulación fetal pueden distinguirse dos tipos de circulación: una circulación de alto flujo y baja resistencia en la placenta, y una circulación de bajo flujo y alta resistencia en órganos como el hígado y los pulmones. En el feto, los pulmones no funcionan y solo reciben entre el 8 y el 10 % del gasto cardiaco fetal. La sangre que fluye hacia la aurícula derecha se desvía en parte hacia la aurícula izquierda a través del foramen oval, mientras que la mayor parte de la sangre que fluye hacia la arteria pulmonar se desvía hacia la aorta descendente a través de una estructura derivada del sexto arco aórtico izquierdo: el conducto arterioso. Durante la vida intrauterina, el conducto arterioso permanece abierto gracias a la baja tensión de oxígeno en la sangre fetal, así como a la acción de las prostaglandinas. Tras el nacimiento, se producen cambios radicales y repentinos en el sistema cardiovascular, con el cierre del conducto arterioso, el foramen oval y el conducto venoso (también llamado conducto de Arancio), que desempeña una función similar a la del conducto arterioso para la circulación hepática. Con el

inicio de la respiración, la resistencia vascular pulmonar disminuye repentinamente y el flujo sanguíneo a través del conducto se invierte, aumenta la saturación de oxígeno y se inhibe la producción de prostaglandinas. Esto provoca la contracción de las capas circunferenciales de fibras musculares lisas, que suelen estar presentes en el conducto en toda su longitud. El cierre del conducto se produce por lo general en la primera semana de vida. La persistencia del conducto después del nacimiento es una de las CC más comunes en el perro, mientras que es menos frecuente en el gato. Al nacimiento, los factores que determinan el cierre o la permeabilidad persistente del conducto arterioso son fisiológicos y genéticos. En los animales con predisposición genética, el tejido muscular liso está ausente en parte de la pared del conducto y es sustituido por tejido elástico; por tanto, las porciones del conducto arterioso con estas características histológicas no se contraen y no se produce el cierre del conducto. La extensión de la permeabilidad y por consiguiente el diámetro mínimo del conducto (DMC) y la morfología del CAP dependen de la extensión de este tipo de pared compuesta por tejido elástico.

PATOLOGÍA Y FISIOPATOLOGÍA

El conducto arterioso se origina en el margen ventral de la aorta descendente, discurre en dirección caudocraneal y dorsoventral, y entra en la arteria pulmonar principal justo antes de su bifurcación (fig. 6.1). Con el tiempo, el conducto tiende a remodelarse y dilatarse, lo que provoca una dilatación aneurismática de la ampolla (fig. 6.2). La aorta proximal al conducto y la arteria pulmonar aparecen dilatadas, y la parte interna del conducto muestra engrosamientos debidos a lesiones por estrés (fig. 6.3). La forma del conducto y el grado de dilatación aneurismática pueden evaluarse en muestras patológicas adecuadamente tratadas con un fijador, mientras que en corazones recién disecados solo es posible identificar la presencia del conducto y su permeabilidad. Los diagnósticos por imagen avanzada, como la tomografía computarizada (TC) cardiaca y la ecocardiografía transesofágica tridimensional (ETE 3D), han introducido el nuevo concepto de anatomía dinámica, al permitir la observación de algunos detalles de la anatomía que en ocasiones son más realistas y completos que los observables con una disección anatómica. Esto es particularmente evidente en el estudio de la anatomía ductal, pero también de muchas otras anomalías vasculares.

La angiografía selectiva permitió una clasificación inicial de las diferentes morfologías del CAP, que también son fácilmente reconocibles con ETE. Esta clasificación identifica las morfologías más frecuentes del CAP y las divide en tres tipos principales.

- **Tipo 1.** El CAP está formado por una pequeña estructura tubular que se estrecha distalmente hacia la arteria pulmonar y tiene una salida filiforme. Este tipo de CAP suele ser hemodinámicamente irrelevante. El paso de sangre es a veces ligeramente visible en el Doppler color o mediante angiografía (fig. 6.4), pero en otros casos no es completamente demostrable o es inexistente. Los animales afectados por un CAP de este tipo son asintomáticos; sin embargo, siguen siendo portadores fenotípicos de la enfermedad, y muy probablemente genotípicos, por lo que no deben aparearse.
- **Tipo 2.** Es el tipo más frecuente de CAP (alrededor del 80 % de los casos). El conducto es mayoritariamente

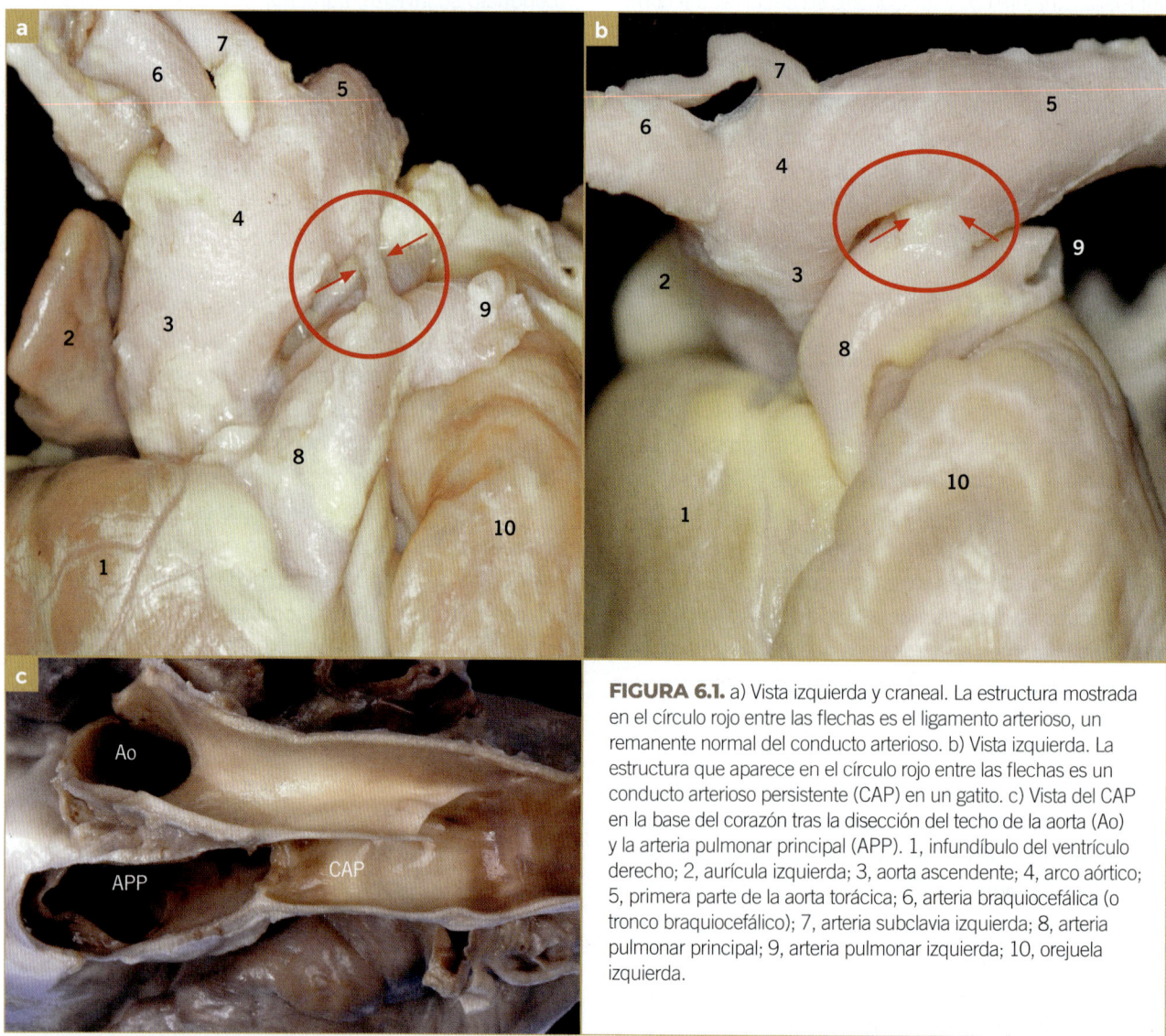

FIGURA 6.1. a) Vista izquierda y craneal. La estructura mostrada en el círculo rojo entre las flechas es el ligamento arterioso, un remanente normal del conducto arterioso. b) Vista izquierda. La estructura que aparece en el círculo rojo entre las flechas es un conducto arterioso persistente (CAP) en un gatito. c) Vista del CAP en la base del corazón tras la disección del techo de la aorta (Ao) y la arteria pulmonar principal (APP). 1, infundíbulo del ventrículo derecho; 2, aurícula izquierda; 3, aorta ascendente; 4, arco aórtico; 5, primera parte de la aorta torácica; 6, arteria braquiocefálica (o tronco braquiocefálico); 7, arteria subclavia izquierda; 8, arteria pulmonar principal; 9, arteria pulmonar izquierda; 10, orejuela izquierda.

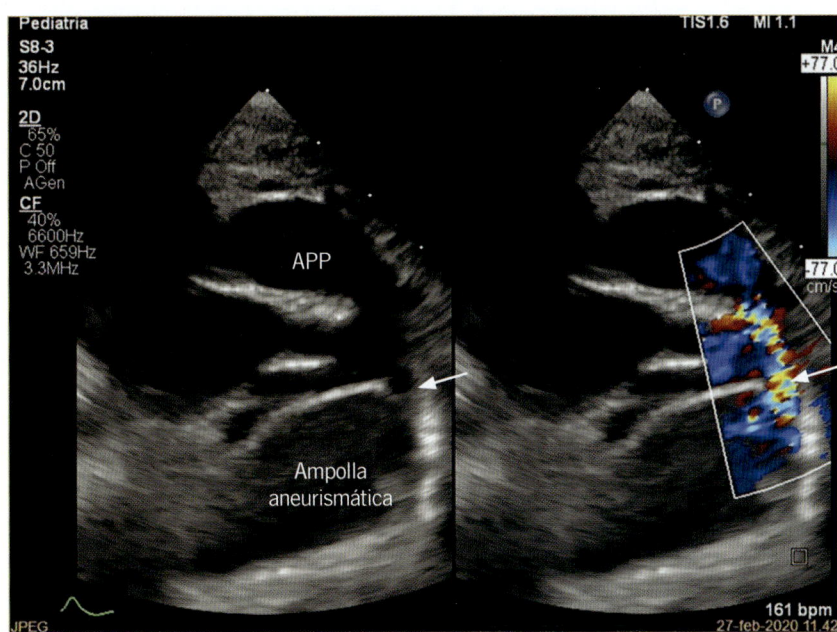

FIGURA 6.2. Gato macho Común Europeo de pelo corto castrado de 6 años. Las flechas blancas indican el diámetro mínimo del conducto y el flujo de derecha a izquierda. APP, arteria pulmonar principal.

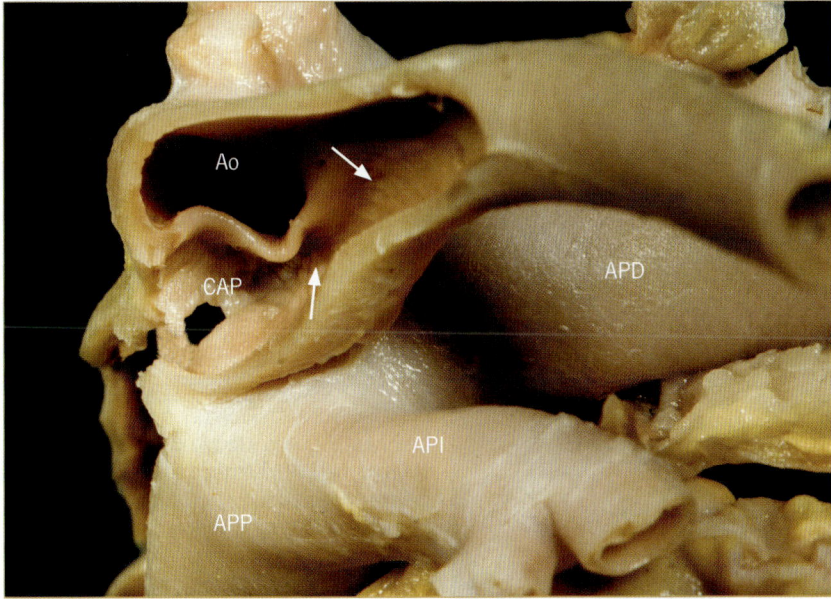

FIGURA 6.3. Conducto arterioso persistente (CAP) en un Chihuahua de 7 años. Obsérvense las lesiones por impacto de flujo sanguíneo (flechas) en el endotelio de la estructura tubular y alrededor de la comunicación con la arteria pulmonar. En la muestra patológica este orificio parecía de forma redonda, mientras que en el animal vivo su forma era ovalada, en la TEE 3D. En este caso, la arteria pulmonar derecha (APD) está mucho más dilatada que la arteria pulmonar izquierda (API). En la mayoría de los casos, la distribución de la sobrecirculación es asimétrica. Ao, aorta; APP, arteria pulmonar principal.

tubular y se reconocen dos subtipos basados en su morfología: en el subtipo 2A, que es mucho más raro, el conducto se estrecha antes de unirse a la arteria pulmonar, mientras que en el subtipo 2B, que es con diferencia el más frecuente, el estrechamiento se observa directamente en el extremo pulmonar (fig. 6.4).

- **Tipo 3.** El conducto tiene una estructura tubular y no presenta estrechamiento en su extremo pulmonar. No todas las variables estructurales de los CAP se incluyen en esta clasificación. Las tecnologías de imagen más avanzadas permiten una visión dinámica de la anatomía: con la ecocardiografía 3D es posible obtener una visión frontal del conducto y de su extremo pulmonar, y por tanto apreciar su forma real *in vivo,* que es mayoritariamente ovalada y no circular (a diferencia de lo que sugieren las imágenes de ETE bidimensional (2D) y la observación de muestras anatómicas) (fig. 6.5). La TC cardiaca permite entonces el estudio de cualquier dilatación aneurismática y estrechamiento de la ampolla (fig. 6.6), o de otras morfologías inusuales del conducto que quedan fuera de la clasificación en los tres tipos aquí descritos.

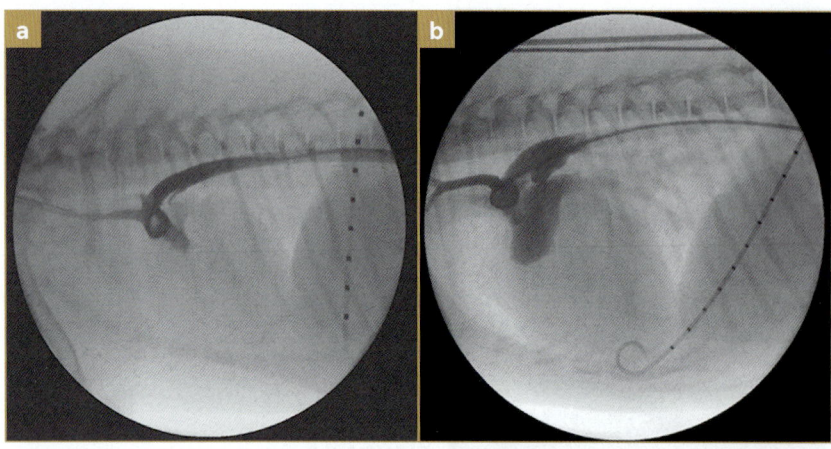

FIGURA 6.4. a) Conducto arterioso persistente de tipo 1 con flujo sanguíneo mínimo a través del conducto hacia la arteria pulmonar. b) Conducto arterioso persistente de tipo 2B con ampolla dilatada y estrechamiento de la membrana en el extremo pulmonar.

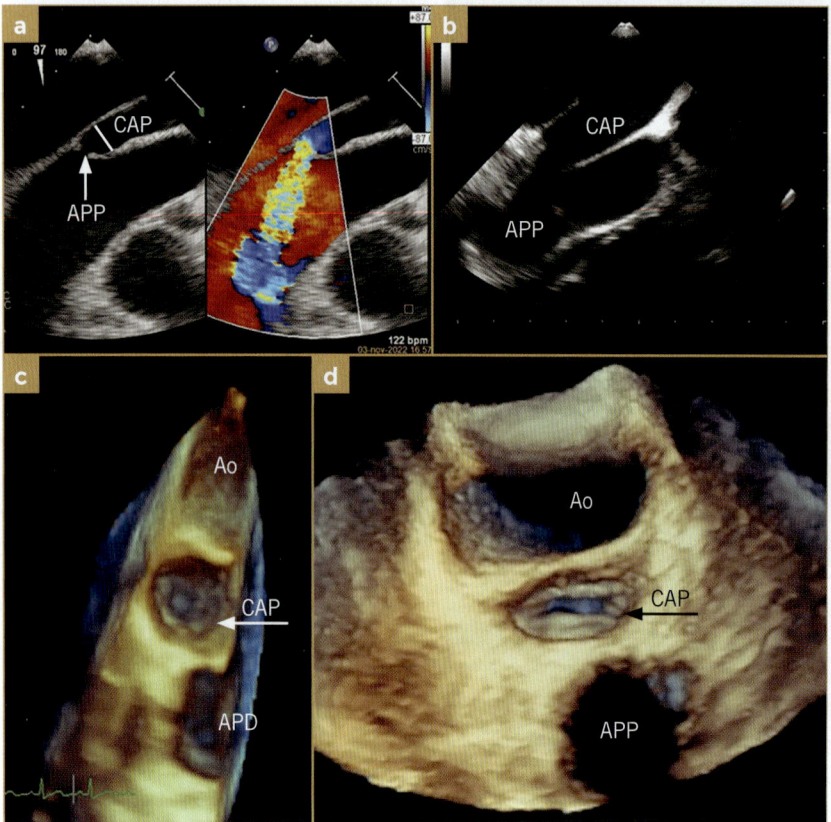

FIGURA 6.5. a) Ecocardiografía transesofágica (ETE), con y sin color, de un pequeño conducto arterioso persistente (CAP) de tipo 2B, digitiforme, sin dilatación de la ampolla evidente. La línea indica dónde debe medirse el diámetro de la ampolla para la selección de un oclusor del conducto canino Amplatz; la flecha indica el diámetro mínimo del conducto dorsoventral. b) ETE de un CAP de tipo 3 con forma tubular y sin membrana restrictiva en la salida pulmonar. c) Proyección *de frente* de un CAP muy pequeño y redondo. d) Proyección *de frente* del CAP mostrado en a). El lado pulmonar del conducto está aplanado y su diámetro transversal es mayor que su diámetro dorsoventral. Este cambio dinámico de la forma del CAP se debe probablemente a la compresión ejercida por la presión en la aorta (Ao) y la arteria pulmonar. APD, arteria pulmonar derecha; APP, arteria pulmonar principal.

El remodelado cardiaco en el CAP está condicionado por la cantidad de sangre que pasa a través del defecto y por la dirección del flujo, que a su vez dependen del tamaño de la comunicación, la resistencia pulmonar, la función del ventrículo izquierdo (VI) y la edad del paciente. El flujo continuo de la aorta hacia las arterias pulmonares provoca una sobrecarga de volumen en la circulación pulmonar, con diversos grados de congestión pulmonar y sobrecarga de volumen en el lado izquierdo del corazón;

por tanto, se observa dilatación de la aurícula y el ventrículo izquierdos y de las arterias pulmonares. De este modo, el volumen de flujo aórtico anterógrado contiene el volumen de flujo sistémico y el volumen de derivación, mientras que el volumen de flujo anterógrado que sale de los pulmones solo contendrá la porción sistémica del volumen de flujo.

La sobrecarga de volumen causa dilatación del VI desde la primera semana de vida; a esta edad, el miocardio conserva un grado de plasticidad tal que el ventrículo responde

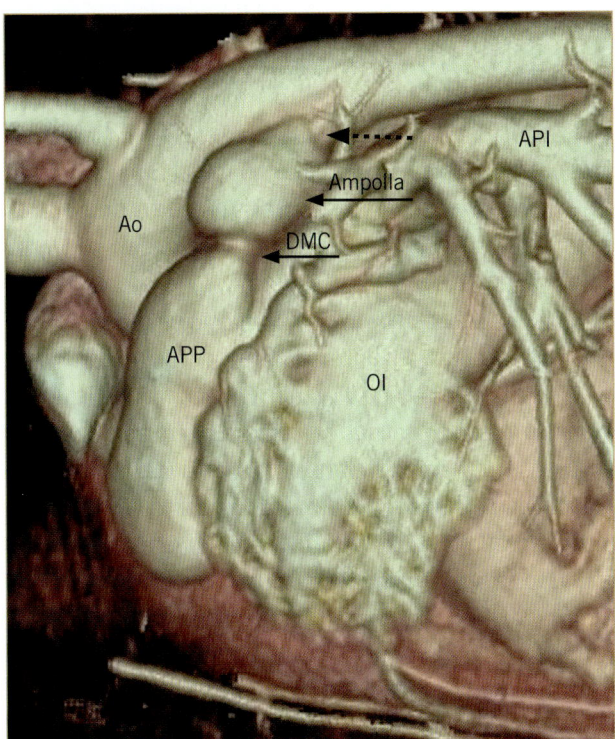

FIGURA 6.6. Tomografía computarizada cardiaca 3D; reconstrucción de la forma anómala de un conducto arterioso persistente en un Coche Spaniel macho de 1 año. El conducto muestra dos estrechamientos, uno en la unión de la aorta (Ao) con el conducto (flecha discontinua) y otro en la unión entre el conducto y la arteria pulmonar (flecha). En el centro se observa una dilatación aneurismática de la ampolla. También pueden reconocerse la arteria pulmonar izquierda (API) y la orejuela o apéndice auricular izquierdo (OI). APP, arteria pulmonar principal; DMC, diámetro mínimo del conducto.

al estímulo de sobrecarga con un aumento del número de fibras miocárdicas y un aumento proporcional adecuado de los vasos coronarios. Por tanto, en los CAP con una derivación de izquierda a derecha, el remodelado anatómico es tal que el VI alcanza dimensiones que no se observan en ninguna otra patología cardiaca, mientras que se mantiene una función adecuada del VI incluso para volúmenes muy grandes. Los umbrales de dimensión, más allá de los cuales el remodelado es inadecuado, se desplazan así hacia valores muy altos, y los signos clínicos causados por la disfunción sistólica y diastólica del VI comienzan a aparecer solo más tarde en la vida. En algunos animales con conductos muy grandes y un volumen de flujo muy elevado, la resistencia pulmonar no disminuye en las primeras semanas de vida y permanece elevada; estos animales desarrollan hipertensión pulmonar de tipo 1, por lo general en los primeros meses de vida. En casos raros, la

resistencia vascular pulmonar se incrementa lentamente o puede aumentar más tarde, pero aún a una edad temprana (dentro del primer año de vida), a veces incluso poco después del cierre quirúrgico del conducto. El remodelado anatómico cardiaco y vascular pulmonar en casos de CAP con hipertensión pulmonar y síndrome de Eisenmenger se describe en el capítulo 14.

La sobrecarga de volumen en el VI causa su dilatación progresiva y un aumento igualmente progresivo de la tensión de la pared, que es más grave en los perros de raza grande. De hecho, los perros de razas grandes parecen tolerar peor esta afección que los perros pequeños, en los que el remodelado inverso posoperatorio también parece ser más rápido y completo.

En la evolución natural del CAP de izquierda a derecha, la progresión del remodelado anatómico y funcional puede dividirse en tres estadios fisiopatológicos específicos. Todos los pacientes con un CAP que se han presentado en la clínica del autor y en los que está indicada una intervención se han sometido inmediatamente al cierre del conducto arterioso. Por tanto, la transición de un estadio a otro no se produce en los pacientes de la clínica del autor. Sin embargo, la estadificación fisiopatológica de un paciente antes de la intervención quirúrgica es útil para definir mejor las indicaciones de la intervención, los riesgos de complicaciones perioperatorias y el pronóstico.

- **Estadio 1.** En los animales con conductos pequeños, la circulación pulmonar no está congestionada y el remodelado del VI es limitado. La reserva de precarga constituida por la dilatación del VI es mínima pero adecuada para distribuir todo el volumen sanguíneo tanto a la circulación pulmonar a través del conducto como a la circulación periférica a través de la aorta distal, y la función sistólica del VI es normal. En esta fase, los pacientes son asintomáticos.

- **Estadio 2.** Este estadio se observa en cachorros con conductos grandes y, por tanto, un gran volumen de derivación, o en adultos en los que la sobrecarga crónica de volumen del VI ha provocado una dilatación grave de la cámara, con una distensibilidad del VI inadecuada para mantener el equilibrio entre el volumen diastólico ventricular y la presión. El aumento de la presión telediastólica se transmite a las venas pulmonares con congestión y edema pulmonar. En esta fase, la función sistólica del VI aún está preservada y los signos clínicos pueden exacerbarse con la actividad física.

- **Estadio 3.** En el tercer estadio, el volumen del VI está extremadamente aumentado, especialmente en sístole; la tensión de la pared aumenta la poscarga y la función sistólica se vuelve inadecuada. En este estadio, el volumen de la derivación puede disminuir, pero sigue siendo de izquierda a derecha. Los perros en esta fase pueden mostrar fibrilación auricular con alta penetrancia ventricular e insuficiencia cardiaca congestiva generalizada. En estos pacientes, la disfunción sistólica puede empeorar y puede producirse muerte súbita por arritmia ventricular mortal en el posoperatorio.

ASOCIACIÓN CON OTRAS CARDIOPATÍAS CONGÉNITAS

En humanos, el CAP puede estar asociado a CC complejas en las que las circulaciones pulmonar y sistémica se disponen en paralelo (es decir, transposición de las grandes arterias, atresia pulmonar, etc.) y la permeabilidad del conducto representa la única posibilidad de supervivencia para estos pacientes. En los animales no se observan estas afecciones; es posible que los cachorros afectados por estas patologías dependientes del conducto mueran antes de que se les lleve a una clínica. En pequeños animales, sobre todo en perros, el CAP puede estar asociado a otras cardiopatías simples y comunes. Las asociaciones más frecuentemente observadas son con la estenosis pulmonar (EP) y con la estenosis aórtica subvalvular (EAS). Las predisposiciones raciales, la fisiopatología y el tratamiento de estas enfermedades se describen en los capítulos 4 y 5, respectivamente.

RESEÑA

El CAP es una de las CC más frecuentes; está muy extendido en muchas razas, así como en los cruces. Como se indica en el capítulo 3, en la experiencia del autor y de otros centros de referencia, en los últimos 20 años el CAP ha sido la CC más frecuente. La prevalencia de la enfermedad depende de la popularidad de las razas con predisposición, que incluyen las razas de pastores, como el Pastor Alemán, el Pastor Belga, el Bordet Collie y el Pastor Australiano, así como otras razas grandes como el Terranova. Entre los perros pequeños, el CAP es frecuente en el Caniche, el Bicho Maltés, el Chihuahua y el Pomerania. Sin embargo, el CAP parece ser bastante raro en las razas braquicéfalas; por ejemplo, aunque hasta la fecha se ha sometido a miles de Bóxer a pruebas de detección de CC, no se ha descrito ningún caso de CAP en esta raza. Los casos de CAP son casi anecdóticos en otras razas braquicéfalas, como los Bulldogs Inglés y Francés, el Carolino y otros.

ANAMNESIS Y EXPLORACIÓN CLÍNICA

En el estadio 1, los propietarios no refieren ningún signo clínico, mientras que en los estadios 2 y 3 los propietarios describen signos de insuficiencia cardiaca congestiva de grado variable.

En la exploración física, los hallazgos más característicos del CAP están relacionados con la auscultación cardiaca y el pulso. Cuando la aorta y la arteria pulmonar aún no están dilatadas, el soplo continuo característico solo es perceptible en la base del corazón, craneal y dorsal a las áreas aórtica y pulmonar, en la región de la axila izquierda. En los casos más avanzados, la dilatación de la arteria pulmonar provoca una irradiación más amplia del soplo hacia las regiones dorsal y caudal. En estos casos, el frémito precordial también es perceptible. En los casos graves con un gran DMC, el flujo de la derivación adquiere un patrón pulsátil e incluso con un gradiente sistémico-pulmonar normal, la fase diastólica es menos «audible» debido a la ausencia de un orificio ductal restrictivo. Además, en casos graves avanzados, pueden producirse alteraciones del ritmo, como fibrilación auricular y ritmos ectópicos ventriculares, lo que puede modificar las características del soplo. En el CAP invertido, el soplo desaparece; sin embargo, el soplo de regurgitación tricúspide funcional puede ser evidente. El soplo continuo es muy característico, pero no patognomónico. Un hallazgo auscultatorio similar se encuentra con idénticas características en casos de ventana aortopulmonar, y en algunos defectos del septo ventricular asociados a insuficiencia aórtica. En estos casos, el soplo puede tener la misma intensidad y duración que en un CAP, pero el punto de máxima intensidad del componente sistólico del soplo es audible en el hemitórax derecho y se denominan "soplos de va y ven".

Otro hallazgo sugestivo durante la exploración clínica de estos pacientes es el pulso arterial, que refleja la peculiaridad hemodinámica de la enfermedad. En el CAP, el gran flujo a través de la aorta provoca una distensión brusca de las arterias seguida de un rápido colapso diastólico debido a la desviación del flujo hacia la arteria pulmonar, lo que da lugar al característico pulso en «martillo de agua» que se percibe durante la palpación. Al igual que el soplo, este pulso es muy característico, pero no exclusivo del CAP; también puede encontrarse en otras afecciones con un volumen sistólico elevado y una caída rápida de la presión diastólica, como la regurgitación aórtica grave.

Los pacientes sintomáticos pueden presentar diversos grados de disnea por congestión pulmonar; en estadios avanzados, algunos animales con una derivación de izquierda a derecha y dilatación ventricular extrema pueden presentar edema pulmonar, así como ascitis en los casos más graves. Esta última es más a menudo el resultado de alteraciones graves en la geometría funcional del ventrículo derecho (VD), que es incapaz de acomodar el retorno venoso sistémico debido a la grave deformación del septo interventricular causada por la dilatación extrema del VI (efecto Bernheim). En estos casos, la ascitis puede desaparecer rápidamente tras el cierre del CAP y la normalización de la precarga izquierda.

ELECTROCARDIOGRAFÍA

El electrocardiograma (ECG) muestra signos de dilatación del VI con ondas R altas en las derivaciones clásicas y precordiales orientadas hacia el corazón izquierdo (D2, aVL, V5 y V6). Las complicaciones arrítmicas más frecuentes son la fibrilación auricular y las taquiarritmias ventriculares, especialmente en perros de raza grande no tratados con ventrículos muy dilatados y disfunción sistólica. En los casos de CAP invertido, el ECG refleja el remodelado cardiaco debido a la sobrecarga de presión del VD con los cambios que se describen en el capítulo 14.

RADIOGRAFÍA

La cardiomegalia casi siempre está presente en las radiografías. En la mayoría de los casos, el ventrículo y la aurícula izquierdos están muy aumentados de tamaño; solo en casos raros de CAP extremadamente pequeños la silueta cardiaca es normal. Otra característica es la dilatación de las venas y arterias pulmonares, que es visible en los vasos lobares craneales en las proyecciones laterales, y en los vasos lobares basales en las proyecciones ventrodorsales. En muchos casos, la dilatación de la ampolla ductal es visible en las proyecciones ventrodorsales como un relleno del «valle» que por lo general es visible entre la aorta y la arteria pulmonar. En pacientes en estadios avanzados, debe evaluarse el grado de infiltración y edema pulmonar (fig. 6.7). En los casos de CAP con hipertensión pulmonar precapilar, además de la dilatación del corazón derecho y de la arteria pulmonar, las radiografías muestran hipoperfusión pulmonar, con campos pulmonares hiperexpandidos y radiotransparentes debido a la polipnea compensatoria (fig. 6.8).

ECOCARDIOGRAFÍA

La ecocardiografía es esencial para identificar los CAP, estudiar su morfología y medir su tamaño. En casi todos los pacientes, tanto perros como gatos, el conducto es siempre claramente visible en las proyecciones paraesternal izquierda y derecha. En raras ocasiones puede ser difícil visualizar los conductos muy pequeños de perros de pecho estrecho y profundo. Con la ecocardiografía 2D es posible medir el DMC y el diámetro de la ampolla (fig. 6.9). La fiabilidad de estas mediciones con ecocardiografía transtorácica (ETT) es bastante limitada; son más precisas cuando se miden con ETE 2D y 3D. Debe tenerse en cuenta que la morfología de la ampolla ductal es visible pero solo en parte; cuando se sospecha una morfología inusual que podría hacer complejo el procedimiento de cierre, se recomienda la TC.

El Doppler color identifica el punto de aceleración del flujo visible en el CAP (DMC) y la dirección del flujo en el tronco pulmonar a lo largo del ciclo cardiaco. La cuantificación del gradiente de presión a través del conducto a lo largo del ciclo cardiaco debe realizarse manteniendo la mejor

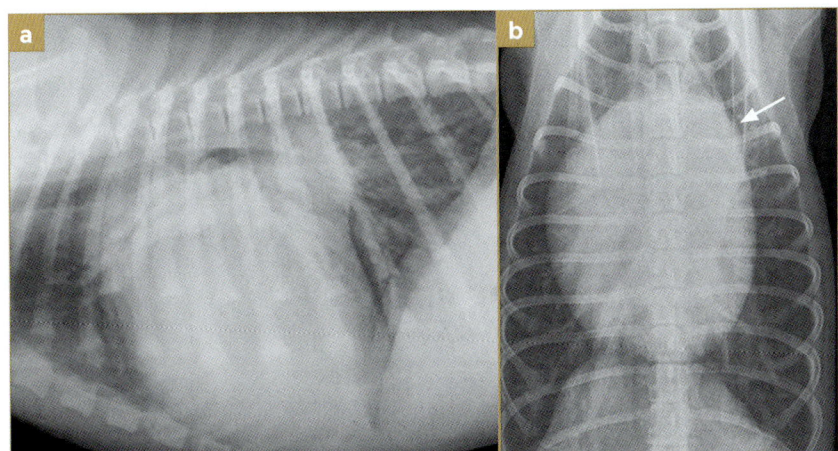

FIGURA 6.7. Hembra de Pastor Alemán de 6 meses de edad. a) Proyección lateral izquierda; cardiomegalia grave con aumento grave del tamaño del ventrículo y aurícula izquierdos y de las venas y arterias pulmonares lobares craneales, con congestión del hilio pulmonar e infiltrado intersticial difuso. b) Proyección ventrodorsal; redondeamiento de la silueta en la zona del conducto y superposición de la arteria pulmonar principal dilatada y la aorta (flecha). Dilatación de las arterias y venas lobares basales.

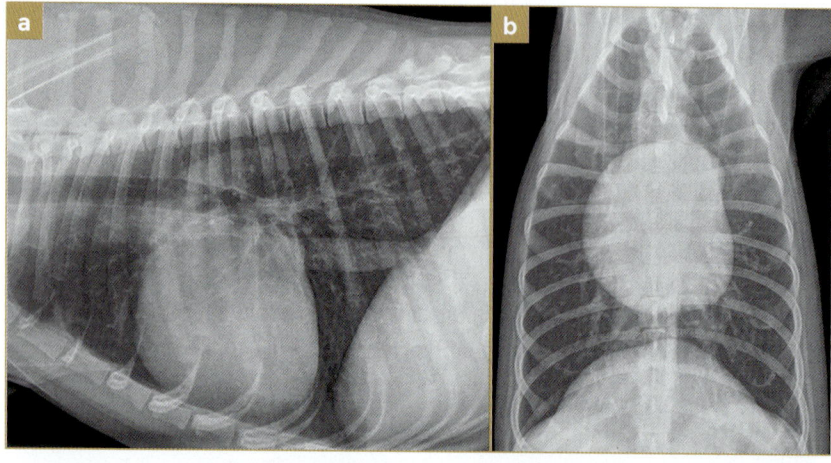

FIGURA 6.8. Hembra de Collie de 1 año con un CAP invertido y aumento del tamaño del ventrículo derecho. a) Incremento del contacto esternal en la proyección lateral. b) Proyección ventrodorsal; forma en D invertida de la silueta cardiaca. Las características radiográficas de los pulmones sugieren un aumento de la relación ventilación/perfusión como resultado de un aumento de la resistencia pulmonar y de la hiperventilación para compensar la hipoxia.

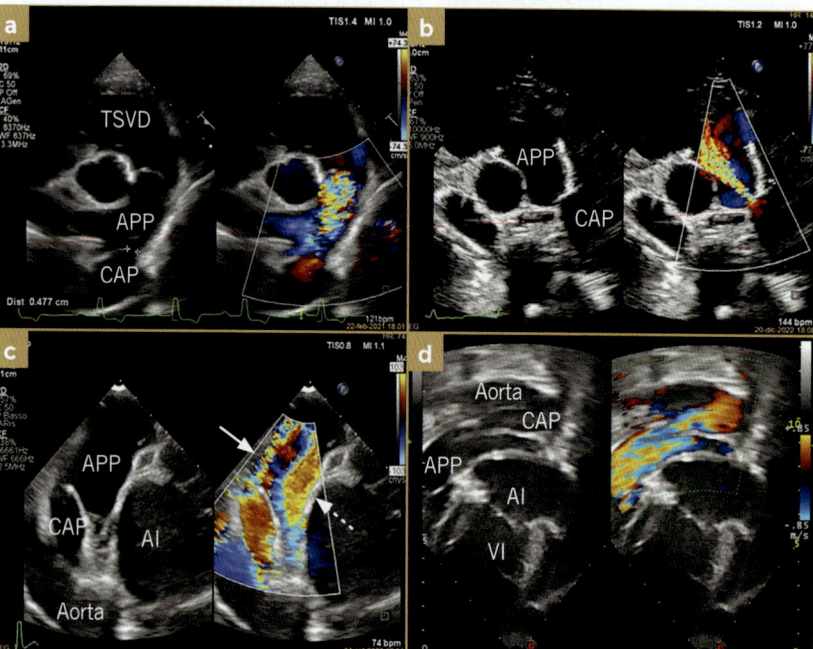

FIGURA 6.9. Proyecciones ecocardiográficas transtorácicas de un conducto arterioso persistente (CAP). a) Proyección paraesternal derecha del tracto de salida del ventrículo derecho (TSVD). Medición del diámetro mínimo del conducto (DMC). b) Proyección paraesternal izquierda. c) Proyección paraesternal izquierda obtenida dirigiendo el haz de ultrasonidos en una rotación de 180° en sentido contrario a las agujas del reloj respecto a la posición anterior. La flecha continua muestra el flujo ductal hacia la arteria pulmonar, con un efecto Coana en la pared anterior de la arteria pulmonar principal (APP). La flecha discontinua indica el mismo flujo invertido tras el impacto con la válvula pulmonar cerrada. d) Proyección subcostal; esta proyección invertida es la proyección estándar en cardiología pediátrica, y se asemeja a la proyección de la base del corazón obtenida con ecocardiografía transesofágica; esta proyección del CAP no siempre se puede obtener y la calidad de la imagen rara vez es óptima, pero puede ser útil en algunos perros con tórax estrecho y profundo en los que la proyección transtorácica puede ser difícil de obtener. AI, aurícula izquierda; VI, ventrículo izquierdo.

alineación posible entre el haz de ultrasonidos del Doppler continuo y el chorro de flujo. En ausencia de hipertensión pulmonar, la velocidad pico del flujo se produce en la sístole y suele ser superior a 4,5 m/s; esta continúa durante todo el ciclo cardiaco, con una ligera disminución hacia el final de la diástole. Se ha de evaluar cuidadosamente una velocidad pico inferior y, en la mayoría de los casos, solo se debe a una alineación inadecuada del haz con el flujo. Una velocidad pico realmente baja puede deberse a una disfunción sistólica del VI. En el CAP con síndrome de Eisenmenger, la imagen Doppler color muestra la baja velocidad del flujo y la dirección de la derivación, que con mayor frecuencia es bidireccional; la inversión de la derivación con dirección de derecha a izquierda solo se observa en casos graves.

La señal Doppler espectral puede resaltar el momento de las variaciones del gradiente de presión entre las circulaciones sistémica y pulmonar a lo largo del ciclo cardiaco, con un patrón específico que se repite con las mismas características en la mayoría de los casos (fig. 6.10; vídeo 6.1).

La sobrecarga de volumen y el aumento del volumen sistólico aórtico provocan una dilatación global del VI, incluidos los anillos mitral y aórtico, que puede causar

VÍDEO 6.1. Patrones de conducto arterioso persistente invertido.

insuficiencias mitral y aórtica funcionales leves. Si el ventrículo sobredimensionado puede gestionar el aumento del flujo, la fracción de eyección es normal. Con la progresión de la dilatación se incrementan la tensión de la pared y la poscarga, y el volumen telesistólico tiende progresivamente a aumentar más que el volumen telediastólico (vídeo 6.2). En esta fase comienzan a aparecer los signos ecocardiográficos de disfunción sistólica, la fracción de eyección y la fracción de acortamiento disminuyen y la separación septal del punto E mitral puede aumentar (fig. 6.11).

Un remodelado plástico eficaz permite al VI dilatado mantener una distensibilidad adecuada incluso para volúmenes muy elevados. Por tanto, el flujo transmitral asume un perfil restrictivo solo en casos avanzados con presiones telediastólicas muy elevadas; los valores de E/E' muy rara vez son elevados.

En algunos casos, los flujos de derivación muy grandes pueden causar un aumento de la presión telediastólica del VI, así como hipertensión pulmonar poscapilar. En estos pacientes puede producirse una regurgitación

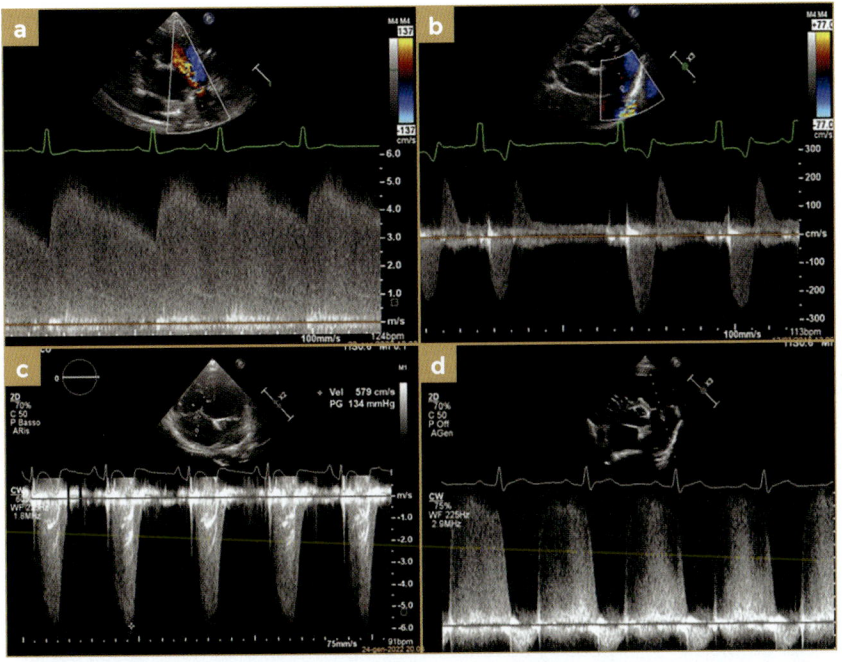

VÍDEO 6.2. Disfunción sistólica.

FIGURA 6.10. Perfiles de flujo en casos de conducto arterioso persistente. a) Flujo continuo de izquierda a derecha, obtenido con una buena alineación. El gradiente máximo disminuye ligeramente durante la diástole; los gradientes instantáneos sugieren una resistencia pulmonar normal y una buena función sistólica ventricular izquierda. b) Presentación común de un flujo bidireccional en un caso de hipertensión pulmonar precapilar. c) Regurgitación tricúspide de alta velocidad. d) Regurgitación pulmonar de alta velocidad. Los flujos de regurgitación tricúspide y pulmonar de alta velocidad son ambos expresión de una presión arterial pulmonar suprasistémica debida a un aumento de la resistencia pulmonar.

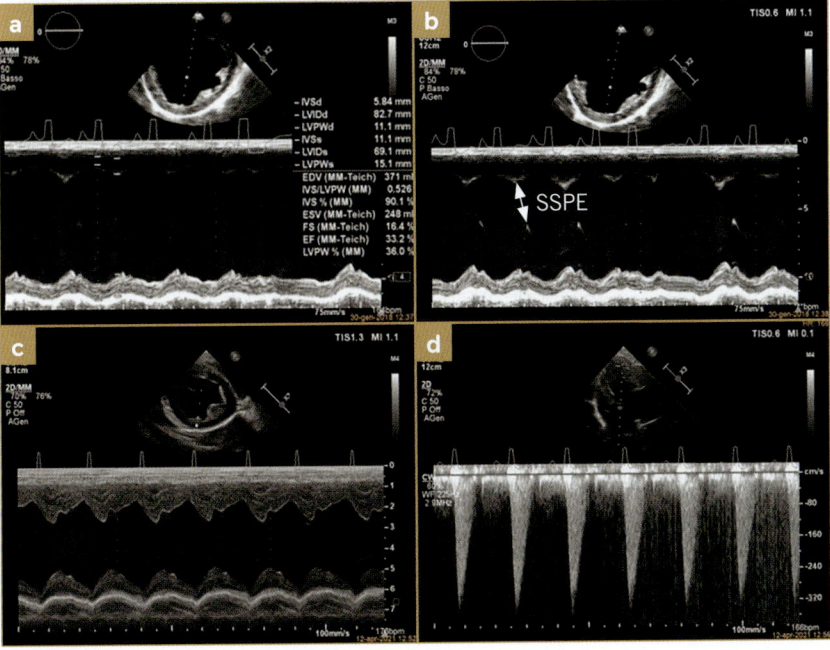

FIGURA 6.11. a) y b) Weimaraner macho de 2 años de edad. Conducto arterioso persistente (CAP) con disfunción sistólica grave, dilatación grave del ventrículo izquierdo, con reducción de la fracción de acortamiento y de la fracción de eyección y aumento de la separación septal del punto E de la válvula mitral (SSPE). c) Función sistólica conservada. d) Aumento de la velocidad del flujo aórtico en un Cocker inglés con CAP en estadio 2.

tricúspide transitoria, a partir de la cual es posible estimar una presión sistólica del VD que por lo general no supera los 60 mmHg. Por otro lado, en el CAP invertido, la hipertensión pulmonar es precapilar y la regurgitación tricúspide, cuando es identificable, alcanza valores mucho más elevados. Además de las alteraciones morfológicas de ambos ventrículos causadas por la hipertensión pulmonar, se puede encontrar regurgitación pulmonar de alta velocidad indicativa de un aumento de la resistencia pulmonar (v. fig. 6.10). El diagnóstico diferencial entre hipertensión pulmonar poscapilar y precapilar es fundamental para decidir el tratamiento adecuado, pero además de los parámetros clínicos y ecocardiográficos descritos, la confirmación puede venir de forma sencilla pero eficaz de una terapia *ex juvantibus*. En efecto, los tratamientos diuréticos suelen reducir la presión venosa pulmonar y, por tanto, los signos de hipertensión pulmonar poscapilar.

En el CAP con una derivación de izquierda a derecha, el VD puede tener un tamaño y una función normales o estar comprimido por la convexidad derecha del septo interventricular. La arteria pulmonar principal siempre está muy dilatada. Las características ecocardiográficas morfológicas y funcionales de un CAP invertido y el método de contraste ecográfico utilizado para confirmar este diagnóstico se describen en el capítulo 14.

Las velocidades media y máxima del flujo aórtico anterógrado aumentan debido al incremento del volumen sistólico, que incluye el volumen de derivación de la circulación pulmonar junto con el flujo sistémico. La disminución de la integral de velocidad aórtica en el tiempo (ITV) es un indicador de disfunción sistólica. Una disminución de la ITV aórtica asociada a un aumento del volumen telesistólico del VI son indicadores de desacoplamiento del VI y, por tanto, tienen un valor pronóstico negativo.

Como en otras CC con derivaciones, puede calcularse la relación entre el flujo sanguíneo pulmonar (Qp) y el flujo sanguíneo sistémico (Qs). Es fundamental tener en cuenta que, a diferencia de lo que ocurre en otras CC, en el CAP la derivación es extracardiaca y, por ello, distal a las aberturas aórtica y pulmonar. En consecuencia, el flujo sistémico que se ha de considerar es el que sale del anillo pulmonar y el pulmonar el que emerge del anillo aórtico. Sin embargo, en la práctica esta medición es muy difícil de realizar correctamente debido a la dificultad de obtener una señal de flujo Doppler pulmonar anterógrada adecuada.

TRATAMIENTO

El tratamiento médico es paliativo y solo debe utilizarse para estabilizar a los pacientes sintomáticos antes de una intervención correctora o en el posoperatorio en pacientes con disfunción grave. Dependiendo de la gravedad y del tipo de fisiopatología, en estos casos deben utilizarse diuréticos, vasodilatadores, inótropos positivos y antiarrítmicos. El tratamiento curativo del CAP es el cierre del conducto. Está indicado en todos los animales con una derivación de izquierda a derecha hemodinámicamente significativa.

Durante muchos años, la única opción para cerrar un CAP era la ligadura quirúrgica. Cuando la realizan cirujanos experimentados, la ligadura quirúrgica tiene una elevada tasa de éxito con pocas complicaciones, y esta técnica se sigue utilizando en aquellos centros en los que no se dispone del instrumental y las habilidades necesarias para el cierre percutáneo, así como en perros y gatos muy pequeños y en pacientes con CAP de tipo 3, en los que no existe estrechamiento del lado pulmonar, lo que no permite una colocación estable del dispositivo.

El cierre mediante intervencionismo del CAP utilizando un dispositivo de cierre del conducto canino de Amplatz (ACDO) es actualmente el método de primera elección y se ha generalizado durante muchos años en todo el mundo. Cuando lo realizan cirujanos expertos, es un procedimiento rápido, eficaz y seguro.

Las limitaciones de este procedimiento percutáneo son pocas y se refieren principalmente al tamaño de los pacientes. En la mayoría de los perros de menos de 2 kg, la arteria femoral es demasiado pequeña para colocar el introductor vascular y realizar el procedimiento.

En perros y gatos muy pequeños en los que la ligadura quirúrgica puede no estar indicada, son posibles otros procedimientos intervencionistas mínimamente invasivos, como el uso «sin marca» de pequeños tapones vasculares o espirales de liberación controlada capaces de pasar a un catéter de liberación de 4 Fr (vídeo 6.3).

VÍDEO 6.3.
Procedimiento de cierre del CAP con espiral en perros.

Evaluación previa al procedimiento

El cierre del CAP, ya sea quirúrgico o mediante intervencionismo, es en la mayoría de los casos un procedimiento exitoso con una baja tasa de complicaciones menores o mayores. La tasa de complicaciones no solo depende de las habilidades de los operadores, sino también de una adecuada selección y preparación de los pacientes.

En la evaluación preoperatoria se debe valorar el estado clínico del paciente, el estadio fisiopatológico y el grado de remodelado anatómico y funcional del VI. Además, es necesario identificar aquellas afecciones que pueden requerir la estabilización del paciente antes de proceder al cierre del CAP, como la insuficiencia congestiva, la disfunción sistólica y las arritmias. En todos los pacientes se han de realizar radiografías de tórax, un ECG y una ETT. Los pacientes con edema pulmonar se deben estabilizar con un tratamiento diurético adecuado antes de proceder a cualquier procedimiento intervencionista o quirúrgico. En pacientes con fibrilación auricular o con taquiarritmias es preferible obtener un control adecuado de la frecuencia y el ritmo cardiacos antes de proceder al cierre del CAP.

Los pacientes con disfunción sistólica necesitan apoyo inótropo, vasodilatadores y una monitorización intraoperatoria y perioperatoria adecuada. En estos animales, el volumen del VI, y más concretamente el volumen telesistólico, es extremadamente grande, y la fracción de eyección está reducida. Una baja velocidad de la onda S' y una disminución de la deformación longitudinal y de la velocidad de deformación confirman la reducción de la función sistólica. En los perros con un CAP y una función sistólica conservada, la ITV y la velocidad aórtica máxima siempre aumentan en proporción al volumen de la derivación. Los valores normales o inferiores a los normales de estos parámetros asociados a un volumen telesistólico aumentado son un claro indicio de disfunción sistólica (v. fig. 6.11).

Cuando se cierra un CAP percutáneamente con un ACDO, es necesario medir el DMC y el diámetro de la ampolla distal. El DMC se mide a nivel de las membranas ductales, que son estructuras muy pequeñas que solo pueden visualizarse con precisión mediante ETT con ventanas acústicas adecuadas y sondas de alta resolución espacial.

La ETE es esencial cuando se cierra un CAP con un ACDO, tanto para medir con precisión el tamaño del conducto como para guiar el procedimiento. La ETE 3D en tiempo real permite obtener una vista *de frente* del orificio pulmonar ductal (v. fig. 6.5). Esta medición más realista es útil para una elección más precisa del dispositivo. Si las

VIDEO 6.4. Colocación de un oclusor del conducto canino de Amplatz.

imágenes de la ETE son lo suficientemente buenas, el procedimiento puede guiarse solo con ETE sin guía fluoroscópica si no se dispone de ella. Sin embargo, la combinación de ETE 3D y fluoroscopia es la opción más segura y precisa. La colocación de un ACDO puede realizarse en todos los perros con CAP de tipo 2; la principal limitación de este procedimiento es el tamaño del paciente, ya que el tamaño de la arteria femoral debe ser suficiente para pasar el introductor vascular. Por lo general, el procedimiento es factible en todos los animales que pesen más de 2 kg y requiere un abordaje arterial desde la arteria femoral. La elección del dispositivo se basa principalmente en el tamaño del extremo pulmonar del conducto arterioso, que se multiplica por un factor de 1,8 (sobredimensionamiento). Para conocer los pasos del procedimiento con el ACDO, véase el vídeo 6.4.

Evaluación posoperatoria

El cierre del CAP provoca cambios bruscos en el estado hemodinámico del paciente. La interrupción del flujo de la derivación produce un aumento de la presión sistémica, que estimula de forma aguda los barorreceptores, causando así una bradicardia refleja (signo de Nicoladoni-Branham). En los conductos pequeños y medianos este reflejo no es evidente, pero en los conductos grandes esta bradicardia surge inmediatamente y puede durar varias horas tras el cierre del CAP. En algunos pacientes con conductos muy grandes y disfunción sistólica, esta bradicardia puede empeorar la reducción del gasto cardiaco tras el cierre del CAP. Además, el cierre del CAP aumenta la poscarga del VI, al tiempo que normaliza el flujo pulmonar y la precarga del VI. La reducción súbita de la precarga en un ventrículo que por lo demás está dilatado y adaptado a un gran volumen de llenado desactiva el efecto Starling heterométrico. El resultado es una reducción súbita de los volúmenes diastólico y sistólico (más evidente en los volúmenes diastólicos) y una reducción marcada consecuente de la fracción de eyección (fig. 6.12). La extensión de este remodelado depende de la edad de los animales afectados, el tamaño preoperatorio del VI y la función sistólica. Puede observarse una rápida normalización del tamaño ventricular en pacientes jóvenes y perros pequeños. En perros grandes, especialmente si se operan en la edad adulta, el remodelado inverso puede ser funcionalmente adecuado, pero no anatómicamente completo. Incluso mucho tiempo después de la cirugía, los volúmenes del VI pueden permanecer por encima de lo normal y los índices contráctiles por debajo. De hecho, en estos casos el VI permanece «sobredimensionado» e hipocinético, pero capaz de producir un gasto cardiaco adecuado. Los perros con esta afección tienen una calidad y esperanza de vida normales con una buena tolerancia al ejercicio. En pacientes con función sistólica del VI conservada, los cambios hemodinámicos se toleran bien. Sin embargo, en pacientes con disfunción sistólica, el cierre del CAP puede empeorar el desacoplamiento ventriculoarterial izquierdo, lo que puede provocar complicaciones graves inmediatamente después del procedimiento, como arritmias mortales y disociación electromecánica. Posteriormente, el cuadro fisiopatológico de los pacientes puede estabilizarse con un grado moderado de disfunción sistólica compatible con una buena calidad y esperanza de vida, o progresar aún más con signos de insuficiencia cardiaca, arritmias ventriculares graves y muerte súbita (fig. 6.13, vídeo 6.5). En estos pacientes, el tratamiento con vasodilatadores y fármacos inótropos positivos es esencial tanto en el quirófano como en la unidad de cuidados intensivos y a largo plazo.

La extensión de un flujo residual y su valor pronóstico no son fáciles de evaluar. El Doppler color ofrece información semicuantitativa; los cambios en los valores del volumen del VI a lo largo del tiempo pueden ser un buen indicador

VÍDEO 6.5. Examen preecocardiográfico y posecocardiográfico de pacientes con disfunción sistólica.

indirecto: si estos no retroceden tras el cierre del CAP o incluso tienden a aumentar, debe asumirse que la derivación residual es hemodinámicamente significativa y que es necesario un segundo procedimiento. En caso de una permeabilidad persistente tras la ligadura quirúrgica, casi siempre es posible realizar un procedimiento intervencionista con un ACDO o una espiral, o una ligadura quirúrgica siguiendo la técnica más segura de Jackson-Henderson. Un flujo residual tras el cierre percutáneo se observa más frecuentemente con las espirales (fig. 6.14). Con los ACDO, la presencia de un flujo residual puede deberse a una mala colocación del dispositivo (en cuyo caso existe el riesgo de que se desprenda posteriormente) o al uso de un dispositivo sobredimensionado (en cuyo caso el flujo residual tiende a detenerse más tarde en el tiempo) (fig. 6.15).

Complicaciones posoperatorias

El cierre del CAP, tanto quirúrgico como percutáneo, es un procedimiento seguro y eficaz con una baja tasa de complicaciones. La sepsis posoperatoria es infrecuente; puede afectar a la zona del cierre y encontrarse en el lugar de la

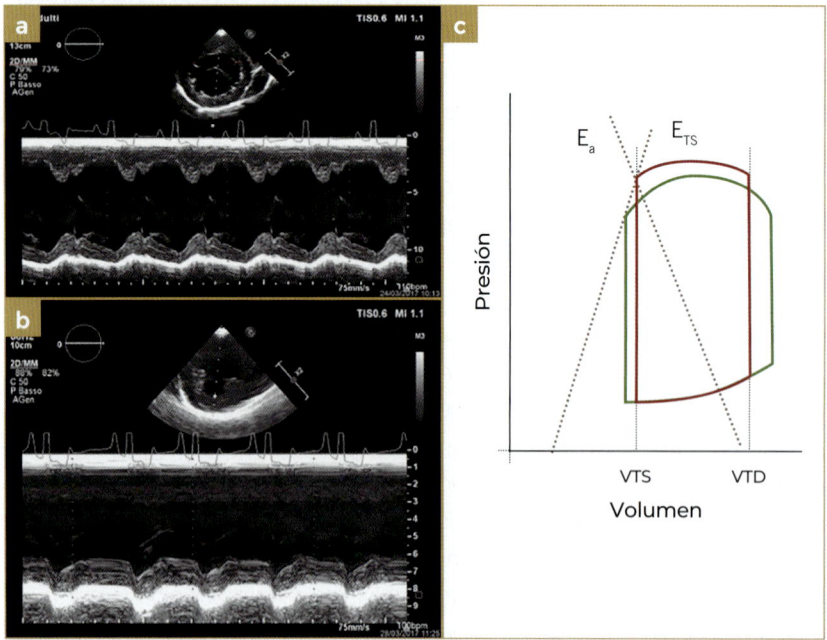

FIGURA 6.12. a) Ecocardiograma en modo M del ventrículo izquierdo antes del cierre de un conducto arterioso persistente. b) Inmediatamente después del cierre, es evidente la reducción de los diámetros del ventrículo, más concretamente del diámetro diastólico, con la consiguiente reducción del acortamiento de la fracción de acortamiento. c) Representación de las curvas presión/volumen (verde, preoperatorio; rojo, posoperatorio). Los volúmenes y el volumen sistólico están disminuidos, pero la E_a (elastancia arterial) y la E_{ts} (elastancia ventricular) están aumentadas y se mantiene el acoplamiento ventriculoarterial. VTD, volumen telediastólico; VTS, volumen telesistólico.

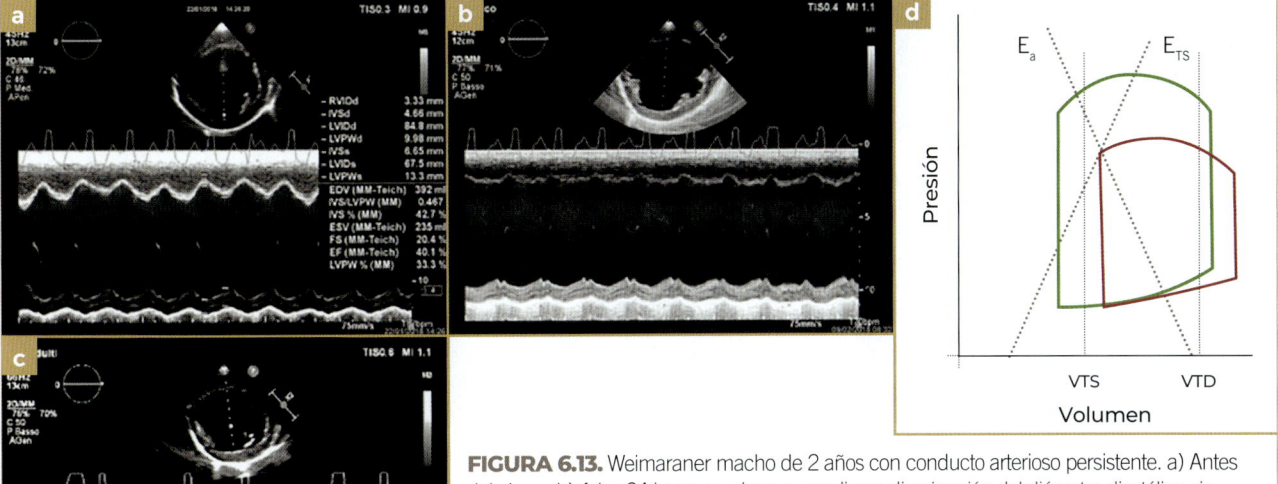

FIGURA 6.13. Weimaraner macho de 2 años con conducto arterioso persistente. a) Antes del cierre. b) A las 24 horas se observa una ligera disminución del diámetro diastólico sin cambios significativos en el diámetro sistólico. c) Al cabo de 1 mes, el diámetro sistólico está muy aumentado y el diámetro diastólico está ligeramente aumentado. d) Representación de las curvas presión/volumen 1 mes después del cierre (verde, preoperatorio; rojo, posoperatorio). El volumen telesistólico (VTS) y la E_a (elastancia arterial) están aumentados, la E_{ts} (elastancia ventricular) está disminuida, el trabajo sistólico está significativamente reducido y el ventrículo izquierdo se vuelve progresivamente menos eficiente. VTD, volumen telediastólico.

FIGURA 6.14. Hembra de Chihuahua de 4 años de edad tras la embolización con espiral de un conducto arterioso persistente. La flecha de la izquierda indica la posición de la espiral, mientras que la flecha de la derecha muestra el flujo residual justo anterior a la espiral.

ligadura o del dispositivo de cierre (fig. 6.16). La embolización de los dispositivos ACDO es una complicación infrecuente (menos del 1 % de los casos según la experiencia del autor). La rotura del conducto puede producirse durante la ligadura, pero también es rara; los conductos con mayor riesgo son aquellos con una ampolla muy dilatada y aneurismática. La rotura durante la ligadura quirúrgica se da más frecuentemente en el lado craneolateral del conducto durante el paso de las suturas. En estos casos, con esta

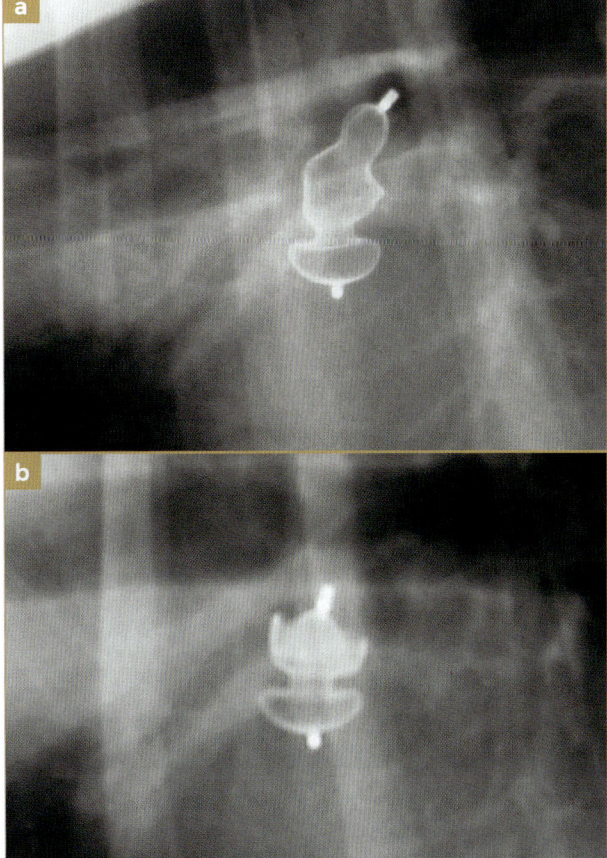

FIGURA 6.15. a) Forma de «cabeza de cobra» de un oclusor del conducto canino de Amplatz sobredimensionado que producía un flujo residual importante. b) Al cabo de 1 mes, la fuerza radial del dispositivo provocaba un remodelado y la desaparición progresiva del flujo residual.

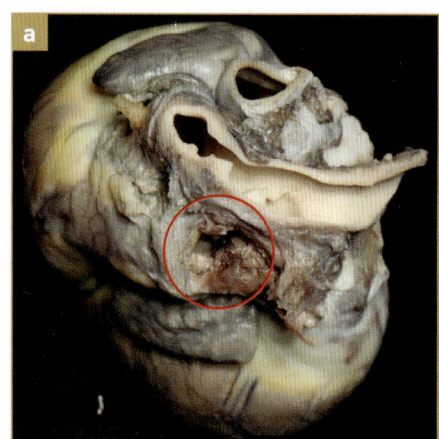

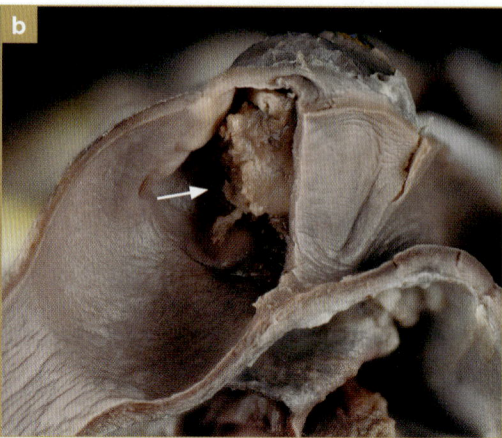

FIGURA 6.16. a) Vista dorsocaudal. El círculo rojo muestra una arteria pulmonar rota debido a la erosión de la arteritis séptica, que se inició a partir de la ligadura quirúrgica del conducto arterioso persistente. **b)** Vista caudal. La flecha blanca muestra material fibrinoso con un infiltrado mixto eosinofílico y leucocitario (resaltado en el examen histológico) adherido a la superficie del lado aórtico de un oclusor del conducto canino de Amplatz. Estas lesiones son claramente visibles en la ecografía.

VÍDEO 6.6. Cierre percutáneo de un conducto arterioso persistente tras una complicación quirúrgica.

presentación anatómica el abordaje intervencionista percutáneo o la técnica de Jackson-Henderson son ciertamente preferibles. Si se produce una rotura del conducto durante la ligadura quirúrgica, los cirujanos expertos pueden detener la hemorragia aplicando hemoclips. En estos casos, si el conducto permanece permeable, casi siempre es posible ocluir el CAP con un dispositivo (vídeo 6.6). Una complicación más rara que puede ser mortal es la disección aórtica aguda tras el cierre del conducto (fig. 6.17).

CONDUCTO ARTERIOSO PERSISTENTE EN GATOS

El CAP en gatos es mucho menos frecuente que en perros y no se conoce ninguna predisposición de raza a partir de los datos epidemiológicos de los casos diagnosticados.

Las características clínicas y de imagen del CAP en gatos son como las descritas en el perro, y el CAP invertido también puede encontrarse en la especie felina. Debido a su tamaño, la ligadura quirúrgica del conducto es el tratamiento más realizado en gatos. Sin embargo, la dilatación de la ampolla en esta especie suele ser muy grave, incluso en el caso de los CAP con un DMC pequeño. Esta afección anatómica sugiere un elevado riesgo de rotura durante la ligadura quirúrgica; en estos casos, el cierre percutáneo mediante una espiral de liberación controlada se convierte en el procedimiento de primera elección (vídeo 6.7).

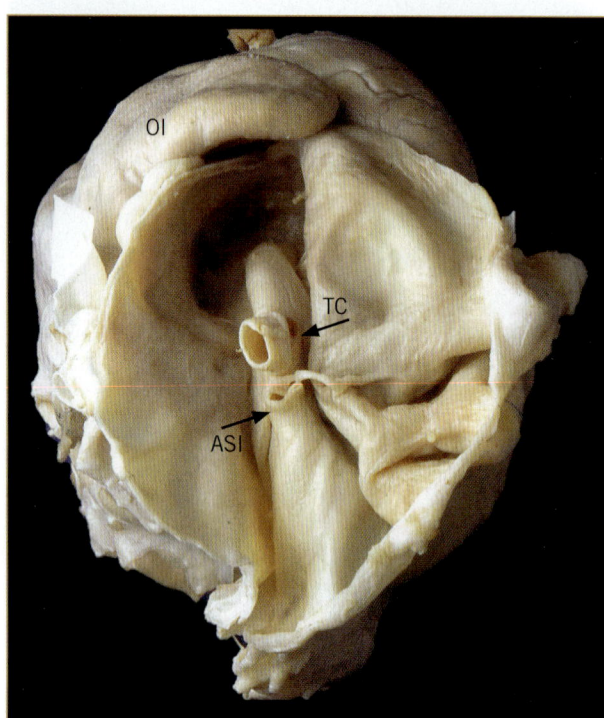

FIGURA 6.17. Disección aórtica, que se produjo en un Setter Inglés pocas horas después de la ligadura quirúrgica de un conducto arterioso persistente. La disección afecta a todo el arco aórtico desde su origen, por lo que podría clasificarse como de tipo A según la clasificación de Stanford utilizada en humanos. Además de la orejuela izquierda (OI) dilatada, se reconocen el tronco braquiocefálico (TC) y la arteria subclavia izquierda (ASI).

VÍDEO 6.7. Embolización con espiral de liberación controlada de un gran conducto arterioso persistente en un gato.

OTRAS DERIVACIONES VASCULARES SISTÉMICO-PULMONARES

Las conexiones vasculares anómalas entre la circulación sistémica (especialmente la aorta) y la arteria pulmonar pueden causar afecciones clínicas fisiopatológicas muy similares a las encontradas en el CAP, por lo que siempre deben considerarse entre los diagnósticos diferenciales de un CAP. En los perros, los casos publicados sobre estas malformaciones vasculares siguen siendo anecdóticos. Han recibido diversos nombres: arterias aberrantes broncoesofágicas, colaterales sistémico-pulmonares, arterias colaterales aortopulmonares mayores (ACAPM) y fístulas arteriovenosas sistémico-pulmonares (FASP). Las ACAPM surgen del plexo vascular esplácnico embrionario, que en condiciones normales retrocede con la formación del sistema arterial pulmonar normal. En humanos, las ACAPM se conocen bien porque estos vasos sanguíneos pueden persistir en niños con atresia pulmonar, TdF u otras anomalías que causan hipoperfusión pulmonar. Esta patogenia también se ha demostrado en estudios experimentales en ovejas y perros, en los que la ligadura unilateral de una arteria pulmonar dio lugar a un estímulo angiogénico y a la formación de derivaciones arteriovenosas. Las arterias broncoesofágicas nacen de la quinta arteria intercostal dorsal derecha y suministran sangre a la tráquea y el esófago, pero las malformaciones congénitas pueden hacer que estas arterias broncoesofágicas se desvíen hacia la arteria pulmonar. La conexión vascular entre la aorta descendente y las arterias pulmonares también se ha interpretado como una variante de malformación conotruncal, o como una fístula arteriovenosa pulmonar, pero esta última definición debe reservarse para la conexión vascular anormal adquirida que puede desarrollarse dentro del parénquima pulmonar debido a una hipertensión pulmonar crónica grave.

En los perros, la presentación clínica y anatómica más frecuente se asemeja a las ACAPM conocidas en humanos, pero en la mayoría de los casos en perros estas no están asociadas a ninguna enfermedad cardiaca congénita o adquirida que cause una reducción del flujo pulmonar. La razón por la que estos vasos sanguíneos persisten en algunos animales no está clara; podría especularse con que existe una predisposición genética o con que estos vasos sanguíneos se desarrollan en el periodo perinatal en animales que están subdesarrollados al nacer, como se observa en bebés prematuros de muy bajo peso al nacimiento. Según un estudio, se observan vasos colaterales pequeños o grandes en más del 50 % de los bebés prematuros que necesitan asistencia ventilatoria prolongada.

El flujo continuo que pasa a través de estas derivaciones produce sobrecirculación pulmonar y sobrecarga de volumen del VI, proporcional, como en los CAP, al tamaño y número de estos vasos anormales y a la resistencia pulmonar.

En la exploración, los signos clínicos son similares a los del CAP, pero suelen estar más atenuados. El soplo a veces ni siquiera es audible y nunca supera una intensidad de 3/6. El pulso arterial solo puede tener las mismas características pulsátiles que el de un CAP en caso de derivaciones importantes. En la mayoría de los casos, esta anomalía vascular puede sospecharse en el primer examen con ETT. En casi todos los casos de CAP, el extremo pulmonar del conducto es claramente visible, por lo que la identificación de un flujo retrógrado continuo hacia la arteria pulmonar sin identificación de conducto debe hacer sospechar la presencia de una ventana aortopulmonar de tipo II o de colaterales sistémico-pulmonares. Las grandes colaterales que terminan en el tronco pulmonar o en la porción proximal de las ramas son fácilmente identificables (fig. 6.18). La alineación del flujo con el cursor Doppler suele ser más difícil que con el flujo ductal, y la tortuosidad de estos vasos hace que el flujo sanguíneo se ralentice a través de ellos, aunque esto no puede interpretarse como una reducción del gradiente aortopulmonar. La exploración con Doppler continuo identificará un flujo continuo dirigido hacia la arteria pulmonar, con una velocidad pico que no suele superar los 3 m/s (fig. 6.19). En pacientes con un flujo pulmonar reducido debido a una CC como el *cor triatriatum dexter*, la displasia tricúspide, la EP y la TdF, si se identifica una dilatación del VI compatible con sobrecarga de volumen, entonces debe considerarse la posible concomitancia de un CAP o de cualquier anomalía vascular de este tipo. Además de la ETT, otros métodos de diagnóstico por imagen más avanzados pueden proporcionar una imagen anatómica detallada de estos vasos. Se puede realizar un estudio angio-TC para evaluar todas las características anatómicas de estos vasos, su origen, tamaño, curso y conexión con la vasculatura pulmonar (fig. 6.20). Esto permite valorar la posibilidad de una intervención para cerrar estos vasos anómalos. Dependiendo de las características anatómicas de estos vasos, y más concretamente de su tamaño, se pueden planificar dispositivos de oclusión como *coils* o dispositivos vasculares (fig. 6.21), o bien se pueden utilizar espirales o tapones. Durante el procedimiento de oclusión endovascular pueden realizarse observaciones anatómicas y funcionales adicionales mediante angiografía selectiva (fig. 6.22), ETE (fig. 6.23) y ecocardiografía endovascular (fig. 6.24).

El cierre de estas derivaciones está indicado en animales en los que la sobrecarga de volumen del VI es evidente, con un remodelado significativo. En otros casos, cuando el flujo a través de la derivación es mínimo y no hay remodelado del VI, no es necesario ningún tratamiento.

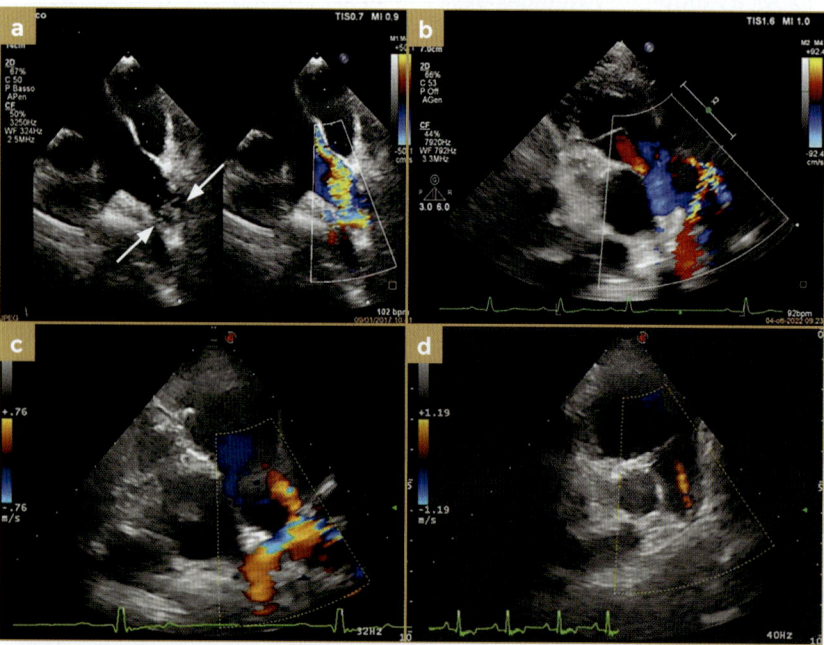

FIGURA 6.18. a) Pastor Alemán macho de 3 años de edad con sobrecarga de volumen izquierda grave. Se identifican dos pequeños vasos que se proyectan en la arteria pulmonar izquierda (flechas), cuya función se confirma mediante Doppler color. b) Hembra de Cavalier King Charles Spaniel de 1 año de edad. Un pequeño vaso entra medialmente en la rama pulmonar izquierda. c) Hembra de Labrador de 1 año de edad. Se observa un gran vaso colateral único entrando en la porción proximal del vaso de la arteria pulmonar izquierda. d) Cavalier King Charles Spaniel macho de 1 año de edad. Pequeño flujo de baja velocidad que entra en la arteria pulmonar principal. La baja velocidad sugiere un flujo colateral, pero el vaso no se identifica en esta proyección.

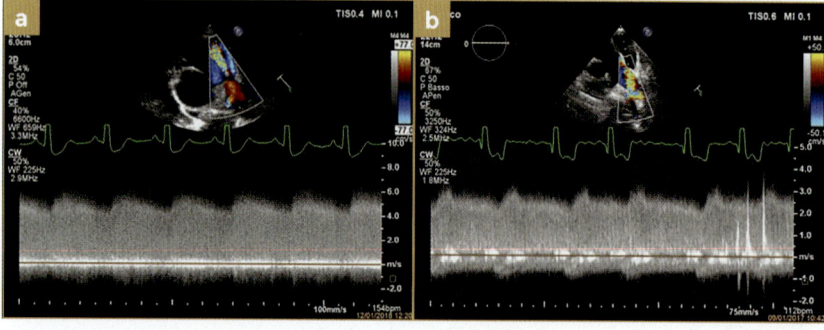

FIGURA 6.19. Comparación de un flujo continuo en un caso de conducto arterioso persistente (a) y en una colateral sistémico-pulmonar (b); ambos medidos con una buena alineación, con el mismo transductor en animales del mismo tamaño. En a), la velocidad del flujo es >4,5 m/s, en b) es <3 m/s.

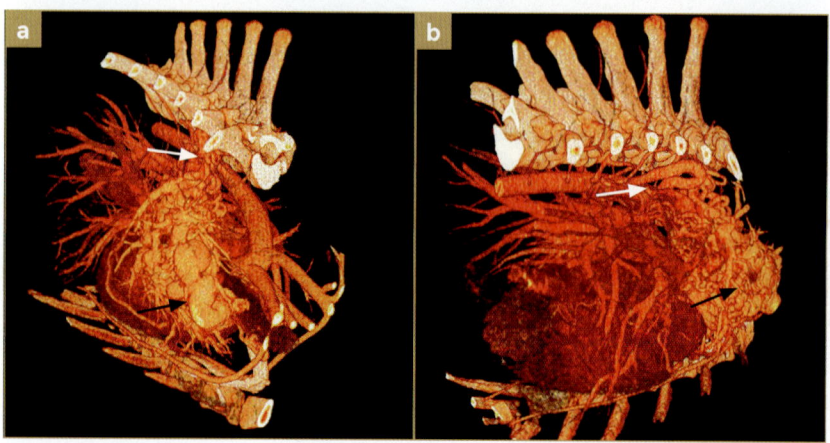

FIGURA 6.20. Presencia de dos vasos anómalos (de unos 5 y 4 mm de diámetro) originados en las arterias intercostales dorsales derechas, a nivel de T5 y T7, respectivamente. Estos vasos tienen un recorrido tortuoso a nivel de la porción dorsal del mediastino medio (flecha blanca) y determinan un lecho vascular anómalo (varices), con múltiples salidas terminales a nivel de la arteria y vena pulmonar del lóbulo craneal derecho, en asociación con marcados aneurismas pulmonares intraparenquimatosos a nivel del lóbulo craneal derecho (flecha negra).

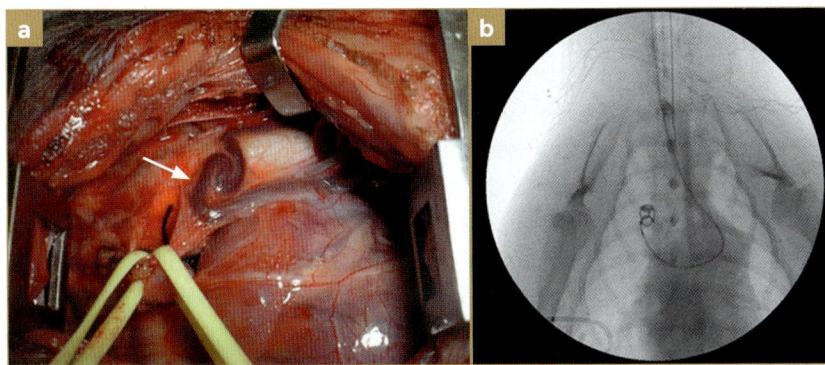

FIGURA 6.21. a) Hembra de Cavalier King Charles Spaniel de 1 año de edad. Vista quirúrgica de un vaso anómalo que emerge de la pared dorsal de la aorta y penetra en el lóbulo pulmonar izquierdo. b) Cavalier King Charles Spaniel macho de 8 meses. Embolización de un vaso colateral con una espiral de embolización de liberación controlada, a través de un acceso carotídeo.

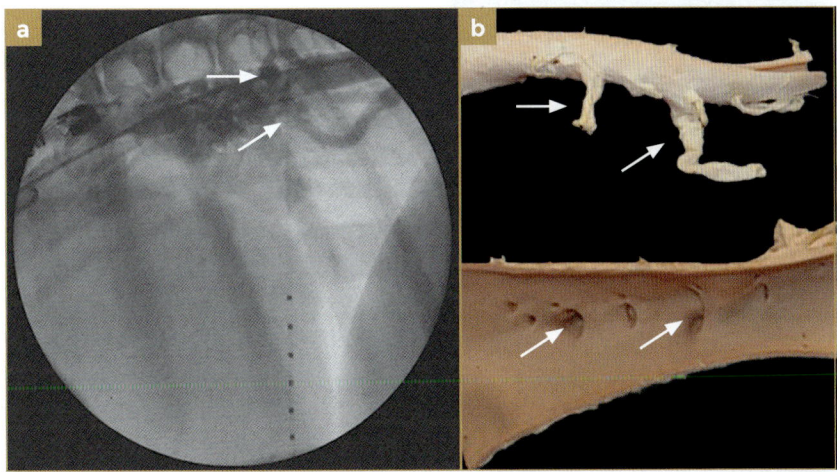

FIGURA 6.22. a) Fase tardía de una aortografía en un Pastor Alemán con varias arterias colaterales aortopulmonares mayores. Las flechas indican las dos de mayor diámetro. b) Preparación anatómica del mismo paciente. Arriba, vista externa; abajo, vista interna ventral.

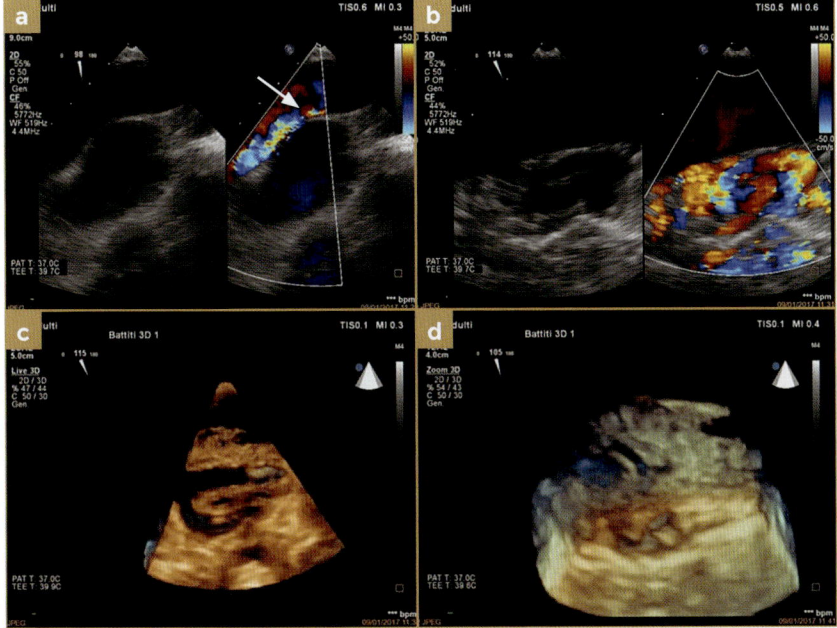

FIGURA 6.23. Estudio ecocardiográfico transtorácico bidimensional y tridimensional de múltiples arterias colaterales aortopulmonares mayores. a) Identificación de un flujo a través de uno de los vasos anómalos que sale de la aorta. El flujo es análogo al de un conducto arterioso persistente, pero no se identifica la anatomía típica del defecto. b) El Doppler color muestra el enredo de los vasos anómalos. c) Sección tridimensional en el plano elevado del lecho vascular anómalo. d) Sección axial de la aorta que muestra el suelo de la aorta y el origen de los vasos anómalos delineados por líneas sin eco.

Para vasos únicos o múltiples que sean pocos pero de fácil acceso, pueden utilizarse espirales de embolización y tapones vasculares. En el caso de vasos muy numerosos que se originan en una sección definida de la aorta, pueden emplearse endoprótesis cubiertas colocadas en la aorta para cerrar el origen de los vasos anómalos.

DEFECTOS DEL SEPTO AURICULAR

INTRODUCCIÓN

Los DSA (fig. 6.25) son comunicaciones anómalas entre las aurículas. Los DSA son bastante infrecuentes en perros y gatos, y aún no se ha identificado ninguna predisposición específica de la raza. Sin embargo, están infradiagnosticadas (especialmente los DSV pequeños que no se asocian a soplos cardiacos o cambios hemodinámicos significativos) y suelen ser un hallazgo ocasional durante los ecocardiogramas de cribado o para el control de otras patologías.

ANATOMÍA

Los DSA se deben a un desarrollo embrionario alterado de porciones del *septum primum* o del *septum secundum* o, en los casos más graves, de ambos. En la embriogénesis, el *septum primum* es el primero en formarse. Es una membrana incompleta y fina; su borde inferior se sitúa por

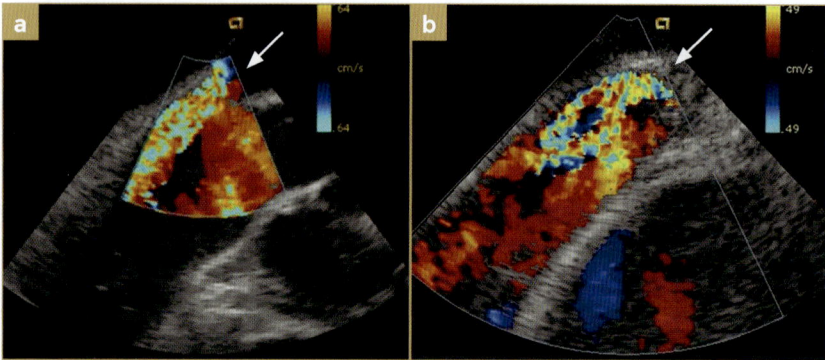

FIGURA 6.24. Ecografía intracardiaca. a) Flujo a través de un conducto arterioso permeable, con características anatómicas fácilmente reconocibles. El flujo inicia su aceleración en la salida de la ampolla (flecha), a nivel del diámetro mínimo del conducto, donde el conducto se proyecta hacia la arteria pulmonar principal. b) El flujo acelerado procedente del vaso anómalo penetra en la arteria pulmonar a través de un pequeño orificio (flecha).

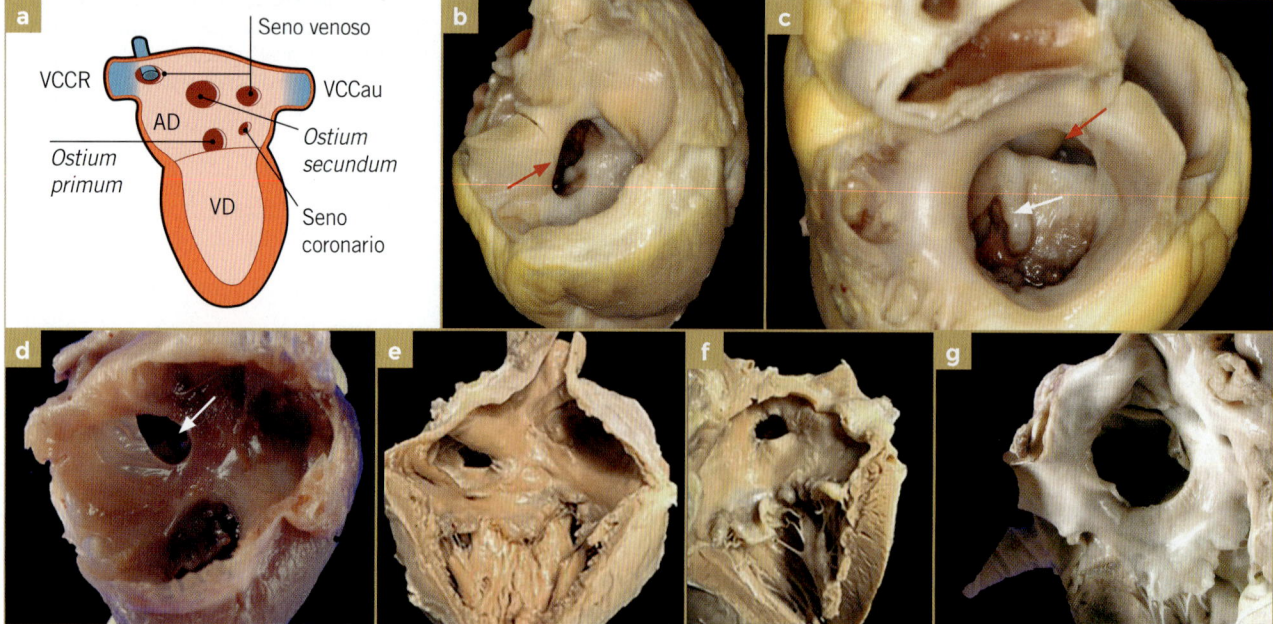

FIGURA 6.25. a) Vista desde el lado derecho de la localización de los distintos tipos de defecto del septo auricular (DSA). AD, aurícula derecha; VCCau, vena cava caudal; VCCr, vena cava craneal; VD, ventrículo derecho. b) Vista lateral derecha del septo interauricular en un paciente con defecto del septo auricular (DSA). La flecha roja muestra un DSA tipo *ostium primum*. c) Vista lateral izquierda; la flecha blanca muestra la hendidura mitral. d) Vista lateral derecha de un DSA grande en un gatito (flecha blanca). e) y f) Vistas derecha e izquierda de un DSA pequeño en un Pequinés con valvulopatía mitral grave. g) DSA tipo *ostium secundum* grande en un gato.

encima del canal auriculoventricular (AV). A medida que avanza el desarrollo, se recubre de tejido derivado de los cojinetes endocárdicos superior e inferior. Este tejido no se cierra completamente, sino que quedan pequeñas perforaciones que convergen para formar el *ostium secundum,* que en el feto mantiene la desviación del flujo sanguíneo de la circulación derecha de alta presión a la circulación sistémica de alto flujo/baja presión.

Posteriormente, en el lado derecho se desarrolla un pliegue a partir del techo de la aurícula única para formar el *septum secundum,* que se expande hacia abajo y forma una gruesa cresta muscular que cubre dorsalmente el *ostium secundum.*

Una vez formado el septo auricular, el *septum secundum* formará el limbo de la fosa oval y el *septum primum* la válvula de la fosa oval.

Los defectos auriculares reconocidos en perros y gatos, por orden de frecuencia de aparición, son los DSA de tipo *ostium secundum* (OS2), de tipo *ostium primum* (OS1) y los defectos del seno venoso. Anatómicamente, también pueden describirse en función de su localización con respecto a la fosa oval, que es el verdadero septo interauricular (entendido como una separación entre las dos aurículas compuesta por una única capa de tejido).

Los DSV-OS2 se produce por un fallo en la formación del *septum primum.* Se reconoce en el centro del septo interauricular, alrededor de la fosa oval, y está rodeado de tejido auricular. El tamaño del defecto depende de la extensión de la falta de tejido en el *septum primum.*

Los DSV-OS1 se localizan por debajo y por delante de la fosa oval; afecta a la zona adyacente a las válvulas AV, y suele originarse a partir de un defecto del cojinete endocárdico. De hecho, junto con otras malformaciones cardiacas, forma parte de un defecto septal AV.

Los DSA al nivel del seno venoso se localizan en la parte posterior y superior de la fosa oval, cerca del orificio de la vena cava craneal y de las venas pulmonares. Este defecto es poco frecuente en animales; a veces se asocia a un retorno venoso pulmonar anómalo con una o dos venas pulmonares que entran en la aurícula derecha directamente o a través de la vena cava craneal.

En humanos se han descrito DSA en el lugar del seno coronario en unas pocas ocasiones; estos DSA están asociadas a un seno coronario sin techar y a una comunicación entre una vena cava superior izquierda persistente y la aurícula izquierda. En perros se han documentado algunos casos de una vena cava craneal izquierda anómala que drena directamente en la aurícula izquierda; sin embargo, en estos pacientes no se ha descrito claramente la apertura del seno coronario. En algunos casos puede identificarse una ausencia completa del septo auricular, en particular en el caso de las DSAV.

FISIOPATOLOGÍA DE LOS DEFECTOS SEPTALES INTERAURICULARES

La dirección y el volumen del flujo de la derivación dependen de varios factores: el tamaño del defecto, la distensibilidad del VD, la resistencia pulmonar y cualquier asociación con malformaciones obstructivas del tracto de salida del ventrículo derecho (TSVD). El flujo sanguíneo de la aurícula izquierda hacia la derecha se produce a lo largo de todo el ciclo cardiaco, con un mayor flujo en diástole. En los casos de DSA grandes, el flujo de la derivación provoca una sobrecarga de volumen en el corazón derecho (aurícula y ventrículo derechos y arterias pulmonares). La dilatación AV es proporcional a la derivación y a la edad del paciente. La distensibilidad del VD es menor en los cachorros muy jóvenes y en los perros de razas pequeñas; por tanto, el volumen de la derivación tarda más en aumentar en estos animales, y la consiguiente dilatación del VD y los signos clínicos se

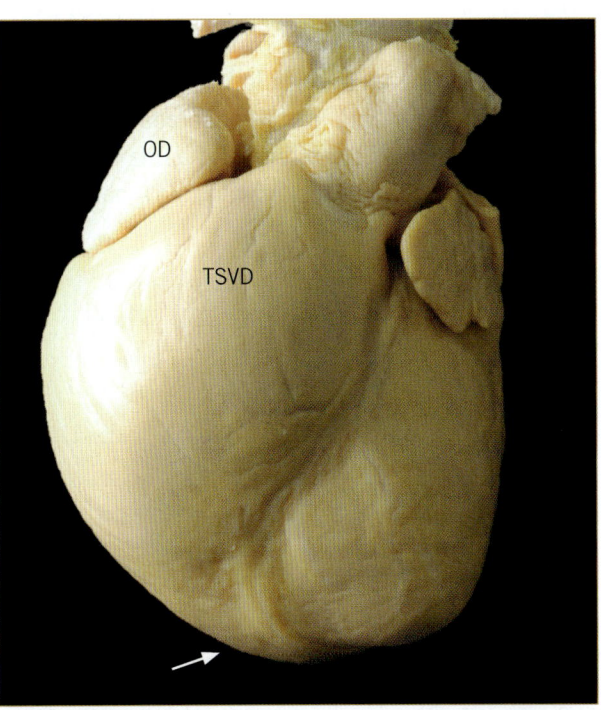

FIGURA 6.26. Aspecto externo del corazón, vista lateral izquierda. Dilatación del tracto de salida del ventrículo derecho (TSVD) y de la orejuela derecha (OD), y doble ápex (flecha).

hacen más evidentes más tarde en perros pequeños respecto a perros grandes.

En animales adultos con DSA grandes, a medida que progresa la dilatación del VD es posible observar cómo el septo pierde su convexidad hacia la derecha para volverse recto. Esto, junto con la dilatación de la cámara de entrada derecha, da al corazón una silueta en forma de D con una morfología de doble vértice causada por la distensión de la pared inferior-lateral (fig. 6.26). A medida que el VD se dilata progresivamente, los anillos tricúspide y pulmonar se dilatan también, lo que provoca diversos grados de regurgitación funcional.

La sobrecirculación pulmonar produce la dilatación del lecho vascular pulmonar y puede causar patología vascular pulmonar con aumento de la resistencia pulmonar e hipertensión pulmonar precapilar. Sin embargo, esto ocurre mucho más raramente que en las otras CC con derivación de izquierda a derecha.

En los DSA restrictivos, la sobrecirculación pulmonar no es relevante, mientras que en los DSA no restrictivos, una vez que el flujo de derivación es relevante, la alta distensibilidad natural del VD y la circulación pulmonar pueden albergar un aumento del flujo de hasta 10 l/min/m^2, con dilatación grave del VD, pero solo una leve elevación de la presión y sin signos clínicos de insuficiencia cardiaca derecha.

HISTORIA CLÍNICA Y EXAMEN FÍSICO

La mayoría de los pacientes con DSA son asintomáticos; solo en raras ocasiones los propietarios refieren intolerancia al ejercicio leve o moderada. En muchos casos, estos pacientes son remitidos a una consulta de cardiología debido a un soplo cardiaco o a hallazgos de cardiomegalia en las radiografías. En otros, el defecto auricular es un hallazgo incidental durante un examen ecocardiográfico para el cribado de la raza o para el estudio de otra enfermedad cardiaca. El DSA-OS2 se asocia con mayor frecuencia a cardiopatías que obstruyen el TSVD, como la EP o la TdF. Tras la inspección y palpación del tórax, no suelen encontrarse anomalías. Solo en los casos más graves puede encontrarse un latido cardiaco sistólico prominente.

El paso del flujo sanguíneo a través del defecto no provoca soplos. En la auscultación cardiaca puede escucharse un soplo sistólico suave en la zona de la válvula pulmonar solo en los casos de derivaciones graves en las que la sobrecirculación provoca una EP relativa. En humanos, el hallazgo auscultatorio patognomónico de los DSA es el desdoblamiento fijo (no variable con la respiración) del segundo sonido cardiaco debido al retraso en el cierre de la válvula pulmonar causado por la sobrecirculación pulmonar (A2 P2). En los perros es mucho más difícil de reconocer por su elevada frecuencia cardiaca. A veces puede oírse un soplo sistólico debido a la regurgitación tricúspide, promovida por la dilatación del anillo o la hipertensión pulmonar.

ELECTROCARDIOGRAFÍA

El ECG de los pacientes con DSA muestra una desviación a la derecha del eje eléctrico medio del complejo QRS en el plano frontal (fig. 6.27). Esto se debe tanto a la desviación del eje anatómico causada por la dilatación del VD como a la desviación del eje eléctrico debida al bloqueo incompleto de rama derecha. El eje eléctrico adquiere una morfología rR' que es particularmente evidente en V1. En algunos casos, el

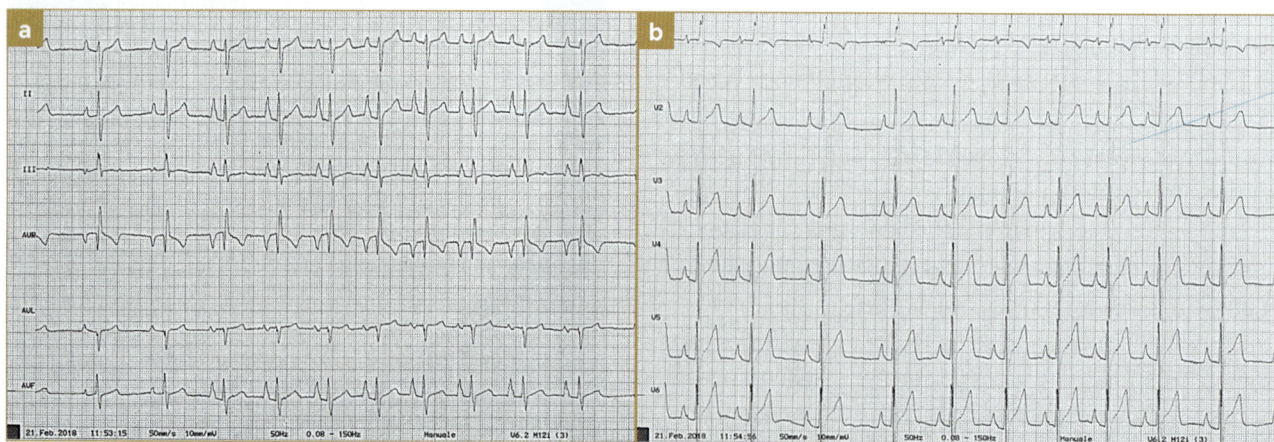

FIGURA 6.27. Electrocardiograma de una hembra de Boxer de 1 año con un defecto del septo auricular tipo *ostium secundum* grande. Se observa una desviación a la derecha del eje eléctrico medio del complejo QRS. Las ondas P altas con ramas simétricas son indicativas de dilatación auricular derecha, mientras que las ondas rR' en V1 y las ondas S profundas en las derivaciones precordiales izquierdas son sugestivas de dilatación ventricular derecha.

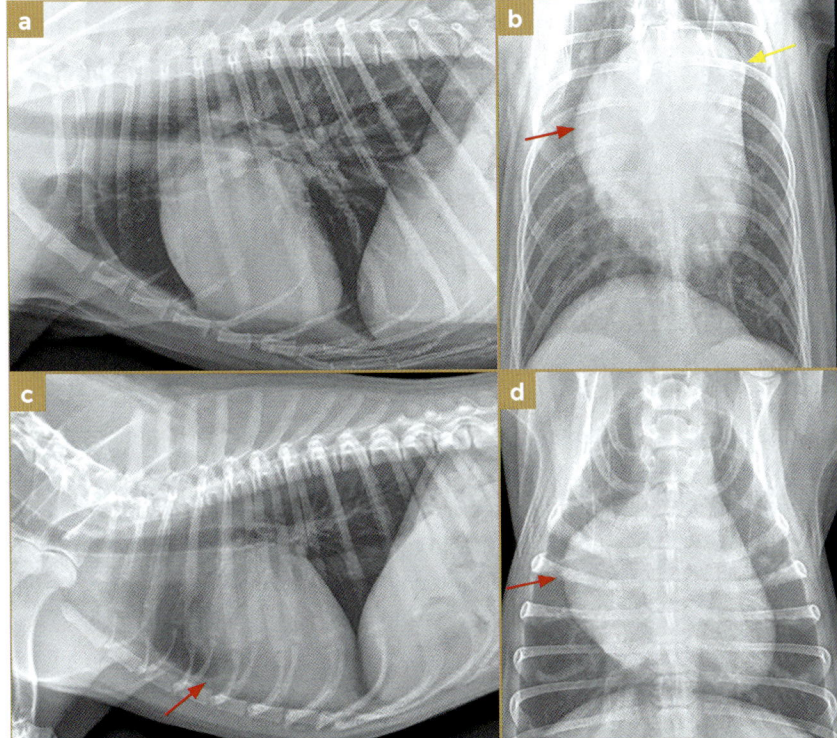

FIGURA 6.28. Ejemplos de patrones radiográficos en dos grandes defectos del septo ventricular hemodinámicamente significativos en un Caniche gigante macho de 1 año (a y b) y en una hembra Boxer de 1 año (c y d). a) Proyección lateral; dilatación del ventrículo derecho. b) Proyección ventrodorsal; dilatación leve del tracto de salida del ventrículo derecho (TSVD) (flecha roja) y dilatación grave de la arteria pulmonar principal (flecha amarilla). c) Proyección lateral que muestra un mayor contacto del borde esternal (flecha roja) como signo de dilatación del TSVD. d) Proyección ventrodorsal; la dilatación del tracto de salida del ventrículo derecho es mayor que en b) y aparece como una forma de D invertida de la silueta cardiaca.

intervalo PR se prolonga (bloqueo AV de primer grado). La presencia de ondas P de alto voltaje indica una dilatación de la aurícula derecha. Las alteraciones del ritmo más frecuentes son las arritmias supraventriculares y la fibrilación auricular. Estos patrones peculiares del ECG son comunes para todos los DSA y también se encuentran en los defectos septales AV.

RADIOLOGÍA

Los cambios radiográficos pueden observarse sobre todo en caso de DSA grandes con una derivación significativa, en la que la dilatación del VD da una forma de D invertida a la silueta cardiaca (fig. 6.28). La arteria pulmonar puede aparecer dilatada. En caso de hipertensión pulmonar puede haber una dilatación aún mayor de la arteria pulmonar principal, el pulmón estará hipoperfundido y las venas pulmonares reducidas de tamaño.

ECOCARDIOGRAFÍA

La ecocardiografía es esencial para distinguir los tipos anatómicos de DSA. También debe utilizarse para cuantificar el grado de remodelado del VD, identificar alteraciones secundarias y cuantificar el volumen de la derivación mediante el cálculo de la relación flujo pulmonar/flujo sistémico (Qp/Qs). Además, debe realizarse un estudio Doppler para identificar la hipertensión pulmonar y las malformaciones cardiacas asociadas. La identificación ecocardiográfica del DSA-OS2 se basa en la identificación de una zona libre de eco en la zona central del septo interauricular; sin embargo, para evitar falsos positivos es necesario confirmar el diagnóstico con múltiples exploraciones mediante el Doppler color (fig. 6.29). En teoría, la imagen 2D en la proyección paraesternal derecha de eje largo con el haz de ultrasonidos perpendicular al septo interauricular produce la mejor exploración para estudiar el septo interauricular; sin embargo, si se utilizan sondas de baja frecuencia con una resolución espacial inadecuada, las estructuras septales que rodean la fosa oval, engrosadas por un tejido muscular y adiposo más abundante, hacen que esta aparezca completamente libre de ecos, asemejándose así a un DSA. En las proyecciones paraesternal derecha y apical de cuatro cámaras es necesario mantener una alineación correcta y finalmente utilizar proyecciones no estándar, ya que de lo contrario el flujo de la vena cava caudal puede verse superpuesto al septo interauricular y parecer una derivación inexistente. Se obtienen mejores vistas de la derivación sin interferencias con otros flujos en las proyecciones de eje corto (fig. 6.30) o paraesternal oblicua, ya que permiten visualizar el flujo de las venas pulmonares hacia la aurícula derecha a través del defecto (v. fig. 6.29). La ETT 3D con una proyección *de frente* desde ambas aurículas permite estudiar la forma y el tamaño exacto tanto del defecto como del borde que lo rodea (fig. 6.31). La identificación de los DSA tipo seno venoso es más difícil y se necesitan proyecciones no estándar partiendo de una vista paraesternal derecha o apical de cuatro cámaras y tratando de visualizar un defecto en la parte más alta del septo atrial (es decir, cercana al techo de las aurículas) y la salida de las venas pulmonares derechas hacia la aurícula derecha (fig. 6.32). La ecocardiografía 3D puede ayudar en la identificación de los DSA (fig. 6.33), al igual que la TC puede confirmar las conexiones venosas pulmonares anómalas parciales. La identificación ecocardiográfica de un DSA-OS1 se describirá en la sección dedicada a los defectos del septo AV.

El remodelado anatómico y funcional en pacientes con DSA está determinado por la sobrecarga de volumen y es proporcional al volumen de la derivación. Se caracteriza por dilatación AV derecha, movimiento septal paradójico diastólico del septo interventricular y dilatación de la arteria pulmonar principal (fig. 6.34). Cuando existe hipertensión pulmonar, el movimiento septal paradójico se hace evidente también en sístole. El Doppler espectral es útil para identificar el flujo a través del defecto, calcular la relación Qp/Qs y estimar la gravedad de la hipertensión pulmonar basándose en la velocidad pico de los flujos de la regurgitación tricúspide y pulmonar.

EVOLUCIÓN NATURAL Y TRATAMIENTO

La mayoría de los DSA pequeños y medianos se toleran bien y tanto perros como gatos tienen una esperanza de vida normal sin signos clínicos. En los DSA grandes, si hay signos de progresión del remodelado del VD y ausencia de hipertensión pulmonar, está indicado el cierre de defecto. Se han propuesto muchos dispositivos para el cierre percutáneo en humanos; el más utilizado en personas es el oclusor septal de Amplatz. Este dispositivo también se ha utilizado en perros y está disponible para cerrar una amplia

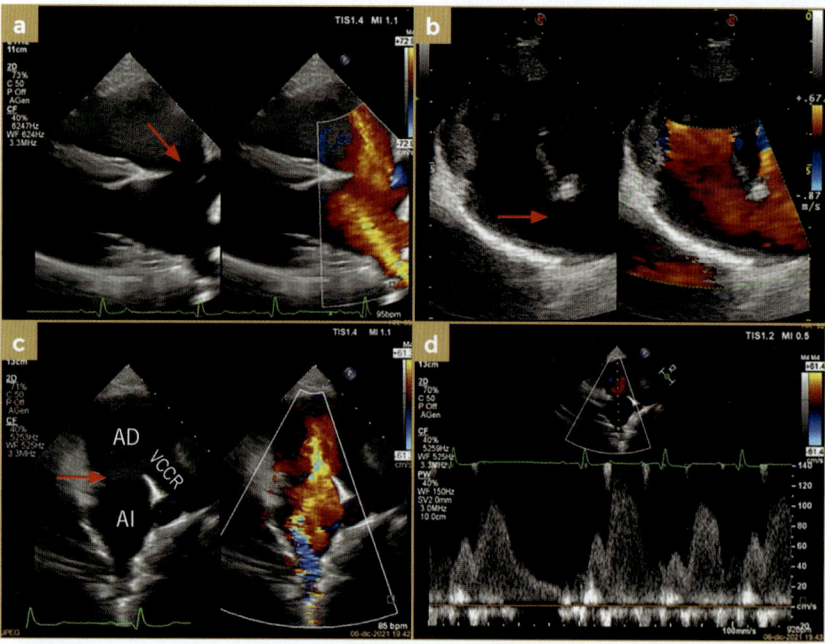

FIGURA 6.29. Gran defecto del septo auricular tipo *ostium secundum*. a) El mapa de flujo en color paraesternal derecho identifica un flujo desde las venas pulmonares a través del defecto (flecha roja) hacia la aurícula derecha. b) Proyección apical de cuatro cámaras optimizada para el ventrículo derecho. En las exploraciones apicales, el septo interauricular es paralelo al haz de ultrasonidos y, por tanto, menos visible; las exploraciones oblicuas facilitan la identificación del septo interauricular. El Doppler color muestra la gran derivación de izquierda a derecha. c) Proyección oblicua de eje corto optimizada para el septo interauricular; el flujo de las venas pulmonares dirigido a la aurícula derecha se identifica debido a la ausencia de la mayor parte del tejido septal. La vena cava craneal (VCCr) se identifica lateralmente. AD, aurícula derecha; AI, aurícula izquierda. d) El perfil del flujo venoso pulmonar obtenido con Doppler pulsado confirma el origen del flujo.

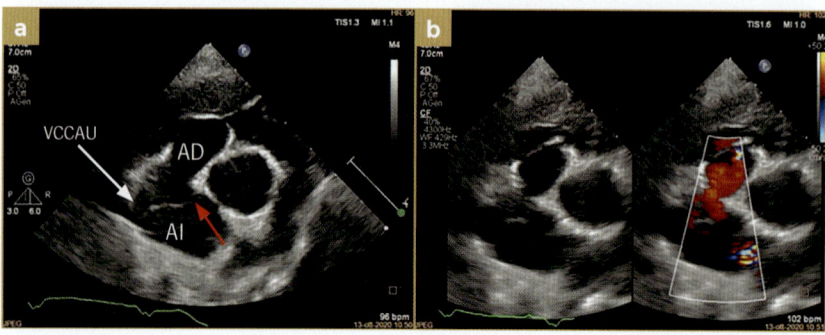

FIGURA 6.30. Imágenes de un defecto del septo auricular tipo *ostium secundum* de tamaño medio (flecha roja). El Doppler color confirma el defecto en b). AD, aurícula derecha; AI, aurícula izquierda; VCCau, vena cava caudal.

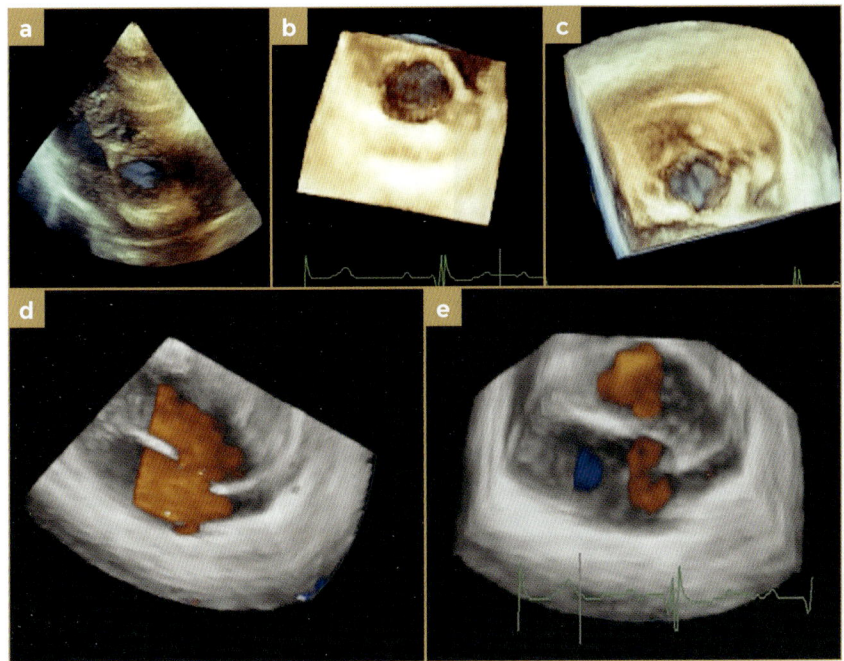

FIGURA 6.31. Imágenes tridimensionales (3D) de un defecto del septo auricular tipo *ostium secundum* de tamaño medio. a) Proyección axial. b) Proyección auricular izquierda. c) Proyección auricular derecha. d) y e) Doppler color 3D desde diferentes ángulos.

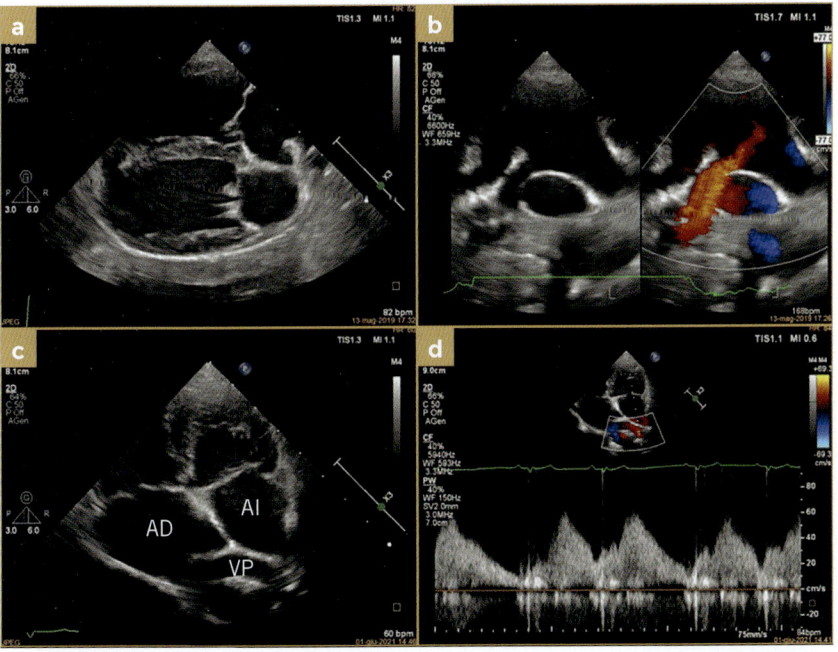

FIGURA 6.32. Hembra de Cavalier King Charles Spaniel de 1 año de edad con un defecto del septo auricular del seno venoso. a) No hay evidencia de entradas de venas pulmonares en el techo de la aurícula izquierda. b) Proyección bicaval no estándar; el flujo rojo entra directamente en la aurícula derecha a través de la vena pulmonar. c) Proyección oblicua de cuatro cámaras que muestra el retorno venoso pulmonar anómalo. AD, aurícula derecha; AI, aurícula izquierda; VP, vena pulmonar. d) El volumen de muestra del Doppler de onda pulsada colocado en la vena anómala muestra un perfil de flujo venoso pulmonar típico.

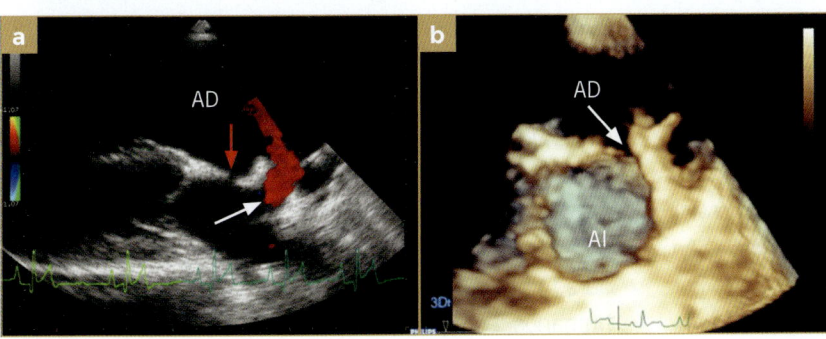

FIGURA 6.33. Hembra de Pastor Alemán de 6 años de edad. a) Proyección paraesternal derecha bidimensional. b) Proyección tridimensional. La flecha blanca indica el defecto del septo auricular del seno venoso, la flecha roja la fosa oval. AD, aurícula derecha; AI, aurícula izquierda.

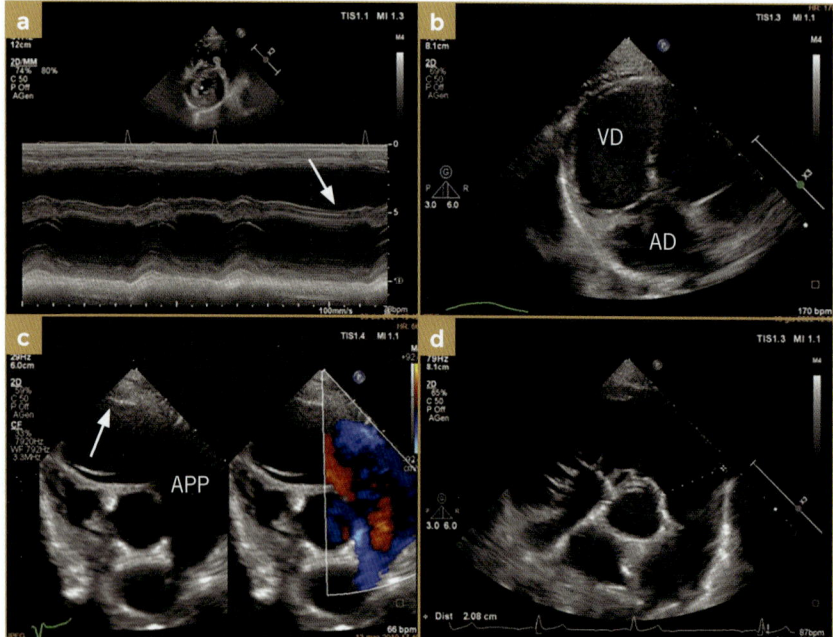

FIGURA 6.34. a) La flecha blanca indica el movimiento septal paradójico diastólico debido a la sobrecarga de volumen del ventrículo derecho. b) Proyección apical de cuatro cámaras optimizada para el ventrículo derecho (VD); hay una dilatación evidente tanto del VD como de la aurícula derecha (AD). c) Proyección paraesternal izquierda de eje corto. En este Cavalier King Charles Spaniel, la dilatación del tracto de salida del VD desplaza el anillo pulmonar ventralmente (flecha blanca). Obsérvese la dilatación grave de la arteria pulmonar principal (APP). d) Proyección paraesternal derecha de eje corto. Medición del diámetro del anillo pulmonar, que es mucho mayor de lo normal para un perro de este tamaño.

gama de tamaños de DSA, desde 4 mm hasta 38 mm. Este dispositivo solo está indicado para el DSA-OS2, por lo que es necesario, antes de su colocación, evaluar el tamaño de los bordes del tejido miocárdico septal alrededor del defecto para asegurarse de que son suficientes para adaptarse al tamaño de los discos. El dispositivo puede colocarse de forma percutánea a través de un acceso venoso femoral o yugular; el procedimiento debe realizarse bajo monitorización fluoroscópica y ETE (vídeo 6.8). Cuando los bordes de alrededor del defecto son insuficientes para la implantación del dispositivo, el defecto puede cerrarse quirúrgicamente con un parche mediante *bypass* cardiopulmonar. En caso de insuficiencia cardiaca derecha, el tratamiento implica el uso de diuréticos, vasodilatadores sistémicos y agentes inótropos para favorecer la función sistólica del VD. El uso paliativo del tratamiento médico en animales con evidencia de remodelado para reducir su progresión, aunque sensato desde un punto de vista teórico, aún no está respaldado por pruebas científicas de eficacia.

VÍDEO 6.8. Cierre percutáneo de un defecto del septo auricular tipo *ostium secundum*.

FORAMEN OVAL PERMEABLE

Un foramen oval permeable (FOP) debe considerarse una entidad independiente de los DSA. En la vida fetal, el foramen oval es una de las estructuras responsables de desviar el flujo sanguíneo de la circulación pulmonar a la circulación sistémica. Tras el nacimiento, el foramen oval se cierra por adhesión del *septum primum* con el *septum secundum*.

En la parte anterior y superior del lado izquierdo de un pequeño colgajo de tejido (colgajo valvular de Parchappe) se forma la fosa oval, una estructura con una pared más fina que las restantes porciones del septo y que, por tanto, es distinguible en la ecocardiografía y en las muestras patológicas. En humanos se estima que el foramen oval permanece permeable en aproximadamente el 25 % de la población. No se dispone de datos en perros, pero incluso en esta especie el FOP parece ser bastante frecuente. En estos casos, si la aleta valvular del foramen oval es suficientemente grande, se forma una especie de túnel que permite el paso de la sangre solo de derecha a izquierda. Esto puede ocurrir cuando la presión es mayor en la aurícula derecha que en la izquierda, como en la obstrucción del TSVD (fig. 6.35), la hipertensión pulmonar o de forma transitoria, p. ej., durante la maniobra de Valsalva. Los pacientes humanos pueden realizar voluntariamente la maniobra de Valsalva, y en animales la puede inducir un operador durante la anestesia con intubación endotraqueal, o puede darse naturalmente durante un esfuerzo extenuante. En humanos, esta permeabilidad es el sustrato anatómico de

FIGURA 6.35. Foramen oval persistente (FOP). a) Preparación anatómica con vista del septo interauricular desde el lado derecho. El círculo blanco muestra el seno coronario, mientras que el círculo rojo resalta los pliegues de la fosa oval estirada por las presiones auriculares. b) y c) FOP en un Whippet con *cor triatriatum dexter,* displasia tricúspide y estenosis pulmonar de tipo B. b) Proyección paraesternal derecha con separación de pliegues del FOP y convexidad hacia la derecha. c) Separación con convexidad hacia la izquierda.

VÍDEO 6.9. Estudio de burbujas para demostrar un foramen oval permeable con derivación de derecha a izquierda.

las embolias paradójicas, ya que puede permitir el paso de trombos venosos formados en el sistema venoso a la circulación arterial, causando así graves daños sistémicos. Este fenómeno en animales no se ha descrito como episodio clínico, salvo de forma anecdótica, pero este riesgo debe tenerse en cuenta durante procedimientos intervencionistas como la valvuloplastia pulmonar, ya que puede provocar un aumento brusco de la presión en la aurícula derecha durante el inflado del balón. Por este motivo, antes de realizar estos procedimientos, se recomienda un estudio ecográfico con contraste para identificar el FOP (vídeo 6.9).

En los casos de FOP en los que el septo interauricular se estira en exceso por el aumento de presión en la aurícula izquierda (p. ej., insuficiencia mitral grave) y el colgajo valvular del *septum primum* ya no es suficiente para cerrar la comunicación, se forma un DSA-OS2 adquirido, con una derivación relativa de izquierda a derecha (v. también cap. 8).

DEFECTOS SEPTALES AURICULOVENTRICULARES

Los efectos septales auriculoventriculares (DSAV) son anomalías congénitas del septo AV y de las válvulas AV, resultantes de un desarrollo inadecuado de los cojinetes endocárdicos. Estas anomalías han recibido diversos nombres, como «defectos de los cojinetes endocárdicos», para referirse a su origen embriológico, o más sencillamente «canales auriculoventriculares», para referirse al aspecto funcional de la anomalía. En la actualidad, el término que se considera más preciso, y por tanto el más utilizado, es el de «defectos septales auriculoventriculares». Estos defectos se distinguen principalmente en DSAV parciales, caracterizados por un DSA-OS1 y una hendidura en la valva mitral anterior (fig. 6.36), y DSAV completos, en las que el DSA-OS1 continúa en un DSV de entrada con diversos grados de malformación de la válvula AV (fig. 6.37).

En los casos de DSAV parciales, también se ha descrito un subtipo en el que, además de la hendidura de la valva anterior de la válvula AV izquierda y el DSA, también está presente un pequeño DSV de entrada, pero está completamente o casi totalmente ocluido por inserciones de las cuerdas tendinosas y abundante tejido endocárdico proliferante, con un aspecto pseudoaneurismático similar al que se encuentra en muchos DSV perimembranosos. Este fenotipo de DSAV se denomina «transicional».

En las DSAV completas, el DSA es contiguo a un DSV de entrada. Esto hace que las válvulas AV carezcan de soporte y compartan un único anillo, con dos valvas puente anterior y posterior situadas sobre el DSV grande (fig. 6.38). Al describir esta enfermedad, dadas las anomalías estructurales que cambian en gran medida las características anatómicas de las válvulas AV, es más correcto utilizar los términos más genéricos «válvulas AV derecha e izquierda» que los términos «válvulas mitral y tricúspide». En los DSAV completos graves, las estructuras deben identificarse como los componentes izquierdo y derecho de la válvula AV común.

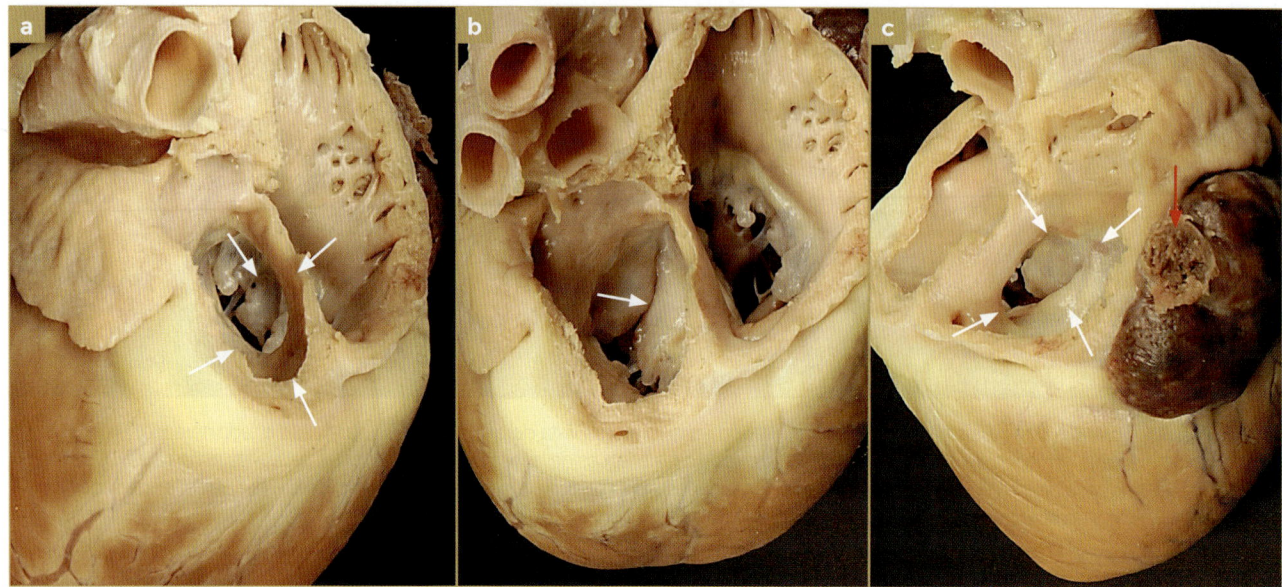

FIGURA 6.36. Defecto del septo auricular parcial en una hembra de Border Collie que murió a los 12 años de taponamiento cardiaco agudo debido a la rotura de un hemangiosarcoma auricular derecho. a) Vista lateral izquierda. Las flechas indican un defecto del septo auricular (DSA) tipo *ostium primum* grande; la valva tricúspide lateral es visible a través de ella. b) Vista dorsal. La flecha muestra la hendidura mitral. c) Las flechas blancas indican el lado derecho del DSA, mientras que la flecha roja muestra el lugar de rotura del hemangiosarcoma.

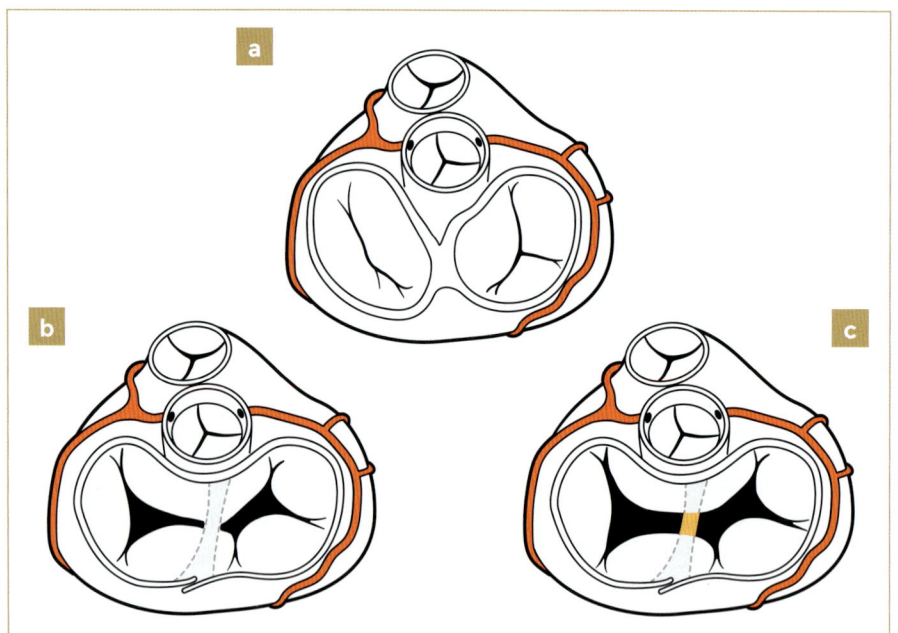

FIGURA 6.37. Tipos de defectos septales auriculoventriculares (DSAV). a) Válvulas auriculoventriculares y septo normales. b) DSAV parcial. c) DSAV completo.

Los cojinetes endocárdicos, y más concretamente el cojinete anterior derecho, del que proceden la válvula AV derecha y su zona de entrada, están situados cerca del TSVD, por lo que cuando un defecto del cojinete se asocia a un defecto conotruncal, esta combinación puede dar lugar a patrones de fenotipo complejos como el DSAV con TdF, aunque rara vez se observa en perros y gatos.

Los DSAV completos también pueden dividirse en DSAV equilibrados y desequilibrados. En los DSAV balanceados, el septo interauricular está alineado con el septo interventricular, y los flujos de las aurículas tienden a distribuirse hacia las entradas ventriculares correspondientes, o al menos sigue llegando un flujo consistente al VI, que tiende a ser el menos perfundido e hipoplásico. Los DSAV no balanceados

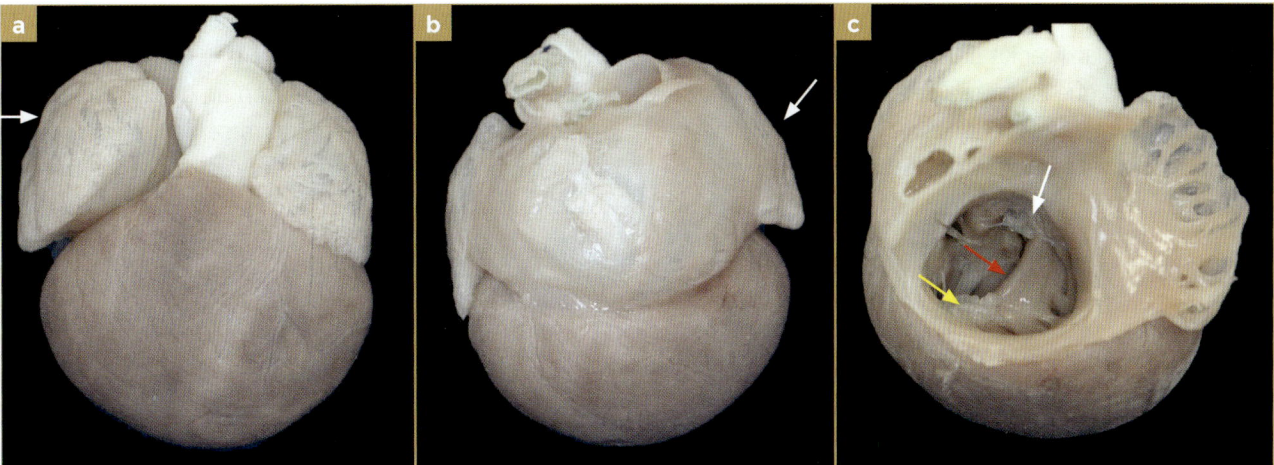

FIGURA 6.38. Defecto del septo auricular completa no balanceada en un gatito que murió a los 2 meses de edad. a) Vista craneal izquierda. b) Vista caudal derecha que muestra dilatación grave de todo el corazón, con dilatación prevalente de la aurícula y la orejuela derechas (flechas). c) Vista dorsal de la válvula auriculoventricular común y el defecto del septo ventricular (tipo C de Rastelli). La flecha blanca muestra la valva puente anterior, la flecha amarilla la valva puente posterior y la flecha roja el septo interventricular.

presentan un mal alineamiento entre los septos interauricular e interventricular, con una clara desproporción entre las dimensiones de los sectores derecho e izquierdo. La forma más frecuentemente observada es la que presenta dilatación de las cámaras derechas. Esta forma puede deberse a una verdadera hipoplasia congénita del VI, o a la progresión de la enfermedad con sobrecarga de volumen derecho y posible hipertensión pulmonar, que se combinan para crear hipertrofia y dilatación del VD, además de dilatación de la arteria pulmonar principal y de la aurícula derecha. Una variante del DSAV completa es el DSAV intermedio, que se caracteriza por un único anillo valvular AV dividido por una lengüeta de tejido en dos orificios (derecho e izquierdo).

La clasificación de los DSAV completos fue formulada por Giancarlo Rastelli en 1966 basándose en sus observaciones en niños, y se refiere a la posición de fijación de las valvas puente. Mientras que la valva puente posterior está unida a la cresta del septo interventricular, la anterior se caracteriza por varios grados de puente, con una localización por tanto variable del punto de división. En la clasificación de Rastelli se distinguen tres tipos:

- **Tipo A,** en el que la valva anterior se divide a nivel del septo interventricular, sin puente real.
- **Tipo B,** en el que la división se produce a nivel de los músculos papilares derechos.
- **Tipo C,** es el fenotipo más grave. En esta forma extrema, la valva puente anterior no está dividida y flota libremente en el canal AV (fig. 6.39).

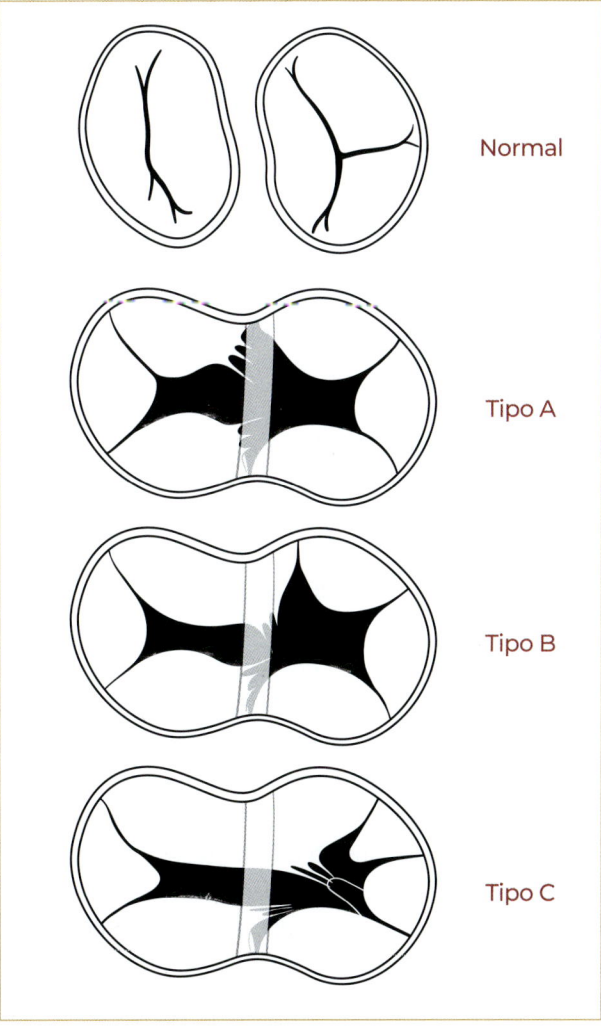

Normal

Tipo A

Tipo B

Tipo C

FIGURA 6.39. Clasificación de Rastelli de los defectos septales auriculoventriculares completos.

Esta clasificación es necesaria en cirugía cardiaca pediátrica para planificar los procedimientos. En cardiología veterinaria, dado que la mayoría de los DSAV completos se diagnostican en gatitos, la distinción *in vivo* de estos fenotipos solo es posible con el uso de sondas ecocardiográficas de alta frecuencia (10-12 MHz).

FISIOPATOLOGÍA Y EVOLUCIÓN NATURAL

El curso clínico de los pacientes con defectos AV es variable y depende de la extensión de la comunicación y de la regurgitación de la válvula AV, del grado de desequilibrio y de cualquier otra anomalía asociada. El volumen de la derivación de izquierda a derecha depende del tamaño del defecto, así como de la resistencia pulmonar.

En los DSAV parciales, el principal determinante de la fisiopatología es el DSA-OS1. El volumen de la derivación aumenta en los primeros meses de vida con la disminución fisiológica de la resistencia pulmonar, y la tolerancia del VD a la sobrecarga diastólica subsiguiente depende principalmente de la distensibilidad ventricular, que también aumenta en los primeros meses de vida. A pesar de los hallazgos clínicos en las pruebas de imagen y del remodelado de las cavidades derechas, la mayoría de los animales con un DSAV parcial pueden tener una esperanza de vida normal y permanecer en su mayoría libres de signos de insuficiencia cardiaca. En algunos casos de DSAV parcial, la regurgitación puede empeorar con la edad y el comienzo la degeneración de la válvula mitral, y causar insuficiencia cardiaca congestiva.

En los DSAV balanceados completos, el volumen de la derivación viene determinado principalmente por la resistencia pulmonar. En los defectos de mayor tamaño, con el descenso fisiológico de la resistencia pulmonar tras las primeras semanas de vida aumenta el desbordamiento pulmonar, lo que, junto con una sobrecarga grave del volumen AV derecho, provoca un remodelado anatómico y funcional del VD y de la circulación pulmonar. El VD se dilata en función de su distensibilidad natural, que sigue siendo bastante limitada en sujetos muy jóvenes. Esta dilatación puede conducir a una transición rápida de una DSAV balanceada a una no balanceada. Como en otras CC, la sobrecirculación pulmonar puede causar una enfermedad vascular pulmonar obstructiva que conduce a una esperanza de vida reducida. La mayoría de los gatitos con un canal AV completo, especialmente los que presentan las formas más graves (tipo C), presentan signos clínicos graves de insuficiencia cardiaca congestiva y mueren en el primer año de vida.

En las formas transicionales con un defecto ventricular restrictivo, el defecto puede cerrarse con el tiempo con tejido de la válvula AV. La fisiopatología en estos pacientes es entonces la misma que la de un DSAV parcial. En la forma intermedia, sin embargo, aunque la anatomía valvular es la misma que en un DSAV parcial, el DSV grande implica una fisiología similar a la de un DSAV completo.

HISTORIA Y EXAMEN CLINICO

Los DSAV son CC poco frecuentes sin una predisposición racial definible. Según la experiencia del autor, solo se han descrito 30 casos de DSAV (20 gatos y 10 perros) en la base de datos de su clínica durante unos 25 años. En los perros predominan los casos de DSAV parcial, mientras que los DSAV completos son mucho más frecuentes en los gatos, especialmente los defectos tipo C de Rastelli.

Los perros y también los pocos casos de gatos con DSAV parciales son casi siempre asintomáticos. Algunos perros muy activos pueden mostrar una leve intolerancia al ejercicio en raras ocasiones. Al igual que los pacientes con un DSA, los pacientes con un DSAV suelen ser remitidos a una consulta de cardiología debido a un soplo cardiaco o a hallazgos incidentales de cardiomegalia en las radiografías. En los pacientes con un DSAV parcial, los hallazgos de la exploración física, la radiografía de tórax y el ECG no difieren de los descritos para otros DSA.

Los gatos con DSAV completos rara vez son asintomáticos. En contadas ocasiones, algunos pueden permanecer asintomáticos más allá del primer año de vida, pero en la mayoría de los casos los signos clínicos se hacen evidentes en los primeros meses de vida. Los gatitos están disneicos y ligeramente cianóticos, y son evidentes una protuberancia precordial y un latido cardiaco hiperdinámico tanto durante la palpación como simplemente observando el tórax. En la auscultación cardiaca, la taquicardia impide reconocer el desdoblamiento fijo del segundo sonido cardiaco. Siempre hay un soplo cardiaco, y la sobrecirculación pulmonar puede causar un soplo sistólico originado en el orificio pulmonar. Otro soplo sistólico puede estar causado por una regurgitación mitral. Una vez que se desarrolla una hipertensión pulmonar significativa, el soplo disminuye en intensidad y duración. Sin embargo, debido tanto a la taquicardia como al pequeño tamaño del tórax de estos pacientes, es muy difícil identificar el punto de máxima intensidad y duración de estos soplos. En caso de un DSAV completo, las radiografías mostrarán una silueta cardiaca aumentada de tamaño, con cámaras cardiacas derechas dilatadas, una arteria pulmonar principal dilatada y signos de sobrecirculación pulmonar. En caso de hipertensión pulmonar, la dilatación de la arteria pulmonar se hace aún más evidente (fig. 6.40).

Los patrones de ECG de los pacientes con DSAV no difieren de los descritos para los pacientes con DSA. En las radiografías de tórax se encuentran las mismas alteraciones que las descritas para las DSA, pero la cardiomegalia y la sobrecirculación son más marcadas.

ECOCARDIOGRAFÍA

En la mayoría de los casos, la ETT es suficiente para establecer un diagnóstico completo de todos los tipos de DSAV con todas sus variantes y características.

Un DSA-OS1 es claramente visible tanto en el eje largo paraesternal derecho como en la proyección

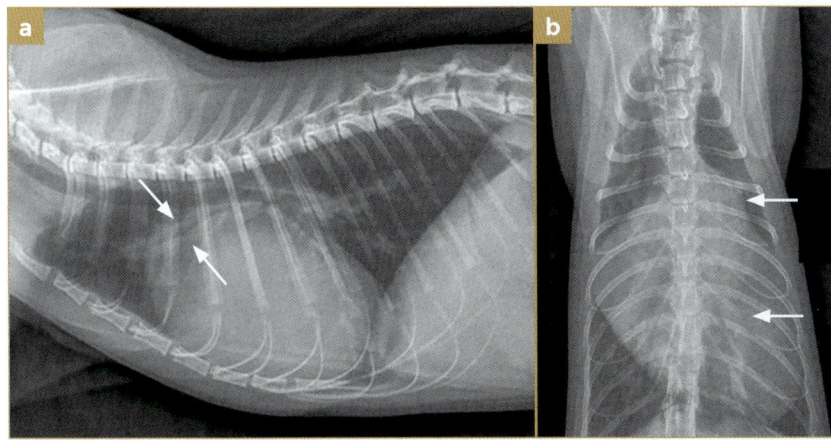

FIGURA 6.40. Gato de 4 meses de edad. Defecto septal auriculoventricular completo. a) Proyección lateral. Puede observarse la dilatación de la arteria y vena pulmonares (flechas), que es un signo de sobrecirculación. b) Proyección ventrodorsal. Obsérvese la dilatación de la arteria pulmonar principal y de la arteria pulmonar caudal lobar izquierda (flechas).

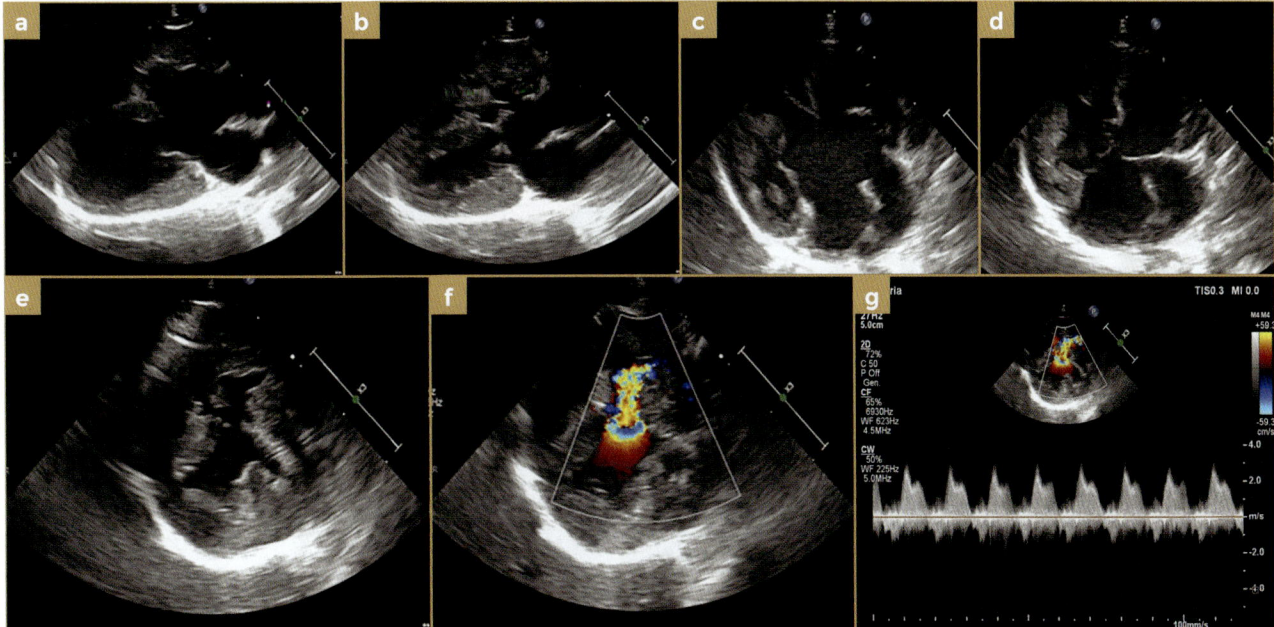

FIGURA 6.41. Características ecocardiográficas de un gato de 5 meses de edad con un defecto del septo auriculoventricular completo. La pared ventricular derecha es hipertrófica debido a la estenosis pulmonar asociada. Las imágenes a) a d) muestran evidencia de un defecto auriculoventricular y movimiento del aparato valvular único. a) Proyección paraesternal derecha en diástole. b) Proyección paraesternal derecha en sístole. c) Proyección apical de cuatro cámaras en diástole. d) Proyección apical de cuatro cámaras en sístole. Las imágenes e) a g) muestran evidencia de un defecto ventricular. e) Proyección de eje corto, marco sistólico. f) Proyección de eje corto, imagen en sístole con Doppler color del flujo a través del defecto septal ventricular. g) Imagen Doppler continuo que muestra el flujo de izquierda a derecha frenado por la presión elevada en el ventrículo derecho debido a la estenosis pulmonar.

apical de cuatro cámaras. En las mismas proyecciones, las válvulas AV en los DSAV parciales y el defecto ventricular en los DSAV completos se identificarán fácilmente en la región de la *crux cordis* (fig. 6.41). El equilibrio entre las dimensiones de las cámaras derecha e izquierda también es observable desde estas ventanas ecocardiográficas, especialmente en la proyección apical de cuatro cámaras (fig. 6.42). La morfología de cuello de cisne se observa mejor desde la ventana paraesternal derecha (fig. 6.43). En las proyecciones de eje corto es posible identificar la hendidura mitral en los DSAV parciales (fig. 6.44) y estudiar la posición de inserción y el movimiento de las valvas en puente en los DSAV completos (vídeo 6.10).

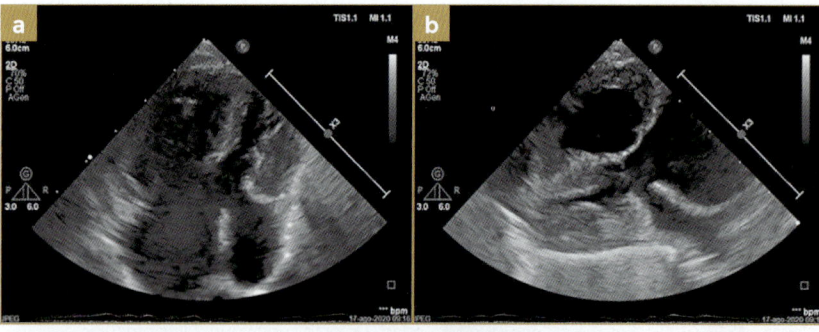

FIGURA 6.42. Comunicación auriculoventricular desequilibrada con dilatación prevalente del ventrículo derecho y desviación del septo interauricular, con convexidad hacia la aurícula izquierda. a) Proyección apical de cuatro cámaras en diástole. b) Proyección paraesternal derecha estándar 1 en sístole.

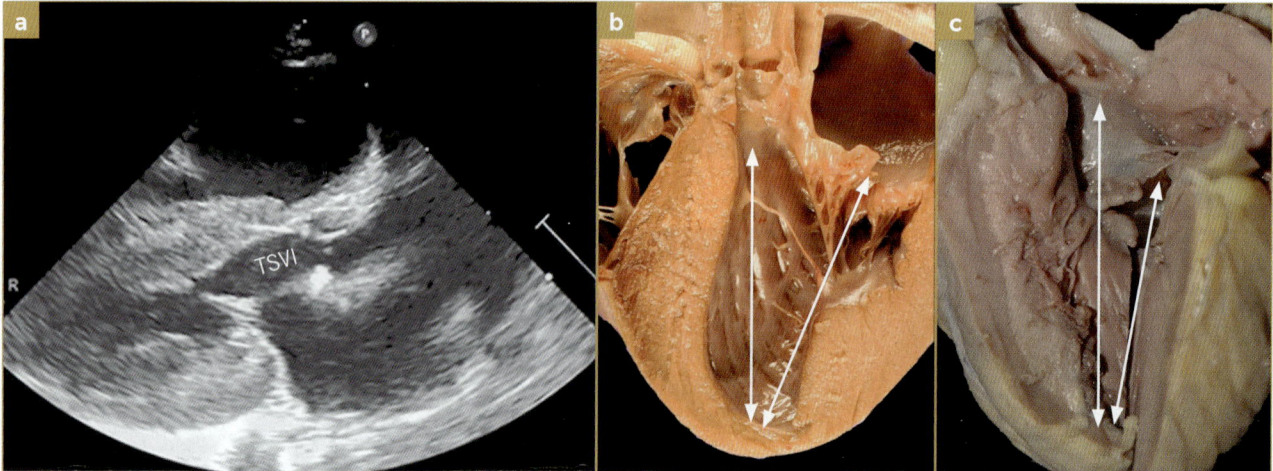

FIGURA 6.43. Deformidad en cuello de ganso del tracto de salida del ventrículo izquierdo (TSVI). a) Proyección estándar paraesternal derecha que muestra el tracto de salida del ventrículo derecho alargado en un defecto septal auriculoventricular (CAV) parcial en un gato de 8 años. b) Muestra de un corazón normal en el que se aprecian las distancias desde el ápex ventricular izquierdo a los anillos aórtico y mitral. c) Muestra de una DSAV. La dislocación craneal aórtica y el septo ventricular más corto alargan el TSVI.

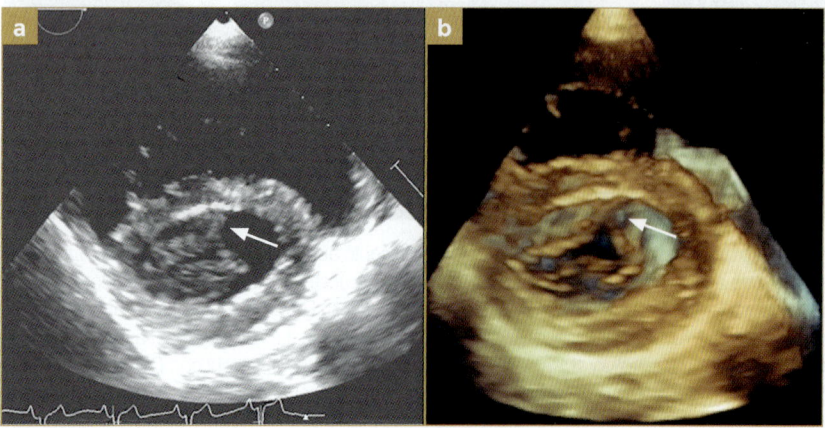

FIGURA 6.44. Defecto septal auriculoventricular parcial en una perra mestiza de 5 años de edad. La hendidura mitral (flecha blanca) puede demostrarse con las vistas bidimensional de eje corto y tridimensional al mismo nivel.

FIGURA 6.45. Patrones Doppler en los defectos septales auriculoventriculares (DSAV). a) Flujo a baja velocidad a través de un defecto del septo auricular tipo *ostium primum* en un perro con un DSAV parcial. b) Flujo a través del defecto del septo ventricular en un gato con DSAV completo. c) Regurgitación a través de la hendidura mitral en un perro con DSAV parcial. Dado que en todos los DSAV parciales existe una hendidura mitral, siempre se observa cierto grado de regurgitación, aunque puede ser muy leve. d) Regurgitación tricúspide de alta velocidad en un DSAV completo complicado por hipertensión pulmonar.

VÍDEO 6.10. Proyección de eje corto de un defecto del septo auriculoventricular.

VÍDEO 6.11. Estudio de flujo en color en un defecto del septo auriculoventricular.

El flujo anormal a través del DSA, así como la regurgitación mitral y tricúspide y el flujo a través del canal AV en los DSAV completos, pueden identificarse con Doppler color (fig. 6.45; vídeo 6.11). El Doppler espectral permite estudiar el flujo a través del defecto, que tiene las mismas características que el flujo de un DSA con derivación de izquierda a derecha: comienza en la mitad de la sístole, tiende a disminuir progresivamente hasta la diástole temprana y, posteriormente, aumenta con la contracción auricular. En estos pacientes puede observarse una breve derivación de derecha a izquierda en la sístole temprana, incluso en ausencia de hipertensión pulmonar. Además, el Doppler espectral es útil para identificar y cuantificar la hipertensión pulmonar y determinar la relación Qp/Qs.

TRATAMIENTO

Los DSAV no pueden tratarse por vía percutánea. Además del tratamiento médico paliativo ya descrito para otros DSAV, la opción curativa es la cirugía. Sin embargo, dada la evolución natural de los DSAV parciales, la corrección del defecto mediante el cierre del DSA y la reparación de la válvula mitral, que debe realizarse mediante *bypass* cardiopulmonar, no parece necesaria, al menos en la mayoría de los casos. En humanos, los DSAV completos deben corregirse precozmente con abordajes complejos, y las posibilidades de éxito están condicionadas por el tipo de malformación del aparato valvular común. El mismo procedimiento puede realizarse en cachorros lo suficientemente grandes como para someterse a un *bypass* cardiopulmonar. En los gatos, la gravedad de las lesiones exigiría una intervención precoz, pero dado el pequeño tamaño de los pacientes, esta opción no es actualmente aplicable de forma realista. El cerclaje pulmonar es un procedimiento utilizado en cardiología pediátrica como protección temporal de la circulación pulmonar para evitar la enfermedad vascular pulmonar y aumentar la resistencia pulmonar. Este procedimiento en niños está indicado como «puente» hacia una corrección quirúrgica completa; en perros y gatos se ha utilizado como tratamiento definitivo paliativo tanto en DSAV como en DSV.

AURÍCULA DERECHA DE DOBLE TRACTO DE SALIDA

En raras ocasiones se observa una forma peculiar de DSAV en gatos, en la que el septo auricular está mal alineado en relación con el septo ventricular. La malformación consiste en que la aurícula derecha o la izquierda se vacían en ambos ventrículos, mientras que la otra aurícula permanece desconectada de las cavidades ventriculares. La forma más frecuente es la aurícula derecha de doble salida (ADDS), que fue descrita por primera vez en humanos por Van Mierop en 1977 (en la terminología inglesa se conoce como "DORA"). En este caso, la aurícula derecha conecta con ambos ventrículos. Se ha sugerido que este defecto es una forma extrema de DSAV, pero con una desviación hacia la izquierda del septo auricular primario de tal forma que se fusiona con la pared parietal de la unión AV izquierda, con poca comunicación entre la aurícula izquierda y las otras cámaras. El flujo de entrada común se localiza en puntos variables del septo interauricular, lo que permite el paso de sangre oxigenada de las venas pulmonares al canal AV común (figs. 6.46 y 6.47).

Dadas estas características, un DSAV puede clasificarse como asociada a la ADDS, una vez que cumple estos requisitos anatómicos: a) desviación hacia la izquierda del septo interauricular, b) presencia de una cámara auricular izquierda posterior que recibe las cuatro venas pulmonares y el apéndice auricular izquierdo situados en posición normal, y c) dos válvulas AV permeables separadas o una válvula AV común.

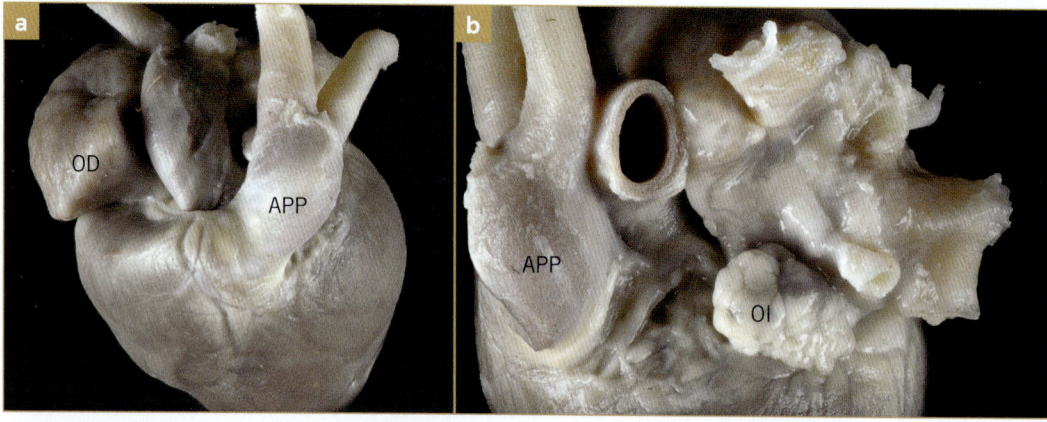

FIGURA 6.46. Aspecto externo del corazón de un gato de 8 meses con aurícula derecha de doble tracto de salida que murió de edema pulmonar. a) Vista frontodorsal. Dilatación grave de la orejuela derecha (OD) y de la arteria pulmonar principal (APP). b) Vista lateral izquierda. Obsérvese la hipoplasia grave de la orejuela izquierda (OI).

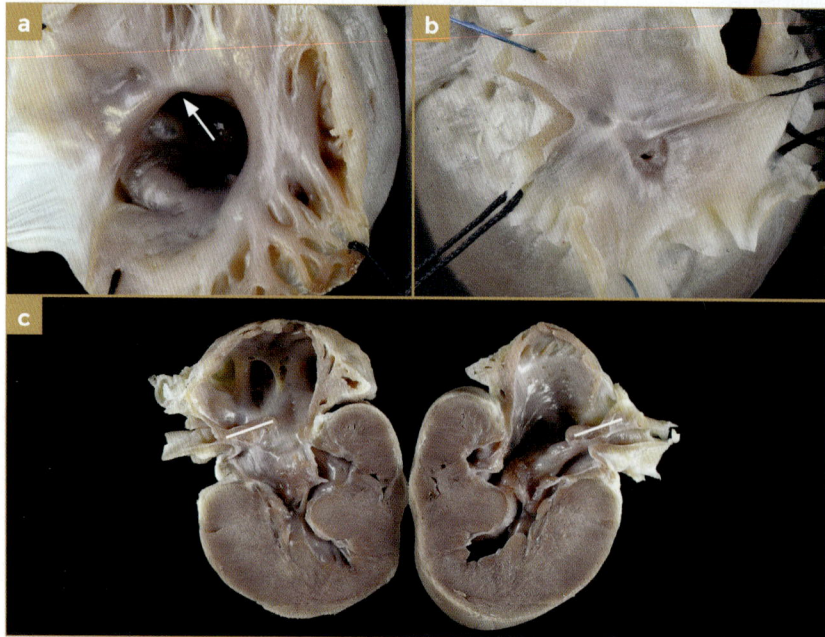

FIGURA 6.47. Disección anatómica del corazón del mismo gato de la figura 6.46. a) La inspección de la cavidad de la aurícula derecha revela un extenso defecto septal auriculoventricular (DSAV). b) La apertura de la aurícula izquierda y de la orejuela revela la presencia en la cavidad de un septo fibromuscular transversal e inmediatamente ventral del flujo de salida de las venas pulmonares, con la cavidad de la orejuela situada dorsalmente. Un pequeño orificio (2-3 mm de diámetro) está presente en el centro del septo y comunica con la cavidad auricular subyacente. c) Corte longitudinal que muestra el orificio de la membrana de la aurícula izquierda y el amplio defecto septal AV. Puede observarse un gran defecto AV completo con una única válvula AV y una aurícula izquierda dividida (el denominado *cor triatriatum sinistrum*), junto con una mala alineación caudal de la porción restante del septo interauricular que da lugar a la formación de una aurícula derecha con doble tracto de salida. Las líneas blancas indican la orientación de la porción restante del septo interauricular.

FISIOPATOLOGÍA Y EVOLUCIÓN NATURAL

La fisiopatología de la ADDS puede diferir de la que determinaría el DSAV subyacente, dependiendo del tamaño de la comunicación entre la aurícula izquierda y el canal AV. Si el DSV es restrictivo, el cambio hemodinámico predominante será la elevación de la presión auricular izquierda, con el consiguiente riesgo de edema pulmonar e hipertensión pulmonar poscapilar. En este caso, los signos clínicos aparecen bastante pronto, en los primeros meses de vida, y la esperanza de vida está muy limitada. Si el DSV es amplio, esto no afecta a la fisiopatología de la malformación, que vendrá determinada únicamente por las características del defecto AV, con los mecanismos descritos en el apartado correspondiente.

EPIDEMIOLOGÍA, ANAMNESIS Y SIGNOS CLÍNICOS

En una serie de 26 casos de DSAV descritos en gatos, 4/26 fueron diagnosticados de ADDS; 3/4 gatos tenían una DSAV parcial y 1/4 gatos tenía un DSAV completa. En todos los gatos se describió una desviación del septo auricular hacia la izquierda. En una serie de casos humanos diagnosticados de ADDS, la vena cava superior izquierda persistente estaba presente en el 25 % de los pacientes. En gatos con ADDS no se han descrito otras anomalías congénitas coexistentes.

La edad descrita en el momento del diagnóstico de los gatos con ADDS fue muy variada, de 5 meses a 12 años. La raza más representada fue el Común Europeo de pelo corto (4/5), seguida de la raza Persa (1/5). Machos y hembras estaban afectados por igual. En la experiencia del autor, se observó la ADDS en 4 gatos Comunes Europeos de pelo corto de entre 3 y 6 meses de edad; todos ellos tenían un DSAV completo de tipo C de Rastelli y una aurícula izquierda hipertensa.

Los hallazgos clínicos en el momento del diagnóstico varían desde insuficiencia cardiaca congestiva o arritmias hasta pacientes asintomáticos.

Los hallazgos de la exploración física dependen del tamaño del DSA y del tipo de ADDS. Los gatos pueden mostrar cianosis moderada, taquipnea o dificultad respiratoria o pueden ser asintomáticos. Suele haber un soplo cardiaco.

Las radiografías torácicas pueden mostrar cardiomegalia, así como un grado variable de edema pulmonar en algunos gatos. El ECG muestra las mismas características descritas para otros tipos de DSAV. La ecocardiografía 2D y el Doppler puede confirmar las anomalías, es decir, la posición anómala del septo auricular, la separación de la aurícula izquierda de las cavidades ventriculares, el número de válvulas AV y la dirección y velocidad del flujo de derivación entre la aurícula izquierda y la derecha a través del septo auricular perforado y desplazado (vídeo 6.12). Si está presente, la hipertensión pulmonar poscapilar puede estimarse midiendo la velocidad del flujo de regurgitación tricúspide.

TRATAMIENTO

La reparación quirúrgica es el tratamiento de elección en humanos una vez identificadas las características anatómicas de la malformación. En los gatos, como ocurre con otros tipos de CAV, por el momento solo está indicado el

VÍDEO 6.12. Hallazgos ecocardiográficos en una aurícula derecha de doble salida.

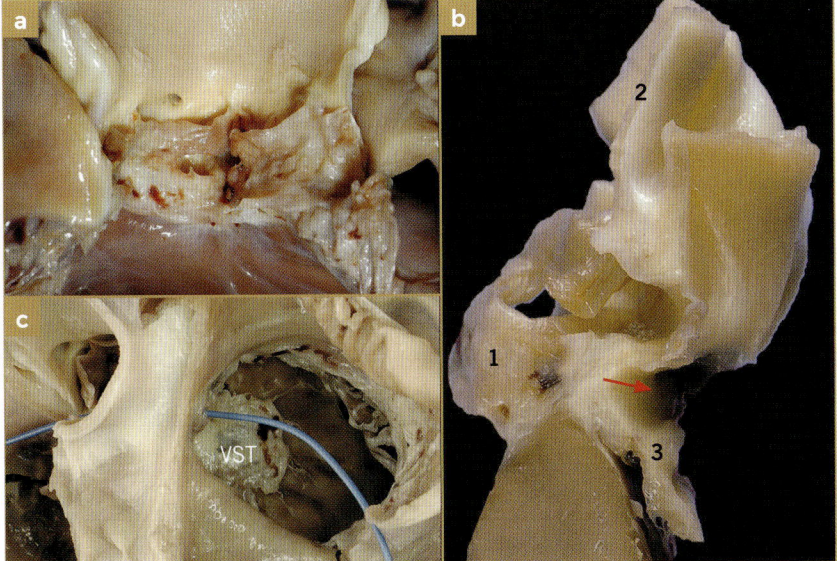

FIGURA 6.48. Defecto de Gerbode adquirido. En este caso, un tracto fistuloso causado por endocarditis de la válvula aórtica provoca una comunicación entre el tracto de salida izquierdo y la aurícula derecha. a) Endocarditis aórtica erosiva crónica. b) Corte longitudinal en la zona del septo membranoso con evidencia del tracto fistuloso. 1, valva aórtica coronaria derecha; 2, aorta ascendente; 3, valva septal tricúspide. c) El hilo azul atraviesa la comunicación hasta la valva septal tricúspide (VST) del lado derecho.

tratamiento médico para paliar los signos clínicos relacionados con la insuficiencia cardiaca congestiva o las arritmias.

DEFECTOS DEL SEPTO VENTRICULAR

Los DSV son defectos cardiacos congénitos relativamente frecuentes. Pueden definirse como una comunicación entre los ventrículos izquierdo y derecho, o mucho más raramente entre el VI y la aurícula derecha, como en el caso del defecto de Gerbode, que puede ser congénito, pero es con más frecuencia un defecto adquirido (fig. 6.48).

Los DSV pueden producirse de forma aislada, pero bastante a menudo son un componente de malformaciones complejas como la TdF, la transposición de las grandes arterias o el tronco arterioso, o pueden producirse en asociación con otras CC simples, especialmente las relacionadas con el desarrollo de las estructuras cardiacas derechas, como la EP o el ventrículo derecho de doble cámara (VDDC).

La génesis de los DSV es multifactorial, y para la mayoría de los fenotipos encontrados no hay actualmente pruebas relativas a la heredabilidad. Solo parece existir una predisposición a los defectos perimembranosos con mal alineamiento anterior para algunas razas nórdicas (Shiba Inu, Akita, Spitz Alemán). También es probable que la teratogénesis varíe. Es probable que los distintos fenotipos anatómicos tengan su origen en diferentes anomalías del desarrollo embrionario del septo ventricular.

En los perros, los DSV son los defectos cardiacos congénitos más frecuentes después de la EAS, la EP y el CAP. En los perros, representan el 7,5 % de las CC observadas; dado que no existen predisposiciones raciales claras, la incidencia no se ve muy influida por la popularidad de la raza y se mantiene bastante constante a lo largo de los años. En los gatos, sin embargo, los DSV parecen ser las CC más frecuentes. En la serie de casos de 25 años del autor, se diagnosticaron DSV a 196 perros, 168 con defecto interventricular perimembranoso (DSVPM) y 28 con DSV muscular (DSVM). Entre los DSVPM hubo una ligera prevalencia de machos en comparación con las hembras (90 frente a 78) (tabla 6.1). Los DSVPM aisladas fueron ligeramente más numerosas que los DSVPM combinados con otros defectos (95 frente a 73). La complicación más frecuente de los DSVPM aislados fue la regurgitación aórtica (15 casos; 21 %) causada por el prolapso diastólico de la valva coronaria derecha en el defecto. Una complicación esperable de las CIV, especialmente en sus formas aisladas, es la hipertensión pulmonar.

Esta complicación es mucho menos frecuente en las DSVPM que en los DSVM. De hecho, en la serie de casos de DSVPM del autor, solo se diagnosticó hipertensión pulmonar en 2 casos. En los DSVPM asociados a otras enfermedades, la asociación más frecuente fue con la EP (41/73 casos; 56 %). Esta asociación puede presentarse con múltiples fenotipos, que van desde la EP de tipo B extrema con hipertrofia infundibular y DSV grandes, con una anatomía y fisiología muy similares a las de la TdF, hasta los DSV restrictivos pequeños asociados a EP de tipo A con un orificio pulmonar normal y valvas fusionadas con forma de cúpula en sístole. El primer tipo de asociación (DSV + EP de tipo B) se distingue de la TdF por la posición normal de la aorta, que no sobrepasa el septo interventricular, y de la arteria pulmonar, que no está luxada anteriormente como en la TdF. El segundo defecto más frecuente asociado a la DSVPM en la serie de casos del autor fue la EAS (14 %). Se diagnosticó una asociación entre DSVPM y VDDC en 9 casos (12 %); en todos estos casos, el defecto ventricular se encontraba anterógrado a la obstrucción medioventricular (v. cap. 4). Otras asociaciones con DSVPM fueron mucho menos frecuentes. De nuevo, en el mismo periodo, se diagnosticaron 28 DSVM en perros, de los cuales 14 eran hembras y

TABLA 6.1. Casos de defectos del septo ventricular perimembranosos (DSVPM) en perros en la Clínica Veterinaria Gran Sasso, Italia (1997-2022).		
Número total de casos	**168**	
Macho	90	54 %
Hembra	78	46 %
DSVPM aislada	**95**	**57 %**
Hipertensión pulmonar	2	2 %
Insuficiencia aórtica	15	16 %
DSVPM combinada	**73**	**43 %**
Estenosis pulmonar	41	56 %
Estenosis aórtica subvalvular	10	14 %
Ventrículo derecho de doble cámara	9	12 %
Displasia mitral	5	7 %
Conducto arterioso persistente	4	5 %
Bicuspidia aórtica	3	4 %
Displasia tricúspide	1	1 %

14 machos (tabla 6.2). En este grupo de DSV prevalecían las formas asociadas (17 casos; 61 %), y la malformación asociada más común fue la EP (15 casos; 88 %). Los animales con DSVM grandes y aislados, al no beneficiarse de la protección de la circulación pulmonar que proporciona la EP, desarrollan el síndrome de Eisenmenger; en esta subpoblación, la hipertensión pulmonar precapilar fue más prevalente. En la serie de casos del autor, 5 de los 11 casos con un DSVM aislado (45 %) presentaban hipertensión pulmonar precapilar.

En los gatos, los DSV son probablemente las CC más frecuentes. En la misma serie de casos de 25 años, se registraron 68 gatos con DSV (34 machos y 34 hembras), y las razas más representadas fueron el gato Común Europeo de pelo corto (37) y el Maine Coon (10). Al igual que en los perros, ls DSVPM en gatos fueron mucho más frecuentes que los DSVM (55 frente a 13) (tabla 6.3). En las DSVPM felinas, los machos eran más numerosos que las hembras (30 frente a 25). Las DSVPM aislados fueron la mayoría (38 casos; 69 %). Se observó hipertensión pulmonar precapilar en 2 de ellos con una DSVPM grande. La insuficiencia aórtica causada por el prolapso de la valva coronaria derecha en el defecto, una complicación también descrita en perros (v. anteriormente), se observó en otros 2 gatos. Se descubrió que el DSVPM felino estaba asociado con cardiomiopatía hipertrófica (6 casos), EP (6 casos), VDDC (4 casos) y EAS (1 caso). De los 13 gatos con DSVM, las hembras fueron las más numerosas (11 casos) (tabla 6.4). Dos de estos gatos tenían un tronco arterioso. Todos los demás no tenían ninguna malformación cardiaca asociada. En 2 casos de DSVM aislado, la derivación era de izquierda a derecha sin evidencia de hipertensión pulmonar. Sin embargo, la hipertensión pulmonar era evidente en los otros 9 gatos.

ANATOMÍA

Una primera clasificación muy genérica pero comúnmente utilizada distingue los DSV según afecten al septo fibroso y al tejido circundante, en cuyo caso se denominan DSVPM, o al septo muscular, en cuyo caso se denominan DSVM. Sin embargo, la complejidad y amplia variabilidad de la morfología de estas estructuras requiere una descripción y categorización más precisas que tengan en cuenta la localización anatómica en el septo interventricular y hagan hincapié en la presencia de bordes fibrosos o musculares alrededor de los defectos cuando se observan desde el lado derecho del septo ventricular.

TABLA 6.2. Casos de defectos del septo ventricular muscular (DSVM) en perros en la Clínica Veterinaria Gran Sasso, Italia (1997-2022).

Número total de casos	28	
Macho	14	50 %
Hembra	14	50 %
DSVPM aislada	**11**	**39 %**
Hipertensión pulmonar	5	45 %
DSVPM combinada	**17**	**61 %**
Estenosis pulmonar	15	88 %
Estenosis aórtica subvalvular	1	6 %
Colateral sistémico-pulmonar	1	6 %

TABLA 6.3. Casos de defectos del septo interventricular perimembranosos (CIVPM) en gatos en la Clínica Veterinaria Gran Sasso, Italia (1997-2022).

Número total de casos	55	
Macho	30	55 %
Hembra	25	45 %
DSVPM aislada	**38**	**69 %**
Hipertensión pulmonar	2	5 %
Insuficiencia aórtica	2	5 %
DSVPM combinada	**17**	**31 %**
Cardiomiopatía hipertrófica	6	35 %
Estenosis pulmonar	6	35 %
Ventrículo derecho de doble cámara	4	24 %
Estenosis aórtica subvalvular	1	6 %

TABLA 6.4. Casos de defectos del septo ventricular muscular (DSVM) en gatos en la Clínica Veterinaria Gran Sasso, Italia (1997-2022).

Número total de casos	13	
Macho	2	15 %
Hembra	11	85 %
CIVM aislada	**11**	**85 %**
Hipertensión pulmonar	9	82 %
CIVM combinada	**2**	**15 %**
Tronco arterioso	2	100 %

Para comprender mejor la clasificación geográfica/anatómica y la descripción de los bordes del orificio, redefiniremos los componentes del septo interventricular tal como se ven desde el lado derecho. La entrada del VD (tracto de entrada) es continua con la aurícula derecha a través del borde dorsal y está limitada por el anillo de la válvula tricúspide, que incluye las estructuras de tensión como las cuerdas tendinosas y los músculos papilares. La entrada del VD se compone del canal AV de paredes lisas interpuesto entre las válvulas mitral y tricúspide, y se extiende hasta la valva septal de la válvula tricúspide, hasta las uniones septales distales de las valvas tricúspides en los músculos papilares. La prolongación inferior de esta zona es el septo trabecular, que se extiende desde la inserción de los músculos papilares dorsal y septal de la válvula tricúspide hasta el ápex cardiaco, y anterior y superiormente hasta la cresta supraventricular; esta incluye la banda moderadora. El septo trabecular está separado del septo conal (septo de salida) por la trabécula septomarginal. Con su forma de Y, la trabécula septomarginal se divide en una rama anterosuperior, que se extiende superiormente hacia el infundíbulo y la válvula pulmonar, y una rama posteroinferior, que se extiende hacia la pared libre del VD, donde se fusiona con las trabéculas septoparietales. El septo membranoso es la porción fibrosa y más pequeña del septo interventricular; limita anteriormente con el borde inferior del septo conal y ventralmente con el septo de entrada. Suele estar dividido por la valva septal de la válvula tricúspide, de modo que una pequeña porción de este se encuentra en el lado auricular derecho (un defecto en esta zona causa el raro defecto de Gerbode, en el que el VI se comunica con la aurícula derecha). El lado izquierdo del septo membranoso es adyacente al anillo aórtico, cerca de las comisuras de la coronaria derecha/no coronaria. El haz de His y la rama izquierda del haz discurren a lo largo del borde posteroinferior del septo membranoso. Esto es importante, porque las suturas en este lugar o la colocación de un dispositivo oclusor del SIV pueden causar un bloqueo AV iatrogénico. Se han utilizado varios criterios que pueden generar confusión para clasificar los distintos tipos de defectos del septo interventricular. Todos los diferentes sistemas se basan en la combinación o preponderancia de uno de los siguientes factores: la localización y la naturaleza anatómica de los bordes del orificio. En una vista frontal del septo del VD normal pueden identificarse las siguientes zonas: septo de entrada, septo membranoso, septo muscular y septo de salida (fig. 6.49).

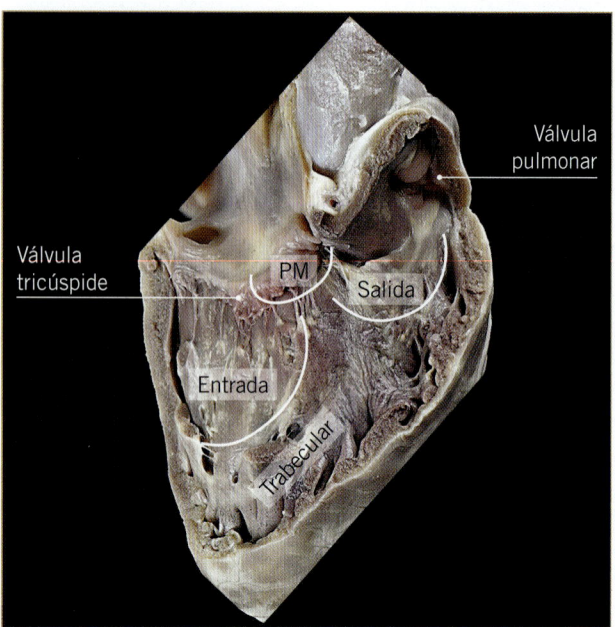

FIGURA 6.49. Vista derecha del septo ventricular que muestra las localizaciones anatómicas de los defectos ventriculares: defectos de entrada, defectos musculares trabeculares, defectos perimembranosos (PM) y defectos de salida.

Los defectos septales de entrada (también denominados defectos de tipo canal AV) se abren en la zona de entrada del VD y afectan a la valva septal de la válvula tricúspide. Pueden observarse dos variantes: defectos de entrada perimembranosos, que se caracterizan por un borde fibroso dorsal entre una o ambas válvulas AV y la válvula aórtica y por su proximidad al haz de conducción AV; y defectos de entrada musculares, que se localizan cerca de la válvula tricúspide pero solo presentan bordes musculares y no afectan a las estructuras valvulares.

Las DSVPM se han denominado también membranosos, paramembranosos, conoventriculares sin mala alineación septal conal y DSV de tipo 2. «Perimembranoso» sigue siendo el término más utilizado para definir estos defectos, que son con diferencia los más frecuentes tanto en perros como en gatos. Estos defectos se caracterizan por una continuidad fibrosa entre las válvulas tricúspide y aórtica. La válvula tricúspide suele insertarse en el borde del defecto, por lo que puede llegar a obstruirlo parcialmente. Pueden extenderse hacia la porción de entrada, la porción de salida o la porción muscular apical del septo interventricular. A menudo, especialmente en las DSVPM restrictivas en perros, la tensión de cizallamiento causada por el flujo a través del defecto en la valva septal tricúspide conduce a la formación de tejido valvular secundario.

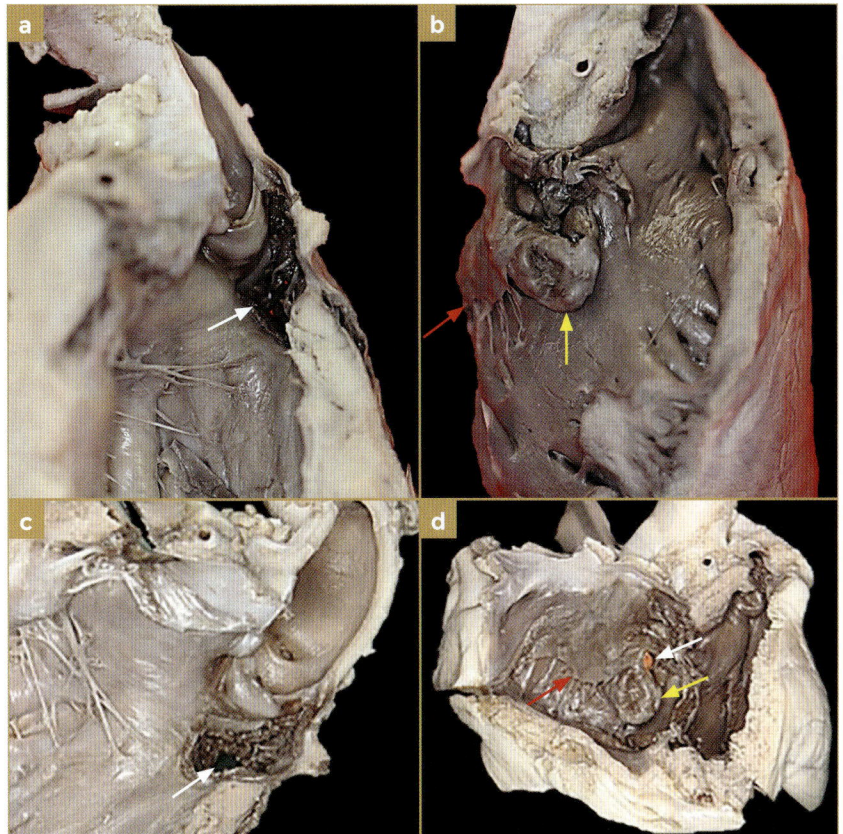

FIGURA 6.50. Defecto septal perimembranoso parcialmente ocluido por tejido pseudoaneurismático. a) y c) Vistas laterales izquierdas. Las flechas blancas muestran la comunicación a través del defecto. b) y d) Vistas laterales derechas. Las flechas rojas señalan la valva septal tricúspide, mientras que las flechas amarillas muestran la «bolsa» formada por tejido accesorio. En c), la flecha blanca señala el defecto del septo ventricular, resaltada por transiluminación.

El nuevo tejido forma una membrana denominada pseudoaneurisma, que es una bolsa que ocluye parcial y progresivamente el paso del flujo, llegando en algunos casos al cierre completo del defecto (fig. 6.50). La proximidad del defecto a las valvas aórticas puede provocar que una de ellas (casi siempre la valva coronaria derecha) se prolapse hacia el interior del defecto, causando regurgitación aórtica. Las DSVPM se asocian a un grado variable de mala alineación entre el septo infundibular o conal y el septo ventricular anterior. La mala alineación anterior o hacia la derecha causa obstrucción del tracto de salida derecho en diversos grados, mientras que la mala alineación posterior o hacia la izquierda puede dar lugar a EAS. La mala alineación hacia la derecha es el mecanismo que genera la TdF, ventrículo derecho de doble salida (VDDS) y la atresia pulmonar.

Los DSVM también se denominan defectos musculares trabeculares porque se localizan en la porción muscular trabecular medioapical del septo interventricular derecho. Están rodeados únicamente por tejido muscular. Estos defectos pueden clasificarse a su vez en DSVM de entrada si se abren en el tracto de entrada del VD, DSVM de salida si se abren en el TSVD y DSVM trabeculares apicales si el defecto se abre principalmente en la porción trabecular del VD.

Los defectos musculares múltiples (tipo «queso suizo») pueden identificarse desde el lado derecho y con frecuencia tienden a fluir hacia la estructura muscular hasta desembocar en el VI como un defecto único.

Los defectos de salida o defectos del septo conal se deben a la ausencia total o parcial de tejido muscular en el septo conal. En función de su localización y sus bordes, también se describen como DSV subarterial, subpulmonar, doblemente relacionado o supracristal. Se distinguen de las DSVPM por su extensión al tejido muscular del TSVD. Al igual que ocurre con las DSVPM, los defectos de salida pueden provocar el prolapso de la valva coronaria derecha en el defecto y pueden asociarse a una mala alineación anterior del septo conal y del septo ventricular anterior y, por tanto, a una estenosis del TSVD. Sin embargo, a diferencia de las DSVPM, los defectos de salida no tienden a cerrarse espontáneamente.

El defecto de Gerbode es un defecto septal situado en la porción membranosa del septo AV, por encima de la válvula tricúspide. Este defecto poco frecuente también podría considerarse un defecto septal AV. Puede provocar una derivación entre el TSVI y la aurícula derecha, inmediatamente dorsal a la valva septal de la válvula tricúspide. La malformación de la válvula tricúspide puede formar parte del defecto, con perforación o hendidura de la valva septal. La clasificación de los defectos de Gerbode se basa en su relación con la válvula tricúspide. Los defectos supravalvulares se localizan en el septo membranoso AV inmediatamente por encima de la valva septal de la válvula tricúspide y por delante del seno coronario. Esto provoca una derivación directa entre el VI y la aurícula derecha. Los defectos infravalvulares se localizan en cualquiera de los tres sitios siguientes, inmediatamente por debajo de la valva septal de la válvula tricúspide: 1) anteriormente dentro del septo membranoso; 2) centralmente, afectando tanto al septo membranoso como al muscular adyacente; y 3) posteriormente bajo la valva septal, como una CIV aislada de tipo canal AV. Los defectos de Gerbode pueden asociarse a otras malformaciones, como válvulas hendidas y anomalías de las cuerdas tendinosas, que a veces pueden formar una bolsa aneurismática que provoca el cierre espontáneo del defecto. Los defectos de Gerbode pueden ser congénitos o adquiridos (es decir, iatrogénicos, infecciosos o traumáticos). Los defectos de Gerbode adquiridos se han descrito en humanos como una complicación tardía de operaciones de prótesis de válvula aórtica y como complicación de endocarditis infecciosa. En perros se ha descrito un defecto de Gerbode en un Labrador atropellado por un coche.

FISIOPATOLOGÍA

La fisiopatología de los DSV depende del tamaño del defecto, la resistencia pulmonar y cualquier asociación con otras malformaciones cardiacas.

Con una resistencia vascular pulmonar normal, el volumen de la derivación depende del tamaño del defecto. La mayor parte del flujo atraviesa el defecto durante la sístole y se detiene durante la fase de relajación isovolumétrica. Durante la diástole, el gradiente transventricular es mínimo y, por tanto, también lo es el volumen de la derivación.

Desde el punto de vista funcional, los DSV deben dividirse en pequeños, medianos o moderados, y grandes, en función del diámetro del anillo aórtico. Los defectos con un tamaño inferior al 30 % del diámetro del anillo aórtico se consideran pequeños, los que tienen un tamaño entre el 30 y el 50 % del diámetro del anillo aórtico se consideran moderados y los que tienen un tamaño superior al 50 % del diámetro del anillo aórtico se consideran grandes.

En los defectos no restrictivos (defectos grandes), con la maduración perinatal fisiológica de la vasculatura pulmonar, la sobrecirculación pulmonar ya es significativa desde los primeros meses de vida. Esto estimula un remodelado hiperplásico del corazón izquierdo, como el descrito en el CAP. En defectos muy grandes, esta sobrecirculación puede provocar el síndrome de Eisenmenger.

Un defecto pequeño es restrictivo; limita la cantidad de derivación de izquierda a derecha, mantiene normal la presión del VD y, por tanto, aumenta el gradiente transventricular. En los pacientes con una DSV restrictivo, el volumen de la derivación es bajo y el gradiente de presión es alto. Por tanto, la presión del VD es normal. Además, en los DSVPM situados por debajo de la válvula tricúspide, el crecimiento de tejido pseudoaneurismático tiende progresivamente a atenuar el defecto y, en ocasiones, puede cerrarlo. Una vez que esto ocurre, se produce un remodelado anatómico y funcional del VI proporcional al volumen de la derivación, con un aumento de las dimensiones diastólica y sistólica del VI que es adecuado para el aumento del flujo sistémico y tiende a permanecer estable a lo largo del tiempo. Sin embargo, en animales con insuficiencia aórtica asociada, esto puede contribuir a aumentar la sobrecarga de volumen del VI y, por tanto, contribuir a la dilatación progresiva del VI.

En muchos casos, los defectos moderados son lo suficientemente pequeños como para mantener un buen grado de resistencia del VD a la transmisión de presión desde el VI; sin embargo, el mayor volumen de la derivación en comparación con los DSV restrictivos da lugar a un aumento progresivo de la presión del VD, pero sobre todo a una sobrecarga de volumen del VI. En estos pacientes, el gradiente de presión transventricular permanece elevado durante toda la sístole y puede producirse una pequeña inversión de la derivación durante la relajación isovolumétrica. Sin embargo, esto último es hemodinámicamente irrelevante, ya que al inicio de la diástole el gradiente de presión vuelve a ser de izquierda a derecha y el pequeño volumen de la derivación regresa al VD.

El remodelado ventricular es más marcado en los defectos moderados, con una mayor dilatación para acomodar la sobrecarga de volumen del VI. En muchos pacientes esta dilatación no tiende a aumentar con los años y los signos clínicos suelen permanecer estables. En algunos perros de razas grandes, el volumen sanguíneo circulante aumenta con el rápido incremento de peso, pero el defecto no aumenta de tamaño y, por tanto, se vuelve más restrictivo, con un volumen de derivación menos relevante. Los perros y gatos con defectos moderados rara vez desarrollan hipertensión pulmonar.

EXAMEN CLÍNICO

En la mayoría de los casos, especialmente de defectos pequeños o moderados, los pacientes son asintomáticos. La intolerancia al ejercicio con signos de insuficiencia cardiaca congestiva y debilidad solo puede observarse en el caso de DSV grandes con una derivación grave de izquierda a derecha. El síncope y la cianosis son evidentes en animales con hipertensión pulmonar y una derivación de derecha a izquierda.

En la auscultación cardiaca, la intensidad del soplo suele ser inversamente proporcional al tamaño del defecto. En los DSV restrictivos se escucha un soplo pansistólico con una intensidad siempre superior a 3/6. Se irradia hacia la derecha, con un punto de máxima intensidad cerca de la auscultación tricúspide. En casos de defectos muy grandes, el paso de la sangre a través del defecto puede no causar ningún soplo, aunque puede oírse un ligero soplo sistólico pulmonar debido a la sobrecirculación pulmonar. En estos casos puede identificarse

el desdoblamiento del segundo sonido cardiaco debido al retraso en el cierre de la válvula pulmonar.

Cuando un defecto perimembranoso se asocia a una regurgitación aórtica, es posible escuchar un soplo de vaivén, formado por un componente sistólico debido al DSV y el componente diastólico de la regurgitación aórtica, lo que hace que este soplo sea difícilmente distinguible del de un CAP. En los DSV asociados a una patología que también provoca un soplo sistólico (p. ej., EP, estenosis aórtica o VDDC) no es posible distinguir los dos componentes del soplo sistólico, por lo que no se puede sospechar una asociación de este tipo basándose únicamente en la auscultación.

El pulso arterial puede aumentar de amplitud en caso de una derivación de izquierda a derecha importante, o disminuir en caso de hipertensión pulmonar. En caso de regurgitación aórtica grave asociada, el pulso arterial, al igual que el soplo, se asemeja al del CAP.

ELECTROCARDIOGRAFÍA

En los DSV restrictivos, el ECG es casi siempre normal. En los DSV de mayor tamaño, la hipertrofia excéntrica del VI provoca un aumento de los voltajes QRS en las

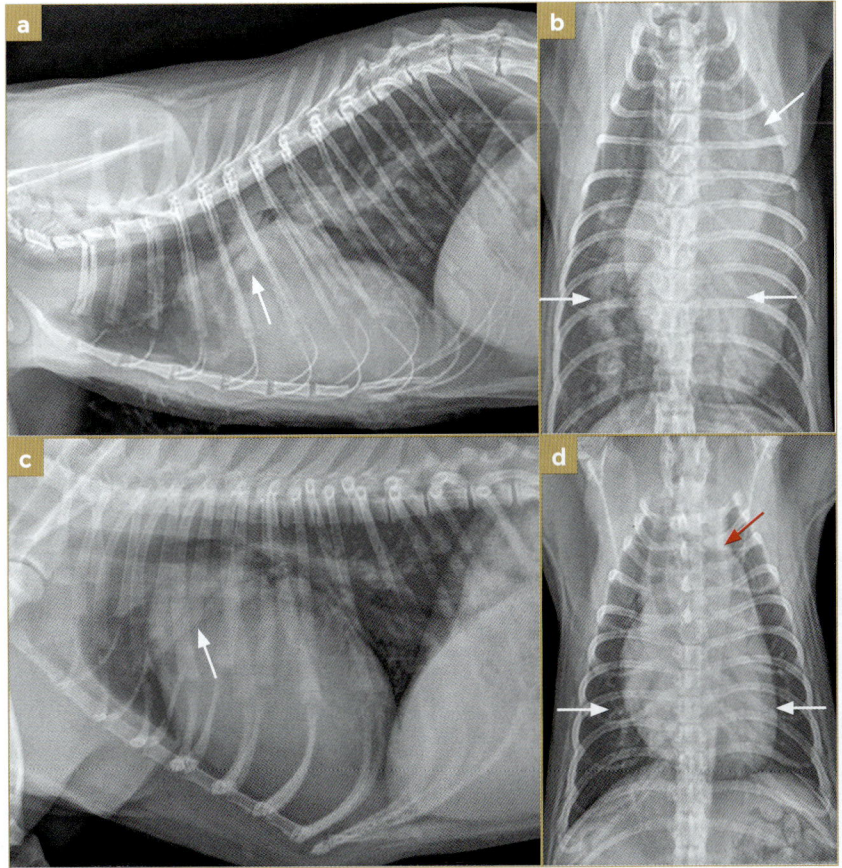

FIGURA 6.51. Ejemplo de defecto del septo ventricular (DSV) con sobrecarga de volumen izquierda grave. a) y b) Gato Común Europeo macho castrado de 10 meses de edad con un DSV moderado, aumento del tamaño de la aurícula izquierda y el ventrículo izquierdo, un infiltrado intersticial pulmonar y dilatación de las arterias y venas pulmonares. En a), la flecha blanca señala la arteria y la vena pulmonares craneales dilatadas (signo de sobrecirculación), mientras que en b) las flechas blancas muestran la dilatación de las arterias pulmonares principal y caudal (signo de desbordamiento). c) y d) Bulldog Francés hembra de 2 años de edad con un DSV moderado e insuficiencia aórtica. c) Cardiomegalia del lado izquierdo y signo de sobrecirculación (flecha blanca). d) La asociación de regurgitación aórtica con sobrecirculación pulmonar dio lugar a la dilatación tanto de la aorta como de la arteria pulmonar principal (flecha roja), con desplazamiento de la tráquea hacia la derecha.

derivaciones que exploran el lado izquierdo del corazón. La hipertensión pulmonar causa hipertrofia del VD, con sus hallazgos electrocardiográficos típicos.

RADIOLOGÍA

Las radiografías de tórax pueden mostrar signos de remodelado del corazón y los pulmones en función del tamaño del defecto. Por tanto, las radiografías de tórax son normales en los DSV restrictivos. En casos de sobrecarga del VI, puede observarse agrandamiento del lado izquierdo de la silueta cardiaca junto con dilatación de las venas y arterias pulmonares proporcional a la cantidad de volumen de la derivación (fig. 6.51). En el caso de la hipertensión pulmonar se observa cardiomegalia generalizada pero más marcada en las cavidades cardiacas derechas, mientras que el diámetro del tronco pulmonar y de las ramas principales está aumentado y su forma contrasta con la de los pulmones hipoperfundidos (fig. 6.52).

ECOCARDIOGRAFÍA

Es necesario un examen exhaustivo y sistemático para identificar los DSV en todas las posibles localizaciones anatómicas. Con imágenes ecocardiográficas 2D y Doppler color es posible identificar la localización y medir el tamaño del DSV, así como evaluar el grado de remodelado de la cámara cardiaca. En algunos casos, la ETT 3D y la ETE pueden ser necesarias para definir mejor las características del defecto. Las técnicas de Doppler color y espectral se utilizan para definir la dirección de la derivación, su volumen y el gradiente de presión transventricular, así como para determinar si existe hipertensión pulmonar.

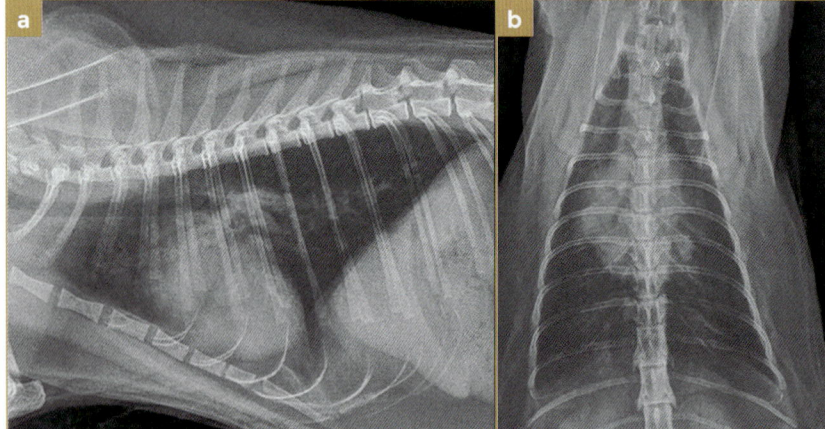

VÍDEO 6.13. Defecto del septo ventricular central perimembranoso y muscular.

FIGURA 6.52. Maine Coon macho castrado de 10 años con un defecto del septo ventricular grande y síndrome de Eisenmenger. Proyecciones lateral derecha (a) y ventrodorsal (b). Obsérvense la silueta aumentada de tamaño del ventrículo derecho y la tortuosidad de las arterias pulmonares y la hipoperfusión pulmonar, que son evidentes en ambas proyecciones.

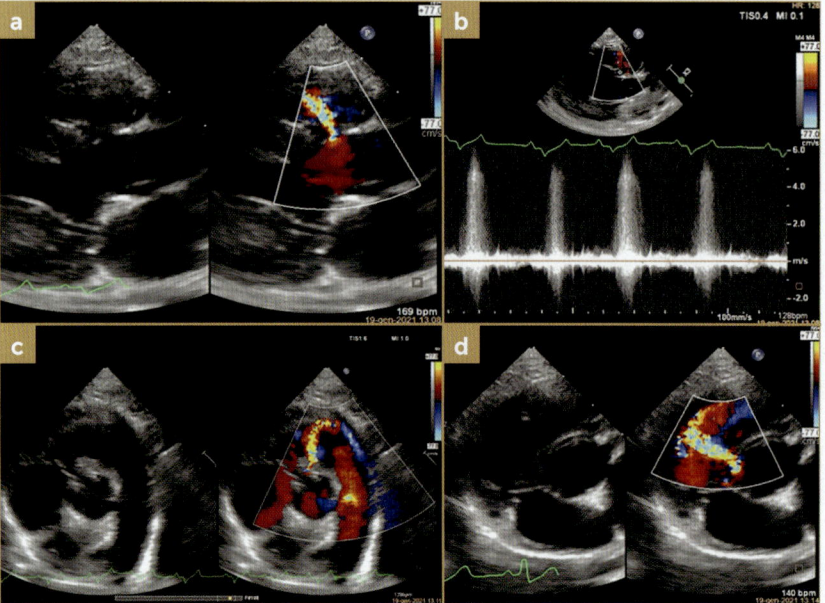

FIGURA 6.53. Shiba Inu macho de 6 meses de edad. Defecto del septo ventricular (DSV) restrictivo. a) Proyección paraesternal derecha. b) Medición Doppler continuo del flujo a través del defecto. c) Proyección paraesternal derecha de eje corto. d) Proyección paraesternal izquierda de eje corto. El Doppler color identifica la posición del DSV perimembranoso por debajo de la aleta tricúspide septal y de la valva coronaria derecha (c y d).

Para visualizar los defectos musculares perimembranosos y centrales, las proyecciones óptimas son el eje paraesternal derecho y las de cinco cámaras desde la ventana paraesternal izquierda, centradas en el septo anterior y el TSVI (fig. 6.53; vídeo 6.13). Por lo demás, el abordaje sistemático de eje corto define mejor la topografía de todos los DSV.

A nivel del orificio aórtico, los DSV pueden identificarse por su posición con respecto a la aorta y pueden medirse sus dimensiones. Las DSVPM suelen estar situadas a las 10 en punto (analogía con la esfera del reloj) cerca de la válvula tricúspide. Se pueden utilizar proyecciones de eje corto y largo para definir la extensión anterior y posterior de estos defectos, las relaciones entre los defectos y la aorta y la válvula tricúspide, y la presencia de tejido pseudoaneurismático (fig. 6.54; vídeo 6.14).

En las proyecciones paraesternales derechas de eje corto, los DSV subaórticos, como los observados en la TdF, se localizan a las 12 en punto, mientras que los defectos de la salida subpulmonar pueden identificarse a la 1 en punto. El septo trabecular se visualiza explorando de las 9 a

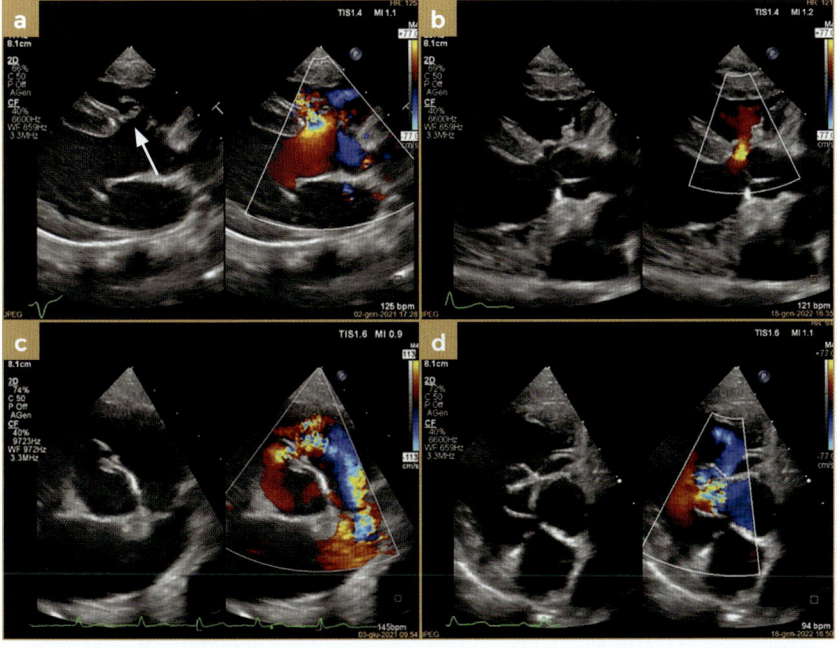

VÍDEO 6.14. Tejido pseudoaneurismático que surge de la valva septal tricúspide que cubre un defecto del septo ventricular perimembranoso.

FIGURA 6.54. Bulldog Francés macho de 1 año de edad. Gran defecto perimembranoso cerrado principalmente por abundante tejido pseudoaneurismático. Este tejido puede convertir un defecto único en una rejilla con múltiples sitios de comunicación de diferentes tamaños, lo que dificulta la estimación del flujo con Doppler color. a) Proyección paraesternal derecha, imagen en sístole. Evidencia del tejido accesorio (flecha). b) Proyección paraesternal derecha, imagen en diástole. c) Proyección paraesternal derecha de eje corto. d) Proyección paraesternal izquierda de eje corto oblicua para resaltar el tejido accesorio y el flujo a través de él (flecha).

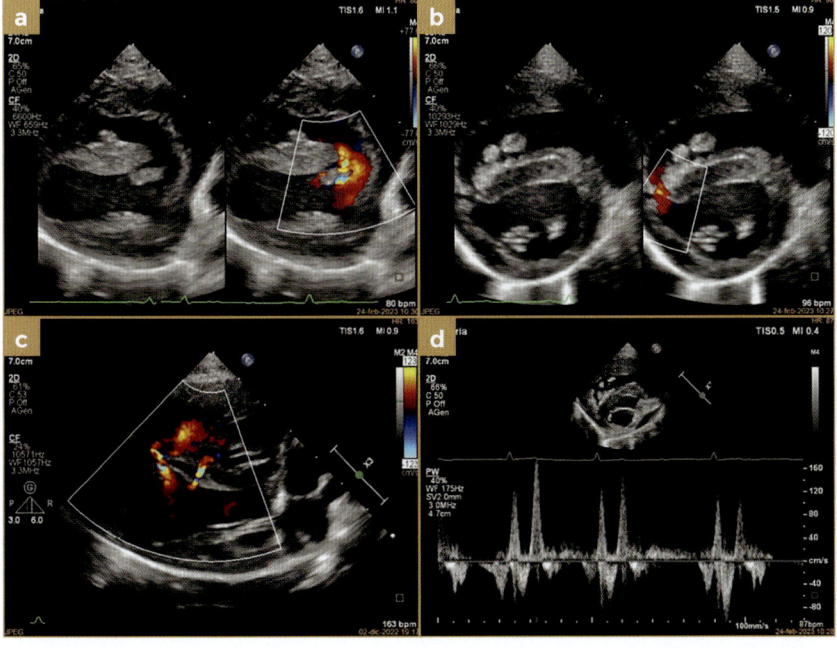

VÍDEO 6.15. Múltiples defectos septales ventriculares.

FIGURA 6.55. Dos ejemplos de defecto del septo ventricular (DSV) muscular múltiple asociado a estenosis pulmonar grave. Macho mestizo de 7 meses de edad (a y b). a) Proyección no estándar. b) Proyección de eje corto. Ambas proyecciones muestran dos defectos diferentes en el mismo paciente. Hembra mestiza de nueve meses (c y d) con múltiples DSV musculares asociados a estenosis pulmonar grave. c) Proyección paraesternal derecha de eje largo en diástole que muestra los múltiples defectos. d) Doppler pulsado a través del defecto trabecular que muestra el patrón de flujo bidireccional.

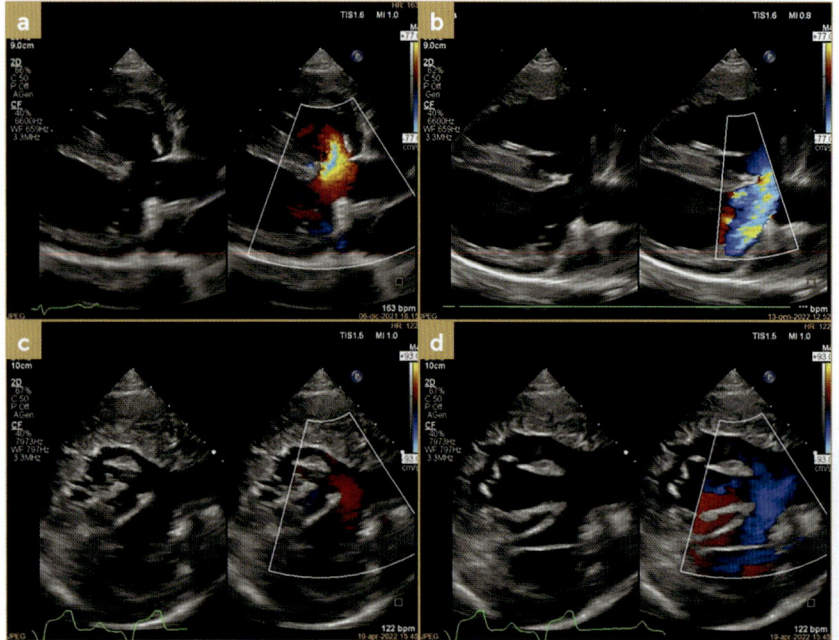

VÍDEO 6.16.
Dirección del flujo transeptal en defectos septales ventriculares múltiples.

FIGURA 6.56. a) y b) Akita Inu macho de 10 meses de edad con un defecto del septo conal grande, hipertensión pulmonar de tipo 1 y una derivación bidireccional. a) Derivación de izquierda a derecha. b) Derivación de derecha a izquierda. c) y d) Hembra mestiza de 8 meses de dad con un defecto del septo ventricular muscular grande con atresia pulmonar. Las presiones en los dos ventrículos están igualadas, hay una derivación bidireccional de baja velocidad. c) Derivación de izquierda a derecha. d) Derivación de derecha a izquierda.

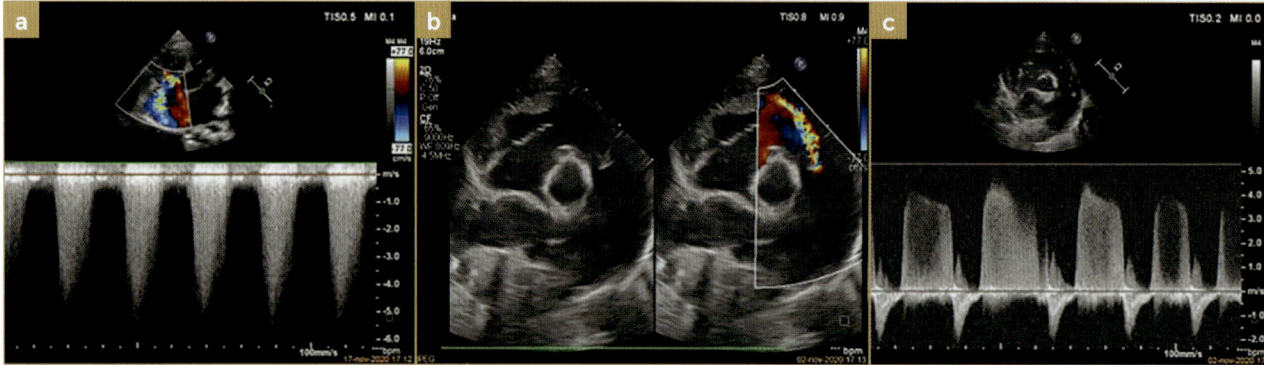

FIGURA 6.57. Hipertensión pulmonar de tipo 1 en un defecto septal ventricular grande. a) Regurgitación tricúspide de alta velocidad. b) Flujo pulmonar regurgitante estrecho, el color solapado indica la alta velocidad. c) El perfil Doppler continuo del flujo regurgitante pulmonar sugiere una presión pulmonar diastólica alta debido a la alta resistencia pulmonar.

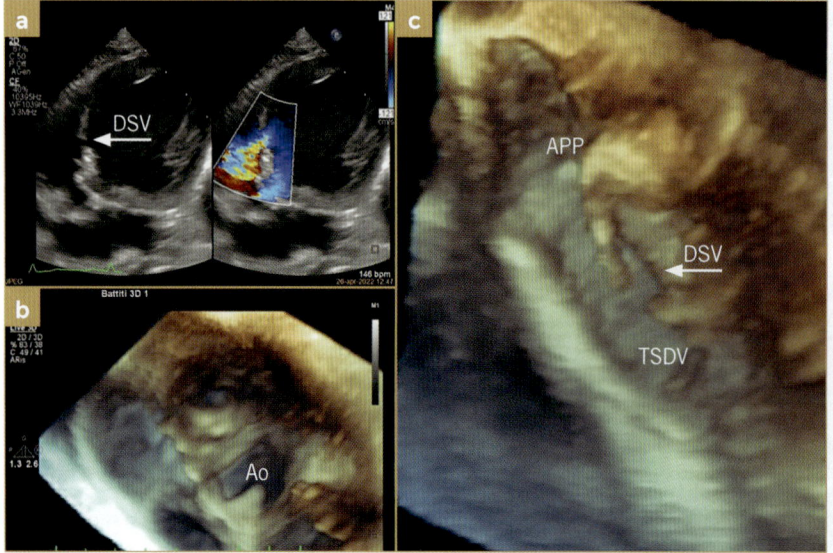

FIGURA 6.58. a) y b) Defeco de septo ventricular (DSV) muscular en un Labrador Retriever. a) Proyección oblicua apical de cuatro cámaras para resaltar el defecto (flecha). b) Proyección tridimensional del DSV desde el interior del tracto de salida del ventrículo izquierdo. c) Proyección ecocardiográfica transesofágica tridimensional de un DSV en una hembra de Pastor Alemán. Ao, aorta; APP, arteria pulmonar principal; TSVD, tracto de salida del ventrículo derecho.

las 12 en punto a nivel de la válvula mitral hacia el vértice, lo que permite identificar los defectos musculares centrales. Los defectos de entrada pueden encontrarse entre las 7 y las 9 en punto, y los raros defectos marginales a la 1 en punto. Los defectos apicales pueden identificarse más ventralmente, así como en la vista de eje largo, y estos últimos a menudo son múltiples y están localizados en la zona apical/trabecular (DSV tipo «queso suizo») (fig. 6.55; vídeo 6.15).

Utilizando el Doppler color con una frecuencia de imagen adecuada, es posible identificar la dirección del flujo anormal durante el ciclo cardiaco (fig. 6.56; vídeo 6.16). El gradiente transeptal debe evaluarse con Doppler continuo y, en caso de hipertensión pulmonar, la regurgitación tricúspide y pulmonar, cuando está presente, puede permitir estimar las presiones pulmonares sistólica y diastólica (fig. 6.57).

El examen ecocardiográfico Doppler 2D casi siempre es capaz de proporcionar información detallada sobre los DSV y las patologías asociadas. En casos equívocos, como cuando existen dudas sobre el tamaño de un defecto o inconsistencias entre el tamaño medido y el grado de remodelado, la ecocardiografía 3D y la ETE pueden proporcionar más información sobre la anatomía del defecto (fig. 6.58).

TRATAMIENTO

La planificación terapéutica está condicionada por el remodelado cardiaco y por la cantidad de sobrecarga circulatoria pulmonar. Los perros y gatos con defectos restrictivos no necesitan ningún tratamiento. En niños con defectos grandes y sobrecarga pulmonar grave, el tratamiento médico con diuréticos e inhibidores de la enzima convertidora de la angiotensina puede mejorar los signos de insuficiencia cardiaca congestiva al reducir el volumen de derivación y la resistencia sistémica y al modular el remodelado ventricular. Sin embargo, no hay pruebas de que este tratamiento médico tenga algún efecto sobre la resistencia pulmonar. En la experiencia veterinaria del autor, en pacientes con defectos moderados o grandes y sobrecarga de volumen izquierda grave, pero sin hipertensión pulmonar, el tratamiento farmacológico puede utilizarse para mantener a estos animales estables y asintomáticos durante varios años. Incluso en pacientes con un DSV grande en los que el aumento de la resistencia pulmonar es tal que provoca el síndrome de Eisenmenger, el cierre del defecto no está indicado. En estos animales, el manejo terapéutico incluye la recomendación de evitar la actividad física y las grandes altitudes, el tratamiento de la policitemia con

exanguinotransfusión, la administración de fármacos mielosupresores como la hidroxicarbamida y un intento de reducir la resistencia pulmonar con vasodilatadores pulmonares, con el sildenafilo como fármaco de elección.

El cierre está indicado en DSV grandes en los que existen pruebas de inestabilidad del remodelado con dilatación progresiva de las cavidades izquierdas y signos clínicos de insuficiencia cardiaca izquierda.

Aunque es poco frecuente, el cierre quirúrgico de los DSV en perros es posible mediante *bypass* cardiopulmonar y cardioplejía. El acceso al defecto depende de su localización, por lo que puede realizarse mediante arteriotomía pulmonar o ventriculotomía derecha. Más práctico y menos invasivo es el cierre de estos defectos con dispositivos específicos. Los más utilizados son los dispositivos de Amplatz®, disponibles tanto para defectos perimembranosos como musculares, pero también existen otros dispositivos similares y espirales de liberación controlada diseñados para el cierre de los DSV. Como en todos los procedimientos realizados con estos dispositivos, es necesario realizar un examen con ETT y ETE para comprobar la presencia de bordes adecuados alrededor del defecto, de modo que el dispositivo pueda colocarse correctamente. Este es un punto crítico, especialmente en los defectos perimembranosos situados muy cerca de las válvulas aórtica o tricúspide. Dependiendo de la localización del defecto, los dispositivos de cierre septal pueden implantarse a través de un abordaje arterial desde el lado del VI o a través de un abordaje venoso desde el lado del VD. En algunos casos, cuando la localización del defecto dificulta los abordajes directos, puede ser necesario crear un circuito arteriovenoso que atraviese el defecto para permitir la colocación del dispositivo (vídeo 6.17). En animales muy pequeños en los que es imposible un abordaje transcatéter, es posible un abordaje híbrido a través de una toracotomía implantando el dispositivo en el defecto mediante un introductor vascular colocado a través del defecto por punción del VD. En animales muy jóvenes se puede utilizar el cerclaje de la arteria pulmonar para reducir la sobrecirculación pulmonar y prevenir la enfermedad de Eisenmenger.

VÍDEO 6.17. Cierre percutáneo de un defecto del septo ventricular a través de un circuito arteriovenoso.

TETRALOGÍA DE FALLOT

En perros y gatos, al igual que en humanos, la TdF es la cardiopatía congénita cianótica más frecuente. Se denomina tetralogía debido a sus cuatro componentes anatómicos: obstrucción del TSVD, un DSV grande desalineado, desviación de la aorta sobre el DSV e hipertrofia ventricular. Este complejo de malformaciones está causado por una desviación anterior y una septación anormal del septo conal durante el desarrollo fetal. Se reconocen varios fenotipos anatómicos, con diferentes características morfológicas que influyen en los signos clínicos y la evolución. La gravedad de la enfermedad y su evolución clínica dependen principalmente del grado de obstrucción del flujo de salida y, en segundo lugar, del tamaño del DSV. El DSV es casi siempre ancho; es restrictivo solo en algunos casos raros. Además de los diversos grados y morfologías de estenosis del TSVD, se conocen variantes clásicas de la TdF, como la TdF asociada a canal AV, atresia pulmonar o ausencia de válvula pulmonar. Esta última se observa a veces en enfermedades sindrómicas en humanos, mientras que en perros y gatos solo se ha descrito anecdóticamente la TdF asociada a atresia pulmonar. La TdF con ausencia de válvulas pulmonares es extremadamente grave y tiene una elevada mortalidad perinatal; esto puede explicar por qué aún no se ha descrito en animales.

En series de casos descritos por diversos centros de cardiología, la incidencia de la TdF oscilaba entre el 0,6 y el 6,9 % de todas las CC. En la experiencia del autor, se diagnosticó TdF en el 1 % de las CC observadas. No está claro si la TdF es más frecuente en perros que en gatos; en la experiencia del autor es más frecuente en perros, pero en otras series de casos parece estar igualmente extendida en las dos especies. La TdF se da tanto en perros de raza pura como en mestizos. Entre los perros de raza pura, la prevalencia para cada raza depende de la popularidad de la raza en un país durante un periodo específico. La heredabilidad de esta enfermedad en perros se ha hipotetizado en un estudio en Spitz Alemanes; sin embargo, los estudios genéticos no han logrado hasta ahora identificar una mutación específica. En la serie del autor, se diagnosticó TdF en 36 perros, 20 machos y 16 hembras, y en 3 gatos, y las razas más representadas fueron el Bulldog Francés, el Bulldog Inglés y los mestizos (tabla 6.5). Aunque los datos epidemiológicos son escasos, al igual que para otras CC, la mayor incidencia de la patología en algunas razas sugiere que la enfermedad es hereditaria. Sin embargo, como en humanos, la TdF también puede ser el resultado de causas

TABLA 6.5. Prevalencia por sexo y raza de la tetralogía de Fallot en la Clínica Veterinaria Gran Sasso (Italia) durante el periodo 1997-2022.		
Sexo/raza	N.º de casos	Porcentaje
Macho	20	56 %
Hembra	16	44 %
Bulldog Francés	9	25 %
Mestizo	5	14 %
Bulldog Inglés	6	17 %
Akita	2	6 %
Border Collie	2	6 %
Chihuahua	2	6 %
Cocker	2	6 %
Boxer	1	3 %
Chihuahua	1	3 %
Fox Terrier	1	3 %
Jack Russel	1	3 %
Pinscher	1	3 %
Pomerania	1	3 %
Caniche	1	3 %
Setter	1	3 %

ambientales, como la exposición a sustancias tóxicas o el uso de determinados fármacos durante la gestación.

ANATOMÍA

La anatomía de la TdF viene determinada por la rotación incompleta de la estructura conotruncal y su segmentación incorrecta durante el desarrollo embrionario. La rotación anómala de la estructura conotruncal provoca una mala alineación del tracto de salida y del septo trabecular y, en consecuencia, conduce a una localización anómala de la aorta con respecto al septo, mientras que la anomalía de la segmentación provoca una obstrucción subpulmonar. La hipertrofia del VD, en lugar de ser una malformación primaria, es secundaria a la elevada presión existente en él.

En la TdF canina y felina, la hipoplasia infundibular tiene el aspecto de hipertrofia del componente muscular y fibrosis e irregularidad de la superficie endocárdica.

El defecto de alineación es casi siempre muy grande, afecta a la porción perimembranosa y se extiende

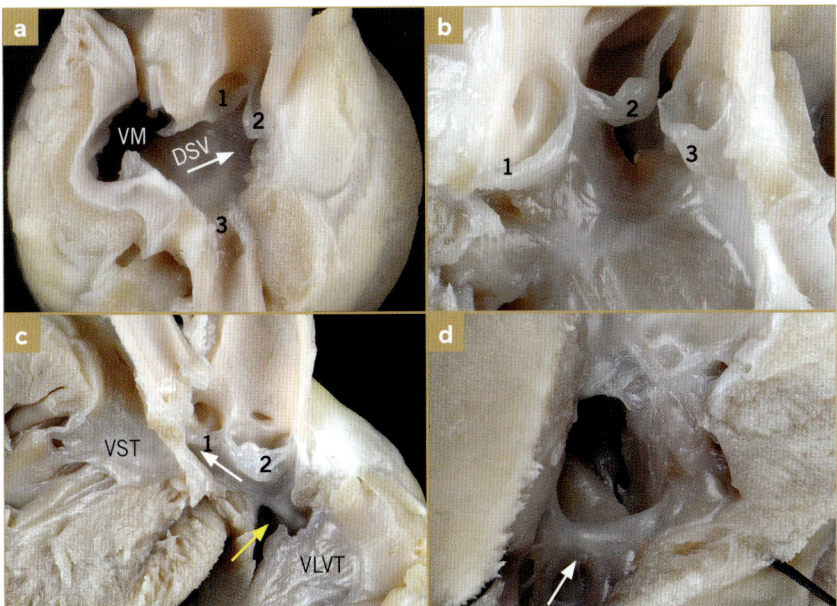

FIGURA 6.59. Estudio morfológico de la tetralogía de Fallot en un gatito de 5 meses. a) Vista dorsal, defecto del septo ventricular (DSV) con aorta desviada. Obsérvese la mala posición del seno de Valsalva de la coronaria derecha en el lado derecho del defecto (dextroposición aórtica). 1, cúspide coronaria izquierda; 2, cúspide coronaria derecha; 3, cúspide no coronaria; VM, válvula mitral. b) Vista longitudinal. DSV perimembranoso con aorta desviada. 1, cúspide coronaria izquierda; 2, cúspide coronaria derecha; 3, cúspide no coronaria. La mala posición del seno de Valsalva de la coronaria derecha es visible de nuevo en el lado derecho del defecto (dextroposición aórtica). c) Cavidad ventricular derecha. Obsérvese la dislocación del seno de Valsalva de la coronaria derecha en el lado derecho del defecto (aorta desbordante). 1, cúspide coronaria izquierda; 2, cúspide coronaria derecha; flecha blanca, DSV; flecha amarilla, obstrucción de la cavidad ventricular derecha (ventrículo medio); VLVT, valva lateral de la válvula tricúspide; VST, valva septal tricúspide. d) La cavidad infundibular del ventrículo derecho presenta engrosamiento endocárdico subvalvular blanquecino asociado a engrosamiento blanquecino difuso del endocardio hasta la válvula pulmonar (estenosis infundibular pulmonar). Flecha, trabécula septomarginal.

anteriormente hasta el septo conal (fig. 6.59). Los límites del DSV se extienden superiormente a las valvas aórticas (con mayor prevalencia a la valva coronaria derecha), anteriormente a la banda parietal de la cresta supraventricular, inferiormente a la cresta del septo interventricular y posteriormente al septo muscular posterior. El DSIV rara vez es restrictivo; cuando lo es, la hipertrofia del VD es mucho más grave porque se ve más afectada por la poscarga derecha.

La TdF con atresia pulmonar es muy grave y los animales afectados por esta enfermedad tienen una esperanza de vida limitada; por tanto, se diagnostica muy rara vez en medicina veterinaria. El diagnóstico diferencial de la TdF con atresia pulmonar con tronco arterioso de tipo IV es muy difícil, tanto que en el pasado esta variante se definía como «pseudotronco arterioso». La identificación de esta patología y el diagnóstico diferencial deben basarse en el estudio del recorrido de las ramas pulmonares, que no puede realizarse con ecocardiografía, sino es necesario el uso de TC cardiaca o angiocardiografía selectiva. La TdF puede asociarse a otras malformaciones cardiacas, como la DSA, la EAS, el CAP y el VDDC. En humanos es frecuente la hipoplasia segmentaria de las ramas pulmonares, que reduce aún más el flujo pulmonar y la saturación de oxígeno. En estos casos, sobre todo en las formas extremas, el flujo pulmonar es soportado por un posible CAP, pero sobre todo por vasos colaterales que conectan la aorta con las ramas pulmonares llamadas ACAPM (v. sección «Otras derivaciones vasculares sistémico-pulmonares»), que solo son identificables con un estudio de TC o angiografía. En perros y gatos estas variantes anatómicas son poco conocidas y están poco estudiadas. Puede haber diversos grados de anulación de la aorta. Cuando la aorta sobrepasa en más de un 50 % el septo interventricular en dirección al VD, se habla de VDDS.

FISIOPATOLOGÍA

Las características fisiopatológicas de la TdF son variables y dependen principalmente de la gravedad de la estenosis y del tamaño del defecto. Con estenosis graves y defectos grandes, la derivación es definitivamente de derecha a izquierda, lo que provoca cianosis e hipoxemia crónica. Esto provoca una liberación excesiva de eritropoyetina por los riñones, lo que dará lugar a eritrocitosis. A su vez, el aumento del hematocrito provoca un aumento de la viscosidad de la sangre y constituye un factor predisponente para la tromboembolia.

En otros casos en los que la estenosis no es grave, y la derivación es de izquierda a derecha, la saturación de oxígeno en sangre y la perfusión pulmonar son adecuadas, y el paciente no muestra cianosis. La presión sistólica en el VD es elevada, tanto por el gran defecto interventricular que transmite la presión sistémica en el VI al VD como por la gravedad de la estenosis del tracto de salida pulmonar.

La presión pulmonar suele ser baja debido a estenosis pulmonar infundibular y valvular, y a la resistencia pulmonar es normal. La cantidad y la dirección de la derivación dependen del equilibrio entre la presión del VD y la resistencia sistémica. Los cambios en la cianosis reflejan cambios en el flujo pulmonar y sistémico; un aumento de la cianosis por lo general sigue a una vasodilatación sistémica, causada por ejemplo por el ejercicio físico, que disminuye la resistencia sistémica y por tanto aumenta la hipoxia y la cianosis. Los espasmos cianóticos son episodios de agravamiento de la cianosis resultante del efecto combinado de un aumento dinámico de la estenosis infundibular y una disminución de la resistencia periférica sistémica. Junto con estos episodios, el soplo disminuye de intensidad o desaparece por completo.

EXAMEN CLÍNICO

Al igual que el abanico de variantes anatómicas y fenotipos fisiopatológicos de la TdF es muy amplio, las presentaciones clínicas de los pacientes son igualmente diversas.

En los animales cianóticos con hipoperfusión pulmonar grave, el retraso del desarrollo es frecuente, la intolerancia al ejercicio suele ser muy evidente y grave, y desde los primeros meses de vida los propietarios pueden observar y describir episodios sincopales o incluso episodios cianóticos agudos. Los animales no cianóticos con derivaciones de izquierda a derecha no presentan retraso del desarrollo

y suelen ser asintomáticos. En la auscultación cardiaca predomina el soplo sistólico causado por el paso de sangre en el tracto de salida pulmonar estenótico. La peculiaridad del soplo en la TdF es que su intensidad es inversamente proporcional a la gravedad de la estenosis: cuanto más grave sea la estenosis, más se redirigirá el flujo hacia el DSV grande; como el DSV es grande, esto no causará ningún soplo. Esto contrasta con la EP con un septo interventricular intacto, en la que la intensidad del soplo aumenta con el gradiente de presión pico. A veces puede oírse un soplo diastólico debido a la regurgitación aórtica, y en los casos en los que la perfusión pulmonar se mantiene gracias a un CAP puede escucharse un soplo continuo.

ELECTROCARDIOGRAFÍA Y RADIOLOGÍA

El ECG muestra signos inespecíficos de hipertrofia del VD, similares a los encontrados en la EP grave, con desviación del eje eléctrico medio hacia la derecha, R>S en V1 y ondas S profundas en las derivaciones precordiales izquierdas (V4, V5, V6).

En las radiografías de tórax, la característica destacada es la hipoperfusión pulmonar, que en los pacientes cianóticos se hace aún más evidente por los pulmones hiperinflados para compensar la saturación reducida. La silueta cardiaca no está particularmente aumentada; en las proyecciones lateral y ventrodorsal a menudo se observa una concavidad en la zona correspondiente a la arteria pulmonar debido a su hipoplasia (fig. 6.60).

ECOCARDIOGRAFÍA

El diagnóstico definitivo de la TdF se obtiene con técnicas de imagen cardiovascular. En la mayoría de los casos, la

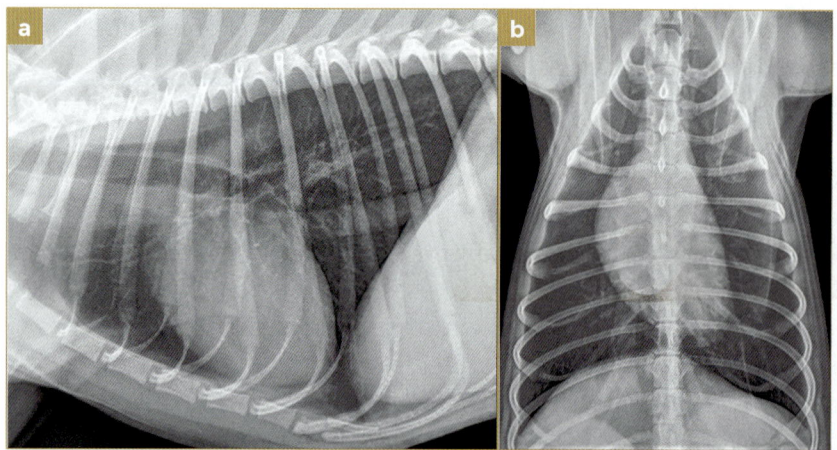

FIGURA 6.60. Pomerania macho de 5 meses de edad. La radiotransparencia de los campos pulmonares es más marcada debido a la hiperventilación y la hipoperfusión y es evidente tanto en la proyección lateral (a) como en la ventrodorsal (b). Se observa un aumento de tamaño de la silueta cardiaca en la zona del ventrículo derecho. En la proyección ventrodorsal, el tamaño reducido del ventrículo izquierdo es más evidente, y la silueta de la arteria pulmonar principal no emerge de la silueta cardiaca, probablemente porque es hipoplásica.

ETT es suficiente para determinar todas las características anatómicas y funcionales de la TdF, mientras que el estudio de las anomalías vasculares pulmonares debe realizarse con TC cardiaca o angiografía selectiva.

En la ETT, las características fundamentales de la TdF son fácilmente reconocibles. En las proyecciones longitudinales (proyecciones paraesternales de eje largo y apical) es posible identificar la extensión inferior del DSV y su relación con la aorta, que siempre aparece grande (fig. 6.61), mientras que la extensión anteroposterior del DSV se estudia mejor en la proyección de eje corto (fig. 6.62; vídeo 6.18). Los estudios Doppler color y espectral se realizan desde estas proyecciones para identificar la dirección de la derivación y cualquier otra anomalía del flujo, como la insuficiencia aórtica, que, si es significativa, puede complicar la hemodinámica con sobrecarga de volumen del VI. El TSVD es siempre hipoplásico. Su anatomía y la de la válvula pulmonar y el tronco pulmonar con sus ramas principales pueden estudiarse desde

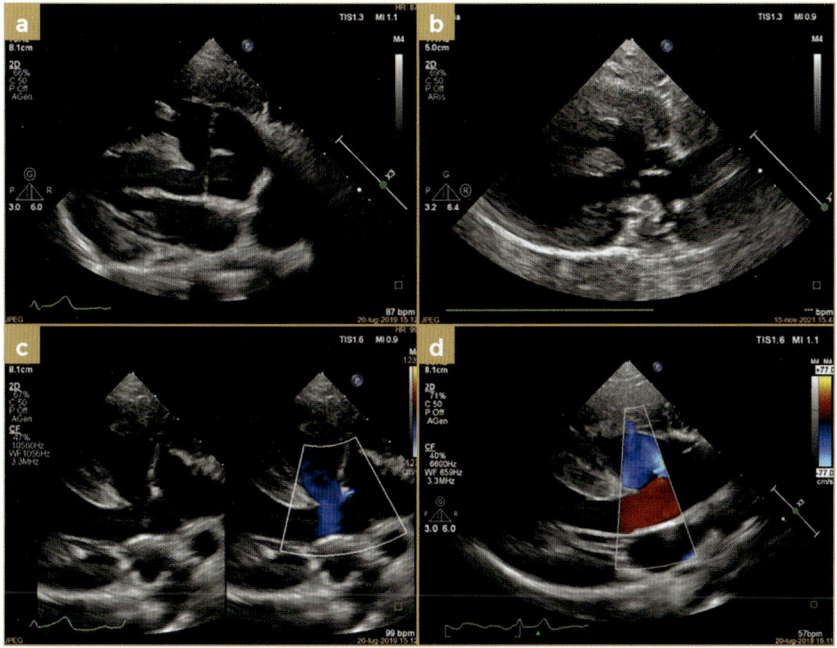

VÍDEO 6.18. Características ecocardiográficas de la tetralogía de Fallot.

FIGURA 6.61. Diferentes ejemplos del cabalgamiento de la aorta y direcciones del flujo. a) Border Collie de 8 meses de edad. b) Gato Común Europeo de pelo corto de 8 meses de edad. c) y d) Imágenes en diástole y en sístole del mismo Border Collie que en a).

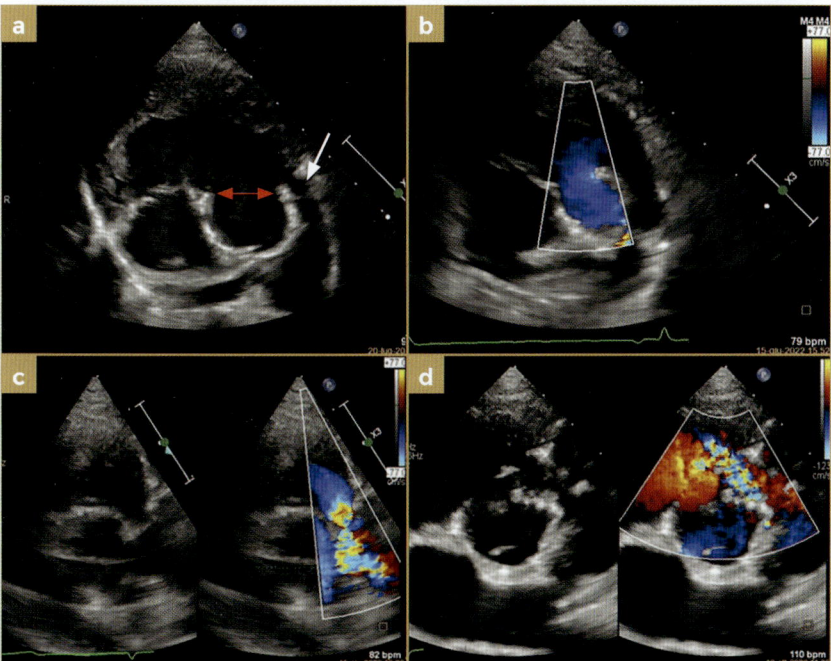

FIGURA 6.62. a) Border Collie de 8 meses de edad. Proyección de eje corto del septo ventricular (DSV; flecha roja) e hipoplasia del anillo pulmonar y del tronco pulmonar. b) Hembra de Bulldog Francés de 9 meses de edad. Derivación de derecha a izquierda a baja velocidad a través del DSV. c) Misma paciente que en b). Se observa hipoplasia del anillo pulmonar junto con estenosis de la válvula pulmonar en forma de reloj de arena (flecha). d) Cocker inglés, macho de 2 años de edad. DSV con derivación de izquierda a derecha e hipoplasia del anillo y tronco pulmonares.

proyecciones de eje corto desde ambos hemitórax. El estudio Doppler del flujo anterógrado también se realiza desde estas proyecciones. El estudio de las ramas pulmonares periféricas puede realizarse con TC y es recomendable a la hora de planificar cualquier intervención quirúrgica.

En la TdF con atresia pulmonar es imposible visualizar el flujo en la arteria pulmonar. En estos casos, la ecocardiografía es insuficiente para diferenciar la TdF del tronco arterioso, ya que ambas CC se caracterizan por un DSV de gran tamaño debido a la mala alineación y una raíz aórtica dilatada y sobrecargada. La angiografía por TC es la única técnica de imagen que permite visualizar el origen y la morfología de los vasos pulmonares para distinguir entre ambas afecciones (v. cap. 7). También es necesario un estudio con TC de la vasculatura pulmonar para identificar la hipoplasia segmentaria de las ramas pulmonares, que debe evaluarse antes de planificar cualquier intervención quirúrgica.

En la TdF, el VI suele ser pequeño. Cuando se observa un volumen del VI normal o aumentado, puede deberse a la presencia de otras anomalías como regurgitación aórtica, vasos colaterales sistémico-pulmonares o un CAP. La dilatación del VI también se observa en pacientes sometidos a cirugía paliativa.

TRATAMIENTO MÉDICO Y QUIRÚRGICO

La evolución natural de la TdF es muy variable. Algunos animales con estenosis leve y derivaciones de izquierda a derecha pueden permanecer asintomáticos durante mucho tiempo y tener una mejor esperanza de vida que los animales cianóticos y policitémicos con episodios cianóticos agudos. Sin embargo, el tratamiento de esta enfermedad puede, al menos en parte, mejorar la calidad y esperanza de vida de estos pacientes. La policitemia puede tolerarse bien hasta niveles de hematocrito del 65 %, por encima de los cuales la viscosidad de la sangre puede causar una ralentización del flujo sanguíneo en la microcirculación y predisponer a tromboembolias, que a menudo son la causa de manifestaciones neurológicas centrales graves y muertes súbitas en pacientes con TdF. Se puede realizar una flebotomía para tratar la policitemia, sustituyendo el volumen de sangre por un volumen igual de expansor de plasma. Los autores tienen opiniones diversas sobre esta sustitución de volumen. Según algunos, debe administrarse un volumen incluso superior al de la sangre extraída mientras que, según otros, dada la corta permanencia de estos fluidos en la circulación, no es necesaria su administración. Cuando se realiza una flebotomía, es necesario

mantener el hematocrito dentro de un valor ligeramente superior al normal (alrededor del 50 %) para conservar una capacidad adecuada de transporte de oxígeno y mantener al mismo tiempo la viscosidad de la sangre bajo control. El porcentaje de sangre que se ha de extraer puede calcularse a partir del volumen sanguíneo estimado del paciente (90 ml/kg de peso corporal para perros, 70 ml/kg de peso corporal para gatos). A continuación, este valor se multiplica por la siguiente relación: [(hematocrito real – hematocrito deseado)/hematocrito real]. Según este cálculo, puede retirarse aproximadamente el 20 % del volumen circulante. Los animales sometidos a este tratamiento corren el riesgo de sufrir anemia microcítica por deficiencia de hierro y episodios cerebrovasculares. Por tanto, es necesario comprobar sus niveles plasmáticos de hierro y, si es necesario, administrar un tratamiento de sustitución.

El tratamiento de los episodios cianóticos incluye la administración de oxígeno y de fármacos que aumentan la resistencia sistémica como la fenilefrina (0,001-0,004 mg/kg IV y después como infusión continua [IC] de 1-5 µg/kg/min). Una alternativa podría ser un bolo de 25 a 100 µg de efedrina. Si se necesita sedación para este procedimiento, debe considerarse la ketamina como primera opción para no reducir la resistencia sistémica. Durante un episodio cianótico, puede ser útil reducir la cinética del TSVD con la administración de esmolol (0,05-0,2 mg/kg en bolo IV administrados durante 3-5 minutos, seguido de 0,025-0,1 mg/kg/min administrados como IC). Los betabloqueantes también se utilizan como fármacos paliativos (propranolol, 1 mg/kg 3 veces al día; atenolol, 1 mg/kg 2 veces al día).

La corrección quirúrgica completa mediante el cierre del DSV y la ampliación del tracto de salida pulmonar es el tratamiento de primera elección para la resolución completa de la TdF. Este procedimiento quirúrgico, aunque factible, rara vez se realiza en medicina veterinaria. Las paliaciones quirúrgicas dirigidas a mejorar la perfusión pulmonar mediante la conexión de la circulación sistémica a la circulación pulmonar se han utilizado con más frecuencia. El primer método, descrito por Blalock-Thomas-Taussig, se realiza conectando directamente la arteria subclavia a la arteria pulmonar o a una de sus ramas. Más recientemente se ha modificado utilizando un tubo de Goretex®. Otra opción con la misma finalidad es realizar una anastomosis de Potts, que conecta la aorta descendente directamente con la arteria pulmonar izquierda. Sin embargo, actualmente no hay pruebas de que estos procedimientos en animales hayan producido una paliación eficaz a largo plazo.

BIBLIOGRAFÍA

Bussadori C, Carminati M, Domenech O. Transcatheter closure of a perimembranous ventricular septal defect in a dog. *J Vet Intern Med,* 2007, 21:1396-400.

Bussadori C, Domenech O, Longo A, *et al.* Percutaneous catheter-based treatment of pulmonic stenosis and patent ductus arteriosus in a dog. *J Vet Cardiol,* 2002, 4:29-34.

Chetboul V, Damoiseaux C, Behr L, *et al.* Intracardiac echocardiography: use during transcatheter device closure of a patent ductus arteriosus in a dog. *J Vet Cardiol,* 2017, 19:293-298.

Claretti M, López BS, Boz E, *et al.* Complications during catheter-mediated patent ductus arteriosus closure and pulmonary balloon valvuloplasty. *J Small Anim Pract,* 2019, 60:607-615.

Claretti M, Pradelli D, Borgonovo S, *et al.* Clinical, echocardiographic and advanced imaging characteristics of 13 dogs with systemic-to-pulmonary arteriovenous fistulas. *J Vet Cardiol,* 2018, 20:415-424.

De Monte V, Staffieri F, Caivano D, *et al.* Heart rate and blood pressure variations after transvascular patent ductus arteriosus occlusion in dogs. *Res Vet Sci,* 2017, 113:73-78.

Doocy KR, Saunders AB, Gordon Sg, Jeffery N. Comparative, multidimensional imaging of patent ductus arteriosus and a proposed update to the morphology classification system for dogs. *J Vet Intern Med,* 2018, 32:648-657.

Fukushima R, Yoshiyuki R, Machida N, *et al.* Extreme tetralogy of Fallot in a dog. *J Vet Med Sci,* 2013, 75:1111-1114.

Gordon SG, Miller MW, Roland RM, *et al.* Transcatheter atrial septal defect closure with the Amplatzer atrial septal occluder in 13 dogs: short- and mid-term outcome. *J Vet Intern Med,* 2009, 23:995-1002.

Gordon SG, Nelson DA, Achen SE, *et al.* Open heart closure of an atrial septal defect by use of an atrial septal occluder in a dog. *J Am Vet Med Assoc,* 2010, 236:434-439.

Hamabe L, Kim S, Yoshiyuki R, *et al.* 2015. Echocardiographic Evaluation of Myocardial Changes Observed After Closure of Patent Ductus Arteriosus in Dogs. *J Vet Intern Med,* 2015, 29(1):126-131.

Hezzell Mj, Dennis S, Lewis Dh, Fuentes Vl. Gerbode defect associated with blunt trauma in a dog. *J Vet Cardiol,* 2011, 13:141-146.

Lake-Bakaar GA, Mok MY, Kittleson MD. Fossa ovalis tear causing right to left shunting in a Cavalier King Charles Spaniel. *J Vet Cardiol,* 2012, 14:541-545.

Markovic LE, Kellihan HB, Roldan-Alzate A, *et al.* Advanced multimodality imaging of an anomalous vessel between the ascending aorta and main pulmonary artery in a dog. *J Vet Cardiol,* 2014, 16:59-65.

McEntee K, Snaps F, Clercx C, *et al.* Clinical vignette. Tetralogy of Fallot associated with a patent ductus arteriosus in a German shepherd dog. *J Vet Intern Med,* 1998, 12:53-55.

Monnet E, Orton EC, Gaynor J, *et al.* Diagnosis and surgical repair of partial atrioventricular septal defects in two dogs. *J Am Vet Med Assoc,* 1997, 211:569-572.

Oguchi Y, Matsumoto H, Masuda Y, *et al.* Balloon dilation of right ventricular outflow tract in a dog with tetralogy of Fallot. *J Vet Med Sci,* 1999, 61:1067-1069.

Peddle GD, Buchanan JW. Acquired atrial septal defects secondary to rupture of the atrial septum in dogs with degenerative mitral valve disease. *J Vet Cardiol,* 2010, 12:129-134.

Piantedosi D, Piscitelli A, De Rosa A, *et al.* Evaluation of left ventricular dimension and systolic function by standard transthoracic echocardiography before and 24-hours after percutaneous closure of patent ductus arteriosus in 120 dogs. *PLoS One,* 2019, 14:e0223676.

Sakabe M, Matsui H, Sakata H, *et al.* Understanding heart development and congenital heart defects through developmental biology: a segmental approach. *Congenit Anom (Kyoto),* 2005, 45:107-118.

Saunders AB, Achen SE, Gordon SG, Miller MW. Utility of Transesophageal Echocardiography for Transcatheter Occlusion of Patent Ductus Arteriosus in Dogs: Influence on the Decision-Making Process. *J Vet Intern Med,* 2010, 24:407-1413.

Saunders AB, Doocy KR, Birch SA. A pictorial view of the three-dimensional representation and comparative two-dimensional image orientation derived from computed tomography angiography in a dog with a patent ductus arteriosus. *J Vet Cardiol,* 2019, 21:34-40.

Saunders AB, Gordon SG, Boggess MM, Miller MW. Long-Term Outcome in Dogs with Patent Ductus Arteriosus: 520 casos (1994-2009). *J Vet Intern Med,* 2014, 28(2):401-410.

Shelden A, Wesselowski S, Gordon SG, Saunders AB. Transcatheter closure of a small atrial septal defect with an Amplatzer patent foramen ovale occluder in a working dog with cyanosis and exercise intolerance at high altitude. *J Vet Cardiol,* 2017, 19:523-529.

Silva J, Domenech O, Mavropoulou A, *et al.* Transesophageal echocardiography guided patent ductus arteriosus occlusion with a duct occluder. *J Vet Intern Med,* 2013, 27:1463-1470.

Spalla I, Locatelli C, Zanaboni AM, *et al.* Echocardiographic Assessment of Cardiac Function by Conventional and Speckle-Tracking Echocardiography in Dogs with Patent Ductus Arteriosus. *J Vet Intern Med,* 2016, 30:706-713.

Yamano S, Uechi M, Tanaka K, *et al.* Surgical repair of a complete endocardial cushion defect in a dog. *Vet Surg,* 2011, 40:408-412.

CAPÍTULO 7

Cardiopatías congénitas poco frecuentes

María Josefa Fernández del Palacio, Diego Lessa, Claudio Bussadori

Las cardiopatías congénitas (CC) incluyen un amplio abanico de afecciones que van desde defectos simples (aislados y sin complicaciones) con un pronóstico por lo general bueno en las formas leves (p. ej., defectos del septo auricular [DSA], defectos del septo interventricular [DSV], conducto arterioso persistente [CAP] y estenosis pulmonar) hasta anomalías poco frecuentes, complejas y graves que requieren múltiples procedimientos terapéuticos correctivos y tienen un pronóstico incierto a largo plazo (p. ej., tronco arterioso persistente, transposición de las grandes arterias, ventrículo de doble salida y conexiones venosas pulmonares anómalas).

La prevalencia de los defectos cardiacos congénitos poco frecuentes (DCCPF) es difícil de establecer en perros y gatos, porque la mayoría de los afectados por estos defectos nacen muertos o mueren a los pocos días de nacer, y solo se diagnostica a las mascotas que sobreviven a los primeros meses. En la mayoría de los casos de DCCPF, la anamnesis y la exploración física revelarán signos compatibles con una cardiopatía, como dificultad respiratoria, cianosis, ascitis, arritmias o un soplo cardiaco. El diagnóstico definitivo requiere el uso de la ecocardiografía (realizada por operadores expertos) y otras técnicas de imagen como la angiocardiografía, la tomografía computarizada (TC) cardiaca y la resonancia magnética (RM) cardiaca.

En la bibliografía veterinaria, solo se describen unos pocos casos individuales de estas enfermedades, sin embargo, según la experiencia de los autores, es probable que esto se deba a diagnósticos incompletos, lo que nos impide conocer la prevalencia real de estas malformaciones. En este capítulo los autores, además de los datos aportados por la literatura veterinaria y humana, relatan sus experiencias personales en la formulación de diagnósticos, con el objetivo de que los lectores tengan más confianza en estas formas complejas en perros y gatos:
- Defectos septales conotruncales:
  - Tronco arterioso persistente.
  - Transposición de las grandes arterias.
  - Ventana aortopulmonar.
  - Atresia pulmonar con un septo ventricular intacto.
- Fibroelastosis endocárdica.
- Arteria coronaria izquierda anómala desde la arteria pulmonar.
- Anomalía de Uhl.
- *Situs inversus.*
- Anomalías del anillo vascular.

DEFECTOS SEPTALES CONOTRUNCALES

Este grupo de defectos congénitos se origina por una interrupción en el proceso de septación y rotación del tronco arterioso común, durante el cual los grandes vasos, la aorta y la arteria pulmonar se separan.

Actualmente, este término incluye lesiones localizadas proximalmente (tractos de salida ventriculares), en un punto intermedio (raíces arteriales y válvulas) y distalmente (troncos arteriosos) con respecto a los tractos de salida. Los primeros estudios genéticos en perros Spitz Alemanes son compatibles con un defecto en un único locus autosómico que causa malformaciones conotruncales. El alelo mutante que provoca un «defecto conotruncal» causa malformaciones en perros homocigotos al alterar la fase del desarrollo miocárdico durante la cual los cojinetes conotruncales se fusionan para formar el septo conotruncal. Las malformaciones resultantes incluyen defectos en el septo conal, DSV, tetralogía de Fallot, tronco arterioso persistente, ventana aortopulmonar y atresia pulmonar. Los estudios más recientes en perros Spitz Alemanes han concluido que los alelos que predisponen a los defectos conotruncales identificados en los locus CFA2, CFA9 y CFA15 actúan al menos por pares para producir defectos cardiacos conotruncales.

TRONCO ARTERIOSO PERSISTENTE

El tronco arterioso persistente (TAP), también denominado tronco arterioso común, es un DCCPF tanto en humanos como en animales (solo se han descrito casos aislados en gatos y perros). Se caracteriza por la presencia de un único gran vaso que parte de la base del corazón y se divide en arterias sistémica, coronaria y pulmonar. Un DSV junto con una única válvula también son rasgos característicos. Este defecto cardiaco es el resultado de un fallo en la división del cono, el tronco arterioso y el saco aórtico, y permite la mezcla de sangre oxigenada y desoxigenada. Algunos estudios en humanos sugieren que la sobreexpresión del factor de crecimiento de fibroblastos 8 (FGF-8) en la cresta neural cardiaca influye negativamente en la formación del septo aortopulmonar, al suprimir la diferenciación endotelial y estimular el agotamiento de las células del cojinete endocárdico.

Anomalías y fisiopatología

Durante el desarrollo fetal, el tracto de salida cardiaco experimenta cambios complicados, como la realineación de los grandes vasos y la separación de la aorta y el tronco pulmonar. En individuos normales, el tronco arterial fetal está dividido por un septo que experimenta una rotación de 180°, lo que origina la aorta y la arteria pulmonar separadas. Las válvulas semilunares aórtica y pulmonar se forman a partir de tejido subendocárdico en el lado de las crestas troncales.

En los animales con TAP, las células mesenquimatosas de la cresta neural cardiaca que se diferencian para crear las crestas troncoconales migran de forma anómala, de modo que no se forman las crestas medulares, lo que provoca una partición incompleta o fallida del tronco arterioso. Si la aorta no se separa de la arteria pulmonar, surge un único vaso arterial de los ventrículos derecho e izquierdo formados de manera normal. Esto también inhibe la formación adecuada de dos válvulas aórtica y pulmonar separadas, lo que da lugar a una única válvula troncal. Las valvas de la válvula troncal pueden ser normales o aparecer anormalmente gruesas, lo que causa estenosis, y situadas directamente sobre el DSV, a veces con regurgitación significativa. La válvula troncal tricúspide es la forma más común tanto en humanos como en animales, pero también puede ser bicúspide, cuadricúspide o pentacúspide (menos común). En perros y gatos, las válvulas troncales tienen de 2 a 4 cúspides. El tronco arterioso se superpone a un gran DSV perimembranoso, de modo que la sangre de ambos ventrículos fluye en el tronco común. El DSV es subarterial, pero su tamaño y relación con las válvulas auriculoventriculares es muy variable. La anatomía, el origen y el recorrido de las arterias coronarias pueden ser normales, pero también se ha descrito la ausencia de una arteria coronaria en humanos, en un gato y en un perro. Asimismo, se ha observado estenosis de la arteria coronaria en humanos. Además, se han descrito otras anomalías cardiacas concomitantes, como arco aórtico derecho, hipoplasia del arco aórtico o CAP.

Los primeros estudios en humanos con TAP dieron lugar a dos clasificaciones principales, una de Collett y Edwards (1949), basada en el lugar en el que las arterias pulmonares nacen del tronco (tipos I-IV), y la otra de Van Praagh (1965), basada en el lugar en el que las arterias pulmonares nacen del tronco y en el desarrollo del arco aórtico y la presencia o ausencia de un CAP (tipos A1-A4).

A continuación, se describen las características de los cuatro tipos descritos por Collet y Edward (fig. 7.1) y su correspondencia con la clasificación de Van Praagh:

- Tipo I. La arteria pulmonar principal se origina en el tronco justo distal a la válvula troncal y se bifurca en las arterias pulmonares izquierda y derecha. Es la misma que la del tipo A1 de Van Praagh.
- Tipo II. No hay tronco pulmonar, y las ramas derecha e izquierda se originan próximas entre sí a partir del tronco arterioso, proximal al origen de los vasos braquiocefálicos. Es igual al tipo A2 de Van Praagh.
- Tipo III. Las ramas derecha e izquierda se originan por separado en el tronco arterioso. Este tipo se incluye en el tipo A2 de Van Praagh.
- Tipo IV. No hay arteria pulmonar y las arterias bronquiales proporcionan la circulación pulmonar. Este tipo se clasifica actualmente como una forma de atresia pulmonar con DSV.
- Tipo A3 de Van Praagh. Una rama de la arteria pulmonar (por lo general la derecha) se origina en el tronco; los pulmones son irrigados por colaterales o por una arteria pulmonar que nace del arco aórtico.
- Tipo A4 de Van Praagh. Hay hipoplasia del arco aórtico, coartación o arco aórtico interrumpido y un CAP.

Más recientemente, Russel et al. (2011) plantearon una clasificación simplificada de los tipos de TAP basada en la dominancia pulmonar frente a la aórtica, haciendo así hincapié en el principal determinante morfológico del resultado quirúrgico.

En humanos, el TAP de tipo I y II representa más del 90 % de todos los casos. De los casos aislados descritos en gatos,

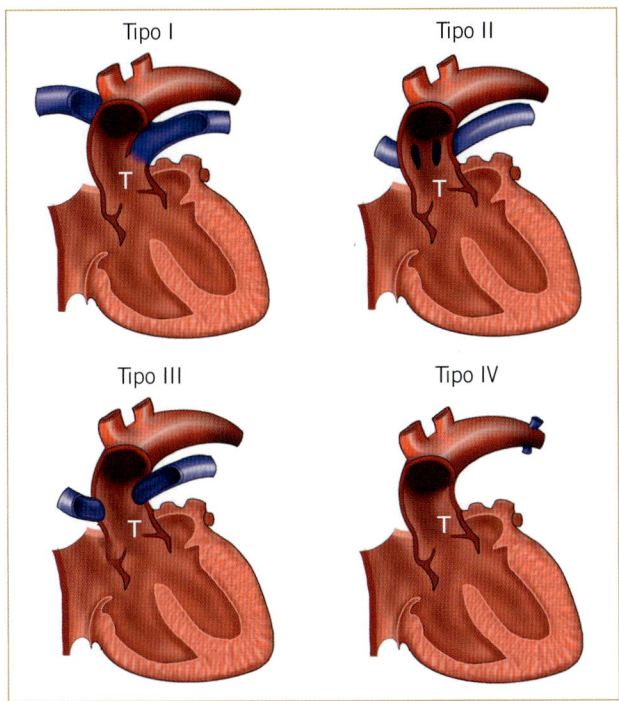

FIGURA 7.1. Tipos anatómicos de tronco arterioso persistente según Collet y Edwards. Las arterias pulmonares que salen del tronco (T) aparecen en azul.

4 se clasificaron como de tipo I y 3 como de tipo II; 1 perro se clasificó como de tipo III, 1 perro tenía características de TAP de tipo I (ausencia de arteria pulmonar) y de tipo IV (vasos colaterales que surgen de la aorta descendente hacia el pulmón), y 1 embrión de perro tenía TAP de tipo I. Los autores han diagnosticado a 1 gato con TAP de tipo II (fig. 7.2) y a varios perros con TAP tanto de tipo I como de tipo II. Según

la clasificación de Russell, el TAP de predominio aórtico es el más frecuente, tanto en humanos como en animales.

El TAP se considera un defecto cardiaco cianótico porque la sangre de las circulaciones venosa sistémica y venosa pulmonar fluyen a través del DSV hacia el tronco arterial, lo que da lugar a sangre desaturada. Sin embargo, aunque haya mezcla de sangre en el tronco arterioso, la cianosis puede ser leve si hay aportes elevados de sangre oxigenada de la circulación pulmonar. En los pacientes con TAP, el flujo sanguíneo pulmonar (FSP) está aumentado porque la circulación pulmonar se origina en un vaso de alta presión. Esto puede causar daño vascular pulmonar e hipertensión pulmonar con una derivación de derecha a izquierda (fisiología de Eisenmenger). Por otro lado, la presión de perfusión coronaria puede verse reducida por un paso en diástole de la sangre troncal hacia las arterias pulmonares, que puede empeorar por la coexistencia de una regurgitación grave de la válvula troncal. Este escenario puede producir hipotensión diastólica, isquemia y disfunción miocárdica. En resumen, la mezcla de sangre arterial y venosa hacia el tronco arterial, el grado de sobrecirculación pulmonar, la resistencia vascular pulmonar y las repercusiones de la isquemia serán los principales determinantes de la fisiopatología y el cuadro clínico.

Hallazgos clínicos y diagnóstico

En humanos, el TAP representa entre el 0,7 y el 1,2 % de todas las malformaciones congénitas. En pequeños animales no hay datos sobre la prevalencia del TAP en los estudios de casos descritos. Hasta ahora solo se han descrito en la literatura 7 gatos y 3 perros con TAP. No se ha observado

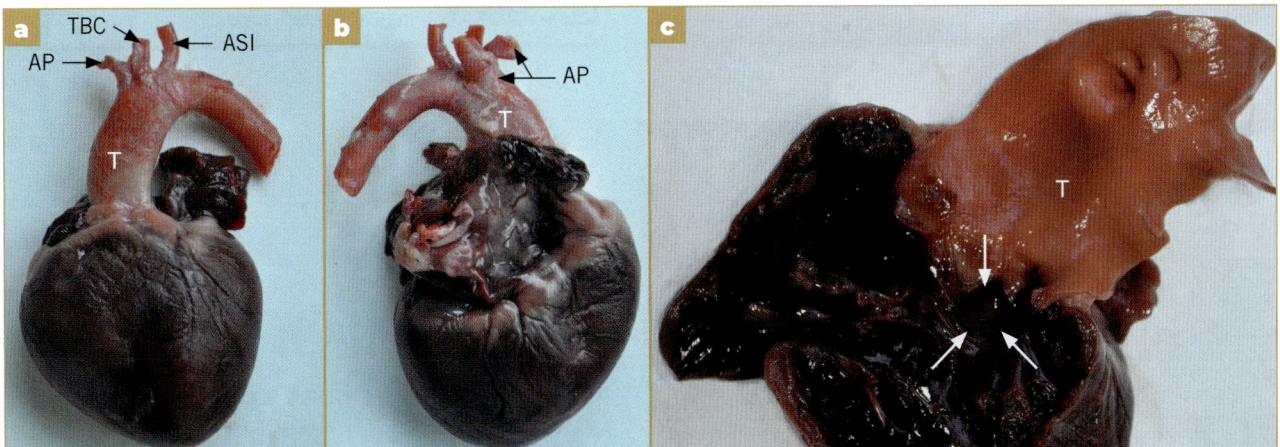

FIGURA 7.2. Muestras *post mortem* de un gato macho de 2 años con tronco arterioso persistente de tipo II en las que se observan las arterias pulmonares (AP) originándose en el tronco (T) a nivel del tronco braquiocefálico (TBC) y la arteria subclavia izquierda (ASI). a) Vista ventrocraneal. b) Vista ventrocaudal. c) Obsérvese el vaso troncal abierto con una válvula tricúspide y un defecto del septo ventricular (flechas).

predisposición por sexo en gatos. Todos los gatos eran Comunes Europeos de pelo corto. Además del embrión de Spitz Alemán con TAP, los otros 2 perros con TAP eran machos; uno de ellos era un Caniche y el otro un Terrier mixto. Los dos perros diagnosticados por los autores eran un Boxer macho de 3 meses y una hembra de Border Collie de 1 año.

Los signos clínicos dependerán del FSP, así como de la presencia de anomalías valvulares y obstrucción del arco aórtico. Aunque en la literatura se ha descrito que algunos animales parecían asintomáticos y se diagnosticaron incidentalmente de adultos (de 2 a 8 años de edad), la mayoría de los animales afectados tenían antecedentes de intolerancia al ejercicio, cianosis o signos de insuficiencia cardiaca congestiva antes del año de edad (más de 6 meses). En la exploración física, los hallazgos más frecuentes incluyen signos de cianosis (principalmente cuando se manipula al animal), un soplo sistólico paraesternal/apical izquierdo intenso (IV-V/VI) y un soplo diastólico paraesternal izquierdo leve debido a la regurgitación de la válvula troncal común.

La reseña, la anamnesis y la exploración física pueden sugerir una CC. Sin embargo, el diagnóstico definitivo requiere la visualización de los hallazgos típicos mediante ecocardiografía, angiocardiografía o TC cardiaca.

Aunque las radiografías de tórax son la primera modalidad de imagen utilizada para evaluar los pulmones y el corazón, es inespecífica. Los hallazgos radiográficos más comunes descritos en perros y gatos con TAP incluyen cardiomegalia (fig. 7.3), aumento del tamaño vascular pulmonar (sobrecirculación), aumento de tamaño de la supuesta silueta del «arco aórtico» y signos de congestión/edema pulmonar en pacientes con insuficiencia cardiaca congestiva. Sin embargo, también pueden observarse signos de hipoperfusión en pacientes con vasos pulmonares hipoplásicos.

El electrocardiograma (ECG) suele mostrar ritmo sinusal y desviación del eje eléctrico hacia la derecha (presencia de ondas S profundas en las derivaciones I, II y aVF).

La ecocardiografía transtorácica (ETT) es la primera técnica no invasiva que debe realizarse para evaluar a los pacientes con TAP. Permite visualizar una gran arteria única que se origina en la base del corazón, un amplio DSV de tracto de salida, hipertrofia ventricular derecha e izquierda y, en la mayoría de los casos, dilatación de ambas aurículas. Estos hallazgos y la válvula troncal pueden observarse en las proyecciones paraesternales de eje largo (figs. 7.4a y 7.5a; vídeo 7.1). Las proyecciones de eje corto ofrecen una mejor visualización de la morfología de la válvula troncal; las valvas suelen estar engrosadas. La válvula suele ser tricúspide, pero también puede ser bicúspide, cuadricúspide o pentacúspide (poco frecuente) (fig. 7.6; vídeo 7.2).

Sin embargo, estas características las comparten otros defectos congénitos complejos (p. ej., tetralogía de Fallot con atresia pulmonar o DSV-hipoplasia pulmonar), por lo que son necesarias otras proyecciones para evaluar la parte ascendente del tronco arterial y las arterias pulmonares, como las

VÍDEO 7.1. Tronco arterioso persistente de tipo I en un perro.

VÍDEO 7.2. Tronco arterioso persistente. Proyección paraesternal derecha de eje corto de la base del corazón: válvula troncal bicúspide, válvula troncal tricúspide y válvula troncal cuadricúspide.

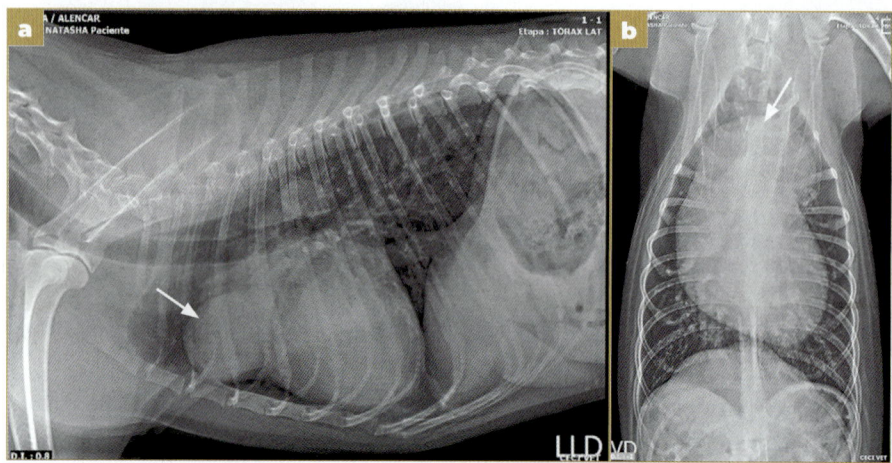

FIGURA 7.3. Radiografías torácicas lateral derecha (a) y ventrodorsal (b) de un Border Collie de 1 año de edad con tronco arterioso persistente que muestra una silueta aumentada de las cámaras derechas, así como una silueta muy dilatada del vaso troncal (flechas).

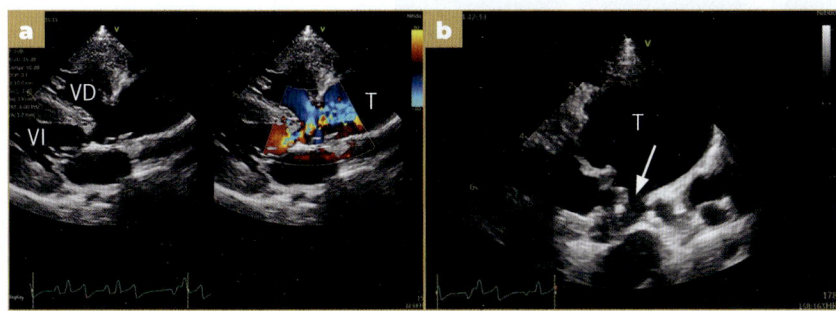

FIGURA 7.4. Ecocardiogramas bidimensional y Doppler color de eje largo paraesternal derecho de un Border Collie de 1 año de edad con tronco arterioso persistente de tipo I. a) Obsérvese un vaso troncal (T) grande que parte de los dos ventrículos, un defecto del septo ventricular e hipertrofia de la pared libre del ventrículo derecho (VD). b) Proyección optimizada del tronco que muestra una válvula troncal gruesa y la arteria pulmonar (flecha) saliendo del vaso troncal. VI, ventrículo izquierdo.

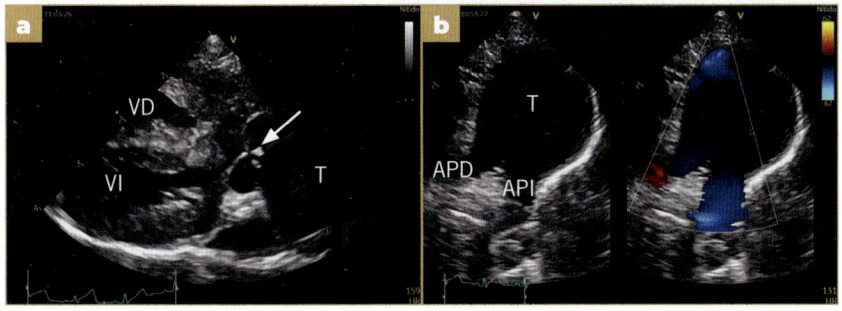

FIGURA 7.5. Ecocardiogramas bidimensionales paraesternal derecho de eje largo (a) y Doppler color de eje corto (b) de una gata de 1 año con tronco arterioso persistente de tipo II. a) Obsérvense la hipertrofia ventricular derecha y el tronco (T) que parte de ambos ventrículos, con la válvula troncal cerrada (flecha). VD, ventrículo derecho; VI, ventrículo izquierdo. b) Se observan las arterias pulmonares derecha e izquierda (APD e API) que nacen muy próximas entre sí de la arteria troncal (T).

VÍDEO 7.3. Tronco arterioso persistente. Evaluación del origen de la arteria pulmonar a partir del tronco. Tronco arterioso de tipo I.

proyecciones de eje corto y las proyecciones de eje largo paraesternal izquierdo craneal (figs. 7.4b y 7.5b; vídeo 7.3). La ecocardiografía Doppler color y espectral permiten determinar el grado de regurgitación de la válvula troncal, mitral y tricúspide utilizando una proyección apical paraesternal izquierda. El ecocardiografista también debe considerar la posible presencia de otras lesiones congénitas como el CAP o la coartación de la aorta.

Según el tipo, puede ser difícil diferenciar el TAP de las demás anomalías conotruncales mediante ecocardiografía. Por tanto, puede ser necesario un estudio angiocardiográfico selectivo. Actualmente, la angiografía por TC es la modalidad de imagen preferida en medicina humana para determinar la anatomía exacta del tronco arterioso, el origen de las arterias pulmonares y cualquier otra lesión extracardiaca (fig. 7.7). Tanto en perros como en gatos, la angiocardiografía por TC ha permitido diferenciar con precisión el TAP del DSV-hipoplasia pulmonar y determinar el tipo de TAP.

Debe realizarse un análisis hematológico para comprobar una posible policitemia. En los casos de animales diagnosticados de TAP descritos en la literatura, solo un

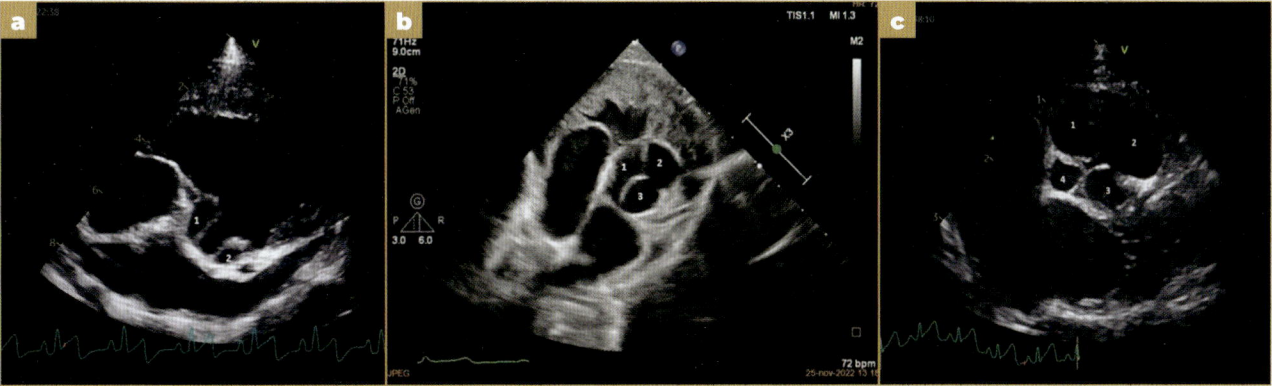

FIGURA 7.6. Ecocardiogramas bidimensionales de eje corto paraesternal derecho de dos perros (a y b) y un gato (c) con tronco arterioso persistente que muestran válvulas truncales bicúspide (a), tricúspide (b) y cuadricúspide (c).

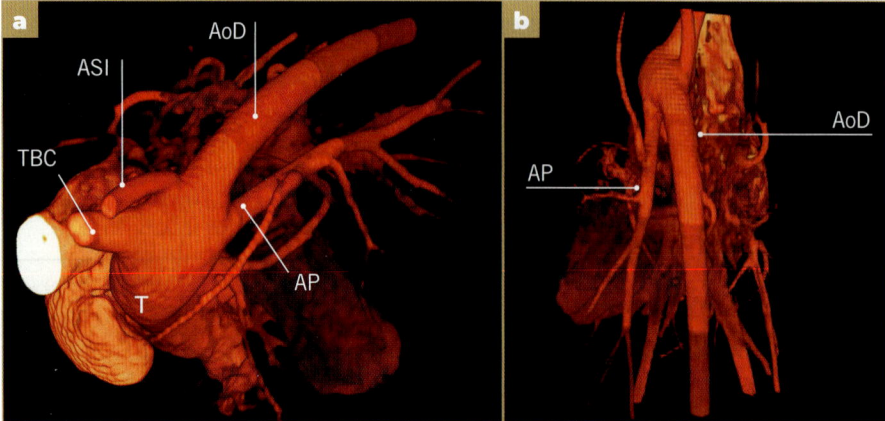

FIGURA 7.7. Imágenes tridimensionales de tomografía computarizada de una perra de 6 meses de edad con un tronco arterioso persistente de tipo A3 (clasificación de Van Praagh) que muestran el tronco, una arteria pulmonar (AP) y la aorta descendente (AoD). En este caso, el pulmón derecho está perfundido por múltiples vasos colaterales aortopulmonares mayores. a) Proyección craneolateral izquierda. b) Proyección dorsal. ASI, arteria subclavia izquierda; TBC, tronco braquiocefálico.

perro de 8 años tenía un hematocrito (Hto) anormalmente alto (68 %); en los casos de los autores, tanto perros como gatos tenían también un grado variable de policitemia.

Tratamiento y pronóstico

En humanos con TAP, más del 50 % de los pacientes no sobreviven más allá de los 6 meses de edad sin tratamiento quirúrgico. La corrección quirúrgica del TAP consiste en el cierre del DSV y la conexión del tronco y las arterias pulmonares a los ventrículos izquierdo y derecho, respectivamente.

En el conocimiento de los autores, la cirugía para corregir las anomalías del TAP no se ha descrito en perros y gatos. El tratamiento médico está dirigido a paliar los signos clínicos de la insuficiencia cardiaca congestiva (diuréticos, inhibidores de la enzima convertidora de la angiotensina [IECA]) y la cianosis (flebotomía, hidroxiurea si el Hto es >68 %), y a prevenir la tromboembolia arterial (clopidogrel, aspirina, rivaroxabán).

El pronóstico de los animales con TAP es reservado en todos los casos, aunque algunos animales pueden permanecer asintomáticos hasta la edad adulta.

TRANSPOSICIÓN DE LAS GRANDES ARTERIAS

La transposición de las grandes arterias (TGA) es una patología congénita cardiaca compleja poco frecuente en humanos y animales, caracterizada por conexiones ventriculoarteriales discordantes, es decir, la aorta nace del ventrículo derecho morfológico y la arteria pulmonar del ventrículo izquierdo morfológico. En humanos, la TGA representa el 5-7 % de todas las CC, y los hombres se ven más afectados que las mujeres en una proporción de 2:1. Se han diagnosticado varios casos en potros y terneros, pero solo se han descrito en la literatura un gato Común Europeo de pelo corto y dos perros con TGA. Uno de los autores ha diagnosticado una TGA completa en un cachorro macho mestizo de 8 semanas de edad.

Se desconoce la etiología de la TGA en humanos, aunque se han descrito mutaciones genéticas (*CFC1* codifica para proteínas que participan en la embriogénesis temprana), diabetes mellitus materna y exposición a teratógenos como factores potenciales para el desarrollo de la TGA. En animales, el tratamiento de ratones grávidos con ácido retinoico provocó que su descendencia se viera afectada de TGA. Tras tratar a gatas gestantes con talidomida, sus crías mostraron varias anomalías cardiovasculares como CIV, malformación del ventrículo izquierdo y malposición de los grandes vasos. En los animales con TGA no se produce la rotación normal del conotronco, lo que da lugar a una alineación anormal de los grandes vasos y los ventrículos correspondientes (discordancia ventriculoarterial).

Anomalías y fisiopatología

Durante el desarrollo embriológico, el tubo cardiaco experimenta una incurvación, de manera que el ventrículo derecho se sitúa a la derecha, el ventrículo izquierdo a la izquierda y las aurículas a la derecha y posteriores a los ventrículos. Del mismo modo, las grandes arterias se desarrollan a través de la septación del tronco arterioso, con la arteria pulmonar situada craneal y medial a la raíz aórtica. En los pacientes con TGA completa (dextro-TGA o d-TGA), se produce una septación anormal del tronco de forma que la arteria pulmonar conecta con el ventrículo izquierdo y la aorta con el ventrículo derecho. Por tanto, la aorta se sitúa craneal y a la derecha de la arteria pulmonar.

La TGA fue descrita por primera vez en 1767 por Matthew Baillie y el término «transposición» fue acuñado por Farre en 1814. Actualmente se describen dos tipos de TGA, que se distinguen por la posición anómala de las grandes arterias en el corazón (fig. 7.8):

- TGA no corregida o TGA completa (d-TGA). Se caracteriza por conexiones ventriculoarteriales discordantes y conexiones auriculoventriculares concordantes. Es decir, la aorta está alineada con el ventrículo derecho morfológico y la arteria pulmonar está alineada con el ventrículo izquierdo (fig. 7.10). El término d-TGA se ha utilizado para describir esta anomalía en referencia a que la válvula aórtica está situada a la derecha de la válvula pulmonar.

- TGA corregida (levo-TGA o I-TGA). Se caracteriza por un ventrículo derecho morfológicamente levoposicionado, lo que da lugar a una aurícula derecha que entra en el ventrículo izquierdo, que está conectado a la arteria pulmonar. La aurícula izquierda conecta con el ventrículo derecho, que a su vez está conectado con la aorta. Por tanto, existe una discordancia auriculoventricular y ventriculoarterial y, aunque la sangre fluye en la dirección normal, pasa por la cámara ventricular «equivocada». El término I-TGA se utiliza en referencia al hecho de que la válvula aórtica se encuentra a la izquierda.

Las aurículas y los ventrículos tienen una configuración característica, y el sistema de conducción presenta una distribución similar a la de un corazón normal. Las arterias coronarias se originan en los senos aórticos y su distribución epicárdica puede variar.

El tipo de TGA descrito en pequeños animales es el d-TGA, que será por tanto el tipo al que se haga referencia en este capítulo. Sin embargo, dado el escaso número de casos descritos hasta ahora, la I-TGA puede haberse dado en perros o gatos que murieron antes de que acudieran a un veterinario o puede haber quedado sin diagnosticar por la complejidad del defecto.

Fisiopatológicamente, la TGA se tolera bien antes del nacimiento a pesar de la disposición paralela de las circulaciones sistémica y pulmonar por la mezcla de sangre a través del foramen oval y el CAP. Sin embargo, después del nacimiento, debido a que las circulaciones sistémica y pulmonar discurren en paralelo, la sangre oxigenada fluye a través de las cavidades cardiacas izquierdas hacia la arteria pulmonar y los pulmones, y la sangre sistémica no oxigenada fluye desde las cavidades derechas hacia la aorta y la circulación sistémica. En este contexto, una comunicación entre las dos circulaciones que permita que la sangre se mezcle, ya sea a través de un DSA, un DSV o a nivel de la gran arteria como ocurre en un CAP, es vital para mantener la vida (fig. 7.9). Sin tales defectos, la afección no es compatible con la vida. Por todo ello, la TGA es una cardiopatía cianótica.

En humanos, la mitad de los pacientes con TGA presentan malformaciones concomitantes como DSV, obstrucción del tracto de salida del ventrículo izquierdo (TSVI), malformaciones del arco aórtico y retorno anómalo del sistema venoso. Los DSV están presentes en más del 50 % de los pacientes,

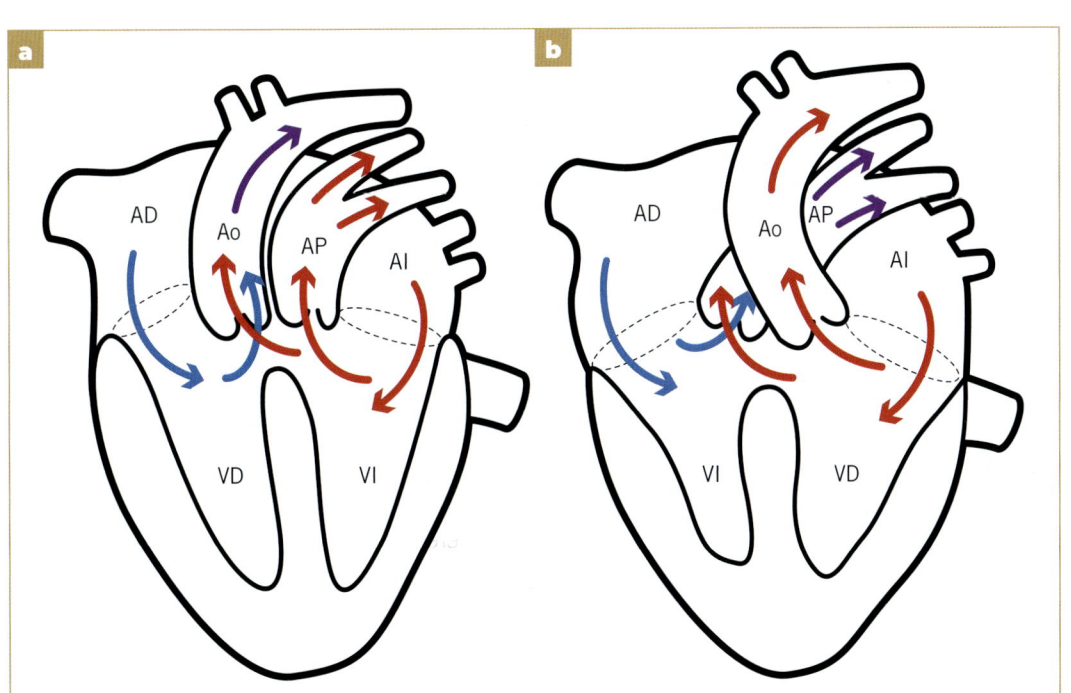

FIGURA 7.8.
Ilustraciones esquemáticas que muestran la comunicación ventriculoarterial en la transposición no corregida o completa de las grandes arterial (a) y en la transposición corregida de las grandes arterias (b), ambas coexistiendo con un defecto del septo ventricular. AD, aurícula derecha; AI, aurícula izquierda; AP, arteria pulmonar; VD, ventrículo derecho; VI, ventrículo izquierdo.

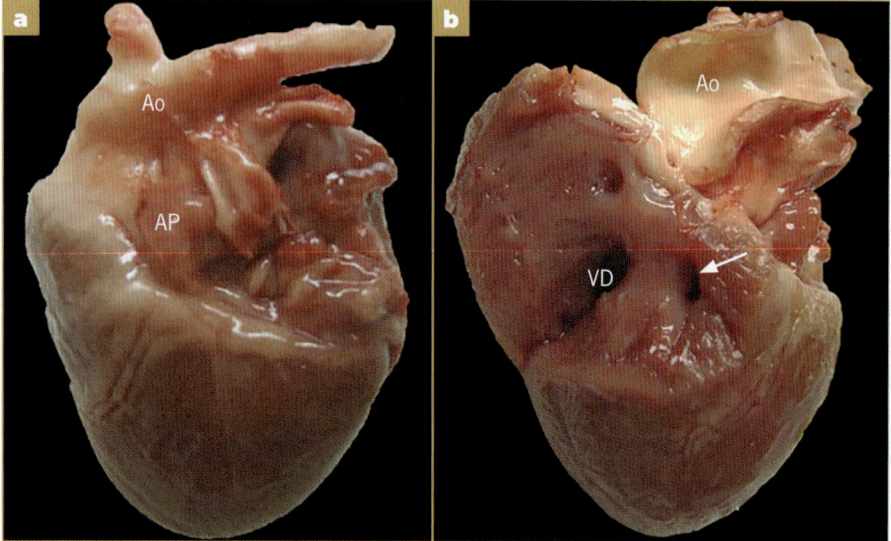

FIGURA 7.9. a) y b) Muestras *post mortem* de un cachorro de 2 meses con transposición no corregida de las grandes arterias. Obsérvese que la aorta ascendente (Ao) parte del ventrículo derecho (VD) anteriormente en relación con la arteria pulmonar (AP), mientras que la arteria pulmonar principal parte del centro del corazón. Adviértase que también existe un defecto del septo ventricular (flecha en b).

con localizaciones y tamaños variables, y se deben a algún grado de mala alineación entre el septo trabecular y los tractos de salida. De la literatura publicada sobre perros, la TGA coexistió en uno de ellos con un ventrículo derecho de doble tracto de salida; el otro, un cachorro recién nacido, tenía *situs inversus* de las cámaras cardiacas (con dextrocardia), hipoplasia del corazón izquierdo anatómico con TGA, atresia pulmonar, CAP y drenaje de todas las venas pulmonares en la aurícula derecha anatómica. El perro diagnosticado de TGA por uno de los autore (fig. 7.9b) presentaba un DSV y obstrucción del TSVI. En el único gato diagnosticado de TGA en la literatura, la patología coexistía con un DSV y un CAP.

Tanto la aparición de los signos clínicos como su gravedad en los pacientes con TGA dependen de la coexistencia de derivaciones y de la resistencia relativa en cada circulación, ya que esto determinará el grado de mezcla de las dos circulaciones y la cantidad de sangre que fluye al lecho pulmonar. En humanos, si existe un DSV grande y no hay lesiones obstructivas, la cianosis solo puede percibirse durante episodios de agitación, y suelen predominar los signos de insuficiencia cardiaca congestiva. Sin embargo, el paciente corre el riesgo de desarrollar una enfermedad vascular pulmonar obstructiva. De hecho, la presencia de obstrucción pulmonar o del tracto de salida aórtico protege el lecho capilar pulmonar de la presión sistémica, por lo que disminuye el riesgo de hipertensión pulmonar.

Hallazgos clínicos y diagnóstico

La circulación paralela presente en los pacientes con TGA da lugar a un importante estado hipoxémico que puede observarse clínicamente por la cianosis al nacimiento. En los primeros años de vida también pueden presentarse otros signos como taquipnea, disnea o retraso del crecimiento o pueden aparecer en la edad adulta. En la auscultación pueden oírse sonidos de galope o soplos asociados a un CAP, defectos septales u obstrucción del tracto de salida izquierdo. Sin embargo, si existe una derivación grande (p. ej., DSV) y no hay lesiones obstructivas, es posible que la cianosis solo se perciba durante episodios de inquietud. De los perros con TGA descritos en la literatura, a uno se le diagnosticó a los 2 años de edad cuando fue evaluado tras presentar cianosis durante el ejercicio y un soplo cardiaco. A un gato se le diagnosticó a los 4 meses de edad durante una exploración física antes de la vacunación; presentaba taquipnea y un soplo cardiaco V/VI continuo. El perro diagnosticado por el autor tenía 2 meses de edad y presentaba una baja condición corporal (1,2 kg), disnea, cianosis grave en reposo y un soplo cardiaco sistólico V/VI. Debido al mal pronóstico, el perro fue eutanasiado a petición del propietario y el examen *post mortem* permitió confirmar el diagnóstico de TGA con un DSV grande y obstrucción del TSVI.

En cualquier animal joven, la anamnesis y los hallazgos de la exploración física, como un soplo cardiaco y una cianosis, pueden sugerir una derivación sanguínea congénita de derecha a izquierda. Las radiografías torácicas no muestran ninguna característica específica en los pacientes con TGA. Pueden mostrar grados variables de cardiomegalia, congestión pulmonar o signos de insuficiencia cardiaca congestiva, dependiendo de las anomalías asociada (fig. 7.10). El hallazgo más consistente en el ECG de los pacientes con

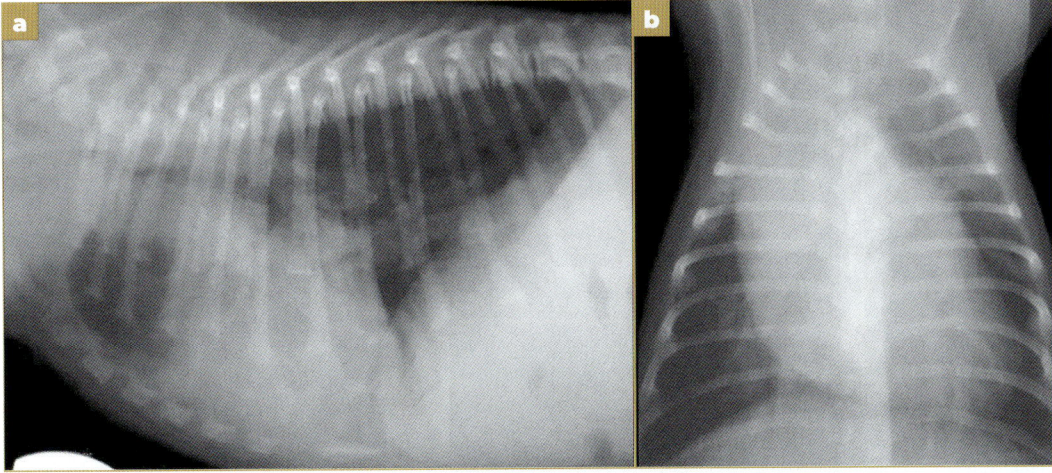

FIGURA 7.10. a) y b) Radiografías torácicas de un cachorro de 2 meses con transposición no corregida de las grandes arterias. El hallazgo más significativo es la silueta agrandada de las cavidades derechas.

TGA es el ritmo sinusal y una desviación del eje eléctrico hacia la derecha asociada a hipertrofia ventricular derecha.

El diagnóstico definitivo de la TGA requiere una ETT, como primer paso, antes de realizar otras técnicas de imagen avanzadas, como un cateterismo cardiaco, una TC o una RM. Es necesaria una información detallada de todas las anomalías antes del tratamiento.

La ecocardiografía permite una evaluación morfológica y funcional precisa de las estructuras cardiacas y mostrará las características específicas de la TGA de forma no invasiva. Sin embargo, en cachorros muy jóvenes (dado que el diagnóstico se realiza principalmente en ellos), el pequeño tamaño, la difícil contención y la taquicardia dificultan enormemente el examen ecocardiográfico.

Los principales objetivos de la evaluación ecocardiográfica son los siguientes:

- Evaluación de las conexiones ventriculoarteriales para demostrar que el ventrículo derecho del lado derecho conecta con la aorta y el ventrículo izquierdo del lado izquierdo conecta con la arteria pulmonar, y confirmar así el diagnóstico de TGA.
- Evaluación de la posición de la aorta con respecto a la arteria pulmonar a nivel de las válvulas semilunares.
- Determinación de la concordancia auriculoventricular.
- Evaluación de las conexiones venosas sistémicas y pulmonares.
- Evaluación de los septos auricular y ventricular para detectar comunicaciones septales: defectos únicos o múltiples, tamaño y localización y dirección del flujo.
- Evaluación de la posible presencia de un CAP, su tamaño y la dirección del flujo que lo atraviesa.

- Evaluación del tamaño y la función ventriculares.
- Estimación de las presiones arteriales pulmonares.
- Evaluación de la morfología de las válvulas auriculoventriculares y de su función (p. ej., regurgitación).

Las proyecciones paraesternal derecha de eje largo de cuatro cámaras y paraesternal izquierda apical de cuatro cámaras permiten evaluar la concordancia auriculoventricular y determinar el lado de cada ventrículo (fig. 7.11). El ventrículo derecho anatómico se caracteriza por trabeculaciones prominentes, un infundíbulo y una válvula tricúspide más apical (con respecto a la válvula mitral) con inserciones de valvas septales. La hipertrofia ventricular derecha es un hallazgo común en la TGA. El ventrículo derecho conecta con un vaso que da salida a las arterias coronarias y a las arterias craneales que parten del arco aórtico; este vaso es, por tanto, la aorta. La aurícula derecha puede identificarse visualizando el drenaje de la vena cava caudal.

La proyección paraesternal derecha de eje largo de cinco cámaras, o proyección subcostal, permite visualizar el tronco pulmonar que nace del ventrículo izquierdo y su bifurcación inmediata, así como una obstrucción del TSVI o un DSV si está presente (fig. 7.11c). Utilizando la proyección paraesternal derecha de eje corto es posible visualizar mejor la relación espacial de las válvulas aórtica y pulmonar (aparecen en paralelo). El tronco pulmonar es el vaso central con la aorta situada cranealmente y a la derecha (fig. 7.11d).

El flujo Doppler color es útil para identificar un conducto arterioso permeable, así como un DSA o una DSV si están presentes, que son indicadores de mezcla de sangre entre las circulaciones sistémica y pulmonar. Además, es posible medir gradientes a través de lesiones obstructivas y evaluar

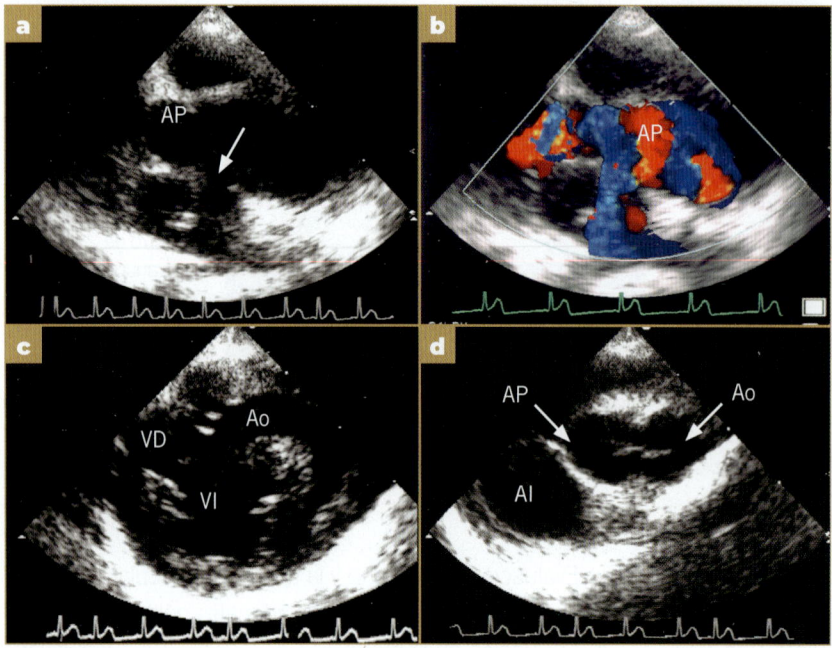

FIGURA 7.11. Proyecciones paraesternales derechas de un cachorro de 2 meses con transposición de grandes arterias no corregida y defecto del septo ventricular (DSV). Proyecciones bidimensional (a) y Doppler color (b) de eje largo optimizadas para visualizar el tracto de salida del ventrículo izquierdo (VI). Obsérvese la arteria pulmonar (AP) saliendo del VI y su bifurcación (flecha). c) Proyección de eje corto a nivel del VI que muestra un DSIV muscular amplio y la aorta (Ao) saliendo del ventrículo derecho (VD). d) Proyección de eje corto a nivel de la base cardiaca que muestra la AP y la Ao con sus válvulas en paralelo. AI, aurícula izquierda.

la función de las válvulas auriculoventricular, pulmonar y aórtica.

El cateterismo/angiografía cardiaca rara vez se realiza para diagnosticar la TGA en humanos, aunque puede utilizarse para evaluar las arterias coronarias antes de una intervención quirúrgica y cuando es necesaria una septostomía auricular con balón para mejorar la mezcla sanguínea y aliviar la cianosis en pacientes sin defectos septales o con un CAP al nacimiento (procedimiento de Rashkind). En el único gato con TGA descrito en la literatura, el diagnóstico de TGA junto con un DSV y un CAP se realizó mediante cateterismo y angiografía, pero en aquel momento la ecocardiografía no estaba ampliamente disponible en medicina veterinaria.

La TC debe utilizarse en perros y gatos con TGA cuando se sospeche la existencia de anomalías concomitantes que afecten a las arterias coronarias, los vasos pulmonares o el arco aórtico. En uno de los dos perros con TGA de los que se tiene constancia en la literatura, la TC cardiaca permitió visualizar esta malformación y las anomalías coexistentes, que eran un ventrículo derecho de doble salida, hipoplasia pulmonar con un único orificio coronario y vasos colaterales broncoesofágicos prominentes.

Aunque la RM es importante para la evaluación de pacientes humanos con TGA, por lo general se realiza tras el tratamiento quirúrgico para evaluar la morfología y la función cardiacas. No se dispone de datos sobre el uso de esta técnica en animales.

Tratamiento y pronóstico

La corrección quirúrgica de los defectos en la infancia es el tratamiento preferido de la d-TGA en humanos. Sin embargo, el primer paso es garantizar la presencia de mezcla sanguínea pulmonar y sistémica a través de un defecto septal o CAP. Si no hay comunicación entre ambas circulaciones, la ya mencionada septostomía auricular percutánea con balón es una opción paliativa, que se realiza para crear un defecto septal auricular de mayor tamaño que permita la mezcla de sangre pulmonar y sistémica y la mejora de la oxigenación para poder programar posteriormente el tratamiento quirúrgico.

Actualmente, la operación para colocar las grandes arterias en el lado adecuado, utilizando *bypass* cardiopulmonar, es la opción correctora de elección para lograr una reparación fisiológica y anatómica completa en humanos. Mediante este procedimiento, las grandes arterias se seccionan y se cambian a la otra válvula semilunar, y las arterias coronarias se colocan a la nueva aorta. La corrección de defectos concomitantes se realiza en el mismo procedimiento o en procedimientos posteriores. Aún no se ha descrito la corrección quirúrgica de la TGA en animales.

VENTANA AORTOPULMONAR

La ventana aortopulmonar (VAP), también conocida como defecto septal aortopulmonar, es una CC infrecuente en la que una anomalía en el septo entre la aorta ascendente y la arteria pulmonar principal da lugar a una comunicación entre ambas arterias. En humanos, esta anomalía solo representa el 0,1-0,2 % de las CC. En el momento de escribir este capítulo, se han descrito en la literatura algunos casos aislados en perros (un Labrador y un Pastor Alemán) y solo un caso en un gato (Común Europeo de pelo corto). La VAP está causada probablemente por etiologías genéticas multifactoriales, pero no existe un patrón hereditario claro en la mayoría de los pacientes humanos, ni tampoco en pequeños animales.

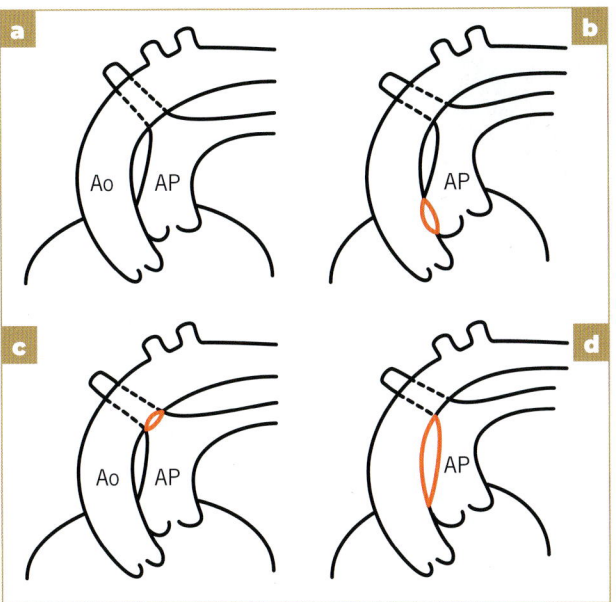

FIGURA 7.12. Ilustraciones esquemáticas que muestran los tipos de ventana aortopulmonar (VAP). La localización de la comunicación entre la aorta ascendente y la arteria pulmonar se muestra en rojo. a) Aorta (Ao) y arterias pulmonares (AP) normales. b) VAP de tipo I (defecto proximal). c) VAP de tipo II (defecto distal). d) VAP de tipo III (defecto proximal y distal).

Anomalías y fisiopatología

La VAP es consecuencia de una fusión incompleta del septo aortopulmonar durante la embriogénesis, que da lugar a una comunicación entre las dos grandes arterias. En humanos, las dos clasificaciones principales basadas en la localización (proximal, distal) y el tamaño (total o intermedio) del defecto describen tres tipos de VAP (tabla 7.1): tipo I, tipo II y tipo III (fig. 7.12).

La VAP de tipo I es la más frecuente en humanos y pequeños animales, seguida de las de tipo II y III.

En humanos, las VAP pueden presentarse como defecto aislado, pero también en asociación con otras anomalías cardiacas (50 % de los pacientes), como TdF, TGA, DSV, origen anómalo de una o ambas arterias coronarias desde la arteria pulmonar o arco aórtico interrumpido de tipo A. En los perros no se han descrito otras anomalías, y el gato con VAP descrito en la literatura también presentaba estenosis pulmonar infundibular derecha.

Independientemente del tipo, una VAP tiene las mismas características fisiopatológicas que un CAP, es decir, una derivación de izquierda a derecha, sobrecirculación pulmonar, aumento del retorno venoso a las cavidades cardiacas izquierdas, estrés miocárdico e insuficiencia cardiaca congestiva. Si el defecto no se cierra poco después del nacimiento y el volumen de la derivación hacia la arteria pulmonar y los pulmones es grande, pueden producirse cambios irreversibles en las arterias pulmonares y aparecer hipertensión pulmonar (fisiología de Eisenmenger). Aunque es poco frecuente, si el defecto es pequeño (restrictivo), el volumen de sangre desviado de la aorta a los pulmones no tendrá importancia hemodinámica.

Tipo de defecto	Mori *et al.* (1978)	Richardson *et al.* (1979)
Tipo I (defecto proximal)	El defecto se encuentra en la aorta ascendente entre las válvulas semilunares y la bifurcación de la arteria pulmonar. Se debe a la falta de fusión entre el septo aortopulmonar por encima y el septo troncal por debajo (fig. 7.13).	La comunicación se sitúa entre la aorta ascendente y la arteria pulmonar principal, justo por encima de los senos de Valsalva.
Tipo II (defecto distal)	El defecto se localiza entre la pared posterior izquierda de la aorta ascendente y el origen de la arteria pulmonar derecha. Está relacionado con la migración anormal del sexto arco aórtico.	El defecto conecta la aorta ascendente y la arteria pulmonar principal en una localización más distal, en el origen de la arteria pulmonar derecha.
Tipo III (proximal y distal)	También llamado defecto total. Consiste en un defecto muy grande debido a la ausencia del septo aortopulmonar; la arteria pulmonar derecha parte directamente de la aorta. Este defecto es el resultado de la septación irregular del tronco arterial.	La comunicación consiste en el origen anómalo de una arteria pulmonar a partir de la aorta.

TABLA 7.1. Clasificación de los tipos de ventana aortopulmonar en función de las características anatómicas del defecto.

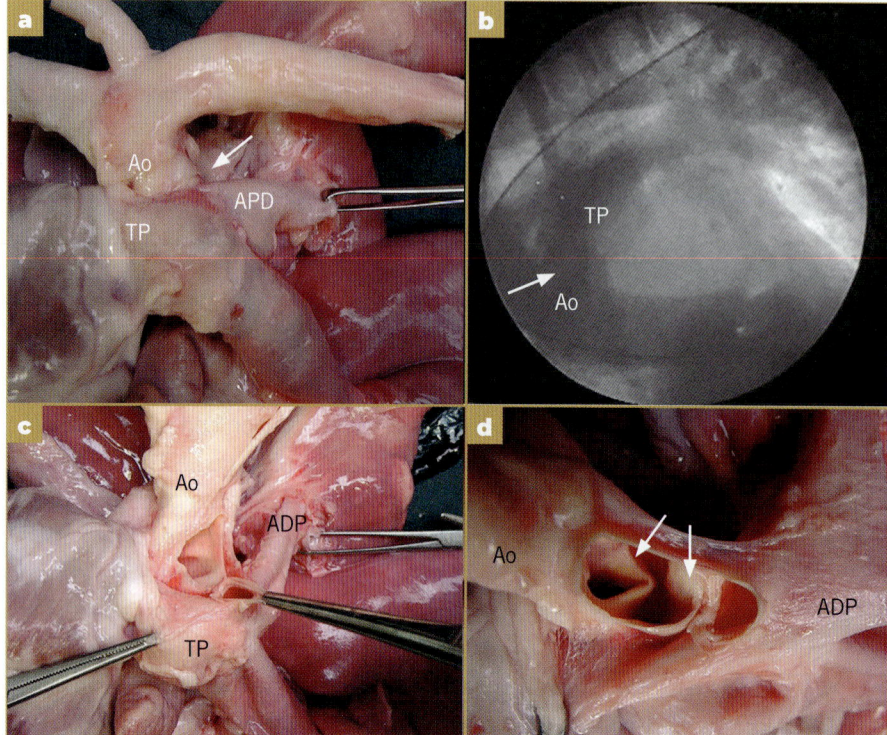

FIGURA 7.13. Muestras *post mortem* y aortografía de un perro Pastor Alemán macho de 1 año de edad con ventana aortopulmonar de tipo I que muestran la comunicación entre la aorta ascendente (Ao) y el tronco pulmonar (TP). APD, arteria pulmonar derecha. a) La flecha indica el lugar de la comunicación anómala. b) La inyección de contraste en la aorta demuestra la comunicación directa (flecha) entre la aorta descendente (Ao) y el tronco pulmonar principal (TP). c) La disección muestra la «cámara falsa» entre la aorta y la APD solo cubierta por la adventicia. d) Detalle de la cámara falsa donde la aorta y la APD solo están cubiertas por la adventicia.

Hallazgos clínicos y diagnóstico

Los hallazgos clínicos en pacientes con una VAP dependen del tamaño de la comunicación, los defectos asociados y la resistencia vascular pulmonar. En general, los hallazgos clínicos y de la exploración física son similares a los de los pacientes con un CAP y pueden incluir intolerancia al ejercicio, grados variables de disnea y taquipnea debidas a insuficiencia cardiaca congestiva, un soplo cardiaco continuo y pulsos femorales hiperdinámicos.

El diagnóstico diferencial de los pacientes con VAP incluye principalmente el CAP, el tronco arterioso, los DSV y los vasos anómalos que conectan la arteria pulmonar principal con la circulación arterial sistémica. El diagnóstico definitivo se consigue mediante estudios de imagen. Las radiografías torácicas incluyen grados variables de cardiomegalia del lado izquierdo, dilatación de la arteria pulmonar principal y silueta del arco aórtico, y sobrecirculación vascular pulmonar. El ECG suele mostrar ritmo sinusal, taquicardia y aumento de la amplitud de la onda R en algunos casos.

La ETT bidimensional (2D) es el primer paso para el diagnóstico definitivo de la VAP. Es necesaria una evaluación completa de todos los hallazgos anatómicos de la VAP y los posibles defectos asociados para determinar:

- La posición normal de las grandes arterias y el desarrollo completo de ambas válvulas semilunares. Este hecho permite diferenciar la VAP del tronco arterioso persistente.
- La comunicación entre las dos grandes arterias.
- La localización y el tamaño del defecto.
- Anomalías concomitantes: evaluación de la integridad de los septos auricular y ventricular y de los tractos de salida y del arco aórtico, y presencia de una vena cava craneal izquierda persistente o de conexiones venosas pulmonares anómalas.
- Anatomía de las arterias coronarias y su proximidad a la VAP.
- Presencia de un CAP.
- Tamaño y función de las cámaras cardiacas.

El defecto puede visualizarse mejor desde las proyecciones paraesternal derecha de eje corto en la base del corazón y craneal izquierda de eje corto (fig. 7.14). Es importante determinar el tipo, el tamaño y la localización del defecto para elegir la mejor opción terapéutica. Sin embargo, deben descartarse los artefactos ecográficos, ya que el haz de ultrasonidos puede ser paralelo a la pared aórtica o pulmonar y una falta de ecos (*dropout*) puede confundirse con una comunicación entre las dos arterias. Un signo T en los bordes del defecto puede ayudar a diferenciarlo de la falta de ecos.

Cuando la comunicación entre la aorta y la arteria pulmonar es pequeña, la ecocardiografía Doppler color muestra un flujo sanguíneo turbulento continuo entre la aorta ascendente y la arteria pulmonar principal a través del defecto (fig. 7.14b). Sin embargo, cuando el defecto es amplio, como ocurre en los defectos de tipo III, el Doppler color puede mostrar un flujo laminar desde la aorta a la arteria pulmonar. Si no hay hipertensión pulmonar, la velocidad de flujo entre las dos arterias a través del defecto es de aproximadamente 5 m/s y el gradiente de presión Doppler de 100 mmHg. En los defectos proximales, el Doppler espectral muestra un espectro que se aleja del transductor, mientras que en los defectos de tipo II el espectro aparece hacia el transductor. Esto puede dificultar a veces la diferenciación entre una VAP y un CAP. La diferencia entre la presión arterial sistólica sistémica y el gradiente de presión sistólica máxima a través de la comunicación puede utilizarse para estimar la presión sistólica de la arteria pulmonar. Si se desarrolla hipertensión pulmonar, como ocurre en los pacientes con CAP, las presiones pulmonar y sistémica se igualan y las velocidades máximas a través de la derivación disminuyen, por lo que la dirección del flujo también cambia en función de la diferencia de presión entre ambas circulaciones.

Los signos indirectos resultantes de una gran derivación de izquierda a derecha de la sangre a través de la VAP incluyen la dilatación de las venas pulmonares y de la aurícula y el ventrículo izquierdos.

La ecocardiografía transesofágica tridimensional, la angiocardiografía y la TC cardiaca pueden ayudar a definir mejor el tipo y los límites exactos del defecto con respecto a las válvulas semilunares aórtica y pulmonar para determinar mejor las opciones quirúrgicas.

Tratamiento y pronóstico

Dado que el defecto no se cierra espontáneamente ni disminuye de tamaño, el cierre es obligatorio independientemente de la edad del paciente para prevenir o tratar la insuficiencia cardiaca congestiva y evitar la hipertensión pulmonar. El tratamiento estándar (diuréticos, IECA y pimobendán) puede ser necesario si se desarrolla insuficiencia cardiaca congestiva.

El tipo de defecto, la localización y el tamaño determinarán las opciones de cierre en cada paciente. En humanos, la cirugía ha sido el pilar del tratamiento de todos los tipos de VAP durante mucho tiempo. En la actualidad, los dispositivos oclusores percutáneos (p. ej., oclusor multifuncional de Konar, oclusor del conducto de Amplatz) pueden ser otra opción en candidatos adecuados con defectos pequeños. Se colocan a medio camino entre las válvulas semilunares y la bifurcación de la arteria pulmonar, cuando existen bordes superiores e inferiores adecuados. Es necesario realizar mediciones angiográficas y ecocardiográficas cuidadosas para seleccionar los dispositivos apropiados.

Las pequeñas comunicaciones aisladas pueden permitir un tipo de vida normal a los pacientes con VAP. Sin embargo, para defectos grandes con tasas de derivación elevadas, el riesgo de desarrollar insuficiencia cardíaca congestiva o cambios en las paredes de las arterias pulmonares

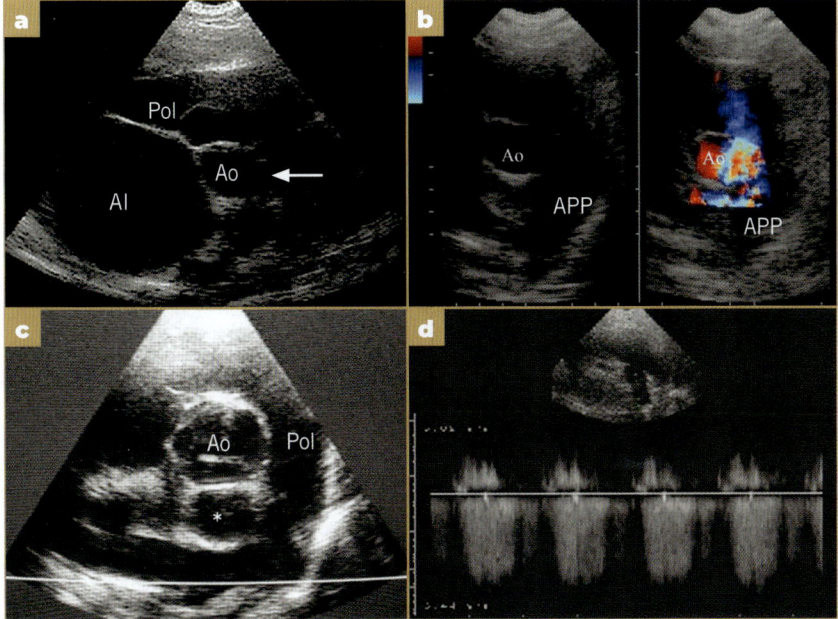

FIGURA 7.14. Ecocardiogramas de ventana aortopulmonar de tipo I en un Pastor Alemán, cuyas características anatómicas pueden observarse en la figura 7.13. a) Proyección paraesternal derecha de eje corto que muestra dilatación de la aurícula izquierda (AI). La flecha indica la discontinuidad de la raíz aórtica y la continuidad con la arteria pulmonar principal. b) El Doppler color muestra flujo turbulento a través de la ventana. c) El asterisco (*) indica el área de comunicación entre los dos grandes vasos cubierta solo por adventicia y visible en la imagen anatomopatológica. d) Flujo turbulento continuo de alta velocidad con breve interrupción al final de la diástole, lejos de la arteria pulmonar. La dirección del flujo es una característica distintiva del tipo 1, en el tipo 2 el flujo se dirige hacia el pulmón como en un conducto arterioso persistente. APP, arteria pulmonar principal.

y el consiguiente desarrollo de hipertensión pulmonar irreversible (fisiología de Eisenmenger) es alto.

FIBROELASTOSIS ENDOCÁRDICA CONGÉNITA

La fibroelastosis endocárdica (FEE) es una CC infrecuente caracterizada por depósitos de colágeno y elastina en el endocardio ventricular, sin otras lesiones cardiacas importantes, que puede dar lugar a un fenotipo de cardiomiopatía e insuficiencia cardiaca congestiva. Weinberg y Himelfarb utilizaron el término FEE por primera vez en 1943 para denominar una cardiopatía que causaba insuficiencia cardiaca congestiva y muerte en lactantes y niños. La FEE rara vez se presenta en la edad adulta. No hay datos en la literatura sobre la incidencia/prevalencia de esta rara enfermedad. La FEE se ha descrito en perros y gatos jóvenes, pero también en tigres, caballos y ganado vacuno, con manifestaciones clínicas similares. En los gatos, esta anomalía representó el 0,5 % de todos los defectos cardiacos en un estudio.

Todavía se desconoce la etiología exacta de la FEE. En humanos, la FEE puede ser primaria, es decir, no relacionada con anomalías cardiacas, o secundaria, es decir, asociada a malformaciones congénitas como el síndrome del corazón izquierdo, la ausencia de compactación ventricular izquierda, la estenosis aórtica y la atresia. La forma idiopática se ha asociado a un componente genético; los patrones recesivos ligados al cromosoma X, patrones autosómicos recesivos y las mutaciones en algunos genes se han relacionado con el desarrollo de la FEE. Sin embargo, también se ha considerado que los factores estresantes como la hipoxia intrauterina,

la disfunción metabólica y los factores inmunitarios, entre otros, desencadenan la síntesis de elastina y colágeno en el ventrículo izquierdo. Los datos de la literatura también han sugerido una causa infecciosa y vírica junto con un posible mecanismo autoinmune (escasez inicial de células inmunitarias en el miocardio, o su agotamiento). En pequeños animales se ha propuesto un componente hereditario de la FEE basado en la presencia de la enfermedad en una familia de gatos Burmeses y algunos gatos Siameses emparentados. En los perros, la infección por parvovirus se consideró una posible causa de FEE a principios de la década de 1980. Los factores desencadenantes precipitan los signos clínicos, como se describió en un perro de 9 semanas que desarrolló insuficiencia cardiaca congestiva en las 12 horas siguientes a la vacunación frente a los virus causantes del moquillo canino y la hepatitis infecciosa, el parvovirus, el virus de la parainfluenza y *Leptospira canicola icterohaemorrhagiae*.

LESIONES Y FISIOPATOLOGÍA

El endocardio normal es la capa que recubre la cara interna de las cámaras y válvulas cardiacas. Se compone histológicamente de tres subcapas: a) el endotelio, es decir, la capa más interna, que está formada por células endoteliales especializadas; b) la capa de tejido elástico, es decir, la capa media, que está compuesta por músculo liso y tejido conjuntivo; y c) la capa subendocárdica, es decir, la capa más externa, que está formada por células fibrosas de colágeno y une el endocardio al miocardio mediante tejido conjuntivo laxo (figs. 7.15a y 7.15b). En pacientes con FEE, el endocardio está engrosado por una capa subendocárdica de fibras de colágeno y elásticas con fibras gruesas más organizadas

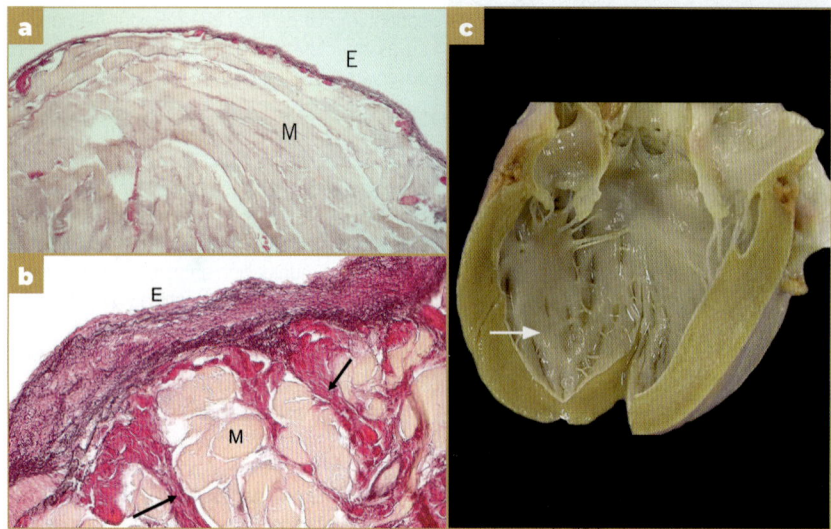

FIGURA 7.15. a) Imagen histológica de la parte endomiocárdica del ventrículo izquierdo de un perro con un grosor y una estructura normales del revestimiento endocárdico. b) Imagen histológica de la parte endomiocárdica del ventrículo izquierdo en un caso de fibroelastosis endocárdica en un perro. Obsérvese el aumento del grosor del endocardio causado por la proliferación de fibras elásticas (teñidas en negro) y asociado al depósito de colágeno (teñido en rojo-naranja). En este caso, también pueden observarse trabéculas de colágeno en el miocardio subyacente (flechas). Tinción de Weigert-Van Gieson. E, endocardio; M, miocardio. c) Muestra *post mortem* de un gato con fibroelastosis endocárdica que muestra un engrosamiento blanquecino difuso y uniforme del endocardio (flecha) del ventrículo izquierdo.

adyacentes al miocardio. Se sugiere que la fisiopatología subyacente de la FEE es una acumulación de tejido fibrocartilaginoso acelular en la capa subendocárdica del endocardio que afecta principalmente a los tractos de entrada y a las zonas apicales de los ventrículos. Estas características dan un aspecto blanco brillante al endocardio (fig. 7.15c). Las células musculares lisas y las células leiomioides se consideran responsables de la producción excesiva de colágeno y elastina en el endocardio. En los niños, las lesiones de FEE se han diagnosticado prenatalmente, y en su desarrollo pueden intervenir múltiples mecanismos, como la obstrucción del drenaje linfático subendocárdico, la obstrucción de pequeñas venas cardiacas o el cierre prematuro del foramen oval. Quizá todos los «factores estresantes» provoquen anomalías de la transición endotelio-mesénquima, iniciando así el desarrollo de FEE. En los perros diagnosticados de FEE y miocarditis en la década de 1980, se observaron virus o partículas víricas altamente sugestivas de parvovirus en los núcleos de las fibras cardiacas.

El grosor del miocardio suele ser normal al inicio de la enfermedad, pero puede aparecer engrosado posteriormente debido a la sobrecarga de trabajo. La afectación valvular y de músculos papilares puede dar lugar a disfunción del aparato valvular y regurgitación mitral. En conjunto, estas observaciones morfológicas se correlacionan con una tensión continua en el ventrículo izquierdo o en ambos ventrículos debido al aumento de la presión telediastólica causado por la disfunción diastólica (fenotipos de cardiomiopatía dilatada [CMD] o restrictiva), la disfunción sistólica y la insuficiencia cardiaca congestiva o incluso la muerte.

SIGNOS CLÍNICOS Y DIAGNÓSTICO

Los signos clínicos aparecen principalmente durante el primer año de vida, tanto en niños como en pequeños animales, de forma aguda o hiperaguda, y en muchos casos existen factores desencadenantes (p. ej., enfermedades respiratorias o vacunaciones). La FEE provoca signos clínicos como dificultad respiratoria, taquicardia, ritmo de galope, soplo sistólico, cardiomegalia, edema pulmonar, derrame pleural y cianosis. Los gatos con formas leves de la enfermedad pueden alcanzar la madurez y transmitir la anomalía a su descendencia.

Mientras que la forma secundaria de la FEE está relacionada con otras anomalías cardiacas o enfermedades sistémicas, la forma primaria puede confundirse con la CMD idiopática. El diagnóstico diferencial en gatitos y cachorros incluye otros defectos cardiacos congénitos (p. ej., CAP, DSV, displasia auriculoventricular), miocarditis vírica o fibrosis miocárdica posinfecciosa. Sin embargo, los pacientes con FEE suelen presentar signos clínicos más graves que los que padecen otras CC.

Clínicamente, el diagnóstico definitivo es difícil en pacientes con formas más leves en fases tempranas de la enfermedad. Requiere la recogida de biopsias para el examen histológico, que rara vez se realiza en pequeños animales debido a su naturaleza invasiva y a las complicaciones relacionadas.

Las radiografías torácicas muestran grados variables de aumento de tamaño de la silueta cardiaca, signos de edema pulmonar y derrame pleural, este último principalmente en gato (fig. 7.16). Los hallazgos del ECG más comunes en pacientes con FEE incluyen taquicardia sinusal, signos de hipertrofia ventricular izquierda (alto voltaje R), anomalías del segmento ST, anomalías de conducción y arritmias ventriculares (complejos ventriculares prematuros).

La ecocardiografía es muy útil como primer paso en el diagnóstico diferencial. Los hallazgos más significativos observados mediante ecocardiografía 2D incluyen dilatación auricular izquierda y ventricular izquierda con función sistólica ventricular izquierda reducida (fracción de acortamiento y fracción de eyección reducidos) (fig. 7.17; vídeo 7.4). Las cavidades derechas también están ligeramente afectadas.

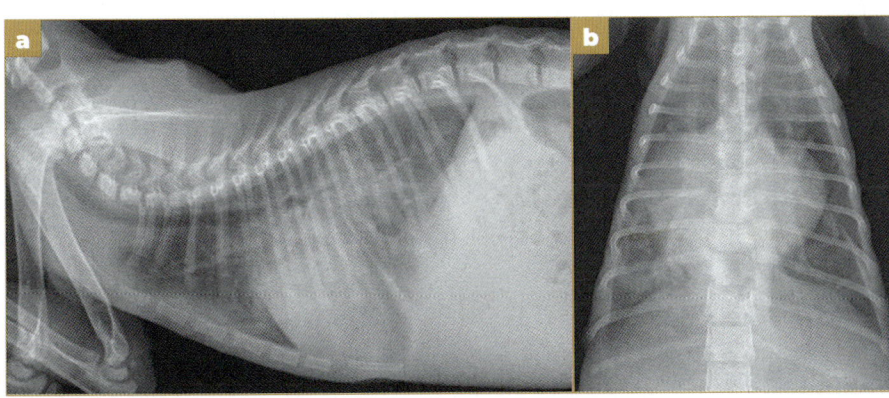

FIGURA 7.16. Radiografías torácicas lateral derecha (a) y ventrodorsal (b) de un gatito de 8 semanas con fibroelastosis endocárdica que muestra un aumento de la silueta del lado izquierdo del corazón y edema pulmonar alveolar.

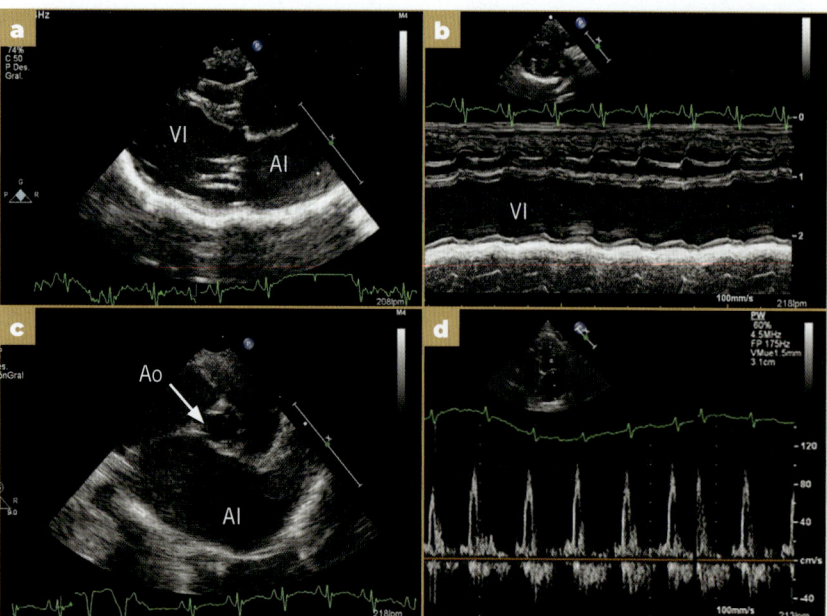

FIGURA 7.17. Ecocardiogramas de una gatita de 8 semanas diagnosticada de insuficiencia cardiaca congestiva en el momento de la presentación y de fibroelastosis endocárdica en la necropsia 1 semana después. a) Proyección paraesternal derecha de eje largo de cuatro cámaras que muestra dilatación de las cámaras izquierda y derecha. b) Modo M a nivel del ventrículo izquierdo que muestra una dilatación del ventrículo izquierdo, un septo ventricular muy fino y una pared libre del ventrículo izquierdo con contractilidad reducida (fracción de acortamiento = 15 %). c) Proyección paraesternal derecha de eje corto a nivel de la base cardiaca que muestra una aurícula izquierda muy dilatada (relación aurícula izquierda/aorta [AI/Ao] = 2,6). Ecocardiograma Doppler pulsado obtenido mediante una proyección apical paraesternal izquierda de cuatro cámaras que muestra un patrón de flujo transmitral restrictivo. VI, ventrículo izquierdo.

En la mayoría de perros y gatos con FEE descritos en la literatura, las paredes ventriculares izquierdas parecen más delgadas que en pacientes sanos, mientras que su ecogenicidad es normal. También se ha descrito engrosamiento de las valvas de la válvula mitral en perros, así como derrame pericárdico en gatos. Se ha descrito un aumento del brillo del endocardio y manchas ecogénicas brillantes cerca de la superficie endocárdica en algunos estudios en humanos, pero no en todos, y no se han descrito en pequeños animales. Suelen presentarse leves flujos centrales de regurgitación mitral y tricúspide debido a la dilatación de los anillos auriculoventriculares. En la mayoría de los casos, el patrón de flujo de entrada mitral (relación E/A ≥2 y tiempo de desaceleración E reducido) y la velocidad del anillo mitral (velocidad e' reducida) medidos con Doppler tisular son característicos de una fisiología restrictiva. En conjunto, estos hallazgos son compatibles con un fenotipo de CMD (fig. 7.17). Sin embargo, en la mayoría de los perros, la CMD primaria aparece en animales de más de 1 año de edad.

Aunque la ecocardiografía ofrece información muy valiosa para el diagnóstico diferencial, la TC y la RM cardiaca se consideran las técnicas de elección para el diagnóstico no invasivo de la FEE en humanos. Los estudios con RM cardiaca demostraron un hiporrealce subendocárdico, principalmente en el ápex de ambos ventrículos, y en las exploraciones diferidas de 10 minutos se observó un hiperrealce diferido, que es muy sugestivo de FEE. Además, la TC permite identificar calcificaciones apicales en la FEE.

El contraste mayor y resolución de la RM proporciona una buena delineación de las trabeculaciones anormales en el ventrículo izquierdo. Los hallazgos más indicativos de FEE son un borde hipointenso del miocardio en la secuencia de perfusión y un borde hiperintenso en la secuencia de realce tardío. Además, la RM permite cuantificar la función ventricular global y la contractilidad regional, que son factores pronósticos importantes.

TRATAMIENTO

No existe tratamiento específico ni cura para la FEE. El tratamiento debe dirigirse a controlar los signos de insuficiencia cardiaca congestiva. El tratamiento estándar se basa en la administración de oxígeno, diuréticos, fármacos inótropos positivos (pimobendán), IECA y antiarrítmicos si es necesario. Se recomienda el trasplante cardiaco en humanos con la enfermedad en fase terminal.

PRONÓSTICO

El pronóstico de los perros y gatos con FEE es malo debido a la rápida aparición de los signos clínicos y al hecho de

VÍDEO 7.4.
Fibroelastosis
endocárdica en un gato.

que a veces no hay tiempo para instaurar un tratamiento. En los casos descritos en la literatura, los pacientes murieron o fueron eutanasiados días o semanas después del diagnóstico, a pesar del tratamiento para la insuficiencia cardiaca congestiva.

En humanos, el pronóstico es malo en pacientes con anomalías persistentes en el ECG a pesar de un tratamiento farmacológico adecuado y una función ventricular deficiente. El tratamiento se establece teniendo en cuenta los factores pronósticos negativos, e incluye el trasplante precoz, la farmacoterapia y el seguimiento a largo plazo.

ORIGEN ANÓMALO DE LA ARTERIA CORONARIA IZQUIERDA DESDE LA ARTERIA PULMONAR

El origen anómalo de la arteria coronaria izquierda desde la arteria pulmonar (ALCAPA, por sus siglas en inglés), también conocido como síndrome de Bland-White-Garland, es una anomalía congénita infrecuente en humanos y animales. Suele presentarse como un defecto aislado y se encuentra en 1 de cada 300.000 niños, con pocos estudios *post mortem* en medicina veterinaria y solo un diagnóstico *ante mortem* publicado en 2022. En este defecto, como su nombre indica, la arteria coronaria izquierda (ACI) se origina en la arteria pulmonar, mientras que la arteria coronaria derecha (ACD) se origina normalmente (fig. 7.18).

El ALCAPA puede manifestarse con cambios compatibles con FEE, regurgitación mitral, CMD, arritmias ventriculares y muerte súbita. Todos estos hallazgos son secundarios a los diversos grados de isquemia producidos por la baja presión de perfusión en el territorio de la ACI.

ANOMALÍAS Y FISIOPATOLOGÍA

Durante la fase intrauterina, las presiones sistémica y pulmonar son casi iguales; por tanto, la perfusión de la ACI se genera de forma anterógrada por la arteria pulmonar, con un riego normal al miocardio. Tras el nacimiento, con el descenso de la resistencia vascular pulmonar y el cierre funcional del conducto arterioso, el flujo en la ACI cambiará de sentido, con un llenado retrógrado por colaterales que surgen de la ACD y drenan en la arteria pulmonar. En vista de ello, la cantidad de colaterales determinará la gravedad de la isquemia ventricular izquierda y la presentación clínica.

Cuando existe una colateralización intercoronaria deficiente, el territorio de la ACI se ve afectado por una

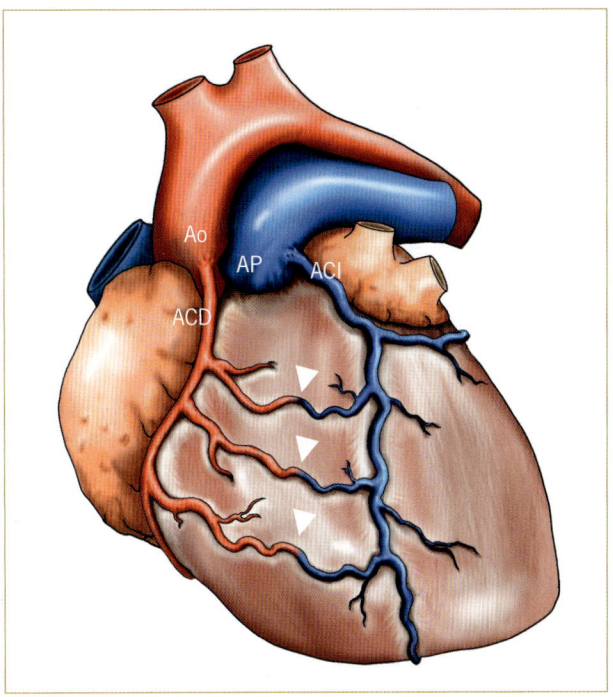

FIGURA 7.18. Ilustración que muestra la arteria coronaria izquierda que parte de la arteria pulmonar (ALCAPA). Las puntas de flecha muestran las colaterales intercoronarias. ACD, arteria coronaria derecha; ACI, arteria coronaria izquierda; Ao, aorta; AP, arteria pulmonar.

isquemia grave, lo que provoca importantes cambios morfodinámicos del ventrículo izquierdo desde los primeros meses de vida y constituye lo que en medicina humana se denomina ALCAPA infantil. Sin embargo, cuando existe una formación adecuada de colaterales, la función cardiaca puede estar bien preservada durante mucho tiempo, y la presentación clínica se retrasa hasta la adolescencia o la edad adulta temprana en humanos (ALCAPA del adulto). Este escenario también puede crear lo que se denomina «secuestro coronario», que se debe a la baja presión en la arteria pulmonar y provoca un drenaje diastólico de la ACI anómala hacia la arteria pulmonar. Este síndrome produce una pérdida de presión de perfusión en el territorio de la ACI, lo que causa isquemia miocárdica.

En la ALCAPA del adulto, aunque la función ventricular izquierda sea normal o muy próxima a la normalidad, la baja reserva coronaria de estos individuos puede ser causa de muerte súbita durante el ejercicio, cuando aumentan las demandas miocárdicas, y pueden producirse arritmias ventriculares malignas.

HALLAZGOS CLÍNICOS Y DIAGNÓSTICO

En la ALCAPA, la edad de aparición de los signos clínicos es variable y depende, como se ha mencionado anteriormente, del grado de colateralización intercoronaria y de sus repercusiones isquémicas. En medicina humana, alrededor del 85 % de los pacientes con ALCAPA infantil mostrarán signos de insuficiencia cardiaca debida a CMD isquémica desde una edad muy temprana, mientras que los que padecen ALCAPA en la edad adulta pueden presentar regurgitación mitral, signos de esfuerzo como dolor torácico, disnea y síncope. La muerte súbita puede producirse a cualquier edad.

En el único diagnóstico *ante mortem* en un perro descrito hasta la fecha, el paciente presentaba edema pulmonar a los 4 meses de edad debido a una regurgitación mitral grave inducida por isquemia papilar y cambios en la geometría del ventrículo izquierdo. El cachorro era más pequeño que sus hermanos de camada; sin embargo, este hallazgo no es específico del defecto en cuestión y se observa con más frecuencia en las CC cianóticas. En el caso utilizado para ejemplificar el ALCAPA en este capítulo (no publicado), el paciente fue diagnosticado incidentalmente durante una evaluación preanestésica, y permaneció asintomático hasta el año y medio de edad, cuando murió repentinamente durante el ejercicio. Por tanto, los signos clínicos del ALCAPA no son específicos y pueden solaparse con el conjunto de las demás CC.

ELECTROCARDIOGRAFÍA

El ECG puede ser normal (fig. 7.19a) o mostrar signos de dilatación ventricular izquierda y extrasístoles ventriculares. Debe realizarse una monitorización con un Holter de 24 horas para comprender mejor la aparición de arritmias ventriculares en cuanto a su número y complejidad (fig. 7.19b), y su asociación con el ejercicio.

RADIOGRAFÍA

Las radiografías torácicas se relacionarán con las alteraciones funcionales presentes en el momento del diagnóstico. La silueta cardiaca puede ser normal en pacientes bien adaptados o mostrar signos de aumento de tamaño de las cámaras izquierdas (fig. 7.20) asociadas o no a un infiltrado pulmonar. La angiografía coronaria por TC con ECG puede utilizarse para lograr un diagnóstico definitivo, ya que proporciona imágenes muy detalladas de los vasos anormales. Una coronariografía selectiva con fluoroscopia puede demostrar el llenado colateral del territorio de la ACI y su conexión con el tronco pulmonar.

ECOCARDIOGRAFÍA

Los hallazgos de ALCAPA en la ecocardiografía están bien descritos y pueden proporcionar un diagnóstico en la mayoría de los pacientes humanos. Estos hallazgos pueden agruparse en pruebas 2D y Doppler color, como se resume en el cuadro 7.1.

Hallazgos bidimensionales
Haciendo una analogía con el curso normal de un estudio ecocardiográfico, el ecocardiografista encontrará inicialmente hallazgos indirectos de ALCAPA. En pacientes con repercusión de perfusión, es posible observar diversos grados de dilatación ventricular izquierda (fig. 7.21a), con cambios

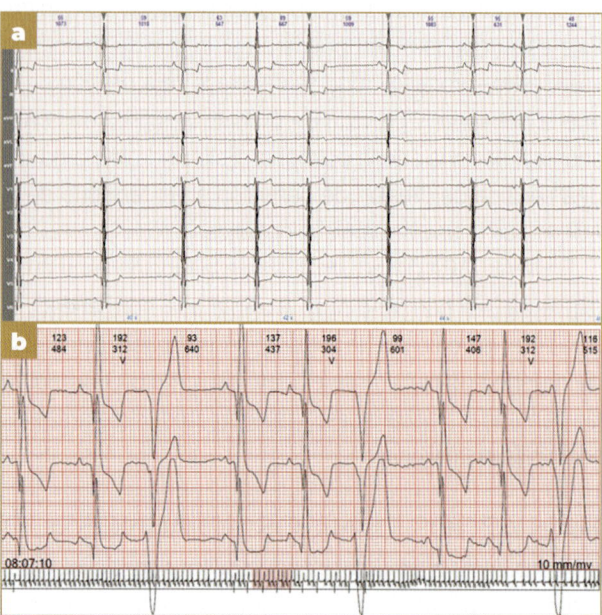

FIGURA 7.19. West Highland White Terrier macho de 1 año de edad con arteria coronaria izquierda anómala desde la arteria pulmonar. a) Arritmia sinusal respiratoria en el electrocardiograma. b) Monitorización con Holter de 24 horas que muestra trigeminismo ventricular en un estudio con 5.572 latidos ectópicos ventriculares.

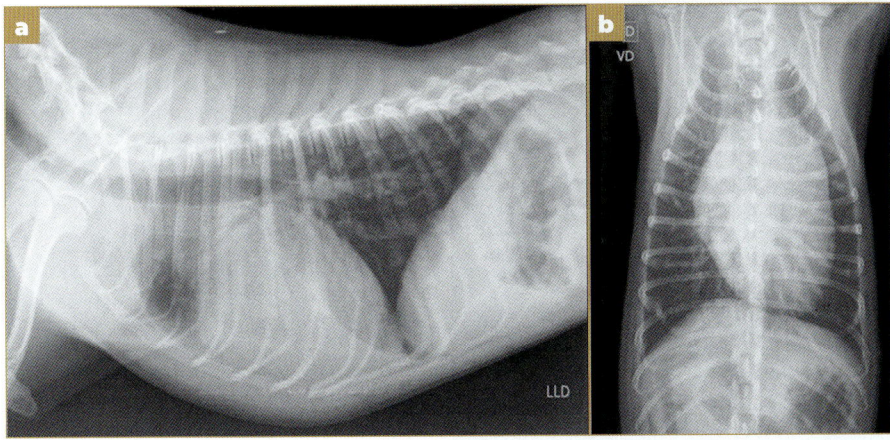

FIGURA 7.20. West Highland White Terrier macho de 1 año de edad con arteria coronaria izquierda anómala desde la arteria pulmonar. Proyecciones lateral derecha(a) y ventrodorsal (b) que muestran una silueta cardiaca aumentada de tamaño. Obsérvese el aumento del contacto cardiaco esternal y el desplazamiento dorsal de la tráquea en la proyección lateral, y la dilatación del ventrículo izquierdo en la proyección ventrodorsal. No se apreciaron signos de insuficiencia cardiaca en la evaluación del patrón pulmonar.

CUADRO 7.1. Hallazgos ecocardiográficos de arteria coronaria izquierda anómala desde la arteria pulmonar.

Hallazgos bidimensionales

1. Arteria coronaria izquierda que parte de la arteria pulmonar.

2. Arteria coronaria derecha dilatada.

3. Dilatación de la cámara ventricular izquierda y disfunción sistólica (fenotipo de cardiomiopatía dilatada).

4. Cambios fibróticos en músculos papilares y cuerdas mitrales ± prolapso de la válvula mitral.

Hallazgos con Doppler color

1. Flujo retrógrado en la arteria coronaria izquierda y sus ramas.

2. Señales de flujo diastólico en la arteria pulmonar principal.

3. Señales de flujo diastólico en el septo interventricular y la pared libre del ventrículo izquierdo.

4. Regurgitación mitral relacionada con isquemia del aparato mitral.

---

en el movimiento ventricular izquierdo segmentario o global (vídeo 7.5). La mayoría de los casos se presentan inicialmente con un fenotipo de CMD, con función sistólica agravada, que en ausencia de otra cardiopatía coronaria que pudiera justificar este hallazgo debería plantear la hipótesis de ALCAPA. La hiperecogenicidad endocárdica difusa puede observarse en los músculos papilares y en las cuerdas tendinosas y es compatible con cambios fibróticos (figs. 7.21b y 7.22; vídeo 7.6).

En pacientes humanos, la medida de la deformación *(strain)* longitudinal a partir de imágenes 2D *(speckle-tracking)* ha demostrado ser una técnica sensible para la evaluación temprana de la disfunción regional miocárdica (fig. 7.23; vídeo 7.7), incluso en presencia de una fracción de eyección normal. El papel de esta técnica en medicina veterinaria aún no se ha validado, pero la extrapolación conceptual puede ser apropiada para una mejor comprensión de los hallazgos basados en la fisiopatología de esta cardiopatía isquémica.

En proporción al grado de colateralización intercoronaria, imprescindible en esta enfermedad para perfundir el

VÍDEO 7.5. Arteria coronaria izquierda anómala desde la arteria pulmonar. Proyección paraesternal derecha de cuatro cámaras de eje largo.

VÍDEO 7.6. Arteria coronaria izquierda anómala desde la arteria pulmonar. Músculos papilares y cuerdas tendinosas hiperecogénicos.

VÍDEO 7.7. Arteria coronaria izquierda anómala desde la arteria pulmonar. Medida de la deformación *(strain)* longitudinal global mediante imágenes 2D *(speckle-tracking)*.

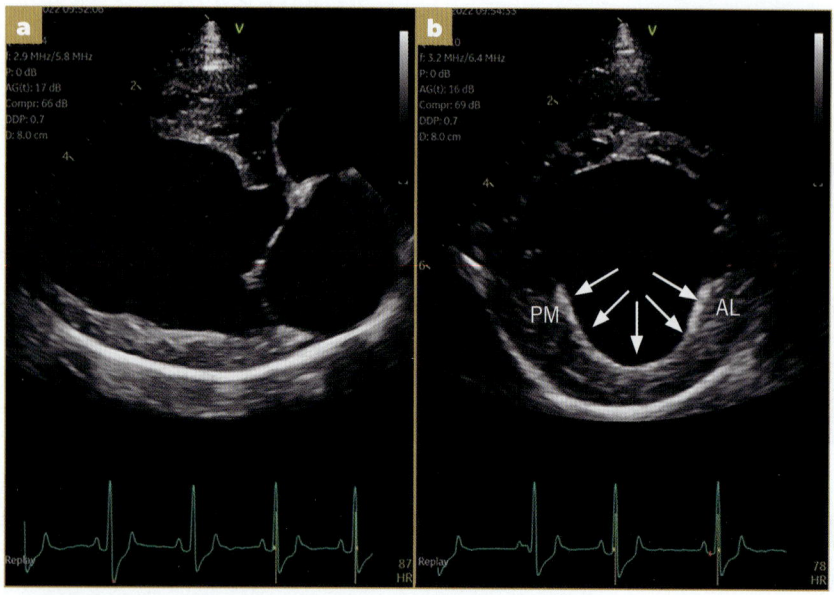

FIGURA 7.21. West Highland White Terrier macho de 1 año de edad con arteria coronaria izquierda anómala desde la arteria pulmonar. a) Dilatación del ventrículo izquierdo observada en la proyección longitudinal de cuatro cámaras, con un aumento subjetivo de su esfericidad. b) Proyección en plano papilar de eje corto que muestra hiperecogenicidad endocárdica difusa (flechas blancas), compatible con cambios fibróticos. AL, músculo papilar anterolateral; PM, músculo papilar posteromedial.

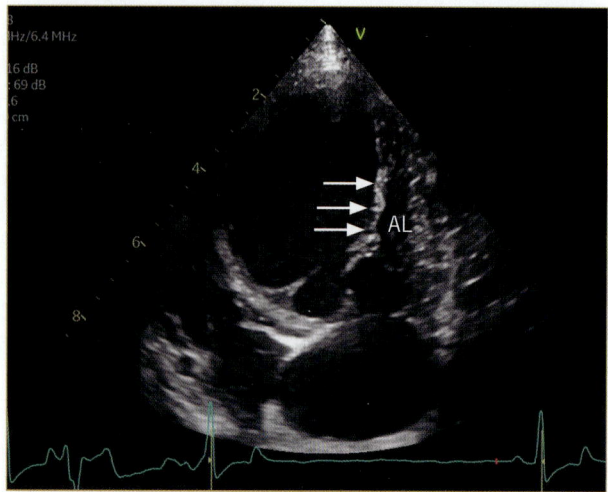

FIGURA 7.22. West Highland White Terrier macho de 1 año de edad con arteria coronaria izquierda anómala desde la arteria pulmonar. Proyección apical que muestra una dilatación del corazón izquierdo con hiperecogenicidad del músculo papilar anterolateral (flechas blancas) compatible con cambios fibróticos resultantes de isquemia endomiocárdica. AL, músculo papilar anterolateral.

ecocardiográficas. La primera proyección se obtiene desde la ventana paraesternal derecha, a partir de una proyección longitudinal de cinco cámaras seguida de una angulación dorsal del transductor para abrir el tracto de salida del ventrículo derecho (TSVD) y la arteria pulmonar (fig. 7.25a; vídeo 7.8). La segunda proyección se obtiene desde la ventana paraesternal izquierda craneal a nivel de la base cardiaca, con ajustes rotacionales progresivos hasta obtener una proyección de eje corto de la arteria pulmonar. La ACI anómala se encuentra frecuentemente en una posición cercana al seno de Valsalva izquierdo, insertada posteriormente en el tronco pulmonar (fig. 7.25b; vídeo 7.8).

VÍDEO 7.8. Arteria coronaria izquierda anómala desde la arteria pulmonar. Visualización directa de la arteria coronaria izquierda en la arteria pulmonar.

ventrículo izquierdo, habrá diferentes grados de dilatación de la ACD. El grado de dilatación de la ACD (fig. 7.24) es directamente proporcional al número y tamaño de las colaterales formadas, y una ACD pequeña se relaciona con una colateralización deficiente y una isquemia grave, como la que se encuentra en los primeros casos graves.

La visualización de la ACI originada en la arteria pulmonar es el hallazgo directo y concluyente para el diagnóstico del ALCAPA, y puede lograrse con dos proyecciones

Hallazgos Doppler

A través de las colaterales que se originan en la ACD, la ACI recibe una perfusión retrógrada, lo que constituye un hallazgo crucial que debe identificarse en los pacientes con ALCAPA. Para la evaluación de la ACI es necesario ajustar el filtro de pared hacia abajo y reducir la escala de velocidad para optimizar la señal de color. Las ramas de la ACI que proporcionan la mejor alineación del flujo suelen ser la

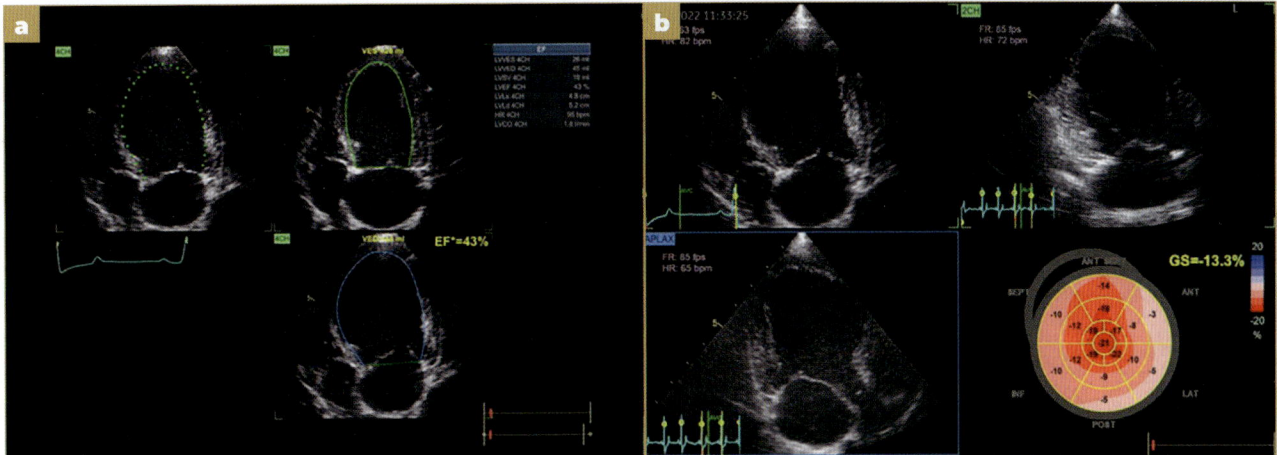

FIGURA 7.23. West Highland White Terrier macho de 1 año de edad con arteria coronaria izquierda anómala desde la arteria pulmonar. a) Fracción de eyección ligeramente reducida calculada mediante el método de Simpson con *software* automatizado. b) Reducción de la medida de la deformación *(strain)* longitudinal global, con una severa reducción de los valores de la medida de la deformación en las regiones coronarias izquierdas (segmentos en rosa claro).

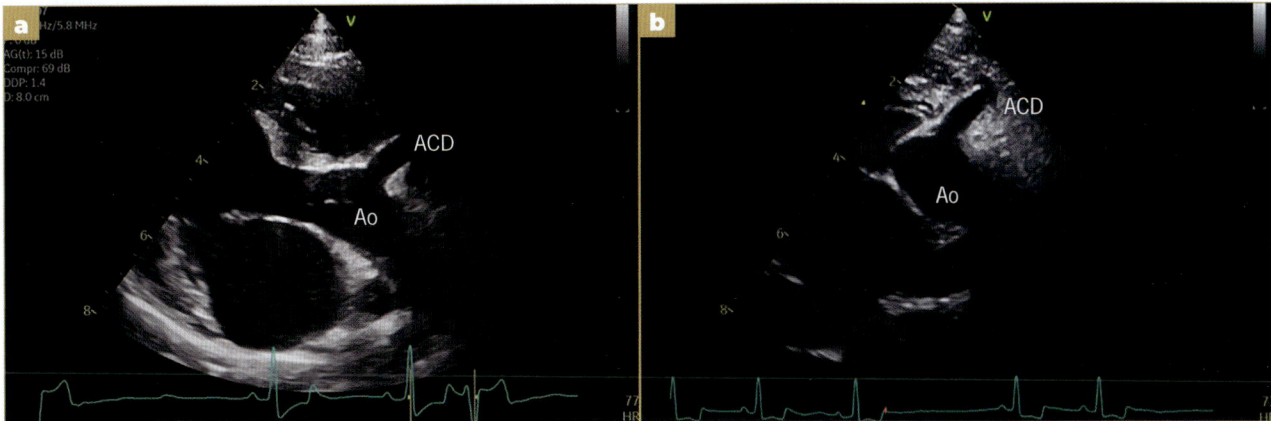

FIGURA 7.24. West Highland White Terrier macho de 1 año de edad con arteria coronaria izquierda anómala desde la arteria pulmonar. Imágenes bidimensionales que muestran una arteria coronaria derecha dilatada en las proyecciones de eje largo (a) y corto (b). ACD, arteria coronaria derecha; Ao, aorta.

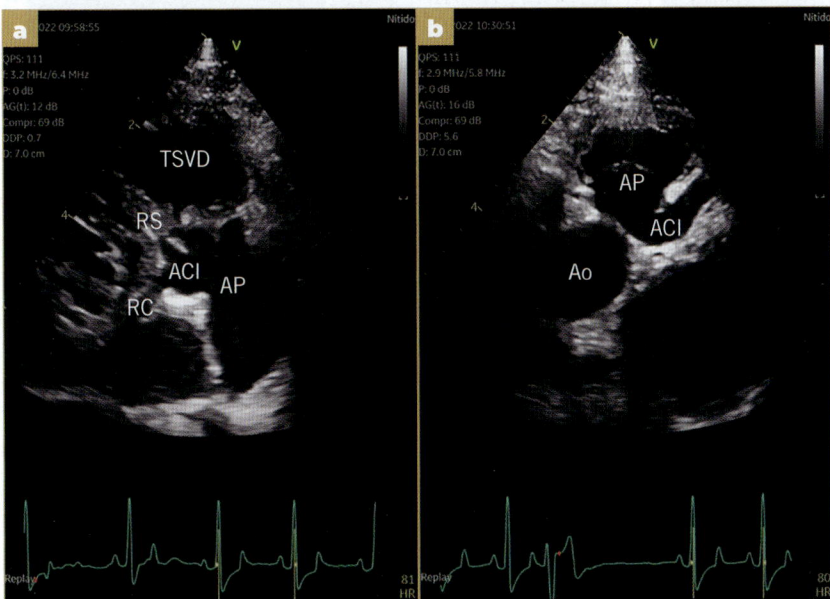

FIGURA 7.25. West Highland White Terrier macho de 1 año de edad con arteria coronaria izquierda anómala desde la arteria pulmonar. a) Proyecciones de eje paraesternal derecho y b) eje paraesternal izquierdo craneal con visualización directa de la arteria coronaria izquierda en la arteria pulmonar. ACI, arteria coronaria izquierda; AP, arteria pulmonar; Ao, aorta; RC, rama circunfleja; RS, rama septal; TSVD, tracto de salida del ventrículo derecho.

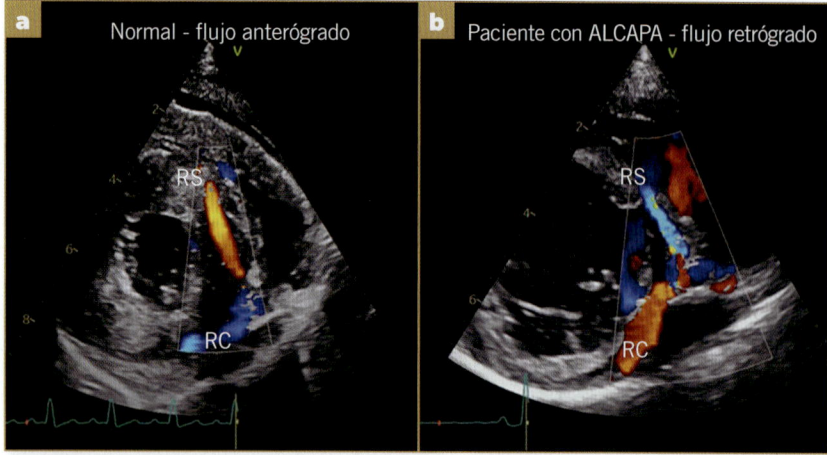

FIGURA 7.26. a) Flujo anterógrado en las ramas septal y circunfleja en un perro normal. b) Flujo retrógrado en las ramas septal y circunfleja en un paciente con arteria coronaria izquierda anómala desde la arteria pulmonar (ALCAPA). RC, rama circunfleja; RS, rama septal.

VÍDEO 7.9. Arteria coronaria izquierda anómala desde la arteria pulmonar. Flujo retrógrado en las ramas de la arteria coronaria izquierda.

VÍDEO 7.10. Arteria coronaria izquierda anómala desde la arteria pulmonar. Signos diastólicos en la arteria pulmonar.

VÍDEO 7.11. Arteria coronaria izquierda anómala desde la arteria pulmonar. Signos diastólicos en el septo intraventricular posterior.

septal y la circunfleja en una proyección de eje corto modificada a nivel de la base del ventrículo izquierdo. Con el TSVD abierto de forma normal, se identifica una señal de flujo roja en la rama septal y una señal de flujo azul en la rama circunfleja (fig. 7.26a). Estos colores estarán invertidos en pacientes con ALCAPA (fig. 7.26b; vídeo 7.9).

El Doppler color mostrará signos diastólicos en el tronco pulmonar, que resultan del vaciado de la ACI en el tronco pulmonar (figs. 7.27a y b; vídeo 7.10). También pueden observarse signos diastólicos en el septo interventricular

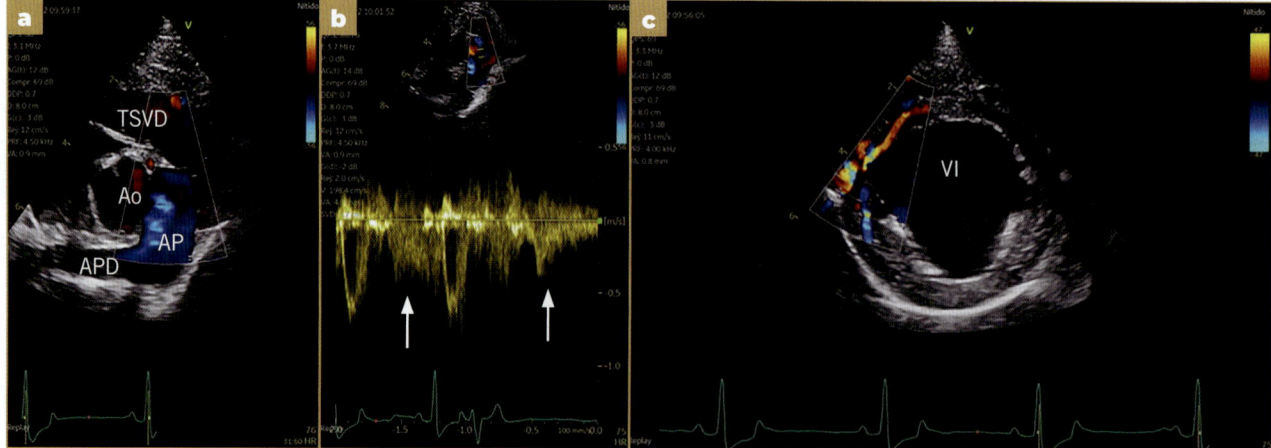

FIGURA 7.27. West Highland White Terrier macho de 1 año de edad con arteria coronaria izquierda anómala desde la arteria pulmonar. Señales de flujo diastólico en la arteria pulmonar principal. a) La punta de flecha blanca muestra la fase diastólica, cuando se observa una señal de color anterógrada en la arteria pulmonar. b) Las flechas blancas indican el trazado Doppler pulsado de flujo diastólico en la arteria pulmonar. Estas señales se deben al drenaje de la arteria coronaria izquierda en la arteria pulmonar. c) Señales de flujo diastólico en el septo interventricular posterior debidas a colaterales intercoronarias procedentes de la arteria coronaria derecha. Ao, aorta; AP, arteria pulmonar; APD, arteria pulmonar derecha; TSVD, tracto de salida del ventrículo derecho; VI, ventrículo izquierdo.

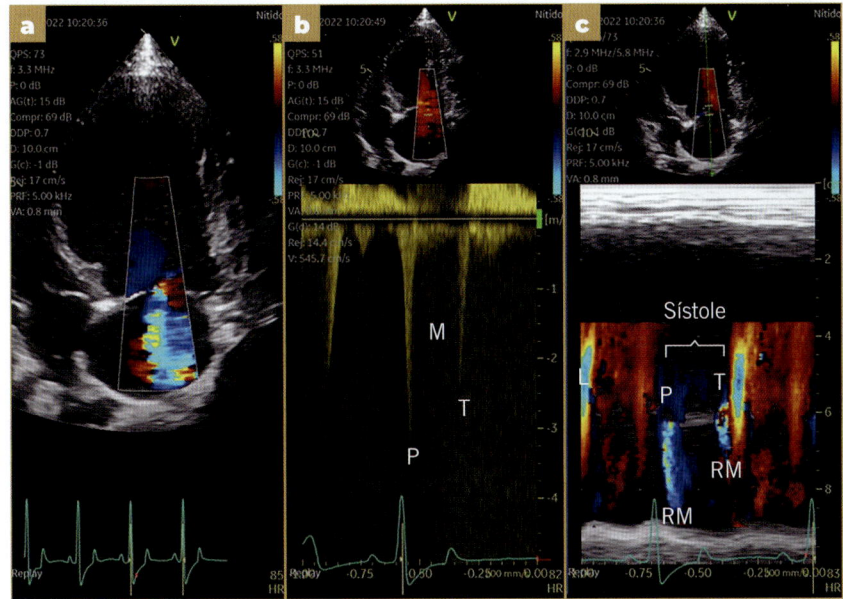

FIGURA 7.28. West Highland White Terrier macho de 1 año de edad con arteria coronaria izquierda anómala desde la arteria pulmonar. a) Proyección apical de cuatro cámaras que muestra un flujo central de regurgitación mitral secundaria. b) Doppler de onda continua que muestra un patrón espectral compatible con la regurgitación mitral bifásica, descrita en humanos con un ventrículo izquierdo dilatado o isquémico, caracterizada por picos sistólicos tempranos y tardíos con una disminución mesosistólica. c) Modo M en color que confirma el patrón bifásico de regurgitación mitra (RM). M, media; P, precoz; T, tardía.

VÍDEO 7.12. Arteria coronaria izquierda anómala desde la arteria pulmonar. Regurgitación mitral debida a cambios isquémicos en el aparato valvular y dilatación ventricular izquierda.

posterior, que reflejan comunicaciones colaterales de la ACD a la ACI (fig. 7.27c; vídeo 7.11). Finalmente, como consecuencia de los cambios isquémicos en el aparato valvular mitral y cambios en la geometría del ventrículo izquierdo, los pacientes pueden desarrollar regurgitación mitra (fig. 7.28; vídeo 7.12), que cuando es grave empeora la insuficiencia cardiaca.

TRATAMIENTO Y PRONÓSTICO

La atención de urgencia de los pacientes con ALCAPA debe incluir el tratamiento con diuréticos para tratar el edema pulmonar. Debe evitarse el uso de fracciones altas de oxígeno inspirado porque pueden inducir vasodilatación pulmonar y empeorar el fenómeno de secuestro coronario; además, la vasodilatación agresiva puede reducir la presión de flujo en la ACD, reduciendo así el aporte sanguíneo al ventrículo izquierdo a través de las colaterales y acentuar la isquemia.

En pacientes con ALCAPA del adulto asintomáticos, el uso de betabloqueantes puede disminuir la demanda de oxígeno y reducir los valores de frecuencia cardiaca media y máxima; por tanto, estos fármacos pueden ser beneficiosos para este grupo de pacientes. El tratamiento definitivo es la cirugía, por lo que, cuando está disponible, no debe

posponerse dado el alto riesgo de muerte súbita en estos pacientes. Se proponen dos técnicas. La primera consiste en la reimplantación de la ACI en la aorta, pero ha demostrado ser, incluso en manos de cirujanos cardiacos pediátricos expertos, muy complicado. La segunda técnica consiste en realizar un injerto de *bypass* coronario de la arteria carótida izquierda a la rama descendente anterior/ paraconal izquierda, asociado a la ligadura de la ACI en su inserción pulmonar. Es importante recordar que este es un campo de la medicina veterinaria en el que la experiencia personal combinada con la evidencia de la medicina humana son las principales y únicas fuentes para la toma de decisiones en casos poco frecuentes como estos.

ATRESIA PULMONAR CON UN SEPTO INTERVENTRICULAR INTACTO

La atresia pulmonar con un septo interventricular (AP-TIV) intacto es una forma rara de cardiopatía coronaria compleja y cianótica que representa menos del 1 % de todos los defectos cardiacos y entre el 0,0045 y el 0,085 por cada 1.000 nacidos vivos en humanos, y solo se ha descrito un caso *post mortem* en perros.

ANOMALÍAS Y FISIOPATOLOGÍA

En esta afección, la válvula pulmonar está imperforada debido a una atresia muscular membranosa o más gruesa; en casos más raros, la arteria pulmonar y sus ramas pueden incluso estar ausente (fig. 7.29). En la AP-TIV, el septo ventricular está intacto y el FSP depende de un CAP o de colaterales aortopulmonares mayore (fig. 7.30). El alcance de esta enfermedad puede variar desde una simple atresia pulmonar membranosa con un ventrículo derecho aparentemente normal hasta grados variables de hipoplasia de la válvula tricúspide y del ventrículo derecho (figs. 7.31b-7.31d), incluyendo conexiones anómalas entre el ventrículo derecho y las arterias coronarias. Independientemente del alcance de la AP-TIV, es imprescindible una derivación de derecha a izquierda no restrictiva a nivel del septo interauricular (fig. 7.31a) para mantener el gasto cardiaco y la perfusión sistémica.

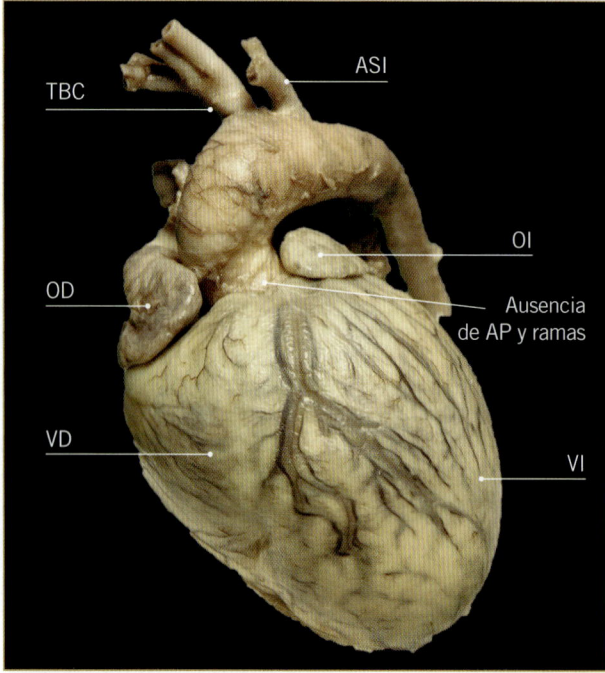

FIGURA 7.29. Spitz Alemán macho de 2 años de edad con atresia pulmonar y con septo interventricular (AP-TIV) intacto, con agenesia de la arteria pulmonar y sus ramas, una forma muy rara de AP-TIV. AP, arteria pulmonar; ASI, arteria subclavia izquierda; OD, orejuela derecha; OI, orejuela izquierda; TBC, tronco braquiocefálico; VD, ventrículo derecho; VI, ventrículo izquierdo.

EXAMEN CLÍNICO Y DIAGNÓSTICO

El principal signo clínico es la cianosis, que se inicia en el nacimiento y genera diferentes grados de disnea sin mejoría de los valores medidos en el test de hiperoxia con una fracción inspirada de oxígeno del 100 %. Los signos clínicos de bajo gasto cardiaco son menos frecuentes y, cuando están presentes, deben hacer sospechar una isquemia miocárdica asociada, especialmente en pacientes con fístulas coronarias. En la auscultación cardiaca, se ha descrito la presencia de un único segundo sonido cardiaco con posibles soplos generados por regurgitación tricúspide (cuando está presente) y flujo a través del CAP. Puede haber eritrocitosis secundaria a hipoxia crónica.

ELECTROCARDIOGRAFÍA

El ECG en pacientes humanos, así como el ejemplo utilizado en esta sección, puede mostrar dominancia ventricular izquierda con fuerzas ventriculares derechas disminuida (fig. 7.32). No se ha descrito predisposición a arritmias.

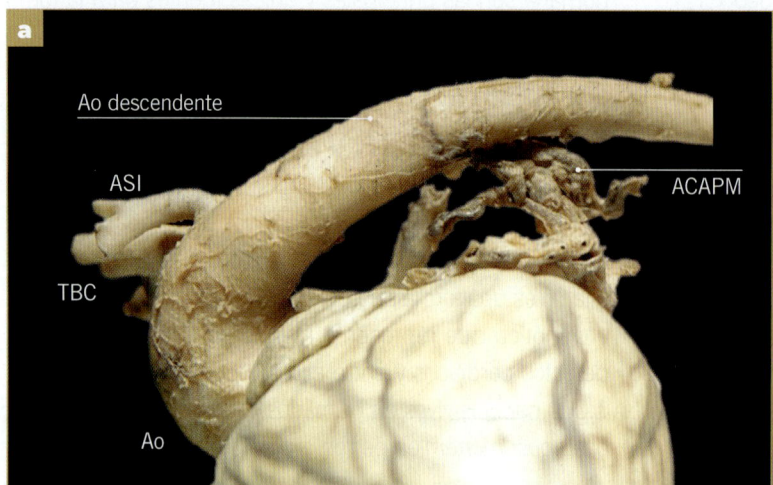
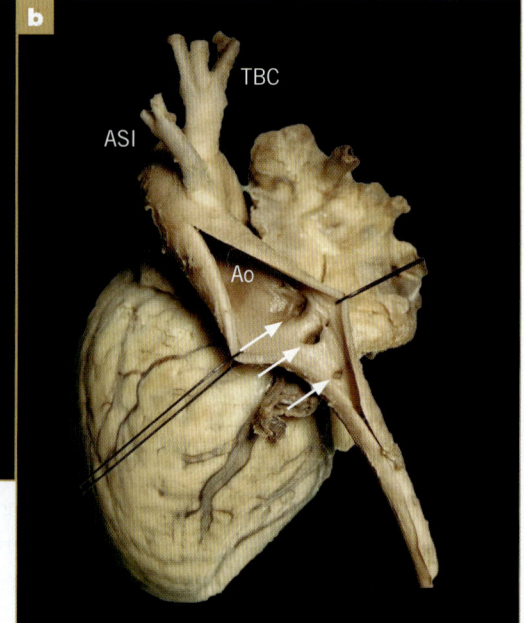

FIGURA 7.30. Spitz Alemán macho de 2 años de edad con atresia pulmonar y con septo interventricular intacto. Las arterias colaterales aortopulmonares mayores (ACAPM) eran la única fuente de flujo a los pulmones. a) Vista lateral con las ACAPM originándose en la aorta descendente. b) Vista dorsal e interna de la aorta que muestra el origen de las ACAPM (flechas). Ao, aorta; ASI, arteria subclavia izquierda; TBC, tronco braquiocefálico.

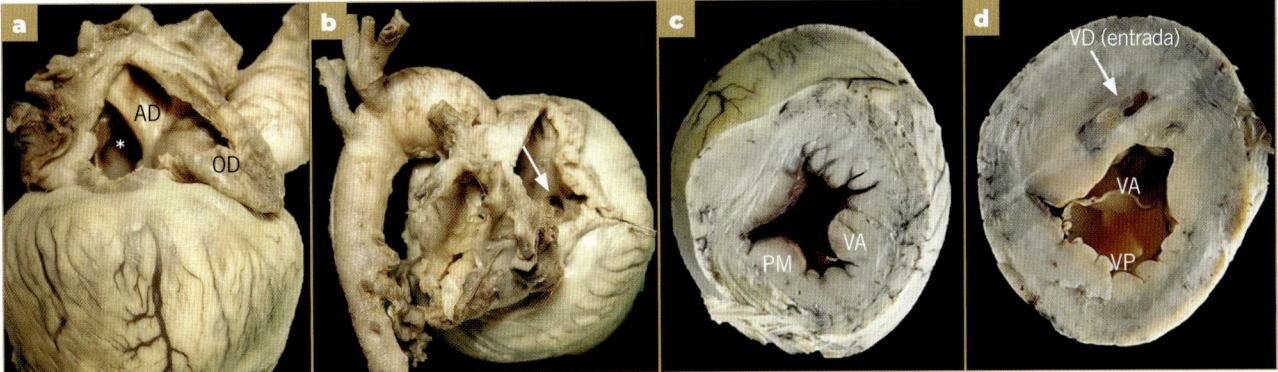

FIGURA 7.31. Spitz Alemán macho de 2 años de edad con atresia pulmonar y con septo interventricular intacto. a) Defecto septal interauricular tipo *ostium secundum* grande (asterisco blanco). b) Vista dorsal de la aurícula derecha que muestra hipoplasia grave del anillo tricúspide (flecha). c) Sección transversal del ventrículo izquierdo a nivel de la papila. Obsérvese la ausencia de cavidad del ventrículo derecho (VD) a este nivel. d) Ventrículo derecho rudimentario visto en sección transversal a nivel de la base ventricular. En este caso, esta forma grave de hipoplasia del VD con una sola porción rudimentaria de entrada se clasifica como VD monopartito. AD, aurícula derecha; AM, músculo papilar anterolateral; OD, orejuela derecha; PM, músculo papilar posteromedial; VA, valva anterior de la válvula mitral; VP, valva posterior de la válvula mitral.

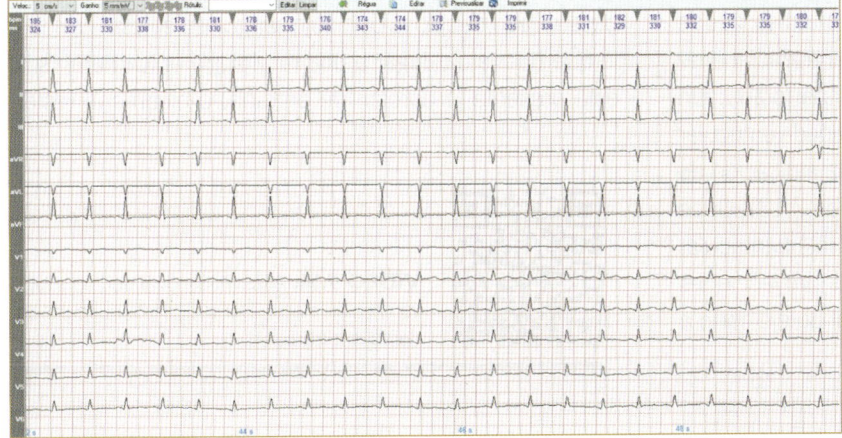

FIGURA 7.32. Spitz Alemán macho de 2 años de edad con atresia pulmonar y con septo interventricular intacto. El electrocardiograma (ECG) muestra predominio ventricular izquierdo con fuerzas ventriculares derechas disminuida (ondas S pequeñas o ausentes en el ECG de 12 derivaciones) y taquicardia sinusal.

RADIOLOGÍA

En las radiografías de tórax, debido al bajo flujo pulmonar, los campos pulmonares pueden estar hipovolémico (fig. 7.33). La angiografía por TC es útil y muy precisa en el diagnóstico de la AP-TIV y puede proporcionar información sobre el tipo de irrigación sanguínea pulmonar, ayudando así en la planificación de una posible intervención.

ECOCARDIOGRAFÍA

Un examen ecocardiográfico suele ser suficiente para el diagnóstico definitivo de la AP-TIV; sin embargo, para una evaluación precisa de cualquier posible anomalía coronaria e información adicional del flujo pulmonar, puede ser necesario el uso de angiografía por TC, como se ha mencionado anteriormente, especialmente en los casos que vayan a someterse a cirugía.

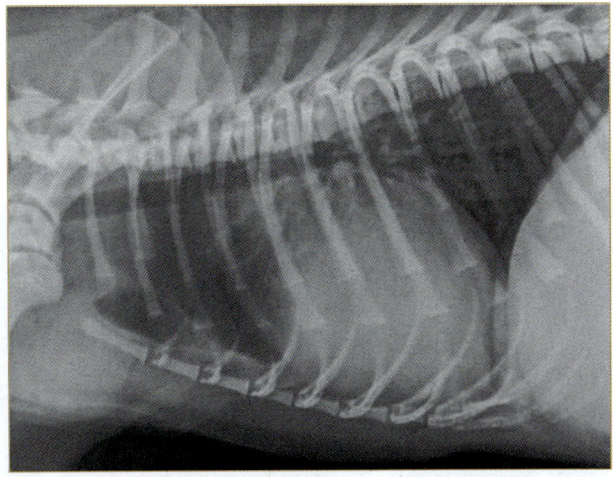

FIGURA 7.33. Radiografía de tórax con campos pulmonares hipoperfundidos en un caso de atresia pulmonar y con septo interventricular intacto. Obsérvese la reducción del diámetro de los vasos pulmonares, que aumenta la radiotransparencia de los campos pulmonares.

Los principales objetivos de un estudio de un paciente con AP-TIV son:

- Confirmar la atresia pulmonar y el tipo (membranosa o muscular).
- Confirmar la presencia de un septo interventricular intacto.
- Determinar la morfología del ventrículo derecho (unicameral, bicameral o tricameral).
- Describir la válvula tricúspide (anomalía de Ebstein, hipoplásica, atrésica).
- Determinar si el FSP procede de un conducto o de colaterales (puede ser necesaria una angiografía por TC).
- Confirmar la anatomía coronaria y la posible presencia de conexiones fistulosas desde el ventrículo derecho.

Debe establecerse el tipo de atresia pulmonar, es decir, si es membranosa (apta para perforación y dilatación con balón en pacientes humanos) o muscular (no candidata a tratamiento endovascular). El tipo membranoso puede parecer una válvula normal, por lo que es esencial evaluar con Doppler color si la válvula está imperforada. Un estrechamiento y una terminación de la cavidad ventricular derecha antes de la arteria pulmonar es una indicación de atresia pulmonar muscular (fig. 7.34a; vídeo 7.13). Debe realizarse un examen cuidadoso del septo interventricular para confirmar su integridad utilizando las proyecciones longitudinal de cinco cámaras y transversal de eje corto a nivel de la base cardiaca.

Una derivación interauricular de derecha a izquierda, como se ha explicado anteriormente, es imprescindible para el nacimiento y la supervivencia en esta patología y puede producirse a través de un foramen oval permeable ancho o un defecto tipo *ostium secundum* (fig. 7.35; vídeo 7.14). Deben evaluarse los signos de restricción del flujo porque este hallazgo se asocia a una presentación clínica más grave.

La válvula tricúspide y el ventrículo derecho muestran a menudo grados significativos de hipoplasia. La válvula tricúspide puede estar presente como anomalía de Ebstein (menos frecuente) con regurgitación tricúspide grave o estar gravemente hipoplásica (fig. 7.36), lo que repercutirá directamente en el grado de desarrollo del ventrículo derecho. En una anatomía normal, el ventrículo derecho es tricameral, es decir, dividido en tres componentes: entrada, ápex y tracto de salida. En caso de hipoplasia o atresia tricúspide, el ventrículo derecho permanece poco desarrollado debido al bajo flujo sanguíneo en esta cavidad, lo que puede dar lugar a una morfología unicameral (solo está presente la porción de entrada) o bicameral (están

VÍDEO 7.14. Atresia pulmonar con un septo ventricular intacto. Derivación interauricular de derecha a izquierda.

VÍDEO 7.13. Atresia pulmonar con un septo ventricular intacto. Proyección paraesternal derecha de eje corto al nivel de la base cardiaca.

VÍDEO 7.15. Atresia pulmonar con un septo ventricular intacto. Hipoplasia grave del ventrículo derecho.

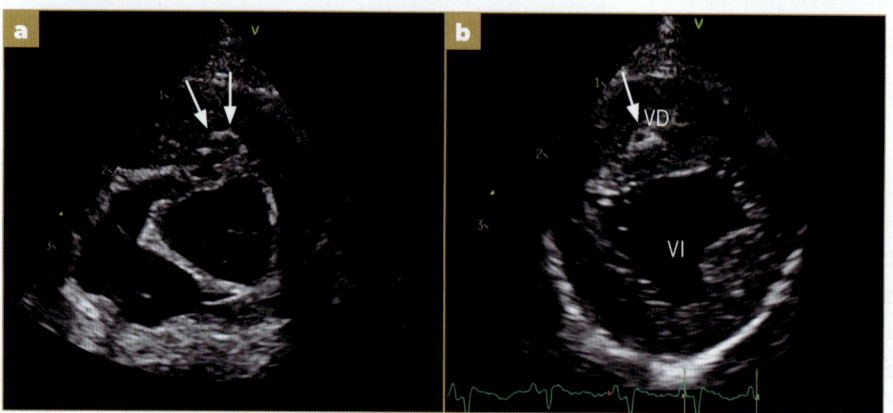

FIGURA 7.34. Spitz Alemán macho de 2 años de edad con atresia pulmonar y con septo interventricular (AP-TIV) intacto. a) Tipo muscular de AP-TIV. Obsérvese el estrechamiento al principio del tracto de salida del ventrículo derecho (flechas blancas), que está sin formar en este caso de hipoplasia ventricular derecha monocameral. b) Proyección de eje corto a nivel de músculos papilares que muestra hipoplasia ventricular derecha grave (flecha blanca). VD, ventrículo derecho; VI, ventrículo izquierdo.

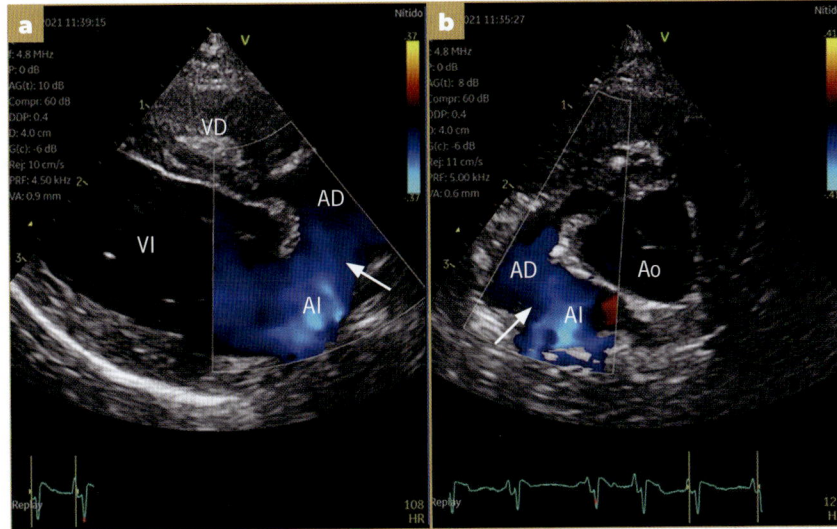

FIGURA 7.35. Spitz Alemán macho de 2 años de edad con atresia pulmonar y con septo interventricular intacto. Derivación interauricular de derecha a izquierda no restrictiva observada en las proyecciones longitudinales de cuatro cámaras y de eje corto a nivel de la base cardiaca (flechas blancas). AD, aurícula derecha; AI, aurícula izquierda; Ao, aorta; VD, ventrículo derecho; VI, ventrículo izquierdo.

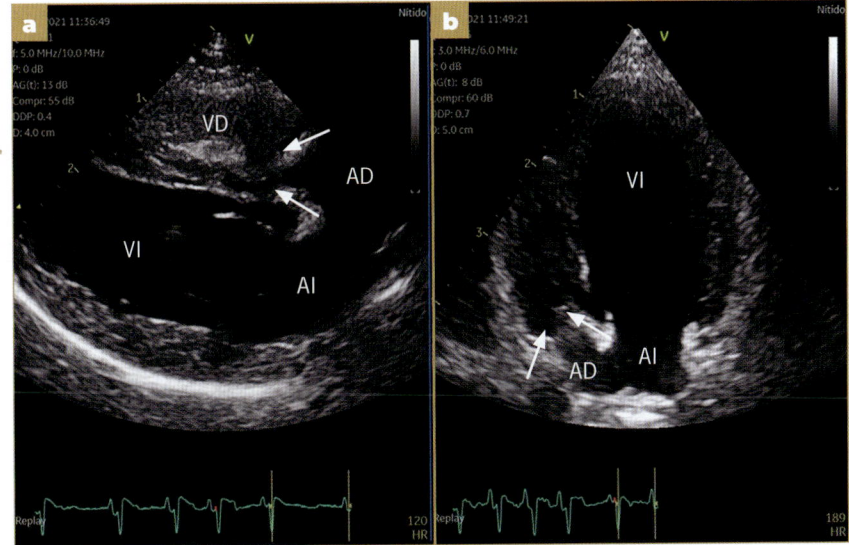

FIGURA 7.36. Spitz Alemán macho de 2 años de edad con atresia pulmonar y con septo interventricular intacto. Proyecciones longitudinal (a) y apical de cuatro cámaras (b) que muestran hipoplasia tricúspide grave (flechas). AD, aurícula derecha; AI, aurícula izquierda; VD, ventrículo derecho; VI, ventrículo izquierdo.

presentes tanto la porción de entrada como el TSVD) (fig. 7.34b; vídeo 7.15). Esta evaluación debe realizarse cuidadosamente mediante ecocardiografía, con implicaciones directas en la posible corrección quirúrgica.

Por último, en la literatura humana se ha descrito la evaluación ecocardiográfica de la anatomía coronaria y la(s) fuente(s) de aporte sanguíneo pulmonar. La presencia de flujo pulmonar procedente de un CAP o de colaterales aortopulmonares mayores debe evaluarse utilizando proyecciones de eje corto a nivel de la base cardiaca en las ventanas paraesternal derecha y craneal izquierda. A veces se observan conexiones arteriales ventriculocoronarias que pueden dar lugar a una circulación coronaria dependiente del ventrículo derecho, con dilatación y tortuosidad de las

arterias coronarias proximales como signo indirecto de esta afección. También pueden observarse los sinusoides coronarios mediante una escala de baja velocidad en Doppler color dentro del miocardio ventricular derecho y son otro signo indirecto de circulación coronaria dependiente del ventrículo derecho, que requiere confirmación mediante técnicas de imagen más precisas.

TRATAMIENTO Y PRONÓSTICO

En medicina humana, es esencial comenzar el tratamiento desde el periodo neonatal para mantener el conducto arterioso permeable, ya sea mediante infusión continua de prostaglandina o mediante endoprótesis. El tratamiento de elección es la cirugía; la técnica dependerá del alcance del defecto, que puede ir desde la reparación biventricular (cuando el ventrículo derecho es tricameral) con perforación por radiofrecuencia de la válvula pulmonar y reconstrucción del TSVD hasta la reparación ventricular única mediante un procedimiento de Glenn bidireccional seguido de una operación de Fontan, o el trasplante cardiaco en pacientes con isquemia miocárdica causada por anomalías de las arterias coronarias. Todavía no se ha descrito la corrección quirúrgica de la AP-TIV en animales.

Las flebotomías pueden estar indicadas para el tratamiento paliativo de pacientes con eritrocitosis grave; además, en situaciones de urgencia, los esfuerzos por mantener la resistencia arterial sistémica en un valor normal tienen un gran impacto para garantizar una perfusión pulmonar adecuada.

La morfología unicameral del ventrículo derecho y la circulación coronaria dependiente del ventrículo derecho son factores de riesgo independientes de mal pronóstico demostrados en medicina humana. Los avances diagnósticos y quirúrgicos han permitido una mejora gradual de la supervivencia de los pacientes con formas menos complejas. No existen datos pronósticos publicados en medicina veterinaria, pero teniendo en cuenta las grandes limitaciones para la corrección quirúrgica, es razonable afirmar que se trata de una enfermedad con un pronóstico desfavorable.

ANOMALÍA DE UHL

Descrita por primera vez en 1952 por el Dr. Henry Uhl en un lactante, esta CC rara se caracteriza por la ausencia total o parcial del miocardio ventricular derecho, dilatación grave y disfunción ventricular con desarrollo de insuficiencia cardiaca derecha a una edad temprana. Aún no se ha estimado su prevalencia. Los estudios sobre la anomalía de Uhl en la literatura veterinaria son aislados, con solo tres casos: uno en un visón, identificado durante una autopsia, y dos gatos con una presentación clínica típica de insuficiencia cardiaca derecha grave.

ANOMALÍAS Y FISIOPATOLOGÍA

En la anomalía de Uhl, también llamada «corazón de pergamino», el ventrículo derecho aparece macroscópicamente delgado como el papel y translúcido (fig. 7.37a) y las superficies endocárdica y epicárdica están separadas, sin tejido adiposo interpuesto y sin evidencia de inflamación y necrosis. El miocardio está sustituido por tejido fibroelástico (fig. 7.37b). La pared septal, la trabécula septomarginal y los músculos papilares de la válvula tricúspide están normalmente muscularizados.

A pesar de la recopilación de aproximadamente 100 casos descritos en el último siglo, sigue faltando una explicación fiable para la ausencia de miocardio en el ventrículo derecho. La hipótesis actualmente más aceptada es que el miocardio del ventrículo derecho sufre, desde el desarrollo embrionario, un proceso apoptótico intenso y sin restricciones. La presencia de un posible agente etiológico y la afectación exclusiva del ventrículo derecho representan puntos que aún necesitan aclaración.

Aunque parece haber un solapamiento fenotípico entre la anomalía de Uhl y la cardiomiopatía arritmogénica del ventrículo derecho (CAVD), algo que durante muchos años fue motivo de confusión, un estudio más reciente en humanos ha demostrado que ambas afecciones son entidades separadas, con hallazgos patológicos y presentaciones clínicas distintas. Mientras que en la CAVD el miocardio restante está infiltrado por tejido fibroadiposo, en la anomalía de Uhl, como se ha mencionado anteriormente, solo se interpone una pequeña cantidad de tejido fibroelástico entre el endocardio y el epicardio.

La principal consecuencia hemodinámica de esta anomalía es la contracción muy reducida o ausente del ventrículo derecho, que actuará pasivamente como conducto para el paso de la sangre auricular a la circulación pulmonar. La morfología e implantación de la válvula tricúspide son normales; sin embargo, la dilatación severa del ventrículo derecho genera una tracción de sus cuerdas tendinosas con apicalización del punto de cierre valvular y regurgitación tricúspide funcional, efecto conocido como «tethering». Estos aspectos contribuyen al desarrollo de una insuficiencia cardiaca derecha grave, con un aumento sustancial de la presión venosa sistémica, y pueden asociarse a una intensa desaturación central cuando se acompañan de un foramen oval permeable, que se encuentra en aproximadamente el 25 % de los pacientes humanos con esta enfermedad pero que aún no se ha documentado en la literatura veterinaria. La función ventricular izquierda está preservada, incluso en situaciones en las que existe un deterioro grave del ventrículo derecho.

HALLAZGOS CLÍNICOS Y DIAGNÓSTICO

En general, los pacientes que presentan la anomalía de Uhl desarrollan signos de insuficiencia cardiaca a una edad muy temprana, y la mayoría de los casos humanos fallecen durante la infancia. También se han descrito casos de pacientes con ausencia parcial del miocardio ventricular derecho que permanecen asintomáticos o ligeramente sintomáticos hasta la edad adulta. En la CAVD, las fibras

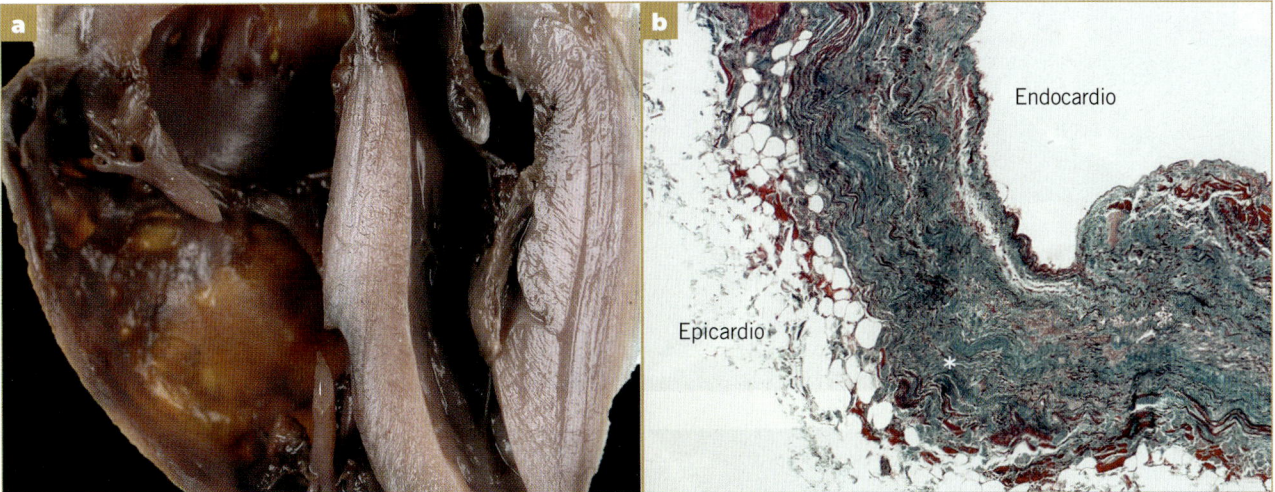

FIGURA 7.37. a) Corazón con ventrículo derecho abierto y transiluminado que muestra una pared delgada y translúcida. b) Corte histológico que muestra la ausencia completa del miocardio, asociada a una fina capa de tejido conjuntivo entre las superficies epicárdica y endocárdica (*). Tinción tricrómica de Masson (×10).

musculares restantes intercaladas con tejido graso y fibroso proporcionan un sustrato para las arritmias ventriculares; estos episodios arrítmicos son los que más contribuyen a las complicaciones clínicas de la enfermedad. Sin embargo, en la anomalía de Uhl, probablemente debido a la ausencia de focos residuales que inicien o transmitan actividad eléctrica anómala, las arritmias y las alteraciones de la conducción son menos frecuentes, al igual que la muerte súbita, que se observa con frecuencia en la CAVD.

Los signos clínicos son inespecíficos y pueden solaparse con los presentes en otras cardiopatías coronarias que provocan insuficiencia cardiaca derecha. Estos signos incluyen disnea en reposo o de esfuerzo, distensión yugular, reflujo hepatoyugular, ascitis, edema periférico, hepatoesplenomegalia, derrame pleural, pulso femoral débil, palidez de mucosas y otros. En la auscultación puede escucharse un soplo pansistólico típico en el borde esternal derecho en presencia de regurgitación tricúspide, junto con un tercer sonido cardiaco debido al flujo pasivo hacia el ventrículo derecho poco distensible. En pacientes con derrame pleural pueden escucharse sonidos pulmonares apagados en los campos ventrales.

ELECTROCARDIOGRAFÍA

Los hallazgos electrocardiográficos más frecuentes en humanos son bloqueo auriculoventricular de primer grado, desviación del eje eléctrico hacia la derecha, bajo voltaje del complejo QRS y signos de dilatación auriculoventricular derecha, caracterizada por ondas P altas y ondas S profundas. Se han descrito fibrilación auricular y raros latidos ectópicos

ventriculares aislados en un adulto con enfermedad de larga evolución. También se han descrito casos de taquiarritmias ventriculares. En los dos casos publicados en gatos, los animales tenían ritmo sinusal regular, uno con aumento de la duración de la onda P y una incisura en el complejo QRS, y el otro con signos de dilatación auriculoventricular derecha con ectopia ventricular con morfología de bloqueo de rama derecha del haz de His. El uso de monitorización Holter de 24 horas es importante para diagnosticar y cuantificar posibles arritmias paroxísticas en esta situación.

RADIOLOGÍA

Los principales hallazgos en las radiografías de tórax son el aumento de la silueta de la aurícula y el ventrículo derechos y la distensión de las venas cavas. Puede haber derrame pleural en casos de insuficiencia derecha. No se esperan indicios de congestión vascular pulmonar a menos que exista algún otro defecto asociado.

ECOCARDIOGRAFÍA

Los hallazgos ecocardiográficos en animales con anomalía de Uhl son los mismos que los descritos en humanos con esta afección: dilatación de la aurícula y el ventrículo derechos, paredes ventriculares muy delgadas con disfunción sistólica grave (fig. 7.38; vídeo 7.16), presencia de una prominencia septal (rectificación diastólica precoz del septo interventricular) y regurgitación tricúspide. Al estudiar la función ventricular derecha, variables como la excursión sistólica del plano anular tricúspide, el cambio fraccional de área,

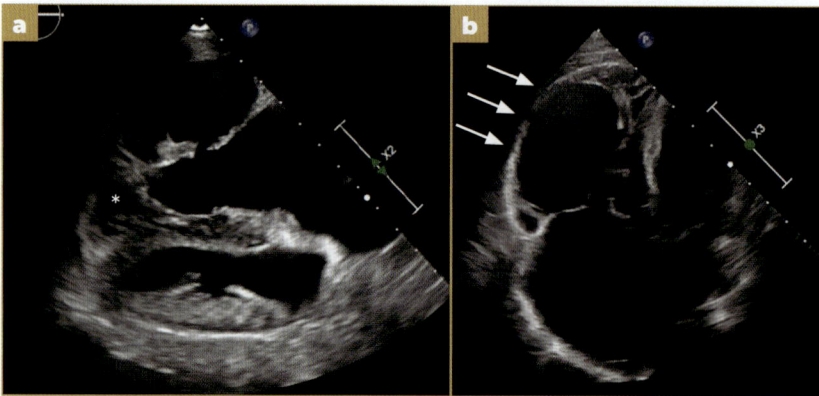

FIGURA 7.38. a) Proyección paraesternal derecha de cuatro cámaras que muestra una dilatación grave de la aurícula derecha y del ventrículo derecho, formando este último el ápex cardiaco (*). b) Proyección de cuatro cámaras enfocada al ventrículo derecho en la que es posible observar el adelgazamiento difuso de la pared libre del ventrículo derecho (flechas), característica distintiva de esta enfermedad.

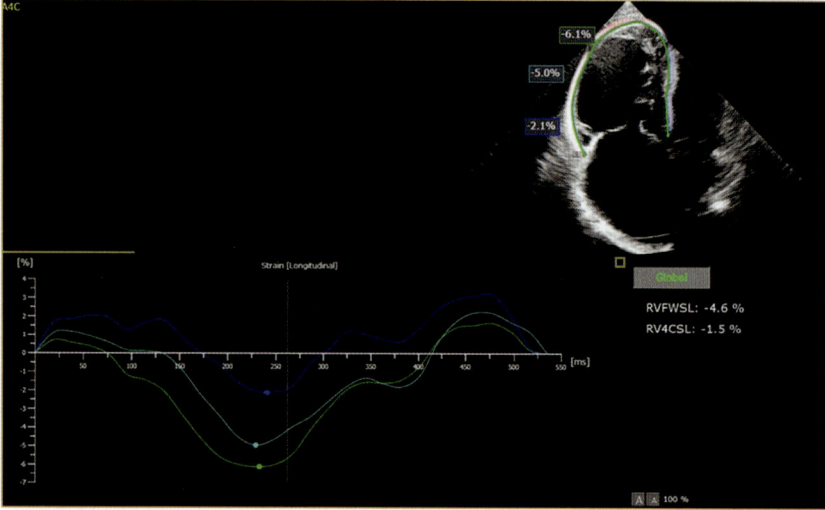

FIGURA 7.39. Medida de la deformación *(strain)* longitudinal del ventrículo derecho severamente reducido (medida de la deformación de la pared libre del ventrículo derecho: –4,6 %).

la velocidad anular tricúspide medida por Doppler tisular y la medida de la deformación *(strain)* longitudinal presentarán valores marcadamente reducidos (fig. 7.39; vídeo 7.17).

El aparato tricúspide es normal, aunque la regurgitación tricúspide funcional está presente en la mayoría de los casos (fig. 7.40; vídeo 7.18). Debido a la disfunción sistólica grave, la regurgitación tricúspide será de baja velocidad mediante el Doppler continuo (en la mayoría de los casos por debajo de 2 m/s), así como con una forma de espectro triangular. Los hallazgos que se encuentran habitualmente en gatos con CAVD, como anomalías musculares en la región trabecular apical e imágenes compatibles con un aneurisma en la región apical o subtricúspide, no se observaron en los estudios de anomalía de Uhl en gatos. La dilatación de la vena cava caudal y la presencia de una onda S inversa en el flujo venoso hepático pueden denotar congestión venosa sistémica y regurgitación tricúspide grave, respectivamente. En el caso mostrado en este capítulo también estaba presente el subdesarrollo de la arteria pulmonar principal, probablemente debido a un volumen sistólico ventricular derecho muy reducido (fig. 7.41).

VÍDEO 7.16. Anomalía de Uhl. Dilatación auriculoventricular derecha grave asociada con adelgazamiento difuso de la pared ventricular derecha.

VÍDEO 7.17. Anomalía de Uhl. Medida de la deformación *(strain)* longitudinal de la pared libre del ventrículo derecho que muestra valores marcadamente reducidos.

VÍDEO 7.18. Anomalía de Uhl. Regurgitación tricúspide grave.

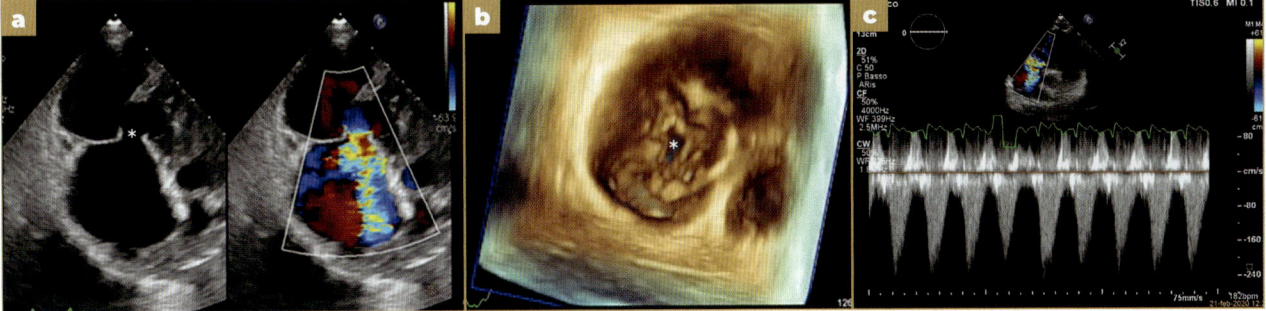

FIGURA 7.40. a) Proyección apical de cuatro cámaras enfocada al ventrículo derecho con Doppler color que muestra una regurgitación tricúspide (RT) grave con un chorro central muy grande. En modo bidimensional es posible apreciar un gran defecto de coaptación (*), causado por un efecto de cierre. b) Proyección ventricular ecocardiográfica tridimensional de la válvula tricúspide durante la sístole que muestra un gran orificio funcional de la RT. c) Doppler continuo del flujo de la RT que muestra una señal densa, triangular y de señal de pico precoz, que son aspectos cualitativos de la RT grave.

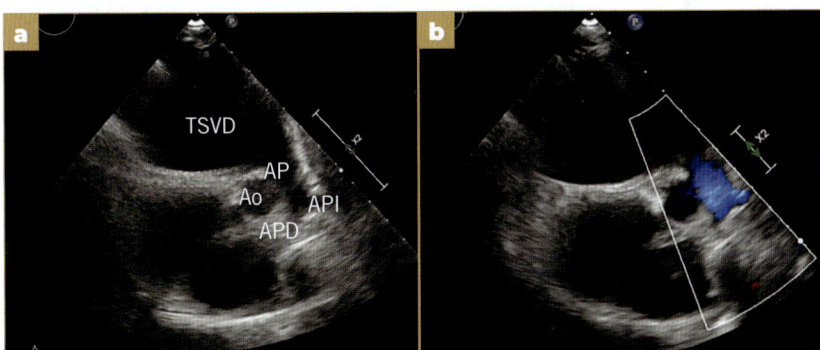

FIGURA 7.41. Proyección paraesternal izquierda de eje corto de la arteria pulmonar con (a) y sin Doppler color (b) que muestra hipoplasia grave de la arteria pulmonar principal y sus ramas. Ao, aorta; AP, arteria pulmonar; APD, arteria pulmonar derecha; API, arteria pulmonar izquierda; TSVD, tracto de salida del ventrículo derecho.

TRATAMIENTO

El tratamiento definitivo de la anomalía de Uhl sigue siendo controvertido e implica cuidados paliativos. El tratamiento con diuréticos ha de utilizarse en la insuficiencia cardiaca derecha y los derrames deben drenarse. No se ha descrito el uso de agentes inótropos para esta afección. Los abordajes quirúrgicos más empleados en humanos implican la exclusión total o parcial del corazón derecho mediante la creación de una conexión cavopulmonar (técnicas de Glenn o Fontan). Aunque producen buenos resultados a corto plazo, el pronóstico a largo plazo sigue siendo desfavorable, con una elevada tasa de mortalidad. En los casos refractarios, está indicado un trasplante de corazón.

SITUS INVERSUS TOTALIS

El *situs inversus totalis* (SIT) es una malformación congénita rara caracterizada por una posición anormal e invertida de todos los órganos, que produce una proyección anatómica en espejo, y que afecta aproximadamente a 1 de cada 10.000 nacidos vivos en humanos, sin que se haya descrito predisposición de género.

En el SIT, la rotación del tubo cardiaco se producirá en la dirección opuesta durante el desarrollo embrionario, causando así la inversión de la posición de disposición normal de las vísceras toracoabdominales (fig. 7.42). El SIT se considera una enfermedad autosómica recesiva, con algunos de los genes implicados identificados en humanos. En medicina veterinaria se han descrito casos aislados en varias especies, y en perros el SIT se encuentra más comúnmente asociado a una enfermedad conocida como síndrome de Kartagener, que se caracteriza por la tríada de SIT, sinusitis crónica y bronquiectasias. Las dos últimas afecciones están causadas por una deficiencia en la motilidad de los cilios y flagelos, una afección conocida como discinesia ciliar primaria (DCP), en la que los tejidos epiteliales ciliados son más propensos a las lesiones.

La prevalencia del SIT con DPC en humanos es de aproximadamente el 50 %. En los perros se ha planteado la hipótesis de una transmisión hereditaria en una colonia de Springer Spaniels Ingleses con DPC, pero no se han realizado estudios genéticos exhaustivos en esta especie. La asociación entre el SIT y defectos cardiacos congénitos en humanos muestra una prevalencia entre el 5 y el 10 %,

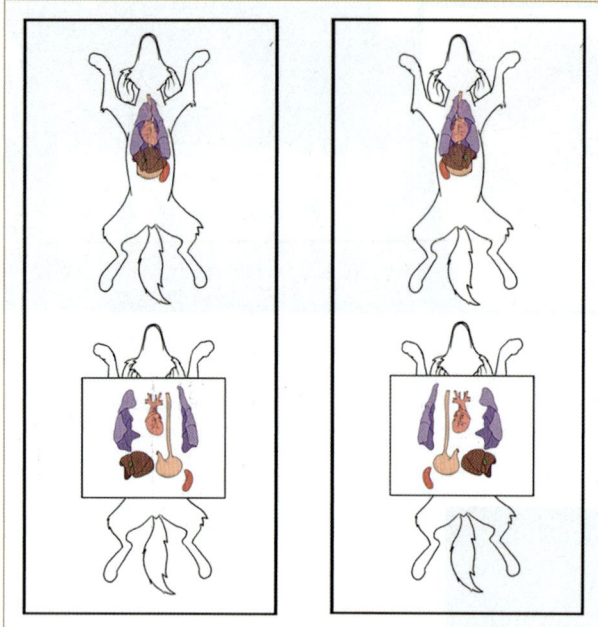

FIGURA 7.42. a) Ilustración esquemática de la disposición normal de las vísceras toracoabdominales *(situs solitus)*. b) Dibujo esquemático del *situs inversus totalis*. Obsérvese la posición invertida del hígado, estómago y bazo. En el tórax, la posición del corazón, los grandes vasos y los pulmones está invertida.

mientras que en veterinaria solo se han publicado unos pocos estudios de casos sobre esta asociación.

EXAMEN CLÍNICO

En la mayoría de los casos, los animales con SIT son asintomáticos y el diagnóstico incidental se realiza a partir de exámenes de imagen como radiografías torácicas o abdominales, ecocardiogramas y ecografías abdominales y TC o RM. La auscultación puede revelar el latido más fuerte en el hemitórax derecho. Los animales con DPC pueden presentar signos clínicos derivados de rinosinusitis, bronquitis crónica, bronconeumonía, atelectasia, hidrocefalia u otitis media con pérdida auditiva. Cuando se asocia a un defecto cardiaco congénito, la presentación clínica estará relacionada con el tipo específico de defecto.

ELECTROCARDIOGRAFÍA

Los cambios electrocardiográficos del SIT en animales descritos en estudios de casos veterinarios son similares a los observados en humanos con SIT y dextrocardia. Se ha descrito una onda P, un complejo QRS y una onda T negativos en la derivación I de las extremidades, con una tendencia inversa en la amplitud del QRS en las derivaciones precordiales. El eje eléctrico medio suele estar desplazado hacia

la derecha. No existen correlaciones con alteraciones de la conducción o del ritmo en pacientes con SIT, excepto cuando existe una cardiopatía estructural asociada.

RADIOLOGÍA

En las radiografías puede observarse un cambio en la disposición normal de los órganos toracoabdominales en cuanto a su lateralidad, y la mayoría de los casos de SIT se diagnostican con esta técnica de imagen. Debe obtenerse una proyección toracoabdominal ventrodorsal para evaluar la lateralidad visceral. En el segmento torácico suele observarse dextrocardia con dextroposición, aunque no es una situación que deba darse necesariamente. El arco aórtico está a la derecha y las venas cavas a la izquierda. En el segmento abdominal, el fondo del estómago se sitúa a la derecha, al igual que el bazo y el colon descendente. La mayor parte del hígado se encuentra en el lado izquierdo. Otras técnicas, como la TC y la RM, también revelarán la posición invertida de los órganos toracoabdominales.

ECOCARDIOGRAFÍA

En la proyección de cuatro cámaras de eje largo a través de la ventana paraesternal derecha, el examinador encontrará la aurícula y el ventrículo izquierdos en lugar de las cámaras derechas situadas en el campo proximal (fig. 7.43). El arco aórtico se situará a la derecha. Para determinar el *situs* abdominal, debe valorarse la posición del hígado y el bazo, así como la posición de la vena cava caudal y la aorta, que por lo general están situadas a derecha e izquierda, respectivamente, e invertidas en los pacientes con SIT. Se deben utilizar posiciones no convencionales del transductor para realizar el estudio ecocardiográfico completo, que es más difícil en estos pacientes. No se esperan cambios morfodinámicos en la ecocardiografía, excepto cuando existen enfermedades estructurales concomitantes.

TRATAMIENTO Y PRONÓSTICO

Cuando se presenta como una afección aislada, el SIT no requiere tratamiento específico y no tiene implicaciones pronósticas. En casos de síndrome de Kartagener, el tratamiento debe dirigirse a la afección respiratoria en cuestión. Se debe instruir a los propietarios para que informen a cualquier veterinario que trate a su animal del diagnóstico de SIT antes de cualquier diagnóstico por imagen o abordaje quirúrgico.

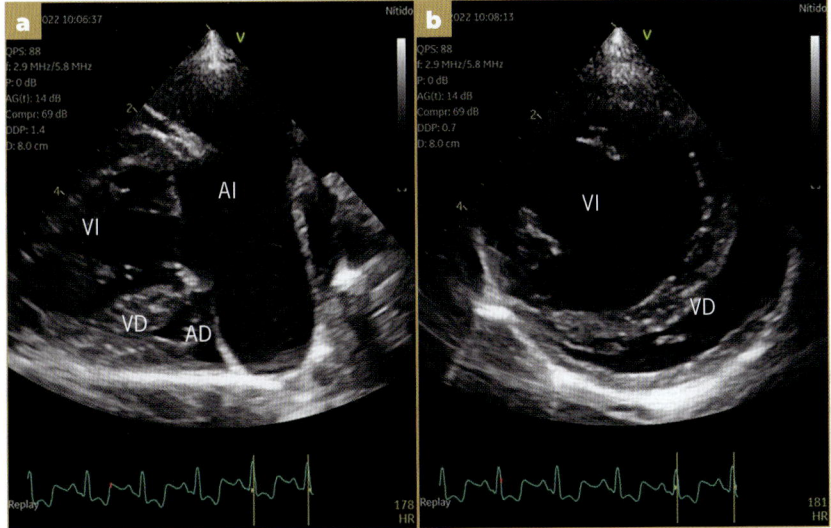

FIGURA 7.43. a) Proyección paraesternal derecha de cuatro cámaras que muestra la inversión de la posición normal de las cámaras cardiacas, con visualización de la aurícula izquierda (AI) y el ventrículo izquierdo (VI) en el campo proximal y las cámaras derechas en el campo distal. AD, aurícula derecha; VD, ventrículo derecho. b) Proyección paraesternal derecha de eje corto al nivel del plano de las cuerdas tendinosas que muestra el ventrículo izquierdo en el campo próximo y el ventrículo derecho en el campo distal.

ANOMALÍAS DE LOS ANILLOS VASCULARES

Las anomalías de los anillos vasculares (AAV) son malformaciones congénitas de los grandes vasos que pueden provocar la constricción extrínseca del esófago y, muy rara vez, de la tráquea en la base del corazón. Se considera una anomalía cardiovascular infrecuente y se describe con mayor frecuencia en perros de raza pura. Las razas con mayor número de casos son el Pastor Alemán y el Labrador Retriever, aunque este hallazgo depende de la población canina de cada región. En los más de 34 estudios de casos publicados en gatos y en una serie de casos de 20 animales, no se encontró predominancia por raza o sexo. Embriológicamente, la formación de las AAV depende de la preservación o involución de partes específicas del arco aórtico embrionario y pueden estar formados en parte por el ligamento arterioso o un CAP.

Los seis pares de arcos aórticos que se desarrollan a ambos lados de la faringe sufren modificaciones durante el desarrollo embrionario y no están presentes simultáneamente, sino que el desarrollo y la regresión se producen en diferentes etapas.

- Primer arco aórtico: retrocede precozmente.
- Segundo arco aórtico: retrocede precozmente.
- Tercer arco aórtico: contribuye a la formación de las arterias carótidas comunes y de las arterias carótidas internas proximales bilateralmente.
- Cuarto arco aórtico: el arco izquierdo contribuye a la formación de la aorta descendente; junto con la séptima arteria intersegmentaria, el arco aórtico derecho forma la arteria subclavia derecha.
- Quinto arco aórtico: se degenera o no se desarrolla.
- Sexto arco aórtico: contribuye a la formación de las arterias pulmonares, así como del conducto arterioso derecho e izquierdo, desapareciendo el conducto derecho en el periodo prenatal y cerrándose el izquierdo posnatalmente, lo que deja como remanente el ligamento arterioso.

Tradicionalmente se han descrito siete tipos de AAV en perros y gatos, que son los siguientes:

- Tipo 1: arco aórtico derecho persistente (AADP) con ligamento arterioso izquierdo, que representa el 95 % de los casos en perros y el 85 % de los casos en gatos. Está causado por el desarrollo del cuarto arco aórtico derecho en lugar del izquierdo, lo que favorece la obstrucción de la vía esofágica normal como consecuencia del anillo formado entre el arco aórtico anómalo y la arteria pulmonar izquierda a través del ligamento arterioso o del conducto persistente (figs. 7.44a y 7.45).
- Tipo 2: AADP con arteria subclavia izquierda persistente (fig. 7.44b).
- Tipo 3: AADP con persistencia del ligamento arterioso izquierdo y de la arteria subclavia (fig. 7.44c).
- Tipo 4: se caracteriza por la persistencia de ambos arcos aórticos, lo que se conoce como anomalía del doble arco aórtico. Ambos arcos son funcionales, pero el izquierdo suele estar poco desarrollado. En este tipo de AAV también es posible observar signos respiratorios derivados de la compresión traqueal (fig. 7.44d).

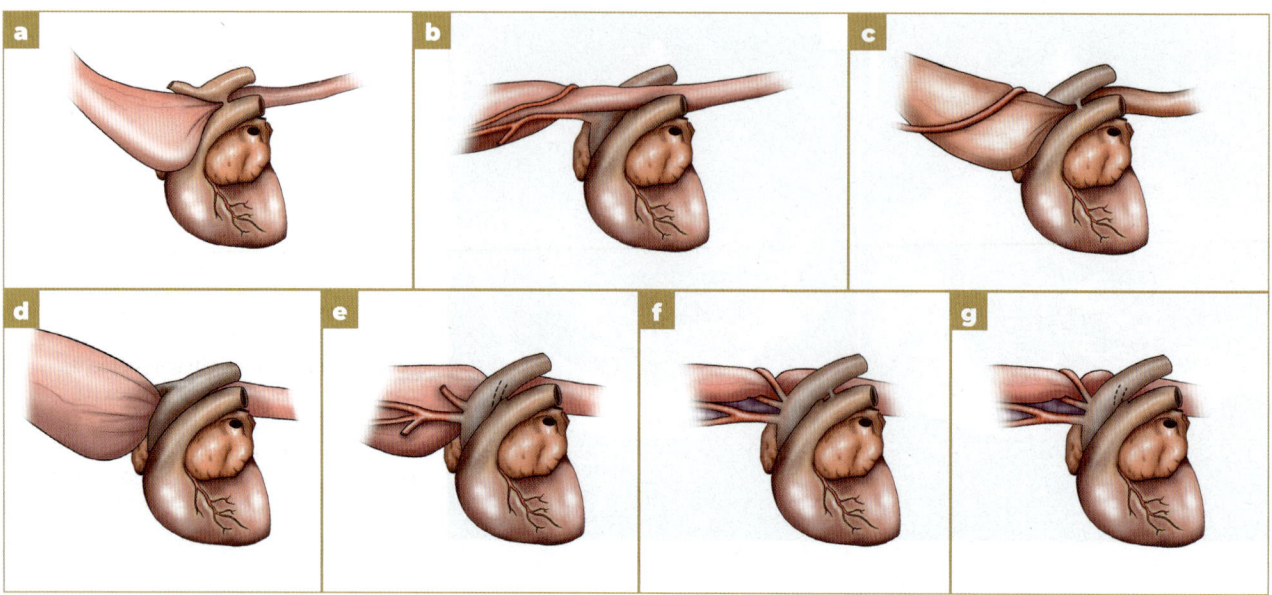

FIGURA 7.44. Tipos de anomalías del anillo vascular. a) Tipo 1. b) Tipo 2. c) Tipo 3. d) Tipo 4. e) Tipo 5. f) Tipo 6. g) Tipo 7.

- Tipo 5: representa una imagen especular de tipo I, con presencia del arco aórtico izquierdo y ligamento/conducto arterioso derecho (fig. 7.44e).
- Tipo 6: presencia de una arteria subclavia derecha aberrante que se origina en el arco aórtico izquierdo en lugar del tronco braquiocefálico y genera compresión esofágica en su cara dorsal (fig. 7.44f).
- Tipo 7: arco aórtico izquierdo normal con ligamento arterioso derecho persistente y arteria subclavia derechas (fig. 7.44g).

HALLAZGOS CLÍNICOS Y DIAGNÓSTICO

La mayoría de los pacientes con AAV presentan signos clínicos derivados de la constricción esofágica, que comienzan tras el destete con la introducción de dietas sólidas. Los animales afectados suelen ser pequeños en comparación con sus hermanos de camada a pesar de conservar el apetito. La regurgitación posprandial frecuente es el signo clínico más prevalente y puede causar neumonía por aspiración como complicación, lo que conlleva un empeoramiento sustancial del cuadro clínico. Los animales con doble arco aórtico también pueden desarrollar signos de obstrucción fija de las vías respiratorias. La exploración física no muestra signos específicos para el diagnóstico de las AAV, aunque a veces es posible, sobre todo después de las comidas, observar una dilatación del esófago cervical tras una compresión torácica suave debida al megaesófago. En los casos de neumonía por aspiración, la auscultación puede revelar la presencia de

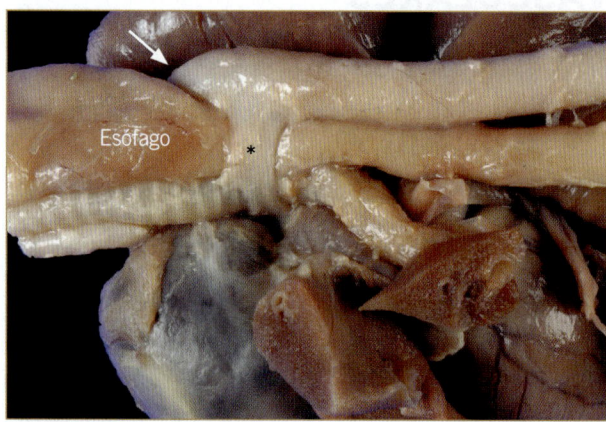

FIGURA 7.45. Muestra post mortem de un perro afectado por anomalía del anillo vascular. Obsérvese la presencia del arco aórtico derecho persistente (flecha) con el ligamento arterioso izquierdo (asterisco) causando constricción esofágica y dilatación de su porción proximal.

sonidos crepitantes estrepitosos, especialmente en los cuadrantes ventrales, derivados de la existencia de un exceso de líquido en las vías respiratorias. El ECG no muestra cambios que sugieran AAV, excepto si existen anomalías cardiovasculares asociadas. Aunque el estudio ecocardiográfico no es útil para el diagnóstico de esta afección, puede demostrar, especialmente después de las comidas, la presencia de dilatación esofágica craneal al corazón, lo que causa a veces una leve deformación diastólica de la pared anterior del ventrículo izquierdo y del TSVD (fig. 7.46; vídeo 7.19). También puede revelar, si existe, la presencia de un CAP. En humanos, la ecocardiografía es útil en la evaluación de la lateralidad

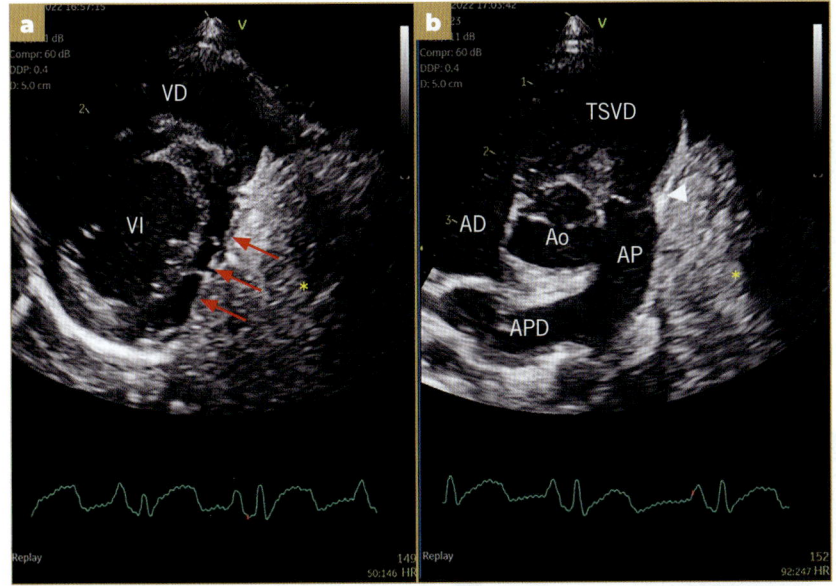

FIGURA 7.46. Pastor Alemán macho de 2 meses de edad con arco aórtico derecho persistente. a) Proyección paraesternal derecha de eje corto a nivel de cuerdas tendinosas que muestra deformación (flechas rojas) por el esófago (asterisco amarillo) de la pared anterior del ventrículo izquierdo durante la diástole. b) Proyección paraesternal derecha de eje corto de la arteria pulmonar. Obsérvese la ligera compresión del tracto de salida proximal a la válvula pulmonar (punta de flecha blanca) por el esófago. AD, aurícula derecha; Ao, aorta; AP, arteria pulmonar; APD, arteria pulmonar derecha; TSVD, tracto de salida del ventrículo derecho; VD, ventrículo derecho; VI, ventrículo izquierdo.

VÍDEO 7.19. Anomalía del anillo vascular. Dilatación del esófago craneal al corazón vista por ecocardiografía.

aórtica y el estudio de los vasos del arco utilizando proyecciones supraesternales; sin embargo, los perros y gatos tienen ventanas acústicas insuficientes para una evaluación precisa y una repetibilidad adecuada para este propósito.

Las radiografías de tórax se utilizan con frecuencia en el diagnóstico de las AAV y, aunque no son concluyentes en cuanto al tipo específico, pueden ser útiles para demostrar la presencia de un ensanchamiento esofágico craneal a la silueta cardiaca, la desviación ventral e izquierda de la tráquea (fig. 7.47) y la ausencia del abombamiento normal del lado izquierdo de la aorta ascendente. Cuando se asocian a un esofagograma con contraste, proporcionarán mayor detalle del lugar de la constricción esofágica; en algunos casos, será posible observar la presencia de una prominente indentación dorsal del esófago (fig. 7.48). Los pacientes con signos de dificultad respiratoria y dilatación esofágica cervical suelen tener un alto riesgo de aspiración del medio de contraste; por tanto, debe evaluarse cuidadosamente el riesgo/beneficio de realizar el estudio.

La TC y la RM con contraste son los métodos más precisos para el diagnóstico y la correcta clasificación de las AAV (fig. 7.49). Permiten una planificación quirúrgica más precisa y son también una alternativa segura en pacientes con alto riesgo de aspiración si se realiza un esofagograma.

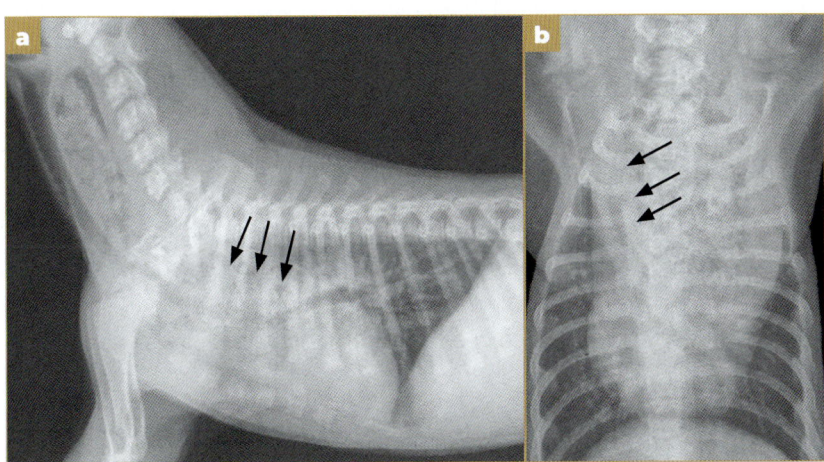

FIGURA 7.47. Pastor Alemán macho de 2 meses de edad con arco aórtico derecho persistente. Proyecciones torácica lateral derecha(a) y ventrodorsal (b). Obsérvese la grave dilatación esofágica desde la porción cervical hasta la porción craneal a la silueta cardiaca. También se aprecia una marcada desviación ventral y lateral de la tráquea (flechas negras).

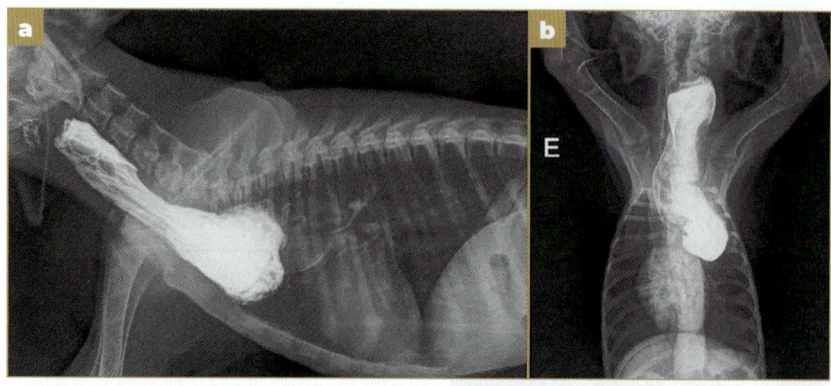

FIGURA 7.48. Perro mestizo de 3 meses de edad con arco aórtico derecho persistente. Megaesófago diagnosticado mediante esofagografía con bario. Obsérvese la grave dilatación esofágica craneal a la silueta cardiaca, que sugiere claramente la presencia de un anillo vascular.

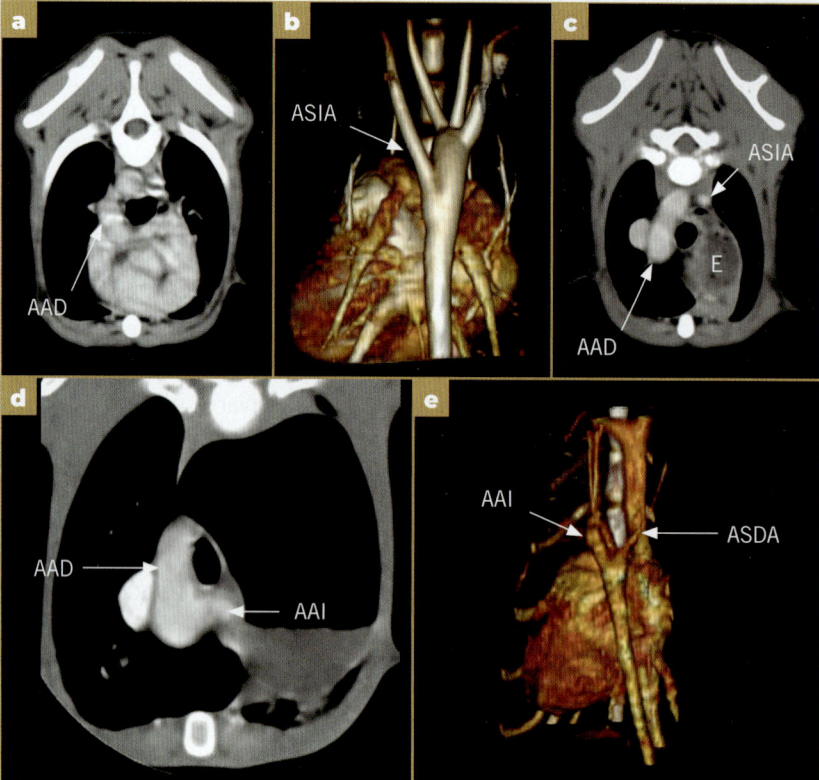

FIGURA 7.49. Diferentes tipos de anomalías del anillo vascular (AAV) evaluadas mediante tomografía computarizada (TC). a) Imagen en plano transversal que muestra una AAV de tipo 1 (arco aórtico derecho persistente). b) Reconstrucción tridimensional mediante TC en plano dorsal con reconstrucción volumétrica de una arteria subclavia aberrante en un paciente con una AAV de tipo 2. c) Imagen de TC en plano transversal en un paciente con arco aórtico derecho persistente y arteria subclavia izquierda aberrante (AAV de tipo 3). d) Imagen de TC en plano transversal en un paciente con AAV de tipo 4. Obsérvese el doble arco aórtico con el arco izquierdo más pequeño que el derecho (dominante). e) Imagen de TC tridimensional en plano dorsal con reconstrucción volumétrica de un paciente con arco aórtico izquierdo y arteria subclavia derecha aberrante (AAV de tipo 6). AAD, arco aórtico derecho; AAI, arco aórtico izquierdo; ASDA, arteria subclavia derecha aberrante; ASIA, arteria subclavia izquierda aberrante; E, esófago.

TRATAMIENTO Y PRONÓSTICO

La gravedad del cuadro clínico y el tipo de anomalía son los principales factores determinantes en el tratamiento de una AAV. Además del tratamiento de soporte para minimizar los efectos de la obstrucción esofágica, incluyendo cambios en el manejo dietético y tratamiento para posibles neumonías por aspiración, la cirugía es el tratamiento de elección. La toracotomía izquierda es el abordaje preferido en la mayoría de los casos, ya que permite seccionar el ligamento o el conducto arterioso en pacientes con AADP. La reparación quirúrgica de un arco aórtico doble requiere la individualización, ligadura y sección del arco no dominante (por lo general el izquierdo). El abordaje toracoscópico se ha mostrado prometedor como alternativa a la toracotomía para el tratamiento quirúrgico de las AAV. El pronóstico dependerá de la gravedad y cronicidad del proceso obstructivo, y de la presencia o ausencia de neumonías recurrentes. En general, cuando se realiza precozmente, la cirugía puede proporcionar una mejora sustancial del tamaño y la función esofágica, aunque el pronóstico puede ser peor en algunos casos graves y crónicos de obstrucción.

BIBLIOGRAFÍA

Amar M, Taksande V, Gautami J. Uhl's anomaly with absent tricuspid valve in an infant. *Cardiovasc Echogr,* 2015, 25(3):90-92.

Atwell RBJ. Uhl's anomaly in a cat associated with severe right-sided cardiac decompensation. *Small Anim Pract,* 1980, 21(2):121-127.

Bascuñán A, Regier PJ, Case JB, *et al.* Vascular ring anomalies in cats: 20 cases (2000-2018). *Veterinary Surgery,* 2020, 49(2):265-273.

Bentley DM. Congenital endocardial fibroelastosis in a dog. *Can Vet J,* 1999, 40:805-807.

Bertrand AFT, Lazard M, *et al.* What Is Your Diagnosis? *J Am Vet Med Assoc,* 2019, 254:583-585.

Buergelt CD, Suter PF. Persistent truncus arteriosus in a cat. *J Am Vet Med Assoc,* 1968, 153:548-552.

Chen HC, Bussian P, Whitehead JE. Persistent Truncus Arteriosus in a Dog. *Vet Pathol,* 1972, 9(5):379-383.

Chikkabyrappa SM, Loomba RS, Tretter JT. Pulmonary atresia with an intact ventricular septum: preoperative physiology, imaging, and management. *Semin Cardiothorac Vasc Anesth,* 2018, 22(3):245-255.

Chuzel T, Bublot I, Couturier L, *et al.* Persistent truncus arteriosus in a cat. *J Vet Cardiol,* 2007, 9(1):43-6.

Cohen MS, Eidem BW, Cetta F, *et al.* Multimodality Imaging Guidelines of Patients with Transposition of the Great Arteries: A Report from the American Society of Echocardiography Developed in Collaboration with the Society for Cardiovascular Magnetic Resonance and the Society of Cardiovascular Computed Tomography. *J Am Soc Echocardiogr,* 2016, 29(7):571-621.

Collett RW, Edwards JE. Persistent truncus arteriosus: a classification according to anatomic types. *Surg Clin North Am,* 1949, 29:1245-1270.

Dąbrowska-Kugacka A, Dorniak K, Meyer-Szary J, *et al.* Myocardial function in patients with anomalous left coronary artery from the pulmonary artery syndrome: A long-term speckle tracking echocardiographic study. *PLoS One,* 2019, 14(10):e0223227.

Edwards DF, Kennedy JR, Patton CS, *et al.* Familial immotile-cilia-syndrome in English Springer spaniel dogs. *Am J Med Genet,* 1989, 33:290-298.

Eidem BW, Cetta F. *Echocardiography in Pediatric and Adult Congenital Heart Disease,* 3rd ed. Wolters Kluwer Health, 2020.

Eliot TS, Eliot PF, Lushbaugh CC, Slager UT. First report of the occurrence of neonatal endocardial fibroelastosis in cats and dogs. *J Am Vet Med Assoc,* 1958, 133:271-274.

Gerlis LM, Schmidt-Ott SC, Ho SY, Anderson RH. Dysplastic conditions of the right ventricular myocardium: Uhl's anomaly vs arrhythmogenic right ventricular dysplasia. *Br Heart J,* 1993, 69:142-150.

Guglielmini C, Pietra M, Cipone M. Aorticopulmonary septal defect in a German shepherd dog. *J Am Anim Hosp Assoc,* 2001, 37(5):433-437.

Guzeltas A, Ugan Atik S, Tanidir IC. Transcatheter Closure of Aortopulmonary Window in Infants with Amplatzer Duct Occluder-I. *Acta Cardiol Sin,* 2021, 37(3):305-308.

James TN, Nicholas MM, Sapire DW, *et al.* Complete heart block and fatal right ventricular failure in an infant. *Circulation,* 1996, 93:1588-600.

Kochi M, Sugimoto K, Kawamoto S, *et al.* Persistent truncus arteriosus with an anomalous coronary artery in a cat. *J Vet Cardiol,* 2021, 35:8-13.

Koo ST, LeBlanc NL, Scollan KF, Sisson DD. Complete transposition of the great arteries with double outlet right ventricle in a dog. *J Vet Cardiol,* 2016, 18(2):179-186.

Krahwinkel DJ, Coogan PS. Endocardial fibroelastosis in a Great Dane pup. *J Am Vet Med Assoc,* 1971, 159:327-331.

Kutsche LM, Van Mierop LH. Anatomy and pathogenesis of aorticopulmonary septal defect. *Am J Cardiol,* 1987, 59:443-447.

Kutsche LM, Van Mierop LH. Pulmonary atresia with and without ventricular septal defect: a different etiology and pathogenesis for the atresia in the 2 types? *Am J Cardiol,* 1983, 51(6):932-935.

Larsson MH, Baccaro MR, Pereira L, de Oliveira SM. Endocardial fibroelastosis in a dog. *J Small Anim Pract,* 1997, 38(4):168-170.

Luca AC, Lozneanu L, Miron IC, *et al.* Endocardial fibroelastosis and dilated cardiomyopathy - the past and future of the interface between histology and genetics. *Rom J Morphol Embryol,* 2020, 61(4):999-1005.

Markovic LE, Scansen BA, Potter BM. Role of computed tomography angiography in the differentiation of feline truncus arteriosus communis from pulmonary atresia with ventricular septal defect. *J Vet Cardiol,* 2017, 19(6):514-522.

Martins P, Castela E. Transposition of the great arteries. *Orphanet J Rare Dis,* 2008, 3:27.

Maya S, Katherine M, Susan WV, David EH. Surgical treatment of a double aortic arch in a dog. *Can Vet J,* 2021, 62:872-876.

Mori K, Ando M, Takao A, *et al.* Distal type of aortopulmonary window. Report of 4 cases. *Br Heart J,* 1978, 40(6):681-689.

Nicolle AP, Tessier-Vetzel D, Begon E, *et al.* Persistent truncus arteriosus in a 6-year-old cat. *J Vet Med A Physiol Pathol Clin Med,* 2005, 52(7):350-353.

Quintavalla C, Bossolini E, Rubini G, Tursi M. Uhl's anomaly in a domestic shorthair cat. *J Am Anim Hosp Assoc,* 2010, 46(6):444-448.

Reichler IM, Hoerauf A, Guscetti F, *et al.* Primary ciliary dyskinesia with situs inversus totalis, hydrocephalus internus and cardiac malformations in a dog. *J Small Anim Pract,* 2001, 42:345-348.

Richardson JV, Doty DB, Rossi NP, Ehrenhaft JL. The spectrum of anomalies of aortopulmonary septation. *J Thorac Cardiovasc Surg,* 1979, 78(1):21-27.

Rozengurt N. Endocardial fibroelastosis in common domestic cats in the UK. *J Comp Pathol,* 1994, 110:295-301.

Schorn C, Hildebrandt N, Schneider M, Schaub S. Anomalies of the aortic arch in dogs: evaluation with the use of multidetector computed tomography angiography and proposal of an extended classification scheme. *BMC Vet Res,* 2021, 17(1):387.

Scollan K, Salinardi B, Bulmer BJ, Sisson DD. Anomalous left-to-right shunting communication between the ascending aorta and right pulmonary artery in a dog. *J Vet Cardiol,* 2011, 13(2):147-152.

Serres F, Chetboul V, Sampedrano CC, *et al.* Ante-mortem diagnosis of persistent truncus arteriosus in an 8-year-old asymptomatic dog. *J Vet Cardiol,* 2009, 11(1):59-65.

Sleeper MM, Palmer JE. Echocardiographic diagnosis of transposition of the great arteries in a neonatal foal. *Vet Radiol Ultrasound,* 2005, 46:259e262.

Straw RC, Aronson EF, McCaw DL. Transposition of the great arteries in a cat. *J Am Vet Med Assoc,* 1985, 187(6):634-636.

Suh SY, Kim EJ, Yong HS, et al. Endocardial fibroelastosis demonstrated on multidetector computed tomography. *Int J Cardiol,* 2008, 124(3):e51-2.

Takamura K, Chen A, Ono S, Uechi M. Antemortem diagnosis of anomalous origin of the left coronary artery from the pulmonar artery in a dog. *BMC Vet Res,* 2022, 18:74.

Thadani SR, Foster E. Echocardiographic evaluation in transposition of the great arteries in the adult. *Echocardiography,* 2015, 32:S157-S165.

Tidholm A, Ljungvall I, Michal J, *et al.* Congenital heart defects in cats: A retrospective study of 162 cats (1996-2013). *J Vet Cardiol,* 2015, 17 Suppl 1:S215-9.

Uhl, HS. A previously undescribed congenital malformation of the heart: almost total absence of the myocardium of the right ventricle. *Bulletin of the Johns Hopkins Hospital,* 1952, 91(3):197-209.

Van Mierop LH, Patterson DF, Schnarr WR. Pathogenesis of persistent truncus arteriosus in light of observations made in a dog embryo with the anomaly. *Am J Cardiol,* 1978, 41(4):755-762.

Wegelius O, Von Essen R. Endocardial fibroelastosis in dogs. *Acta Pathol Microbiol Scand,* 1969,77:66-72.

Werner P, Raducha MG, Prociuk U, *et al.* The keeshond defect in cardiac conotruncal development is oligogenic. *Hum Genet,* 2005, 116(5):368-377.

Will JA. Subvalvular pulmonary stenosis and aorticopulmonary septal defect in the cat. *J Am Vet Med Assoc,* 1969, 154:913-916.

Xiao W, Wang Y, Cheng W, Zhang Y. The value of cardiac magnetic resonance imaging in endocardial fibroelastosis. *Front Pediatr,* 2022, 10:874597.

Zook BC. Some spontaneous cardiovascular lesions in dogs and cats. *Adv Cardiol,* 1974, 13:148-168.

CAPÍTULO 8

Enfermedad valvular mixomatosa

Ingrid Ljungvall, Jens Häggström

INTRODUCCIÓN

La enfermedad mitral mixomatosa (VMM) es la patología cardiaca más prevalente en perros. Los perros afectados por la VMM carecen de signos de anomalías valvulares al nacimiento, pero desarrollan la enfermedad en etapas posteriores de la vida. El término «mixomatosa» describe un rasgo histológico característico del proceso degenerativo que tiene lugar en el aparato valvular de los perros afectados. La degeneración mixomatosa afecta más comúnmente al aparato valvular mitral, pero cualquiera de las cuatro válvulas cardiacas puede verse afectada.

EPIDEMIOLOGÍA, ETIOLOGÍA Y PATOGENIA

EPIDEMIOLOGÍA

Se calcula que la VMM representa entre el 75 y el 80 % de las enfermedades cardiacas de los perros. Este trastorno se da en todas las razas caninas, pero la mayor prevalencia se observa en las razas pequeñas y medianas. La prevalencia aumenta con la edad y se ha demostrado que, a una edad determinada, es mayor en los perros machos. La morbilidad y mortalidad de la VMM en razas con predisposición es alta (en comparación con muchas otras enfermedades), y la VMM es la causa de un elevado número de casos de insuficiencia cardiaca congestiva (ICC) en perros.

ETIOLOGÍA

Dado que la enfermedad es más frecuente en determinadas razas de perros de tamaño pequeño y mediano, se sospecha desde hace tiempo que los factores genéticos desempeñan un papel importante en el desarrollo de la VMM. No se ha determinado su etiología, pero los estudios sugieren que múltiples genes influyen en el rasgo y que debe alcanzarse un determinado umbral para que se desarrolle la VMM. Otros factores, como el nivel de ejercicio del animal, el grado de obesidad y la dieta, no se han asociado al desarrollo de la patología. La aparición de la enfermedad puede ser hereditaria; la descendencia de un macho y una hembra que hayan desarrollado ambos la VMM a una edad más bien temprana tendrá, por término medio, una aparición precoz de la VMM (y de la ICC), y la descendencia de un macho y una hembra que hayan desarrollado ambos la VMM a una edad avanzada manifestará, por término medio, la enfermedad a una edad más avanzada, o nunca. Se ha demostrado que dos locus, situados en los cromosomas 13 y 14, están asociados a una edad temprana de aparición de la VMM en perros Cavalier King Charles Spaniel. Debido a la clara influencia de los factores genéticos en el desarrollo de la VMM en perros, en algunos países se han puesto en marcha programas de cría destinados a reducir su prevalencia en algunas razas de riesgo.

PATOGENIA

La degeneración mixomatosa afecta con mayor frecuencia al aparato valvular mitral, pero puede afectar a cualquiera de las cuatro válvulas cardiacas. La patogenia del engrosamiento progresivo y la degeneración de las valvas no se conoce del todo. Es probable que algunos factores desencadenantes primarios aumenten el riesgo de desarrollo de la enfermedad en perros con predisposición a la VMM, ya que no todos los perros desarrollan degeneración valvular mixomatosa.

Es probable que el daño endotelial desempeñe un papel importante en la progresión de la enfermedad, ya que se sabe que las células endoteliales se comunican ampliamente con las células subendoteliales (p. ej., células intersticiales valvulares [CIV]). El daño endotelial puede inducir la liberación de péptidos vasoactivos que podrían inducir la transformación de las CIV de un fenotipo fibroblástico a fenotipos más activos de miofibroblastos y células musculares lisas en la capa subendotelial. Se ha sugerido que la serotonina (5-HT), una monoamina que se ha encontrado en altas concentraciones en el suero de perros Cavalier King Charles Spaniel (una raza muy afectada por la VMM) y en la válvula mitral y el tejido miocárdico del ventrículo izquierdo (VI) de perros con VMM, contribuye a la transformación de las CIV subendoteliales. Las enzimas proteolíticas como las metaloproteinasas de la matriz también pueden estar implicadas en el desarrollo de la valvulopatía degenerativa, lo que da lugar a una organización atípica de los componentes del tejido conjuntivo.

ALTERACIONES ANATOMOPATOLÓGICAS Y FISIOPATOLOGÍA

ALTERACIONES ANATOMOPATOLÓGICAS

La degeneración mixomatosa del aparato valvular aparece primero en la línea de coaptación de las valvas. La degeneración es inicialmente más pronunciada en las porciones de las valvas donde se insertan las cuerdas tendinosas. El borde libre de las valvas se vuelve más grueso e irregular, con zonas abultadas hacia la aurícula izquierda (AI) (fig. 8.1). Con la progresión de la enfermedad, las lesiones también se extienden a otras partes de las valvas. Se ha sugerido que los perros con VMM y

los perros de razas predispuestas presentan una geometría alterada de la válvula mitral, caracterizada por una «forma de silla de montar» menos prominente (es decir, menos en forma de cúpula) y una válvula más plana (fig. 8.2). Se ha sugerido que esta geometría alterada predispone a la VMM. Las cuerdas tendinosas también suelen verse afectadas por la degeneración mixomatosa, lo que provoca su alargamiento. Estos cambios pueden aumentar el riesgo de rotura de las cuerdas tendinosas en los perros afectados.

En una fase temprana de la enfermedad se observan tamaños normales de las cámaras cardiacas, pero la dilatación de la AI y el VI y la hipertrofia excéntrica se desarrollan a medida que progresa la enfermedad y empeora la regurgitación mitral (RM). Pueden observarse lesiones endocárdicas (fibrosis) delante del orificio mitral (es decir, «lesiones en chorro») en la pared de la AI en perros con VMM grave. Los perros con VMM grave corren el riesgo de desarrollar rotura auricular (vídeo 8.1) (y por tanto hemopericardio) y defecto del septo auricular adquirido (vídeo 8.2 y fig. 8.3).

Los hallazgos histopatológicos característicos de las valvas valvulares incluyen pleomorfismo y daño del

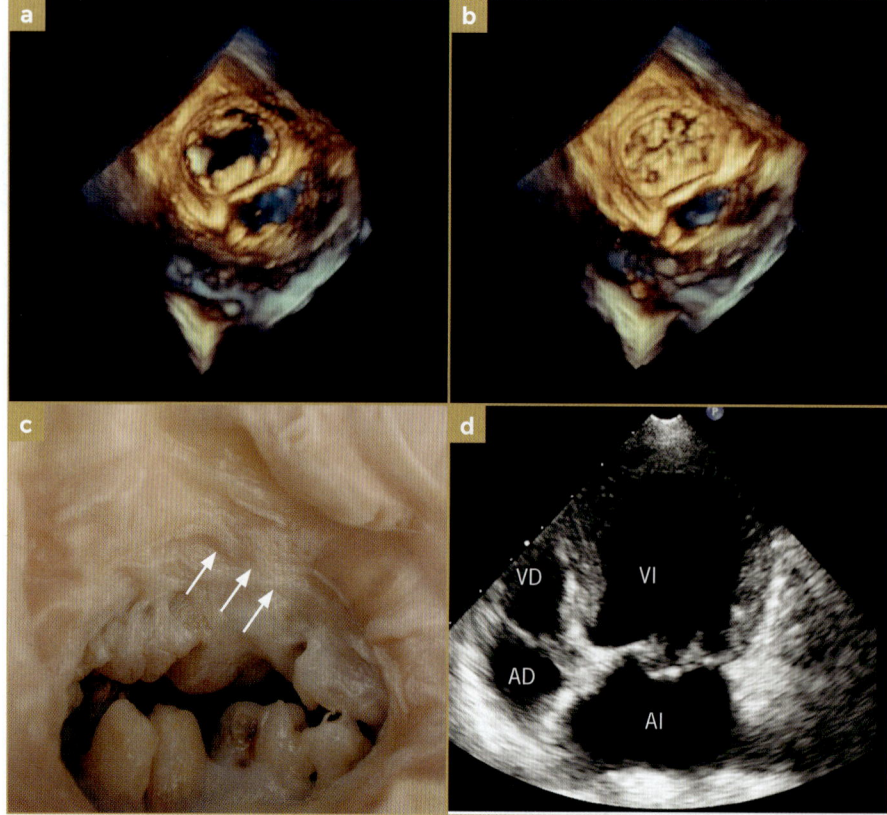

FIGURA 8.1. Características anatómicas y ecocardiográficas de la enfermedad mixomatosa de la válvula mitral (VMM) grave. Las lesiones valvulares son evidentes en el ecocardiograma transesofágico tridimensional, en el que se examina la válvula mitral desde el lado auricular. a) Diástole. b) Sístole. c) Muestra patológica de un perro con VMM grave observada desde el lado auricular; las hojas de la válvula mitral están engrosadas y contraídas, con nódulos enrollados en los bordes libres y áreas abombadas/prolapsadas hacia el lado auricular izquierdo. Hay lesiones por impacto del flujo (flechas) en la pared auricular como consecuencia de la corriente regurgitante de sangre procedente del ventrículo izquierdo (VI). d) Ecocardiograma bidimensional en proyección apical de cuatro cámaras que muestra las valvas engrosadas y prolapsadas y la dilatación de la aurícula izquierda (AI) y el VI. AD, aurícula derecha; VD, ventrículo derecho.

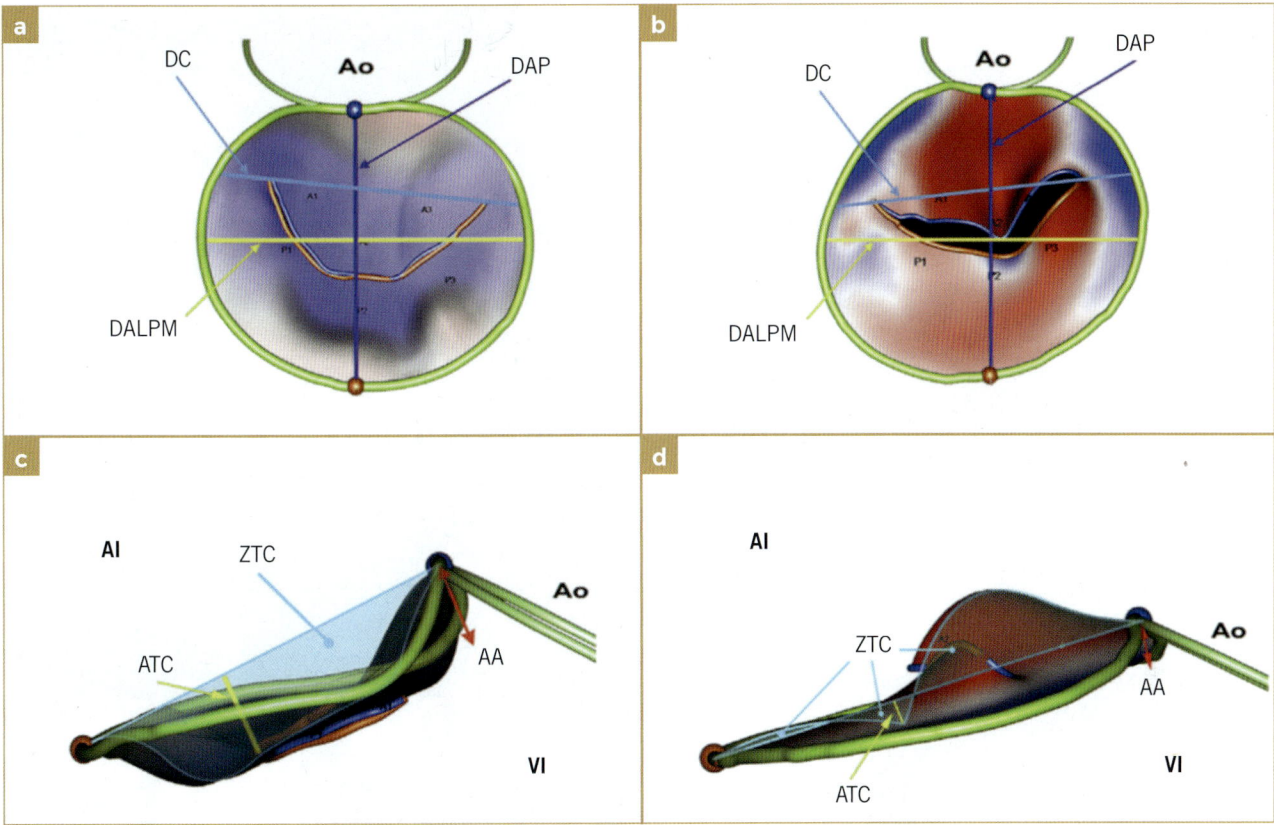

FIGURA 8.2. Proyecciones auricular (a y b) y lateral (c y d) de modelos de válvula mitral creadas mediante ecocardiografía tridimensional de un perro sano (a y c) y de un perro afectado de valvulopatía mitral mixomatosa (VMM) (b y d). Los perros sanos tienen un anillo más elíptico (a), mientras que los perros con VMM lo tienen más circular (b). Además, en los perros sanos la forma de silla de montar es más evidente (c) que en los perros con VMM (d), que tienen una altura del anillo más corta. La altura y la zona en tienda de campaña son menores en los perros con VMM (d) que en los sanos (c). AA, altura del anillo; AI, aurícula izquierda; Ao, anillo aórtico; ATC, altura en tienda de campaña; DALPM, diámetro anterolateral posteromedial del anillo; DAP, diámetro anteroposterior del anillo; DC, diámetro comisural; LA, lado auricular izquierdo de la válvula; LV, lado ventricular izquierdo de la válvula; VI, ventrículo izquierdo; ZTC, zona en tienda de campaña (discontinua). Fuente: Menciotti *et al.,* con autorización del editor.

VÍDEO 8.1. Complicación aguda de enfermedad mixomatosa de la válvula mitral. Derrame pericárdico con gran coágulo debido a rotura auricular.

VÍDEO 8.2. Consecuencias poco frecuentes de la regurgitación mitral grave.

revestimiento endotelial que recubre la superficie valvular. El daño del revestimiento celular puede causar la pérdida regional de células endoteliales, exponiendo así las membranas basales subyacentes o la matriz subendotelial (fig. 8.4). La organización del tejido conjuntivo valvular se debilita con una espongiosa inusualmente prominente y desorganización del colágeno en la capa fibrosa (fig. 8.5).

La cantidad de mucopolisacáridos y glucosaminoglucanos suele aumentar en las válvulas afectadas (fig. 8.6).

La composición y estructura de los miocitos y la matriz extracelular de la pared miocárdica cambian a medida que progresa la enfermedad, y se han descrito tanto fibrosis miocárdica como arterioesclerosis intramiocárdica en perros con VMM avanzada (fig. 8.7).

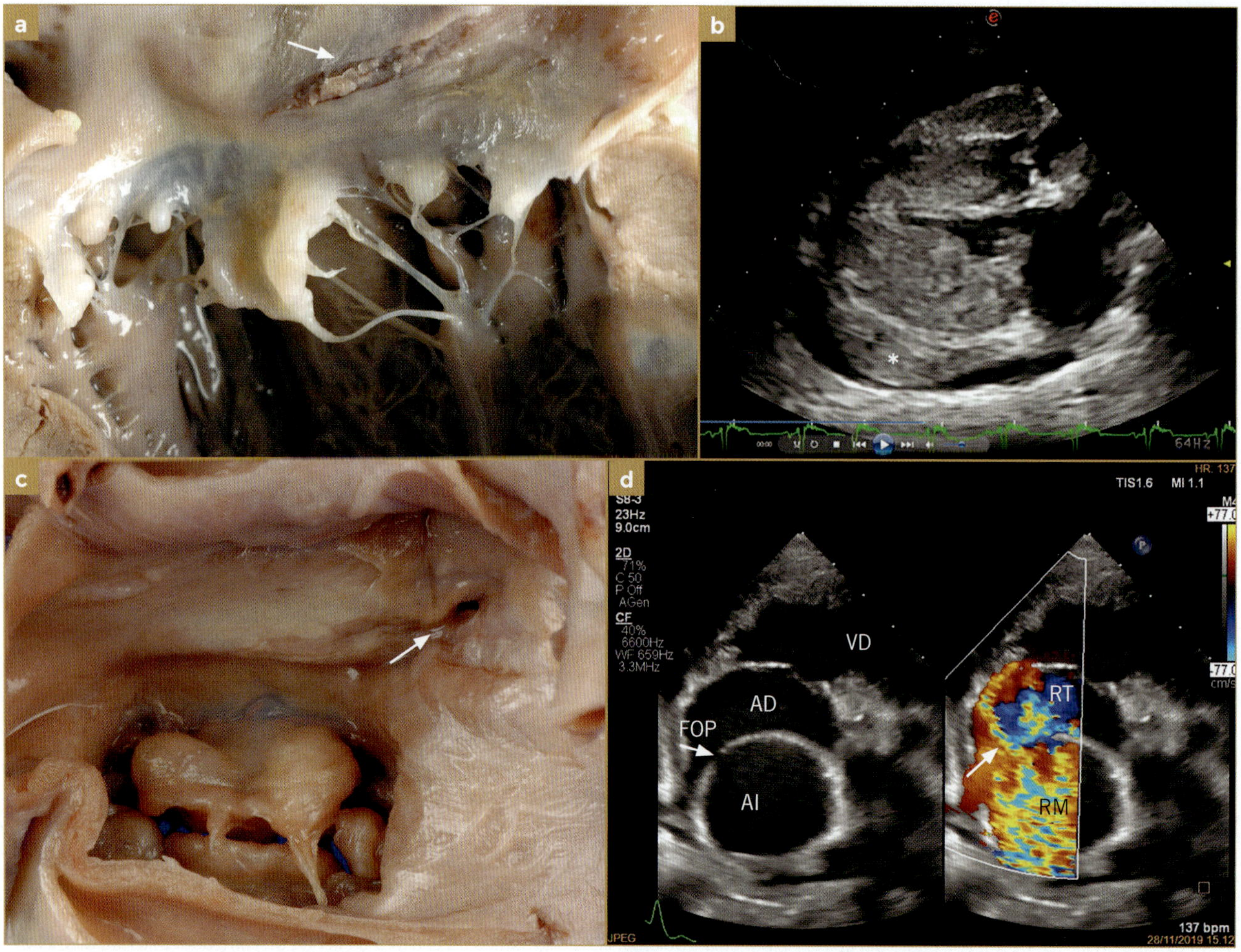

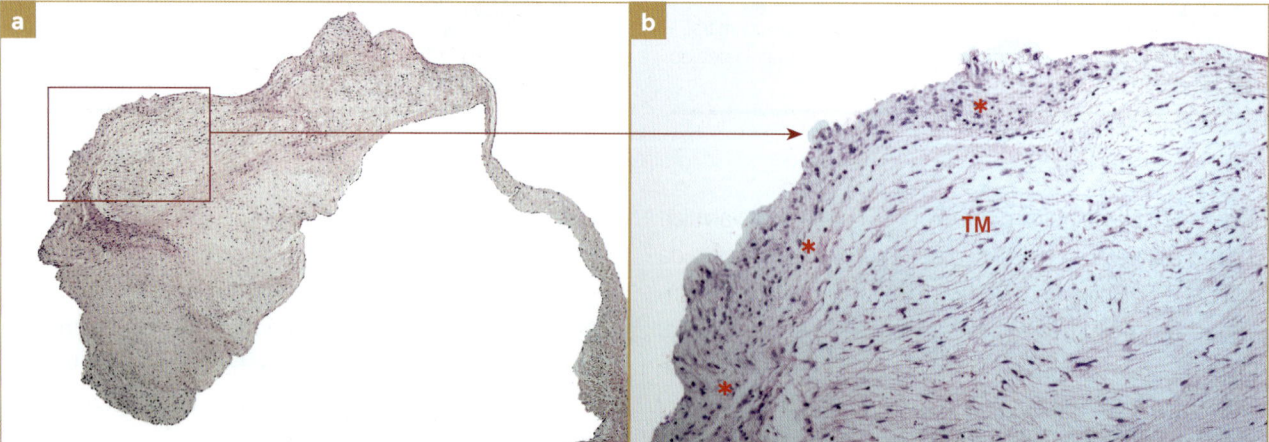

FIGURA 8.3. a) Enfermedad mixomatosa de la válvula mitral (VMM) grave en un perro con una rotura transversal del endotelio auricular (flecha). b) Ecocardiograma de un perro con un hemopericardio causado por rotura auricular. Las cavidades ventriculares hipovolémicas y el derrame pericárdico provocan una pseudohipertrofia. Un gran coágulo (*) está adherido a la pared de la aurícula y el ventrículo izquierdos. c) Valva anterior de la válvula mitral prolapsada en un perro con VMM grave. La flecha indica la apertura del lado izquierdo del foramen oval, que se ensancha por la alta presión en la aurícula izquierda. d) Proyección no estándar de la base del corazón en un perro que muestra el arqueamiento del septo interauricular hacia la derecha y el foramen oval en su centro. La imagen en sístole del ecocardiograma Doppler color muestra regurgitación mitral (RM) y tricúspide (RT); la flecha blanca indica un flujo sistólico de izquierda a derecha de alta velocidad a través del foramen oval. AD, aurícula derecha; AI, aurícula izquierda; FOP, foramen oval permeable; VD, ventrículo derecho.

FIGURA 8.4. a) Valva anterior de la válvula mitral de un perro que muestra lesiones mixomatosas graves (tinción de hematoxilina y eosina, ×5). b) Detalle de la imagen anterior que muestra daño y activación de las células endoteliales (*) en el lado auricular de la valva y abundante tejido mixomatoso (TM) inmediatamente por debajo.

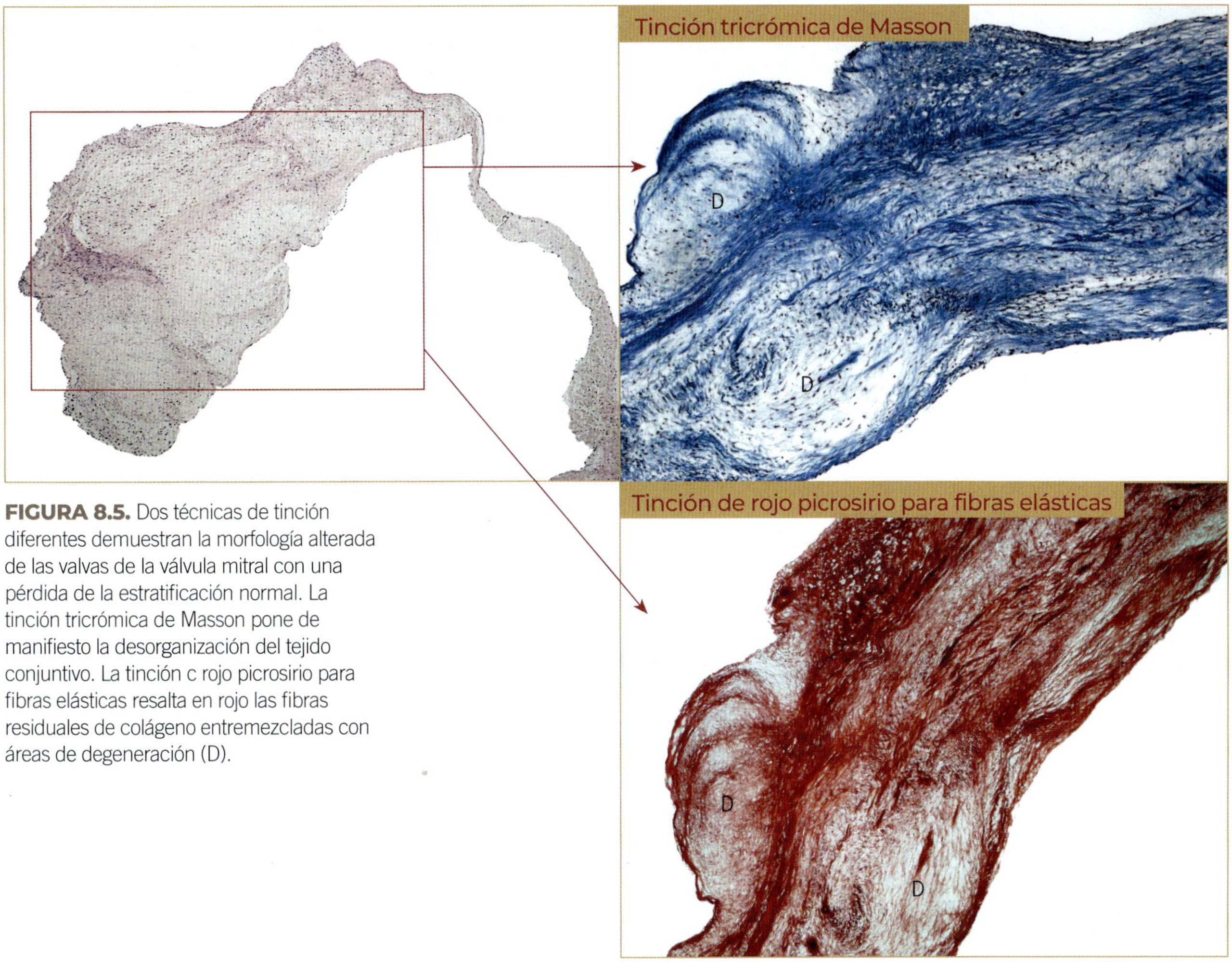

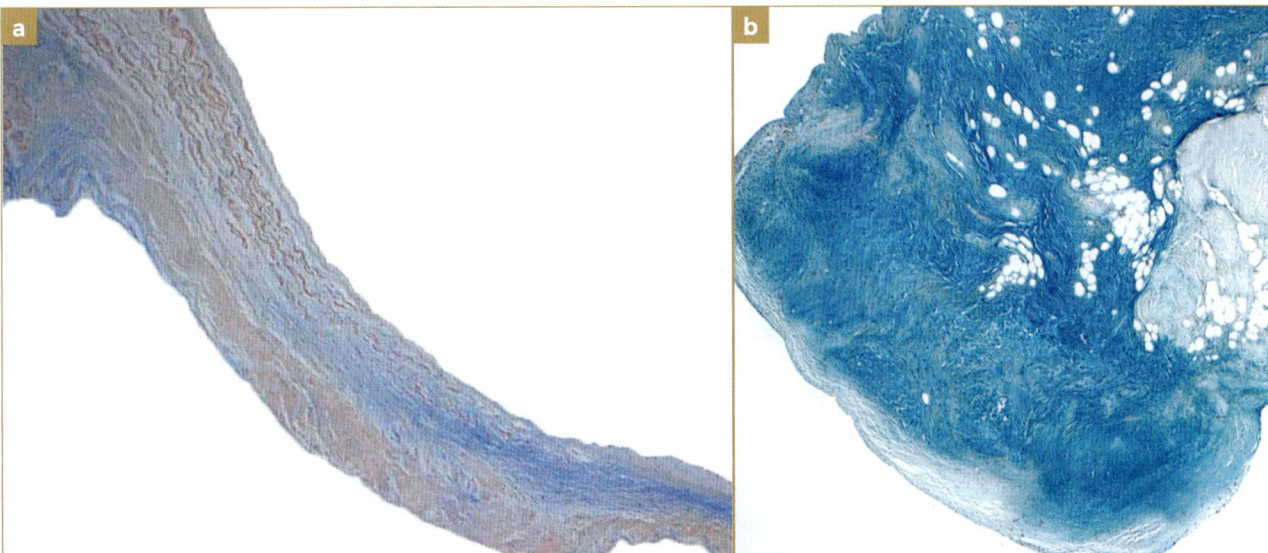

Tinción tricrómica de Masson

Tinción de rojo picrosirio para fibras elásticas

FIGURA 8.5. Dos técnicas de tinción diferentes demuestran la morfología alterada de las valvas de la válvula mitral con una pérdida de la estratificación normal. La tinción tricrómica de Masson pone de manifiesto la desorganización del tejido conjuntivo. La tinción c rojo picrosirio para fibras elásticas resalta en rojo las fibras residuales de colágeno entremezcladas con áreas de degeneración (D).

FIGURA 8.6. a) Hoja mitral normal de un perro sano. b) Valva mitral de un perro con enfermedad mixomatosa de la válvula mitral (VMM). La tinción con azul alcián/ácido peryódico de Schiff resalta los glucosaminoglucanos (GAG). En la VMM, la acumulación de GAG y la desorganización del colágeno en las capas fibrosas provocan una coaptación incompleta de las valvas.

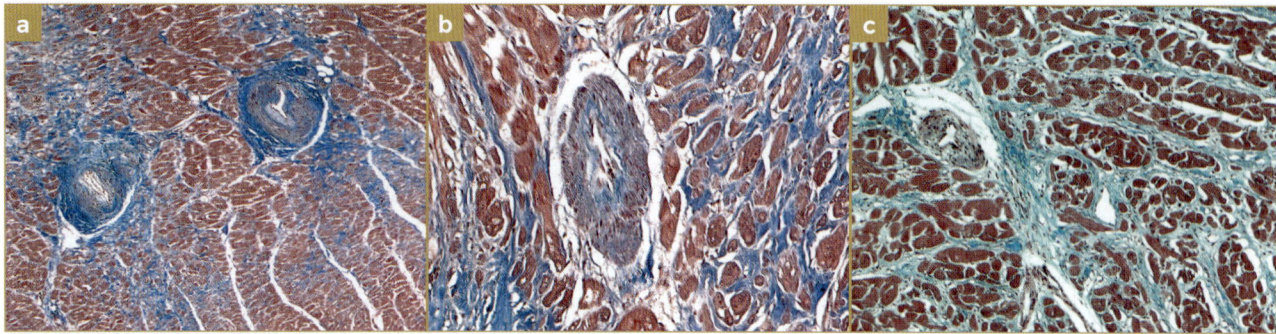

FIGURA 8.7. a-c) De izquierda a derecha, tres grados diferentes de gravedad de la arterioesclerosis arterial miocárdica y la fibrosis miocárdica en perros. Hay indicios de engrosamiento de la íntima y estrechamiento de la luz de las arterias y zonas de fibrosis que rodean las arterias (la denominada "fibrosis de sustitución").

FISIOPATOLOGÍA

La degeneración mixomatosa del aparato valvular mitral da lugar al desplazamiento hacia la aurícula de las valvas de la válvula mitral (es decir, prolapso de la válvula mitral) y a una coaptación subóptima de las mismas durante la sístole ventricular, lo que causa una RM primaria, mientras que la dilatación de las cámaras cardiacas izquierdas modifica la aposición anormal de las valvas, lo que provoca una RM secundaria. La elongación, y en algunos perros la rotura de las cuerdas tendinosas, pueden provocar una RM más grave debido al prolapso parcial o completo de las valvas de la válvula en la AI.

En una fase temprana de la enfermedad, la degeneración valvular no conlleva ningún cambio secundario aparente en los índices de tamaño o función cardiacos, y el volumen sistólico de eyección se mantiene. Con el aumento de la degeneración valvular y, por tanto, de la RM, varios mecanismos compensatorios cardiacos y no cardiacos, como el aumento de la actividad del sistema neurohormonal, contribuyen a mantener el volumen de eyección sistólico. El VI compensa la pérdida de volumen de eyección sistólico con diversas respuestas compensatorias para acomodar el aumento de la presión de llenado (precarga). La sobrecarga de volumen del VI causa hipertrofia excéntrica, que se caracteriza por una dilatación de la cámara con un grosor de pared relativamente mantenido. Este proceso de remodelado normaliza la presión en el VI con sobrecarga de volumen y mantiene un volumen sistólico de eyección adecuado.

La resistencia al flujo de salida del VI (poscarga) es comparativamente baja en la RM, porque el vaciado se produce en la AI inmediatamente después de que el VI empiece a contraerse. La RM da lugar a una sobrecarga de volumen (aumento de la precarga), que provoca un aumento de la fuerza de contracción según el mecanismo de Frank-Starling. La combinación de la precarga aumentada y la baja poscarga conduce a una contracción del VI de normal a hiperdinámica (hipercinesia) en la mayoría de los perros afectados, incluso en presencia de disfunción miocárdica intrínseca. El proceso de remodelado del VI permite una función de bomba cardiaca de eyección relativamente bien conservada incluso en presencia de una función sistólica miocárdica disminuida en la VMM avanzada. De hecho, se ha demostrado que el aumento del volumen sanguíneo pulmonar, y no la disminución del volumen de eyección sistólico, es la causa principal de la función cardiopulmonar anormal en perros afectados por VMM, y los perros con VMM grave presentan con más frecuencia congestión y edema pulmonares (que causan signos respiratorios) que signos provocados por la reducción del gasto cardiaco anterior (como letargo, debilidad e intolerancia al ejercicio).

La distensión de la AI en perros con VMM de progresión lenta permite que el volumen regurgitante se adapte dentro de la cavidad auricular y que la presión intraauricular se mantenga comparativamente baja. Esto protege el lecho vascular pulmonar de la hipertensión. Sin embargo, los perros con RM crónica grave y dilatación severa de la AI acabarán desarrollando congestión venosa pulmonar y edema. En perros que sufren VMM puede darse la rotura de las cuerdas tendinosas. Las roturas de cuerdas de primer orden que están unidas a las hojas de la pared libre o cuerdas de menor orden, pueden causar signos clínicos menores o ningún signo. Las roturas más graves son las de cuerdas de primer orden adheridas a la valva septal, y estos pacientes experimentan una elevación rápida de la presión en AI y las presiones capilares pulmonares, debido a un empeoramiento agudo de la RM y, en consecuencia, a un desarrollo rápido de congestión y edema pulmonar. Las consecuencias clínicas suelen ser más graves cuando la rotura se produce en casos menos avanzados, en los que la AI es comparativamente pequeña y, por tanto, menos distensible con el volumen regurgitante, lo que provoca un rápido aumento de la presión de la AI. En casos más avanzados con una AI grande, el aumento repentino del volumen regurgitante puede inducir incrementos menos significativos de la presión de la AI y un edema pulmonar menos grave.

La transmisión pasiva del aumento de la presión de llenado del VI a los capilares pulmonares en perros con VMM puede dar lugar al desarrollo de hipertensión pulmonar, especialmente en aquellos con RM más grave. La fisiopatología, el diagnóstico y el tratamiento de la hipertensión pulmonar de tipo 2 inducida por VMM se describen en detalle en el capítulo 14.

La AI desarrolla paredes finas y más vulnerables a los aumentos de presión debido a la dilatación, y la rotura endocárdica es un hallazgo *post mortem* frecuente en perros con antecedentes de VMM de larga evolución (fig. 8.3a). El daño endocárdico puede llevar a la rotura de la AI con desarrollo súbito de hemopericardio, taponamiento cardiaco y muerte súbita. En los perros que sobreviven al episodio inicial, cabe esperar signos clínicos de taponamiento cardiaco, como desarrollo agudo de ascitis, colapso o marcada intolerancia al ejercicio, junto con signos de VMM.

SIGNOS CLÍNICOS

La mayoría de los perros con VMM no presentan signos clínicos en los primeros años de la enfermedad, una etapa que suele denominarse periodo preclínico. No obstante, los perros con VMM pueden presentar accesos de tos debidos a otros problemas respiratorios, como la inestabilidad traqueobronquial, que suele observarse en perros de mediana a avanzada edad de razas afectadas por la VMM. Por lo demás, los perros con VMM de leve a moderada no muestran signos clínicos de cardiopatía.

Los perros con ICC aguda descompensada suelen presentar inicialmente signos clínicos leves. Estos no siempre son específicos de la ICC descompensada y pueden empeorar en cuestión de días o, a veces, de semanas. Por tanto, establecer si la VMM es responsable o no de los signos clínicos puede representar un reto diagnóstico. Un estudio reciente destacó el valor de monitorizar la frecuencia respiratoria para identificar cuándo un perro con VMM evoluciona a ICC, porque se observaron aumentos de la frecuencia respiratoria poco antes de que se diagnosticara ICC a los perros (fig. 8.8). Los perros con ICC aguda descompensada suelen estar inactivos y pueden presentar diversos grados de anorexia y, potencialmente, signos de caquexia cardiaca. Muchos perros

suelen estar ansiosos e inquietos, sobre todo por la noche, y pueden preferir estar tumbados en posición esternal. Los perros con ICC aguda descompensada presentan diversos grados de taquipnea y disnea, y puede observarse tos. Los propietarios de perros con ICC aguda descompensada pueden referir un aumento de la frecuencia respiratoria en reposo o durante el sueño (es decir, >30 respiraciones/min) en el entorno doméstico. Pueden escucharse sonidos respiratorios anormales, como sibilancias o crepitaciones. En algunos perros con VMM pueden producirse episodios ocasionales de síncope. Los episodios pueden estar asociados con taquiarritmia, o pueden darse junto con paroxismos de tos o ejercicio extenuante, particularmente en presencia de hipertensión pulmonar.

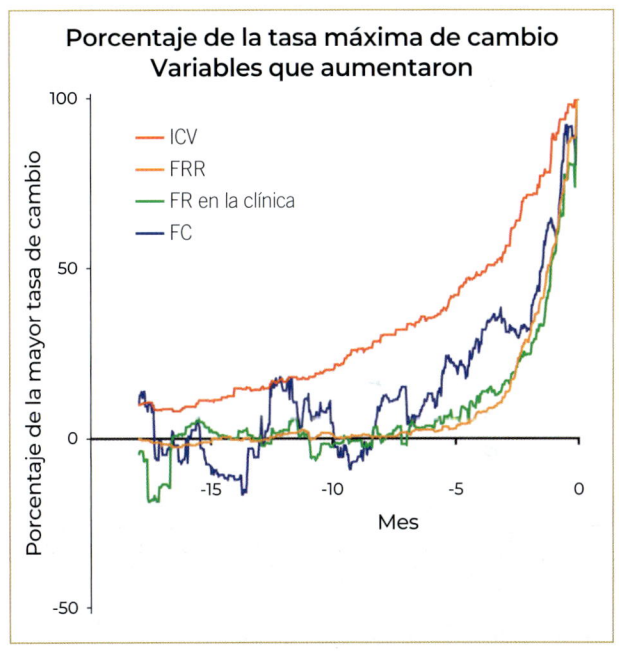

FIGURA 8.8. En el estudio EPIC se analizaron los cambios temporales en las variables clínicas y radiográficas que se producían antes del desarrollo de la insuficiencia cardiaca congestiva (ICC) en perros con enfermedad mixomatosa de la válvula mitral en estadio B2 según el American College of Veterinary Internal Medicine. Los cambios en 135 perros que desarrollaron ICC se compararon con los datos de 73 perros que no desarrollaron ICC durante la duración del estudio. El gráfico muestra la tasa de cambio de la frecuencia respiratoria (FR) medida en la clínica, la frecuencia cardiaca (FC), la frecuencia respiratoria en reposo (FRR) medida por el propietario y el índice cardiaco vertebral (ICV) durante un periodo de 18 meses. El día 0 corresponde al día en que se diagnosticó o no la ICC a los perros. El cambio en el ICV se caracterizó por un aumento gradual a lo largo del tiempo, mientras que las demás variables cambiaron en los últimos meses antes del desarrollo de la ICC. Las variables con el cambio absoluto y la tasa de cambio más elevados fueron la FR y la FRR. Esto refuerza el valor de la FR y la FRR como indicadores de ICC inminente o incipiente. Fuente: Boswood A *et al.,* con autorización del editor.

La enfermedad mixomatosa aislada del aparato valvular tricúspide se observa con poca frecuencia en perros y rara vez da lugar a signos clínicos. Pueden observarse signos de debilidad, intolerancia al ejercicio o síncope en algunos perros afectados de hipertensión pulmonar como consecuencia de una RM grave de larga duración. Los perros con hipertensión pulmonar pueden ser sensibles al ejercicio, con signos de debilidad o colapso incluso con un ejercicio leve. Los perros también pueden presentar signos de ICC derecha, como:

- Distensión abdominal debida a ascitis, hepatomegalia o esplenomegalia.
- Signos gastrointestinales como diarrea, vómitos y anorexia.
- Dificultad respiratoria por derrame pleural.
- Distensión de las venas yugulares con pulsaciones anormales.

En perros de avanzada edad se observa ocasionalmente degeneración mixomatosa de las válvulas semilunares, pero rara vez da lugar a insuficiencias significativas que provoquen signos clínicos.

EXPLORACIÓN FÍSICA

Aunque se puede encontrar un chasquido mesosistólico en algunos perros en fases muy tempranas de la VMM, en los perros con VMM el hallazgo clínico más común es un soplo cardiaco sistólico. Sin embargo, la ausencia de un soplo audible no puede descartar la VMM con RM leve. En el lado izquierdo del tórax puede detectarse un soplo sistólico leve con un punto de máxima intensidad sobre el área de la válvula mitral en perros con VMM en fase temprana. Este soplo leve indica que la gravedad de la enfermedad es leve y que la ICC es poco probable. A medida que la enfermedad se agrava, aparece un soplo más "áspero", intenso y largo (holosistólico) (tabla 8.1). A veces se escuchan soplos musicales de alta intensidad (sonidos "agudos") en perros con VMM, pero la intensidad del soplo en estos casos no refleja necesariamente la gravedad de la VMM. Los soplos de intensidad de moderada a grave se irradian a otros puntos máximos, y los soplos cardiacos intensos en perros con VMM grave también se acompañan de un frémito palpable en la superficie torácica izquierda. Los perros que presentan un frémito precordial tienen un mayor riesgo de desarrollar ICC.

La fusión del soplo sistólico intenso de un perro con VMM de moderada a grave con el primer sonido cardiaco (S1) podría dar la impresión de un aumento de la intensidad del sonido S1 cuando se evalúa mediante técnicas de auscultación cardiaca estándar. Sin embargo, el uso de técnicas avanzadas de análisis de señales ha demostrado que la intensidad del sonido S1 se mantiene prácticamente sin cambios a medida que aumenta la gravedad de la VMM. Se ha observado que la intensidad del sonido de S2 disminuye con el aumento de la gravedad de la VMM.

TABLA 8.1. Clasificación de los soplos según la escala estándar de 6 grados y según un sistema de clasificación simplificado.	
Escala de Levine modificada para el soplo cardiaco sistólico	
Grado 1	Se detecta un soplo muy leve y localizado en una consulta silenciosa tras escuchar atentamente durante unos minutos
Grado 2	Soplo leve que se escucha fácilmente después de unos segundos
Grado 3	Soplo de intensidad moderada
Grado 4	Soplo intenso no acompañado de un frémito palpable
Grado 5	Soplo intenso acompañado de un frémito palpable
Grado 6	Soplo muy intenso que produce un frémito palpable y sigue siendo audible después de retirar el estetoscopio del tórax
Clasificación de la intensidad del soplo en perros con VMM	
Leve	Soplos de grado 1 y 2
Moderado	Soplos de grado 3
Intenso	Soplos de grado 4
Soplos con frémito	Soplos de grado 5 y 6

Los perros con VMM preclínica sin signos de ICC suelen presentar sonidos pulmonares y frecuencias respiratorias normales en reposo, mientras que los perros con ICC aguda descompensada pueden presentar sonidos pulmonares más pronunciados, es decir, sibilancias o crepitaciones. También pueden detectarse sonidos anormales similares en perros con enfermedades de las vías respiratorias pequeñas, y a veces puede ser un reto diagnóstico determinar la causa de los signos clínicos. Los perros con ICC aguda descompensada también presentan taquipnea y disnea de gravedad variable.

Las mucosas suelen ser normales, pero ocasionalmente pueden estar cianóticas o grisáceas en perros en casos avanzados de ICC. Pueden observarse pulsos periféricos débiles o variables en perros con ICC aguda descompensada, perros con alteraciones del ritmo o perros con hemorragia pericárdica secundaria a un desgarro auricular.

MÉTODOS DE DIAGNÓSTICO

ELECTROCARDIOGRAFÍA

Un examen electrocardiográfico es valioso para documentar y clasificar las arritmias en pacientes con VMM. La arritmia sinusal suele conservarse durante la evolución temprana de la VMM, pero la frecuencia cardiaca aumenta y la variabilidad de la frecuencia cardiaca disminuye a medida que los perros progresan hacia la ICC. De hecho, la taquicardia sinusal y la pérdida de arritmia sinusal son hallazgos comunes en perros afectados por ICC. Pueden observarse latidos prematuros supraventriculares en algunos perros con VMM, pero este hallazgo carece de importancia hemodinámica en la mayoría de los perros afectados. Otras arritmias, como la taquicardia supraventricular

paroxística, la fibrilación auricular, la disociación auriculoventricular, los latidos ventriculares prematuros y la taquicardia ventricular se observan con poca frecuencia en los perros con VMM, y suelen desarrollarse tarde en el proceso patológico. La taquiarritmia supraventricular intermitente es mucho más frecuente que la taquiarritmia ventricular en perros con VMM progresiva. Por lo general, en los registros del electrocardiograma se observan episodios de ritmo supraventricular rápido seguidos inmediatamente de una bradicardia durante la cual el perro se desmaya (fig. 8.9). Estos episodios de taquiarritmia supraventricular pueden ser un pródromo de fibrilación auricular y se identifican mejor mediante monitorización Holter de 24 horas.

Las ondas P pueden ser de mayor duración en perros con dilatación significativa de la AI, así como los complejos QRS, y la amplitud de la onda R aumentada en la derivación II en perros con una dilatación ventricular significativa.

Los cambios electrocardiográficos en perros con regurgitación tricúspide (RT) significativa e hipertensión pulmonar secundaria a VMM pueden incluir indicios de dilatación de la aurícula derecha (AD) (onda P alta) y del ventrículo derecho (VD), y una desviación a la derecha del eje eléctrico medio. Sin embargo, estos signos pueden no ser evidentes incluso en casos graves debido a los cambios concomitantes en el lado izquierdo del corazón.

RADIOLOGÍA

La radiografía es una técnica valiosa para evaluar las consecuencias hemodinámicas de la VMM (como el tamaño cardiaco global y la posible presencia de congestión y edema pulmonares). La técnica también es valiosa para excluir otras posibles causas de los signos clínicos. Los perros con VMM leve suelen presentar un tamaño cardiaco normal, campos

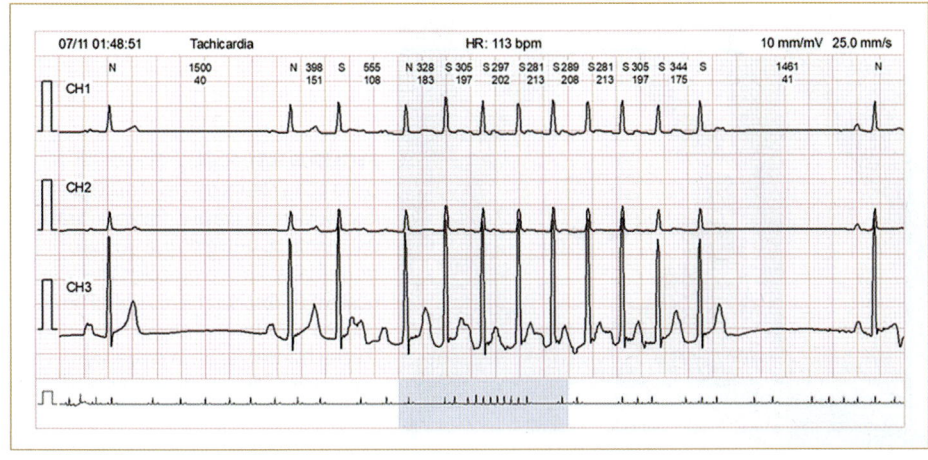

FIGURA 8.9. Salva de taquicardia supraventricular registrada mediante monitorización Holter 24 horas en un perro con valvulopatía mitral mixomatosa.

pulmonares normales y patrón vascular normal, mientras que la dilatación de la AI es una de las características radiográficas más tempranas y consistentes de la VMM. La AI y las cámaras del VI se dilatan a medida que la enfermedad progresa (fig. 8.10). Algunos hallazgos característicos que indican dilatación de la AI y el VI pueden observarse tanto en las proyecciones laterales como en las ventrodorsales/dorsoventrales. Los hallazgos en las proyecciones laterales incluyen una prominencia visible de la AI que hace que el borde caudal del corazón aparezca recto o abombado dorsocaudalmente, la elevación dorsal de la porción caudal de la tráquea y la carina, y el desplazamiento dorsal del bronquio principal izquierdo (fig. 8.11). En las proyecciones laterales, la dilatación de la silueta cardiaca puede cuantificarse mediante el índice cardiaco vertebral (ICV). Con este método, la puntuación se obtiene midiendo dos ejes de la silueta cardiaca: el eje más largo desde la base hasta el vértice del corazón, y perpendicular a él, el eje corto en la parte más ancha de la silueta cardiaca. Posteriormente, estas dos medidas se

comparan con el tamaño de las vértebras torácicas en la misma radiografía a partir de la parte craneal de la cuarta vértebra (fig. 8.12). Un ICV >10,5 se considera sugestivo de dilatación cardiaca. Sin embargo, en general se acepta que un ICV entre 10,5 y 11,5 es una zona gris porque los perros normales, los cachorros, los perros obesos, las razas braquicéfalas y algunas otras razas, como el Doberman, el Labrador Retriever, el Cavalier King Charles Spaniel, el Pastor Alemán y el Boxer, pueden presentar un ICV >10,5. Recientemente, dos estudios han descrito dos sistemas de puntuación radiográfica análogos para medir la AI, el índice vertebral de la aurícula izquierda (IVAI) y la dimensión radiográfica de la aurícula izquierda (DRAI). En el método del IVAI, la distancia desde la parte más ventral de la carina hasta la parte más caudal de la AI, donde se cruza con el borde dorsal de la vena cava caudal, se traduce en un número de vértebras, de forma similar al método del ICV, empezando por T_4 (fig. 8.13). Se ha sugerido que un IVAI >2,3 indica dilatación de la AI. En el método de la DRAI, que es una medida adicional al CV,

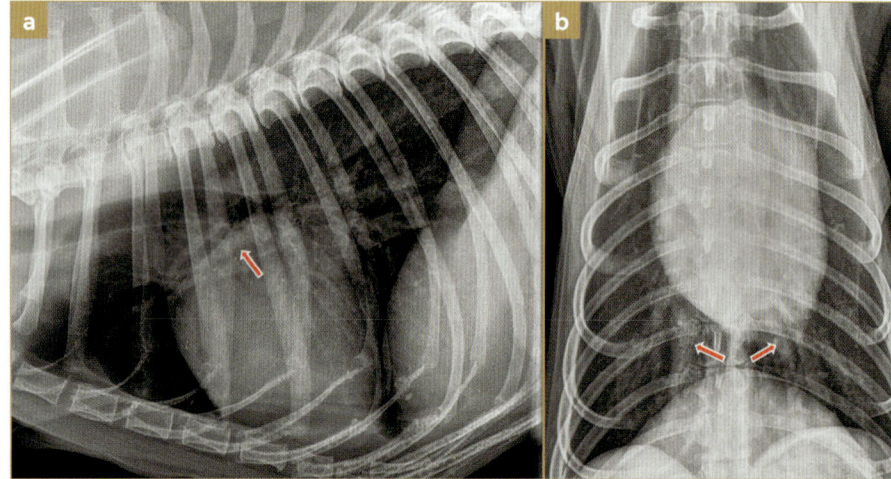

FIGURA 8.10. Radiografías de un perro con enfermedad mixomatosa de la válvula mitral moderada y leve agrandamiento de la silueta de la aurícula izquierda y distensión venosa pulmonar (flechas rojas). Las venas pulmonares craneales son evidentes en la proyección lateral (a) y las venas pulmonares basales lobares son visibles en la proyección ventrodorsal (b).

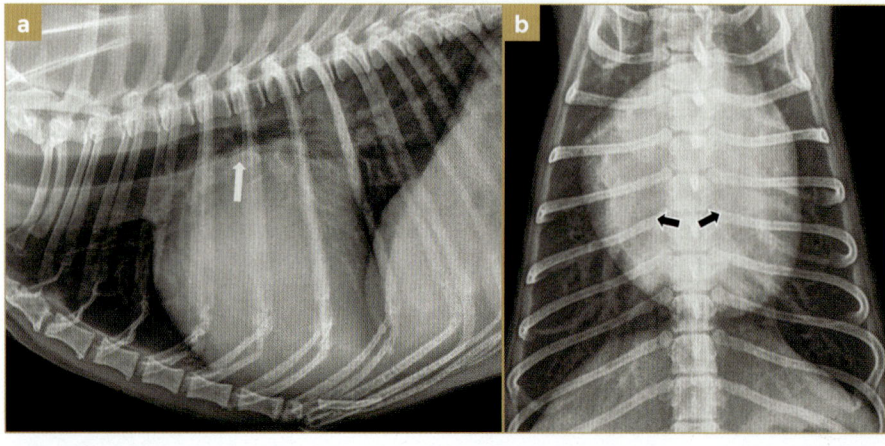

FIGURA 8.11. Radiografías de un perro con enfermedad mixomatosa de la válvula mitral grave y dilatación grave del ventrículo izquierdo y la aurícula izquierda. a) En la proyección lateral se observa el desplazamiento dorsal de la tráquea y el bronquio craneal izquierdo (flecha blanca). b) En la proyección ventrodorsal, la aurícula izquierda dilatada desplaza lateralmente los bronquios principales caudales (flechas negras).

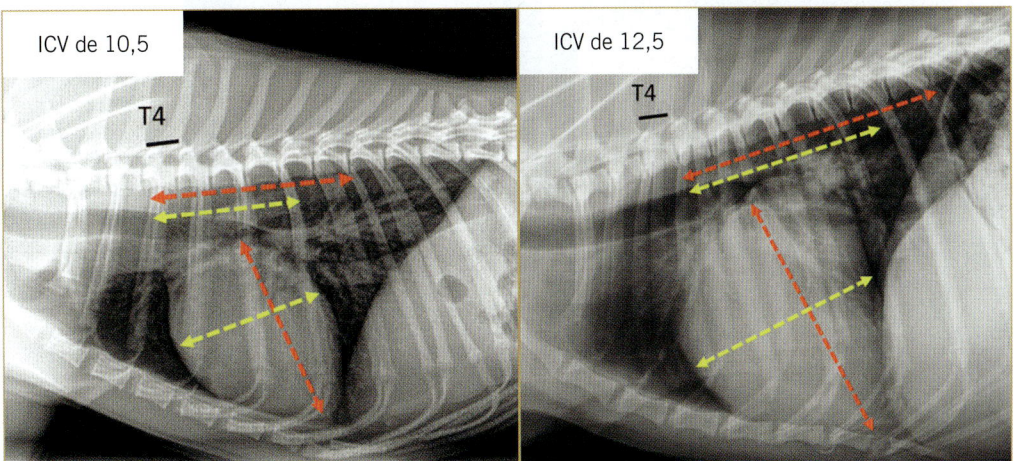

FIGURA 8.12. Medición radiográfica del tamaño cardiaco de un perro normal (a) y de un perro con aumento de tamaño cardiaco moderado (b) utilizando el método de índice cardiaco vertebral (ICV). En este método, el eje más largo del corazón se mide desde la bifurcación traqueal hasta el vértice cardiaco en la proyección lateral. La anchura del corazón se mide desde su borde craneal hasta su borde caudal en su punto más ancho. En la misma radiografía, estas dos distancias se traducen en un número de vértebras, estimado con una precisión de 0,1 vértebras, a partir de la porción craneal de T_4. La suma de la longitud y la anchura, expresada en número de vértebras, constituye el valor del ICV. Un ICV >10,5 se considera sugestivo de aumento de tamaño cardiaco en muchos perros, pero existen variaciones raciales.

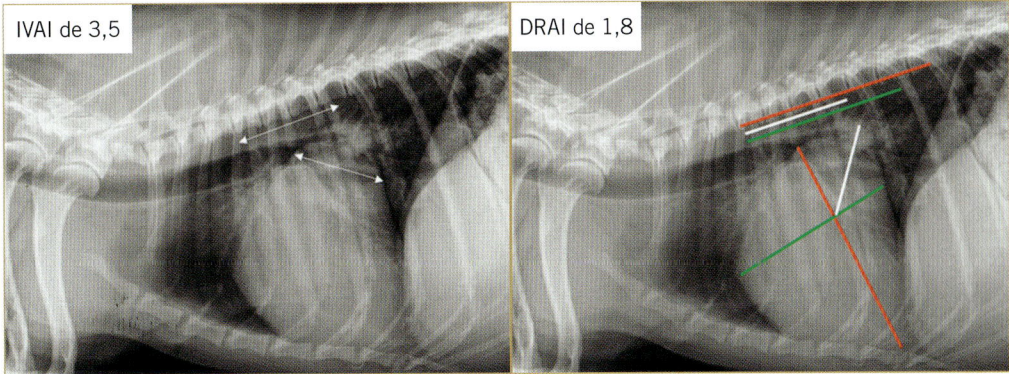

FIGURA 8.13. Además del índice cardiaco vertebral (ICV), se han descrito dos métodos para evaluar el tamaño cardiaco radiográfico. a) El índice vertebral de la aurícula izquierda (IVAI) se obtiene midiendo la distancia desde el centro de la parte más ventral de la carina hasta la parte más caudal de la aurícula izquierda donde se cruza con el borde dorsal de la vena cava caudal. Al igual que con el ICV, esta distancia se traslada a las 0,1 vértebras más cercanas a partir de la porción craneal de T_4. Un valor del IVAI ≥2,3 vértebras se considera indicativo de dilatación de la aurícula izquierda. b) La dimensión radiográfica de la aurícula izquierda (DRAI) se obtiene a partir de las líneas dibujadas del ICV midiendo la distancia desde la intersección de estas líneas hasta el borde dorsal de la aurícula izquierda. En la misma radiografía, esta distancia se traduce en un número de vértebras, estimado con una precisión de 0,1 vértebras. Un valor ≥3,8 se considera indicativo de dilatación de la aurícula izquierda.

se mide la distancia desde la intersección de las líneas de longitud y anchura cardiacas hasta el borde dorsal de la AI. Esta distancia también se traduce en el número de vértebras a partir de T_4. Se ha sugerido que un valor de DRAI >3.8 indica dilatación de la AI (fig. 8.13).

En las proyecciones ventrodorsal o dorsoventral también es posible reconocer cambios en la silueta cardiaca causados por el aumento de tamaño del corazón. La AI está situada en el centro de la base del corazón en estas proyecciones, pero su borde no se identifica fácilmente a menos que exista una dilatación grave. El borde de la orejuela de la AI dilatada puede identificarse como una protuberancia en la parte craneal izquierda del borde cardiaco (entre las posiciones de las 2 y las 3 en punto del reloj) en estas proyecciones. Además, el aumento de tamaño de la AI hace que los dos bronquios del tronco principal se distancien

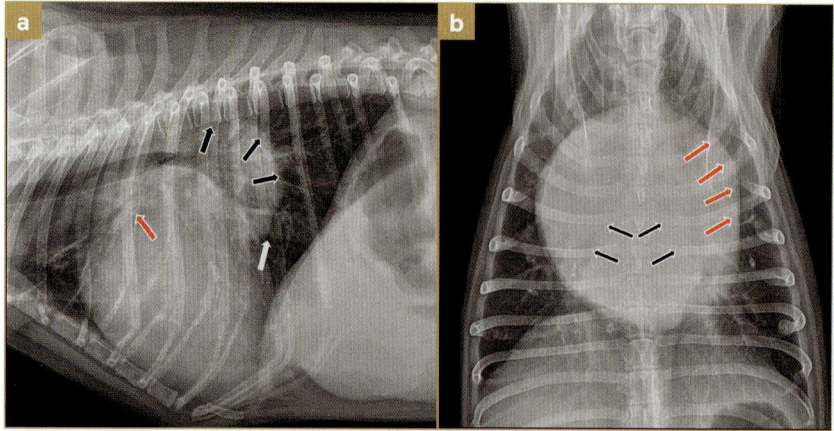

FIGURA 8.14. Aumento de tamaño cardiaco extremo en un perro con enfermedad mixomatosa de la válvula mitral grave. a) En la proyección lateral, el borde caudal es recto y se extiende dorsalmente en una aurícula izquierda dilatada (flechas negras). El ventrículo izquierdo dilatado eleva la parte craneal de la vena cava caudal que tiene un contorno craneodorsal-caudoventral (flecha blanca). Hay evidencia de dilatación venosa pulmonar (flecha roja). b) En la proyección ventrodorsal, la aurícula izquierda dilatada desplaza lateralmente los bronquios principales caudales (flechas negras). La aurícula izquierda muy dilatada conforma el borde de la silueta cardiaca (flechas rojas).

entre sí (el "signo del vaquero con piernas arqueadas"). El borde del VI puede parecer más redondeado y puede haber un desplazamiento del ápex cardiaco hacia la izquierda o la derecha en perros con VMM más avanzada (fig. 8.14).

Los signos de congestión pulmonar, como la distensión venosa pulmonar y el edema, tienen más probabilidades de estar presentes en perros con una dilatación cardiaca significativa que en perros con un tamaño cardiaco normal o ligeramente aumentado. La distensión venosa pulmonar suele ser más evidente en las venas pulmonares craneales lobares en proyecciones laterales (v. fig. 8.10), pero el grado de distensión no siempre está relacionado con la gravedad de la ICC. La congestión venosa pulmonar aumenta la radiopacidad del parénquima y suele detectarse primero en la región perihiliar y en las partes dorsales de los lóbulos pulmonares caudales. La forma más leve de edema pulmonar se caracteriza por un patrón intersticial aumentado que evoluciona hacia la infiltración peribronquial. Con el aumento crónico de la presión en las venas pulmonares, el líquido infiltra el tejido perialveolar y se filtra a los alvéolos (fig. 8.15). Los cambios radiográficos tempranos del edema intersticial pulmonar y el patrón bronquial pueden, además, parecerse al aspecto radiográfico de la enfermedad crónica de las vías respiratorias. Por este motivo, se recomienda interpretar las radiografías torácicas con un abordaje estructurado, teniendo en cuenta los antecedentes del caso, la presentación clínica y, en las radiografías, la interrelación entre los hallazgos cardiacos, vasculares y pulmonares.

Cámaras cardiacas derechas

Por lo general, no se observan signos radiográficos de enfermedad en los perros afectados por dilatación leve de la AD y del VD. Sin embargo, el abombamiento de la AD en dirección craneodorsal, que hace que el borde craneal del corazón parezca recto y eleva la tráquea dorsalmente por encima de la AD, puede observarse en las proyecciones laterales en algunos perros con dilatación de moderada a grave de la AD. Además de la elevación de la tráquea y la vena cava caudal, en algunos perros con signos de dilatación del VD en proyecciones laterales puede observarse un aumento del contacto esternal y un redondeado del borde derecho del corazón. En las proyecciones dorsoventral o ventrodorsal, una AD dilatada puede identificarse como una protuberancia en la parte craneal derecha del borde cardiaco (en las posiciones de las 9 a las 12 en punto del reloj) y el borde de un VD dilatado parece redondeado. Si el VD está muy aumentado

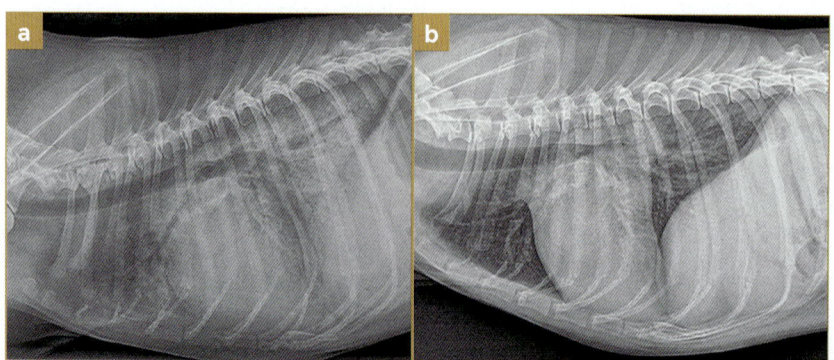

FIGURA 8.15. Proyecciones laterales de un perro con enfermedad mixomatosa de la válvula mitral grave. a) La primera radiografía muestra cardiomegalia y edema pulmonar agudo, intersticial y alveolar. b) Tras 1 semana de tratamiento agresivo con diurético se pudo observar un infiltrado intersticial residual y una notable reducción de la anchura de la silueta cardiaca.

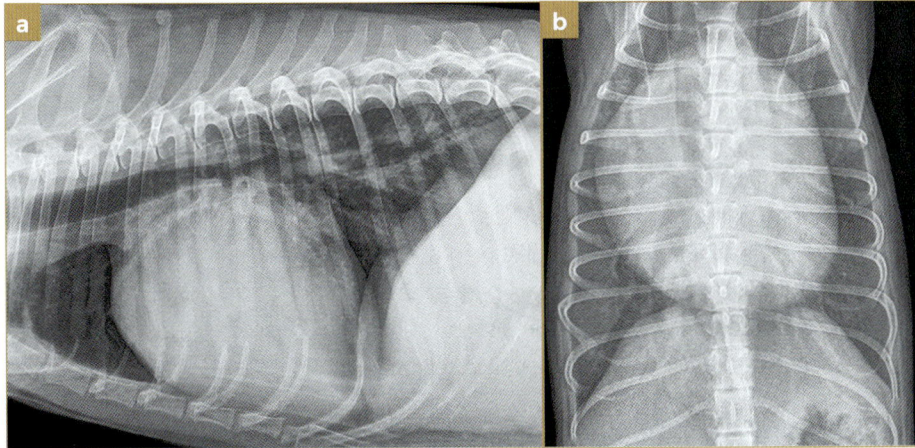

FIGURA 8.16. Radiografías de un perro con enfermedad de la válvula mitral grave y cardiomegalia importante debido a la dilatación del ventrículo derecho secundaria a hipertensión pulmonar de tipo 2. a) La proyección lateral muestra un ventrículo derecho agrandado con aumento del contacto entre el tracto de salida del ventrículo derecho y el esternón. b) La silueta cardiaca tiene forma de "D" invertida en la proyección ventrodorsal.

de tamaño, el borde puede tener forma de "D" invertida y puede observarse un desplazamiento hacia la izquierda del ápex cardiaco. En pacientes con ICC derecha puede observarse derrame pleural, derrame abdominal, esplenomegalia y hepatomegalia. El tamaño cardiaco global está aumentado, y pueden estar presentes signos de ICC tanto izquierda como derecha en perros con insuficiencia biventricular. La elevación dorsal de la tráquea, craneal a su bifurcación, puede observarse en perros con dilatación de las cámaras derechas. En caso de hipertensión pulmonar, las arterias pulmonares pueden dilatarse. La arteria lobular craneal puede observarse en las proyecciones laterales, mientras que las arterias lobares basales se visualizan más fácilmente en las proyecciones

ventrodorsales. Cuando el flujo anterógrado pulmonar se reduce debido al aumento de la resistencia vascular pulmonar y a la disminución de la función ventricular derecha, la congestión venosa pulmonar puede aparecer disminuida (fig. 8.16).

ECOCARDIOGRAFÍA

Un examen ecocardiográfico es útil para verificar el diagnóstico de VMM en un perro y, a partir de entonces, para controlar la progresión de la enfermedad. La ecocardiografía bidimensional (2D) permite al ecografista evaluar la anatomía de la válvula mitral e identificar el engrosamiento de las valvas y el prolapso de una o ambas valvas hacia el

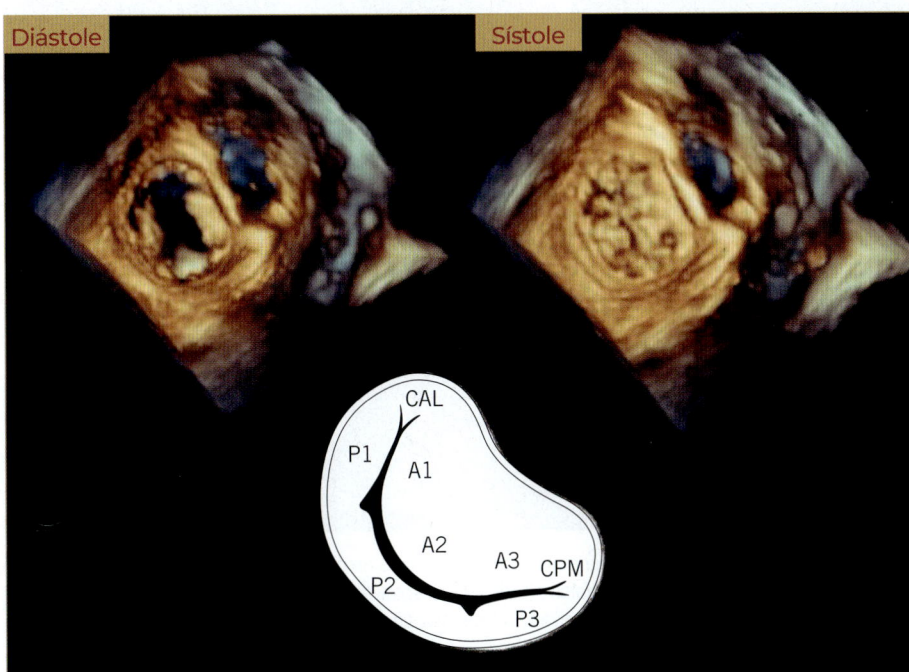

FIGURA 8.17. Ecocardiograma transesofágico tridimensional de un perro con enfermedad mixomatosa de la válvula mitral que muestra una proyección *de frente* de la válvula en sístole y diástole. El dibujo ilustra la posición de los festones mitrales anteriores (A1, A2, A3) y posteriores (P1, P2, P3) descritos desde la comisura anterolateral (CAL) hasta la comisura posteromedial (CPM).

lado auricular del anillo mitral durante la sístole. La ecocardiografía transtorácica tridimensional en tiempo real (3DTR) puede proporcionar amplia información sobre la anatomía valvular (fig. 8.17).

Los cambios degenerativos suelen ser más prominentes en la valva anterior en la proyección de eje largo paraesternal derecha del ecocardiograma, aunque los cambios patológicos macroscópicos de las dos valvas (anterior y posterior) pueden ser igual de graves en el examen *post mortem*. Los cambios degenerativos se hacen más prominentes con el tiempo, y las valvas pueden tener una apariencia de "garrote" en estadios avanzados de la enfermedad (fig. 8.18). En algunos perros puede identificarse un engrosamiento de las cuerdas o un colgajo *(flail)* valvular (cuando el borde de una valva o una valva completa

se desplaza hacia la AI en sístole, lo que indica una rotura grave de las cuerdas tendinosas) (fig. 8.18) (vídeo 8.3).

La ecocardiografía Doppler flujo-color confirma la presencia de un flujo regurgitante, y la regurgitación valvular puede identificarse y cuantificarse mediante Doppler espectral y flujo-color (fig. 8.19). Como las regurgitaciones triviales se observan comúnmente en perros sanos, las regurgitaciones pequeñas alrededor de las valvas de la válvula mitral no deben sobreinterpretarse en perros que carecen de signos de otras anomalías valvulares. El engrosamiento de las valvas de la válvula mitral no siempre es proporcional a la gravedad de la enfermedad. En algunos casos se observa un engrosamiento significativo de las valvas de la válvula mitral con regurgitación leve. Otros casos pueden presentarse con un engrosamiento menos prominente de

VÍDEO 8.3. Aspecto de "garrote" de la valva mitral anterior y patrón "en garrote" con colgajo de la valva.

VÍDEO 8.4. Progresión de la regurgitación mitral.

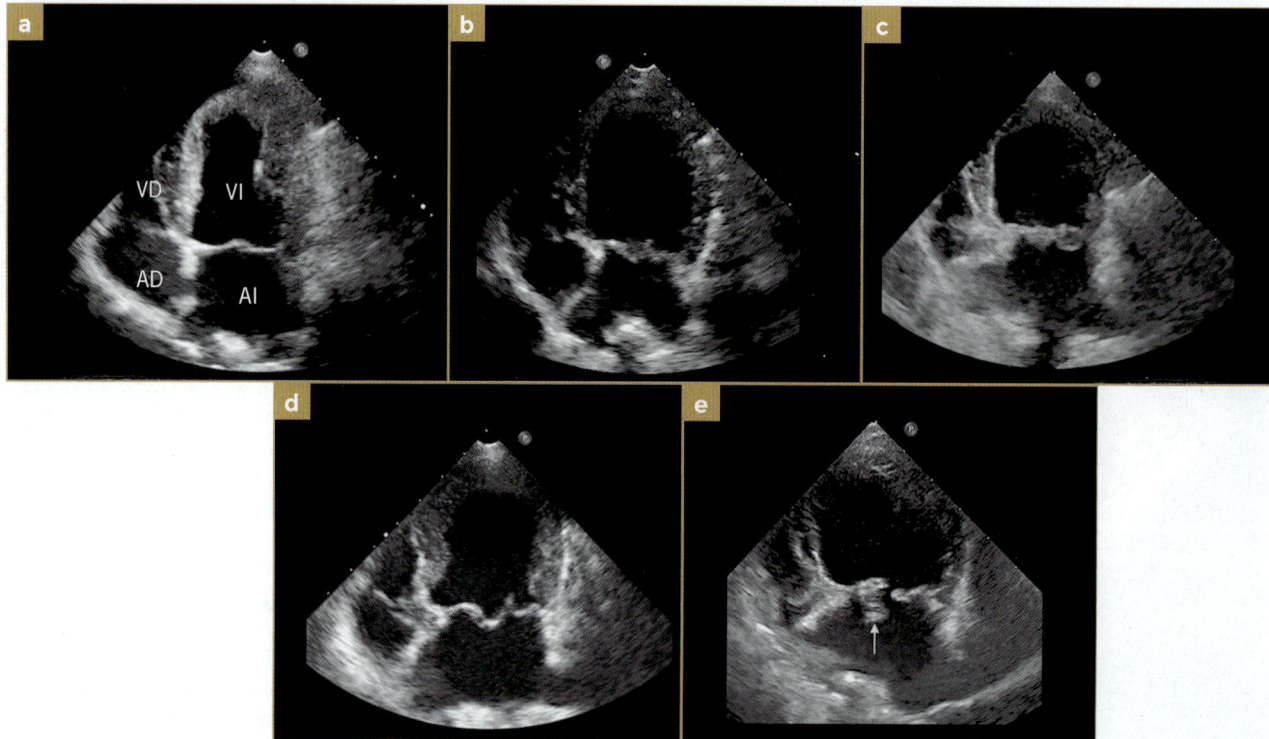

FIGURA 8.18. Proyecciones ecocardiográficas bidimensionales apicales izquierdas de cuatro cámaras de corazones con morfología normal de la válvula mitral (a) y diferentes grados de gravedad de la valvulopatía mitral mixomatosa (b-d). b) Prolapso leve de la válvula mitral y engrosamiento de las valvas. c) Prolapso prominente de la válvula mitral y engrosamiento de las valvas. d) Prolapso significativo de ambas valvas, pero el engrosamiento de las valvas, aunque presente, no es tan prominente como en c). e) Engrosamiento de las valvas y un colgajo de la válvula mitral anterior debido a la rotura de una cuerda tendinosa. AD, aurícula derecha; AI, aurícula izquierda; VD, ventrículo derecho; VI, ventrículo izquierdo.

las hojas valvulares, pero con regurgitación masiva y remodelado auricular y ventricular izquierdo graves (vídeo 8.4). Se pueden utilizar varios métodos para evaluar la gravedad de la regurgitación mediante el Doppler flujo-color. Se puede realizar una evaluación semicuantitativa del tamaño de la regurgitación comparando el tamaño del flujo regurgitante con el tamaño de la AI, pero la medición depende, sin embargo, de los ajustes del sistema de ecografía. Aunque un tamaño pequeño de la regurgitación puede descartar una RM de moderada a grave, puede ser difícil distinguir claramente entre regurgitación moderada y grave con este método. Lo idóneo es que el haz de ultrasonidos esté alineado con el flujo regurgitante, lo que puede conseguirse más fácilmente en las proyecciones apicales izquierdas de dos o cuatro cámaras. Otras proyecciones también pueden proporcionar una buena alineación, ya que la dirección del flujo depende de la orientación del orificio regurgitante.

Se han descrito varios métodos para estimar el volumen y la fracción regurgitantes en perros, que pueden ser de utilidad a la hora de evaluar a aquellos con VMM. Sin embargo, varios de estos métodos tienen limitaciones prácticas e implican múltiples mediciones, cada una con sus propios errores. La evaluación de la fracción regurgitante en perros con enfermedad de moderada a grave indica que pueden

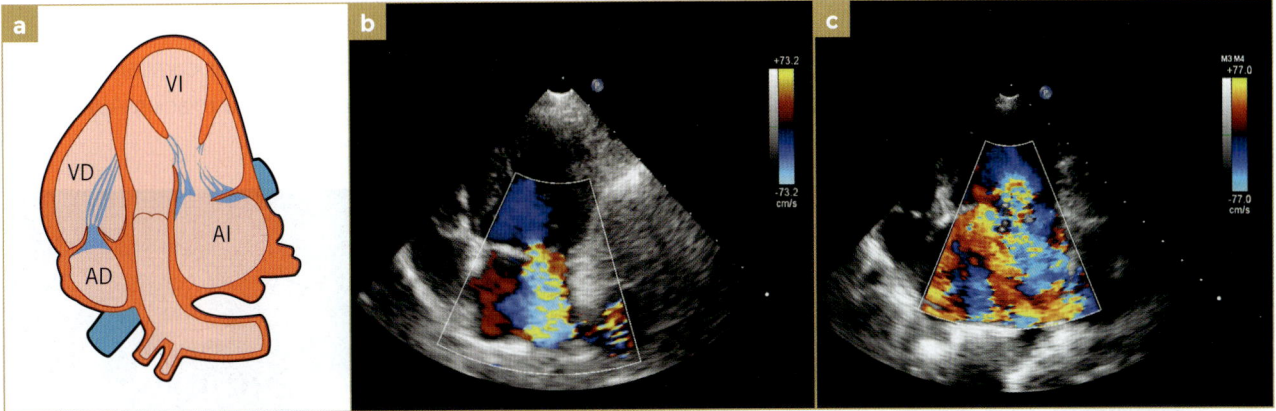

FIGURA 8.19. La gravedad de la regurgitación mitral (RM) puede examinarse mediante ecocardiografía 2D Doppler en color. La señal Doppler óptima se obtiene cuando el haz de ultrasonidos está alineado con el chorro regurgitante. Por tanto, la proyección de elección es la apical izquierda (de dos o cuatro cámaras). a) Dibujo esquemático de un corazón en la proyección apical izquierda de cuatro cámaras. b) Ecocardiograma Doppler color de un perro a con RM de leve a moderada y un chorro dirigido lateralmente. c) Ecocardiograma Doppler color de un perro con RM grave. Obsérvese en b) y c) que la sangre del lado del ventrículo izquierdo converge hacia el orificio regurgitante. AD, aurícula derecha; AI, aurícula izquierda; VD, ventrículo derecho; VI, ventrículo izquierdo.

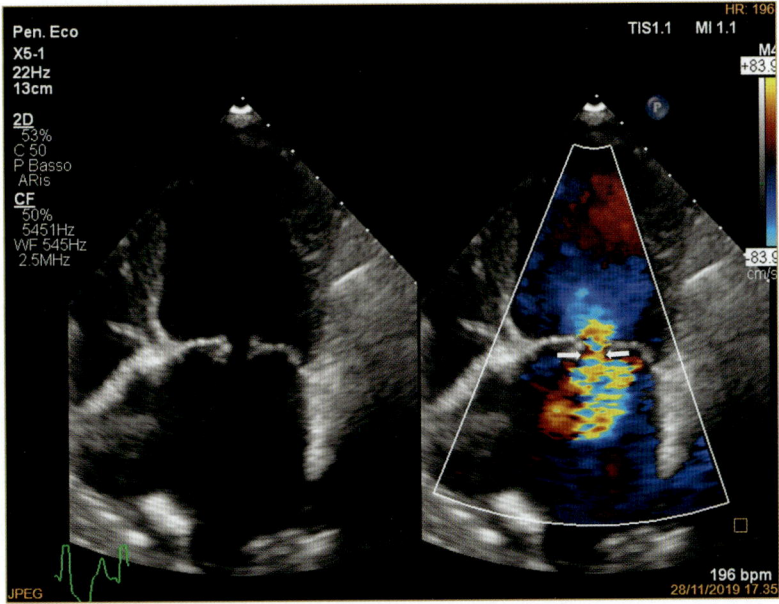

FIGURA 8.20. Ecocardiograma de un perro con enfermedad mixomatosa de la válvula mitral y regurgitación mitral (RM) grave. La vena contracta es una medida indirecta de la gravedad de la RM y se obtiene midiendo el diámetro del flujo regurgitante en su origen en el ecocardiograma en color. Se ha descrito que los valores indexados por la superficie corporal son de aproximadamente 4,4 mm/m² (rango intercuartílico [RIC] = 5,5-4,2) en la RM de leve a moderada, y de 10,8 mm/m² (RIC = 12,8-9,4) en la RM de moderada a grave.

expulsar más del 75 % del volumen sistólico total en la AI. El principal determinante de la gravedad en la insuficiencia mitral es el área de la falta de coaptación entre las valvas afectadas, que se denomina área del orificio regurgitante efectivo (AORE). Este área puede medirse directamente mediante ecocardiografía con color 3DTR. Otros métodos para estimar indirectamente el AORE incluyen la medición de la apertura entre las valvas en proyecciones 2D o 3D, y la medición de la vena contracta (fig. 8.20). Estos métodos solo pueden proporcionar estimaciones del volumen y la fracción regurgitantes y pueden no ser fácilmente aplicables en todos los perros con VMM. También tienen varias limitaciones importantes que afectan a su valor clínico.

La AI es una estructura importante para evaluar en perros con VMM porque su tamaño refleja la gravedad de la enfermedad, ya que se han descrito varios índices basados en dimensiones, área o volumen para estimar el tamaño

de la AI. El primer índice ecocardiográfico descrito para medir el tamaño de la AI en perros fue la relación entre las dimensiones de la AI y la aorta (Ao) (AI/Ao) medida en imágenes obtenidas desde el eje corto (fig. 8.21). Es posible medir el área de la AI y estimar su volumen utilizando imágenes obtenidas desde las proyecciones apicales de dos y cuatro cámaras (fig. 8.22). Los índices de función auricular, como el cambio fraccional del área auricular izquierda y el índice de distensión de la aurícula izquierda, que representan el porcentaje de variación del área y volumen de la AI, pueden calcularse a partir de imágenes obtenidas desde la proyección apical de cuatro cámaras. Además, la función auricular puede examinarse mediante el análisis imágenes 2D para calcular los índices de deformación auricular (strain speckle-tracking) (fig. 8.23). No obstante, entre estos métodos ecocardiográficos comparativamente complejos, la simple medición de la relación AI/Ao sigue

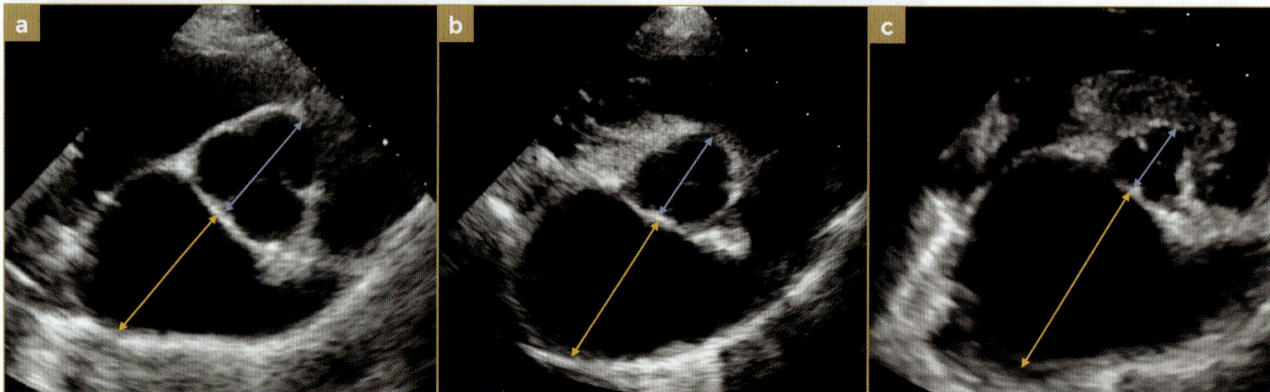

FIGURA 8.21. Ecocardiogramas modo bidimensional en la proyección paraesternal derecha de eje corto de la base del corazón en tres perros con valvulopatía mitral mixomatosa (VMM) y diferente tamaño de la aurícula izquierda debido a diferente gravedad de la regurgitación mitral. La relación aurícula izquierda/raíz aórtica (AI/Ao) se mide en la diástole temprana. La dimensión aórtica a nivel de la raíz aórtica está representada por la flecha azul, mientras que la dimensión auricular izquierda se muestra con una flecha naranja. a) Tamaño auricular izquierdo normal (AI/Ao = 1,1). b) Aumento auricular izquierdo leve (AI/Ao = 1,6). c) Aumento auricular izquierdo grave (AI/Ao = 2,7). Según la declaración de consenso del American College of Veterinary Internal Medicine relativa a la VMM, uno de los cuatro criterios que identifican el estadio B2 en perros es una relación AI/Ao ecocardiográfica ≥1,6.

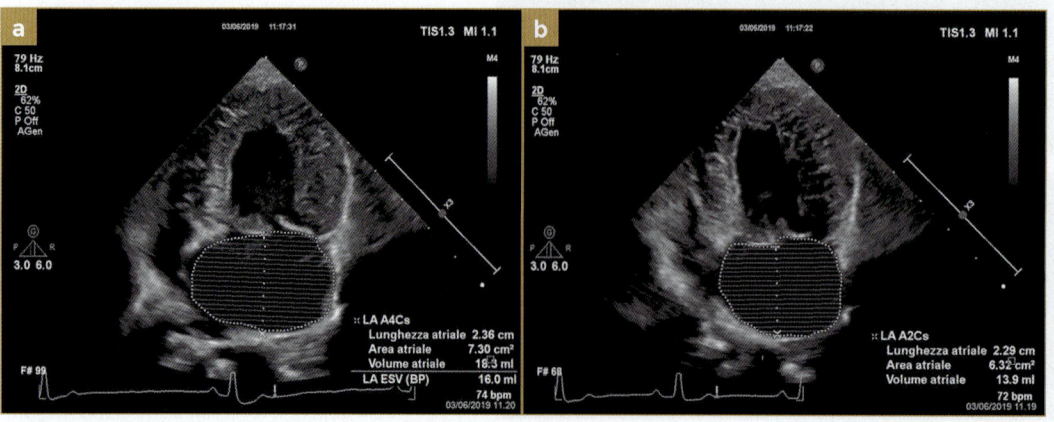

FIGURA 8.22. Medición del volumen auricular izquierdo mediante el método de Simpson modificado. a) Proyección apical izquierda de cuatro cámaras. b) Proyección apical izquierda de dos cámaras.

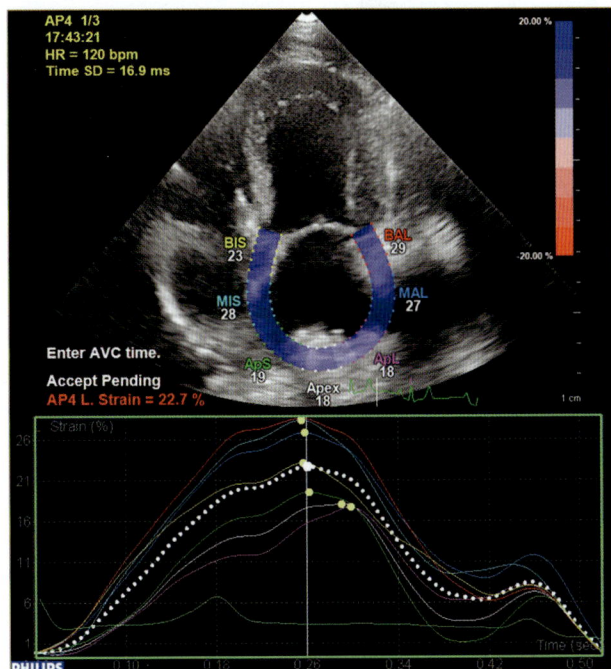

FIGURA 8.23. La deformación *(strain)* de la aurícula izquierda y el índice de deformación *(strain-rate)* pueden examinarse utilizando un *software* estándar con seguimiento de manchas *(speckle-tracking)* a partir de la imagen 2D, y el algoritmo para el ventrículo izquierdo se aplica a la aurícula izquierda. Se miden las variables necesarias para calcular el índice de deformación de contracción, que incluyen el pico de deformación longitudinal auricular durante la contracción ventricular izquierda y el pico de deformación de contracción auricular medido durante la contracción auricular izquierda.

siendo el método más frecuentemente utilizado para estimar el tamaño de la AI y la progresión de la enfermedad.

El tamaño y la función del VI deben evaluarse subjetivamente y mediante técnicas ecocardiográficas cuantitativas descritas para este fin.

Las evaluaciones ecocardiográficas clínicas tradicionales de perros con VMM incluyen mediciones de las dimensiones del VI (fig. 8.24). Estas mediciones son de naturaleza monodimensional, pero el tamaño del VI también puede evaluarse mediante estimaciones de volumen basadas en técnicas de imagen 2D (método de los discos de Simpson modificado) o 3D. En los perros en estadios tempranos de VMM suele observarse un tamaño del VI normal o solo ligeramente aumentado de tamaño, pero las dimensiones internas del VI telediastólico y el volumen se incrementan a medida que progresa la enfermedad (fig. 8.25). Sin embargo, las medidas internas del VI telesistólico no aumentan al mismo ritmo. El aumento de las dimensiones internas o del volumen del VI combinado con un grosor normal de la pared del VI, que se observa con frecuencia en perros con VMM, indica la presencia de sobrecarga de volumen e hipertrofia excéntrica.

La función sistólica miocárdica disminuye con la progresión de la enfermedad, pero los mecanismos compensatorios que tienen lugar en perros con degeneración valvular permiten que el VI mantenga una función de bomba

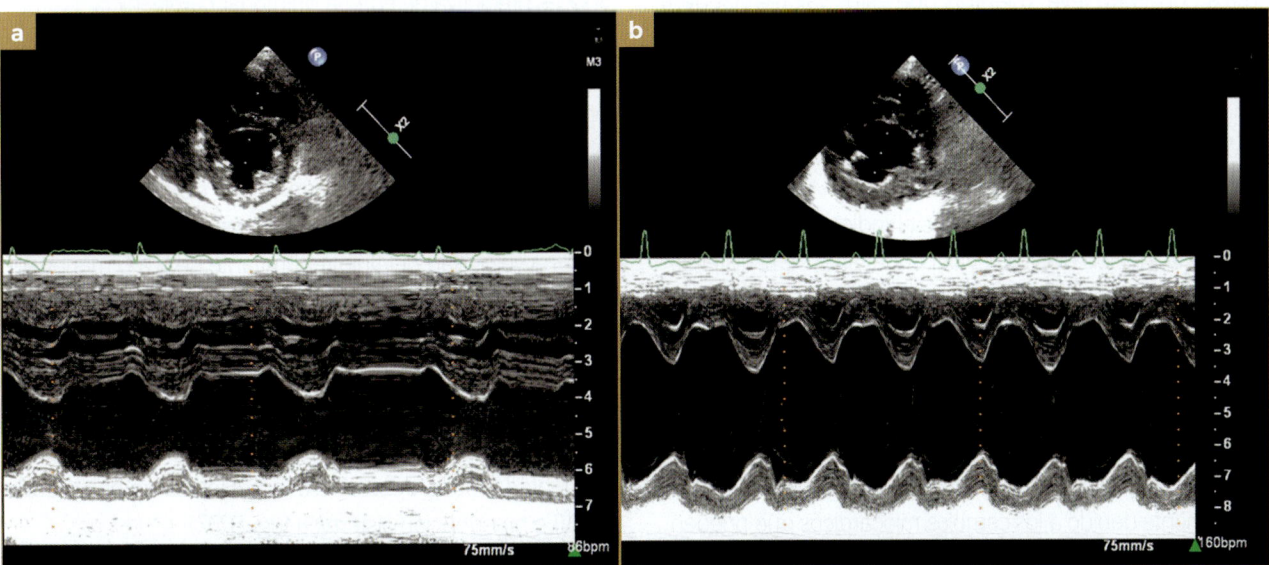

FIGURA 8.24. Ecocardiogramas modo bidimensional guiados en modo M de un perro normal con dimensiones y movimiento de la pared del ventrículo izquierdo (VI) normales (a) y de un perro con enfermedad mixomatosa de la válvula mitral (VMM) y regurgitación mitral (RM) grave que causa un aumento de las dimensiones internas y del movimiento de la pared del VI (b). La hipertrofia excéntrica del VI se produce debido a la sobrecarga crónica de volumen en perros con VMM y RM significativa. Además, la poscarga del VI se reduce, porque el VI no solo se contrae contra la aorta de alta presión, sino también contra la aurícula izquierda de baja presión. La combinación de un aumento del llenado del VI y una disminución de la poscarga provoca un aumento del movimiento de la pared del VI (se observa un patrón de contracción hiperdinámica del VI). El movimiento de la pared del VI puede normalizarse o reducirse en fases avanzadas de la enfermedad, lo que constituye un signo de disfunción sistólica.

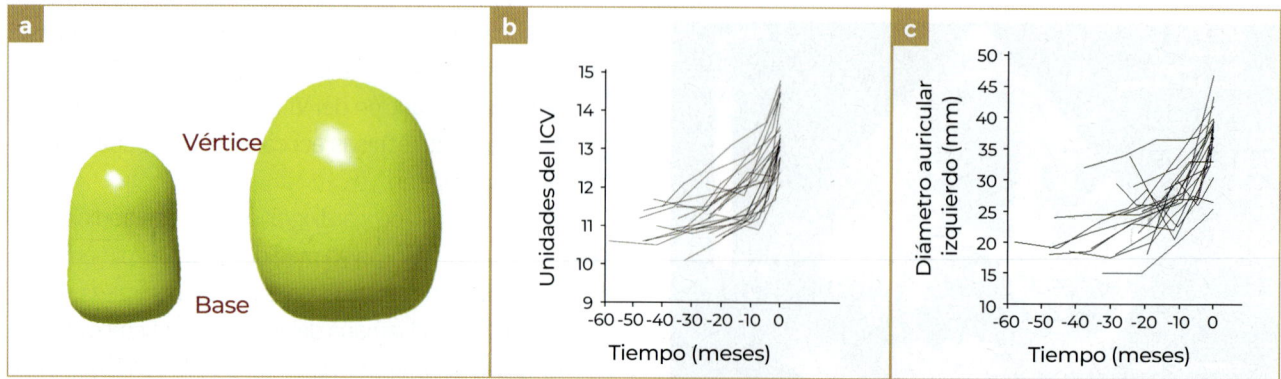

FIGURA 8.25. a) Calcos del ventrículo izquierdo (VI) obtenidos a partir del conjunto de datos tridimensionales de un perro sano (izquierda) y un perro con enfermedad mixomatosa de la válvula mitral (VMM) (derecha). El volumen del VI está claramente aumentado en el perro enfermo, y la forma cambia de elíptica a más globular (mayor esfericidad) en respuesta a la creciente sobrecarga de volumen. Diagramas del índice cardiaco vertebral (ICV) radiográfico (b) y del diámetro auricular izquierdo ecocardiográfico (c) en función del tiempo en perros con VMM en estadio B que evolucionan a insuficiencia cardiaca congestiva (ICC) (tiempo 0). Ninguno de los perros fue tratado con pimobendán. Durante la progresión de la VMM, el tamaño del corazón se caracteriza por un aumento lento hasta unos 6 a 12 meses antes de la aparición de la ICC, donde después la tasa de cambio aumenta a medida que los perros progresan hacia la ICC. b) y c) Fuente: Lord P. *et al.,* con autorización del editor.

cardiaca hacia delante relativamente bien conservada incluso en perros con VMM avanzada. Muchos índices ecocardiográficos utilizados habitualmente para evaluar la función sistólica, como la fracción de eyección, dependen de la contractilidad, que también se sabe que está influida por la carga hemodinámica y el tono simpático, lo que hace más difícil identificar la disfunción sistólica en perros con VMM. Los valores de fracción de eyección y acortamiento fraccional suelen estar dentro de los límites normales en perros con VMM leve, mientras que estos valores pueden ser superiores a lo normal en perros con VMM de moderada a grave (fig. 8.24). Los valores dentro del rango normal en perros con VMM grave son un indicador de función sistólica reducida, pero en estos perros rara vez se observa una fracción de eyección baja.

El patrón de flujo transmitral es el indicador más importante de la función diastólica y depende tanto de la distensibilidad del VI como de las condiciones de carga. El deterioro de la función diastólica como consecuencia de la reducción de la distensibilidad del VI no es una característica destacada de la VMM en perros. Al evaluar el patrón de flujo transmitral, es importante tener en cuenta la edad del perro, ya que los perros pueden presentar patrones de relajación alterados simplemente debido a los cambios miocárdicos que pueden producirse con el envejecimiento (fig. 8.26). El valor más útil proporcionado por el examen del patrón de flujo transmitral en la VMM es la velocidad máxima de la onda E. En la VMM, una velocidad máxima de la onda E es la más alta. En la VMM, una velocidad máxima de la onda E >1,2-1,4 m/s ha demostrado ser predictiva de la supervivencia, y un aumento

de la velocidad de la onda E puede considerarse un indicador de un aumento de la presión y el volumen auriculares izquierdos. La evaluación de los patrones de flujo diastólico puede combinarse con mediciones de las velocidades tisulares miocárdicas obtenidas mediante Doppler tisular a nivel del anillo mitral. La relación E/E" se considera un indicador de las presiones de llenado del VI. Se ha sugerido que una relación E/E' >9 es indicativa de una presión auricular izquierda superior a 20 mmHg, mientras que una relación >12 es predictiva de edema pulmonar cardigénico.

El gradiente de presión transmitral sistólico máximo de la RM puede estimarse mediante Doppler continuo siempre que se obtenga una alineación paralela entre el haz de ultrasonidos y el flujo regurgitante durante el examen. Tanto la velocidad pico como el contorno de la regurgitación expresan el gradiente de presión sistólica entre el VI y la AI. Una velocidad del flujo regurgitante de 5 a 6 m/s puede encontrarse en la mayoría de los perros con VMM preclínica, mientras que una velocidad <5 m/s suele encontrarse en perros con ICC aguda fulminante. Una velocidad pico de la RM >6,5 m/s sugiere un aumento de la presión sistólica del VI. En el caso de una velocidad de flujo de la RM aumentada, debe descartarse la presencia de obstrucción del VI e hipertensión sistémica (fig. 8.27).

Válvula tricúspide y cámaras cardiacas derechas

La RT se observa con frecuencia de forma concomitante con la VMM como resultado de alteraciones primarias de la válvula tricúspide o debido a la hipertensión pulmonar

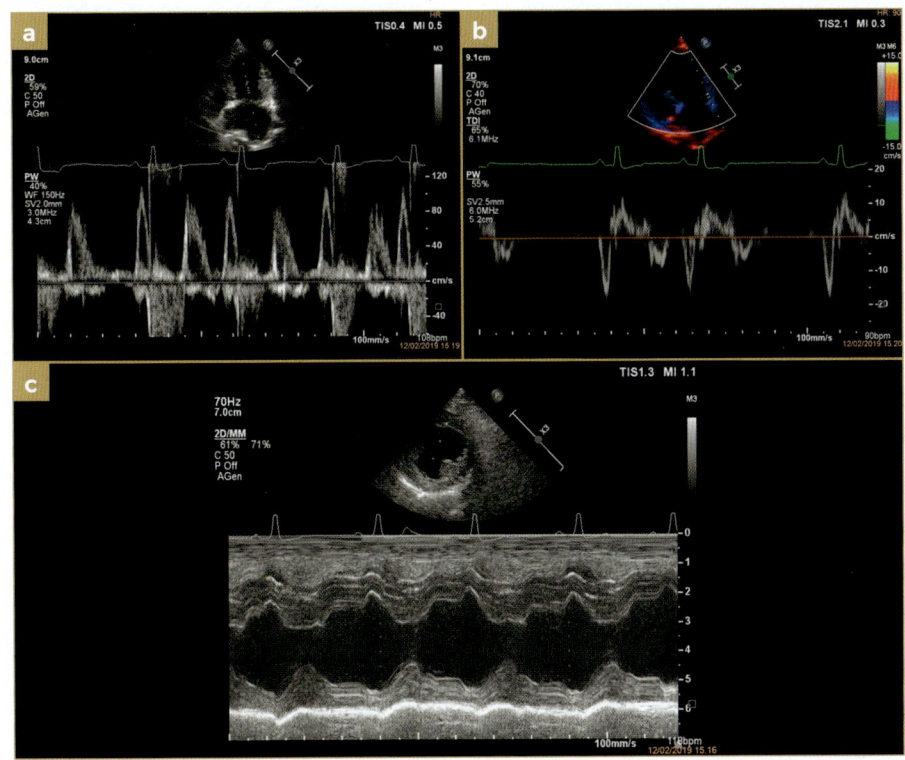

FIGURA 8.26. Datos ecocardiográficos de un perro de 13 años con enfermedad mixomatosa de la válvula mitral leve y regurgitación mitral, con hallazgos indicativos de la presencia de cambios cardiacos relacionados con la edad. a) El flujo transmitral anterógrado muestra un patrón de "relajación alterada", en el que la velocidad máxima de la onda A es superior a la de la onda E (la relación E/A es de 0,97, lo que se denomina "inversión E-A"). La prolongación del tiempo de desaceleración de la onda E sugiere un gradiente de presión transmitral telediastólico alto, lo que indica que la congestión venosa pulmonar es improbable. b) El examen Doppler tisular del ventrículo izquierdo (VI) respalda aún más la presencia de un patrón de relajación alterada (E/E' ≤5). c) El aumento súbito del diámetro telediastólico del VI justo después de la contracción auricular sugiere que la contribución de la aurícula izquierda es importante para el llenado del VI, lo que es indicativo de un aumento de la rigidez miocárdica, potencialmente debido a cambios miocárdicos relacionados con la edad, y de una presión telediastólica del VI relativamente baja.

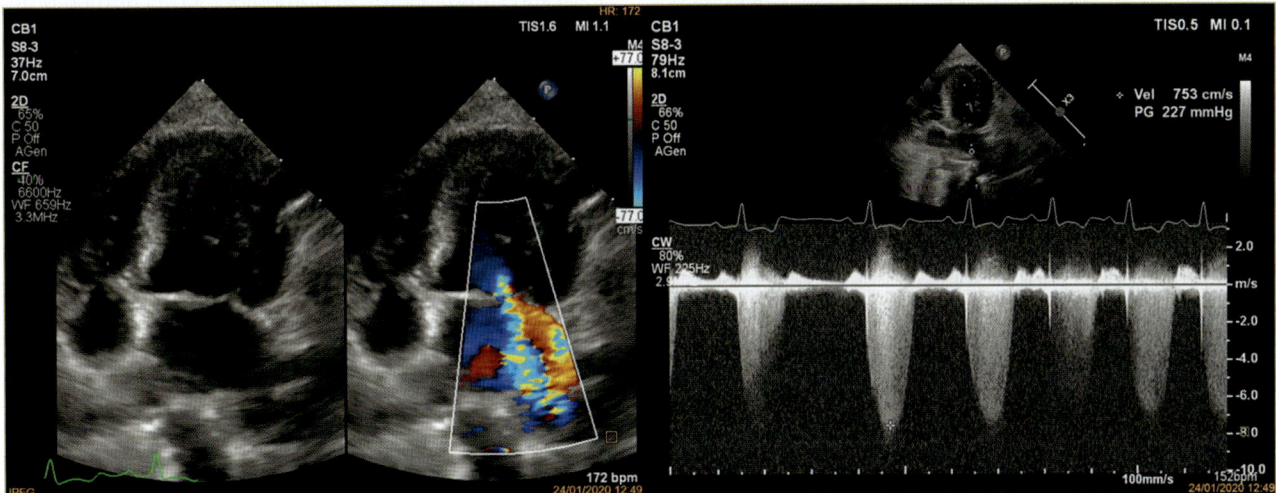

FIGURA 8.27. Enfermedad mixomatosa de la válvula mitral leve y regurgitación mitral (RM) leve en una hembra de Chihuahua de 10 años con síndrome de Cushing e hipertensión sistémica. a) Regurgitación mitral mostrada con el Doppler color. b) Espectro de la regurgitación mitral obtenido mediante Doppler continuo. Se observa una velocidad pico del flujo de la RM de 7,53 m/s (y un gradiente de presión de 227 mmHg), lo que indica una presión sistólica elevada en el ventrículo izquierdo (VI), causada por el aumento de presión en la aorta. El VI debe generar esta presión elevada para superar la presión elevada en la aorta y permitir la eyección de sangre. La elevada presión sistólica del VI provoca un aumento del gradiente de presión entre el VI y la aurícula izquierda y, en consecuencia, una elevada velocidad de flujo máximo.

causada por una RM grave de larga duración. Sin embargo, la RT mínima o leve también puede ser un hallazgo incidental en perros. La gravedad de la RT también puede semicuantificarse mediante ecocardiografía, pero la anatomía de la AD no es tan fácilmente accesible como la de la AI, y la orientación de los flujos de RT no es consistente.

La ecocardiografía es una valiosa técnica no invasiva para diagnosticar la hipertensión pulmonar. El Doppler espectral puede utilizarse para evaluar el volumen sistólico del VD e identificar la hipertensión pulmonar mediante la estimación de la presión sistólica del VD y las presiones sistólica y diastólica de la arteria pulmonar. El gradiente de presión entre la AD y el VD puede calcularse utilizando la velocidad pico del flujo regurgitante. Sin embargo, la ausencia de RT en un ecocardiograma en un perro no puede excluir el diagnóstico de hipertensión pulmonar. La presión sistólica del VD puede obtenerse añadiendo una estimación de la presión de la AD (considerada arbitrariamente de 5 mmHg en ausencia de dilatación de la AD, de 10 mmHg en presencia de dilatación de la AD, pero en ausencia de ICC derecha y de 15 mmHg en perros con ICC derecha) al gradiente de presión calculado sobre la válvula auriculoventricular. Una velocidad de la RT máxima >3 m/s, correspondiente a un gradiente de RT máximo >36 mmHg, es indicativa de hipertensión pulmonar.

La velocidad pico de una regurgitación de la válvula pulmonar identificada y una estimación de la presión diastólica del VD pueden utilizarse para predecir la presión diastólica de la arteria pulmonar.

Los signos de hipertrofia y dilatación del VD, dilatación de la arteria pulmonar y aplanamiento o movimiento paradójico del septo interventricular son hallazgos ecocardiográficos adicionales que indican la presencia de hipertensión pulmonar en un perro. En el capítulo 14 se describen con más detalle la patogenia, la clasificación, el diagnóstico diferencial, las características clínicas, el pronóstico y el tratamiento de la hipertensión pulmonar debida a VMM.

PRUEBAS DE LABORATORIO

Los análisis hematológicos y bioquímicos de rutina suelen ser normales en perros con VMM preclínica. Los perros con ICC aguda pueden presentar un aumento de las enzimas hepáticas debido a la congestión hepática y una ligera disminución del hematocrito y las proteínas plasmáticas como consecuencia de la retención de líquidos. Las variables de laboratorio estándar cambian con la intensidad del tratamiento de la ICC. Los perros que reciben tratamiento diurético intensivo agudo o crónico pueden presentar alteraciones del equilibrio ácido-base (alcalosis metabólica leve) y electrolíticas (hipopotasemia e hiponatremia) de leves a moderadas, y los valores hematológicos son variables. Las concentraciones séricas de prohormona N-terminal del péptido natriurético tipo B (NT-proBNP) y troponina I específica cardiaca (cTnI) no suelen ser destacables en perros con un tamaño cardiaco normal. Las concentraciones de NT-proBNP, que reflejan el grado de distensión miocárdica, aumentan con el aumento del tamaño del corazón a medida que la enfermedad progresa

TABLA 8.2. Sistema de estadificación del American College of Veterinary Internal Medicine (ACVIM) para perros con valvulopatía mitral mixomatosa.

Estadio A	Estadio B		Estadio C	Estadio D
Perros con riesgo de desarrollar cardiopatías pero que actualmente no presentan ningún trastorno estructural identificable del corazón (p. ej., Cavalier King Charles Spaniels sin soplo cardiaco).	Perros sin signos clínicos pero que presentan un chasquido sistólico (fase inicial) o un soplo cardiaco sistólico.		Perros con signos clínicos pasados o actuales de insuficiencia cardiaca congestiva asociada a una cardiopatía estructural. La gravedad de los signos clínicos de insuficiencia cardiaca congestiva varía de leve a grave, necesitando esta última un tratamiento agresivo que por lo general se reservaría para aquellos con enfermedad refractaria (v. estadio D).	Perros con enfermedad terminal que presentan signos clínicos de insuficiencia cardiaca congestiva causada por regurgitación de la válvula mitral que son refractarios al tratamiento estándar de la insuficiencia cardiaca congestiva. Estos pacientes necesitan estrategias de tratamiento avanzadas o especializadas para seguir clínicamente bien con su enfermedad.
	B1	**B2**		
	Perros que presentan evidencia de regurgitación mitral leve (soplo cardiaco y signos ecocardiográficos de regurgitación de la válvula auriculoventricular) pero sin signos de cardiomegalia.	Perros asintomáticos con regurgitación mitral hemodinámicamente significativa y cardiomegalia, definidos según los criterios de inclusión del ensayo EPIC: ■ Grado de soplo ≥3/6 ■ Relación ecocardiográfica entre la aurícula izquierda y la raíz aórtica (AI/Ao) en la proyección de eje corto paraesternal derecho en diástole temprana ≥1,6 ■ Dimensión interna del ventrículo izquierdo en diástole normalizada para el peso corporal (DIVID) ≥1,7 ■ Puntuación radiográfica del índice cardiaco vertebral (ICV) >10,5		

y se desarrolla la ICC. Las concentraciones de cTnI también aumentan a medida que progresa la VMM y se desarrolla la ICC, y las pruebas de cTnI parecen útiles para predecir el desenlace de la enfermedad.

CLASIFICACIÓN DE LA GRAVEDAD

Es importante determinar la gravedad de la enfermedad para establecer un pronóstico y una evaluación del riesgo, así como para decidir las estrategias de tratamiento óptimas para cada perro. El sistema de estadificación más utilizado actualmente para la VMM en perros es el descrito en las guías de consenso del American College of Veterinary Internal Medicine (ACVIM), que se introdujo en 2009 y se actualizó en 2019 (tabla 8.2).

La progresión de la enfermedad varía de un individuo a otro, pero los perros afectados suelen compensar la RM durante varios años. Aunque existe un riesgo de desarrollo futuro de ICC, muchos perros con VMM nunca desarrollarán signos clínicos durante su vida. Los factores de riesgo conocidos para la progresión del estadio leve al grave de la enfermedad incluyen la edad, la raza, el sexo, la inapetencia, la gravedad de las lesiones valvulares, la gravedad de la RM, la dilatación de la AI y el VI, la frecuencia cardiaca, la variabilidad de la frecuencia cardiaca, los niveles de cTnI, las concentraciones circulantes de NT-proBNP, las arritmias y los episodios sincopales.

TRATAMIENTO

El tratamiento de la VMM debería encaminarse a ralentizar o detener la progresión de la degeneración valvular o mejorar la función valvular. En la actualidad no se dispone de un tratamiento médico de este tipo, mientras que la reparación quirúrgica de la válvula mitral ha mostrado resultados comparativamente buenos en series de casos. Lamentablemente, la cirugía solo está disponible en muy pocas clínicas y, por tanto, suele ser técnica o económicamente imposible para la mayoría de los pacientes. Por ello, el tratamiento de la VMM se dirige principalmente a mejorar la calidad de vida, prolongando el periodo preclínico (asintomático), aliviando los signos clínicos y mejorando la supervivencia. A continuación, se analizan diversas estrategias de tratamiento utilizando el sistema de estadificación del ACVIM para la VMM.

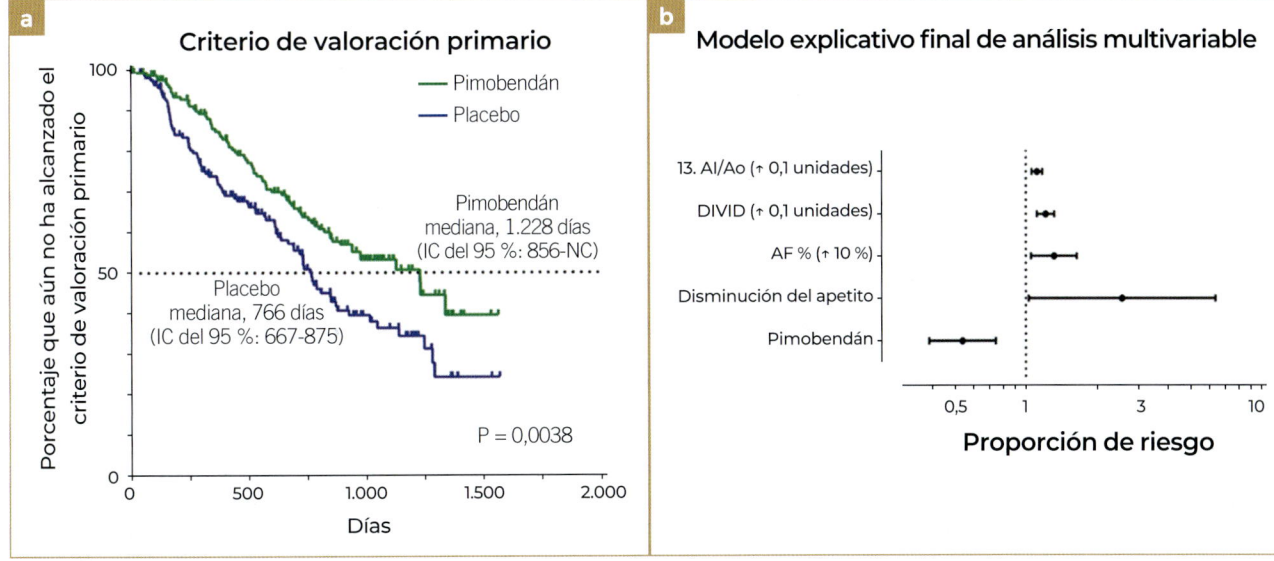

FIGURA 8.28. a) Curvas de supervivencia de Kaplan-Meier de perros con enfermedad mixomatosa de la válvula mitral en estadio B2 tratados con pimobendán (n = 178) o placebo (n = 176) en el ensayo EPIC. El porcentaje estimado de perros en cada grupo de tratamiento que aún no habían alcanzado el criterio de valoración primario (insuficiencia cardiaca congestiva o muerte cardiaca) se representa gráficamente en función del tiempo. Los perros tratados con pimobendán permanecieron más tiempo en el estudio (aproximadamente 15 meses) antes de alcanzar el criterio de valoración primario. b) Modelo multivariable de riesgos proporcionales de Cox explicativo final que muestra las variables al inicio del estudio que se asociaron significativamente con el tiempo hasta el criterio de valoración primario. El aumento del acortamiento fraccional, la relación aurícula izquierda/raíz aórtica (AI/Ao), la dimensión interna del ventrículo izquierdo en diástole (DIVID) normalizada y la disminución del apetito se asociaron a un peor pronóstico, mientras que el tratamiento con pimobendán (en comparación con placebo) se asoció a un mejor pronóstico (reducción del riesgo de aproximadamente 1/3). AF %, acortamiento fraccional; IC, intervalo de confianza; NC, no se pudo calcular. Fuente: Boswood A *et al.,* con autorización del editor.

PERROS PRECLÍNICOS (ESTADIO B DEL ACVIM)

El estadio B constituye un grupo heterogéneo que va desde los perros que solo tienen RM leve sin cardiomegalia (estadio B1 del ACVIM) hasta los perros que tienen RM grave y cardiomegalia significativa (estadio B2 del ACVIM). En la actualidad, el pimobendán está registrado para su uso en perros con VMM en estadio B2 en muchos países. La razón de estas aprobaciones fue el ensayo EPIC, que fue un gran ensayo multicéntrico con placebo-control. Este estudio demostró que el tratamiento con pimobendán en perros con VMM en estadio B2 prolongó el periodo preclínico con una mediana de aproximadamente 15 meses (mediana de pimobendán, 1.228 días, frente a mediana de placebo, 766 días) (fig. 8.28), y los perros del grupo de pimobendán también vivieron más tiempo. Los episodios adversos no fueron diferentes entre los dos grupos de tratamiento. La mejoría de los resultados asociada al tratamiento con pimobendán se debe presumiblemente a una reducción del tamaño del corazón, mediada por los efectos inótropos y vasodilatadores del fármaco.

Se han sugerido algunos otros fármacos para el tratamiento de perros con VMM en estadio B. Los inhibidores de la enzima convertidora de la angiotensina (IECA) se han prescrito con frecuencia a perros con VMM antes de la aparición de la ICC. Sin embargo, no hay pruebas de que la administración de IECA a perros en estadio B

ralentice o impida la progresión de los signos clínicos de la ICC o mejore la supervivencia. Dos ensayos multicéntricos controlados con placebo, los ensayos SVEP y VetProof, no lograron mostrar una diferencia significativa entre los grupos de tratamiento con IECA y con placebo en el tiempo transcurrido desde el inicio del tratamiento (cuando los perros estaban en la fase preclínica de la enfermedad) hasta el desarrollo de la ICC. Además, un estudio reciente no pudo demostrar un efecto preventivo, es decir, un retraso en la aparición de la ICC, de la combinación de benazepril y espironolactona en comparación con un placebo en perros con VMM en estadio B2 (fig. 8.29).

Se han demostrado algunos efectos beneficiosos de los antagonistas de los receptores ß en perros con RM inducida experimentalmente al mejorar la situación hemodinámica y la contractilidad miocárdica. Sin embargo, muy pocos estudios han investigado el efecto de los antagonistas de los receptores ß en la VMM natural. Un amplio ensayo clínico prospectivo controlado con placebo, que incluía perros con VMM en estadio B2, finalizó prematuramente por falta de eficacia, y actualmente no existen pruebas que confirmen un efecto beneficioso de los antagonistas de los receptores ß en perros con VMM en este estadio de la enfermedad.

Los vasodilatadores arteriales, como el amlodipino, pueden reducir teóricamente la gravedad de la RM y, por tanto, se ha sugerido que son beneficiosos para la VMM en estadio B2. El amlodipino se ha estudiado a una dosis de 0,57 mg/kg VO

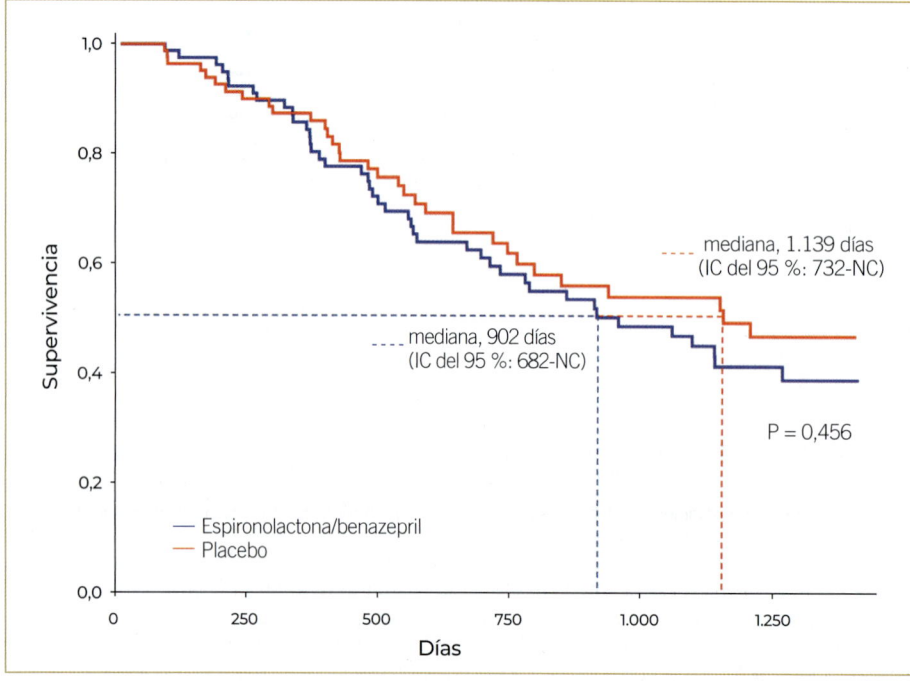

FIGURA 8.29. Curvas de supervivencia de Kaplan-Meier para perros con enfermedad mixomatosa de la válvula mitral en estadio B2 (según el American College of Veterinary Internal Medicine) tratados con la combinación de benazepril y espironolactona (n = 83) o placebo (n = 86) en el estudio DELAY. El porcentaje estimado de perros en cada grupo de tratamiento que aún no habían alcanzado el criterio de valoración primario (insuficiencia cardiaca congestiva o muerte cardiaca) se representa gráficamente en función del tiempo. No hubo diferencias significativas entre los dos grupos de tratamiento en el tiempo que los perros pasaron en el estudio antes de alcanzar el criterio de valoración primario. IC, intervalo de confianza; NC, no se pudo calcular. Fuente: Borgarelli M *et al.*, con autorización del editor.

cada 12 horas en perros, pero la documentación clínica de la eficacia del amlodipino es en general escasa. En un estudio ecocardiográfico no ciego de perros con VMM se observó una reducción significativa del volumen regurgitante y del área del orificio regurgitante, así como de la presión arterial, en un grupo de perros tratados con amlodipino.

Monitorización

- Para los perros en estadio B pueden recomendarse revisiones periódicas entre los 6 y los 12 meses. Los perros previamente clasificados como perros con VMM en estadio B1 han de volver a someterse a un examen ecocardiográfico si han desarrollado un soplo moderado, con el fin de controlar si se cumplen los distintos criterios para iniciar el tratamiento con pimobendán.
- Debe indicarse a los propietarios de perros con VMM preclínica que cuenten las frecuencias respiratorias durante el sueño o el descanso profundo en casa. Las frecuencias respiratorias en reposo o durante el sueño consistentemente superiores a 30 respiraciones/minuto justifican una investigación adicional, ya que pueden ser un indicador de ICC en desarrollo. También debe proporcionarse al propietario información sobre otros signos de ICC en desarrollo.
- Los perros con VMM leve (estadio B1) no necesitan ninguna restricción dietética ni de ejercicio. Los perros con VMM en estadio B suelen tolerar paseos relativamente largos a su propio ritmo, tienen una mejor calidad de vida con este tipo de ejercicio y evolucionan mejor si se evita la obesidad. Sin embargo, en los perros con VMM en estadio B2 debe evitarse el ejercicio extenuante o las dietas con alto contenido en sodio, ya que pueden favorecer el edema pulmonar.

PERROS CON SIGNOS DE LEVES A MODERADOS DE INSUFICIENCIA CARDIACA CONGESTIVA (ESTADIO C DEL ACVIM)

Los perros con dificultad respiratoria de moderada a grave pueden necesitar cuidados intensivos, como el reposo en jaula y a veces suplementos de oxígeno, mientras que los perros con signos de leves a moderados de edema pulmonar a menudo pueden tratarse de forma ambulatoria con un seguimiento regular. Una combinación de fármacos comúnmente utilizada incluye un diurético del asa (furosemida o torsemida) y pimobendán con o sin un IECA y espironolactona.

Los perros con ICC de leve a moderada suelen tratarse inicialmente con furosemida (2-4 mg/kg cada 8-12 horas)

durante 2 o 3 días, tras lo cual la dosis de diurético se reduce a un nivel de mantenimiento (1-2 mg/kg cada 12-48 horas o inferior). Los casos más graves de ICC pueden necesitar dosis más altas.

La torasemida es una alternativa a la furosemida y su uso en perros está aprobado en muchos países. Se ha sugerido que este diurético del asa tiene una mayor duración de acción, menor sensibilidad a la resistencia diurética y propiedades antagonistas de la aldosterona adyuvantes en comparación con la furosemida. La dosis recomendada de torsemida es de 1/10-1/20 de la dosis de furosemida, o 0,1-0,6 mg/kg cada 24 horas, pero se ha observado que es necesario administrarla dos veces al día para prevenir los signos de ICC en algunos perros en fases avanzadas de ICC.

La dosificación del diurético del asa debe basarse preferentemente en los signos clínicos más que en los hallazgos radiográficos. Es importante utilizar dosis adecuadas de diuréticos para aliviar los signos clínicos, pero al mismo tiempo deben evitarse dosis altas de mantenimiento innecesarias. El uso excesivo de diuréticos puede provocar debilidad, hipotensión, síncope, azotemia prerrenal y alteraciones del equilibrio ácido-base y electrolíticas.

Varios ensayos clínicos han demostrado que el pimobendán está indicado como tratamiento de primera línea junto con un diurético del asa en perros con ICC causada por VMM. El pimobendán está registrado para uso veterinario en la VMM en muchos países a una dosis de aproximadamente 0,25 mg/kg VO cada 12 horas. Los estudios muestran que los perros con ICC causada por VMM que reciben pimobendán como tratamiento complementario a los diuréticos muestran signos menos graves de ICC y tienen un tiempo de supervivencia más largo que los que reciben un IECA y diuréticos (fig. 8.30). El ensayo QUEST mostró una prolongación de la supervivencia del 91 % en perros tratados con pimobendán en comparación con perros tratados con benazepril.

Como en el caso de los perros con VMM en estadio B2, el efecto beneficioso del pimobendán sobre el resultado se debe probablemente a la combinación de vasodilatación y aumento de la contractilidad, lo que da lugar a una reducción del tamaño del corazón y a una mejora del volumen sistólico de eyección. Otros efectos beneficiosos del tratamiento con pimobendán en perros con VMM en estadio C incluyen una reducción de la frecuencia cardiaca y de los tiempos de tránsito pulmonar, y una menor tendencia a la retención de agua libre en comparación con un control positivo como el benazepril.

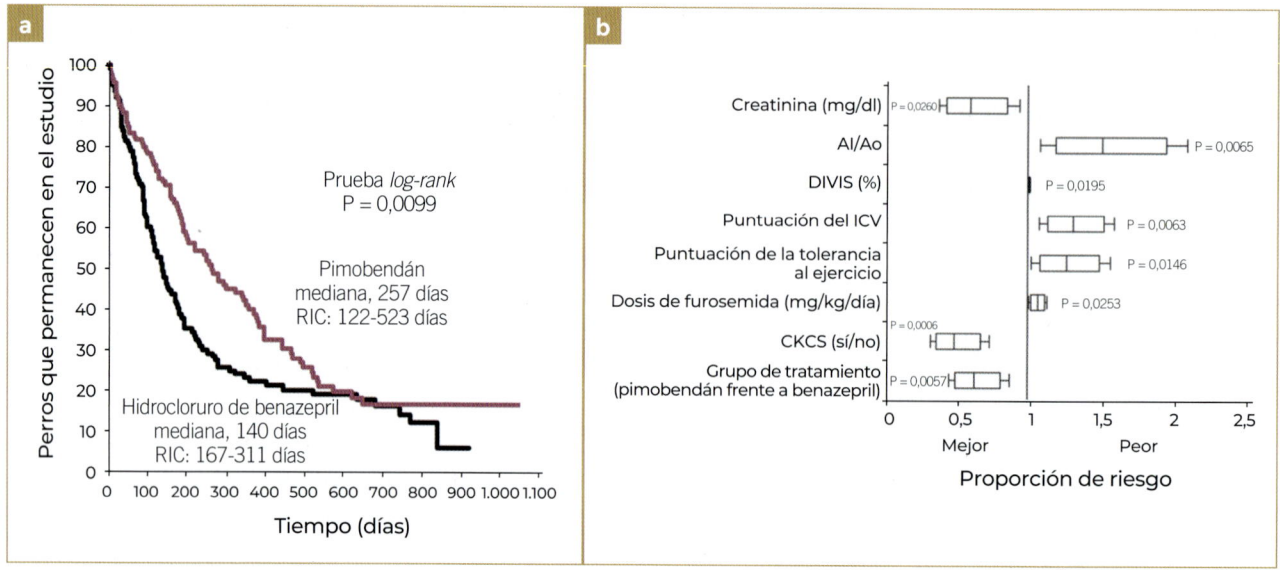

FIGURA 8.30. a) Curvas de supervivencia de Kaplan-Meier de perros con enfermedad mixomatosa de la válvula mitral (VMM) en estadio C tratados con pimobendán (n = 124) o benazepril (n = 128), además del tratamiento diurético, en el estudio QUEST. El porcentaje estimado de perros en cada grupo de tratamiento que aún no habían alcanzado el criterio de valoración primario (muerte súbita relacionada con el corazón, eutanasia relacionada con el corazón o fracaso del tratamiento) se representa en función del tiempo. Los perros tratados con pimobendán estuvieron más tiempo en el estudio antes de alcanzar el criterio de punto final primario. b) Modelo multivariable de riesgos proporcionales de Cox explicativo final que muestra las variables al inicio del estudio que se asociaron significativamente con el tiempo hasta el criterio de punto final primario. El aumento de la relación aurícula izquierda/raíz aórtica (AI/Ao), la normalización la dimensión interna del ventrículo izquierdo en sístole (DIVIS), el índice cardiaco vertebral (ICV) y la dosis diaria de furosemida, así como el empeoramiento de la puntuación del ejercicio, se asociaron a un peor resultado, mientras que el aumento de las concentraciones de creatinina, ser un Cavalier King Charles Spaniel y el tratamiento con pimobendán (en comparación con el benazepril) se asociaron a un mejor resultado. Las concentraciones más bajas de creatinina encontradas en perros con estadios graves de VMM pueden presumiblemente sugerir caquexia cardiaca en desarrollo y explicar así la asociación con un peor pronóstico de los perros afectados. CKCS, Cavalier King Charles Spaniel; IC, intervalo de confianza; RIC, rango intercuartílico. Fuente: Häggström J *et al.,* con autorización del editor.

Hay varios IECA aprobados para uso veterinario en perros con VMM en estadio C. La dosis del IECA (p. ej., enalaprilo, benazepril, lisinopril, ramipril e imidapril) suele ser fija y depende del IECA específico utilizado. En el intervalo de dosis recomendado para perros, los efectos secundarios adversos son poco frecuentes. Algunos amplios ensayos clínicos controlados con placebo han demostrado que los perros con VMM en estadio C que reciben un IECA presentan signos clínicos menos graves de la enfermedad, mejor tolerancia al ejercicio y viven más tiempo que los que no reciben un IECA. Sin embargo, se ha descrito que la combinación de pimobendán e IECA no confiere un mejor resultado en comparación con el pimobendán solo cuando cualquiera de los dos se añade a un tratamiento diurético en curso.

La espironolactona es un antagonista de la aldosterona y un agente ahorrador de potasio, y actualmente está registrada en dosis de 1-3 mg/kg VO cada 12-24 horas para uso veterinario en perros con VMM en estadio C como tratamiento complementario a otros tratamientos de la ICC en curso. Un ensayo clínico demostró que la espironolactona, añadida a otros tratamientos de la ICC, reducía el riesgo de alcanzar el criterio de valoración principal del estudio, que era una combinación de muerte relacionada con el corazón, eutanasia o empeoramiento de la ICC. El ensayo también demostró que el tratamiento con espironolactona es comparativamente seguro y que el riesgo de hiperpotasemia es bajo cuando se administra espironolactona a perros con ICC.

En general, se carece de pruebas científicas que respalden el uso de digoxina en perros con VMM. La digoxina es un inótropo positivo débil en comparación con el pimobendán, pero tiene el potencial de reducir la taquicardia refleja y, por tanto, la incidencia de síncopes vasovagales. La digoxina, en combinación con el diltiazem, puede utilizarse para reducir la frecuencia ventricular en perros con fibrilación auricular. Otras formas de taquicardia supraventricular pueden requerir otros tipos de tratamientos antiarrítmicos.

Monitorización

- Se debe informar al propietario de la necesidad de mantener contactos regulares con el veterinario para optimizar la estrategia de tratamiento. Se puede indicar a algunos propietarios que varíen la dosis de diurético del asa dentro de un intervalo de dosis fijo, según las necesidades del perro.

■ Se ha de programar un contacto con el propietario (por correo electrónico o teléfono) tras 1-3 días de tratamiento en el entorno doméstico para evaluar si se debe realizar un ajuste de la estrategia de tratamiento.

■ Los seguimientos deben programarse tras 1-2 semanas de tratamiento y, a partir de entonces, aproximadamente cada 3 a 6 meses, en función del estado del perro. Los casos más graves pueden necesitar un seguimiento más frecuente de la enfermedad.

■ Se debe instruir al propietario para que cuente regularmente la frecuencia respiratoria del perro durante el sueño (lo idóneo es que sea <30/min durante el sueño o el descanso profundo) e informarle sobre las complicaciones que puedan surgir en el futuro.

■ Una ingesta calórica adecuada es importante para contrarrestar la caquexia cardiaca, pero debe evitarse la ingesta excesiva de sodio.

■ Los perros con ICC estable tratados médicamente suelen tolerar los paseos a su ritmo, pero debe evitarse el ejercicio extenuante.

PERROS CON SIGNOS RECURRENTES DE INSUFICIENCIA CARDIACA CONGESTIVA (ESTADIOS C O D DEL ACVIM)

La dosis de mantenimiento de diuréticos del asa en perros con VMM debe aumentarse gradualmente a lo largo de semanas o años para evitar la recidiva de los signos clínicos de la ICC. Las razones para aumentar la dosis suelen ser la dificultad respiratoria recurrente causada por el edema pulmonar o, con menor frecuencia, el desarrollo de ascitis. El derrame pleural significativo es infrecuente en esta categoría de perros. La ascitis grave, que causa malestar, puede requerir una centesis, aunque muchos perros con VMM con ascitis menos grave responden al aumento de las dosis de diuréticos del asa. Incluso cuando se realiza la centesis debe aumentarse la dosis de diuréticos, ya que de lo contrario la ascitis reaparecerá tras la extracción de líquido. Cuando se ha alcanzado una dosis de furosemida de aproximadamente 4-5 mg/kg cada 8-12 horas puede considerarse un cambio parcial o completo de furosemida a torasemida. Además, debe considerarse el bloqueo secuencial de la nefrona añadiendo otro diurético. Los diuréticos más utilizados en este contexto son la espironolactona (1-3 mg VO cada 12-24 horas) y la hidroclorotiazida (2-4 mg/kg VO cada 12 horas).

Dado que el tratamiento con diuréticos del asa precede y se utiliza junto con estos otros agentes diuréticos, el riesgo de hiperpotasemia es bajo, incluso cuando el perro recibe un IECA. A medida que aumenta la intensidad del tratamiento diurético, se incrementa el riesgo de inducir azotemia prerrenal, hipotensión y alteraciones del equilibrio ácido-base y electrolíticas. Sin embargo, suele aceptarse cierto grado de estas anomalías cuando se trata a perros con ICC aguda grave.

PERROS CON INSUFICIENCIA CARDIACA CONGESTIVA GRAVE Y POTENCIALMENTE MORTAL (FULMINANTE) (ESTADIOS C O D DEL ACVIM)

Las causas de la ICC aguda grave y potencialmente mortal incluyen la rotura de las cuerdas tendinosas mayores, el tratamiento insuficiente de la ICC existente, el desarrollo de taquicardia supraventricular grave y la actividad física intensa. Los perros con ICC grave suelen presentar disnea y taquipnea graves, frecuencias respiratorias de entre 40 y 90 respiraciones por minuto en reposo o durante el sueño, e indicios radiográficos de edema intersticial o alveolar grave. Los pacientes gravemente afectados pueden toser espuma blanca o rosada, que es líquido del edema. Estos perros necesitan hospitalización inmediata y tratamiento agresivo en el contexto agudo, pero es importante no estresar a estos perros, ya que el estrés puede provocar la muerte. La sedación ligera puede estar indicada en perros que tienen dificultad para respirar. Los agentes sedantes comúnmente utilizados en este contexto son:

■ Butorfanol (0,25 mg/kg IM o IV, repetidos después de 30 a 60 minutos).

■ Combinaciones de buprenorfina (0,0075-0,01 mg/kg) y acepromazina (0,01-0,03 mg/kg) (IV, IM o SC).

Las radiografías torácicas y otros procedimientos diagnósticos pueden tener que esperar hasta que el tratamiento con furosemida haya conducido a un estado más estable del perro. Las medidas agudas para estabilizar a un paciente con VMM con ICC grave incluyen:

■ La furosemida a una dosis de 1-4 mg/kg IV, IM o SC o superior cada 2-6 horas. La dosis de furosemida depende tanto de la gravedad de los signos clínicos como de si el perro ya está en tratamiento con furosemida oral.

- La furosemida puede administrarse en infusión continua (IC) a una dosis de 1 mg/kg/h tras el bolo inicial, en caso de que la respuesta inicial al bolo de furosemida sea deficiente sin mejoría de la disnea y la frecuencia respiratoria.

- El pimobendán puede administrarse como una dosis única de 0,15 mg/kg IV y continuarse después de 12 horas con una dosis de 0,25-0,3 mg/kg VO cada 12 horas, o puede administrarse VO cada 12 horas solamente.

- La oxigenoterapia puede administrarse mediante una jaula de oxígeno, unas gafas nasales o una mascarilla facial (si el perro acepta estas dos últimas opciones sin oponer resistencia).

En los pacientes más graves puede considerarse el uso de un vasodilatador arterial o un venodilatador para reducir la poscarga y estabilizar la ICC. Los fármacos vasodilatadores más utilizados en este contexto son los siguientes:

- Nitroglicerina (pomada, 4-12 mg por vía tópica cada 12 horas; espray, 1 pulverización/10 kg por vía sublingual).

- Amlodipino (0,1 mg/kg VO cada 24 horas).

- Hidralazina (0,5-2 mg/kg VO cada 12 horas).

- Nitroprusiato sódico (IC en dosis de 0,5-1,0 mg/kg/min y aumentada cada 15-30 minutos hasta un máximo de aproximadamente 10 mg/kg/min). Este fármaco es muy difícil y caro de obtener.

Es importante monitorizar cuidadosamente los tratamientos vasodilatadores arteriales repitiendo las mediciones de la presión arterial. La dobutamina en IC a una dosis de 0,5-1,0 mg/kg/min y aumentada cada 15-30 minutos hasta un máximo de aproximadamente 10 mg/kg/min se utiliza a menudo para contrarrestar la hipotensión en este contexto. Cuando se trata con un vasodilatador arterial, puede aparecer taquicardia refleja en respuesta a la hipotensión, y a veces se observan problemas gastrointestinales.

Monitorización

- Los pacientes con ICC grave o fulminante necesitan una monitorización inicial frecuente (cada 15-30 minutos) de la frecuencia respiratoria cuando están lo más tranquilos posible.

- Una disminución significativa de las frecuencias respiratorias en las primeras horas indica que el tratamiento ha tenido éxito, mientras que un cambio escaso o nulo indica que el diurético del asa utilizado requiere una dosis más alta, o que debe utilizarse un programa de administración más frecuente.

- Una vez que la frecuencia respiratoria haya disminuido, preferiblemente en 30 minutos o menos, puede reducirse la dosis de furosemida según el estado del perro y el juicio clínico. Sin embargo, es importante tener en cuenta que la monitorización de la frecuencia respiratoria puede ser un reto en perros muy estresados en el entorno hospitalario.

- La azotemia prerrenal, los desequilibrios electrolíticos y la deshidratación son hallazgos de laboratorio frecuentes tras dosis elevadas de diuréticos del asa.

- Estas anomalías rara vez tienen importancia clínica, como se ha mencionado anteriormente, y los valores suelen volver a la normalidad con la mejoría clínica a medida que el perro empieza a comer y beber.

- La deshidratación no suele ser grave incluso tras un tratamiento intensivo con furosemida. Debe evitarse la rehidratación intravenosa, ya que este aumento de volumen puede producir edema pulmonar.

- Desde un punto de vista ético, la eutanasia debe considerarse y comentarse con los propietarios de perros con ICC grave o fulminante. Esto es especialmente importante si el perro ya está recibiendo dosis altas de diuréticos y otros tratamientos para la ICC, debido a un mal pronóstico a largo plazo, un mayor riesgo de falta de respuesta a una intensificación adicional del tratamiento para la ICC o una mayor probabilidad de reacciones secundarias adversas al tratamiento.

Se ha demostrado que el tipo de tratamiento complementario influye en la supervivencia, con una mayor supervivencia en los perros tratados con pimobendán y enalaprilo o benazepril. El tiempo de supervivencia esperado disminuye con varios factores, a saber: una dosis de mantenimiento más alta de furosemida; empeoramiento de la intolerancia al ejercicio; aumento del tamaño del corazón (aumento de la puntuación del ICV, tamaño de la AI y dimensión telediastólica del VI), gravedad de la RM y velocidad de la onda E diastólica; empeoramiento de la función sistólica (aumento de la dimensión telesistólica del VI); presencia de hipertensión pulmonar; y disminución de la concentración sérica de creatinina (indicador de desarrollo de caquexia cardiaca). El pronóstico tras la aparición de la ICC también puede depender de la raza, aunque esto aún no se ha confirmado. El desarrollo de complicaciones también puede asociarse a un peor resultado clínico.

TRATAMIENTO DE LAS COMPLICACIONES ASOCIADAS A LA VALVULOPATÍA MITRAL MIXOMATOSA

TOS

La tos debida a otros trastornos respiratorios, como la inestabilidad traqueobronquial, suele observarse en perros de razas frecuentemente afectadas por la VMM. En muchos perros es probable que exista una combinación de etiologías que provoquen episodios de tos. No se recomienda la medicación diaria en los perros con tos leve ocasional, ya que la administración de medicamentos puede suponer una dificultad para los propietarios y existen posibles reacciones secundarias adversas. Además, hay pocas pruebas sobre el efecto de los tipos de fármacos disponibles que pueden aliviar o reducir la tos. En teoría, los perros que tosen debido a la compresión del bronquio principal izquierdo, que puede identificarse en una radiografía lateral (v. figs. 8.11 y 8.14), podrían mejorar si se reduce el tamaño de la AI y el VI, pero actualmente se desconoce el beneficio clínico real de dichos tratamientos sobre la gravedad de la tos.

En caso de tos importante, puede utilizarse uno de los siguientes antitusígenos:

- Bitartrato de hidrocodona (2,5-10 mg/perro VO cada 6-12 horas).
- Butorfanol (0,55-1,1 mg/kg VO cada 6-12 horas).
- Dextrometorfano (0,5-2 mg/kg VO cada 6-8 horas).

Se ha sugerido que los problemas de tos pronunciada en perros con inestabilidad traqueal concomitante o enfermedad crónica de las vías respiratorias pequeñas también pueden mejorar con un broncodilatador o un tratamiento breve con glucocorticoides. Sin embargo, los agonistas de los receptores ß$_2$, como el albuterol o la terbutalina, deben utilizarse con precaución en perros con VMM.

HIPERTENSIÓN PULMONAR

Se cree que la hipertensión pulmonar en perros con VMM se desarrolla de forma secundaria a la elevación persistente de las presiones venosas pulmonares y de la AI. El tratamiento de los perros con hipertensión pulmonar puede ser complicado. Puede administrarse un suplemento de oxígeno a los perros que sufren un colapso agudo. Dado que el aumento persistente de las presiones venosas pulmonares es en gran parte responsable de la enfermedad, el tratamiento debe dirigirse a los perros con VMM y congestión pulmonar, e incluir dosis más altas de diuréticos y pimobendán. El tratamiento de la hipertensión pulmonar se describe en el capítulo 14.

ARRITMIAS QUE PROVOCAN SÍNCOPES

Una AI dilatada en la VMM predispone a latidos prematuros supraventriculares, fibrilación auricular y taquicardia supraventricular, que pueden causar síncopes debido a bradicardia refleja (síncope vasovagal). Los perros con fibrilación auricular sostenida o taquicardia supraventricular suelen tener antecedentes de VMM de larga duración, y un edema pulmonar de aparición aguda y empeoramiento de la enfermedad. El objetivo del tratamiento es aliviar el edema pulmonar, como se ha descrito anteriormente, y reducir la frecuencia cardiaca a un ritmo aceptable para mejorar el gasto cardiaco. El diltiazem o la digoxina son los fármacos de elección en perros con síncopes vasovagales o taquicardia supraventricular (incluida la fibrilación auricular). Los betabloqueantes deben usarse con precaución o no usarse en absoluto.

ROTURA AGUDA DE LAS CUERDAS TENDINOSAS

La rotura de las cuerdas tendinosas mayores puede producirse en perros que sufren VMM, potencialmente con un rápido desarrollo de signos de ICC. Estos perros necesitan cuidados intensivos para ser estabilizados, como se explica en la sección sobre el tratamiento de la ICC grave y potencialmente mortal, pero para muchos de ellos el pronóstico es malo y debe considerarse la eutanasia. En el caso de los perros que puedan estabilizarse, debe proporcionarse tratamiento de mantenimiento para la VMM.

ROTURA DE LA AURÍCULA IZQUIERDA Y TAPONAMIENTO CARDIACO

La pericardiocentesis inmediata está indicada en perros con sospecha de rotura de la aurícula izquierda, y debe extraerse líquido pericárdico para aliviar el taponamiento sin extraer demasiado y estimular una hemorragia mayor. Si la hemorragia continúa tras la pericardiocentesis, la última opción es la toracotomía de urgencia con pericardiectomía y cierre del desgarro, pero el tratamiento de la rotura auricular con hemopericardio y taponamiento cardiaco suele ser inútil.

BIBLIOGRAFÍA

Ahmed MI, McGiffin DC, O'Rourke RA, *et al.* Mitral regurgitation. *Curr Probl Cardiol,* 2009, 34:93-136.

Arndt JW, Reynolds CA, Singletary GE, *et al.* Serum serotonin concentrations in dogs with degenerative mitral valve disease. *J Vet Intern Med,* 2009, 23:1208-1213.

Atkins C, Bonagura J, Ettinger S, *et al.* Guidelines for the diagnosis and treatment of canine chronic valvular heart disease. *J Vet Intern Med,* 2009, 23:1142-1150.

Atkins C, Keene B, Brown W, *et al.* Results of the veterinary enalapril trial to prove reduction in onset of heart failure in dogs chronically treated with enalapril alone for compensated, naturally occurring mitral valve insufficiency. *J Am Vet Med Assoc,* 2007, 231:1061-1069.

Atkins CE, Häggstrom J. Pharmacologic management of myxomatous mitral valve disease in dogs. *J Vet Cardiol,* 2012, 14:165-184.

Atkins CE, Rausch WP, Gardner SY, *et al.* The effect of amlodipine and the combination of amlodipine and enalapril on the renin-angiotensin-aldosterone system in the dog. *J Vet Pharmacol Ther,* 2007, 30:394-400.

Aupperle H, Thielebein J, Kiefer B, *et al.* An immunohistochemical study of the role of matrix metalloproteinases and their tissue inhibitors in chronic mitral valvular disease (valvular endocardiosis) in dogs. *Vet J,* 2009, 180:88-94.

Baron Toaldo M, Romito G, Guglielmini C, *et al.* Prognostic value of echocardiographic indices of left atrial morphology and function in dogs with myxomatous mitral valve disease. *J Vet Intern Med,* 2018, 32: 914-921.

Beardow A, Buchanan J. Chronic mitral valve disease in Cavalier King Charles Spaniels: 95 cases (1987-1991). *J Am Vet Med Assoc,* 1993, 203:1023-1029.

Bernay F, Bland JM, Häggstrom J, *et al.* Efficacy of spironolactone on survival in dogs with naturally occurring mitral regurgitation caused by myxomatous mitral valve disease. *J Vet Intern Med,* 2010, 24:331-341.

Black A, French AT, Dukes-McEwan J, *et al.* Ultrastructural morphologic evaluation of the phenotype of valvular interstitial cells in dogs with myxomatous degeneration of the mitral valve. *Am J Vet Res,* 2005, 66:1408-1414.

Bonagura J, *et al.* Chronic respiratory disease in the dog. En Kirk R, Bonagura J (eds.). *Current Veterinary Therapy X,* 1989, WB Saunders, pp. 361-368.

Bonagura J, Luis Fuentes V. Echocardiography. En Ettinger S, Feldman E (eds.). *Textbook of Veterinary Internal Medicine,* 2000, WB Saunders, pp. 834-872.

Bonagura JD, Schober KE. Can ventricular function be assessed by echocardiography in chronic canine mitral valve disease? *J Small Anim Pract,* 2009, 50 Suppl 1:12-24.

Bonnett B, Egenvall A, Olson P, *et al.* Mortality in insured Swedish dogs: rates and causes of death in various breeds. *Vet Rec,* 1997, 141:40-44.

Borgarelli M, Abbott J, Braz-Ruivo L, *et al.* Prevalence and prognostic importance of pulmonary hypertension in dogs with myxomatous mitral valve disease. *J Vet Intern Med,* 2015, 29:569-574.

Borgarelli M, Crosara S, Lamb K, *et al.* Survival characteristics and prognostic variables of dogs with preclinical chronic degenerative mitral valve disease attributable to myxomatous degeneration. *J Vet Intern Med,* 2012, 26:69-75.

Borgarelli M, Ferasin L Lamb K, *et al.* DELay of Appearance of sYmptoms of canine degenerative mitral valve disease treated with spironolactone and benazepril: the DELAY study. *J Vet Cardiol,* 2020, 27:34-53.

Borgarelli M, Savarino P, Crosara S, *et al.* Survival characteristics and prognostic variables in canine mitral regurgitation attributable to myxomatous valve disease in dogs. *Vet Intern Med,* 2008, 22:120-128.

Borgarelli M, Tarducci A, Zanatta R, *et al.* Decreased systolic function and inadequate hypertrophy in large and small breed dogs with chronic mitral valve insufficiency. *J Vet Intern Med,* 2007, 21:61-67.

Boswood A, Dukes-McEwan J, Loureiro J, *et al.* The diagnostic accuracy of different natriuretic peptides in the investigation of canine cardiac disease. *J Small Anim Pract,* 2008, 49:26-32.

Boswood A, Gordon SG, Häggstrom J, *et al.* Longitudinal analysis of quality of life, clinical, radiographic, echocardiographic, and laboratory variables in dogs with preclinical myxomatous mitral valve disease receiving pimobendan or placebo: the EPIC study. *J Vet Intern Med,* 2018, 32:72-85.

Boswood A, Gordon SG, Häggstrom J, *et al.* Temporal changes in clinical and radiographic variables in dogs with preclinical myxomatous mitral valve disease: the EPIC study. *J Vet Intern Med,* 2020, en prensa.

Boswood A, Häggstrom J, Gordon SG, *et al.* Effect of pimobendan in dogs with preclinical myxomatous mitral valve disease and cardiomegaly: the EPIC study-A randomized clinical trial. *J Vet Intern Med,* 2016, 30:1765-1779.

Boswood A, Murphy A. The effect of heart disease, heart failure and diuresis on selected laboratory and electrocardiographic parameters in dogs. *J Vet Cardiol,* 2006, 8:1-9.

Buchanan J, Bucheler J. Vertebral scale system to measure canine heart size in radiographs. *J Am Vet Med Assoc,* 1995, 206:194-199.

Buchanan J. Prevalence of cardiovascular disorders. En Fox P, Sisson D, Moise N (eds.). *Canine and Feline Cardiology,* 2nd ed., 1999, WB Saunders, pp. 457-470.

Buchanan J. Spontaneous left atrial rupture in dogs. *Adv Exp Med Biol,* 1972, 22:315-334.

Buchanan JW. Chronic valvular disease (endocardiosis) in dogs. *Adv Vet Sci,* 1977, 21:57-106.

Caivano D, Rishniw M, Birettoni F, *et al.* Left atrial deformation and phasic function determined by two-dimensional speckle-tracking echocardiography in dogs with myxomatous mitral valve disease. *J Vet Cardiol,* 2018, 20:102-114.

Carabello BA. Concentric versus eccentric remodeling. *J Card Fail,* 2002, 8:S258-263.

Chetboul V, Pouchelon JL, Menard J, *et al.* Short-term efficacy and safety of torasemide and furosemide in 366 dogs with degenerative mitral valve disease: the TEST study. *J Vet Intern Med,* 2017, 31:1629-1642.

Corcoran BM, Black A, Anderson H, *et al.* Identification of surface morphologic changes in the mitral valve leaflets and chordae tendineae of dogs with myxomatous degeneration. *Am J Vet Res,* 2004, 65:198-206.

Cornell C, Kittleson M, Della Torre P, *et al.* Allometric scaling of M-mode cardiac measurements in normal adult dogs. *J Vet Intern Med,* 2004, 18:311-321.

Cremer SE, Singletary GE, Olsen LH, *et al.* Serotonin concentrations in platelets, plasma, mitral valve leaflet, and left ventricular myocardial tissue in dogs with myxomatous mitral valve disease. *J Vet Intern Med,* 2014, 28:1534-1540.

Crosara S, Borgarelli M, Perego M, *et al.* Holter monitoring in 36 dogs with myxomatous mitral valve disease. *Aust Vet J,* 2010, 88:386-392.

Darke PGG. Valvular incompetence in Cavalier King Charles Spaniels. *Vet Rec,* 1987, 120:365-366.

Das KM, Tashjihan RJ. Chronic mitral valve disease in the dog. *Vet Med Small Anim Clin,* 1965, 60:1209-1215.

DeLellis L, Kittleson M. Current uses and hazards of vasodilator therapy in heart failure. En Kirk R, Bonagura J (eds.). *Current Veterinary Therapy XI,* 1992, WB Saunders, pp. 700-708.

Detweiler DK, Pattersson DF. The prevalence and types of cardiovascular disease in dogs. *Ann N Y Acad Sci,* 1965, 127:481-516.

Dreger SA, Taylor PM, Allen SP, *et al.* Profile and localization of matrix metalloproteinases (MMPs) and their tissue inhibitors (TIMPs) in human heart valves. *J Heart Valve Dis,* 2002, 11:875-880, discusión 880.

Egenvall A, Bonnett BN, Häggstrom J. Heart disease as a cause of death in insured Swedish dogs younger than 10 years of age. *J Vet Intern Med,* 2006, 20:894-903.

Eriksson A, Hansson K, Häggstrom J, *et al.* Pulmonary blood volume in mitral regurgitation in Cavalier King Charles Spaniels. *J Vet Intern Med,* 2010, 24:1393-1399.

Eriksson AS, Häggstrom J, Pedersen HD, *et al.* Increased NT-pro ANP predicts risk of congestive heart failure in Cavalier King Charles Spaniels with mitral regurgitation caused by myxomatous valve disease. *J Vet Cardiol,* 2014, 16:141-154.

Ettinger SJ, Benitez AM, Ericsson GF, *et al.* Effects of enalapril maleate on survival of dogs with naturally acquired heart failure. The Long-Term Investigation of Veterinary Enalapril (LIVE) Study Group. *J Am Vet Med Assoc,* 1998, 213:1573-1577.

Falk T, Jönsson L, Olsen L, *et al.* Arteriosclerotic changes in the myocardium, lung, and kidney in dogs with chronic congestive heart failure and myxomatous mitral valve disease. *Cardiovasc Pathol,* 2006, 15:185-193.

Falk T, Jönsson L. Ischaemic heart disease in the dog: a review of 65 cases. *J Small Anim Pract,* 2000, 41:97-103.

Ferasin L, Crews L, Biller DS, *et al.* Risk factors for coughing in dogs with naturally acquired myxomatous mitral valve disease. *J Vet Intern Med,* 2013, 27:286-292.

Fox PR, Oyama MA, Hezzell MJ, *et al.* Relationship of plasma N-terminal pro-brain natriuretic peptide concentrations to heart failure classification and cause of respiratory distress in dogs using a second generation ELISA assay. *J Vet Intern Med,* 2015, 29:171-179.

Freeman LM. Cachexia and sarcopenia: emerging sindromes of importance in dogs and cats. *J Vet Intern Med,* 2012, 26:3-17.

Gaasch WH, Shah SP, Labib SB, Meyer TE. Impedance to retrograde and forward flow in chronic mitral regurgitation and the physiology of a double outlet ventricle. *Heart,* 2017, 103:581-585.

Ge Z, Zhang Y, Ji X, *et al.* Pulmonary artery diastolic pressure: a simultaneous Doppler echocardiography and catheterization study. *Clin Cardiol,* 1992, 15:818-824.

Gordon SG, Saunders AB, Hariu CD, *et al.* Retrospective review of carvedilol administration in 38 dogs with preclinical chronic valvular heart disease. *J Vet Cardiol,* 2012, 14:243-252.

Gouni V, Serres FJ, Pouchelon JL, *et al.* Quantification of mitral valve regurgitation in dogs with degenerative mitral valve disease by use of the proximal isovelocity surface area method. *J Am Vet Med Assoc,* 2007, 231:399-406.

Grossman W, Paulus WJ. Myocardial stress and hypertrophy: a complex interface between biophysics and cardiac remodeling. *J Clin Invest,* 2013, 123:3701-3703.

Hadian M, Corcoran BM, Bradshaw JP. Molecular changes in fibrillar collagen in myxomatous mitral valve disease. *Cardiovasc Pathol,* 2010, 19: e141-148.

Häggström J, Boswood A, O'Grady M, *et al.* Effect of pimobendan or benazepril hydrochloride on survival times in dogs with congestive heart failure caused by natural occurring myxomatous mitral valve disease: the QUEST study. *J Vet Intern Med,* 2008, 22:1124-1135.

Häggström J, Boswood A, O'Grady M, *et al.* Longitudinal analysis of quality of life, clinical, radiographic, echocardiographic, and laboratory variables in dogs with myxomatous mitral valve disease receiving pimobendan or benazepril: the QUEST study. *J Vet Intern Med,* 2013, 27:1441-1451.

Häggström J, Hansson K, Karlberg B, *et al.* Effects of long-term treatment with enalapril or hydralazine on the renin-angiotensin-aldosterone system and fluid balance in dogs with naturally acquired mitral valve regurgitation. *Am J Vet Res,* 1996, 57:645-1652.

Häggström J, Hansson K, Kvart C, *et al.* Chronic valvular disease in the Cavalier King Charles Spaniel in Sweden. *Vet Rec,* 1992, 131:549-553.

Häggström J, Hansson K, Kvart C, *et al.* Effects of naturally acquired decompensated mitral valve regurgitation on the renin-angiotensin-aldosterone system and atrial natriuretic peptide concentration in dogs. *Am J Vet Res,* 1997, 58:77-82.

Häggström J, Hansson K, Kvart C. Heart sounds and murmurs: changes related to severity of mitral regurgitation in Cavalier King Charles Spaniels. *J Vet Intern Med,* 1995, 9:75-85.

Häggström J, Lord PF, Höglund K, *et al.* Short-term hemodynamic and neuroendocrine effects of pimobendan and benazepril in dogs with myxomatous mitral valve disease and congestive heart failure. *J Vet Intern Med,* 2013, 27(6): 1452-1462.

Häggström J, Hamlin RL, Hansson K, *et al.* Heart-rate variability in relation to severity of mitral regurgitation in the Cavalier King Charles Spaniel. *J Small Anim Pract,* 1996, 37:69-75.

Häggström J. *Chronic valvular disease in Cavalier King Charles Spaniels - Epidemiology, inheritance and pathophysiology.* Tesis. Uppsala, Swedish University of Agricultural Sciences, 1996.

Han RI, Black A, Culshaw G, *et al.* Structural and cellular changes in canine myxomatous mitral valve disease: an image analysis study. *J Heart Valve Dis,* 2010, 19:60-70.

Han RI, Clark CH, Black A, *et al.* Morphological changes to endothelial and interstitial cells and to the extra-cellular matrix in canine myxomatous mitral valve disease (endocardiosis). *Vet J,* 2013, 197:388-394.

Hansson K, Häggström J, Kvart C, *et al.* Left atrial to aortic root indices using two-dimensional and M-mode echocardiography in dogs with and without left atrial enlargement. *Vet Radiol Ultrasound,* 2002, 43:568-757.

Hansson K, Häggström K, Kvart C, *et al.* Reader variability and accuracy of radiographic diagnosis of cardiac and left atrial size and pulmonary oedema in Cavalier King Charles Spaniels with mitral regurgitation. *J Small Anim Pract,* 2009, 50 Suppl 1:44-53.

Hezzell MJ, Boswood A, Chang YM, *et al.* The combined prognostic potential of serum high-sensitivity cardiac troponin I and N-terminal pro-B-type natriuretic peptide concentrations in dogs with degenerative mitral valve disease. *J Vet Intern Med,* 2012, 26:302-311.

Hollmer M, Willesen JL, Tolver A, Koch J. Left atrial volume and function in dogs with natural occurring myxomatous mitral valve disease. *J Vet Cardiol,* 2017, 19:24-34.

Kapoor W. Syncope and hypotension. En Braunwald E (ed.). *Braunwald's Heart Disease,* 5th ed., 1997, WB Saunders, pp. 863-877.

Katz AM. Cardiomyopathy of overload. A major determinant of prognosis in congestive heart failure. *N Engl J Med,* 1990, 322:100-110.

Keene BW, Atkins CE, Bonagura JD, *et al.* ACVIM consensus guidelines for the diagnosis and treatment of myxomatous mitral valve disease in dogs. *J Vet Intern Med,* 2019, 33:1127-1140.

Keene BW, Fox PR, Hamlin RL, *et al.* Efficacy of BAY 41-9202 (bisoprolol oral solution) for the treatment of chronic valvular heart disease (CVHD) in dogs. *Proceedings Annual ACVIM Forum,* New Orleans, LA, 2012.

Kellum HB, Stepien RL. Sildenafil citrate therapy in 22 dogs with pulmonary hypertension. *J Vet Intern Med,* 2007, 21:1258-1264.

Kihara Y, Sasayama S, Miyazaki S, *et al.* Role of left atrium in adaption of the heart to chronic mitral regurgitation in conscious dogs. *Circ Res,* 1988, 62:543-553.

Kim YH, Choi GJ, Park C. Rate of left ventricular pressure change by Doppler echocardiography in dogs with chronic mitral valve disease at different stages of congestive heart failure a. *Vet Radiol Ultrasound,* 2018, 59:758-766.

Kittleson M, Brown W. Regurgitant fraction measured by using the proximal isovelocity surface area in dogs with chronic myxomatous mitral valve disease. *J Vet Intern Med,* 2003, 17:84-88.

Kittleson M, Kienle R. *Small Animal Cardiovascular Medicine,* 1998, Mosby Inc, pp. 297-318.

Kittleson MD, Eyster GE, Knowlen GG, *et al.* Myocardial function in small dogs with chronic mitral regurgitation and severe congestive heart failure. *J Am Vet Med Assoc,* 1984, 184:455.

Kogure K. Pathology of chronic mitral valve disease in the dog. *Jpn Vet Sci,* 1980, 42:323-335.

Komamura K, Shannon RP, Ihara T, *et al.* Exhaustion of Frank-Starling mechanism in conscious dogs with heart failure. *Am J Physiol,* 1993,265:H1119-1131.

Kvart C, Häggström J, Pedersen HD, *et al.* Efficacy of enalapril for prevention of congestive heart failure in dogs with myxomatous valve disease and asymptomatic mitral regurgitation. *J Vet Intern Med,* 2002, 16:80-88.

Kvart C, Häggström J. Cardiac auscultation and phonocardiography in dogs, horses and cats. *Clarence Kvart,* 2002, 33:61-64.

Lewis T, Swift S, Woolliams JA, *et al.* Heritability of premature mitral valve disease in Cavalier King Charles Spaniels. *Vet J,* 2011, 188:73-76.

Ljungvall I, Ahlstrom C, Höglund K, *et al.* Use of signal analysis of heart sounds and murmurs to assess severity of mitral valve regurgitation attributable to myxomatous mitral valve disease in dogs. *Am J Vet Res,* 2009, 70:604-613.

Ljungvall I, Häggström J. Adult-onset valvular heart disease. En Ettinger S, Feldman E, Côté E (eds). *Textbook of Veterinary Internal Medicine. Diseases of Dogs and Cats,* 8th ed., 2015, Elsevier, pp. 1249-1269.

Ljungvall I, Höglund K, Carnabuci C, *et al.* Assessment of global and regional left ventricular volume and shape by real-time 3-dimensional echocardiography in dogs with myxomatous mitral valve disease. *J Vet Intern Med,* 2011, 25:1036-1043.

Ljungvall I, Höglund K, Lilliehook I, *et al.* Serotonin serum concentration is associated with severity of myxomatous mitral valve disease in dogs. *J Vet Intern Med,* 2013, 27:1105-1112.

Ljungvall I, Höglund K, Tidholm A, *et al.* Cardiac troponin I is associated with severity of myxomatous mitral valve disease, age, and C-reactive protein in dogs. *J Vet Intern Med,* 2010, 24:153-159.

Ljungvall I, Rajamaki MM, Crosara S, *et al.* Evaluation of plasma activity of matrix metalloproteinase-2 and -9 in dogs with myxomatous mitral valve disease. *Am J Vet Res,* 2011, 72:1022-1028.

Ljungvall I, Rishniw M, Porciello F, *et al.* Murmur intensity in small-breed dogs with myxomatous mitral valve disease reflects disease severity. *J Small Anim Pract,* 2014, 55:545-550.

Lombard C, Jöns O, Bussadori C. Clinical efficacy of pimobendan versus benazepril for the treatment of acquired atrioventricular valvular disease in dogs. *J Am Anim Hosp Assoc,* 2006, 42:249-261.

Lopez-Alvarez J, Boswood A, Moonarmart W, *et al.* Longitudinal electrocardiographic evaluation of dogs with degenerative mitral valve disease. *J Vet Intern Med,* 2014, 28:393-400.

Lord P, Hansson K, Kvart C, *et al.* Rate of change of heart size before congestive heart failure in dogs with mitral regurgitation. *J Small Anim Pract,* 2010, 51:210-218.

Madsen MB, Olsen LH, Häggstrom J, *et al.* Identification of 2 loci associated with development of myxomatous mitral valve disease in Cavalier King Charles Spaniels. *J Hered,* 2011, 102 Suppl 1:S62-67.

Malcolm EL, Visser LC, Phillips KL, Johnson LR. Diagnostic value of vertebral left atrial size as determined from thoracic radiographs for assessment of left atrial size in dogs with myxomatous mitral valve disease. *J Am Vet Med Assoc,* 2018, 253:1038-1045.

Marcondes-Santos M, Tarasoutchi F, Mansur A, *et al.* Effects of carvedilol treatment in dogs with chronic mitral valvular disease. *J Vet Intern Med,* 2007, 21(5):996-1001.

Mattin MJ, Boswood A, Church DB, *et al.* Prevalence of and risk factors for degenerative mitral valve disease in dogs attending primary-care veterinary practices in England. *J Vet Intern Med,* 2015, 29:847-854.

Mattin MJ, Boswood A, Church DB, *et al.* Prognostic factors in dogs with presumed degenerative mitral valve disease attending primary-care veterinary practices in the United Kingdom. *J Vet Intern Med,* 2019, 33:432-444.

Mattin MJ, Brodbelt DC, Church DB, *et al.* Factors associated with disease progression in dogs with presumed preclinical degenerative mitral valve disease attending primary care veterinary practices in the United Kingdom. *J Vet Intern Med,* 2019, 33:445-454.

Menciotti G, Borgarelli M, Aherne M, *et al.* Assessment of mitral valve morphology using three-dimensional echocardiography. Viabilidad y valores de referencia. *J Vet Cardiol,* 2016, 18:156-167.

Menciotti G, Borgarelli M, Aherne M, *et al.* Comparison of the mitral valve morphologies of Cavalier King Charles Spaniels and dogs of other breeds using 3D transthoracic echocardiography. *J Vet Intern Med,* 2018, 32:1564-1569.

Menciotti G, Borgarelli M, Aherne M, *et al.* Mitral valve morphology assessed by three-dimensional transthoracic echocardiography in healthy dogs and dogs with myxomatous mitral valve disease. *J Vet Cardiol,* 2017, 19:113-123.

Meyer J, Wefstaedt P, Dziallas P, *et al.* Assessment of left ventricular volumes by use of one-, two-, and three-dimensional echocardiography frente a magnetic resonance imaging in healthy dogs. *Am J Vet Res,* 2013, 74:1223-1230.

Moesgaard SG, Aupperle H, Rajamaki MM, *et al.* Matrix metalloproteinases (MMPs), tissue inhibitors of metalloproteinases (TIMPs) and transforming growth factor-beta (TGF-beta) in advanced canine myxomatous mitral valve disease. *Res Vet Sci,* 2014, 97:560-567.

Moreno HJ. Clinical characteristics and outcome of 13 dogs with pulmonary arterial hypertension (pH) treated with sildenafil. *J Vet Intern Med,* 2007, 21:1165.

Mow T, Pedersen H. Increased endothelin-receptor density in myxomatous canine mitral valve leaflets. *J Cardiovasc Pharmacol,* 1999, 34:254-260.

Nakamura K, Kawamoto S, Osuga T, *et al.* Left atrial strain at different stages of myxomatous mitral valve disease in dogs. *J Vet Intern Med,* 2017, 31:316-325.

Nishimura RA, Otto CM, Bonow RO, *et al.* 2014 AHA/ACC guideline for the management of patients with valvular heart disease: a report of the American College of Cardiology/American Heart Association Task Force on Practice Guidelines. *J Thorac Cardiovasc Surg,* 2014,148: e1-e132.

Ohad DG, Rishniw M, Ljungvall I, *et al.* Sleeping and resting respiratory rates in dogs with subclinical heart disease. *J Am Vet Med Assoc,* 2013, 243:839-843.

Olsen L, Fredholm M, Pedersen H. Epidemiology and inheritance of mitral valve prolapse in Dachshunds. *J Vet Intern Med,* 1999, 13:448-456.

Olsen L, Martinussen T, Pedersen H. Early echocardiographic predictors of myxomatous mitral valve disease in Dachshunds. *Vet Rec,* 2003, 152:293-297.

Oyama M, Prosek R, Sisson D. Effect of amlodipine on severity of mitral regurgitation in dogs with chronic mitral valve disease. *J Vet Intern Med,* 2003, 17:399-310.

Oyama MA, Peddle GD, Reynolds CA, *et al.* Use of the loop diuretic torsemide in three dogs with advanced heart failure. *J Vet Cardiol,* 2011, 13:287-292.

Packer M, Gheorghiade M, Young JB, *et al.* Withdrawal of digoxin from patients with chronic heart failure treated with angiotensin-converting-enzyme inhibitors. RADIANCE Study. *N Engl J Med,* 1993, 329:1-7.

Pat B, Killingsworth C, Denney T, *et al.* Dissociation between cardiomyocyte function and remodeling with β-adrenergic receptor blockade in isolated canine mitral regurgitation. *Am J Physiol Heart Circ Physiol,* 2008, 295:H2321-2327.

Peddle GD, Singletary GE, Reynolds CA, *et al.* Effect of torsemide and furosemide on clinical, laboratory, radiographic and quality of life variables in dogs with heart failure secondary to mitral valve disease. *J Vet Cardiol,* 2012, 14:253-259.

Pedersen H, Häggström J, Falk T, *et al.* Auscultation in mild mitral regurgitation in dogs: observer variation, effects of physical manoeuvres, and agreement with color Doppler echocardiography and phonocardiography. *J Vet Intern Med,* 1999, 13(1): 56-64.

Pedersen H. *Mitral valve prolapse in the dog - Pathogenesis, pathophysiology, diagnosis and comparative aspects of early myxomatous mitral valve disease.* Tesis, 2000, Copenhagen, Royal Veterinary and Agricultural University.

Pedersen HD, Kristensen B, Norby B, *et al.* Echocardiographic study of mitral valve prolapse in dachshunds. *Zentralbl Veterinarmed A,* 1996, 43:103-110.

Prosec R, Sisson D, Oyama M, *et al.* Use of plasma ANP, BNP, endothelin-1, and troponin-I levels in distinguishing between cardiac and non-cardiac acute dyspnoea in dogs. *J Vet Intern Med,* 2004, 18:404.

Rasmussen CE, Falk T, Domanjko Petric A, *et al.* Holter monitoring of small breed dogs with advanced myxomatous mitral valve disease with and without a history of syncope. *J Vet Intern Med,* 2014, 28:363-370.

Rasmussen CE, Falk T, Zois NE, *et al.* Heart rate, heart rate variability, and arrhythmias in dogs with myxomatous mitral valve disease. *J Vet Intern Med,* 2011, 26:76-84.

Reimann MJ, Moller JE, Häggstrom J, *et al.* R-R interval variations influence the degree of mitral regurgitation in dogs with myxomatous mitral valve disease. *Vet J,* 2014, 199:348-354.

Rishniw M, Erb H. Evaluation of four 2-dimensional echocardiographic methods of assessing left atrial size in dogs. *J Vet Intern Med,* 2000, 14:429-435.

Sánchez Salguero X, Prandi D, Llabres-Díaz F, *et al.* A radiographic measurement of left atrial size in dogs. *Ir Vet J,* 2018, 71:25.

Sargent J, Muzzi R, Mukherjee R, *et al.* Echocardiographic predictors of survival in dogs with myxomatous mitral valve disease. *J Vet Cardiol,* 2015, 17(1):1-12.

Savarino P, Borgarelli M, Tarducci A, *et al.* Diagnostic performance of P wave duration in the identification of left atrial enlargement in dogs. *J Small Anim Pract,* 2012, 53:267-272.

Schober KE, Hart TM, Stern JA, *et al.* Effects of treatment on respiratory rate, serum natriuretic peptide concentration, and Doppler echocardiographic indices of left ventricular filling pressure in dogs with congestive heart failure secondary to degenerative mitral valve disease and dilated cardiomyopathy. *J Am Vet Med Assoc,* 2011, 239:468-479.

Serres F, Chetboul V, Tissier R, *et al.* Chordae tendineae rupture in dogs with degenerative mitral valve disease: prevalence, survival, and prognostic factors (114 cases, 2001-2006). *J Vet Intern Med,* 2007, 21:258-264.

Serres F, Chetboul V, Tissier R, *et al.* Doppler echocardiography-derived evidence of pulmonary arterial hypertension in dogs with degenerative mitral valve disease: 86 casos (2001-2005). *J Am Vet Med Assoc,* 2006, 229:1772-1778.

Serres F, Pouchelon JL, Poujol L, *et al.* Plasma N-terminal pro-B-type natriuretic peptide concentration helps to predict survival in dogs with symptomatic degenerative mitral valve disease regardless of and in combination with the initial clinical estatus at admission. *J Vet Cardiol,* 2009, 11:103-121.

Sisson D, Kvart C, Darke P. Acquired valvular heart disease in dogs and cats. En Fox P, Sisson D, Moise N (eds.). *Textbook of Canine and Feline Cardiology,* 2nd ed., 1999, WB Saunders, pp. 536-565.

Smith P, French A, Van Israël N, *et al.* Efficacy and safety of pimobendan in canine heart failure caused by myxomatous mitral valve disease. *J Small Anim Pract,* 2005, 46:121-130.

Stein P, Wang C, Riddle J, *et al.* Scanning electron microscopy of operatively excised severely regurgitant floppy mitral valves. *Am J Cardiol,* 1989, 64:392-394.

Suzuki S, Fukushima R, Ishikawa T, *et al.* Comparative effects of amlodipine and benazepril on left atrial pressure in dogs with experimentally induced mitral valve regurgitation. *BMC Vet Res,* 2012, 8:166.

Swenson L, Häggström J, Kvart J, *et al.* Relationship between parental cardiac status in Cavalier King Charles Spaniels and prevalence and severity of chronic valvular disease in offspring. *J Am Vet Med Assoc,* 1996, 208:2009-2012.

Tarnow I, Olsen LH, Kvart C, *et al.* Predictive value of natriuretic peptides in dogs with mitral valve disease. *Vet J,* 2009, 180:195-201.

The BENCH (BENazepril in Canine Heart Disease) Study. The effect of benazepril on survival times and clinical signs of dogs with congestive heart failure. Results of a multicentre, prospective, randomized, double-blinded, placebo-controlled, long-term clinical trial. *J Vet Cardiol,* 1999, 1:7-18.

The COVE study group. Controlled clinical evaluation of enalapril in dogs with heart failure: results of the cooperative veterinary enalapril study group. *J Vet Intern Med,* 1995, 9:243-252.

The IMPROVE Study Group. Acute and short-term hemodynamic, echocardiographic, and clinical effects of enalapril maleate in dogs with naturally acquired heart failure: results of the Invasive Multicentre PROspective veterinary evaluation of enalapril study. *J Vet Intern Med,* 1995, 9:234-242.

Thrusfield MV, Aitken CGG, Darke PGG. Observations on breed and sex in relation to canine heart valve incompetence. *J Small Anim Pract,* 1985, 26:709-717.

Tidholm A, Bodegard-Westling A, Höglund K, *et al.* Comparison between real-time 3-dimensional and 2-dimensional biplane echocardiographic assessment of left atrial volumes in dogs with myxomatous mitral valve disease. *J Vet Intern Med,* 2019, 33:455-461.

Tidholm A, Bodegard-Westling A, Höglund K, *et al.* Comparisons of 2- and 3-dimensional echocardiographic methods for estimation of left atrial size in dogs with and without myxomatous mitral valve disease. *J Vet Intern Med,* 2011, 25:1320-1327.

Tidholm A, Westling AB, Höglund K, *et al.* Comparisons of 3-, 2-dimensional, and M-mode echocardiographical methods for estimation of left chamber volumes in dogs with and without acquired heart disease. *J Vet Intern Med,* 2010, 24:1414-1420.

Tilley L. *Essentials of canine and feline electrocardiography,* 2nd ed., 1985, Lea & Febinger.

Trafny DJ, Freeman LM, Bulmer BJ, *et al.* Auscultatory, echocardiographic, biochemical, nutritional, and environmental characteristics of mitral valve disease in Norfolk Terriers. *J Vet Cardiol,* 2012, 14:261-267.

Uechi M, Matsuoka M, Kuwajima E, *et al.* The effects of the loop diuretics furosemide and torasemide on diuresis in dogs and cats. *J Vet Med Sci,* 2003, 65:1057-1061.

Uechi M, Mizukoshi T, Mizuno T, *et al.* Mitral valve repair under cardiopulmonary bypass in small-breed dogs: 48 cases (2006-2009). *J Am Vet Med Assoc,* 2012, 240:1194-1201.

Wess G. The VALVE Study –Is triple therapy superior to double therapy for heart failure treatment due to endocardiosis? –Vasotop® (ramipril) in addition to Lasix® and Vetmedin® in canine endocardiosis (VALVE Study). *Proceedings ACVIM Forum,* 2017, National Harbor, MD.

Wesselowski S, Borgarelli M, Bello NM, *et al.* Discrepancies in identification of left atrial enlargement using left atrial volume versus left atrial-to-aortic root ratio in dogs. *J Vet Intern Med,* 2014, 28:1527-1533.

Whitney JC. Observation on the effect of age on the severity of heart valve lesions in the dog. *J Small Anim Pract,* 1974, 15:511-522.

Yuill C, O'Grady M. Doppler-derived velocity of blood flow across the cardiac valves in the normal dog. *Can J Vet Res,* 1991, 55:185.

Apéndice 8A: reparación transcatéter de la válvula mitral de borde a borde

E. Christopher Orton, Brianna Potter, Claudio Bussadori

El concepto de reparación de la válvula mitral de borde a borde fue propuesto por primera vez por el cirujano cardiaco Ottavio Alfieri como solución quirúrgica al problema del prolapso anterior de la valva mitral. En esta técnica, la valva prolapsada se sutura a la valva opuesta para crear una válvula mitral de doble orificio. El éxito de este procedimiento de reparación ha llevado al desarrollo de la reparación transcatéter de la válvula mitral de borde a borde (TEER, por sus siglas en inglés) en humanos. Al ensayo de viabilidad EVEREST del dispositivo MitraClip en humanos le siguieron dos ensayos fundamentales, EVEREST II y COAPT, que establecieron lo que se ha convertido en una opción ampliamente aceptada y satisfactoria para el tratamiento de la regurgitación mitral (RM) grave en humanos. El éxito de la TEER en humanos condujo al desarrollo de un dispositivo de TEER específico para caninos denominado Canine Mitral V-Clamp. Un estudio preliminar demostró la viabilidad del método y del dispositivo en 8 perros con valvulopatía mitral degenerativa en estadio B1. A partir de estos resultados se llevó a cabo un ensayo prospectivo de viabilidad del dispositivo V-Clamp en perros con RM degenerativa grave.

SELECCIÓN DE CASOS PARA LA INTERVENCIÓN DE LA VÁLVULA MITRAL

Los perros que se sometan a una intervención por RM degenerativa deben cumplir los criterios de RM grave adaptados de las directrices de la American Society of Echocardiography para la RM grave en humanos. Esto podría incluir perros en estadio B2 o estadio C del ACVIM. Los perros en estadio D tardío o con fibrilación auricular se consideran malos candidatos

para la intervención mitral. La determinación de la gravedad de la RM debe basarse en la consideración de múltiples criterios. Los criterios que respaldan una RM grave incluyen:

- Flujo regurgitante color holosistólico excéntrico hacia la pared o flujo color central con un área ≥50 %.
- Flujo mitral de onda E ≥1,0 m/s.
- Perfil regurgitante triangular holosistólico denso en Doppler continuo
- Fracción regurgitante (FR) ≥50 % (área de isovelocidad proximal [PISA, por sus siglas en inglés], volumétrica, Doppler).
- Volumen regurgitante (Vreg) ≥1,0 ml/kg.

Los patrones Doppler flujo-color deben evaluarse en múltiples imágenes sistólicas con los ajustes de ganancia y Nyquist apropiados. Las imágenes únicas pueden llevar a una sobreestimación de la gravedad de la RM (fig. 8A.1). La medición de la FR mediante los métodos PISA, volumétrico de Simpson o Doppler proporciona una evaluación cuantitativa de la gravedad de la RM y, por tanto, representa un criterio objetivo importante. La medición de la FR por múltiples métodos aumenta la confianza en la evaluación. La anchura de la vena contracta, el Vreg y el área del orificio regurgitante efectivo también pueden tenerse en cuenta, pero dependen del tamaño del paciente y los límites de gravedad no se han establecido completamente en perros. Puede considerarse la dilatación del VI y la AI (dimensión interna del ventrículo izquierdo en diástole normalizado [DIVIdN] >1,9, relación aurícula izquierda/raíz aórtica [AI:Ao] >2,0), pero se trata de cambios secundarios en respuesta a la RM y dependen de otros factores como la cronicidad y el tratamiento. Los índices de la función sistólica del VI pueden tenerse en cuenta considerando que la disfunción sistólica (p. ej., fracción de

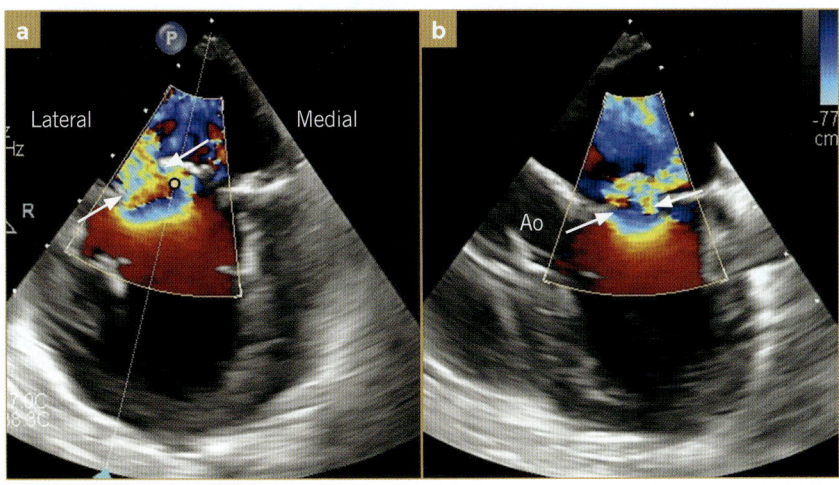

FIGURA 8A.1. Proyecciones ortogonales de un caso de regurgitación mitral. Obsérvese el mayor tamaño de la vena contracta en la proyección comisural (a) en comparación con la proyección anteroposterior (b). Ao, aorta.

eyección del VI <50 %, DIVIsN >1,0) puede ser un factor de predicción negativo de la reducción de la RM.

La anatomía funcional mitral es un importante factor predictivo del éxito del procedimiento y del resultado en perros sometidos a la intervención TEER. Basándose en los tamaños de dispositivos caninos actualmente disponibles (14 mm, 16 mm, 18 mm), el diámetro del anillo mitral anteroposterior sistólico medio debe ser de 14-20 mm en la proyección ecocardiográfica apical de entrada-salida (fig. 8A.2). Las directrices para una anatomía funcional óptima no son absolutas, sino que representan un continuo de favorable a menos favorable y a desfavorable (tabla 8A.1). Se puede esperar que los perros con la anatomía funcional más

favorable (verde en la tabla 8A.1) tengan los mejores resultados en términos de reducción de la gravedad de la RM y prolongación de la esperanza de vida, con el menor riesgo en cuanto al procedimiento. Los perros con una anatomía funcional menos favorable (amarillo) pueden obtener beneficios de la TEER con un cierto aumento asociado del riesgo del procedimiento. Los perros con una anatomía funcional desfavorable (rojo) presentan un mayor riesgo en relación con el procedimiento en lo que se refiere al beneficio potencial y se consideran malos candidatos para la TEER. La evaluación final de la anatomía funcional para la reparación de borde a borde debe basarse en la ecocardiografía transesofágica (ETE) previa al procedimiento.

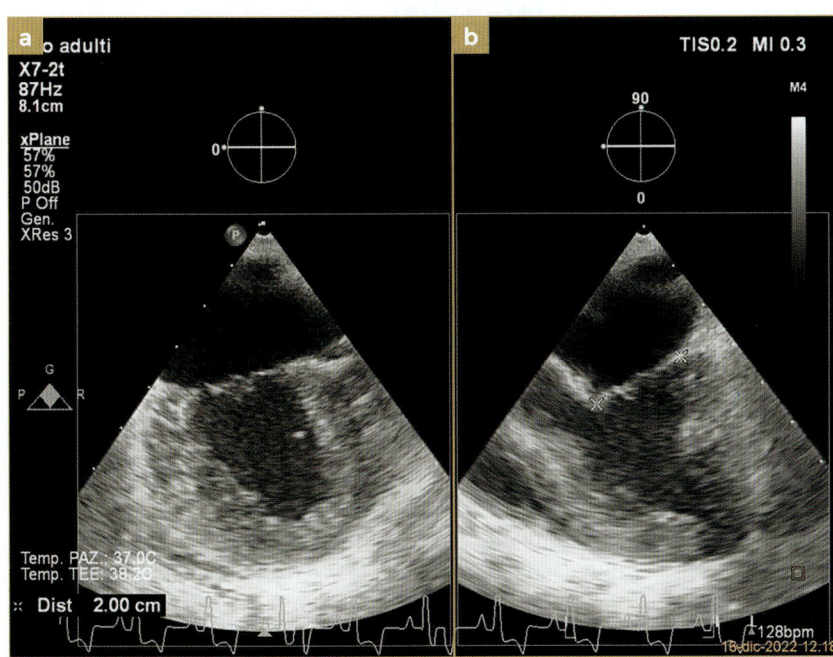

FIGURA 8A.2. Proyecciones ortogonales del anillo mitral. a) Proyección comisural. b) Medición del diámetro anular anteroposterior.

TABLA 8A.1. Factores que determinan los riesgos y resultados de la reparación transcatéter de la válvula mitral de borde a borde.			
Experiencia en el centro →			
			← Expectativa de reducción de la regurgitación mitral
No complejo **Ideal para TEER**	**Complejo** **Adecuado para TEER**	**Muy complejo** **Reto para TEER**	**TEER difícil o imposible**
Beneficio >>> riesgo	**Beneficio >> riesgo**	**Beneficio ≥ riesgo**	**Riesgo > beneficio**
■ Prolapso focal de la valva A2 ■ Chorro regurgitante de pared posterior ■ Espacio de coaptación ≤2 mm ■ Anchura comisural de la vena contracta (VC) <33 % del diámetro comisural mitral ■ Reserva de coaptación preservada (profundidad)	■ Prolapso de A2 y P2 ■ Prolapso de la valva anterior de dos segmentos ■ Chorro regurgitante excéntrico posterior al central ■ Espacio de coaptación de 2-4 mm ■ Anchura comisural de la VC del 33 al 66 % del diámetro comisural mitral ■ Reserva de coaptación (profundidad) <3 mm	■ Colgajo de la valva A2 o P2 ■ Prolapso de la valva anterior de tres segmentos ■ Prolapso de dos segmentos de la valva posterior ■ Flujo regurgitante central ■ Espacio de coaptación >4 mm ■ Anchura comisural de la VC>66 % del diámetro comisural mitral ■ Reserva de coaptación limitada con amplio espacio de coaptación ■ Diámetro sistólico anteroposterior (A-P) >20 mm ■ Peso corporal <4 kg	■ Prolapso de la valva A2 y P2 ■ Colgajo multisegmento grave de las valvas ■ Múltiples chorros regurgitantes dispares y anchos ■ Hendidura(s) profunda(s) o perforación de la(s) valva(s) ■ Grosor de la valva >5 mm ■ Espacio de coaptación >6 mm ■ Longitud de la valva posterior <4 mm ■ Diámetro sistólico mitral A-P >22 mm ■ Peso corporal <2,8 kg

DESCRIPCIÓN DEL PROCEDIMIENTO

La TEER en perros se realiza bajo anestesia general mediante una minitoracotomía y un abordaje cardiaco transapical en decúbito lateral derecho. El espacio intercostal óptimo suele ser el séptimo espacio intercostal, confirmado mediante una proyección fluoroscópica lateral de la silueta cardiaca y ecocardiografía transtorácica. Se realiza una toracotomía intercostal de 3-4 cm justo dorsal al esternón. Se abre el pericardio y se sutura a la incisión para elevar el ápex cardiaco. El lugar de la punción cardiaca se determina mediante la compresión externa del corazón durante la ETE biplano del VI y la válvula mitral. El lugar óptimo de punción se determina como perpendicular al plano de la válvula mitral tanto en la proyección de entrada-salida como en la comisural. Se colocan dos suturas de

VÍDEO 8A.1. Procedimiento de monitorización V-Clamp.

colchonero reforzadas con torundas de polipropileno 4-0 en el lugar óptimo de punción y se introducen a través de torniquetes.

El procedimiento se realiza bajo visualización fluoroscópica y ETE (vídeo 8A.1). La proyección fluoroscópica típica es de 10° craneal y de 0° a 10° oblicua anterior izquierda en el fluoroscopio (90° a 100° en el paciente). Las proyecciones simultáneas de ETE son la bidimensional comisural y de entrada-salida, y la proyección tridimensional *de frente* de la válvula mitral. Las proyecciones de ETE y fluoroscópica se orientan con la aorta a las 9 en punto para proporcionar un movimiento sincronizado craneocaudal del dispositivo entre las proyecciones de ETE y fluoroscópica.

Se administra un bolo intravenoso de heparina (50 U/kg) antes de entrar en el corazón. Actualmente se dispone de tres tamaños de V-Clamp (14 mm, 16 mm, 18 mm). El tamaño de la V-Clamp se basa en la dimensión anteroposterior sistólica media de la válvula mitral en la proyección de ETE de entrada-salida menos 1 a 2 mm. La punción cardiaca se realiza con un catéter con aguja de 18 G. A través del catéter se pasa una guía en J de 0,035" y 50 cm hasta el VI y se retira el catéter. Se introduce una vaina introductora de 14 F sobre la guía hasta el VI. La guía con punta en J y el dilatador se cambian por una guía especializada para atravesar la válvula mitral con una punta de cesta de nitinol blando. La guía para pasar la mitral se pasa en sentido retrógrado a través de la válvula mitral guiada mediante ETE y la vaina introductora se pasa por encima del dispositivo hasta la AI. El dispositivo de colocación de la pinza en V se introduce en la AI a través de la vaina introductora. Los brazos de la pinza en V se manipulan para obtener las orientaciones mediolateral,

VÍDEO 8A.2. Pinza doble.

anteroposterior y rotacional óptimas en la ETE y la fluoroscopia dentro de la AI antes de cruzar la válvula mitral. Los brazos inferiores de la pinza se llevan a través de la válvula mitral manteniendo la orientación adecuada. A continuación, se suben por debajo de la válvula mitral para suspender las valvas. Las hojas valvulares se capturan bajando los brazos superiores hasta la válvula, con lo que se cierra la pinza. Una vez confirmada la captura inicial de las valvas mediante ETE y fluoroscopia, se bloquea la pinza (fig. 8A.3). Se miden las porciones no pinzadas de las valvas anterior y posterior y se restan de las longitudes previas al pinzamiento para asegurar una captura adecuada de las valvas (>4 mm cada valva) (fig. 8A.4). A continuación,

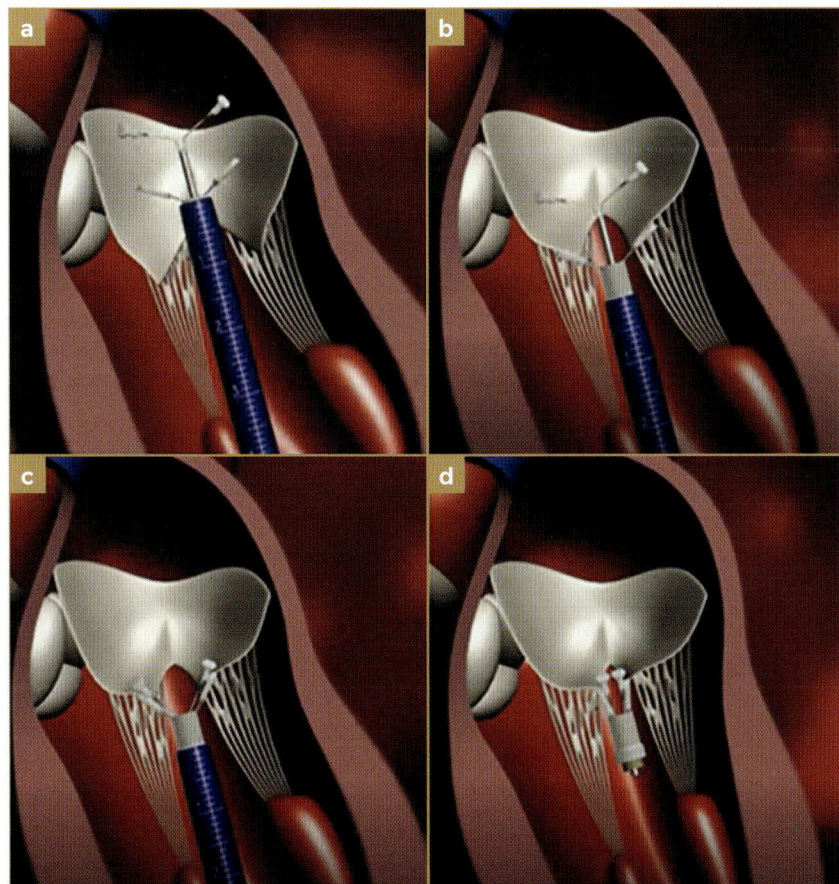

FIGURA 8A.3. Esquema del procedimiento (por cortesía de Hongyu Medical). a) El aparato de colocación de la pinza en V se introduce en la aurícula izquierda a través de la vaina introductora. b) Los brazos inferiores de la pinza se colocan debajo de la válvula mitral para suspender las valvas. c) Las hojas de la válvula se capturan bajando los brazos superiores hasta la válvula, cerrando así la pinza. d) La pinza se bloquea y se suelta.

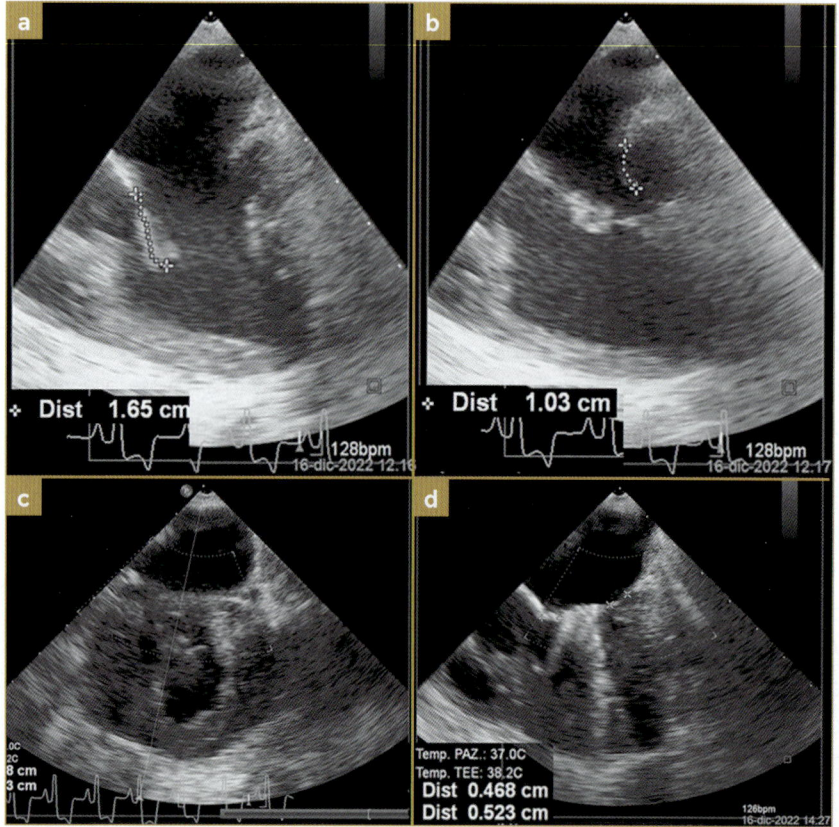

FIGURA 8A.4. a) y b) Proyecciones anteroposteriores (flujo de salida). a) Medición de la longitud de la valva A2. b) Medición de la longitud de la valva P2. c) Proyección comisural. d) Medición de la porción de la valva que permanece sin pinzar.

se suelta la pinza. En algunos casos puede considerarse la colocación de una segunda pinza para tratar la RM residual siguiendo el mismo procedimiento básico, con la colocación lo más cerca posible de la primera pinza (vídeo 8A.2).

RESULTADOS ESPERADOS

Los primeros resultados de los autores en más de 50 perros con RM degenerativa grave sugieren que la TEER en perros el procedimiento es de bajo riesgo y tiene un alto resultado de éxito. El procedimiento se asocia con un dolor posprocedimiento mínimo y una recuperación rápida, con perros a los que se puede dar de alta al cabo de 1 o 2 días. La TEER produce reducciones significativas del Vreg y la FR. La ausencia de muerte cardiaca al año supera el 90 %.

BIBLIOGRAFÍA

Alfieri O, Maisano F. An effective technique to correct anterior mitral leaflet prolapse. *J Card Surg,* 1999, 14:468-70.

Alfieri O, De Bonis M, Lapenna E, Regesta T, *et al.* "Edge-to-edge" repair for anterior mitral leaflet prolapse. *Seminar Thorac Cardiovasc Surg,* 2004; 16:182-187.

Feldman T, Kar S, Rinaldi M, Fail P, *et al.* Percutaneous mitral repair with the MitralClip system. *J Am Coll Cardiol,* 2009, 54:686-694.

Feldman T, Foster E, Glower DD, Kar S, *et al.* Percutaneous repair or surgery for mitral regurgitation. *N Engl J Med,* 2011, 364:1395-406.

Stone GW, Lindenfeld JA, Abraham WT, *et al.* Transcatheter mitral-valve repair in patients with heart failure. *N Engl J Med,* 2018; 379:2307-2318.

Liu B, Leach SB, Pan W, *et al.* Preliminary outcome of a novel edge-to-edge closure device to manage mitral regurgitation in dogs. *Front Vet Sci,* 2020; 7:1-5.

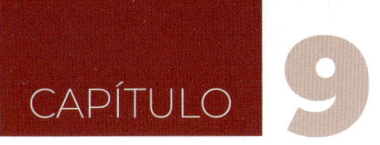
Endocarditis infecciosa

Ingrid Ljungvall, Jens Häggström

INTRODUCCIÓN

La endocarditis infecciosa (EI) está causada por microorganismos que colonizan el endocardio, lo que ocasiona habitualmente lesiones vegetativas o erosivas en las estructuras valvulares y otras estructuras del corazón (figs. 9.1 y 9.2). Los microorganismos pueden provocar tromboembolia o infecciones metastásicas en otras estructuras extracardiacas, produciendo así una serie de signos clínicos. Además, las lesiones valvulares pueden dar lugar a regurgitación valvular y, con el tiempo, al desarrollo de insuficiencia cardiaca congestiva (ICC).

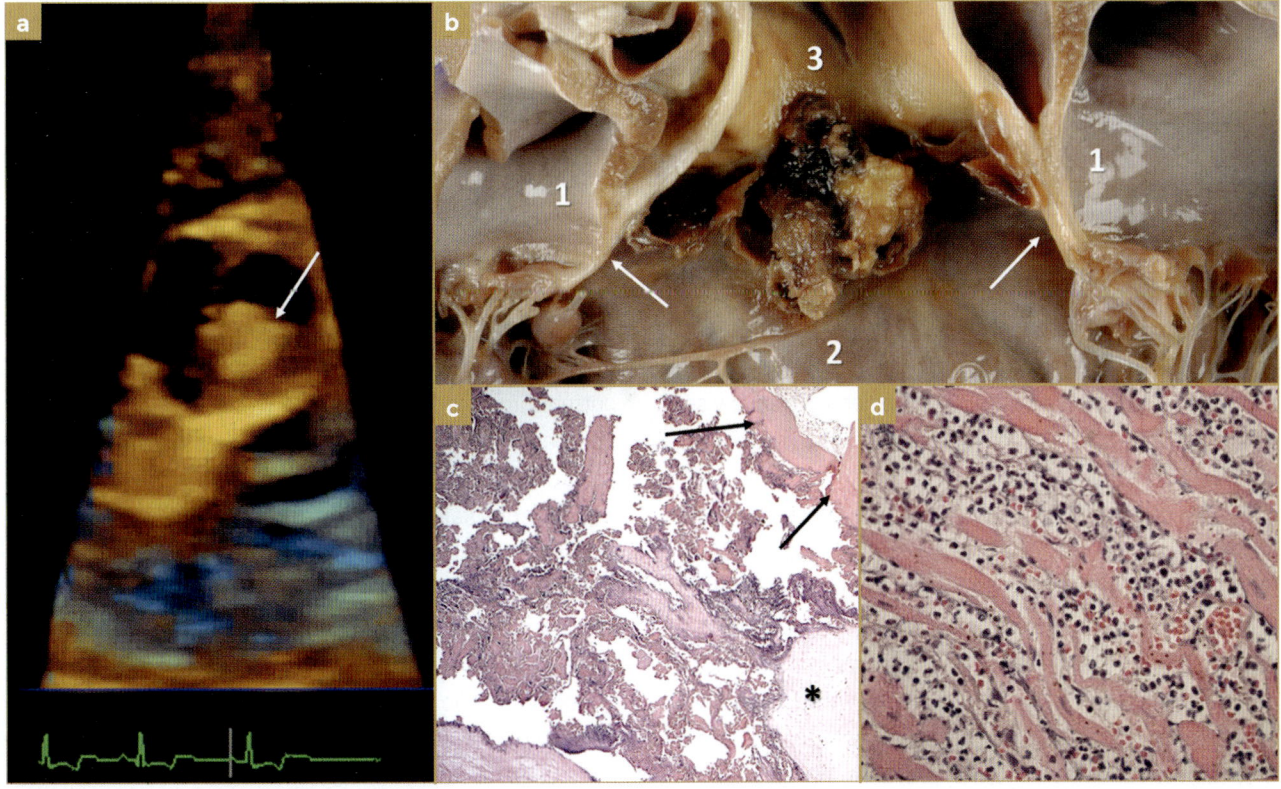

FIGURA 9.1. a) Ecocardiograma tridimensional de un animal con endocarditis de la válvula aórtica, visto desde el lado aórtico. La flecha blanca indica la vegetación aórtica. b) Vista transversal del tracto de salida del ventrículo izquierdo tras la disección de la valva mitral craneal que muestra una voluminosa endocarditis polipoide, caracterizada por una formación parduzca irregular adherida al endocardio de la superficie ventricular de las valvas aórticas. 1, aurícula izquierda; 2, septo interventricular; 3, aorta ascendente; flechas, valva anterior de la válvula mitral. c) Imagen histológica del mismo caso que muestra endocarditis bacteriana: proliferaciones fibrinosas adheridas a porciones residuales de la valva valvular (asterisco), infiltradas por leucocitos y colonias bacterianas (áreas púrpuras). Presencia de grandes zonas necrótico-hemorrágicas (flechas) (tinción de hematoxilina y eosina [HE], ×5). d) Imagen histológica del mismo caso que muestra una miocarditis embólica grave caracterizada por infiltrados neutrofílicos generalizados y necrosis de los cardiomiocitos (tinción de HE, ×10).

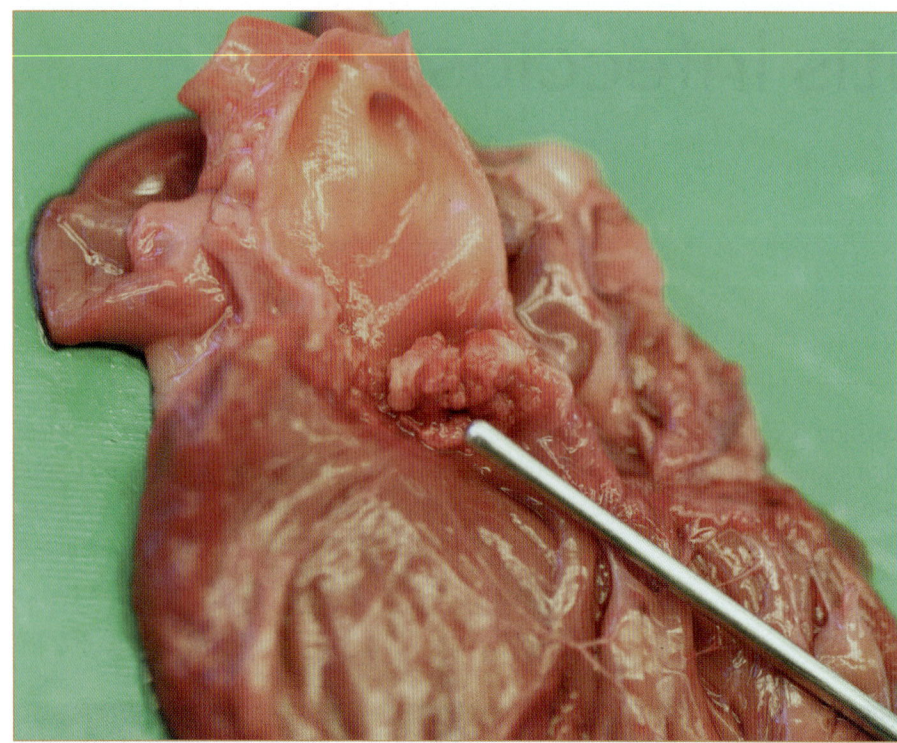

FIGURA 9.2. Muestra *post mortem* del corazón de un gato Siamés macho castrado de 9 años que había recibido tratamiento con corticoides durante 7 años debido a una enfermedad cutánea. El gato sufrió una muerte cardiaca aguda en su domicilio. Se aprecian lesiones de endocarditis infecciosa (vegetativa) en la válvula aórtica. Imagen por cortesía de Karin Bernodt.

EPIDEMIOLOGÍA Y PATOGENIA

EPIDEMIOLOGÍA

La EI es una afección clínica comparativamente infrecuente, con una prevalencia de aproximadamente el 0,1 %, basada en series de casos de hospitales veterinarios universitarios. Los factores de riesgo asociados a la EI en perros incluyen el sexo macho, pertenecer a una raza mediana o grande y ser de mediana edad. El riesgo de desarrollar EI es sustancialmente menor en gatos que en perros.

Ciertas cardiopatías congénitas, como la estenosis aórtica subvalvular y el conducto arterioso persistente (CAP), se han asociado a un mayor riesgo de desarrollar EI en perros, pero un estudio más reciente ha cuestionado esta asociación. No se ha descrito que los perros afectados por la valvulopatía mitral mixomatosa (VMM) presenten un mayor riesgo de EI, incluso cuando están expuestos a procedimientos dentales y otros procesos infecciosos. Sin embargo, se encontraron cepas idénticas de *Enterococcus* spp. en el tejido de la válvula cardiaca afectada por EI y en la cavidad bucal de 7 de 32 perros con EI que tenían enfermedad periodontal y fueron sometidos a necropsia.

ETIOLOGÍA

Un proceso infeccioso extracardiaco que cause bacteriemia intermitente o persistente puede dar lugar a EI; sin embargo, la fuente de infección puede no estar localizada en todos los pacientes. También se han descrito casos de cuerpos extraños que han migrado al corazón o que se han implantado en el sistema cardiovascular para corregir un defecto cardiaco congénito y han causado EI. Las bacterias pueden alcanzar e infectar el endocardio por contacto directo con el endotelio superficial a través del torrente sanguíneo o desde los capilares del interior de la válvula. Se han identificado muchas bacterias en perros con bacteriemia, y los microorganismos con una gran capacidad para adherirse al endotelio valvular dañado suelen asociarse a la EI. Los microorganismos conocidos como causantes de EI en perros y gatos incluyen *Staphylococcus* spp. (*S. aureus*, *S. intermedius* y otros estafilococos coagulasa positivos y coagulasa negativos), *Streptococcus* spp. (*S. canis*, *S. bovis* y estreptococos betahemolíticos), *Bartonella* spp., *Escherichia coli*, *Pseudomonas aeruginosa*, *Corynebacterium* spp. y *Erysipelothrix rhusiopathiae*. *Bartonella* spp. es una causa común de EI en algunas partes del mundo; en un estudio de Estados Unidos, estos microorganismos se encontraron en el 28 % de los perros afectados por EI, y en el 45 % de aquellos con resultados negativos en los hemocultivos. Se ha sugerido que las garrapatas y las pulgas son vectores de *Bartonella* spp., y se ha observado seroreactividad concomitante a *Ehrlichia canis, Anaplasma phagocytophilum* y *Rickettsia rickettsii* como hallazgos comunes en perros con EI causada por *Bartonella* spp.

PATOGENIA

Para que las bacterias se adhieran a la válvula y produzcan EI pueden ser necesarios factores predisponentes como la inmunodepresión o el daño del tejido endotelial, a veces asociados a depósitos de complejos plaqueta-fibrina. Las proteínas de la matriz extracelular, la tromboplastina y el factor tisular pueden desencadenar la formación de un coágulo en el endotelio dañado y la activación de factores inflamatorios (fig. 9.3). El proceso inflamatorio, en combinación con las enzimas liberadas por las bacterias, contribuye a la degradación del tejido valvular. Las bacterias pueden introducirse en el endotelio y en otras células y no ser descubiertas por el sistema inmunitario. Además, las bacterias también están protegidas del sistema inmunitario y de las sustancias antibióticas al estar incrustadas dentro del coágulo.

Se ha descrito que la bacteriemia por gramnegativas suele dar lugar a manifestaciones clínicas hiperagudas o agudas, mientras que la bacteriemia por grampositivas suele ocasionar cuadros subagudos o crónicos. La necrosis y la destrucción del estroma valvular o de las cuerdas tendinosas provocan regurgitaciones valvulares e insuficiencia cardiaca, mientras que el depósito de inmunocomplejos puede dar lugar a procesos patológicos en diversos órganos.

Se ha observado que varios factores influyen en el pronóstico de la EI. Entre ellos figuran la localización de la infección en el corazón, la gravedad de la destrucción valvular, la repercusión de las lesiones en la integridad valvular, la virulencia del agente infeccioso, el grado de producción de exotoxinas o endotoxinas, la formación de inmunocomplejos circulantes, la tromboembolia y las infecciones metastásicas, y el estado inmunitario.

FISIOPATOLOGÍA Y SIGNOS CLÍNICOS

FISIOPATOLOGÍA

Se ha descrito que los hallazgos patológicos son el resultado de la virulencia del agente infeccioso, la duración de la infección y la respuesta inmunitaria del hospedador. Las válvulas del lado izquierdo del corazón se ven considerablemente más afectadas por la EI que las del lado

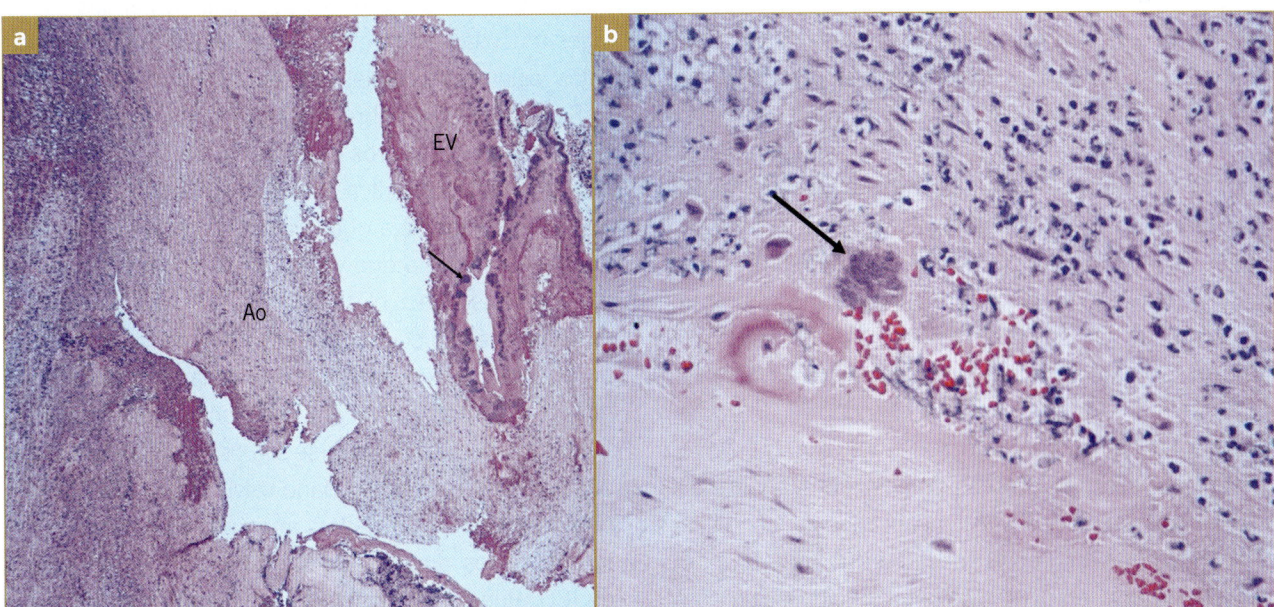

FIGURA 9.3. a) Imagen histológica de endocarditis vegetativa (EV) aparente en una de las cúspides aórticas (Ao) en un perro. b) Misma muestra con mayor aumento. Las colonias bacterianas incrustadas en las vegetaciones aparecen de color púrpura oscuro (flecha). Las lesiones vegetativas presentan infiltrados inflamatorios agudos, indicativos de una infección aguda en curso (tinción de hematoxilina y eosina). Imagen por cortesía de Fredrik Södersten.

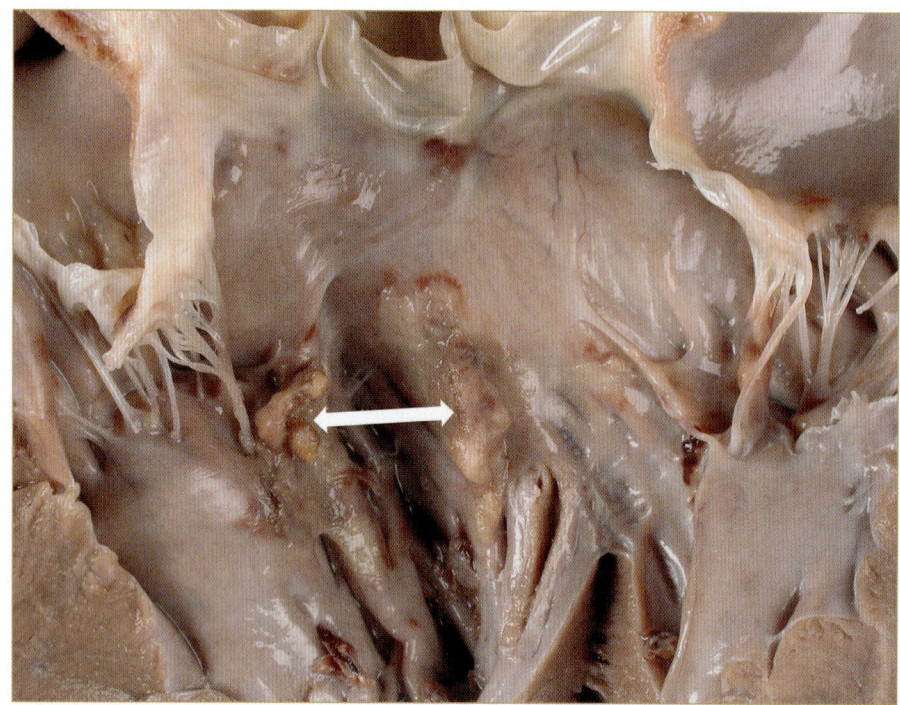

FIGURA 9.4. Muestra *post mortem* del corazón de un Pastor Alemán de 10 años. Se observa endocarditis parietal purulenta en el tracto de salida del ventrículo izquierdo.

derecho, y la válvula mitral se suele ver ligeramente más afectada que la válvula aórtica. Además de la afectación valvular, también puede verse afectado el endocardio parietal, sobre todo en los casos de EI aórtica (fig. 9.4).

Un endotelio intacto suele cubrir la lesión vegetativa, que consta de diferentes capas de fibrina, plaquetas, bacterias, eritrocitos y leucocitos. Es posible que los antibióticos no penetren y alcancen las bacterias localizadas en la profundidad de la vegetación, lo que permite el crecimiento bacteriano continuado.

El depósito de inmunocomplejos en diferentes órganos puede causar miositis, poliartritis o glomerulonefritis. Se han descrito complicaciones tromboembólicas como causa de signos clínicos en aproximadamente el 30-40 % de los perros con EI, y se ha demostrado que los pulmones son el lugar más frecuente de embolización, seguidos de los riñones y la parte distal de la aorta.

SIGNOS CLÍNICOS

Los signos clínicos de presentación de la EI son variables y a menudo imprecisos, y están causados por complicaciones más que por la enfermedad en sí. Además, pueden presentarse en diferentes combinaciones. En consecuencia, el diagnóstico de EI puede pasarse por alto fácilmente. La sospecha de EI debe basarse en la información combinada obtenida de la anamnesis, incluida la identificación de cualquier factor predisponente conocido, los signos de presentación y los hallazgos de la exploración clínica. Entre los factores predisponentes que pueden hacer sospechar una EI se incluyen el tratamiento farmacológico inmunosupresor (p. ej., corticoides), heridas infectadas, abscesos, pioderma, cirugía no oral en los 3 meses previos, traumatismos en las superficies mucosas del tracto oral o genital e infecciones en estas regiones corporales, o catéteres permanentes.

Se ha descrito fiebre (a menudo recurrente) en el 50-90 % de los perros con EI. Los casos con afectación de la válvula aórtica suelen presentarse afebriles, lo que puede deberse a que la infección está causada por *Bartonella* spp. o a que ya se ha iniciado el tratamiento cuando se establece el diagnóstico.

Se ha descrito cojera en el 30-50 % de los perros con EI, que puede explicarse por una poliartritis inmunomediada, una artritis séptica o una tromboembolia arterial periférica. Pueden observarse signos de ICC en animales que han desarrollado un daño valvular pronunciado. En series de casos publicadas, aproximadamente el 50 % de los perros diagnosticados de EI presentan signos de ICC. Pueden desarrollarse arritmias (principalmente arritmias ventriculares), y los animales afectados pueden sufrir episodios sincopales. Los perros con EI corren riesgo de muerte súbita, presumiblemente por un infarto

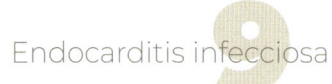

de miocardio, una tromboembolia o el desarrollo de una arritmia mortal o una insuficiencia valvular cardiaca grave.

También se han descrito complicaciones neurológicas en perros con EI. Los animales afectados también pueden presentar otros signos inespecíficos, como letargo, anorexia, anomalías respiratorias, debilidad, pérdida de peso y alteraciones gastrointestinales. El dolor abdominal puede estar causado por un infarto renal o esplénico secundario, una embolización séptica o la formación de un absceso.

EXPLORACIÓN FÍSICA

La temperatura corporal debe controlarse con frecuencia si se sospecha una EI, ya que la fiebre constante u ondulante es un hallazgo común en estos animales.

La auscultación cardiaca para evaluar la frecuencia cardiaca, la posible presencia de soplos audibles y las arritmias es una parte importante de la exploración inicial de un animal en el que se sospeche una afectación por EI. Se han descrito soplos audibles en aproximadamente el 75 % de los perros, y respecto al tiempo del ciclo cardiaco pueden ser sistólicos, diastólicos o ambos. La endocarditis vegetativa de la válvula mitral puede conducir al desarrollo

de regurgitación mitral (RM) y, por tanto, dar lugar a un soplo sistólico con un punto de máxima intensidad sobre la válvula mitral. La endocarditis vegetativa de la válvula aórtica puede provocar la obstrucción del tracto de salida aórtico y, por tanto, dar lugar a un soplo sistólico audible, pero potencialmente también a un soplo diastólico, audible en presencia de insuficiencia aórtica grave (fig. 9.5). El hallazgo de un soplo diastólico y un pulso periférico saltón debe hacer sospechar una EI de la válvula aórtica, ya que la insuficiencia aórtica grave es poco frecuente en perros. Los animales afectados por endocarditis vegetativa tanto del aparato valvular aórtico como del mitral pueden presentar soplos tanto diastólicos como sistólicos (los llamados soplos «de vaivén»).

El aparato locomotor se ha de evaluar sistemáticamente para identificar si el animal está cojo o muestra dolor muscular o articular. Debido a los inmunocomplejos circulantes o a la embolización séptica, pueden presentarse otros hallazgos físicos. Los posibles hallazgos incluyen dolor abdominal (debido a la afectación del bazo, los intestinos o los riñones), extremidades frías, cianosis y necrosis cutánea por embolización grave, y diversas alteraciones neurológicas si el sistema nervioso central está afectado.

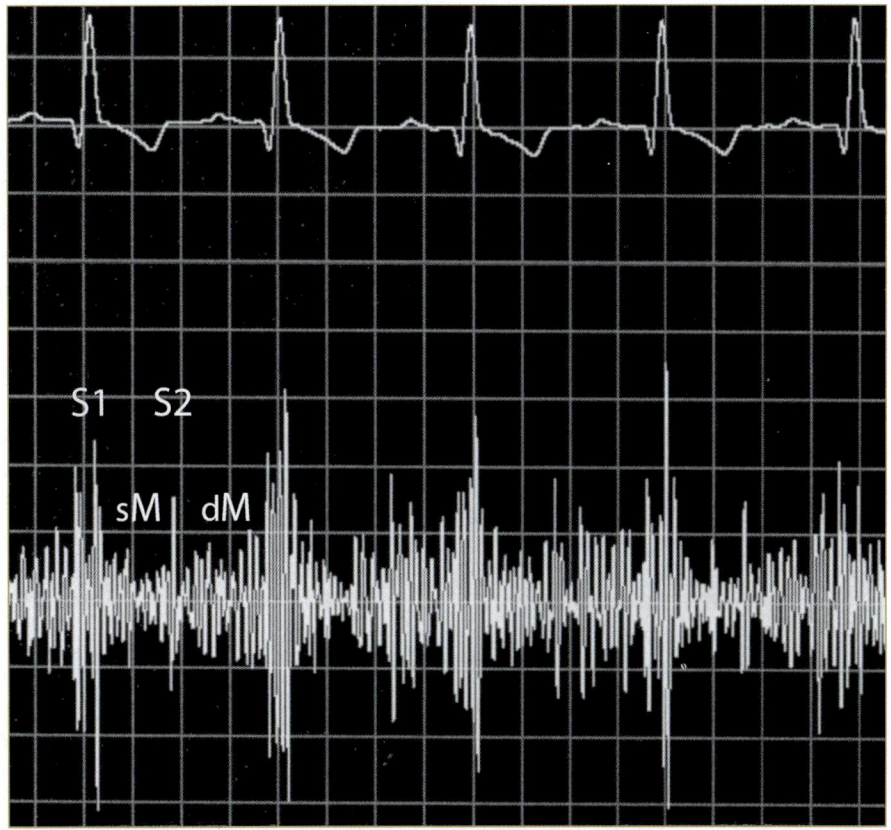

FIGURA 9.5. Fonocardiograma (FCG) filtrado con una frecuencia nominal de 100 Hz y derivación II del electrocardiograma registrado en un perro con endocarditis infecciosa (EI) que afecta a la válvula aórtica. El perro presentaba un soplo denominado "de vaivén". La obstrucción del tracto de salida del ventrículo izquierdo debida a lesiones vegetativas de la válvula aórtica por EI provoca turbulencias en el tracto de salida del ventrículo izquierdo y, por tanto, un soplo cardiaco sistólico (sM). La regurgitación aórtica debida a las lesiones de EI puede conducir al desarrollo de un soplo diastólico (dM). La combinación de estos dos componentes del soplo puede interpretarse erróneamente como el soplo continuo típico de los perros con conducto arterioso persistente (CAP) de izquierda a derecha. Los hallazgos de la FCG hacen que el diagnóstico de CAP sea menos probable, ya que la intensidad más baja del soplo registrado corresponde al segundo ruido cardiaco (S2), mientras que la intensidad máxima del soplo en pacientes con CAP de izquierda a derecha corresponde al S2. S1, primer sonido cardiaco; S2, segundo sonido cardiaco.

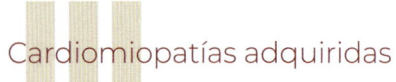
MÉTODOS DE DIAGNÓSTICO

ELECTROCARDIOGRAFÍA

Se ha descrito que aproximadamente el 50-75 % de los perros con EI presentan arritmias. Las anomalías en el electrocardiograma (ECG) no son características de la EI y las arritmias no suelen ser potencialmente mortales y pueden resolverse con un tratamiento adecuado. Los complejos ventriculares prematuros y las taquiarritmias ventriculares son las arritmias más frecuentes. Se han descrito casos de bloqueo auriculoventricular de tercer grado en perros con EI, pero este hallazgo es infrecuente. Los perros con EI pueden presentar elevación o descenso del segmento ST, lo que hace sospechar un infarto de miocardio o una isquemia miocárdica. En la EI crónica, el ECG puede revelar cambios típicos de aumento de tamaño de la cámara cardiaca dependiendo de la(s) cámara(s) afectada(s). Sin embargo, el ECG es un método comparativamente insensible para detectar el agrandamiento de la cámara cardiaca.

RADIOLOGÍA

Las radiografías no suelen proporcionar ninguna información específica para el diagnóstico de la EI, pero pueden, sin embargo, contribuir a evaluar las consecuencias de la enfermedad, como aumento de tamaño de las cámaras cardiacas y la presencia de congestión y edema pulmonares. La dilatación de las cámaras cardiacas izquierdas debida a la afectación de las válvulas izquierdas puede verse en las radiografías, especialmente en la EI crónica, pero se ha descrito que una proporción comparativamente grande de perros con ICC causada por EI de la válvula aórtica o mitral tienen un tamaño cardiaco normal en las radiografías. Este hallazgo es, presumiblemente, consecuencia de un inicio agudo de la ICC. Se han descrito infiltrados pulmonares perihiliares y caudodorsales, indicativos de ICC, en aproximadamente el 50 % de los perros con EI, con hallazgos similares entre perros con EI de la válvula aórtica y perros con EI de la válvula mitral.

ECOCARDIOGRAFÍA

La ecocardiografía es extremadamente valiosa para el diagnóstico y seguimiento de animales con EI. Las vegetaciones valvulares pueden detectarse mediante ecocardiografía bidimensional; estas lesiones suelen aparecer hiperecoicas con un contorno irregular (fig. 9.6).

Las vegetaciones valvulares pueden parecer moverse independientemente de la válvula (fig. 9.7, vídeo 9.1). Las lesiones valvulares más pequeñas pueden ser difíciles de distinguir de las lesiones mixomatosas, y las lesiones erosivas pueden ser difíciles de identificar en el ecocardiograma. La regurgitación mitral o aórtica (RA) puede detectarse mediante ecocardiografía Doppler espectral o de flujo en color. La evaluación de la gravedad de la RM se describe en el capítulo 8. La gravedad de la RA puede estimarse en la proyección apical izquierda de cinco cámaras, bien evaluando la pendiente del flujo regurgitante en el espectro Doppler (una pendiente más pronunciada indica una insuficiencia más grave) (fig. 9.8) o bien evaluando el tamaño del flujo regurgitante en el ecocardiograma en color, que proporciona una estimación semicuantitativa del flujo regurgitante (un flujo que se extienda más de un tercio de la longitud del ventrículo izquierdo indica una RA de moderada a grave; fig. 9.9). En caso de afectación grave de las valvas aórticas, la regurgitación se vuelve repentinamente tan grave que la presión telediastólica del ventrículo izquierdo aumenta muy rápidamente y llega a ser superior a la presión de la aurícula izquierda. Esto puede dar lugar a una RM, que se iniciará al final de la diástole, y a una hipertensión pulmonar poscapilar aguda (fig. 9.10). La presencia de RA de moderada a grave en el ecocardiograma en color debe hacer sospechar una EI valvular, pero el hallazgo puede estar causado por otras enfermedades cardiacas. Otras enfermedades y malformaciones asociadas a la RA son la estenosis aórtica congénita valvular o subvalvular, las lesiones mixomatosas (que suelen presentarse solo con RA leve), la hipertensión arterial sistémica pronunciada (causada con mayor frecuencia por enfermedades extracardiacas) y las malformaciones de la válvula aórtica, como la displasia de la válvula aórtica con o sin un número anormal de valvas (p. ej., válvula aórtica bicúspide o cuadricúspide). La válvula aórtica debe evaluarse desde varias proyecciones para identificar los hallazgos típicos asociados a la EI y descartar otros diagnósticos potenciales.

VÍDEO 9.1. Características ecocardiográficas de la endocarditis valvular.

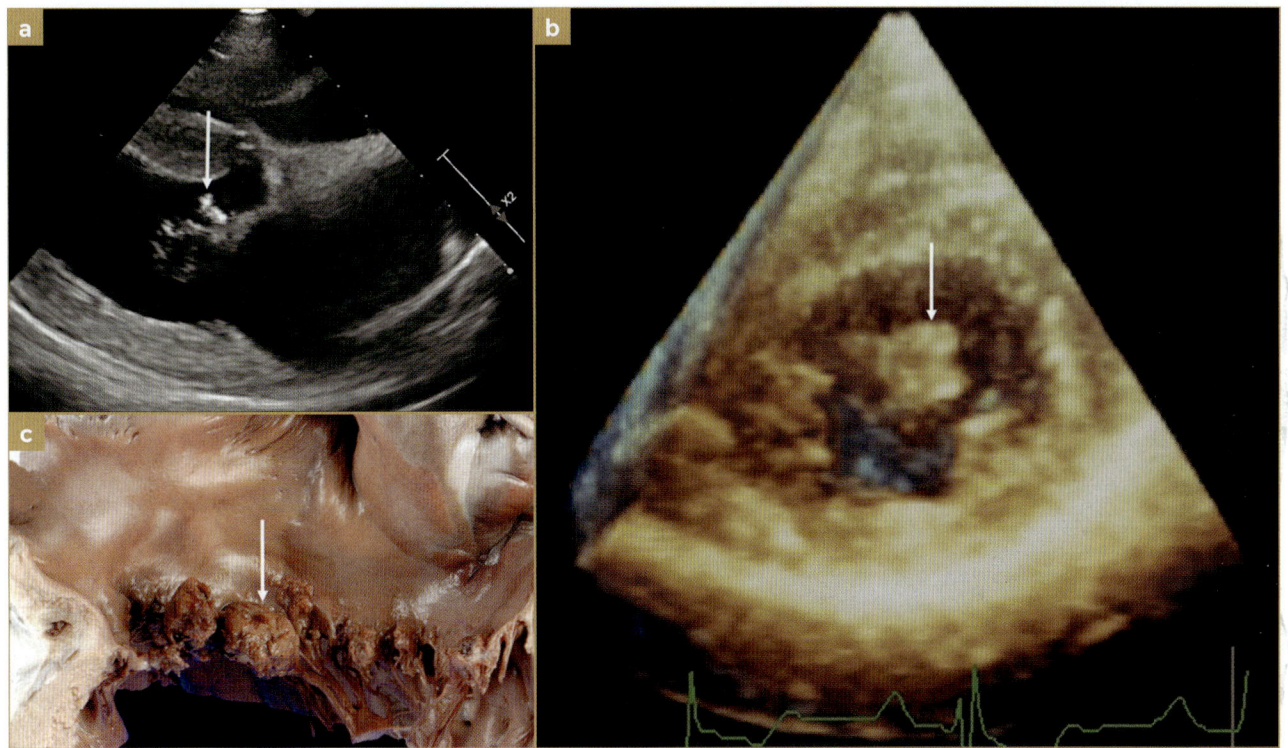

FIGURA 9.6. Las flechas blancas indican una lesión vegetativa en el festoneado (A2) de la valva anterior de la válvula mitral de un perro, caracterizada por una hiperecogenicidad abigarrada. Vegetación mostrada en el eje largo paraesternal derecho bidimensional (a), en el eje corto tridimensional (b) y en la muestra patológica (c).

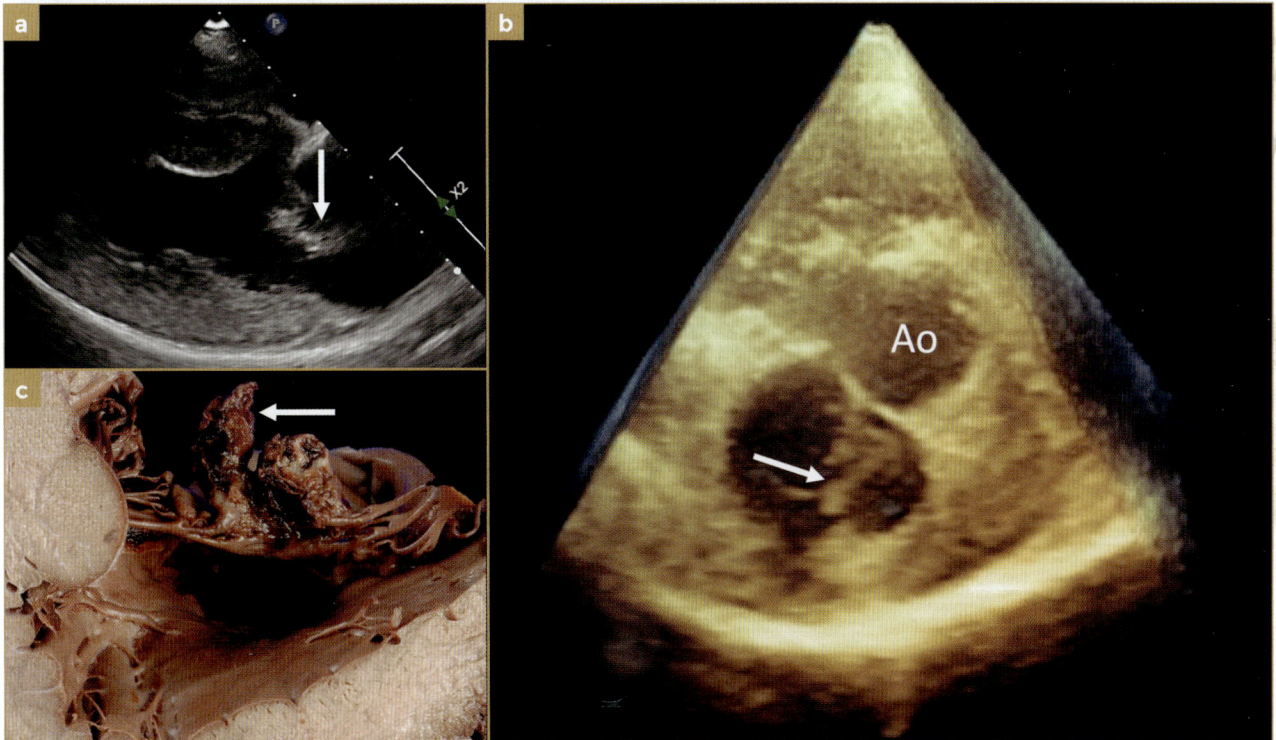

FIGURA 9.7. Las flechas blancas indican una lesión vegetativa y un desprendimiento completo de la valva anterior de la válvula mitral hacia la aurícula izquierda en un perro. a) Lesión mostrada en la proyección bidimensional paraesternal derecha de eje largo (a), en la proyección tridimensional *en face* de la aurícula izquierda (b) y en la muestra patológica (c). Ao, aorta

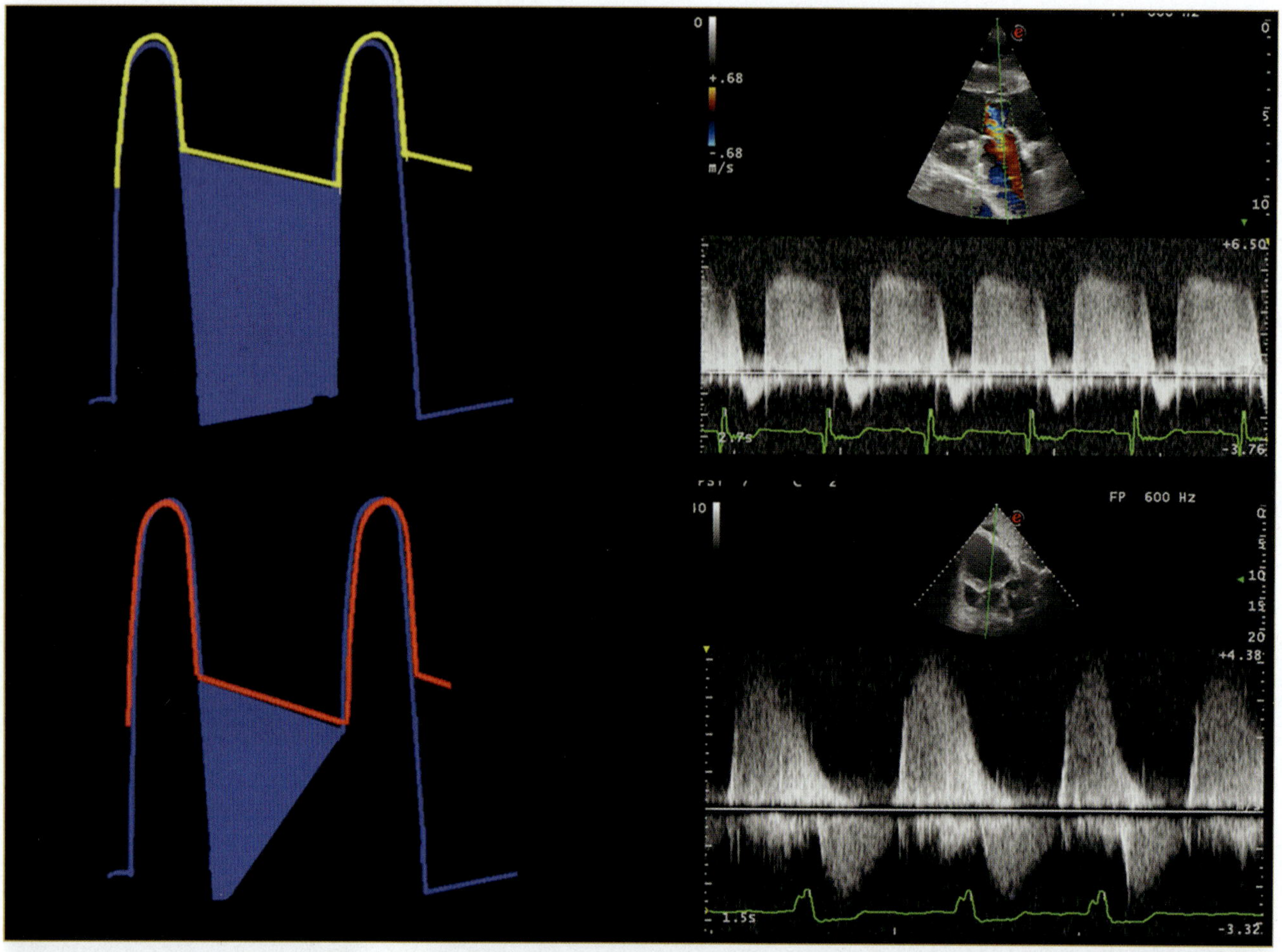

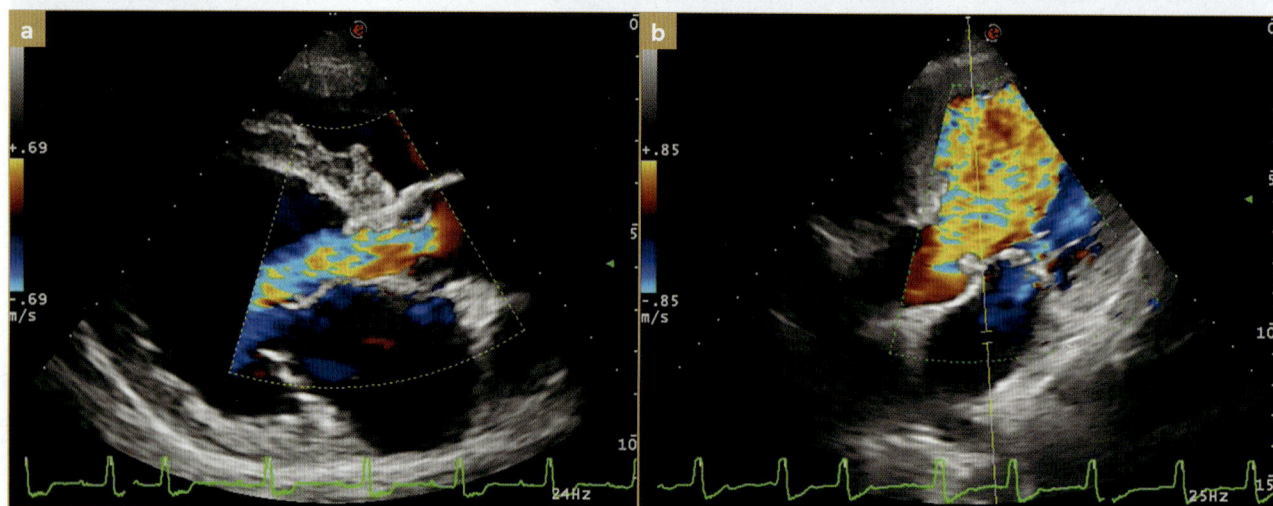

FIGURA 9.8. Comparación entre la insuficiencia aórtica con presión ventricular diastólica normal (arriba a la izquierda) y aumentada (abajo a la izquierda), respectivamente. Las líneas roja y amarilla son los trazados de presión aórtica, mientras que la línea azul es el trazado de presión del ventrículo izquierdo. En el trazado del flujo aórtico con Doppler continuo superior derecho, la velocidad del flujo regurgitante se mantiene elevada durante toda la diástole. En el trazado inferior derecho, el gradiente diastólico disminuye rápidamente debido al bajo gradiente de presión entre la aorta y el ventrículo.

FIGURA 9.9. Doppler color en dos perros Boxer con estenosis aórtica subvalvular complicada por endocarditis grave con regurgitación aórtica masiva. Tanto en a) como en b), la anchura del flujo regurgitante en el tracto de salida del ventrículo izquierdo (TSVI) es tan grande como el propio TSVI. b) El flujo regurgitante ocupa casi toda la cavidad ventricular izquierda.

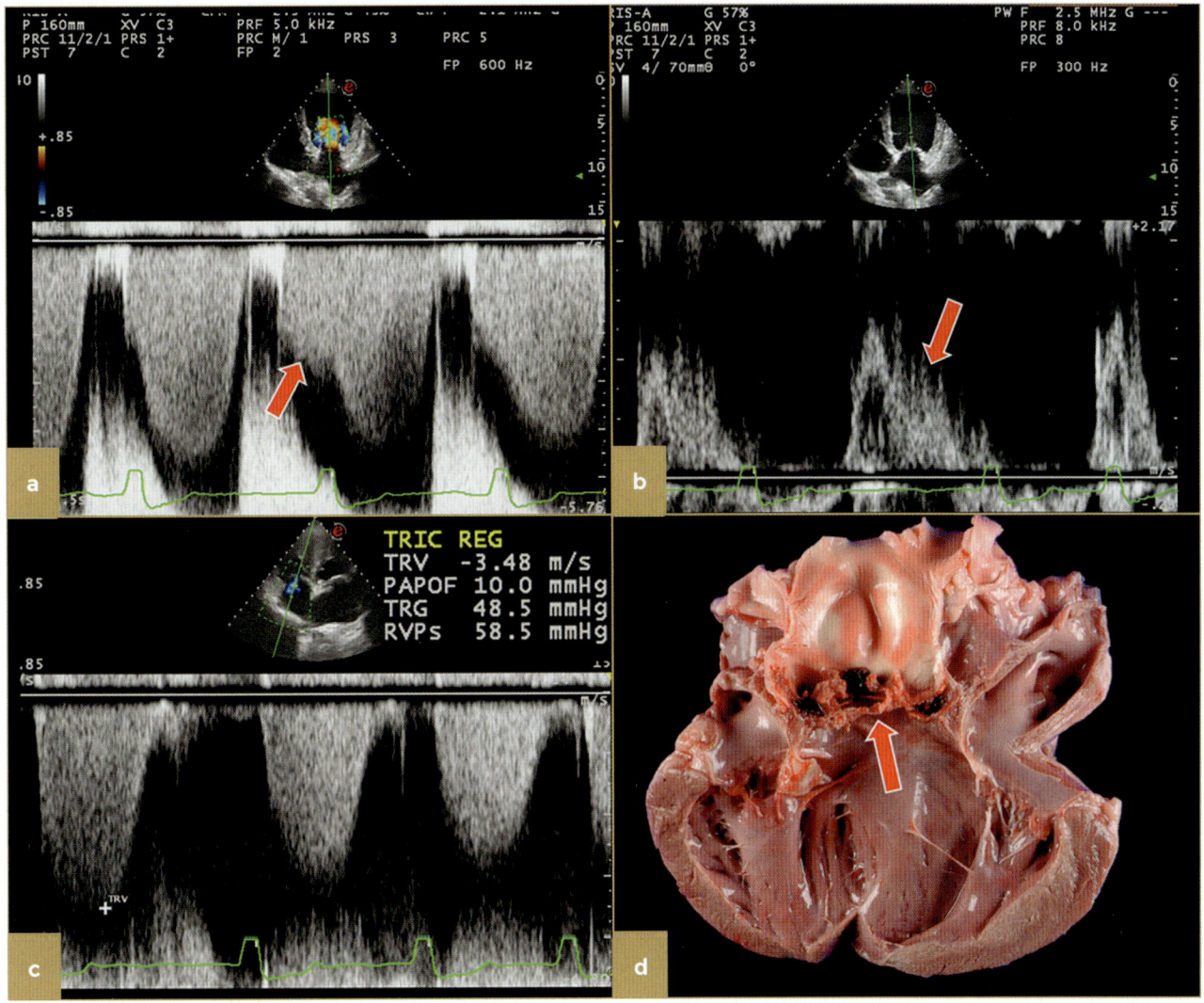

FIGURA 9.10. Ecocardiogramas de un Pastor Alemán de 6 años. Hay lesiones vegetativas en la válvula aórtica que causan regurgitación grave. a) Ecocardiograma Doppler continuo obtenido en la proyección apical izquierda de cuatro cámaras. La flecha muestra el flujo regurgitante mitral diastólico tardío que se produce durante la contracción auricular. Este flujo regurgitante se debe a que la presión ventricular diastólica excede la presión auricular izquierda. b) Ecocardiograma Doppler pulsado del flujo de entrada ventricular izquierdo en la misma proyección que en a). La flecha muestra el mismo flujo que en a), donde el perfil de la onda A está cambiado. c) Ecocardiograma Doppler continuo obtenido en la misma proyección que en a) y b). La regurgitación tricúspide estaba presente y su velocidad máxima indicaba la presencia de hipertensión pulmonar leve. d) Muestra patológica del mismo perro. La flecha muestra lesiones vegetativas y una alteración grave de la morfología de la válvula aórtica.

PRUEBAS DE LABORATORIO
Hemocultivos

Los hemocultivos son importantes para respaldar el diagnóstico de EI y para identificar el agente infeccioso y su patrón de resistencia a los tratamientos antimicrobianos. Sin embargo, un hemocultivo negativo no descarta la EI, ya que se ha descrito que el 60-70 % de los hemocultivos son negativos en perros con EI. Las razones de los hemocultivos negativos incluyen vegetaciones crónicas «encapsuladas», EI no infecciosa (solo plaquetas, células sanguíneas y fibrina en la vegetación) y, lo que es más importante, tratamiento antibiótico antes del momento de la toma de muestras. Además, algunas bacterias crecen lentamente, por lo que las muestras pueden requerir un cultivo durante 10 días antes de que puedan considerarse negativas. *Bartonella* spp. pueden necesitar un tiempo de cultivo considerablemente mayor.

La recogida y manipulación adecuadas de las muestras es esencial para reducir el riesgo de cultivos negativos. Sin embargo, la mayoría de los microorganismos crecen rápidamente, y se ha observado que el 90 % de los cultivos que dan positivo lo hacen en las 72 horas siguientes a la incubación. Cuando se obtienen resultados positivos en los hemocultivos, debe identificarse el microorganismo específico para determinar si el crecimiento es compatible con un diagnóstico de EI (v. más información en la sección de etiología). Como alternativa al cultivo de bacterias se puede utilizar el sensible método de PCR para identificar ácido nucleico bacteriano en sangre y, por tanto, bacteriemia. El beneficio clínico general de esta técnica en la medicina cardiovascular de pequeños animales parece ser limitado, ya que la PCR no resultó ser más sensible que los hemocultivos para detectar la bacteriemia en perros con o sin EI. No obstante, las pruebas de PCR se utilizan ampliamente para diagnosticar una infección en curso por *Bartonella* spp. debido a los problemas asociados con estas bacterias (v. más adelante). Para investigar la exposición previa a *Bartonella* spp. y monitorizar el curso de la enfermedad, la prueba serológica es el método de elección.

Toma de muestras para hemocultivos

Los distintos laboratorios tienen preferencias diferentes en cuanto al tipo de frascos colectores que deben utilizarse, por lo que es importante conocer estos detalles antes de tomar la muestra para el hemocultivo. Los viales colectores pediátricos humanos suelen ser útiles en perros y gatos debido a su volumen limitado. Los tubos de centrifugación de lisis pueden aumentar la probabilidad de un cultivo positivo. La recomendación general es recoger asépticamente 3 o 4 muestras de sangre de aproximadamente 5-10 ml cada una (la probabilidad de un cultivo positivo aumenta a medida que aumenta el volumen de sangre) de diferentes puntos de punción con un intervalo de al menos 30 minutos a 1 hora. La toma de muestras a través de catéteres permanentes solo debe utilizarse como última alternativa para obtener una muestra debido al riesgo de contaminación. La contaminación de la muestra es altamente improbable si se obtienen resultados positivos consistentes en muestras repetidas. Para el cultivo de *Bartonella* spp. deben congelarse 2 ml de sangre en EDTA recogida asépticamente a –70 °C hasta su cultivo. Las muestras se cultivan en un medio de cultivo especial para *Bartonella* spp. durante un máximo de 4 semanas.

Recuento de células sanguíneas y bioquímica

Se ha descrito que la anemia regenerativa leve es un hallazgo relativamente frecuente en la EI (aproximadamente entre el 50 y el 60 % de los casos). Como en otros tipos de inflamación crónica, la anemia suele ser normocítica y normocrómica. Alrededor del 80 % de los perros con EI presentan leucocitosis, por lo general debida a neutrofilia y monocitosis (desviación a la izquierda). Es probable que las concentraciones de proteína C reactiva (CRP) estén aumentadas en casos de EI activa, pero hay pocos estudios al respecto en la literatura veterinaria y este parámetro no es específico de la EI. Las concentraciones séricas de los marcadores específicos cardiacos de prohormona N-terminal del péptido natriurético tipo B (NT-proBNP) y troponina I específica cardiaca (cTnI) tampoco son propias de la EI, pero se ven afectadas por las consecuencias de la EI. En el caso de la NT-proBNP es probable que los valores aumenten en perros con insuficiencia valvular significativa y aumento de tamaño del lado izquierdo. En el caso de la cTnI, es probable que los valores aumenten en perros con daño miocárdico (invasión miocárdica de la EI o embolización en las arterias coronarias, lo que causa infarto de miocardio). Hay poca información disponible en la literatura veterinaria sobre los valores de NT-proBNP y cTnI en la EI en perros y gatos. Otros hallazgos de laboratorio comunes en la EI incluyen concentraciones elevadas de nitrógeno ureico en sangre (BUN), creatinina, fosfatasa alcalina sérica e hipoalbuminemia, y concentraciones disminuidas de glucosa sérica. Las pruebas serológicas para enfermedades inmunomediadas, como la prueba de Coombs, pueden ser positivas. El análisis de orina puede revelar hemoglobinuria, hematuria, piuria, bacteriuria o proteinuria. El cultivo de muestras de orina, preferiblemente obtenidas por cistocentesis, debe realizarse en los casos en los que se sospeche una EI para intentar aislar el microorganismo infeccioso.

CRITERIOS DIAGNÓSTICOS

El diagnóstico de EI puede sospecharse en muchos animales, pero lo idóneo es que el diagnóstico definitivo se establezca mediante anatomía patológica. Este tipo de examen, por razones obvias, no se realiza en el animal vivo. En su lugar, el diagnóstico clínico «posible» o «definitivo» de EI se establece habitualmente mediante la identificación de varios criterios mayores o menores de EI. Se han propuesto sistemas de puntuación, adaptados de los criterios de Duke modificados para la EI en personas, para determinar o descartar un diagnóstico clínico de EI en perros y gatos (cuadros 9.1 y 9.2).

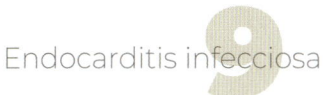

CUADRO 9.1. Criterios sugeridos para el diagnóstico de endocarditis infecciosa en perros y gatos

Perros

I. Criterios principales

A. Hallazgos ecocardiográficos positivos
  i. Lesión vegetativa
  ii. Lesión destructiva
  iii. Absceso
  iv. Nueva insuficiencia valvular
  v. IA mayor que leve en ausencia de EAS o ectasia anuloaórtica

B. Hemocultivos positivos
  i. ≥2 cultivos positivos de microorganismos compatibles con EI
  ii. ≥3 cultivos positivos de contaminantes cutáneos comunes

II. Criterios menores

A. Fiebre
B. Perro de raza mediana o grande (>15 kg)
C. Estenosis aórtica subvalvular
D. Fenómenos vasculares
  i. Embolia arterial
  ii. Infartos pulmonares sépticos
  iii. Hemorragia intracraneal
E. Fenómenos inmunitarios
  i. Glomerulonefritis
  ii. Poliartritis
  iii. Vasculitis
F. PCR positiva para *Bartonella* spp. o prueba serológica >1:1.024
G. Hemocultivo positivo que no cumple criterios principales
H. Soplo cardiaco nuevo y que empeora
I. Catéter permanente crónico
J. Inmunocomprometidos
K. Afecciones cardiacas predisponentes (distintas de la EAS)
L. Administración repetida de fármacos IV no estériles
M. Ecocardiograma compatible con EI pero que no cumple los criterios principales

Gatos

I. Criterios principales

A. Hallazgos ecocardiográficos positivos
  i. Lesión vegetativa
  ii. Lesión destructiva
  iii. Absceso
  iv. Nueva insuficiencia valvular

B. Hemocultivos positivos
  i ≥2 cultivos positivos de microorganismos compatibles con EI
  ii ≥3 cultivos positivos de contaminantes cutáneos comunes

C. Respuesta al tratamiento
  i. Resolución de la infección por *Bartonella* spp. con un tratamiento adecuado basado en:
    a. Resolución de signos clínicos y cambios ecocardiográficos
    Y
    b. Disminución de los títulos serológicos o PCR negativa o hemocultivo de enriquecimiento con BAPGM tras un tratamiento adecuado

II. Criterios menores

A. Fiebre
B. Fenómenos vasculares
  i. Embolia arterial
  ii. Infartos pulmonares sépticos
  iii. Hemorragia intracraneal
C. Fenómenos inmunitarios
  i. Glomerulonefritis
  ii. Poliartritis
  iii. Vasculitis
D. Presencia de insuficiencia aórtica o mitral mayor a leve de cronicidad desconocida en ausencia de enfermedad miocárdica primaria.
E. Presencia de pruebas microbiológicas
  i. Cultivo positivo que no cumple los criterios principales
  ii. Sepsis

BAPGM, medio de crecimiento *Bartonella* α-proteobacterias; EAS, estenosis aórtica subvalvular; EI, endocarditis infecciosa; IA, insuficiencia aórtica. Tomado de Palerme *et al.,* basado en criterios previamente publicados con un consenso de tres o más referencias en la literatura veterinaria.

CUADRO 9.2. Sistema de puntuación para el diagnóstico de endocarditis infecciosa en perros y gatos.

I. Endocarditis infecciosa definitiva
- Confirmación de la vegetación en el examen histopatológico
- Dos criterios principales
- Un criterio principal y dos menores

II. Posible endocarditis infecciosa
- Hallazgos compatibles con EI con criterios insuficientes para EI "definitiva"

III. Diagnóstico rechazado
- Diagnóstico alternativo
- Resolución de los signos clínicos con tratamiento antibiótico a corto plazo (<4 días)
- No hay evidencia de EI en el examen histopatológico

EI, endocarditis infecciosa.

TRATAMIENTO

La EI se asocia a un pronóstico reservado en perros y gatos. El éxito del tratamiento depende de un diagnóstico precoz y un tratamiento agresivo agudo, y el objetivo es erradicar la infección y todas las complicaciones secundarias. Deben identificarse, lo antes posible, problemas secundarios como la ICC o la insuficiencia renal, que pueden afectar a la elección del antibiótico, requerir un tratamiento específico o indicar un peor pronóstico. Se ha de buscar y tratar la fuente primaria de infección de la forma más agresiva posible (p. ej., mediante drenaje quirúrgico o desbridamiento). La distribución orgánica y la penetración tisular no son las mismas para todos los antibióticos, por lo que la elección del fármaco también debe basarse en la fuente primaria de infección. Se han de obtener un hemocultivo (v. sección anterior) y un perfil de sensibilidad a los antibióticos cuando se sospeche la presencia de EI en un animal. Deben recogerse muestras de sangre para una prueba serológica/PCR en los casos en los que se sospeche que *Bartonella* spp. es la causa de la EI. Mientras se esperan los resultados de los cultivos y las pruebas de sensibilidad ha de iniciarse el tratamiento intravenoso con un antibiótico bactericida de amplio espectro (p. ej., antibióticos betalactámicos, como la timentina [50 mg/kg IV cada 6 horas] o el imipenem [10 mg/kg IV cada 8 horas).

Un aminoglucósido como la amikacina (20 mg/kg cada 24 horas) puede combinarse con cualquiera de los antibióticos betalactámicos mencionados para obtener un espectro más completo. Sin embargo, los aminoglucósidos son potencialmente tóxicos y solo deben utilizarse durante un periodo de tiempo limitado. Los animales que reciban un tratamiento con aminoglucósidos por vía intravenosa han de recibir fluidos intravenosos, y el tratamiento simultáneo con furosemida está contraindicado porque puede potenciar la nefrotoxicidad del fármaco. En consecuencia, los aminoglucósidos no deben utilizarse en animales con EI e ICC. La enrofloxacina y la marbofloxacina son una alternativa a los aminoglucósidos para el tratamiento de la EI por bacterias gramnegativas, pero la resistencia a estos antibióticos parece variar en diferentes lugares para diferentes bacterias. Un patrón de resistencia significativo en el área local puede limitar el uso de la enrofloxacina omarbofloxacina como antibiótico de primera línea. La estrategia de tratamiento inicial también puede utilizarse en perros con sospecha de EI causada por *Bartonella* spp. En algunos animales puede considerarse el tratamiento antitrombótico, pero se desconoce el beneficio de dicho tratamiento.

Los animales deben monitorizarse estrechamente para evaluar la respuesta al tratamiento. La decisión de continuar el tratamiento antibiótico debe basarse en el estado clínico del animal y la respuesta a la estrategia de tratamiento inicial si se reciben resultados negativos del cultivo. En algunos casos, el tratamiento intravenoso agresivo puede continuarse durante 1 o 2 semanas. Dependiendo del resultado inicial de este, el tratamiento subcutáneo u oral puede sustituir posteriormente al tratamiento intravenoso.

Aunque se dispone de poca información sobre la duración del tratamiento, se ha recomendado un mínimo de 6 semanas con el antibiótico eficaz. Puede realizarse un nuevo hemocultivo 1-2 semanas después del inicio del tratamiento médico en pacientes con hemocultivos previos positivos, y 1-2 semanas al finalizar el tratamiento antibiótico. Se recomiendan repetidos exámenes ecocardiográficos, análisis de sangre y análisis de orina durante y después del tratamiento antibiótico para monitorizar el éxito terapéutico e identificar posibles complicaciones. Los animales diagnosticados de EI causada por *Bartonella* spp. pueden monitorizarse repitiendo las pruebas serológicas 1 mes después del inicio del tratamiento antibiótico. Un título significativamente reducido indica un tratamiento eficaz, mientras que un título aumentado indica que debe cambiarse el antibiótico. La repetición

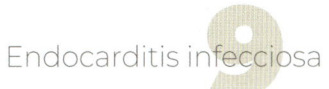
de la prueba de PCR puede ser una alternativa a las pruebas serológicas.

PRONÓSTICO

Se han descrito diversos factores relacionados con un mal pronóstico de los pacientes con EI: EI grave e inicio tardío del tratamiento, afectación de la válvula aórtica, vegetaciones valvulares, infecciones por *Bartonella* spp., infecciones por gramnegativas, complicaciones renales, embolización séptica o infecciones metastásicas, trombocitopenia, elevación de la fosfatasa alcalina sérica e hipoalbuminemia, tratamiento simultáneo con corticoides (se administren o no antibióticos simultáneamente), tratamiento con antibióticos bacteriostáticos y finalización prematura del tratamiento antibiótico. Los factores que indican un pronóstico más favorable son la afectación exclusiva de la válvula mitral, las infecciones por grampositivas y las infecciones originadas en la piel (abscesos, celulitis o infecciones de heridas).

PREVENCIÓN

Se ha sugerido la administración de antibióticos profilácticos perioperatorios 1-2 horas antes y 6 horas después de procedimientos diagnósticos o cardiovasculares invasivos (p. ej., en animales con estenosis aórtica, CAP o comunicación interventricular). La amoxicilina puede utilizarse como antibiótico de primera elección, pero también pueden considerarse otros antibióticos como la clindamicina dependiendo del sistema orgánico implicado y del lugar de la infección. Los perros con VMM rara vez desarrollan EI debido a procedimientos dentales, por lo que no está indicado el tratamiento antibiótico profiláctico de todos los perros con VMM sometidos a procedimientos dentales.

BIBLIOGRAFÍA

Álvarez-Fernández A, Breitschwerdt EB, Solano-Gallego L. *Bartonella* infections in cats and dogs including zoonotic aspects. *Parasit Vectors,* 2018, 11:624.

André MR, Canola RAM, Braz JB, *et al.* Aortic valve endocarditis due to Bartonella clarridgeiae in a dog in Brazil. *Rev Bras Parasitol Vet,* 2019, 28:661-670.

Bennett D, Taylor DJ. Bacterial endocarditis and inflammatory joint disease in the dog. *J Small Anim Pract,* 1988, 29:347-365.

Boswood A. Resolution of dysrhythmias and conduction abnormalities following treatment for bacterial endocarditis in a dog. *J Small Anim Pract,* 1996, 37:327-332.

Calvert CA. Endocarditis and bacteriemia. En Fox PR (ed.). *Canine and Feline Cardiology,* 1998, New York, Churchill Livingstone, pp. 419-434.

Davis AZ, Jaffe DA, Honadel TE, *et al.* Prevalence of *Bartonella* sp. in United States military working dogs with infectious endocarditis: a retrospective case-control study. *J Vet Cardiol,* 2020, 27:1-9.

Durack DT, Lukes AS, Bright DK. New criteria for diagnosis of infective endocarditis: utilization of specific echocardiographic findings. Duke Endocarditis Service. *The American Journal of Medicine,* 1994, 96:200-209.

Ellison GW, King RR, Calderwood Mays M. Medical and surgical management of multiple organ infarctions secondary to bacterial endocarditis in a dog. *J Am Vet Med Assoc,* 1988, 193:1289-1291.

Ernst E, Qurollo B, Olech C, *et al. Bartonella rochalimae,* a newly recognized pathogen in dogs. *J Vet Intern Med,* 2020, 34(4):1447-1453.

Fregin GF, Luginbuhl H, Guarda F. Myocardial infraction in a dog with bacterial endocarditis. *J Am Vet Med Assoc,* 1972, 160:956-963.

Guarda F, Leone E. Necrotic, uraemic endocarditis in eight dogs. *Summa,* 1986, 3:39-43.

Habib G, Lancellotti P, Antunes MJ, *et al.* 2015 ESC Guidelines for the management of infective endocarditis: The Task Force for the Management of Infective Endocarditis of the European Society of Cardiology (ESC). Endorsed by: European Association for Cardio-Thoracic Surgery (EACTS), the European Association of Nuclear Medicine (EANM). *Eur Heart J,* 2015, 36:3075-3128.

Häggström J, Kvart C, Pedersen H. Acquired Valvular Heart Disease. En Ettinger S, Feldman E (eds.). *Textbook of Veterinary Internal Medicine. Diseases of Dogs and Cats,* 6th ed., 2005, Philadelphia, Elsevier Saunders, 2005, pp. 1022-1040.

Häggström J. Infective endocarditis. En Fuentes VL (ed.). *BSAVA Manual of Canine and Feline Cardiorespiratory Medicine,* 2010, Gloucester, British Small Animal Association, pp. 195-199.

Heilmann RM, Xenoulis PG, Barr JW, *et al.* Comparison of PCR and conventional blood culture to analyze blood from dogs with suspected sepsis. *Vet J,* 2013, 198:714-716.

Karchmer A. Infective Endocarditis. En Braunwald (ed.). *Heart Disease. A Textbook of Cardiovascular Medicine,* 5th ed., 1995, Saunders, pp. 1077-1104.

Kienle RD, Thomas WP, Pion PD. The natural clinical history of canine congenital subaortic stenosis. *J Vet Intern Med,* 1994, 8:423-431

Kittleson M. Infective endocarditis. En Kittleson M, Kienle R (eds.). *Small Animal Cardiovascular Medicine,* 1st ed., 1998, St. Louis, Mosby Inc., pp. 402-412.

Li JS, Sexton DJ, Mick N, *et al.* Proposed modifications to the Duke criteria for the diagnosis of infective endocarditis. *Clin Infect Dis, 2*000, 30:633-638.

MacDonald K. Infective endocarditis in dogs: diagnosis and therapy. *Vet Clin North Am Small Anim Pract,* 2010, 40:665-684.

MacDonald KA, Chomel BB, Kittleson MD, *et al.* A prospective study of canine infective endocarditis in northern California (1999-2001): emergence of *Bartonella as* a prevalent etiologic agent. *J Vet Intern Med,* 2004, 18:56-64.

MacDonald KA. Infective endocarditis. En Bonagura JD, Twedt D (eds.). *Kirks" Current Veterinary Therapy XIV,* 2008, Philadelphia, WB Saunders, p. 786.

Malik R, Barrs V, Church D, *et al.* Vegetative endocarditis in six cats. *Journal Of Feline Medicine And Surgery,* 1999, 1:171-180.

Meurs KM, Heaney AM, Atkins CE, *et al.* Comparison of polymerase chain reaction with bacterial 16s primers to blood culture to identify bacteremia in dogs with suspected bacterial endocarditis. *J Vet Intern Med,* 2011, 25:959-962.

Miller M, Sisson D. Infectious endocarditis. En Fox P, Sisson D, Moise N (eds.). *Canine And Feline Cardiology,* 2nd ed., 1999, Filadelfia, WB Saunders CO, pp. 567-580.

Nishimura RA, Otto CM, Bonow RO, *et al.* 2014 AHA/ACC guideline for the management of patients with valvular heart disease: a report of the American College of Cardiology/American Heart Association Task Force on Practice Guidelines. *The Journal of Thoracic and Cardiovascular Surgery, 2*014, 148:e1-e132.

Palerme JS, Jones AE, Ward JL, *et al.* Infective endocarditis in 13 cats. *J Vet Cardiol,* 2016, 18:213-225.

Peddle GD, Drobatz KJ, Harvey CE, *et al.* Association of periodontal disease, oral procedures, and other clinical findings with bacterial endocarditis in dogs. *J Am Vet Med Assoc,* 2009, 234:100-107.

Semedo-Lemsaddek T, Tavares M, São Braz B, *et al.* Enterococcal Infective Endocarditis following Periodontal Disease in Dogs. *PLoS One,* 2016, 11:e0146860.

Serres F, Chetboul V, Sampedrano CC, *et al.* Quadricuspid aortic valve and associated abnormalities in the dog: report of six cases. *J Vet Cardiol,* 2008, 10:25-31.

Sykes JE, Kittleson MD, Chomel BB, *et al.* Clinicalopathologic findings and outcome in dogs with infective endocarditis: 71 cases (1992-2005). *J Am Vet Med Assoc,* 2006, 228:1735-1747.

Sykes JE, Kittleson MD, Pesavento PA, *et al.* Evaluation of the relationship between causative organisms and clinical characteristics of infective endocarditis in dogs: 71 cases (1992-2005). *J Am Vet Med Assoc,* 2006, 228:1723-1734.

Szatmári V. Incidence of postoperative implant-related bacterial endocarditis in dogs that underwent under trans-catheter embolization of a patent ductus arteriosus without intra- and post-procedural prophylactic antibiotics. *Vet Microbiol,* 2017, 207:25-28.

Vezzosi T, Marchesotti F, Tognetti R, *et al.* ECG of the Month. Atrioventricular block (AVB). *J Am Vet Med Assoc,* 2016, 248:1004-1006.

Visser LC, Scansen BA. Congenital bicuspid aortic valve in an English bulldog. *J Vet Cardiol,* 2013, 15:87-92.

Wanke R. Sudden and unexpected death in the dog. A review of more than 330 cases based on post-mortem findings. *Kleintierpraxis,* 1988, 33:5-10.

CAPÍTULO 10

Cardiomiopatías caninas

Alessandra Franchini, Michele Borgarelli

INTRODUCCIÓN

La American Heart Association (AHA) define las cardiomiopatías como «un grupo heterogéneo de enfermedades miocárdicas asociadas a disfunción mecánica o eléctrica que por lo general (pero no invariablemente) presentan hipertrofia o dilatación ventricular inapropiada». Esta definición está hoy en día ampliamente aceptada también en medicina veterinaria.

La clasificación de las cardiomiopatías es difícil debido a la falta, en muchos de los casos, de una etiología definida. El sistema de clasificación más utilizado divide las cardiomiopatías en primarias y secundarias. Las cardiomiopatías primarias incluyen enfermedades genéticas, no genéticas e idiopáticas que se limitan principalmente al músculo cardiaco y no son consecuencia de ninguna enfermedad sistémica congénita o adquirida. Las cardiomiopatías secundarias son enfermedades del miocardio que son consecuencia de enfermedades sistémicas congénitas o adquiridas.

Las cardiomiopatías primarias más frecuentes en el perro son la cardiomiopatía dilatada y la cardiomiopatía arritmogénica del ventrículo derecho. Las causas más comunes de cardiomiopatías secundarias en el perro incluyen fármacos, taquiarritmias, agentes infecciosos y enfermedades sistémicas (tabla 10.1).

CARDIOMIOPATÍA DILATADA CANINA

La cardiomiopatía dilatada (CMD) canina es una enfermedad hereditaria, lenta y progresiva que suele afectar a perros de razas grandes o gigantes y se caracteriza por disfunción sistólica, hipertrofia excéntrica y dilatación de la cámara cardiaca. La evolución natural de la enfermedad incluye tres etapas. La primera etapa se caracteriza por un corazón normal desde el punto de

TABLA 10.1. Clasificación de las cardiomiopatías.
Primarias
Cardiomiopatía dilatada
Cardiomiopatía arritmogénica del ventrículo derecho
Secundarias
Inducidas por arritmia
Metabólica: ■ Diabetes ■ Hipertensión sistémica ■ Hipotiroidismo ■ Acromegalia ■ Feocromocitoma
Fármacos y tóxicos: ■ Agentes quimioterapéuticos: doxorrubicina ■ Catecolaminas ■ Cobalto ■ Gosipol ■ Ionóforos
Nutricionales: ■ Deficiencia de taurina ■ Deficiencia de L-carnitina
Miocarditis inflamatoria: ■ Enfermedades infecciosas: 　■ Virus: parvovirus canino 2, virus del moquillo canino 　■ Bacterias: *Borrelia burgdorferi*, *Streptococcus* spp., *Staphylococcus* spp. 　■ Protozoos: *Trypanosoma cruzi*, *Toxoplasma gondii*, *Neospora* spp. 　■ Hongos: *Cryptococcus* spp., *Coccidioides* spp., *Aspergillus* spp. ■ Enfermedades no infecciosas

vista morfológico y eléctrico en perros con predisposición genética. La segunda etapa, también denominada fase oculta o preclínica, se caracteriza por anomalías eléctricas o miocárdicas, pero ausencia de signos clínicos. En las razas en las que las arritmias ventriculares representan una característica importante de la CMD puede producirse muerte súbita en un cuarto o un tercio de los perros afectados. Con el tiempo, los perros suelen pasar a la tercera fase o fase clínica, caracterizada por la presencia de signos clínicos de insuficiencia cardiaca congestiva (ICC), que incluyen dificultad respiratoria, intolerancia al ejercicio y episodios sincopales.

Las etapas de la CMD son las siguientes:
- Primera etapa: corazón morfológica y eléctricamente normal en perros con predisposición genética.
- Segunda etapa (fase oculta o preclínica): anomalías eléctricas o miocárdicas, pero ausencia de signos clínicos.
- Tercera etapa (fase clínica): presencia de signos clínicos de ICC

El diagnóstico de la CMD suele requerir una evaluación ecocardiográfica y, en algunas razas, un examen electrocardiográfico o monitorización con un Holter. Aunque el tiempo transcurrido desde el diagnóstico de la forma oculta hasta el desarrollo de los signos clínicos es variable, el pronóstico de los perros con CMD suele ser malo, y la mayoría de los perros mueren en el plazo de 1 año tras la primera identificación de los signos clínicos secundarios a la ICC.

EPIDEMIOLOGÍA Y ETIOLOGÍA

La CMD canina es la cardiomiopatía más común en perros, con una prevalencia registrada entre el 0,5 y el 1,4 % en la población canina general. Suele afectar a perros de razas grandes y gigantes, con una mayor prevalencia en el Doberman, el Gran Danés, el Terranova y el Lebrel Irlandés. Sin embargo, la enfermedad también se ha detectado en algunos perros de tamaño pequeño y mediano, como el Perro de Agua Portugués, el Cocker Spaniel y el Schnauzer.

La forma oculta suele diagnosticarse en perros de entre 5 y 7 años de edad, pero también pueden verse afectados perros más jóvenes. Se ha reconocido una forma juvenil de CMD en el Perro de Agua Portugués, y los cachorros afectados suelen morir antes de los 7 meses de edad.

Los machos parecen verse más afectados, sobre todo en el Gran Danés, mientras que en el Doberman y otras razas no se observan diferencias en la proporción de sexos.

En humanos, se ha identificado una causa genética o familiar de la CMD en el 20 al 35 % de los pacientes. La modalidad de herencia más común en las personas es la autosómica dominante, pero también se ha descrito la herencia ligada al cromosoma X, la autosómica recesiva y la mitocondrial. Se han relacionado más de 40 locus y genes mutados con la CMD familiar en pacientes humanos, y las mutaciones suelen afectar a genes que codifican para proteínas citoesqueléticas y sarcoméricas.

Aunque se ha identificado una etiología genética o familiar en algunas razas como el Doberman y el Schnauzer, la mayoría de los casos de CMD en perros siguen clasificándose como idiopáticos.

Se han asociado pocas mutaciones genéticas con la CMD en perros, y ninguna de ellas implica mutaciones que se consideren responsables de la CMD en humanos. Hasta ahora, la CMD canina se ha asociado con: una mutación del gen de la isoenzima 4 de la piruvato deshidrogenasa cinasa *(PDK4)* y un polimorfismo de nucleótido único (SNP) en el cromosoma 5 en el Doberman; polimorfismos en los cromosomas 1, 10, 15, 17, 21 y 37 en el Lebrel Irlandés; una mutación en un locus del gen del autosoma 8 *(CFA8)* del *Canis familiaris* en el Perro de Agua Portugués; una deleción de 22 pb y un desplazamiento de marco en el gen de la proteína 20 del motivo de unión al ARN *(RBM20)* en el Schnauzer estándar y gigante; y una mutación de la distrofina *(DMD)* en el Braco Alemán de pelo corto, aunque esta última mutación solo se ha identificado en dos perros macho. Se han propuesto varias modalidades de herencia para diferentes razas. En el Doberman y el Lebrel Irlandés se ha sugerido un patrón de herencia autosómico dominante, mientras que en el Perro de Agua Portugués se ha propuesto un patrón de herencia autosómico recesivo. En el Gran Danés y el Braco Alemán de pelo corto se ha sugerido un patrón de herencia ligado al cromosoma X debido a la mayor prevalencia de la enfermedad en los machos. Teniendo en cuenta los diferentes mecanismos de herencia y la penetrancia reducida, varios factores adicionales pueden desempeñar un papel importante en el desarrollo del fenotipo de la CMD. Los factores ambientales como infecciones víricas, factores nutricionales, enfermedades autoinmunes o un efecto epigenético pueden desempeñar un papel esencial en el desarrollo de la CMD tanto en humanos como en perros.

PATOLOGÍA Y FISIOPATOLOGÍA
Patología

El corazón de los perros muertos por CMD se suele caracterizar por un aumento de masa y dilatación de las cavidades (fig. 10.1). La dilatación puede afectar a las cuatro cámaras cardiacas o limitarse principalmente al lado izquierdo del corazón. El aumento del peso del corazón en relación con el peso corporal, junto con la dilatación de las cavidades, suele sugerir la presencia de hipertrofia excéntrica. Sin embargo, cabe destacar que estos hallazgos patológicos macroscópicos no son específicos de la CMD.

Los cambios histológicos más comunes observados en el miocardio de los perros afectados incluyen fibrosis, degeneración y atenuación de las fibras miocárdicas también conocidas como fibras onduladas atenuadas, infiltración grasa, vacuolización del citoplasma, hipertrofia de los miocitos y necrosis. Estas anomalías suelen ser más evidentes en la base de los músculos papilares y en la región subendocárdica de la pared libre del ventrículo izquierdo. La presencia de fibras onduladas atenuadas (fig. 10.2) es el hallazgo histológico más común en los perros afectados por CMD, con una prevalencia documentada de hasta el 100 % en algunos estudios. Por esta razón, algunos autores consideran la presencia de fibras onduladas atenuadas patognomónica para el diagnóstico de CMD en perros. Sin embargo, la atenuación o atrofia de los cardiomiocitos también podría representar la respuesta de los miocitos a una actividad contráctil anormal o a estímulos patológicos. Por tanto, aún

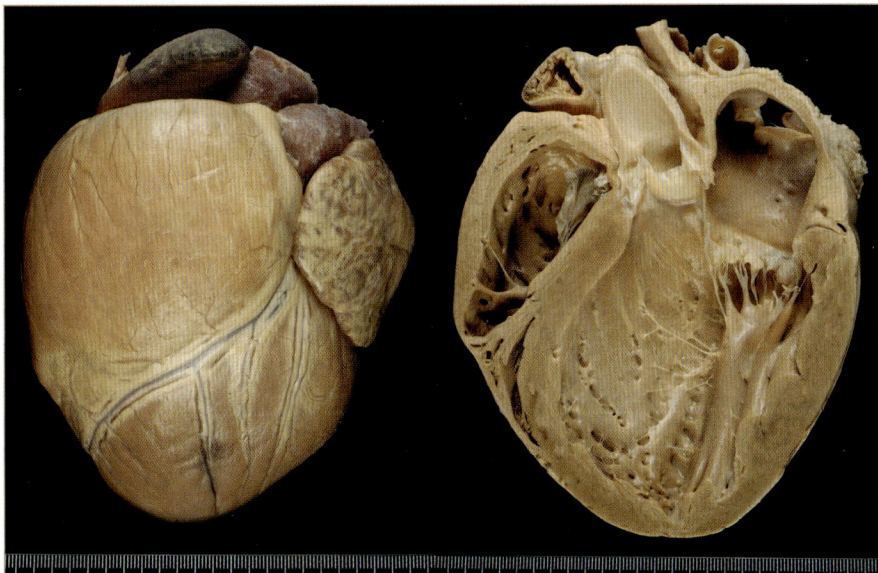

FIGURA 10.1. Izquierda, vista frontal de todo el corazón de un Gran Danés con cardiomiopatía dilatada. Obsérvese la dilatación tanto de los ventrículos como de las aurículas. Derecha, sección transversal del mismo corazón. Adviértase el reducido grosor de la pared en comparación con las grandes dimensiones del ventrículo izquierdo.

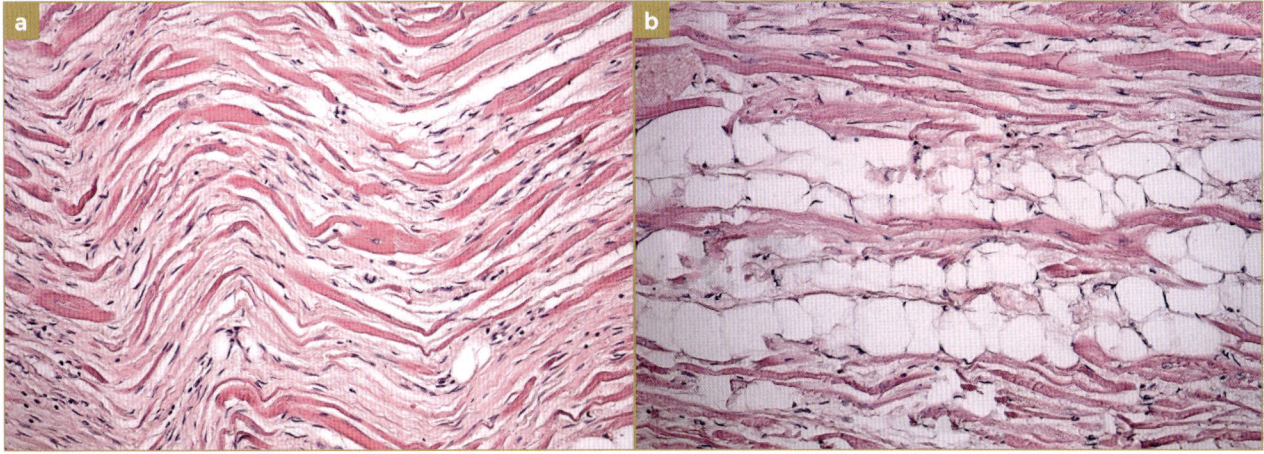

FIGURA 10.2. a) Hallazgos histopatológicos en el ventrículo izquierdo caracterizados por fibras miocárdicas delgadas con un patrón ondulado y fibrosis (tinción de hematoxilina y eosina [HE]). b) Hallazgos histopatológicos caracterizados por grandes porciones de la pared del ventrículo izquierdo con infiltración grasa multifocal (tinción de HE).

no está claro si la presencia de fibras onduladas atenuadas es un rasgo característico de la CMD o si se trata de un hallazgo inespecífico que representa el resultado de diferentes procesos patológicos.

Cabe mencionar que los hallazgos histológicos en los Doberman son similares a los característicos de los Boxer afectados por cardiomiopatía arritmogénica del ventrículo derecho (CAVD). De hecho, la fibrosis extensa, la miocitólisis, la degeneración de los miocitos y la infiltración grasa, más que las fibras onduladas atenuadas, son hallazgos histológicos característicos en la mayoría de los Doberman con CMD. Esto ha llevado a algunos autores a especular con la posibilidad de que en esta raza exista una forma similar a la CAVD pero que afecte al ventrículo izquierdo.

Fisiopatología

La CMD se caracteriza por la presencia de disfunción sistólica, que se traduce en un bajo gasto cardiaco. Esto representa el principal estímulo para la activación de la respuesta neurohormonal que incluye el sistema nervioso simpático, el sistema renina-angiotensina-aldosterona (SRAA) y los péptidos vasoactivos. Estos factores conducen finalmente al desarrollo de una hipertrofia excéntrica compensatoria.

La respuesta más rápida al bajo gasto cardiaco es la activación del sistema nervioso simpático, que produce un efecto cronótropo e inótropo positivo asociado a la vasoconstricción periférica y la vasodilatación central, y del SRAA. Sin embargo, la activación a largo plazo del tono simpático tiene varias consecuencias negativas. Uno de los efectos más importantes es la regulación a la baja de los receptores β_1-adrenérgicos, que provoca la atenuación de la respuesta a las catecolaminas. Esto se debe a una reducción del número, la densidad y la actividad de los receptores β. Si bien la regulación a la baja proporciona cierta protección al miocardio a corto plazo, a largo plazo también da lugar a una inanición energética con un mayor deterioro de la función sistólica. Las catecolaminas también tienen un efecto tóxico directo sobre los miocitos cardiacos al inducir su hipertrofia y apoptosis. Además, las catecolaminas pueden exacerbar las arritmias, inducir isquemia miocárdica e insuficiencia de otros órganos secundaria a la vasoconstricción regional. Se ha observado un aumento de los niveles circulantes de norepinefrina y una regulación a la baja de los receptores β_1-adrenérgicos tanto en perros con CMD preclínica como clínica.

La activación del SRAA representa el otro mecanismo principal de la respuesta neurohormonal. Aunque la activación del SRAA en perros con CMD e ICC está demostrada, aún no está claro si el SRAA ya está activado en perros preclínicos. Sin embargo, el retraso en la aparición de signos clínicos en perros preclínicos tratados con inhibidores de la enzima convertidora de la angiotensina (IECA) sugiere que el SRAA también puede desempeñar un papel importante en la fase temprana de la enfermedad.

SIGNOS CLÍNICOS Y EXPLORACIÓN FÍSICA

La fase oculta se caracteriza por la presencia de disfunción sistólica o arritmias cardiacas, pero sin signos clínicos. El hecho de que los perros con CMD oculta puedan morir de forma súbita tiene relevancia clínica, ya que se ha observado que aproximadamente el 30 % de los Doberman con CMD oculta experimentan muerte súbita. En la exploración física, los perros preclínicos con CMD pueden presentar un soplo sistólico leve en el corazón izquierdo o derecho, debido a una regurgitación mitral o tricúspide secundaria a una dilatación de las cámaras. A menudo se presenta un galope S3, que puede ser la única anomalía en la auscultación. En los perros con arritmias, también puede detectarse un ritmo cardiaco irregular. Otros hallazgos ocasionales incluyen pulsos femorales débiles o pulsos alternantes.

La fase manifiesta de la CMD se caracteriza por la presencia de signos clínicos relacionados con ICC o arritmias. Estos perros suelen tener antecedentes de intolerancia al ejercicio, episodios sincopales, dificultad respiratoria o distensión abdominal. En la exploración física, muchos perros tienen una baja condición corporal. La auscultación cardiaca puede revelar un soplo cardiaco sistólico leve, pero es habitual que no se detecte ningún soplo. La mayoría de los perros en esta fase también tienen arritmias concomitantes, por lo que el ritmo suele ser irregular, y el pulso femoral puede ser débil, o puede notarse un déficit de pulso. Los perros con ICC izquierda suelen presentar un aumento de la frecuencia y el esfuerzo respiratorios. La auscultación torácica en estos perros suele revelar un aumento de los sonidos broncovesiculares o crepitaciones suaves. Los perros con ICC derecha o biventricular suelen presentar ascitis, hepatomegalia y distensión venosa yugular. Pueden escucharse sonidos cardiacos atenuados si hay efusión pleural.

MÉTODOS DE DIAGNÓSTICO
Electrocardiografía

La electrocardiografía y la monitorización con Holter pueden proporcionar información útil en perros afectados

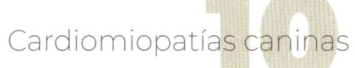
por CMD y constituyen parte del protocolo de diagnóstico estándar en razas en las que las arritmias son una característica clínica importante de la enfermedad, como el Doberman. En esta raza, las anomalías en el electrocardiograma (ECG) más comunes son los complejos ventriculares prematuros (CVP), que pueden estar aislados u organizados en pares, tríos o en salvas cortas de taquicardia ventricular (figs. 10.3 y 10.4).

La monitorización con un Holter de 24 horas debería realizarse como parte del plan de diagnóstico estándar. Las pautas actuales de cribado de la CMD en los Doberman sugieren que, a partir de los 3-4 años de edad, se debe

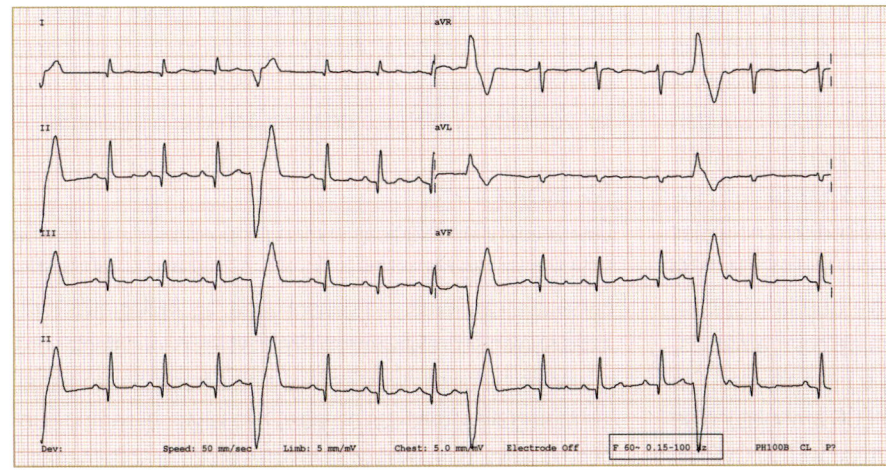

FIGURA 10.3. Electrocardiograma de seis derivaciones en una hembra de Doberman esterilizada de 6 años. Ritmo sinusal dominante subyacente interrumpido por complejos ventriculares prematuros monomórficos únicos con morfología de bloqueo de rama derecha.

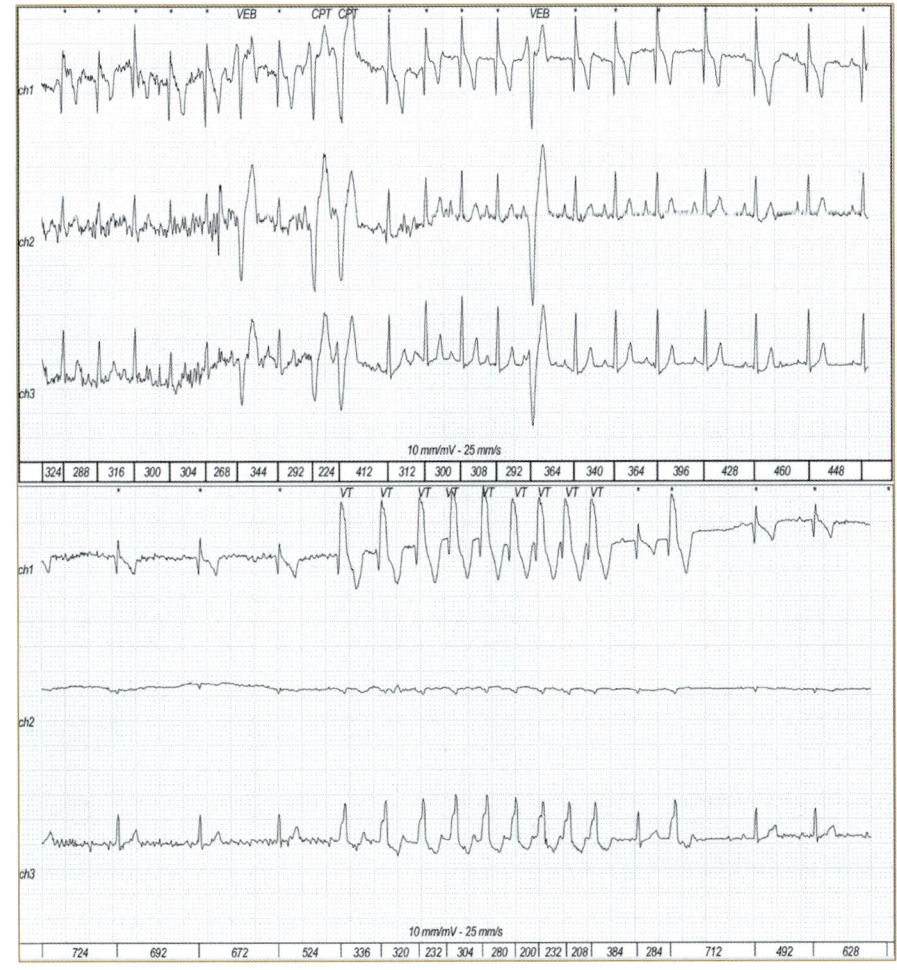

FIGURA 10.4. Monitorización con un Holter de 24 horas en un Doberman macho castrado de 8 años. Ritmo sinusal dominante interrumpido por complejos ventriculares prematuros monomórficos únicos, un doblete (CPT) y una breve salva de taquicardia ventricular (VT) monomórfica.

evaluar a todos los machos mediante monitorización con un Holter de 24 horas una vez al año, mientras que en las hembras debe hacerse una vez cada 2 años. En esta raza, la identificación de más de 300 CVP en un único examen de monitorización con Holter o la presencia de 50 a 300 CVP en dos evaluaciones posteriores se consideran diagnósticas de CMD oculta, independientemente de los hallazgos ecocardiográficos. Actualmente se desconoce la variabilidad diaria de los CVP en perros afectados por CMD. Sin embargo, se ha descrito una variabilidad diaria de hasta el 85 % en los Boxer con CMAVD. Por este motivo pueden producirse falsos negativos y debe considerarse la realización de múltiples exámenes de monitorización con un Holter, especialmente en individuos con episodios sincopales o con antecedentes familiares de la enfermedad. Un ECG ambulatorio es mucho menos sensible que la monitorización con un Holter de 24 horas para detectar arritmias, especialmente si son poco frecuentes o intermitentes. Sin embargo, la presencia de 1 CVP en un ECG ambulatorio de 5 minutos es altamente sugestiva de más de 100 CVP en la monitorización con Holter de 24 horas en los Doberman.

Las arritmias ventriculares pueden estar causadas por otras enfermedades cardiacas y sistémicas. Por tanto, debe instaurarse un plan diagnóstico exhaustivo para excluir otras etiologías. La presencia de un ritmo idioventricular acelerado o de complejos ventriculares de escape no son sugestivos de CMD.

La fibrilación auricular es frecuente en perros con CMD secundaria a la dilatación de la aurícula izquierda y a menudo es responsable de la descompensación del paciente. Dado que la fibrilación auricular puede provocar una cardiomiopatía inducida por arritmia (CMIA), es necesaria una evaluación cuidadosa de los perros que presentan fibrilación auricular y un corazón dilatado, teniendo en cuenta que los perros con CMIA tienen un mejor pronóstico.

En el ECG ambulatorio también pueden identificarse hallazgos sugerentes de dilatación auricular y ventricular izquierdos y bloqueo de rama derecha o izquierda.

Radiología

Las radiografías torácicas suelen proporcionar información limitada en perros en fase oculta. Aunque puede identificarse una cardiomegalia generalizada, las radiografías torácicas suelen ser relativamente insensibles para detectar una dilatación de las cámaras de leve a moderada. Sin embargo, las radiografías torácicas seriadas a lo largo del tiempo pueden ser útiles para evaluar la progresión de la enfermedad.

En los perros de tórax profundo, como el Doberman, las radiografías torácicas deben interpretarse con cuidado, ya que el grado de cardiomegalia suele ser menos llamativo que en otras razas (fig. 10.5).

Las radiografías torácicas se consideran el método de referencia para detectar la presencia de edema pulmonar

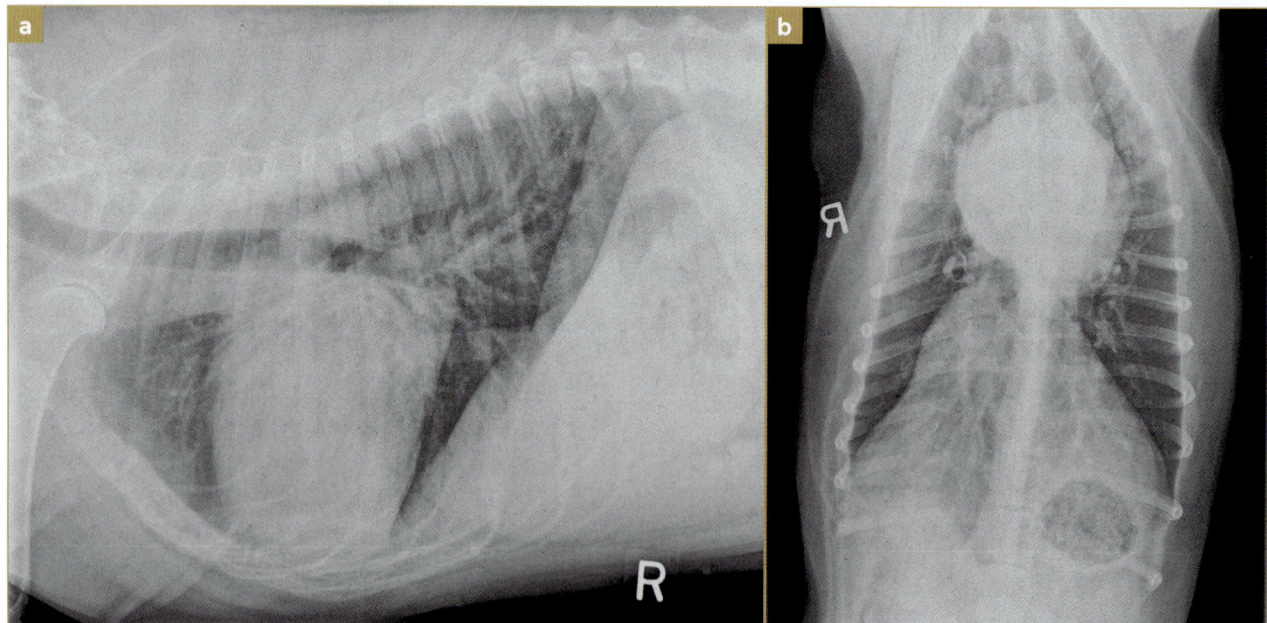

FIGURA 10.5. a) y b) Radiografías torácicas en una hembra de Doberman esterilizada de 8 años. Cardiomegalia asociada a una leve distensión de las venas pulmonares. En la porción ventral de los lóbulos pulmonares craneal derecho, medio derecho y craneal izquierdo puede observarse un patrón entre intersticial y alveolar.

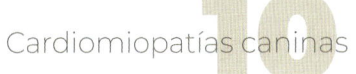

o efusión pleural en perros con ICC. La presencia de un círculo peribronquial prominente puede representar un signo temprano de edema pulmonar por lo general asociado a distensión de las venas pulmonares. A medida que aumenta la gravedad del edema pulmonar, se hace evidente la presencia de un patrón intersticial y después alveolar.

Ecocardiografía

El examen ecocardiográfico se considera el método de referencia para el diagnóstico de la CMD. Es importante señalar que en el Doberman el examen ecocardiográfico debe realizarse siempre junto con una monitorización Holter de 24 horas, ya que en esta raza puede no haber cambios ecocardiográficos en la fase preclínica o pueden ser equívocos. En todos los perros se ha de realizar un examen ecocardiográfico completo que incluya Doppler en color y pulsado, y los datos deben compararse con el intervalo de referencia normal o los valores específicos de la raza cuando estén disponibles. Teniendo en cuenta la amplia gama de tamaños corporales de los perros, cuando no se disponga de valores específicos de una raza es preferible utilizar mediciones alométricas en función del peso corporal o de la superficie corporal.

Existen valores de referencia específicos de raza para el Doberman, el Lebrel Irlandés, el Gran Danés y el Terranova.

Dado que la CMD se caracteriza por disfunción sistólica, una disminución de los parámetros utilizados para evaluar la contractilidad, como la fracción de acortamiento (FA %) o la fracción de eyección (FE %), suele ser el primer cambio que puede observarse (fig. 10.6; vídeo 10.1). Dado que la disfunción sistólica puede estar presente en la fase avanzada de otras enfermedades cardiovasculares, como el conducto arterioso persistente, la displasia de la válvula mitral y la valvulopatía mitral mixomatosa, siempre deben descartarse estas afecciones.

Mientras que el diagnóstico de la CMD en perros clínicos es relativamente sencillo, el diagnóstico de la forma oculta de CMD es más difícil y debe basarse en la evaluación de varios parámetros ecocardiográficos. Las directrices de la European Society of Veterinary Cardiology (ESVC) para el diagnóstico de la CMD sugieren que tanto el modo B como el modo M deben utilizarse para evaluar la presencia y el grado de dilatación de la cámara y también la función sistólica. En 2017, la ESVC publicó directrices de cribado específicas para el diagnóstico de la CMD en los Doberman. Los valores ecocardiográficos de corte para el diagnóstico de la CMD oculta en esta raza se resumen en la tabla 10.2.

La evaluación de la función sistólica puede representar un reto porque todos los parámetros ecocardiográficos comunes utilizados dependen en cierta medida de

VÍDEO 10.1. Características ecocardiográficas de la cardiomiopatía dilatada.

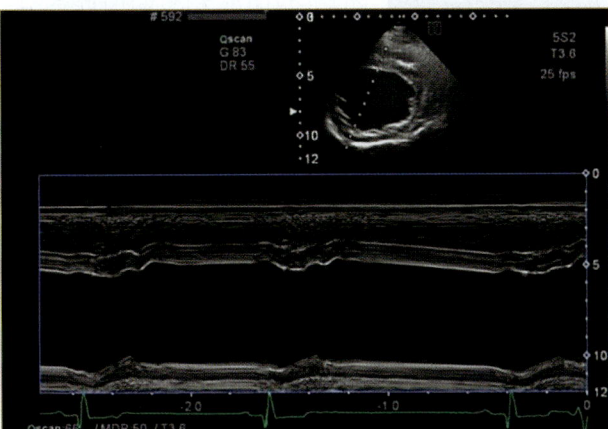

FIGURA 10.6. Ecocardiograma en una hembra de Doberman esterilizada de 8 años. Proyección paraesternal derecha de eje corto en modo M a nivel de los músculos papilares. Dilatación severa del ventrículo izquierdo y función sistólica disminuida (fracción de acortamiento = 14 %).

TABLA 10.2. Valores de corte ecocardiográficos propuestos por la European Society of Veterinary Cardiology para el diagnóstico de cardiomiopatía dilatada oculta en el Doberman.	
Índice de volumen telediastólico (volumen del VI estimado con el método de los discos de Simpson)	>95 ml/m²
Índice de volumen telesistólico (volumen del VI estimado con el método de los discos de Simpson)	>55 ml/m²
Diámetro interno del ventrículo izquierdo telediastólico (modo M)	>48 mm en machos >46 mm en hembras
Diámetro interno del ventrículo izquierdo telesistólico (modo M)	>36 mm en machos y hembras
SSPE	>6,5 mm
Índice de esfericidad	<1,65

EPSS, separación septal del punto E; VI, ventrículo izquierdo.

la precarga y también existen diferencias entre razas. Los valores de FA % entre el 20 y el 25 %, que suelen sugerir una función sistólica por debajo de lo normal, pueden considerarse normales en algunas razas grandes y perros atléticos. Por tanto, debe considerarse el FA % junto con otros hallazgos ecocardiográficos, como la presencia de dilatación de las cámaras. En los casos en los que es necesario un diagnóstico definitivo, puede ser útil la prueba de la dobutamina para identificar a los perros con una forma oculta de la enfermedad (figs. 10.7a y 10.7b). La FE %, calculada mediante el método de los discos de Simpson o el método de área-longitud, es el parámetro más utilizado para evaluar la función sistólica en humanos. Se ha sugerido que el método de los discos de Simpson (fig. 10.8) es más fiable que la evaluación de la función sistólica en modo M para el diagnóstico de la CMD en el Doberman, aunque no se dispone de valores de referencia de la FE % normal para otras razas. En general, una FE % inferior al 40 % debe considerarse indicativa de disfunción sistólica en perros. Históricamente, un aumento de la separación septal del punto E (SSPE) de la válvula mitral se ha considerado un parámetro ecocardiográfico útil para identificar a los perros con disfunción sistólica (fig. 10.9). En el Doberman se ha reconocido que un valor de la SSPE superior a 7 mm es un parámetro útil para identificar a los perros afectados. Esto se debe a que en los perros con CMD el volumen sistólico anterógrado se reduce, por lo que la excursión mitral disminuye y el valor de EPSS tiende a aumentar. Sin embargo, los rangos de referencia normales de la SSPE son diferentes en las distintas razas, y este parámetro también se ve influido por otras afecciones. Por tanto, la SSPE debe utilizarse junto con otros índices de la función miocárdica.

La dilatación ventricular secundaria a hipertrofia excéntrica es un rasgo característico de la mayoría de los perros con CMD también en la fase preclínica. La dilatación suele limitarse al ventrículo izquierdo, pero también puede afectar al ventrículo derecho. El diámetro interno del ventrículo izquierdo al final de la diástole suele utilizarse para evaluar la presencia y el grado de dilatación del ventrículo izquierdo. Además, la dilatación del ventrículo izquierdo modifica su forma geométrica, que tiende a hacerse más redondeada. El índice

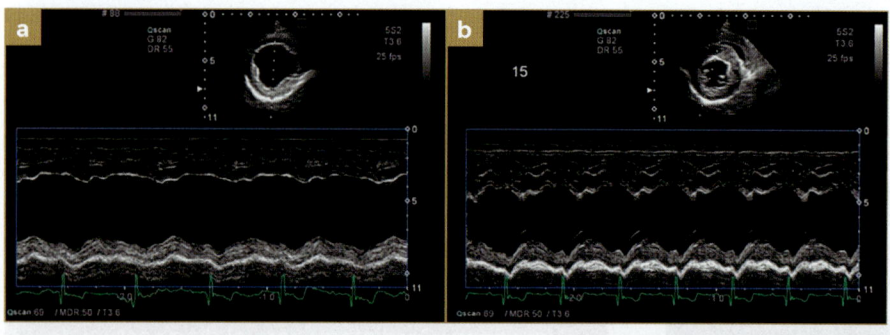

FIGURA 10.7. Ecocardiograma en una hembra de Labrador esterilizada de 2 años. Proyección paraesternal derecha de eje corto en modo M de los músculos papilares que muestra una prueba de esfuerzo con dobutamina. a) Prueba de esfuerzo predobutamina. Hay una dilatación ventricular izquierda equívoca y una función sistólica disminuida (fracción de acortamiento [AF %] = 19 %). b) La imagen obtenida tras una infusión continua de 15 µg/min de dobutamina muestra un diámetro ventricular izquierdo y un AF % (36 %) normales.

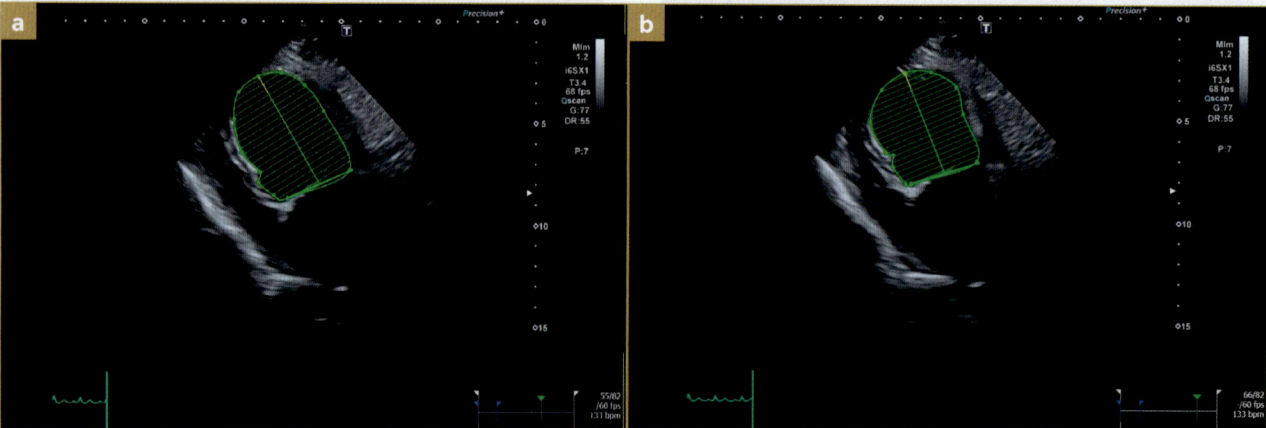

FIGURA 10.8. Ecocardiograma en un Doberman macho castrado de 7 años. Proyección apical izquierda de cuatro cámaras. Método de Simpson. El área se mide trazando el borde endocárdico en (a) telediástole y (b) telesístole, mientras que la longitud se mide desde el anillo mitral hasta el borde endocárdico del vértice ventricular izquierdo.

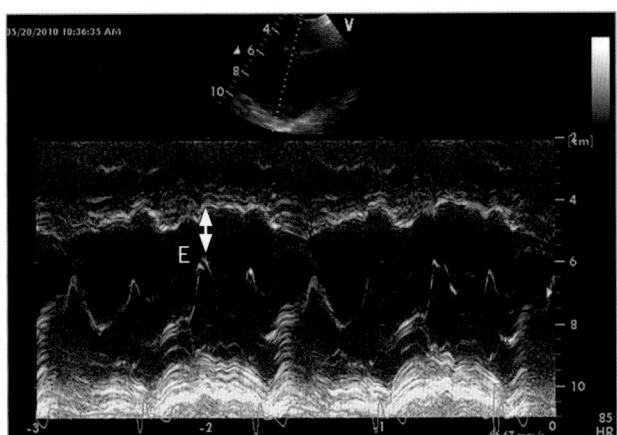

FIGURA 10.9. Ecocardiograma en un Doberman macho castrado de 5 años. Proyección paraesternal derecha de eje largo en la punta de la válvula mitral. La EPSS es la distancia entre el punto de máxima apertura de la valva anterior de la válvula mitral y el septo ventricular. E, máxima apertura de la valva anterior de la válvula mitral. S, septo ventricular.

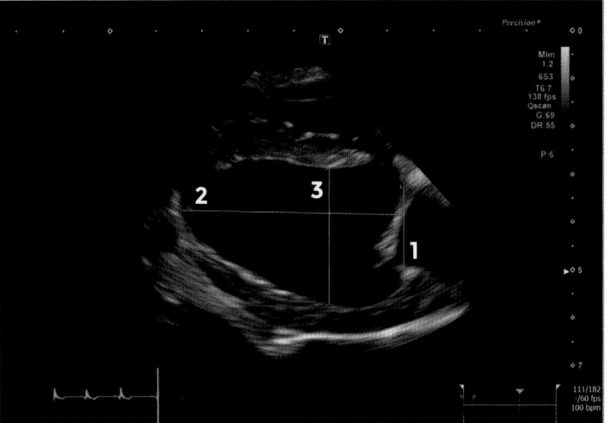

FIGURA 10.10. Ecocardiograma de un Cavalier King Charles Spaniel macho castrado de 4 años normal. Índice de esfericidad. La línea 1 indica el anillo de la válvula mitral. La línea 2 es la longitud del ventrículo izquierdo desde el anillo de la válvula mitral (línea 1) hasta el ápex. La línea 3 indica el diámetro telediastólico, evaluado en modo M, nivelado en las puntas de la válvula mitral abierta.

de esfericidad puede utilizarse para evaluar la forma del ventrículo izquierdo. Este parámetro se obtiene dividiendo la longitud del ventrículo izquierdo medida en una proyección paraesternal derecha de eje largo por la anchura del ventrículo izquierdo obtenida en el modo M. Los valores inferiores a 1,65 (fig. 10.10) se consideran anormales en el Doberman y el Lebrel Irlandés. Sin embargo, debido a su baja sensibilidad y especificidad, este índice no debe utilizarse por sí solo para el diagnóstico de la CMD oculta.

Según las directrices de la ESVC, el diagnóstico de CMD debe basarse en la presencia de todos los siguientes hallazgos principales: dilatación ventricular izquierda, presencia de disfunción sistólica y geometría alterada del ventrículo izquierdo.

Debido a la dilatación progresiva del ventrículo izquierdo y a la geometría alterada es frecuente el desarrollo de insuficiencia mitral secundaria. En general, la magnitud de la regurgitación mitral en perros con CMD es leve y el chorro regurgitante suele dirigirse centralmente.

Los perros con CMD pueden presentar dilatación de la aurícula izquierda de leve a moderada a medida que progresa la enfermedad. Suele ser secundaria a un aumento de la presión auricular izquierda debido al aumento de la presión de llenado del ventrículo izquierdo junto con la presencia concomitante de regurgitación mitral.

Dado que los perros de razas grandes con degeneración mixomatosa de la válvula mitral suelen presentar cierto grado de disfunción sistólica y alteraciones leves de la válvula mitral

en comparación con los perros de razas pequeñas, la detección de regurgitación mitral de moderada a grave asociada a una dilatación grave de la aurícula izquierda debería sugerir el diagnóstico de valvulopatía mitral primaria.

Pruebas de laboratorio

Siempre debe realizarse un hemograma completo, un perfil bioquímico y un análisis de orina para descartar la presencia de una enfermedad sistémica que pueda provocar disfunción sistólica, como el hipotiroidismo.

En la última década, la investigación se ha centrado en los biomarcadores cardiacos y su posible uso en perros con CMD. Una de las principales razones de este interés es la posibilidad de utilizar estos biomarcadores para detectar perros en la fase inicial de la enfermedad (fase oculta), evitando o limitando así el uso de pruebas diagnósticas más caras y complejas como la monitorización con un Holter y la ecocardiografía. En los perros con CMD, los estudios han demostrado que los niveles plasmáticos de prohormona N-terminal del péptido natriurético tipo B (NT-proBNP) son útiles para detectar a perros con disfunción sistólica, pero no permiten identificar con precisión el subconjunto de perros en los que la CMD oculta se caracteriza principalmente por la presencia de arritmias ventriculares. Estos hallazgos limitan el uso de NT-proBNP en los programas de cribado de la CMD como única prueba diagnóstica. Además, los niveles plasmáticos de NT-proBNP también pueden aumentar por insuficiencia renal e hipertensión pulmonar o sistémica, así como por enfermedades inflamatorias y estrés. Por tanto, siempre deben realizarse otras pruebas diagnósticas en caso de aumento de los valores de NT-proBNP. Debido a la baja sensibilidad de la prueba, unos niveles plasmáticos normales de NT-proBNP no excluyen la presencia de CMD oculta.

La troponina I cardiaca (cTnI) es una proteína reguladora que controla la interacción mediada por el calcio entre la actina y la miosina específicamente en los miocitos cardiacos. Se libera de forma secundaria a la lesión o necrosis aguda y crónica de los miocitos cardiacos y se correlaciona con la gravedad del daño miocárdico. Aunque desde hace tiempo se dispone de una prueba convencional de cTnI, el principal inconveniente de esta prueba es el umbral de detección de 0,2 ng/ml Esto limita la capacidad de detectar pequeños aumentos de cTnI secundarios a un daño miocárdico leve, que es lo que suele ocurrir en las primeras fases de las enfermedades cardiacas. Recientemente se ha introducido y validado en perros un ensayo de cTnI de alta sensibilidad. El umbral de detección de este ensayo es de 0,006 ng/ml. Por tanto, esta prueba puede identificar aumentos mínimos de cTnI como en el caso de perros con CMD oculta. Debido a una diferencia aleatoria en el valor de cTnI detectado con estas dos pruebas, las dos pruebas no pueden utilizarse indistintamente. Se ha de utilizar el valor de corte específico, dependiendo de la prueba, y debe realizarse la misma prueba a lo largo del tiempo con fines comparativos. Se ha observado que los niveles de cTnI en sangre son elevados tanto con las pruebas convencionales como con las de alta sensibilidad en los Doberman con CMD oculta y manifiesta. En estos estudios, los valores de cTnI en el subconjunto de perros que solo presentaban anomalías electrocardiográficas también eran más elevados que en los perros sanos. El incremento de las concentraciones circulantes de cTnI parece estar asociado con la edad, por lo que los perros de más edad presentan niveles más elevados.

Las formas genéticas o familiares de CMD, como las observadas en humanos, son muy probables en perros, pero hasta ahora solo se han identificado unas pocas mutaciones en razas específicas. Las pruebas genéticas para la mutación *PDK4* en el Doberman, la mutación *CFA8* en el Perro de Agua Portugués y la mutación *RBM20* en los Schnauzer estándar y gigante están disponibles en Norteamérica y pueden utilizarse en estas tres razas para el cribado de la CMD. Los perros homocigotos para estas mutaciones deben excluirse del programa de cría. Es importante recordar que una prueba negativa no descarta la presencia de la enfermedad; por tanto, una prueba genética nunca sustituye a un ecocardiograma y a una monitorización con Holter para el cribado y diagnóstico de la CMD.

ABORDAJE Y TRATAMIENTO

El tratamiento en perros con CMD oculta tiene como objetivo retrasar la aparición de la ICC. En perros con CMD manifiesta, el tratamiento se dirige a controlar los signos clínicos, retrasar su reaparición y mejorar la calidad de vida del paciente.

Actualmente se desconoce la eficacia del tratamiento antiarrítmico para prevenir la muerte súbita en perros con CMD oculta.

Diuréticos

La furosemida es el tratamiento de primera línea para perros con ICC aguda o crónica, independientemente de la enfermedad subyacente. La recidiva del edema pulmonar es probable en perros con CMD, por lo que se suele aumentar la dosis diaria de furosemida con el tiempo. En perros con ICC refractaria puede ser necesario el uso de otros diuréticos para controlar los signos de congestión. La hidroclorotiazida, la espironolactona y la torasemida son los principales diuréticos utilizados con este fin. En pacientes con ICC refractaria se ha sugerido cambiar la furosemida por la torasemida. La espironolactona se utiliza habitualmente como diurético adicional y se ha sugerido que este fármaco se administre también en pacientes en fase oculta. La espironolactona en pacientes humanos con CMD ha demostrado reducir no solo la mortalidad, sino también el grado de remodelado cardiaco. Como se ha comentado anteriormente, la activación del SRAA puede desempeñar un papel importante en la fisiopatología de la CMD también en la fase oculta. Dado que la espironolactona bloquea la acción de la aldosterona, se ha especulado con que su uso puede reducir el remodelado cardiaco y retrasar la aparición de signos clínicos también en la especie canina. Sin embargo, ningún estudio ha investigado el efecto de la espironolactona en el retraso de la progresión de la enfermedad en perros preclínicos.

En general, la función renal y la diuresis deben controlarse en todos los pacientes tratados con diuréticos. Debido a que en los perros con CMD el gasto cardiaco está reducido, estos son más propensos a desarrollar azotemia prerrenal en comparación con los perros afectados por otras enfermedades cardiacas.

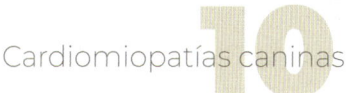

Fármacos inótropos positivos

Históricamente, dado que la CMD se caracteriza por un deterioro de la función sistólica, se ha defendido el uso de fármacos inótropos positivos como piedra angular del tratamiento de los perros afectados.

Actualmente se prefiere el pimobendán a otros fármacos inótropos positivos como la digoxina porque su efecto inótropo positivo no se asocia a un aumento de la demanda de oxígeno. Se ha demostrado que el pimobendán mejora la supervivencia y la calidad de vida de los Doberman con CMD manifiesta. También se ha demostrado que el pimobendán retrasa la aparición de signos clínicos en los Doberman con CMD oculta y evidencia de disfunción sistólica. Por tanto, ahora se considera un tratamiento estándar para la CMD oculta en esta raza. No se dispone de datos sobre los efectos del pimobendán en la CMD oculta en otras razas, por lo que no puede hacerse ninguna recomendación, especialmente debido a las características específicas de la CMD en los Doberman.

En perros con ICC izquierda grave secundaria a CMD pueden utilizarse agentes inótropos positivos intravenosos como la dopamina o la dobutamina para mejorar el gasto cardiaco.

La digoxina es un agente inótropo positivo y cronótropo negativo que reduce la activación del SRAA y tiene propiedades diuréticas. La digoxina ha sido una de las piedras angulares del tratamiento de la ICC en pacientes humanos con CMD durante los últimos 30 años. Los estudios han demostrado una mejora de la calidad de vida, una reducción de la tasa de hospitalización y un efecto neutro sobre la supervivencia de los pacientes humanos con CMD. Sin embargo, teniendo en cuenta la incidencia relativamente alta de efectos secundarios y la necesidad de una estrecha monitorización de su concentración en la circulación sanguínea, se suele preferir el pimobendán a la digoxina como fármaco inótropo positivo en perros. La digoxina puede ser útil en pacientes con disfunción sistólica y fibrilación auricular debido a su capacidad adicional para reducir la frecuencia ventricular. Se necesitan varios días para que la digoxina alcance un estado estable, por lo que no debe utilizarse para el tratamiento de la ICC aguda en perros con CMD.

Betabloqueantes

Los betabloqueantes se recomiendan para humanos en las directrices de la AHA debido a su capacidad para aumentar de forma crónica la FE %, reducir la morbilidad y la mortalidad, y mejorar la calidad de vida en prácticamente todos los pacientes con evidencia de disfunción sistólica. Sin embargo, el uso de betabloqueantes en perros con CMD es limitado. Un estudio no mostró ninguna mejora de los índices ecocardiográficos de la función sistólica ni de las concentraciones circulantes de neurohormonas en perros con CMD tratados con carvedilol, un betabloqueante no selectivo. Por tanto, los betabloqueantes no se recomiendan como tratamiento estándar de la CMD en perros.

Inhibidores de la enzima convertidora de la angiotensina

Aunque existen datos contradictorios sobre la activación del SRAA en perros con CMD oculta, el uso de IECA en estos pacientes se ha asociado a un retraso en la aparición de signos clínicos. Una posible explicación es que la activación miocárdica local del SRAA, más que su activación sistémica, puede desempeñar un papel en la fase preclínica de la CMD.

La activación del SRAA en perros con ICC está demostrada y varios estudios han evaluado la eficacia de los IECA en perros con ICC secundaria a CMD. Aunque diferentes estudios mostraron una mejora en la calidad de vida de estos pacientes, los resultados en términos de supervivencia han sido contradictorios, ya que la mayoría de estos estudios incluyeron perros con CMD y valvulopatía mitral mixomatosa. De hecho, aunque estos estudios mostraron un efecto positivo general de los IECA en la supervivencia, este efecto se perdió cuando solo se consideraron los perros con CMD. Esto puede estar relacionado con el pequeño número de perros con CMD incluidos en los estudios. A pesar de estos resultados, teniendo en cuenta la mejora en la calidad de vida observada en estos perros, los IECA se consideran parte del tratamiento crónico estándar en perros con ICC secundaria a CMD.

Tratamiento antiarrítmico

Siempre se recomienda el tratamiento de las arritmias ventriculares cuando se asocian a signos clínicos como debilidad o síncope. El tratamiento también puede recomendarse en perros con CMD oculta que presenten arritmias ventriculares polimórficas o episodios de taquicardia ventricular en el ECG estándar o en la monitorización con un Holter de 24 horas. No se han realizado estudios para evaluar la eficacia del tratamiento antiarrítmico en la prevención de la muerte súbita en perros con CMD oculta. Los datos en personas sugieren que los antiarrítmicos de clase III, como la amiodarona, pueden ser útiles en este contexto. Los fármacos más utilizados en perros incluyen el sotalol, la mexiletina y la amiodarona.

En algunas razas, como el Gran Danés o el Lebrel Irlandés, la fibrilación auricular es la arritmia detectada con mayor frecuencia. En estos pacientes, el objetivo del tratamiento es ralentizar la respuesta ventricular hasta una frecuencia ventricular óptima de aproximadamente 150 lpm. Esto suele conseguirse administrando digoxina, diltiazem, o una combinación de ambos.

PRONÓSTICO

Aunque la duración de la fase oculta de la CMD es extremadamente variable y pueden pasar varios años entre el diagnóstico y el desarrollo de los signos clínicos, el pronóstico de los perros con CMD e ICC manifiesta suele ser malo. Una vez que los perros desarrollan signos clínicos, el tiempo medio de supervivencia suele ser inferior a 1 año y se ha descrito que es incluso más corto, entre 3 y 4 meses, en los Doberman. La tasa de supervivencia a 1 año es del 10-20 %. Sin embargo, la interpretación de la tasa de supervivencia basada en la literatura es difícil debido a la presencia de perros clínicos y preclínicos en algunos de los estudios y al uso de diferentes tratamientos. Por tanto, cada caso debe evaluarse cuidadosamente.

Se identificaron varios factores pronósticos negativos en perros con CMD, como la presencia de insuficiencia cardiaca biventricular, fibrilación auricular o disnea y ascitis.

Además, algunos parámetros ecocardiográficos, como un patrón de flujo transmitral restrictivo o un diámetro interno ventricular izquierdo aumentado en diástole y en sístole en perros con ICC, han demostrado tener un valor pronóstico negativo. Sin embargo, en otros estudios, los índices de tamaño ventricular izquierdo no fueron un factor de predicción de la supervivencia.

CARDIOMIOPATÍA ARRITMOGÉNICA DEL VENTRÍCULO DERECHO

El término CAVD hace referencia a una enfermedad hereditaria caracterizada por episodios sincopales, arritmias ventriculares y muerte súbita. La enfermedad se caracteriza por lo general por la sustitución miocárdica fibroadiposa del ventrículo derecho, pero también puede verse afectado el ventrículo izquierdo. Aunque el término CAVD se sigue utilizando ampliamente en medicina veterinaria, teniendo en cuenta que el ventrículo izquierdo

también puede estar afectado, en medicina humana se prefiere ahora el término genérico «cardiomiopatía arritmogénica». Debido a su alta prevalencia en el Bulldog Inglés y el Boxer, la CAVD se ha relacionado con mutaciones genéticas en estas razas. De hecho, se ha asociado una mutación genética en el cromosoma 17 con la CAVD en algunos Boxer. Los signos clínicos relacionados con la presencia de arritmias pueden estar presentes en hasta un tercio de los perros afectados, mientras que el desarrollo de disfunción sistólica suele ser infrecuente. Aunque los perros con CAVD corren riesgo de muerte súbita, el pronóstico parece mejor que en los perros con CMD.

EPIDEMIOLOGÍA Y ETIOLOGÍA

La CAVD fue descrita por primera vez en medicina veterinaria en 1983 por Harpster en los Boxer, por lo que recibió el nombre de cardiomiopatía del Boxer. Hoy en día, la CAVD se considera una enfermedad familiar que afecta principalmente al Boxer y al Bulldog Inglés, y rara vez a otras razas como el Weimaraner. La enfermedad suele afectar a perros adultos, con una edad de aparición entre los 5 y los 7 años. Los machos parecen estar más afectados que las hembras.

En humanos, la CAVD es una cardiomiopatía hereditaria y se han identificado mutaciones en 16 genes diferentes. La mayoría de estos genes codifican proteínas desmosómicas, y la mutación en el gen que codifica la proteína desmosómica placofilina 2 (PKP2) se considera la principal mutación causante de la enfermedad en humanos. Los desmosomas son uno de los tres tipos de uniones intercelulares que forman los discos intercalares. Los discos intercalares son cruciales para la adhesión célula a célula y el mantenimiento de la integridad del tejido bajo estrés mecánico. En el miocardio, los desmosomas son responsables de la conducción eléctrica y del acoplamiento con la contracción mecánica. La CAVD es una enfermedad familiar con un rasgo autosómico dominante de penetrancia reducida también en perros.

Aunque perros y humanos parecen compartir el mismo modelo de herencia, ninguna de las mutaciones que se han relacionado con la CAVD en humanos se ha encontrado asociada a la enfermedad en perros.

Un estudio con perros Boxer ha identificado una mutación en una región del cromosoma 17, que codifica para la estriatina, una proteína localizada en el disco intercalar que interactúa con varias proteínas desmosómicas. En este estudio, todos los perros homocigotos para esta mutación estaban afectados por CAVD y parecían estar más gravemente afectados que los perros heterocigotos. Esta mutación se hereda de forma autosómica dominante con una penetrancia de aproximadamente el 80 %. Teniendo en cuenta que no todos los Boxer con CAVD tienen una mutación en la estriatina, pueden estar relacionados otros genes con esta enfermedad en esta raza. De forma similar, en humanos alrededor del 40 % de los casos de CAVD se han relacionado con mutaciones desconocidas. En los Boxer con CAVD también se ha observado una expresión reducida de calbastina 2. La calbastina 2 es una molécula que modula parcialmente la actividad de los receptores de rianodina cardiacos, el principal canal implicado en la liberación de calcio sarcoplásmico. Cuando los niveles de calbastina 2 son bajos aumenta la liberación de calcio de los receptores de rianodina, lo que puede predisponer al desarrollo de arritmias.

PATOLOGÍA Y FISIOPATOLOGÍA

El examen *post mortem* de los perros con CAVD es variable. El corazón puede parecer de tamaño normal, sobre todo en perros que mueren repentinamente sin signos clínicos. Puede haber evidencia de dilatación ventricular derecha y a veces dilatación ventricular izquierda. Se ha identificado una forma segmentaria de CAVD en el Bulldog Inglés. Esta forma afecta principalmente al tracto de salida del ventrículo derecho y se caracteriza por la presencia de aneurismas del tracto de salida del ventrículo derecho.

El examen histológico representa el método de referencia para el diagnóstico de la CAVD. Se han descrito dos patrones histológicos principales tanto en humanos como en perros. Un tipo se caracteriza por la sustitución grasa del tejido miocárdico, mientras que el otro se caracteriza por la sustitución fibroadiposa del tejido miocárdico. Independientemente del tipo de sustitución, esta tiende a afectar principalmente a la pared libre del ventrículo derecho y al septo interventricular, pero la aurícula derecha y el lado izquierdo del corazón también pueden verse afectados. También se cree que la sustitución grasa o fibroadiposa altera la conducción en el miocardio y predispone a arritmias de reentrada. El tipo graso se caracteriza por la sustitución difusa de las células miocárdicas por células adiposas que se extienden desde el epicardio hasta el endocardio (fig. 10.11). Esta es la presentación histológica más común en los perros Boxer. El tipo fibroadiposo se caracteriza por una sustitución miocárdica focal o difusa con infiltración de tejido adiposo y fibrosis intersticial (fig. 10.12). La infiltración por células inflamatorias, por lo general células mononucleares, tiende a estar presente en el tipo fibrograso tanto en humanos como en perros. Debido a la presencia de células inflamatorias en asociación con la muerte y apoptosis de miocitos, suelen identificarse áreas de miocarditis en estos pacientes. Teniendo en cuenta estos hallazgos, se ha sugerido una relación entre la miocarditis crónica y el tipo fibrograso de la CAVD. La sustitución fibroadiposa puede formar parte del proceso de reparación de las lesiones necróticas inflamatorias secundarias a la miocarditis. Sin embargo, aún no está claro si la respuesta inflamatoria es un acontecimiento primario o solo una consecuencia de la muerte de los cardiomiocitos.

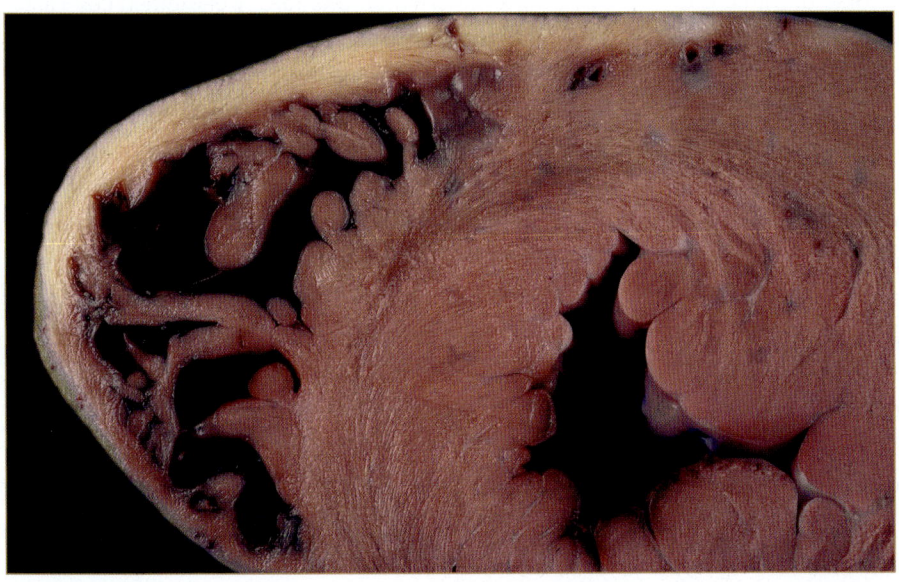

FIGURA 10.11. Corazón de un perro con cardiomiopatía arritmogénica. Corte transversal que muestra decoloración amarillenta intensa transparietal de la pared libre del ventrículo derecho (flecha).

SIGNOS CLÍNICOS Y EXPLORACIÓN FÍSICA

Cuando Harpster la describió por primera vez en 1983, se identificaron tres formas diferentes de la enfermedad, y la misma clasificación basada en la presentación clínica sigue siendo ampliamente aceptada:

- La primera forma se denomina forma oculta o preclínica. Los perros en esta fase presentan arritmias ventriculares, caracterizadas por la presencia de CVP con morfología de bloqueo de rama izquierda y sin signos clínicos.
- La segunda forma se define como CAVD manifiesta e incluye perros con arritmias ventriculares y signos clínicos como intolerancia al ejercicio o episodios sincopales.
- La tercera forma se define por la presencia de disfunción sistólica miocárdica y puede asociarse a signos clínicos relacionados con la presencia de ICC.

Aún no está claro si estas tres formas representan una evolución de la misma enfermedad o si la CAVD manifiesta y la forma caracterizada por disfunción sistólica son dos procesos patológicos diferentes. La disfunción sistólica parece ser un hallazgo común en los Boxer con CAVD en el Reino Unido, mientras que los Boxer en Estados Unidos rara vez muestran evidencia de disfunción sistólica. Esto sugiere la presencia de diferentes mutaciones genéticas o incluso dos procesos patológicos distintos. Independientemente de la presentación clínica, todos los perros con CAVD tienen riesgo de muerte súbita.

La exploración física suele ser normal, especialmente en la forma preclínica, teniendo en cuenta la naturaleza intermitente de los CVP. Puede detectarse un ritmo cardiaco irregular y déficit de pulso si hay arritmias. Puede haber un soplo sistólico secundario a la regurgitación mitral o tricúspide debido a la dilatación de las cámaras. Teniendo en cuenta la predisposición de los Boxer a la estenosis aórtica subvalvular, la localización y el tipo de soplo deben evaluarse cuidadosamente para discriminar entre el soplo sistólico apical izquierdo o apical derecho regurgitante secundario a la regurgitación valvular y el soplo basilar izquierdo de eyección secundario a la estenosis aórtica subvalvular o al aumento de la velocidad del tracto de salida del ventrículo izquierdo. Puede escucharse un ritmo de galope en S3 en perros con disfunción sistólica. Puede observarse distensión de la vena yugular y ascitis en perros con ICC derecha. Si hay ICC izquierda o biventricular pueden oírse crepitaciones en la auscultación torácica. En el Reino Unido, el Bulldog Inglés y el Boxer parecen ser más propensos a presentar signos de ICC secundaria a disfunción sistólica.

MÉTODOS DE DIAGNÓSTICO
Electrocardiografía

La electrocardiografía y la monitorización con Holter 24 horas se consideran técnicas esenciales para el diagnóstico de la CAVD.

Debido a la naturaleza intermitente de las arritmias, suele preferirse la monitorización Holter 24 horas a un ECG de 5 minutos, sobre todo en perros de razas con predisposición o con signos clínicos como episodios sincopales. La anomalía electrocardiográfica típica en perros con CAVD es la presencia de arritmias ventriculares con complejos QRS con morfología de bloqueo de rama izquierda del haz de His (BRIHH) (figs. 10.13 y 10.14). En los Bulldogs Ingleses, además de los QRS con morfología de BRIHH, también puede observarse una desviación derecha del eje eléctrico medio y del potencial tardío, teniendo en cuenta la peculiar localización de las lesiones en el tracto de salida del ventrículo derecho.

No se han establecido puntos de corte o directrices específicas para el diagnóstico de la CAVD en perros, y la mayoría de los estudios se han realizado en perros Boxer. La presencia de más de 100 CVP (pares, tríadas, bigeminismo o taquicardia ventricular en serie) o más de 1.000 CVP en la monitorización con un Holter de 24 horas se considera altamente sugestiva de CAVD en el Boxer. Un examen de monitorización con un Holter de 24 horas que muestre más de 100 CVP y ninguna forma compleja se considera como sospechoso de CAVD en esta raza, y el examen con Holter debe repetirse en el plazo de 1 año. Debe recordarse que un único examen con Holter normal no descarta la CAVD en el Boxer, ya que se ha descrito una variabilidad diaria del 83 % en el número de CVP en esta raza. Además, dado que la enfermedad puede diagnosticarse más tarde en la vida, debería repetirse anualmente un examen de monitorización con Holter en perros con una predisposición conocida a la CAVD. En perros con episodios sincopales también debería considerarse una monitorización de episodios. Las arritmias supraventriculares, como la fibrilación auricular o la taquicardia supraventricular, parecen ser relativamente infrecuentes en perros con CAVD. Sin embargo, su prevalencia parece ser mayor, ya que representa aproximadamente el 25 % de las arritmias en los Boxer y en los Bulldogs Ingleses con disfunción sistólica.

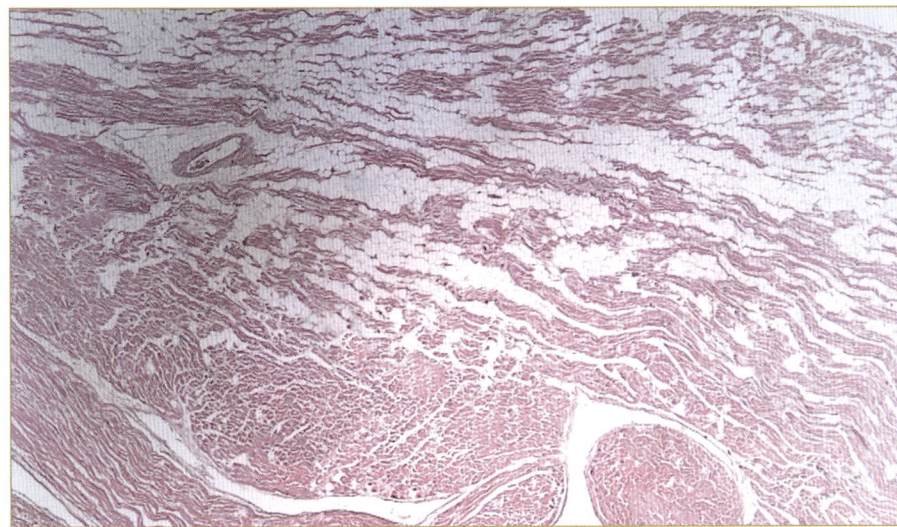

FIGURA 10.12. Hallazgos histopatológicos caracterizados por una sustitución grasa transparietal, desde el epicardio hasta el endocardio (tinción de hematoxilina y eosina) de un perro Boxer con cardiomiopatía arritmogénica.

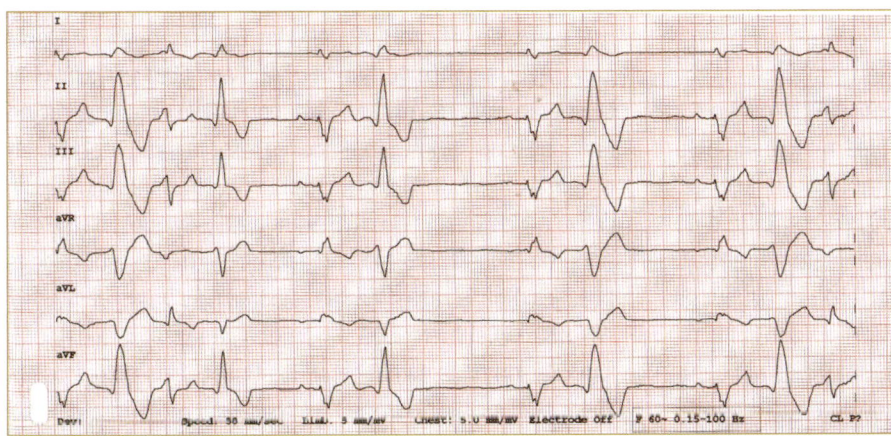

FIGURA 10.13. Electrocardiograma de seis derivaciones en una hembra de Boxer esterilizada de 4 años con cardiomiopatía arritmogénica. Bloqueo de rama derecha (complejos 4, 6 y 8) y complejos ventriculares prematuros con morfología de bloqueo de rama izquierda (complejos 1, 5, 7 y 9). El segundo y tercer latido son latidos de fusión.

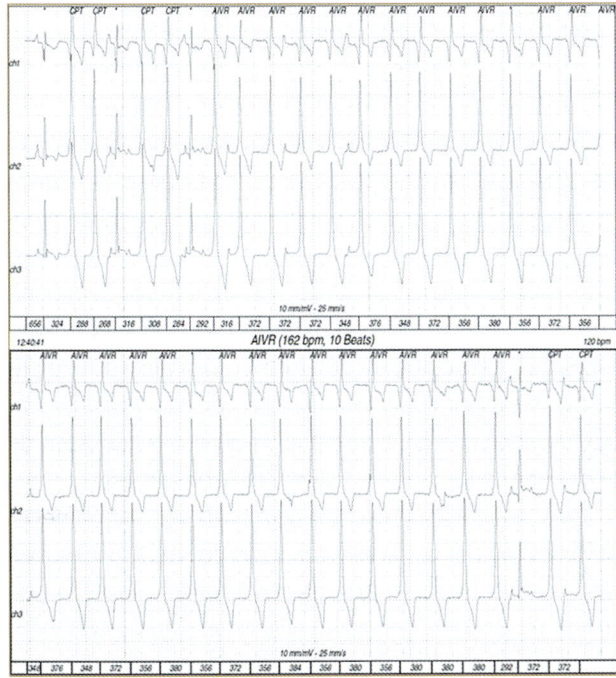

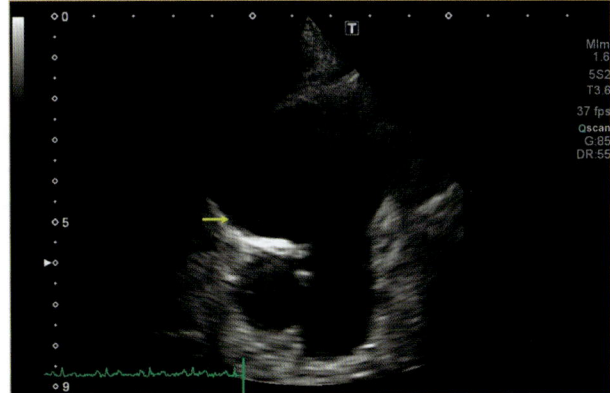

FIGURA 10.15. Ecocardiograma en un Bulldog Inglés macho castrado de 10 años con cardiomiopatía arritmogénica. Proyección paraesternal derecha de eje corto en la base del corazón. Dilatación grave del tracto de salida del ventrículo derecho con aspecto aneurismático (flecha).

FIGURA 10.14. Monitorización con Holter de 24 horas en una hembra de Boxer esterilizada de 8 años con cardiomiopatía arritmogénica. Presencia de latidos en doblete (CPT) y periodos de ritmo idioventricular acelerado. Latidos sinusales (*).

Radiología

Las radiografías torácicas en perros con CAVD no suelen mostrar signos destacables, especialmente en perros con CAVD preclínica y manifiesta. Puede observarse dilatación del lado derecho a medida que la enfermedad progresa que puede estar asociado a una dilatación del ventrículo izquierdo en pacientes con disfunción sistólica. Puede observarse efusión abdominal, efusión pleural o edema pulmonar en perros con ICC. Puede observarse un abultamiento característico del tracto de salida del ventrículo derecho por lo general en Bulldogs Ingleses con CAVD, y es evidente en las proyecciones dorsoventrales. Considerando la alta incidencia de tumores en la base del corazón tanto en el Boxer como en el Bulldog Inglés, puede observarse una masa mediastínica como un hallazgo incidental.

Ecocardiografía

El ecocardiograma de los perros con CAVD es en su mayoría normal, incluso si los cambios histológicos ya están presentes. La dilatación del tracto de salida del ventrículo derecho, caracterizada por un abombamiento diastólico regional de la pared ventricular justo por debajo de la válvula pulmonar, suele observarse en los Bulldogs Ingleses con CAVD (fig. 10.15).

La dilatación ventricular derecha y la disfunción ventricular derecha pueden estar presentes a medida que progresa la enfermedad, pero, debido a la compleja anatomía del ventrículo derecho, la evaluación de su función sistólica suele ser difícil. Un estudio ha demostrado que tanto la excursión sistólica del plano anular tricúspide como la velocidad miocárdica sistólica del anillo tricúspide lateral (S') derivada de la imagen Doppler tisular pulsado –dos índices que pueden utilizarse para evaluar la función sistólica del ventrículo derecho– se reducen en los Boxer con CAVD en comparación con los perros sanos. Sin embargo, estos parámetros no pueden utilizarse como método de cribado para identificar perros con CAVD oculta. Puede haber regurgitación tricúspide secundaria a la dilatación de la cámara derecha. Si la función sistólica del ventrículo derecho se deteriora, puede observarse efusión pleural, distensión venosa hepática, hepatomegalia y efusión abdominal (vídeo 10.2). Si el proceso patológico afecta también al lado izquierdo del corazón, puede observarse dilatación del ventrículo izquierdo y disfunción sistólica ventricular izquierda. Debido a la presencia de disfunción sistólica y dilatación de las cámaras, también se denomina fenotipo de CMD de la CAVD.

VÍDEO 10.2. Características ecocardiográficas de la cardiomiopatía arritmogénica.

Pruebas de laboratorio

Deben descartarse siempre las causas extracardiacas de los CVP, como el dolor o la presencia de dilatación y vólvulo gástrico o masas esplénicas. El hemograma completo, el perfil bioquímico y el análisis de orina suelen ser normales en los perros afectados de CAVD preclínica o manifiesta.

Se han medido tanto los niveles de cTnI como de NT-pro-BNP en perros Boxer con CAVD y sin evidencia de disfunción sistólica. Si bien no se han encontrado diferencias en los niveles de NT-proBNP entre los Boxer sanos y los Boxer con CAVD, se observó que la cTnI plasmática era significativamente más alta en los Boxer con CAVD en comparación con los Boxer sanos. Sin embargo, este hallazgo debe interpretarse con cautela porque había un solapamiento significativo en los valores de cTnI entre los dos grupos. No se dispone de datos sobre biomarcadores cardiacos en Bulldogs Ingleses u otras razas afectadas por la CAVD.

Existe en el mercado una prueba genética para detectar la mutación de la estriatina en los Boxer, y los perros positivos a esta mutación deben excluirse del programa de cría.

ABORDAJE Y TRATAMIENTO

Dado que las arritmias ventriculares son la única anomalía presente en la mayoría de los perros afectados, el tratamiento suele ir dirigido a controlar estas arritmias. Debe considerarse el tratamiento antiarrítmico en perros con más de 1.000 CVP en la monitorización con Holter 24 horas o en aquellos que presenten arritmias ventriculares complejas o signos clínicos como episodios sincopales. La asociación entre el tratamiento antiarrítmico y el riesgo de muerte súbita no se ha evaluado en perros con CAVD. Por tanto, antes de iniciar cualquier tratamiento antiarrítmico, siempre se ha de evaluar cuidadosamente el balance riesgo-beneficio, teniendo en cuenta el efecto proarrítmico intrínseco de la mayoría de los fármacos utilizados habitualmente.

Debe realizarse un examen de monitorización con Holter en todos los perros preclínicos y clínicos antes y después del inicio del tratamiento si las condiciones clínicas lo permiten. Teniendo en cuenta la variabilidad diaria del 83 % en el número de CVP notificados en los Boxer, el tratamiento

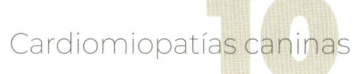
en esta raza debería dirigirse a reducir la complejidad de los CVP y el número de CVP en al menos un 80 %.

Si existe disfunción sistólica, asociada o no a ICC, debe iniciarse el mismo protocolo de tratamiento que el utilizado para perros con CMD.

La ablación con radiofrecuencia o catéter se ha utilizado como opción de tratamiento a largo plazo de la taquicardia ventricular en un Bulldog Inglés con CAVD. Este perro seguía vivo 20 meses después de la ablación, con arritmias ventriculares de bajo grado en la monitorización Holter, pero sin signos clínicos.

Se ha observado que la suplementación de la dieta con aceite de pescado durante un periodo de 6 semanas disminuye el número de latidos ectópicos ventriculares en los Boxer con CAVD. Aunque pueden añadirse ácidos grasos omega-3 a la dieta de los perros con CAVD, esto no puede sustituir al tratamiento antiarrítmico en perros que cumplan los criterios mencionados para el tratamiento.

Tratamiento antiarrítmico

Se han evaluado dos tratamientos antiarrítmicos diferentes en perros Boxer con CAVD: sotalol (1,5-3,5 mg/kg) administrado dos veces al día, y una combinación de mexiletina (5-8 mg/kg cada 8 horas) y atenolol (0,3-0,6 mg/kg cada 12 horas). Ambos tratamientos mostraron una reducción significativa del número de CVP y de la complejidad de las arritmias. Debido a sus efectos inótropos negativos, el atenolol debe evitarse en perros que desarrollen disfunción sistólica. La amiodarona también puede considerarse para el tratamiento de las arritmias ventriculares, particularmente en pacientes con evidencia de disfunción sistólica.

PRONÓSTICO

El pronóstico de los perros afectados por CAVD es variable y parece estar relacionado con el desarrollo de disfunción sistólica. Aunque en un estudio no se observaron diferencias en el tiempo de supervivencia entre los Boxer con CAVD y los sanos, cabe destacar que solo dos perros presentaban indicios de disfunción sistólica. Por tanto, no se puede llegar a una conclusión definitiva. En un estudio realizado en el Reino Unido, 59 de 79 Boxer presentaban signos de disfunción sistólica y la mediana del tiempo de supervivencia de estos perros fue significativamente inferior, de unas 17 semanas.

Un estudio en Bulldogs Ingleses con CAVD mostró una mediana de tiempo de supervivencia de entre 4,9 y 12,4 meses, y esto se vio influido por la presencia/ ausencia de signos clínicos e ICC. Sin embargo, debido al pequeño tamaño de la muestra, estos datos sobre la supervivencia de los Bulldogs Ingleses con CAVD deben evaluarse cuidadosamente.

CARDIOMIOPATÍA INDUCIDA POR ARRITMIA

Las CMIA están bien descritas tanto en humanos como en perros, y se caracterizan por una dilatación reversible del ventrículo izquierdo y un deterioro de la función sistólica secundarios a una arritmia persistente y en ausencia de una enfermedad miocárdica primaria. Debido a estas características, las CMIA se consideran una forma secundaria de CMD. En la actualidad se prefiere el término genérico CMIA al de cardiomiopatías inducidas por taquicardia, ya que estas cardiomiopatías pueden estar causadas por varios tipos de arritmias.

EPIDEMIOLOGÍA Y ETIOLOGÍA

Se desconoce la prevalencia de las CMIA en perros y prácticamente cualquier perro con una arritmia persistente puede desarrollar una CMIA secundaria. Sin embargo, se ha descrito una mayor prevalencia de CMIA en el Labrador, el Golden Retriever, el Boxer y el Lebrel Irlandés. Dado que algunas de estas razas también tienen predisposición a la CMD primaria, puede ser difícil diferenciar entre la CMD primaria con desarrollo secundario de una arritmia y la CMIA basándose en un único examen.

Las CMIA en perros suelen ser secundarias a arritmias supraventriculares, como la fibrilación auricular o la taquicardia supraventricular de reentrada. El desarrollo de disfunción sistólica está relacionado con la duración y el tipo de arritmia. Por tanto, en perros con taquicardia paroxística ventricular o supraventricular, los signos clínicos pueden tardar varios años en desarrollarse, mientras que en animales con fibrilación auricular persistente y una respuesta ventricular rápida los signos clínicos pueden ser evidentes semanas o días después del inicio de la arritmia. De hecho, los datos de perros de experimentación muestran que un fenotipo de CMD con signos clínicos de ICC puede desarrollarse en 2-3 semanas con estimulación (con marcapasos) a 140-160 lpm.

PATOLOGÍA Y FISIOPATOLOGÍA

La hipertrofia excéntrica con dilatación de las cámaras asociada a la ausencia de cambios en la masa cardiaca es un hallazgo frecuente en el examen *post mortem*. Histológicamente, la CMIA se caracteriza por la alteración de la matriz extracelular y cambios en la morfología de los miocitos, como pérdida de miocitos o elongación celular. También se ha descrito apoptosis de cardiomiocitos, fibrosis e infiltraciones de células inflamatorias. Estos cambios no son específicos y son comunes a los observados en perros con CMD.

Los mecanismos fisiopatológicos que subyacen a la CMIA no se conocen del todo. Se ha demostrado que el marcapasos prolongado induce presiones de llenado ventricular izquierdo marcadamente elevadas, bajo gasto cardiaco y deterioro de la función contráctil en modelos animales. En consecuencia, se activa la respuesta neurohormonal con un aumento de los niveles sanguíneos de noradrenalina, renina, aldosterona y péptido natriurético. La disfunción sistólica parece ser consecuencia de la pérdida de la contractilidad miocárdica intrínseca. Se cree que las anomalías de los canales de calcio con un manejo anormal del calcio asociado al remodelado de los miocitos y de la matriz extracelular son responsables del deterioro del acoplamiento excitación-contracción típico de la CMIA. La isquemia miocárdica secundaria al deterioro del flujo coronario y al flujo sanguíneo subendocárdico y subepicárdico anormal también se ha descrito en la CMIA. Como consecuencia de todos estos mecanismos, si no se controla la arritmia, suele aparecer ICC en estos pacientes. Estos cambios patológicos suelen ser reversibles, y en modelos animales se ha observado una mejoría de la función sistólica 24-48 horas después del cese de la estimulación y una normalización de la función cardiaca en 2-4 semanas.

SIGNOS CLÍNICOS Y EXPLORACIÓN FÍSICA

Los episodios sincopales, la intolerancia al ejercicio y la debilidad son frecuentes en perros con CMIA. Los perros que han desarrollado ICC también pueden presentar taquipnea, disnea y distensión abdominal. La exploración física puede revelar un ritmo cardiaco irregular asociado a déficit de pulso. Sin embargo, la exploración física puede ser normal en pacientes con taquicardia paroxística. Puede escucharse un soplo sistólico si existe regurgitación mitral o tricúspide secundaria a dilatación de las cámaras. Puede haber crepitaciones pulmonares u ondas de líquido abdominal en perros con insuficiencia cardiaca izquierda o derecha.

MÉTODOS DE DIAGNÓSTICO

Electrocardiografía

El ECG estándar de seis derivaciones o la monitorización con un Holter de 24 horas son esenciales para el diagnóstico de la arritmia subyacente. Teniendo en cuenta la naturaleza paroxística de algunas arritmias asociadas a la CMIA, debe optarse por la monitorización con un Holter de 24 horas o una monitorización de episodios.

Radiología

Las radiografías torácicas en perros con CMIA pueden ser normales o mostrar cardiomegalia generalizada. Puede observarse efusión abdominal y edema pulmonar si hay ICC.

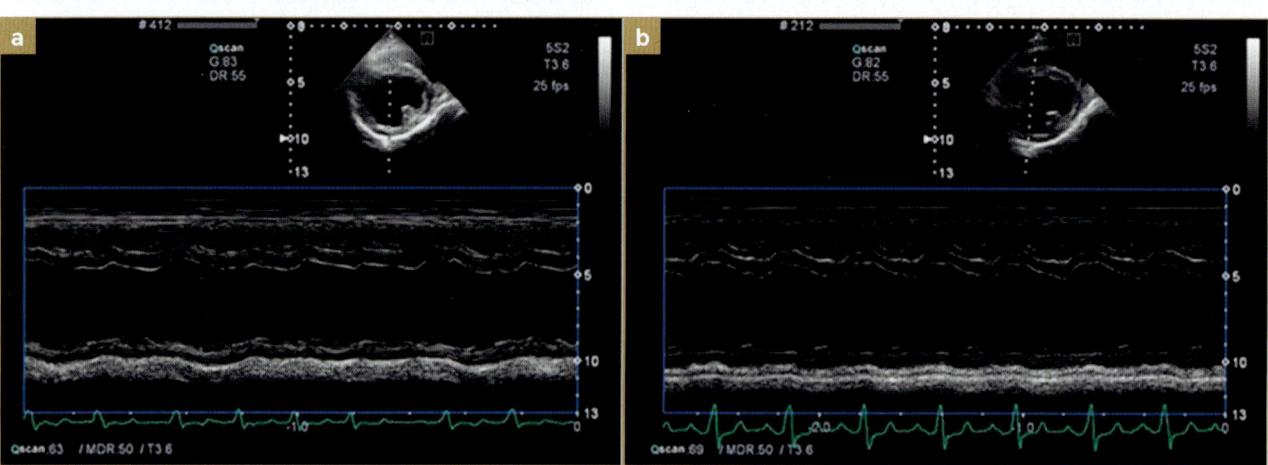

FIGURA 10.16. Ecocardiograma en una hembra de Terranova esterilizada de 11 años con CMIA. Proyección paraesternal derecha de eje corto en modo M a nivel de los músculos papilares. a) Presencia de fibrilación auricular a 220 lpm y evidencia de disfunción sistólica (fracción de acortamiento [AF %] = 11 %). b) Conversión a ritmo sinusal (165 lpm). Mejora de la función sistólica (AF % = 19 %).

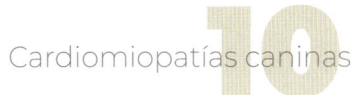

Ecocardiografía

El grado de dilatación de las cámaras y disfunción sistólica varía en función del tipo y de la duración de la arritmia y de la frecuencia cardiaca. Los índices de función sistólica suelen ser bajos. Un examen de seguimiento suele mostrar una mejora de la función sistólica y una reducción del tamaño de la cámara si la frecuencia o el ritmo cardiacos se han controlado eficazmente (fig. 10.16). Algunos sujetos pueden recuperar una función cardiaca normal. Sin embargo, la reversibilidad del remodelado cardiaco depende de la duración de las arritmias, y la falta de mejoría en un paciente con una arritmia predisponente no puede excluir el diagnóstico de CMIA. En estos casos, el diagnóstico diferencial con la CMD es complicado.

Abordaje y tratamiento

Dado que muchas de las alteraciones asociadas a la CMIA son potencialmente reversibles, el tratamiento debe centrarse en la arritmia subyacente y en el control de la frecuencia o el ritmo cardiacos.

Debe iniciarse un tratamiento antiarrítmico adecuado en función del tipo de arritmia. En perros con CMIA causada por taquicardia supraventricular reciproca se ha de contemplar la ablación de la vía accesoria. En los pacientes que no presentan signos de remodelado auricular debe considerarse un intento de convertir la fibrilación auricular en ritmo sinusal mediante tratamiento médico con amiodarona o desfibrilación eléctrica. Los perros que desarrollen ICC deben tratarse con diuréticos, IECA, espironolactona y pimobendán. Debido a la naturaleza potencialmente reversible de este proceso patológico en algunos perros, con el tiempo es posible reducir o incluso suspender toda la medicación para el tratamiento de la ICC.

PRONÓSTICO

El pronóstico depende del grado de disfunción sistólica y dilatación de las cámaras, pero también de la presencia de ICC y de la arritmia subyacente. En perros sin signos de ICC el pronóstico suele ser bueno. En estos pacientes suele observarse una mejora de la función sistólica y una reducción de la dilatación de las cámaras. En los pacientes con ICC, la normalización completa del tamaño de la cámara y de la función miocárdica es menos probable, y estos pacientes suelen tener un peor pronóstico.

CARDIOMIOPATÍA INDUCIDA POR DOXORRUBICINA

Varios fármacos y toxinas han demostrado tener efectos tóxicos sobre el miocardio de los perros. Los agentes quimioterápicos, las catecolaminas, el cobalto, el gosipol y los ionóforos se han asociado con el desarrollo de disfunción sistólica e hipertrofia excéntrica. Estos agentes se consideran una causa relativamente común de CMD secundaria en perros. En medicina veterinaria, los fármacos más comunes asociados con el desarrollo de cardiomiopatía secundaria son los agentes quimioterápicos. El uso de antraciclinas, en particular la doxorrubicina, es la causa más común de cardiomiopatía inducida por fármacos en perros.

EPIDEMIOLOGÍA Y ETIOLOGÍA

La doxorrubicina se utiliza habitualmente para tratar distintos tipos de cáncer, como el sarcoma, el osteosarcoma o el linfoma. Se desconoce la prevalencia real de la toxicidad de la doxorrubicina en perros, pero los estudios han mostrado una prevalencia de entre el 2 y el 18 % y se ha observado que la dosis acumulativa representa la causa más común de toxicidad. Una dosis acumulativa superior a 200 mg/m² se asocia con el desarrollo de CMD y, por este motivo, se recomienda que no supere los 180 mg/m². La velocidad de infusión también se ha asociado a anomalías electrocardiográficas. Se describió una menor incidencia de CVP con infusiones durante un periodo de 1 hora en comparación con infusiones de 10 minutos. La administración de doxorrubicina en razas con riesgo de CMD debe evaluarse cuidadosamente, y la predisposición genética a la CMD se considera un factor de riesgo para el desarrollo de cardiomiopatía tóxica.

PATOLOGÍA Y FISIOPATOLOGÍA

Los cambios histológicos típicos inducidos por la toxicidad de la doxorrubicina son edema intersticial y fibrosis, cardiomiocitos vacuolados y atrofia y degeneración miofibrilar.

Los mecanismos responsables de la cardiotoxicidad están estrictamente relacionados con la acción antitumoral del fármaco. El estrés oxidativo y la peroxidación lipídica con producción de radicales libres de oxígeno se consideraban históricamente los principales mecanismos de desarrollo de la cardiotoxicidad. Sin embargo, las pruebas recientes sugieren que la cardiotoxicidad está relacionada principalmente con la inhibición de las topoisomerasas II-β. Las topoisomerasas II-β son enzimas que modulan la topología del ADN durante la replicación, la recombinación y la transcripción. La inhibición de estas enzimas está directamente relacionada con la apoptosis celular con desarrollo secundario de arritmias ventriculares y disfunción sistólica.

En humanos se reconocen tres tipos de cardiotoxicidad inducida por antraciclinas: aguda, crónica de aparición temprana y crónica de aparición tardía, lo que indica que la toxicidad cardiaca puede desarrollarse en cualquier momento tras la administración de doxorrubicina. Esto parece ser así también en perros en los que los signos clínicos de ICC pueden aparecer tras un tiempo variable después de la administración del fármaco.

SIGNOS CLÍNICOS Y EXPLORACIÓN FÍSICA

Los episodios sincopales, la debilidad y la intolerancia al ejercicio son los signos clínicos más comunes asociados a la cardiotoxicidad, y suelen ser secundarios a arritmias ventriculares. Los signos clínicos de ICC, como taquipnea y disnea, pueden aparecer en los perros más gravemente afectados. Se ha descrito la muerte súbita en un subgrupo de perros.

MÉTODOS DE DIAGNÓSTICO
Electrocardiografía

Las arritmias ventriculares, en particular los CVP, pueden detectarse en el 12-17 % de los pacientes tratados con doxorrubicina. Dado que los CVP durante la infusión de doxorrubicina se han relacionado con la aparición de signos clínicos, se recomienda una monitorización más estrecha del paciente durante la administración del fármaco. La identificación de CVP en razas con predisposición a CMD primaria antes del tratamiento debería desaconsejar el uso de doxorrubicina.

Ecocardiografía

Se recomienda la evaluación de la función sistólica antes y después de la administración de doxorrubicina. Siempre debe realizarse un ecocardiograma antes de la infusión de doxorrubicina. No debe administrarse doxorrubicina en pacientes con función sistólica baja. Se han de realizar exámenes ecocardiográficos seriados para evaluar la función sistólica a lo largo del tiempo. El tratamiento con doxorrubicina debe interrumpirse si se observa un deterioro de la función sistólica a lo largo del tiempo. En particular, una disminución de la FA % superior al 15 % con respecto al valor basal puede sugerir cardiotoxicidad.

Abordaje y tratamiento

Siempre se recomienda suspender la doxorrubicina en pacientes que presenten signos de cardiotoxicidad. Es importante recordar que el daño cardiaco en estos pacientes suele ser irreversible. Se ha observado un aumento de los niveles de cTnI en perros tratados con doxorrubicina; sin embargo, un estudio demostró que los niveles de cTnI eran incapaces de predecir el desarrollo de signos clínicos. Los pacientes con signos clínicos de ICC deben recibir el tratamiento estándar para la ICC, que incluye diuréticos, IECA, espironolactona y pimobendán. El dexrazoxano, un fármaco cardioprotector, puede administrarse junto con la doxorrubicina, y se ha demostrado que previene la aparición tardía de cardiomiopatía por doxorrubicina en pacientes humanos.

CARDIOMIOPATÍA NUTRICIONAL

Los estados carenciales de nutrientes se han asociado al desarrollo de CMD secundaria en humanos, perros y gatos. La deficiencia de taurina y L-carnitina se asoció con el desarrollo de disfunción sistólica y dilatación de las cámaras en algunos perros.

TAURINA

El Cocker Spaniel y el Golden Retriever son las razas más afectadas por la CMD por deficiencia de taurina, pero también se han descrito casos en el Perro de Agua Portugués, el Doberman, el Dálmata, el Boxer, el Terranova, el Setter Inglés, el Alaskan Malamute y el Terrier Escocés. Algunas de estas razas también tienen predisposición a la CMD primaria, por lo que debería considerarse la medición de los niveles plasmáticos de taurina en cualquier perro que presente un fenotipo de CMD.

Mientras que la relación entre la deficiencia de taurina y la CMD se conoce bien en gatos, la fisiopatología de la cardiomiopatía por deficiencia de taurina en perros está menos clara porque los perros pueden sintetizar este aminoácido.

La taurina es un aminoácido azufrado que puede sintetizarse a partir de la metionina y la cisteína, por la vía de la transulfuración, principalmente en el hígado y en el sistema nervioso central de los perros. En la célula, la taurina no se utiliza para la síntesis de proteínas y se encuentra principalmente como aminoácido libre en las plaquetas, el sistema nervioso central y los músculos esqueléticos y cardiacos. La taurina es el aminoácido libre más abundante en el miocardio. Allí, la taurina desempeña un papel importante en la homeostasis del calcio, así como en la protección frente a los radicales libres al mediar en su inactivación. También puede actuar como antagonista del receptor de la angiotensina II. Por tanto, unos niveles bajos de taurina pueden afectar directa e indirectamente a la contracción de los cardiomiocitos, deteriorando así la función sistólica, pero también pueden favorecer la apoptosis inducida por la angiotensina II y la producción de radicales libres.

En 1995 se describió por primera vez en perros una conexión entre la deficiencia de taurina y la CMD secundaria, y varios estudios posteriores han sugerido una relación directa entre la deficiencia de taurina y la CMD. El Cocker Spaniel y el Golden Retriever parecen verse afectados con mayor frecuencia, lo que sugiere una etiología familiar o hereditaria. Además, se ha descrito una mutación genética con un modelo de herencia autosómico recesivo en el Perro de Agua Portugués con cardiomiopatía por deficiencia de taurina. El mecanismo exacto de la deficiencia de taurina en estos perros sigue siendo desconocido y puede estar relacionado con una síntesis insuficiente, una absorción alterada o un aporte dietético bajo, así como con unas necesidades metabólicas aumentadas o una mayor excreción urinaria. Se ha identificado una asociación entre los factores dietéticos y la deficiencia de taurina en perros alimentados con dietas ricas en fibra, bajas en proteínas, vegetarianas, veganas o preparadas en casa. Además, los componentes de la dieta como el arroz o el cordero, cuando se utilizan como ingredientes principales, parecen desempeñar un papel importante al limitar la biodisponibilidad de los aminoácidos azufrados. El tamaño corporal puede ser un factor de riesgo adicional, ya que los perros de razas grandes pueden tener una menor capacidad endógena de síntesis de taurina en comparación con los perros de razas pequeñas.

Los perros afectados por cardiomiopatía por déficit de taurina tienden a mostrar los mismos signos clínicos que los perros con CMD primaria: letargia, intolerancia al ejercicio y signos relacionados con la presencia de ICC como taquipnea o disnea. La exploración física puede revelar un soplo sistólico apical debido a la dilatación de las cámaras y al desarrollo secundario de regurgitación mitral o tricúspide.

Las anomalías electrocardiográficas como los complejos auriculares prematuros y los CVP pueden estar presentes en un pequeño porcentaje de perros con cardiomiopatía por deficiencia de taurina. Las radiografías torácicas pueden ser normales o mostrar cardiomegalia asociada o no a evidencias de ICC, como edema pulmonar. El examen ecocardiográfico suele ser esencial para evaluar el grado de disfunción sistólica y dilatación de las cámaras. Se hace un diagnóstico presuntivo de cardiomiopatía por deficiencia de taurina cuando estos hallazgos ecocardiográficos se asocian a niveles bajos de taurina. La biopsia endomiocárdica, aunque rara vez se realiza, se considera el método de referencia para la evaluación de los niveles miocárdicos de taurina porque no está claro cómo se correlacionan los niveles de taurina en plasma y sangre completa con los niveles miocárdicos de taurina. Dado que la concentración de taurina es elevada en las plaquetas, por lo general se prefieren las muestras de sangre completa y se considera que proporcionan una mejor estimación del estado de taurina del paciente que las muestras de plasma. Una enfermedad concomitante o un proceso patológico que determine cambios en el recuento de plaquetas puede afectar a los niveles de taurina en sangre completa.

Se han establecido rangos de referencia normales, y los niveles de taurina en sangre completa inferiores a 200 nmol/l o los niveles de taurina en plasma inferiores a 60 nmol/l se consideran sugestivos de deficiencia de taurina.

La suplementación con taurina debe iniciarse en todos los perros con niveles de taurina por debajo del rango de referencia. Dado que varios factores podrían afectar a los niveles de taurina en sangre y que estos podrían no reflejar los niveles miocárdicos del aminoácido, debería considerarse la suplementación con taurina en perros de razas con predisposición y en perros alimentados con las dietas mencionadas anteriormente junto con un cambio de dieta, incluso en perros con niveles normales de taurina en sangre. La respuesta a la suplementación con taurina en perros es variable. En la mayoría de los perros con deficiencia de taurina y sin signos clínicos de ICC se observa una normalización de la función sistólica. También suele observarse una mejora o normalización de la función sistólica miocárdica en perros con cardiomiopatía por deficiencia de taurina e ICC. En algunos de estos perros también es posible interrumpir toda la medicación cardiaca. Sin embargo, en un subgrupo de perros con deficiencia de taurina documentada, la suplementación con taurina no produjo la recuperación de la contractilidad normal ni la resolución de los signos clínicos. El mecanismo exacto de la falta de mejoría en este subgrupo de perros no está claro. La muerte miocárdica secundaria a la apoptosis miocárdica puede ser una posible explicación, pero en el desarrollo y la progresión de la CMD secundaria en estos perros pueden intervenir otros factores además de la única deficiencia de taurina.

Debe realizarse un examen de seguimiento que incluya un ecocardiograma y la medición de los niveles de taurina entre 3 y 6 meses después de iniciar el tratamiento (fig. 10.17). Se han descrito mejoras rápidas entre 1 y 2 meses después de la suplementación con taurina, pero en algunos perros pueden tardar hasta 1 año en observarse resultados.

L-CARNITINA

Se ha descrito deficiencia miocárdica de L-carnitina en cuatro ejemplares de Cocker Spaniel Americano con fenotipo de CMD. También se ha relacionado con la CMD secundaria en una familia de perros Boxer. Los ácidos grasos representan el principal sustrato productor de energía en el corazón y la L-carnitina es una coenzima que desempeña un papel esencial en el metabolismo de los ácidos grasos en los cardiomiocitos. Las fuentes de L-carnitina son endógenas, principalmente por producción en el hígado y los riñones, y exógenas, sobre todo con fuentes cárnicas en la dieta. Curiosamente, tanto los músculos cardiacos como los esqueléticos son incapaces de sintetizar L-carnitina, aunque por lo general se encuentran concentraciones elevadas de L-carnitina en estos dos sitios, y los niveles de L-carnitina en plasma o sangre completa no se correlacionan con los niveles miocárdicos. En consecuencia, el diagnóstico de la deficiencia de L-carnitina es difícil y solo puede confirmarse realmente mediante una biopsia del endomiocardio, que rara vez se realiza en perros. Además, también se han descrito niveles miocárdicos bajos de L-carnitina en perros con insuficiencia miocárdica primaria, lo que sugiere que la deficiencia puede ser secundaria. Se ha observado una mejoría de la función sistólica en algunos ejemplares de Cocker Spaniel Americano con fenotipo de CMD tratados con taurina y L-carnitina y en algunos perros Boxer. Debido a estos hallazgos, la L-carnitina suele asociarse a la taurina para el tratamiento de la CMD nutricional, aunque no se suela observar una deficiencia de L-carnitina.

DIETAS SIN CEREALES

En 2018, la Food and Drug Administration (FDA) de Estados Unidos publicó una declaración sobre la posible asociación entre las dietas que contienen altas proporciones de patatas o guisantes, lentejas y otras semillas de leguminosas –también denominadas dietas sin cereales– y la CMD secundaria. Se han descrito varios casos de fenotipo de CMD en perros alimentados con dietas sin cereales. Sin embargo, aún se desconoce si existe una relación directa entre el consumo de estas dietas y la CMD nutricional. Suele recomendarse un cambio de dieta en perros alimentados con dietas sin cereales con evidencia de disfunción sistólica. Debería realizarse un nuevo control ecocardiográfico entre 3 y 6 meses después (fig. 10.18).

MIOCARDITIS

La miocarditis se define como la infiltración patológica del miocardio por células inflamatorias –asociada o no a necrosis miocárdica–, que puede dar lugar a disfunción miocárdica y arritmias.

La miocarditis rara vez se diagnostica en perros; sin embargo, los estudios sugieren que puede ser más común de lo que se describió inicialmente.

Varios agentes infecciosos, como virus, bacterias y parásitos, y factores no infecciosos, como enfermedades autoinmunes, tóxicos y traumatismos, se han relacionado con el desarrollo de miocarditis en perros. El parvovirus canino 2 (CPV-2) se identificó como agente etiológico de la miocarditis aguda. Los cachorros suelen infectarse en el útero o a las 2 semanas de nacer. La infección del miocardio provoca necrosis y pérdida de cardiomiocitos, seguidas de inflamación y fibrosis. La muerte súbita o el desarrollo de signos clínicos de ICC entre las 3 y 4 semanas de edad son características comunes de la miocarditis secundaria al CPV-2 y la mayoría de estos perros mueren antes de las 10 semanas de edad.

Trypanosoma cruzi es un protozoo parásito responsable de la enfermedad de Chagas en humanos y perros. Suele transmitirse a través de un insecto hematófago llamado triatomino. La enfermedad es típica de países de América Central y del Sur, pero también se ha registrado en el sur de Estados Unidos y algunos datos epidemiológicos sugieren que actualmente está presente en otras zonas geográficas. En los perros, *T. cruzi* puede identificarse principalmente en el interior de los cardiomiocitos aproximadamente 14 días después de la infección. La replicación del parásito en el interior de las células miocárdicas induce una intensa respuesta inflamatoria e inmunitaria que puede provocar disfunción miocárdica, dilatación de las cámaras y arritmias.

También se han descrito casos de miocarditis bacteriana en perros. Las bacterias más comunes implicadas incluyen miembros de las familias Streptococcaceae o Staphylococcaceae. El desarrollo de la miocarditis bacteriana suele ser secundario a sepsis, bacteriemia o endocarditis. El daño miocárdico puede estar relacionado con la invasión directa de los cardiomiocitos, con toxinas bacterianas y con la respuesta inmunitaria del hospedador. *Borrelia burgdorferi,* el agente etiológico de la enfermedad de Lyme, también se ha asociado a la miocarditis en humanos y perros. *B. burgdorferi* es una espiroqueta transmitida principalmente al hospedador por la garrapata del ciervo *Ixodes dammini*. En las zonas geográficas donde la enfermedad de Lyme se considera endémica, hasta el 90 % de los perros son seropositivos a la enfermedad, aunque la mayoría no presentan signos clínicos. Tras la diseminación por la circulación sanguínea, *B. burgdorferi* puede infectar el corazón y el daño cardiaco es principalmente secundario a la respuesta inmunitaria del hospedador.

Se ha propuesto una posible relación entre el coronavirus canino y el virus del moquillo canino y el desarrollo de bloqueo auriculoventricular y CMD. Se encontraron

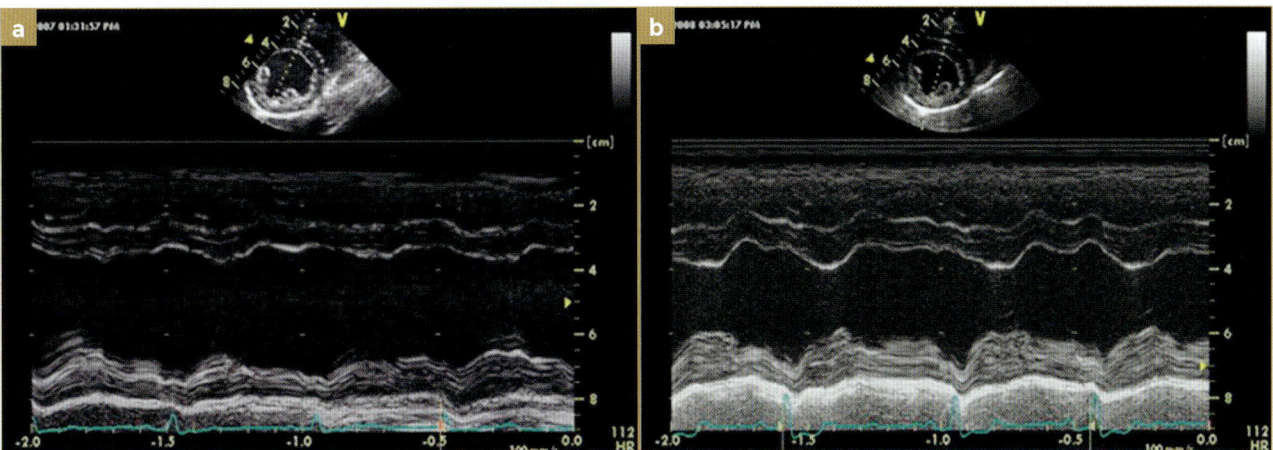

FIGURA 10.17. Ecocardiograma en una hembra de Cocker Spaniel esterilizada de 5 años con posible cardiomiopatía nutricional. Proyección paraesternal derecha de eje corto en modo M a nivel de los músculos papilares. a) Día del diagnóstico: ventrículo izquierdo dilatado e hipocinético (acortamiento fraccional [AF %] = 22 %). b) Tras 16 semanas de suplementación con taurina: se reducen las dimensiones de la cámara ventricular izquierda. Mejora de la función sistólica (AF % = 29 %).

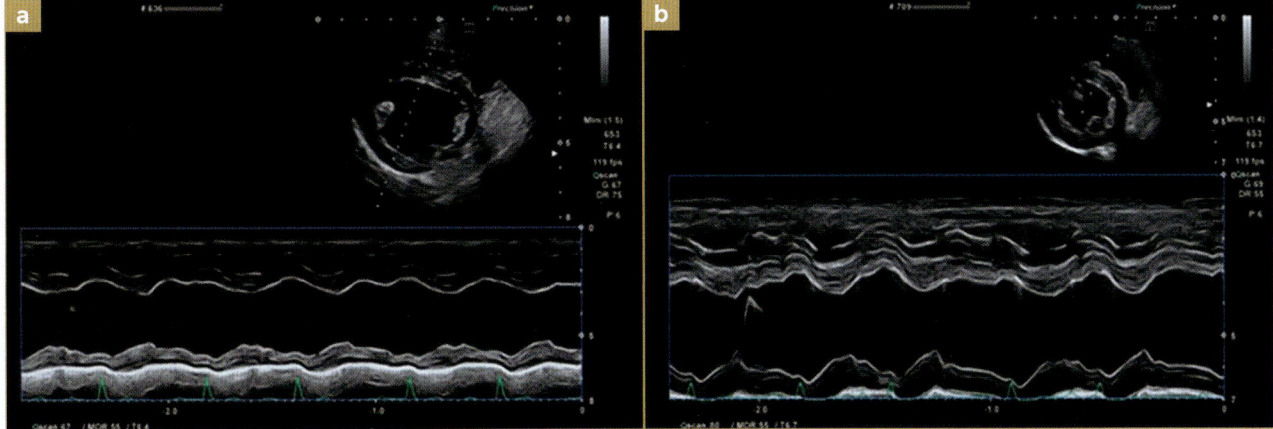

FIGURA 10.18. Ecocardiograma en una hembra de Cavalier King Charles Spaniel esterilizada de 6 años con posible cardiomiopatía nutricional. Proyección paraesternal derecha de eje corto en modo M, a nivel del músculo papilar, el día del diagnóstico (a) y 26 semanas después de cambiar la dieta de la paciente (b). a) Leve dilatación del ventrículo izquierdo basado en el diámetro interno del ventrículo izquierdo en diástole normalizado (DIVIDN: 1,9) y evidencia de disfunción sistólica basada en el diámetro interno del ventrículo izquierdo en sístole normalizado (DIVISN: 1,26). b) Disminución de la dimensión del ventrículo izquierdo (DIVIDN: 1,74) y normalización de la función sistólica (DIVISN: 1,04).

ácidos nucleicos de estos patógenos en muestras de biopsia del endomiocardio de perros afectados por CMD o trastornos del ritmo.

El diagnóstico de la miocarditis es histológico y se basa en la presencia de células inflamatorias –principalmente infiltrados linfoplasmocíticos– en el miocardio, asociadas o no a degeneración y necrosis miocárdicas. La fibrosis suele estar presente (fig. 10.19).

Los signos clínicos en perros afectados por miocarditis son variables dependiendo de la localización, duración y extensión de las lesiones. Pueden presentarse signos relacionados con ICC izquierda, como taquipnea o disnea. Sin embargo, dado que las células inflamatorias pueden infiltrarse en el sistema de conducción, también es frecuente la aparición de arritmias, que pueden ser responsables de signos clínicos como intolerancia al ejercicio, episodios sincopales y muerte súbita. Los trastornos del ritmo, como el bloqueo auriculoventricular de segundo o tercer grado, pero también la taquicardia ventricular y supraventricular, son hallazgos frecuentes en estos pacientes. El examen ecocardiográfico puede ser normal o revelar un deterioro de la función sistólica y dilatación de las cámaras. En algunos casos puede identificarse discinesia regional o dilatación ventricular segmentaria (fig. 10.20; vídeo 10.3).

Dado que la biopsia miocárdica no es un procedimiento que se realice habitualmente en perros, el diagnóstico de miocarditis suele ser presuntivo y se confirma mediante un examen *post mortem*. Deben realizarse pruebas de laboratorio para identificar el agente etiológico.

Un aumento marcado de los niveles de cTnI, junto con la identificación de uno de los agentes etiológicos mencionados anteriormente, pueden respaldar el diagnóstico presuntivo.

El objetivo primario del tratamiento es abordar el patógeno subyacente y aliviar los signos clínicos cardiacos si están presentes. Los perros que presentan ICC deben tratarse con el tratamiento estándar con diuréticos, IECA, espironolactona y pimobendán. Se recomienda el tratamiento antiarrítmico en perros con signos clínicos como intolerancia al ejercicio y episodios sincopales secundarios a la arritmia. Dado que el daño en el sistema de conducción suele ser irreversible, el tratamiento suele ser de por vida. En perros con bloqueo auriculoventricular de tercer grado se recomienda la implantación de un marcapasos.

El tiempo de supervivencia es variable en función de la etiología, pero también de la localización y extensión de las lesiones. Si bien se han descrito casos de muerte súbita y de ICC aguda grave en el lado izquierdo con escasa respuesta al tratamiento, los perros con signos clínicos leves parecen tener un mejor pronóstico.

CARDIOMIOPATÍA HIPERTRÓFICA

La cardiomiopatía hipertrófica (CMH) se considera poco frecuente en perros. La CMH se caracteriza por la presencia de hipertrofia ventricular izquierda concéntrica inexplicable. Unos pocos estudios de casos y una serie de casos han documentado la CMH primaria en perros. La prevalencia

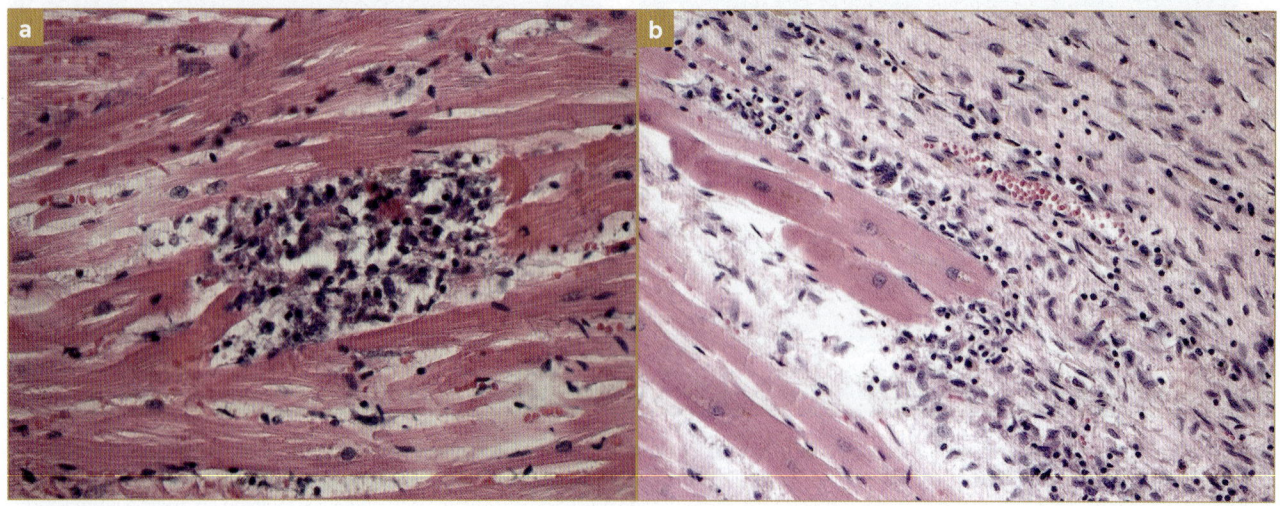

FIGURA 10.19. a) Perro: Miocarditis linfoplasmocítica con necrosis (tinción de hematoxilina y eosina [HE], ×40). b) Perro: Fibrosis grave asociada a miocarditis linfocítica (tinción de HE, ×20).

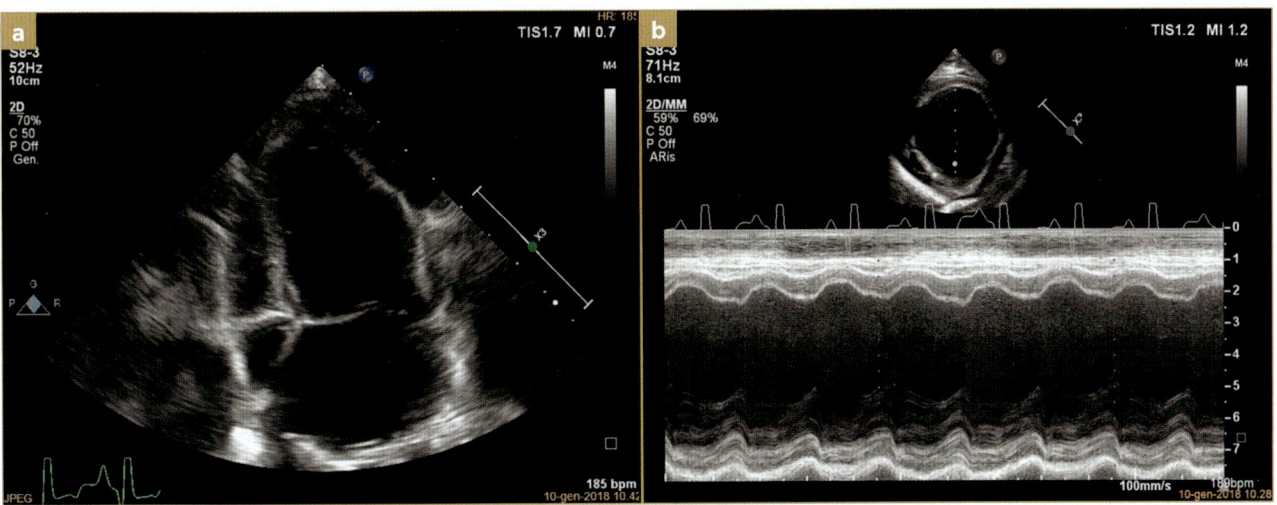

FIGURA 10.20. a) Perro con miocarditis. A) Proyección apical de cuatro cámaras con evidencia de dilatación ventricular y auricular izquierda, hiperecogenicidad endocárdica difusa y discinesia (más evidente en el vídeo). b) Modo M del ventrículo izquierdo dilatado e hipocinético.

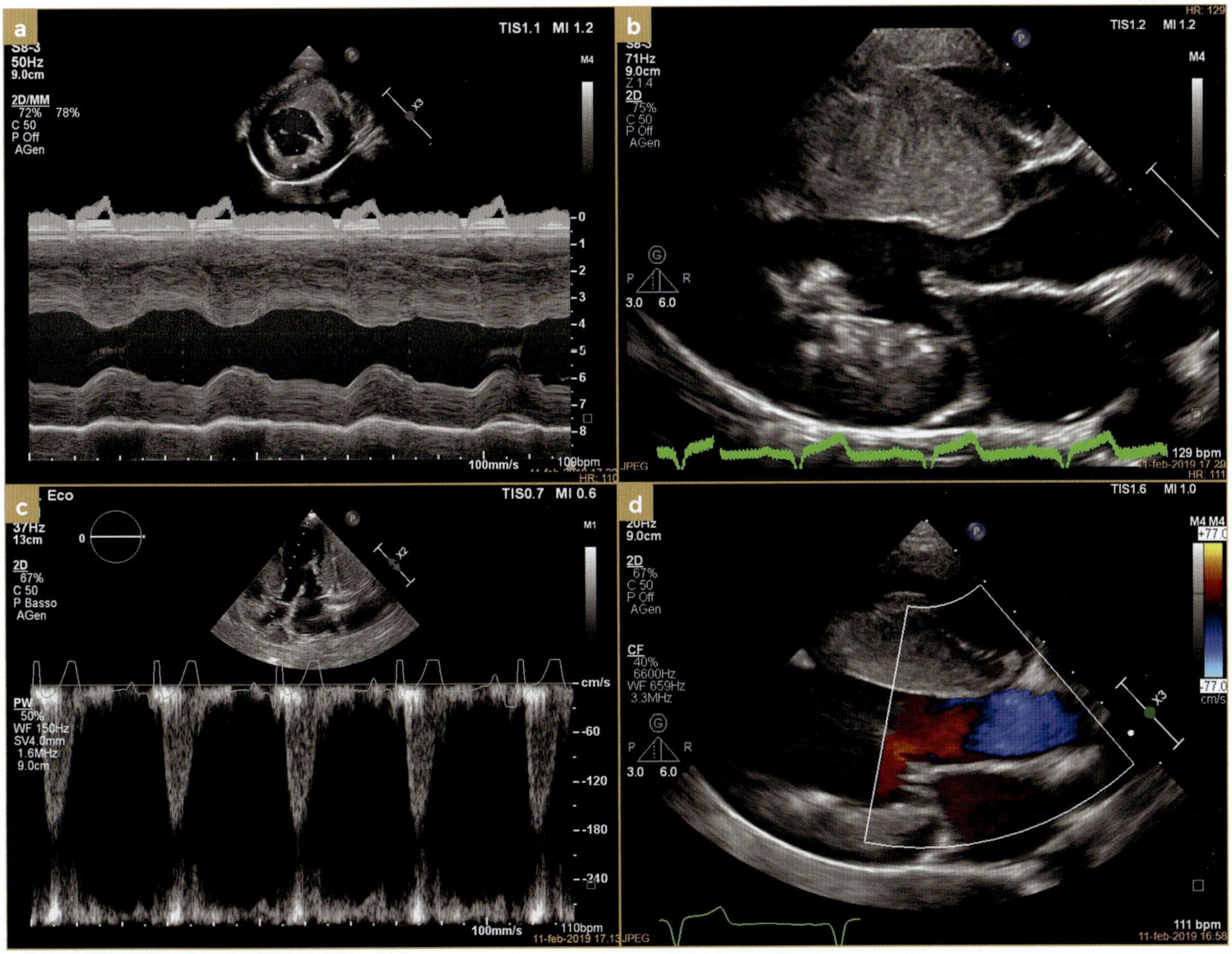

FIGURA 10.21. Perro Lobo Checoslovaco de 4 meses con hipertrofia grave del ventrículo izquierdo. En este caso, la obstrucción dinámica del tracto de salida del ventrículo izquierdo (ODTSVI) fue sensible al tratamiento con betabloqueantes. Este examen se registró después de 1 mes de tratamiento con atenolol. a) Hipertrofia concéntrica grave del ventrículo izquierdo. b) Cuadro telesistólico sin evidencia de ODTSVI. c) Doppler continuo. d) Doppler color que muestra un flujo laminar de velocidad normal a través del tracto de salida del ventrículo izquierdo.

VÍDEO 10.3. Características ecocardiográficas de la miocarditis.

VÍDEO 10.4. Características ecocardiográficas de la cardiomiopatía hipertrófica canina.

parece ser mayor en perros jóvenes macho, lo que sugiere una etiología hereditaria. Se ha descrito la afectación de diferentes razas, como el Pastor Alemán y el Pointer. La hipertrofia ventricular izquierda puede ser simétrica o asimétrica y estar asociada a la obstrucción dinámica del tracto de salida del ventrículo izquierdo (ODTSVI) secundaria al movimiento sistólico anterior de las valvas de la válvula mitral. Aunque la mayoría de los perros afectados no presentan signos clínicos, puede detectarse un soplo de eyección basilar izquierda o arritmias. El electrocardiograma puede revelar la presencia de CVP, taquicardia ventricular paroxística y bloqueo auriculoventricular. El examen ecocardiográfico se considera el método de referencia para el diagnóstico de la CMH. Pueden observarse diferentes grados de hipertrofia ventricular izquierda (fig. 10.21; vídeo 10.4).

Sin embargo, todas las causas de sobrecarga de presión ventricular izquierda y enfermedades sistémicas como la hipertensión sistémica deben descartarse antes de hacer el diagnóstico de CMH. Si hay movimiento sistólico anterior, puede utilizarse el Doppler espectral para evaluar la gravedad de la obstrucción. En algunos perros gravemente afectados puede observarse dilatación de la aurícula izquierda y disfunción diastólica. Por tanto, puede desarrollarse ICC izquierda. En presencia de ODTSVI pueden utilizarse betabloqueantes para disminuir el componente obstructivo. Si hay ICC o arritmias debe iniciarse un tratamiento adecuado, y se ha de evitar el uso de betabloqueantes en perros con ICC aguda. El pronóstico es variable. Aunque muchos perros no desarrollan signos clínicos durante años, se ha descrito la muerte súbita.

BIBLIOGRAFÍA

Adin D, DeFrancesco TC, Keene B, *et al.* Echocardiographic phenotype of canine dilated cardiomyopathy differs based on diet type. *J Vet Cardiol*, 2019, 21:1-9.

Adin D, Kurtz K, Atkins C, *et al.* Role of electrolyte concentrations and renin-angiotensin-aldosterone activation in the staging of canine heart disease. *J Vet Intern Med*, 2020, 34(1):53-64.

Basso C, Fox PR, Meurs KM, *et al.* Arrhythmogenic Right Ventricular Cardiomyopathy Causing Sudden Cardiac Death in Boxer Dogs: A New Animal Model of Human Disease. *Circulation*, 2004, 109(9):1180-1185.

Baumwart RD, Meurs KM, Atkins CE, *et al.* Clinical, echocardiographic, and electrocardiographic abnormalities in Boxers with cardiomyopathy and left ventricular systolic dysfunction: 48 Cases (1985-2003). *J Am Vet Med Assoc*, 2005, 226(7):1102-1104.

Bélanger MC, Ouellet M, Queney G, Moreau M. Taurine-deficient dilated cardiomyopathy in a family of golden retrievers. *J Am Anim Hosp Assoc*, 2005, 41(5):284-291.

Bench T, Heart C. The effect of benazepril on survival times and clinical signs of dogs with congestive heart failure: Resultados de un multicentro. *J Vet Cardiol*, 1999,1(1):7-18.

Caro-Vadillo A, García-Guasch L, Carretón E, *et al.* Arrhythmogenic right ventricular cardiomyopathy in boxer dogs: Un estudio retrospectivo de supervivencia. *Vet Rec*, 2013, 172(10):268.

Costa ND, Labuc RH. Case Report: Efficacy of Oral Carnitine Therapy for Dilated Cardiomyopathy in Boxer Dogs. *J Nutr*, 1994, 124(suppl_12):2687S-2692S.

Cunningham SM, Aona BD, Antoon K, *et al.* Echocardiographic assessment of right ventricular systolic function in Boxers with arrhythmogenic right ventricular cardiomyopathy. *J Vet Cardiol*, 2018, 20(5):343-353.

Cunningham SM, Sweeney JT, MacGregor J, *et al.* Clinical features of English bulldogs with presumed arrhythmogenic right ventricular cardiomyopathy: 31 cases (2001-2013). *J Am Anim Hosp Assoc*, 2018, 54(2):95-102.

Dukes-McEwan J, Borgarelli M, Tidholm A, *et al.* Proposed Guidelines for the Diagnosis of Canine Idiopathic Dilated Cardiomyopathy. *J Vet Cardiol*, 2003, 5(2):7-19.

Fascetti AJ, Reed JR, Rogers QR, Backus RC. Taurine deficiency in dogs with dilated cardiomyopathy: 12 cases (1997-2001). *J Am Vet Med Assoc*, 2003, 223(8):1137-1141.

Ford J, McEndaffer L, Renshaw R, *et al.* Parvovirus Infection Is Associated With Myocarditis and Myocardial Fibrosis in Young Dogs. *Vet Pathol*, 2017, 54(6):964-971.

Fuentes VL, Corcoran B, French A, *et al.* A double-blind, randomized, placebo-controlled study of pimobendan in dogs with dilated cardiomyopathy. *J Vet Intern Med*, 2002, 16(3):255-261.

Gagnon AN, Crowe SP, Allen DG, Downey RS. Myocarditis in puppies: clinical, pathological and virological findings. *Can Vet J*, 1980, 21(7):195-196.

Gillings SL, Johnson J, Fulmer A, Hauck ML. Effect of a 1-hour IV infusion of doxorubicin on the development of cardiotoxicity in dogs as evaluated by electrocardiography and echocardiography. *Vet Ther*, 2009, 10(1-2):46-58.

Hallman BE, Hauck ML, Williams LE, *et al.* Incidence and risk factors associated with development of clinical cardiotoxicity in dogs receiving doxorubicin. *J Vet Intern Med*, 2019, 33(2):783-791.

Hantson P. Mechanisms of toxic cardiomyopathy. *Clin Toxicol*, 2019, 57(1):1-9.

Holler PJ, Wess G. Sphericity index and E-point-to-Septal-Separation (EPSS) to diagnose DCM in Domerman. *J Vet Intern Med*, 2014, 28(1):123-129.

Janus I, Noszczyk-Nowak A, Nowak M, *et al.* Myocarditis in dogs:Etiology, clinical and histopathological features (11 cases: 2007-2013). *Ir Vet J*, 2014, 67(1):28.

Kaplan JL, Stern JA, Fascetti AJ, *et al.* Taurine deficiency and dilated cardiomyopathy in golden retrievers fed commercial diets. *PLoS One*, 13(12): e0209112.

Kittleson MD, Keene B, Pion PD, Loyer CG. Results of the multicenter spaniel trial (MUST): taurine- and carnitine-responsive dilated cardiomyopathy in American cocker spaniels with decreased plasma taurine concentration. *J Vet Intern Med*, 1997, 11(4):204-211.

Klüser L, Maier ET, Wess G. Evaluation of a high-sensitivity cardiac troponin I assay compared to a first-generation cardiac troponin I assay in Doberman Pinschers with and without dilated cardiomyopathy. *J Vet Intern Med*, 2019, 33(1):54-63.

Meurs KM, Lacombe VA, Dryburgh K, *et al.* Differential expression of the cardiac ryanodine receptor in normal and arrhythmogenic right ventricular cardiomyopathy canine hearts. *Hum Genet*, 2006, 120(1):111-118.

Meurs KM, Mauceli E, Lahmers S, *et al.* Genome-wide association identifies a deletion in the 3 untranslated region of Striatin in a canine model of arrhythmogenic right ventricular cardiomyopathy. *Hum Genet*, 2010, 128(3):315-324.

Meurs KM, Spier AW, Miller MW, *et al.* Familial ventricular arrhythmias in boxers. *J Vet Intern Med*, 1999, 13(5):437-439.

Meurs KM, Spier AW, Wright NA, *et al.* Comparison of the effects of four antiarrhythmic treatments for familial ventricular arrhythmias in Boxers. *J Am Vet Med Assoc*, 2002, 221(4):522-527.

Meurs KM, Stern JA, Reina-Doreste Y, *et al.* Natural History of Arrhythmogenic Right Ventricular Cardiomyopathy in the Boxer Dog: A Prospective Study. *J Vet Intern Med,* 2014, 28(4):1214-1220.

Mueller KAL, Heinzmann D, Klingel K, *et al.* Histopathological and Immunological Characteristics of Tachycardia-Induced Cardiomyopathy. *J Am Coll Cardiol,* 2017, 69(17):2160-2172.

Nelson OL, Lahmers S, Schneider T, Thompson P. The use of an implantable cardioverter defibrillator in a boxer dog to control clinical signs of arrhythmogenic right ventricular cardiomyopathy. *J Vet Intern Med,* 2006, 20(5):1232-1237.

Noszczyk-Nowak A, Skoczyński P, Gajek J. Tachycardiomyopathy in human and animals - Pathophysiology, treatment, and prognosis. *Adv Clin Exp Med,* 2010, 19(2):245-249.

O'Grady MR, Minors SL, O'Sullivan ML, Horne R. Effect of pimobendan on case fatality rate in Doberman Pinschers with congestive heart failure caused by dilated cardiomyopathy. *J Vet Intern Med,* 2008, 22(4):897-904.

Oyama MA, Reiken S, Lehnart SE, *et al.* Arrhythmogenic right ventricular cardiomyopathy in Boxer dogs is associated with calstabin2 deficiency. *J Vet Cardiol,* 2008, 10(1):1-10.

Oyama MA, Sisson DD, Prošek R, *et al.* Carvedilol in dogs with dilated cardiomyopathy. *J Vet Intern Med,* 2007, 21(6):1272-1279.

Santilli RA, Bontempi L V., Perego M, *et al.* Outflow tract segmental arrhythmogenic right ventricular cardiomyopathy in an English Bulldog. *J Vet Cardiol,* 2009, 11(1):47-51.

Santilli RA, Bontempi L V., Perego M. Ventricular tachycardia in English bulldogs with localised right ventricular outflow tract enlargement. *J Small Anim Pract,* 2011, 52(11):574-580.

Shinbane JS, Wood MA, Jensen DN, *et al.* Tachycardia-induced cardiomyopathy: A review of animal models and clinical studies. *J Am Coll Cardiol,* 1997, 29(4):709-715.

Tenaglia A, Cody R. Evidence for a taurine-deficiency cardiomyopathy. *Am J Cardiol,* 1988, 62(1):136-139.

Vischer AS, Connolly DJ, Coats CJ, *et al.* Arrhythmogenic right ventricular cardiomyopathy in Boxer dogs: El diagnóstico como vínculo con la enfermedad humana. *Acta Myol,* 2017, 36(3):135-150.

Vollmar A, Keene B, Fox PR, *et al.* Irish wolfhounds with subclinical atrial fibrillation: progression of disease and causes of death. *J Vet Cardiol,* 2019, 24:48-57.

Wess G, Butz V, Mahling M, Hartmann K. Evaluation of N-terminal pro-B-type natriuretic peptide as a diagnostic marker of various stages of cardiomyopathy in Doberman Pinschers. *Am J Vet Res,* 2011, 72(5):642-649.

Wess G, Domenech O, Dukes-McEwan J, *et al.* European Society of Veterinary Cardiology screening guidelines for dilated cardiomyopathy in Doberman Pinschers. *J Vet Cardiol,* 2017, 19(5):405-415.

Wess G, Simak J, Mahling M, Hartmann K. Cardiac troponin I in Doberman Pinnschers with cardiomyopathy. *J Vet Intern Med,* 2010, 24(4):843-849.

CAPÍTULO 11

Cardiomiopatías felinas

María Josefa Fernández del Palacio

INTRODUCCIÓN

Las cardiomiopatías constituyen un importante grupo heterogéneo de enfermedades miocárdicas en humanos y gatos, asociadas a fallos de la función mecánica (disfunción sistólica o diastólica) o de la función eléctrica cardiaca (predisposición a arritmias).

El consenso de 2008 de la European Society of Cardiology propuso la siguiente definición de cardiomiopatía: «Un trastorno miocárdico en el que el músculo cardiaco es estructural y funcionalmente anormal, en ausencia de enfermedad arterial coronaria, hipertensión, valvulopatía y cardiopatía congénita, suficiente para causar una anomalía miocárdica observada».

Las cardiomiopatías se clasifican en los siguientes fenotipos morfológicos y funcionales específicos:

- Cardiomiopatía hipertrófica (CMH).
- Cardiomiopatía dilatada (CMD).
- Cardiomiopatía restrictiva (CMR).
- Cardiomiopatía arritmogénica (CMA)
- Cardiomiopatía no clasificada/no específica (CMNE).

A continuación, cada fenotipo se subclasifica en formas familiares y no familiares de la enfermedad (fig. 11.1). El término «familiar» se refiere a la aparición en más de un miembro de la familia del mismo trastorno o de un fenotipo que está (o podría estar) causado por la misma mutación genética, no por una enfermedad cardiaca o sistémica adquirida en la que el fenotipo clínico está determinado por un polimorfismo genético. Las cardiomiopatías «no familiares» se definen clínicamente por la presencia de una cardiomiopatía en un paciente y la ausencia de enfermedad en otros miembros de la familia (según el análisis del pedigrí y la evaluación clínica). Se subdividen en cardiomiopatías idiopáticas (sin causa identificable) y adquiridas, en las que la disfunción ventricular es una complicación y no una característica intrínseca de la enfermedad.

Se han descrito muchas enfermedades miocárdicas felinas espontáneas, que son muy similares clínica y morfológicamente a las que se dan en humanos. La CMH es la forma más frecuentemente descrita en gatos (57,5 %), seguida de la CMR (20,7 %), la CMD (10,4 %), la CMA (1 %) y la CMNE (10,4 %).

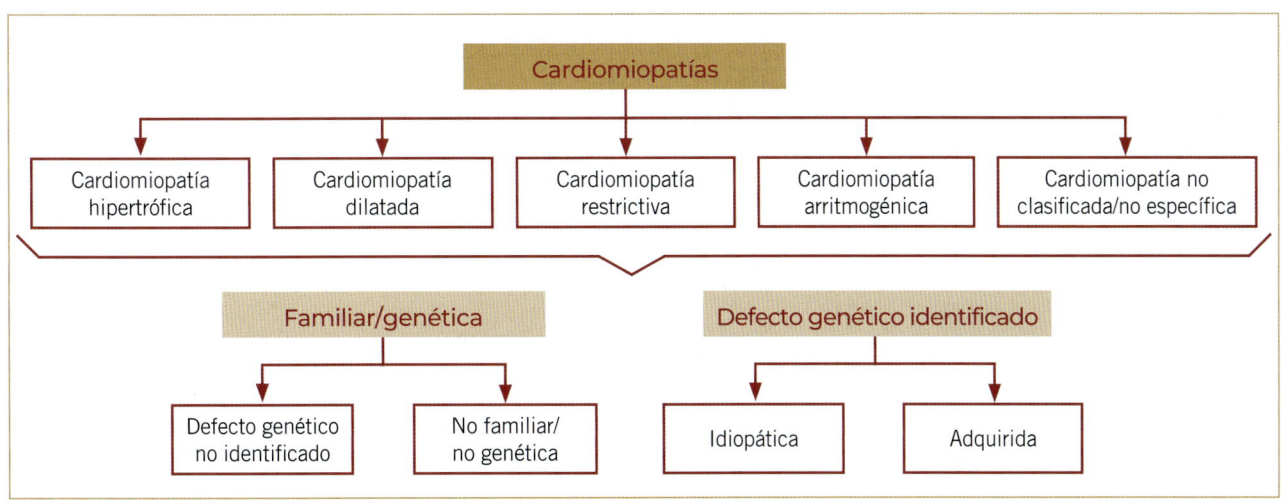

FIGURA 11.1. Sistema de clasificación de las cardiomiopatías propuesto por el Grupo de Trabajo sobre Enfermedades del Miocardio y Pericardio de la European Society of Cardiology (2008) basado en fenotipos morfológicos y funcionales. Modificado de Elliott P *et al.* Classification of the cardiomyopathies: a position statement from the European Society of Cardiology Working Group on Myocardial and Pericardial Diseases. *European Heart Journal*, 2008, 29:270-276.

CARDIOMIOPATÍA HIPERTRÓFICA

La CMH es la forma más común de enfermedad miocárdica en gatos. Es una enfermedad sarcomérica (fig. 11.2) caracterizada por un aumento difuso o regional del grosor o masa de la pared ventricular en ausencia de condiciones de carga o estímulo metabólico (estenosis aórtica, hipertensión arterial sistémica, hipertiroidismo y acromegalia, entre otros).

La CMH fue descrita por primera vez en medicina humana por Teare *et al.* en 1958 en varios jóvenes que habían fallecido súbitamente; posteriormente, en 1990, el carácter familiar fue determinado por el mismo grupo de investigación, cuando se halló la primera mutación sarcomérica asociada a la CMH en el gen que codifica la cadena pesada de la miosina *(MYH7)*. En la actualidad, se sabe que más de 1.400 variantes en al menos 14 genes que codifican proteínas sarcoméricas causan CMH en humanos.

En los gatos, Fox *et al.* describieron en 1995 una cardiomiopatía primaria con fenotipos ecocardiográficos y anatomopatológicos muy similares a los observados en pacientes humanos. Más tarde, en 1999, Kittleson *et al.* describieron el carácter familiar de la CMH en la raza Maine Coon. Posteriormente, Meurs *et al.* identificaron mutaciones causales en el gen que codifica la proteína C de unión a la miosina *(MYBPC3)* en gatos Maine Coon y Ragdoll en 2005 y 2007, respectivamente.

ETIOLOGÍA

Al igual que en medicina humana, la CMH felina es una enfermedad genética con un patrón de herencia autosómico dominante, penetrancia incompleta y expresividad variable. Se da sobre todo en gatos Maine Coon y Ragdoll. Se han identificado dos mutaciones sarcoméricas *missense* en el gen que codifica la proteína C de unión a la miosina *(MYBPC3)*:

- A31P asociada a CMH en gatos Maine Coon: la secuenciación del ADN reveló un cambio de un solo par de bases, de guanina (G) a citosina (C) en el codón 31 (exón 3) en los gatos afectados, pero en ninguno de los gatos control no afectados. Esto cambió un aminoácido conservado de alanina (A) a prolina (P) (A31P).

- R820W asociada a CMH en gatos Ragdoll: la secuenciación del ADN reveló un cambio de un solo par de bases de citosina (C) a timina (T) en el codón 820 en todos los gatos afectados y en ninguno de los gatos control no afectados. Este cambio en el primer par de bases del codón alteró un aminoácido conservado de arginina (R) a triptófano (W).

La CMH afecta a todos los gatos con la mutación en diversos grados. Los gatos homocigotos afectados suelen mostrar anomalías fenotípicas evidentes, mientras que los gatos heterocigotos afectados pueden no presentar hipertrofia concéntrica ventricular izquierda, pero podrían transmitir la mutación a su descendencia.

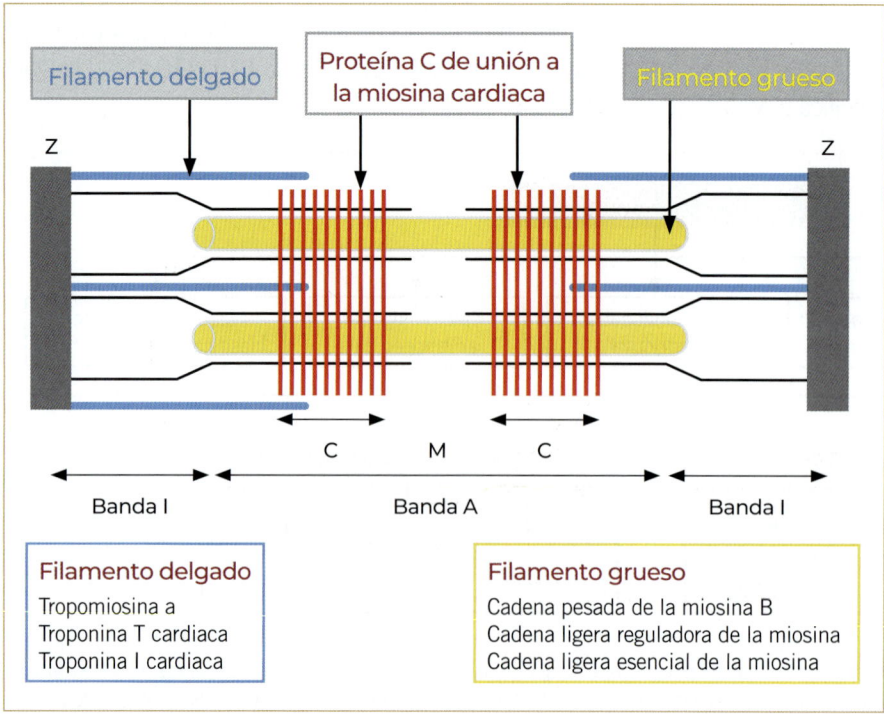

FIGURA 11.2. Organización de las proteínas sarcoméricas asociadas a la cardiomiopatía hipertrófica. Las líneas Z y el filamento delgado se indican en gris y azul, respectivamente. C y M corresponden a la zona C y M de la banda A del sarcómero, respectivamente. Modificado de Bonne *et al.* (1998).

Los gatos Maine Coon y Ragdoll homocigotos para una mutación en *MYBPC3* pueden tener un alto riesgo de desarrollar CMH grave a una edad temprana. Los gatos heterocigotos para cualquiera de las mutaciones, sin embargo, tienen un riesgo bajo de desarrollar CMH, al menos antes de los 4-5 años de edad.

Dado que la mutación causal solo se ha identificado en el 34-40 % de los gatos Maine Coon y en el 17-23 % de los gatos Ragdoll, se considera que otras mutaciones o factores desconocidos contribuyen al fenotipo de la CMH; entre ellos se incluyen ciertos polimorfismos (sistema renina angiotensina aldosterona), factores epigenéticos (metilación del ADN, acetilación de histonas, microARN) o el entorno (sexo, obesidad, hipertensión arterial sistémica, etc.). Estos aspectos siguen siendo objeto de investigación.

Recientemente, se ha descrito una nueva variante de *MYH7,* la variante *c.5647G>A (p. (Glu1883Lys)),* en un gato Común Europeo de pelo corto con CMH. En otras razas de gatos, como el Sphynx, el Bosque de Noruega o el Británico de pelo corto, se ha señalado el carácter hereditario de la enfermedad, pero aún no se han identificado las mutaciones causales de la CMH.

Por tanto, se necesitan más estudios genéticos que utilicen las nuevas técnicas de secuenciación de alto rendimiento utilizadas en medicina humana para investigar otras posibles variantes causales de la CMH en gatos.

ALTERACIONES ANATOMOPATOLÓGICAS Y FISIOPATOLOGÍA
Alteraciones anatomopatológicas

El examen macroscópico *post mortem* de gatos con CMH muestra un aumento del peso cardiaco (peso cardiaco normal <20 g; peso cardiaco normal/kg de peso corporal ≤4,8 g/kg), grados variables de hipertrofia ventricular izquierda subjetiva y patrones muy heterogéneos (difusos o asimétricos) (fig. 11.3). En algunos gatos, la hipertrofia asimétrica suele afectar al septo interventricular basal, justo debajo de la válvula aórtica, pero también puede afectar a la pared libre del ventrículo izquierdo. El ápex cardiaco es ocasionalmente el lugar predominante de afectación, y este subconjunto se denomina CMH apical. El ventrículo derecho rara vez se ve afectado por la hipertrofia.

Las mediciones *post mortem* del grosor de la pared corresponden a valores en un momento telesistólico debido al proceso de rigor. Por ello, no pueden compararse con las mediciones diastólicas determinadas por ecocardiografía.

Además, la cavidad ventricular izquierda está muy reducida, los músculos papilares son hipertróficos y la aurícula izquierda está dilatada (con posibles trombos en su interior). Algunos gatos también muestran derrame pleural, edema pulmonar y tromboembolismo aórtico (TEA) cuando se abre el tórax.

Las principales características histopatológicas de los corazones felinos con CMH incluyen:

- Grados variables de hipertrofia difusa de miocitos caracterizada por miofibrillas gruesas con núcleos ovales y vesiculares con nucléolos prominentes.
- Desorientación de moderada a grave de las miofibrillas ("*disarray*") de la pared libre del ventrículo izquierdo y del septo interventricular, que aparece en forma de arquitectura celular inusual y desorganizada, caracterizada por la pérdida de la alineación paralela normal de las fibras miocárdicas debido a la orientación aleatoria de los miocitos hipertróficos, lo que da a la arquitectura miocárdica un aspecto arremolinado (fig. 11.4a). En algunos gatos, la desorganización miocárdica se produce principalmente en el septo interventricular hipertrofiado.
- Grados variables de fibrosis intersticial con sustitución miocárdica o fibrosis endocárdica (fig. 11.4b).
- Arterioesclerosis coronaria intraparietal, que aparece en forma de engrosamiento de la pared y estrechamiento de la luz (fig. 11.4b).

Un estudio de Biasato *et al.* (2015) demostró que, a medida que aumenta el depósito de tejido fibroso ventricular izquierdo, el ventrículo y la aurícula izquierdos (para los que el apéndice auricular izquierdo podría ser un marcador fiable) se dilatan. Por tanto, los fenotipos en fase terminal se caracterizan por la dilatación de las cavidades ventricular

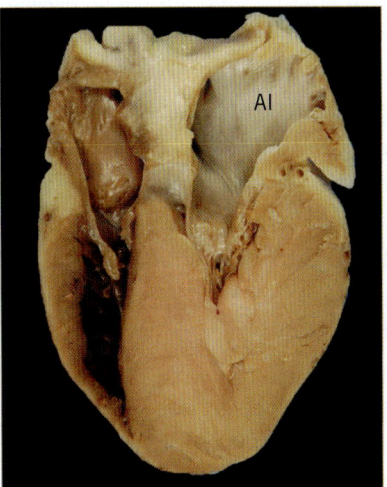

FIGURA 11.3.
Muestra *post mortem* de un gato Siamés macho de 4 años con cardiomiopatía hipertrófica. Corte longitudinal que muestra una hipertrofia concéntrica grave del septo interventricular y la pared libre y una cámara ventricular izquierda muy reducida. AI, aurícula izquierda.

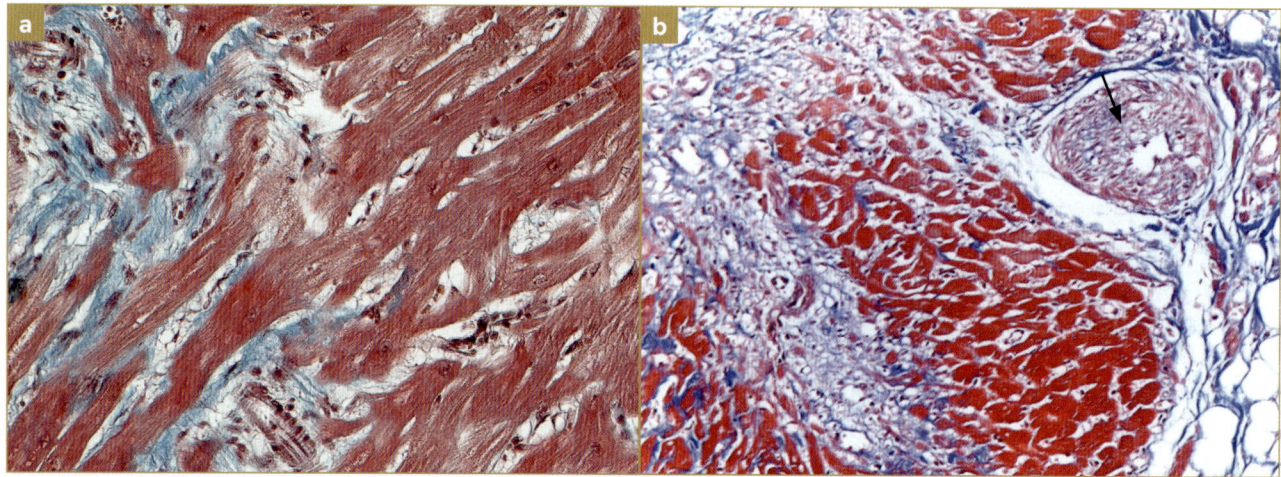

FIGURA 11.4. Cortes histopatológicos de dos gatos con cardiomiopatía hipertrófica. a) La desorientación de las miofibrillas ("*disarray*") aparece en forma de arquitectura celular inusual y desorganizada (las células musculares están alineadas en ángulos perpendiculares y oblicuos en lugar de la orientación paralela relativamente normal de las fibras). También se observa una fibrosis intersticial moderada. Tinción tricrómica de Masson, ×20. Imagen por cortesía del Dr. M. Tursi, Universidad de Turín (Italia). b) Se observa fibrosis intersticial, desorganización de las fibras miocárdicas y arterioesclerosis coronaria intraparietal (pared engrosada y luz estrecha) (flecha). Tinción tricrómica de Masson, ×10. Imagen por cortesía de los Dres. A. Bernabé y M. A. Gómez, Universidad de Murcia (España).

y auricular izquierdas y la extensión del depósito de tejido fibroso ventricular izquierdo, mientras que los fenotipos en fase temprana/media se caracterizan por la reducción de las luces ventricular y auricular izquierdas y la casi ausencia de depósito de tejido fibroso ventricular izquierdo. Estas lesiones son responsables de disfunción diastólica, isquemia miocárdica y arritmias. En las últimas fases de la enfermedad, la isquemia miocárdica puede afectar a distintas partes del miocardio ventricular, lo que provoca adelgazamiento parietal, dilatación de la cavidad y disfunción sistólica.

Fisiopatología

Las dos causas genéticas de CMH identificadas hasta ahora en gatos domésticos se encuentran en el mismo gen, *MYBPC3,* que codifica la proteína C de unión a la miosina. Esta es una proteína reguladora muscular que influye en la fuerza y velocidad de la contracción cardiaca y contribuye tanto a la función diastólica como a la sistólica, así como a la capacidad del corazón para aumentar la contractilidad en respuesta a estímulos inótropos. Al igual que en humanos, actualmente se desconoce si las mutaciones causan enfermedades al alterar la función normal de cMyBP-C afectando a la estabilidad de la proteína, lo que conduce a la haploinsuficiencia, o por el deterioro de otros procesos celulares.

Los fenotipos morfológicos, histológicos y clínicos de la CMH son consecuencia de complejas interacciones entre muchos determinantes, que van desde la mutación

genética causal hasta factores ambientales. Los acontecimientos de la CMH pueden clasificarse en cuatro conjuntos de mecanismos interrelacionados:

- El defecto primario es la mutación, con efectos directos sobre la estructura y la función de las proteínas del sarcómero, que aumentan la hipercontractilidad de los miocitos y el uso de energía. Un cambio en la secuencia de aminoácidos de una proteína del sarcómero o una proteína del sarcómero deficiente provoca una serie de defectos iniciales (o proximales), como la alteración de los niveles de la proteína del sarcómero, la sensibilidad al calcio o la actividad de la ATPasa.
- Los cambios moleculares secundarios (intermedios) se producen en respuesta a los cambios en la estructura y la función de las proteínas del sarcómero, como la alteración de la expresión génica y la activación de las vías de señalización (p. ej., las vías MAPK y TGFB1).
- Los efectos terciarios corresponden a cambios histológicos y morfológicos en el miocardio, como la hipertrofia de los miocitos y la fibrosis.
- Los efectos cuaternarios incluyen manifestaciones clínicas como obstrucción del tracto de salida del ventrículo izquierdo (TSVI), insuficiencia cardiaca, arritmias o muerte súbita.

Los principales mecanismos que influyen en los fenotipos clínicos son los siguientes:

- La disfunción diastólica es una de las alteraciones hemodinámicas más notables y tempranas en el curso de la CMH.

Se caracteriza por una ralentización de la relajación y un aumento de la rigidez causados por una dificultad en la recaptación de calcio del citosol por la bomba de calcio del sistema del retículo sarcoplásmico, que se potencia a medida que aparecen la hipertrofia y la fibrosis. El resultado es una reducción del volumen sistólico, del tamaño de las cámaras y de la distensibilidad del ventrículo izquierdo. El volumen auricular izquierdo, un indicador indirecto de la presión diastólica del ventrículo izquierdo, suele estar aumentado en los pacientes con CMH y es un factor predictivo del desarrollo de insuficiencia cardiaca (incluso fibrilación auricular).

- La obstrucción dinámica del TSVI es muy común en gatos con CMH (67 %). La obstrucción del TSVI es el resultado del movimiento sistólico anterior (MSA) de la valva anterior de la válvula mitral hacia el septo interventricular, lo que provoca un aumento de la presión en la luz del ventrículo izquierdo y una velocidad de flujo elevada a través del TSVI (fig. 11.5) (v. también fig. 11.13). La velocidad elevada del TSVI puede empeorar aún más el MSA y conducir al desarrollo de regurgitación mitral y contribuir a aumentar la presión auricular izquierda. Los mecanismos del MSA no se conocen completamente porque este fenómeno es lábil y muy dependiente del estado funcional cardiaco (impulsado por las catecolaminas). Se solía pensar que, a través del efecto Venturi, el aumento de la velocidad del flujo sanguíneo en el TSVI estrechado eleva la valva mitral anterior hacia el TSVI, obstruyendo el flujo sanguíneo sistólico. Actualmente se cree que los cambios que se producen en

la arquitectura del ventrículo izquierdo hipertrofiado (principalmente los músculos papilares) desplazan las cuerdas tendinosas y la valva anterior de la válvula mitral hacia el TSVI estrechado y son responsables de la obstrucción del flujo sistólico. La obstrucción del TSVI aumenta la poscarga y provoca una mayor hipertrofia que reduce el tamaño de la cámara y es responsable de la elevación de las presiones de llenado ventricular y auricular y de la reducción de la perfusión coronaria, lo que induce isquemia y fibrosis miocárdica. Un aumento de la contractilidad ventricular izquierda incrementa el MSA de la válvula mitral, por lo que, en algunos gatos, solo puede estar presente la obstrucción dinámica del TSVI (y un soplo) durante el estrés o la excitación. En los gatos, la presencia de MSA de la válvula mitral en el momento del diagnóstico no se ha asociado a un mayor riesgo de insuficiencia cardiaca congestiva o muerte según los estudios publicados hasta la fecha (Payne *et al.,* 2015).

- La insuficiencia cardiaca congestiva, la disfunción diastólica, el aumento de la obstrucción del TSVI y las presiones de llenado auricular son responsables del edema pulmonar y el derrame pleural. La progresión de la insuficiencia cardiaca se asocia a la disfunción sistólica atribuible a un proceso de recambio irreversible de cicatrización extensa (transparietal), presumiblemente debido a isquemia microvascular. Se ha documentado dilatación del ventrículo izquierdo y adelgazamiento del septo y de la pared libre del ventrículo izquierdo.

- El TEA puede darse en algunos gatos con CMH (12-17 %) y dilatación de la aurícula izquierda. Aunque la aorta distal (embolismo en "silla de montar") es la localización más frecuente (71 %) del embolismo cardiogénico, también pueden embolizarse otras arterias como la braquial derecha, la renal, la pulmonar mesentérica, la coronaria y la cerebral.

La formación de trombos se atribuye clásicamente a la tríada de Virchow: estasis sanguínea, disrupción endotelial y alteración de la coagulabilidad sanguínea (hipercoagulabilidad). En gatos con CMH, una combinación de estos mecanismos puede dar lugar al desarrollo de trombos en la aurícula izquierda:

- La disfunción diastólica junto con la dilatación de la aurícula izquierda y la disminución de la velocidad de flujo del apéndice auricular predisponen a la estasis sanguínea, la agregación de eritrocitos, la activación plaquetaria y la formación de trombos.

- En la necropsia de la aurícula izquierda se han observado parches de necrosis endomiocárdica que podrían

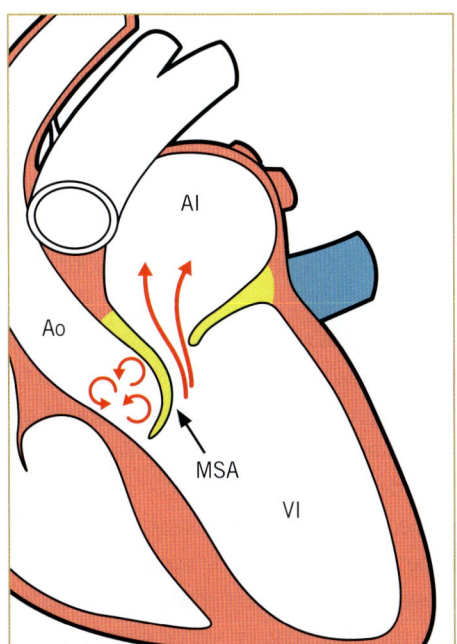

FIGURA 11.5.
Esquema de la obstrucción del tracto de salida del ventrículo izquierdo resultante del movimiento sistólico anterior (MSA) de la valva anterior de la válvula mitral (flecha). AI, aurícula izquierda; Ao, aorta; VI, ventrículo izquierdo.

iniciar la formación de trombos debido a la exposición del factor tisular subendotelial y a la adherencia de fibrina.

- Aunque se ha documentado un estado de hipercoagulabilidad en el 45 % de los gatos con CMH y los gatos Maine Coon con la mutación *A31P* muestran una mayor activación plaquetaria en comparación con la respuesta variable observada en los gatos de tipo silvestre, no todos los estudios han demostrado un estado de hipercoagulabilidad en los gatos con CMH.

Los trombos arteriales están compuestos por plaquetas y fibrina, lo que les confiere un color beis grisáceo. Cuando se observan *post mortem,* casi siempre en la trifurcación aortoilíaca, parecen más rojizos porque están recubiertos de eritrocitos que se acumulan sobre ellos debido a la obstrucción del flujo sanguíneo. Sin embargo, la diferencia es evidente con los coágulos *post mortem,* que son rojos y más blandos.

EPIDEMIOLOGÍA, SIGNOS CLÍNICOS Y EXPLORACIÓN FÍSICA

La prevalencia de la CMH en gatos es mucho mayor que en humanos. Se estima que ronda el 15 % en la población general (del 5 % en gatos jóvenes al 30 % en gatos mayores de 9 años). Al igual que en humanos, muchos de estos gatos parecen tener una evolución clínica favorable, por lo que la prevalencia podría ser incluso mayor, ya que pueden permanecer asintomáticos durante años. De hecho, algunos estudios han descrito que entre el 33 y el 55 % de los gatos estaban asintomáticos cuando se identificó la enfermedad. Otros gatos desarrollan insuficiencia cardiaca congestiva, TEA o muerte súbita. En un estudio clínico en gatos con dificultad respiratoria, más del 50 % de los diagnosticados de insuficiencia cardiaca congestiva tenían CMH.

Esta enfermedad afecta a gatos de todas las razas, con especial prevalencia en el Persa, el Maine Coon, el Ragdoll, el Sphynx, el Bosque de Noruega, el Chartreux, el Devon Rex, el Común Europeo de pelo corto, el Británico de pelo corto, el Americano de pelo corto, el Oriental de pelo corto y el Exótico de pelo corto.

Aunque la CMH puede afectar a gatos de todas las edades (desde gatos jóvenes a mayores), la edad media de diagnóstico es cercana a los 6 años en varios estudios a gran escala. Algunos gatos Maine Coon con CMH familiar y homocigotos para la mutación en *MYBPC3* han desarrollado evidencia ecocardiográfica fenotípica de hipertrofia ventricular izquierda a los 4-6 meses de edad. Los gatos Ragdoll homocigotos para

la mutación en *MYBPC3* pueden desarrollar una forma grave y precoz de CMH familiar con una edad media de diagnóstico de 15 meses (de 6 meses a 2 años). La hipótesis es que la dosis del gen puede afectar a la penetrancia y al fenotipo de la CMH en gatos genéticamente afectados.

Una predisposición sexual para los machos es compatible con una prevalencia que puede ser de hasta el 74,8 % en familias de raza pura, así como en la población felina general. Aunque los gatos de avanzada edad, obesos y macho parecen estar más afectados por la enfermedad que otros gatos, no son factores de riesgo específicos de mortalidad cardiaca dentro de la población felina general.

La CMH felina suele descubrirse cuando se detectan incidentalmente hallazgos auscultatorios como arritmias, sonidos de galope o soplos durante exámenes veterinarios rutinarios o en presencia de signos clínicos de insuficiencia cardiaca o embolia. La dificultad respiratoria relacionada con el edema pulmonar o el derrame pleural suele aparecer de forma repentina. La hipotermia y la azotemia prerrenal relacionadas con un bajo gasto cardiaco son signos clínicos comunes en gatos con CMH. La tos es excepcional en gatos con edema pulmonar; la tos crónica en gatos con disnea sugiere principalmente afecciones bronquiales. En pocos gatos afectados, la muerte súbita inesperada es la primera manifestación clínica de la enfermedad, por lo que se diagnostica en la necropsia.

La exploración física de los gatos con CMH puede ser normal; en otros casos se detectan anomalías en la auscultación cardiaca como un soplo, una arritmia o un galope como parte de la evaluación rutinaria. Los signos de insuficiencia cardiaca congestiva (disnea y taquipnea, crepitaciones) o los soplos en gatos con CMH están relacionados con la obstrucción del TSVI y la regurgitación mitral, pero no son específicos de la enfermedad, y puede ser necesario un diagnóstico diferencial con otras enfermedades cardiacas o no cardiacas. Los sonidos de galope (S3 y S4) son más específicos de cardiomiopatía que los soplos debido a la disfunción diastólica, el aumento de la presión auricular izquierda y la rigidez ventricular; sin embargo, también pueden detectarse en gatos de avanzada edad y en gatos con anemia o hipertiroidismo. La taquicardia no se asocia sistemáticamente con la insuficiencia cardiaca y, en algunos gatos, la bradicardia puede ser evidente. Las arritmias en gatos sugieren una afección cardiaca estructural que debería investigarse.

Algunos gatos pueden desarrollar manifestaciones tromboembólicas, que dependen del lugar de la embolización, la duración de la oclusión y la circulación colateral. Cuando los trombos afectan a la aorta terminal, los signos más evidentes

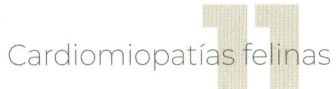
son paresia aguda, vocalización, dolor (debido a la isquemia neuromuscular secundaria a la oclusión vascular), ausencia de pulsos femorales y almohadillas de pálidas a cianóticas (dependiendo de la gravedad y duración de la isquemia) y extremidades distales frías. Cuando se ven afectados otros órganos pueden presentarse signos como azotemia (afectación renal), diarrea sanguinolenta, manifestaciones neurológicas o muerte súbita. Muchos gatos con TEA están deshidratados e hipotérmicos debido a una mala perfusión sistémica.

DIAGNÓSTICO

Una vez que los signos clínicos y la exploración física apuntan hacia una CMH en un gato, el siguiente paso debería incluir un diagnóstico diferencial con otras enfermedades cardiacas o no cardiacas que cursan con hipertrofia miocárdica. Entre ellas se incluyen la estenosis aórtica, la anemia, la acromegalia, el hipertiroidismo, la hipertensión arterial sistémica (especialmente en gatos de avanzada edad) y, con menor frecuencia, las enfermedades miocárdicas infiltrativas (linfoma o rabdomiosarcoma). Las pruebas adicionales como un ecocardiograma, radiografías torácicas, un electrocardiograma (ECG), pruebas de laboratorio o pruebas genéticas permitirán al veterinario establecer un diagnóstico definitivo, evaluar la gravedad de la enfermedad e identificar cualquier comorbilidad, y así garantizar un mejor pronóstico de la CMH.

Electrocardiografía

El ECG es muy variable en gatos con CMH, por lo que no es útil para el diagnóstico. Sin embargo, es la prueba más específica para evaluar las arritmias en pacientes con CMH:

- Se han descrito con frecuencia arritmias ventriculares (complejos ventriculares prematuros, taquicardia ventricular) en gatos tanto con CMH descompensada como con CMH compensada, y el número de arritmias ventriculares no fue diferente entre los dos grupos de CMH.

- Arritmias supraventriculares: los complejos auriculares prematuros y la taquicardia auricular pueden estar presentes en gatos con CMH, pero son menos frecuentes que las arritmias ventriculares. La fibrilación auricular aparece en gatos con estadios finales de CMH y dilatación auricular izquierda grave.

- Varios estudios han sugerido que la mayoría de los gatos con taquiarritmias ventriculares tienen una cardiopatía estructural subyacente.

- La desviación del eje izquierdo (0° a −90°) sugestiva de bloqueo fascicular anterior izquierdo (fig. 11.6a) es frecuente en gatos con CMH, pero también está presente en gatos con otras afecciones como el hipertiroidismo.

- En gatos con CMH también se encuentran un ECG normal, bloqueos auriculoventriculares y bradicardia sinusal.

- Un aumento del voltaje de la onda R o de la duración de la onda P no es sensible para la detección de cardiomegalia ventricular izquierda o auricular izquierda, respectivamente.

- Puede ser necesario un Holter de 24 horas o un monitor de eventos para evaluar el ritmo cardiaco en gatos con episodios de debilidad o síncope.

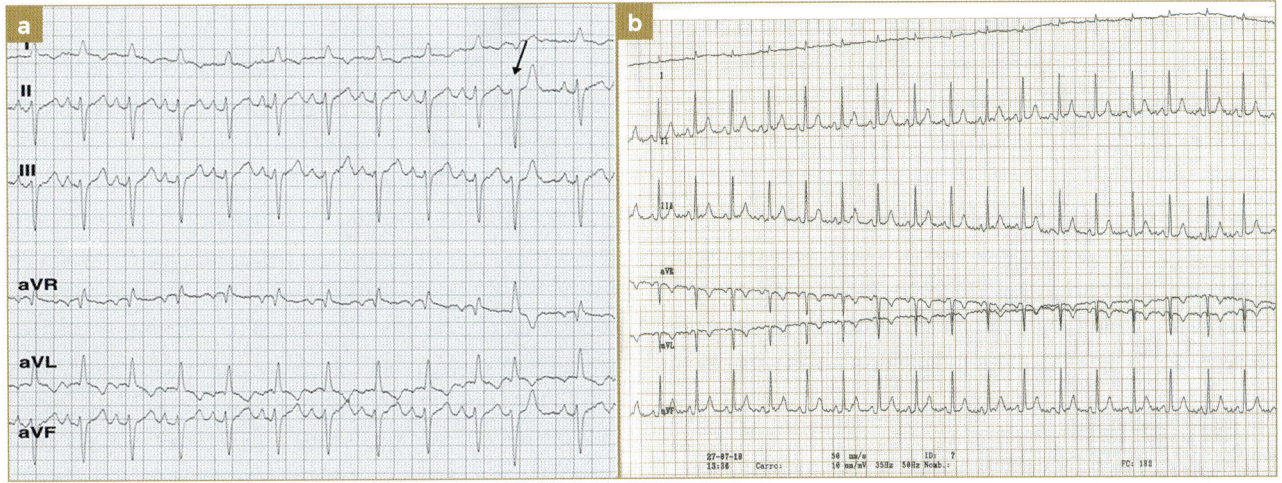

FIGURA 11.6. Electrocardiogramas de dos gatos con cardiomiopatía hipertrófica. a) Obsérvense el ritmo sinusal, un complejo prematuro ventricular aislado (flecha) y una desviación del eje eléctrico medio hacia la izquierda (plano frontal) (EEM = −60°; EEM normal = 0-160°), sugestivos de bloqueo fascicular anterior izquierdo; 50 mm/s, 20 mm = 1mV. b) Ritmo sinusal normal y aumento de la amplitud de la onda R en DII (1,4 mV, DII; normal <1,0 mV), sugestivo de hipertrofia ventricular izquierda; 50 mm/s, 10 mm = 1mV.

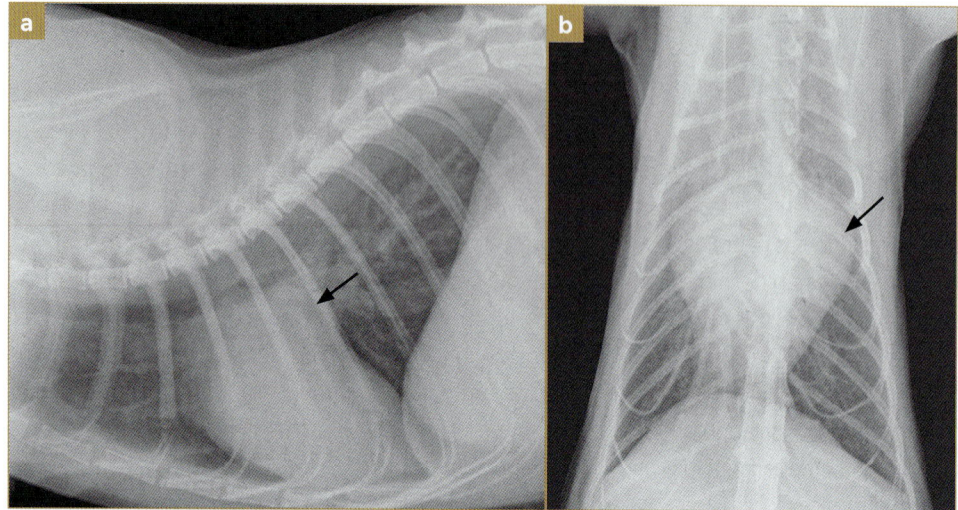

FIGURA 11.7. a) y b) Radiografías torácicas de un gato con cardiomiopatía hipertrófica grave e insuficiencia cardiaca congestiva moderada. Distensión venosa pulmonar, edema intersticial difuso, dilatación auricular izquierda (flechas). b) En la proyección dorsoventral puede observarse la clásica forma de corazón de "San Valentín" debida a la dilatación auricular izquierda.

Radiología torácica

Los hallazgos radiográficos pueden variar desde una silueta cardiaca y pulmones normales en gatos con CMH de leve a moderada hasta dilatación auricular o ventricular izquierdas, congestión venosa, infiltrados pulmonares intersticiales o alveolares (distribución focal o difusa) o derrame pleural en casos de CMH grave e insuficiencia cardiaca congestiva (fig. 11.7). En algunos gatos con cardiomegalia izquierda, las proyecciones dorsoventral o ventrodorsal pueden revelar un corazón "con forma de san Valentín" (fig. 11.7). El ápex puede aparecer desplazado hacia la derecha en algunos gatos con cardiomegalia grave.

Las mediciones del tamaño vertebral del corazón (índice cardiaco vertebral [ICV]) pueden ser útiles para cuantificar el tamaño cardiaco y la cardiomegalia, pero un ICV normal no puede utilizarse para descartar la CMH. El tamaño cardiaco vertebral normal en gatos es de 7,5 ± 0,3 vértebras. Un estudio realizado por Sleeper et al. (2013) en gatos con dificultad respiratoria demostró que un ICV de >8,0 vértebras era el mejor punto de corte a la hora de cribar cardiopatías, mientras que un ICV de >9,3 vértebras era muy específico para la presencia de cardiopatías. Las mediciones entre 8,0 y 9,3 vértebras sugerían que la causa de la disnea era equívoca y que era necesaria una ecocardiografía para obtener información diagnóstica. Un corazón aumentado de tamaño en las radiografías no es específico

de CMH, por lo que debe realizarse un examen ecocardiográfico para hacer un diagnóstico definitivo.

Ecocardiografía

Véase el vídeo 11.1 para una perspectiva general de las características ecocardiográficas de las cardiomiopatías felinas.

La ecocardiografía es la técnica estándar no invasiva más sensible para diagnosticar a gatos con CMH y para descartar otras enfermedades cardiacas. Sin embargo, la ecocardiografía es una técnica muy dependiente del operador que requiere experiencia, ya que los patrones de hipertrofia en gatos con CMH son muy variables, y el manejo del gato no siempre es fácil.

Clásicamente, la CMH felina se ha definido por mediciones ecocardiográficas telediastólicas del grosor de la pared ventricular que igualan o superan los 6 mm cuando se han excluido otras causas de hipertrofia ventricular izquierda. Sin embargo, no hay consenso sobre el valor exacto del grosor máximo de la pared ventricular izquierda para diferenciar una pared normal de una hipertrofiada. El peso corporal también influye en el grosor de la pared ventricular izquierda, por lo que es poco probable que un valor de corte único para diferenciar lo normal de lo anormal sea apropiado. Además, no existe consenso sobre la técnica de medición que debe utilizarse: ecocardiografía en modo M o múltiples proyecciones bidimensionales (2D). Dado que un ecocardiograma en modo M del ventrículo izquierdo puede subestimar o sobrestimar el grosor de la pared al pasar por alto la hipertrofia regional debido a la dificultad para evitar los músculos papilares hipertrofiados con el cursor, se recomienda medir las áreas focales de hipertrofia en múltiples proyecciones mediante ecocardiografía 2D.

VÍDEO 11.1. Características ecocardiográficas de las cardiomiopatías felinas.

Deben realizarse mediciones de la parte más gruesa del septo y de la pared libre en cada proyección y en una media de al menos tres ciclos cardiacos para cada localización. Las publicaciones recientes consideran las siguientes recomendaciones:

- Mediciones 2D: debe considerarse el método de borde anterior a borde posterior para medir el septo y el método de borde anterior a borde anterior (excluyendo el pericardio) para medir la pared libre del ventrículo izquierdo. Si existe un marcado engrosamiento endocárdico, se ha de excluir la capa endocárdica (fig. 11.8a).

- Para la mayoría de los gatos debe considerarse normal un grosor de la pared ventricular izquierda <5 mm.

- Para la mayoría de los gatos debe considerarse anormalmente grueso un grosor de la pared ventricular izquierda ≥6 mm.

- Un grosor de la pared ventricular izquierda entre 5 y 6 mm debe interpretarse en el contexto del tamaño corporal, los antecedentes familiares, la morfología y función ventricular izquierda y las velocidades mediante Doppler tisular.

Cuando los resultados de la medición son equívocos, la autora recomienda repetir el examen ecocardiográfico 6-12 meses después para descartar o confirmar la CMH.

Los estudios ecocardiográficos 2D han demostrado que la CMH felina se caracteriza por una amplia gama de patrones fenotípicos de hipertrofia ventricular izquierda (figs. 11.8 y 11.9), que van desde el un segmento localizado y levemente engrosado de pared hasta la hipertrofia generalizada. En las formas localizadas pueden estar afectados el septo interventricular, la pared libre o una parte de ellos; el ápex o los músculos papilares son los principales afectados. Sin embargo, el engrosamiento difuso de la pared que afecta al septo interventricular y a la pared libre es la forma más frecuente de hipertrofia. Los músculos papilares del ventrículo izquierdo también muestran

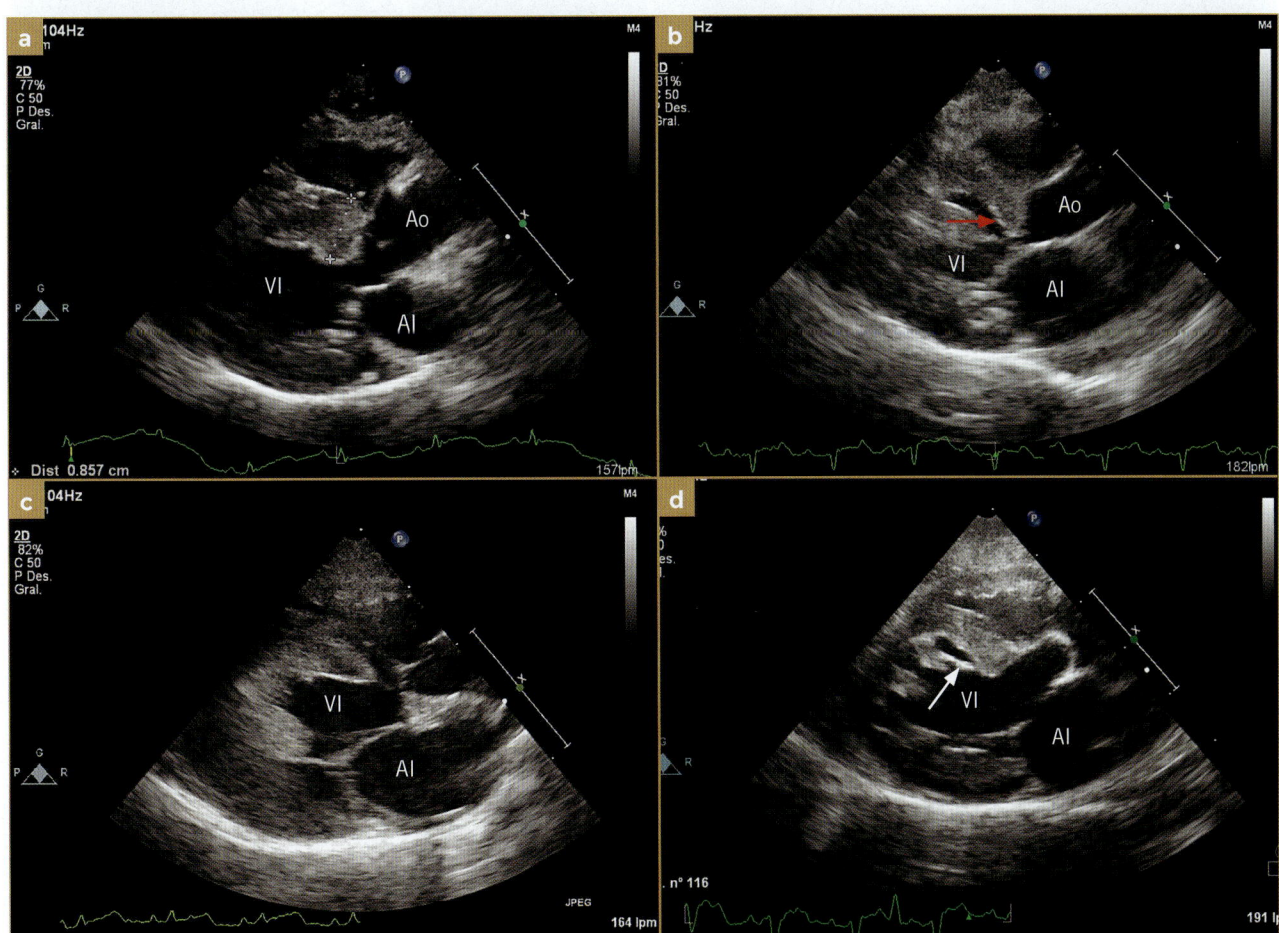

FIGURA 11.8. Ecocardiogramas bidimensionales de cuatro gatos con cardiomiopatía hipertrófica; proyecciones paraesternales derechas de eje largo que muestran diferentes patrones de hipertrofia concéntrica del ventrículo izquierdo (VI). a) Obsérvese el engrosamiento homogéneo y simétrico del septo interventricular y de la pared libre del VI. b) Adviértase la hipertrofia basilar focal del septo interventricular por debajo de la válvula aórtica (flecha). c) Obsérvese la hipertrofia concéntrica grave que afecta a la porción apical del VI. d) Adviértanse la hipertrofia leve del VI y una estructura fibrosa (falso tendón) que atraviesa el VI desde el vértice hasta el septo interventricular basal (flecha). AI, aurícula izquierda; Ao, aorta ascendente.

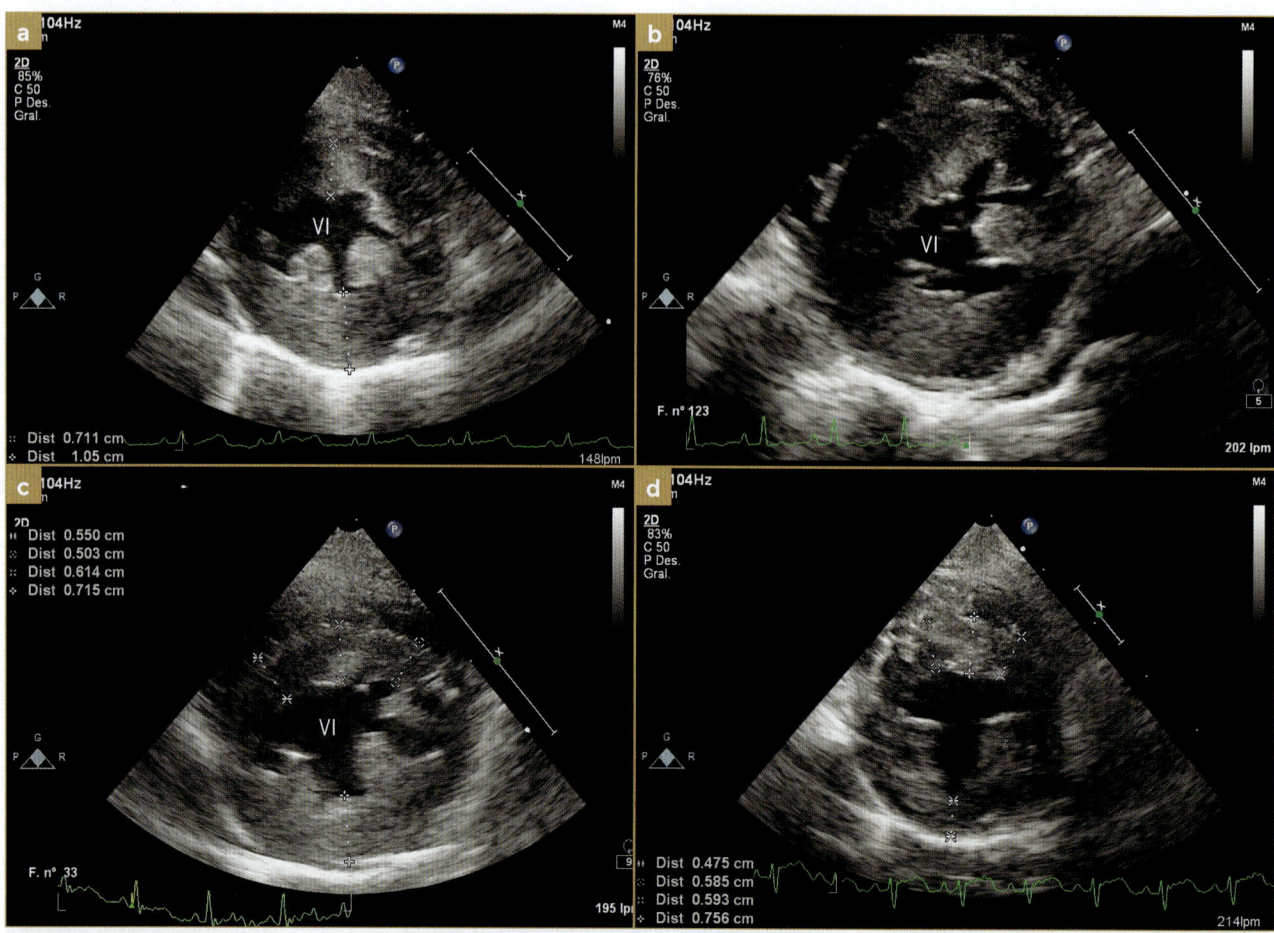

FIGURA 11.9. Ecocardiogramas bidimensionales de cuatro gatos con cardiomiopatía hipertrófica; proyecciones paraesternales derechas de eje corto (cuadro de telediástole) a nivel de los músculos papilares (ventrículo izquierdo [VI]) que ilustran la amplia variabilidad fenotípica característica de esta enfermedad. a) Obsérvense la hipertrofia difusa que afecta al septo interventricular y a las porciones contiguas de la pared libre anterior y posterior, los músculos papilares prominentes y la cavidad del VI muy reducida. b) Adviértanse la hipertrofia concéntrica grave y heterogénea del VI y la cavidad reducida del VI. c) Obsérvese la hipertrofia concéntrica asimétrica del VI, así como los cuatro puntos de medición del engrosamiento miocárdico. d) Hipertrofia asimétrica del VI que afecta solo al septo interventricular.

grados variables de hipertrofia, lo que reduce la cavidad ventricular izquierda, pero es difícil evaluar la morfología y el tamaño de estos músculos, ya que su morfología es variable. Además, las anomalías de la válvula mitral (valvas alargadas) también son comunes en asociación con la obstrucción del TSVI en gatos con CMH. Los falsos tendones son hallazgos muy comunes en gatos con CMH, pero también en gatos normales. Se definen como bandas fibrosas o fibromusculares, únicas o múltiples, que atraviesan el ventrículo izquierdo y no están asociadas a la válvula auriculoventricular (fig. 11.8d). Algunos falsos tendones pueden producir un engrosamiento focal en su zona de inserción en el septo, lo que puede dificultar las mediciones y confundirse con CMH focal.

El tamaño de la aurícula izquierda en gatos con CMH suele ser mayor que en gatos sanos. La dilatación se ha asociado a un mal pronóstico en personas y gatos con CMH.

Una aurícula izquierda dilatada, medida en la proyección de eje corto (telesístole o telediástole) (relación aurícula izquierda/aorta [AI/Ao] <1,6), indica un aumento de la presión telediastólica del ventrículo izquierdo y riesgo de insuficiencia cardiaca congestiva (fig. 11.10). Una relación AI/Ao superior a 1,5 sugiere una dilatación de la aurícula izquierda; los valores entre 1,51 y 1,79, entre 1,79 y 1,99 y los superiores a 2,0 se definen como dilatación auricular izquierda leve, moderada y grave, respectivamente. El diámetro de la aurícula izquierda también puede medirse en una proyección paraesternal derecha de cuatro cámaras de eje largo al final de la sístole, desde el septo interauricular hasta la pared libre de la aurícula izquierda.

Puede observarse un contraste ecocardiográfico espontáneo (agregación de eritrocitos) o un trombo en la aurícula izquierda o el apéndice auricular, tanto en las proyecciones

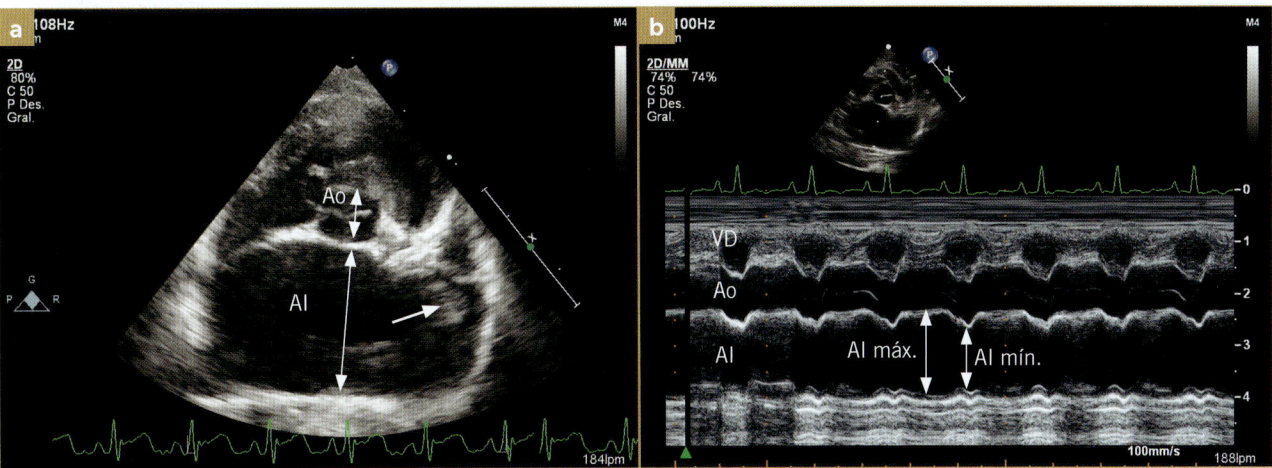

FIGURA 11.10. Proyecciones ecocardiográficas bidimensionales de eje corto (a) y modo M (b) obtenidas desde una ventana paraesternal derecha de dos gatos con cardiomiopatía hipertrófica a nivel de la base cardiaca. a) Obsérvense la dilatación grave de la aurícula izquierda (AI) (AI/Ao = 2,8; AI/Ao normal <1,5) y una opacidad hiperecoica de tejido blando dentro del apéndice auricular compatible con un trombo; también había contraste espontáneo. b) Medición de la dimensión máxima de la AI (AI máx.) y la dimensión mínima de la AI (AI mín) para calcular la fracción de acortamiento de la aurícula izquierda ([FAAI % = AI máx.-AI mín./AI máx.]×100); en este gato, la FAAI era del 26,6 % (valores normales de FAAI % = 18-38 %). VD, ventrículo derecho.

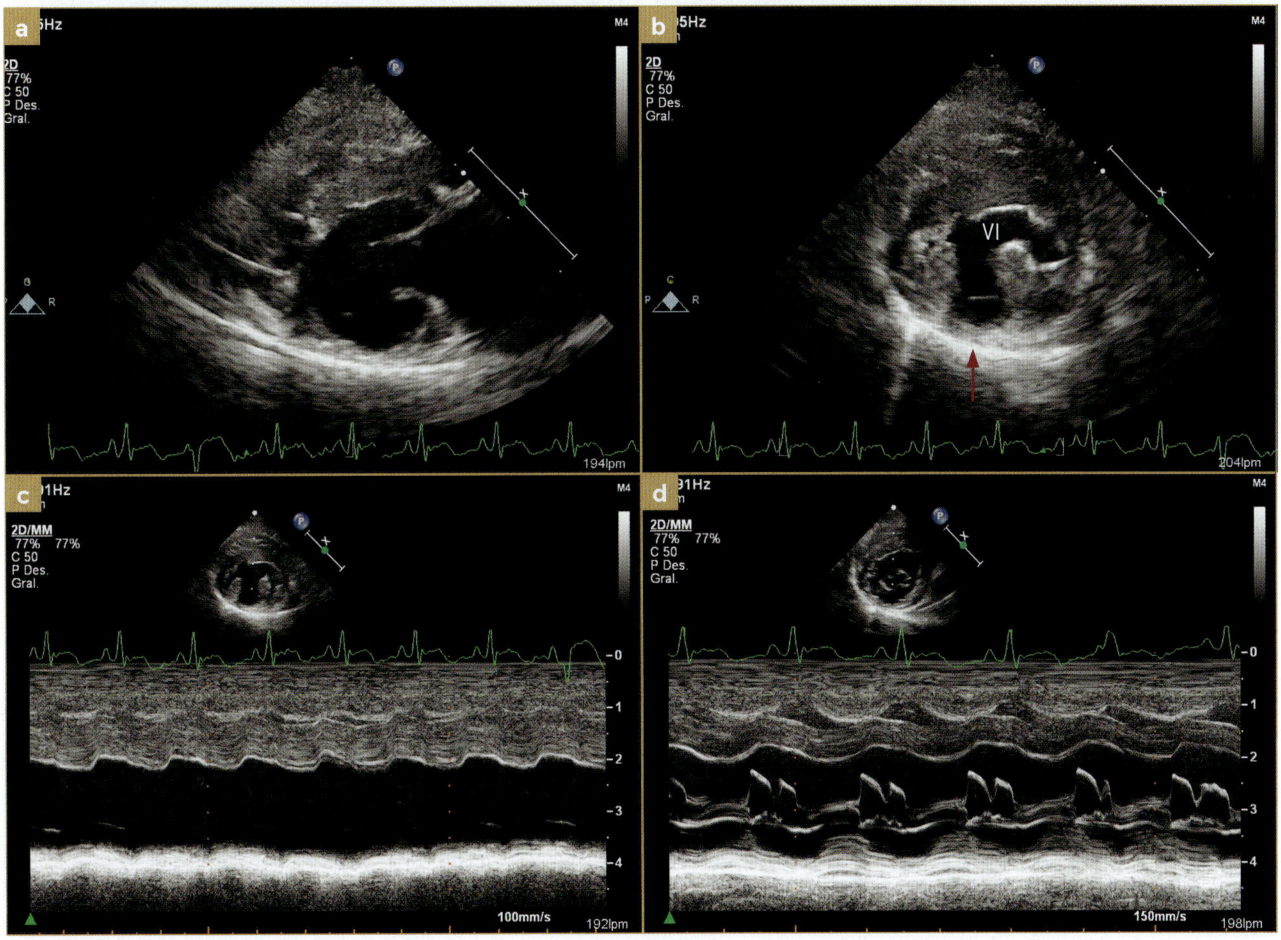

FIGURA 11.11. Ecocardiogramas bidimensionales (a y b) y en modo M (c) obtenidos a partir de una ventana paraesternal derecha de un gato Sphynx macho de 3 años con insuficiencia cardiaca congestiva secundaria a cardiomiopatía hipertrófica, 4 meses después del diagnóstico. a) Proyección en eje largo de cuatro cámaras. b) Proyección en eje corto a nivel de los músculos papilares del ventrículo izquierdo (VI). c) Proyección en eje corto en modo M a nivel del VI. Todas las imágenes muestran un adelgazamiento grave de la pared libre del VI, así como su aspecto hiperecoico (flecha), lo que sugiere isquemia miocárdica.

paraesternal derecha de eje largo y corto como en la proyección paraesternal izquierda de eje craneal. La disminución de las velocidades del flujo sanguíneo Doppler pulsado en la orejuela auricular izquierda, junto con un aumento del tamaño de la aurícula izquierda, sugieren un mayor riesgo de formación de trombos.

En algunos gatos con CMH e insuficiencia cardiaca congestiva, la enfermedad progresa a disfunción sistólica, atribuible a un proceso irreversible de cicatrización extensa, supuestamente debido a isquemia microvascular. La ecocardiografía 2D y en modo M pueden mostrar un septo y/o pared libre ventricularcular izquierda finos e hiperecoicos (fig. 11.11).

La disfunción diastólica en gatos con CMH se ha documentado evaluando el tamaño y la función de la aurícula izquierda, el flujo mitral Doppler (fig. 11.12), los patrones de flujo venoso pulmonar y las velocidades del anillo mitral con Doppler tisular. Los gatos con CMH preclínica pueden mostrar un patrón de relajación anómala (relación de la onda de llenado diastólica temprana [E] a la onda sistólica auricular [A] <1, tiempo de relajación isovolumétrica prolongado y tiempo de desaceleración de la onda E prolongado). En esta primera fase de la disfunción diastólica, las presiones auriculares izquierdas son normales, el llenado diastólico precoz del ventrículo izquierdo está alterado y el llenado aumenta con la contracción auricular. A medida que la disfunción diastólica empeora, la presión auricular izquierda se incrementa y puede observarse un patrón de llenado pseudonormal al medir la velocidad del flujo de entrada mitral;

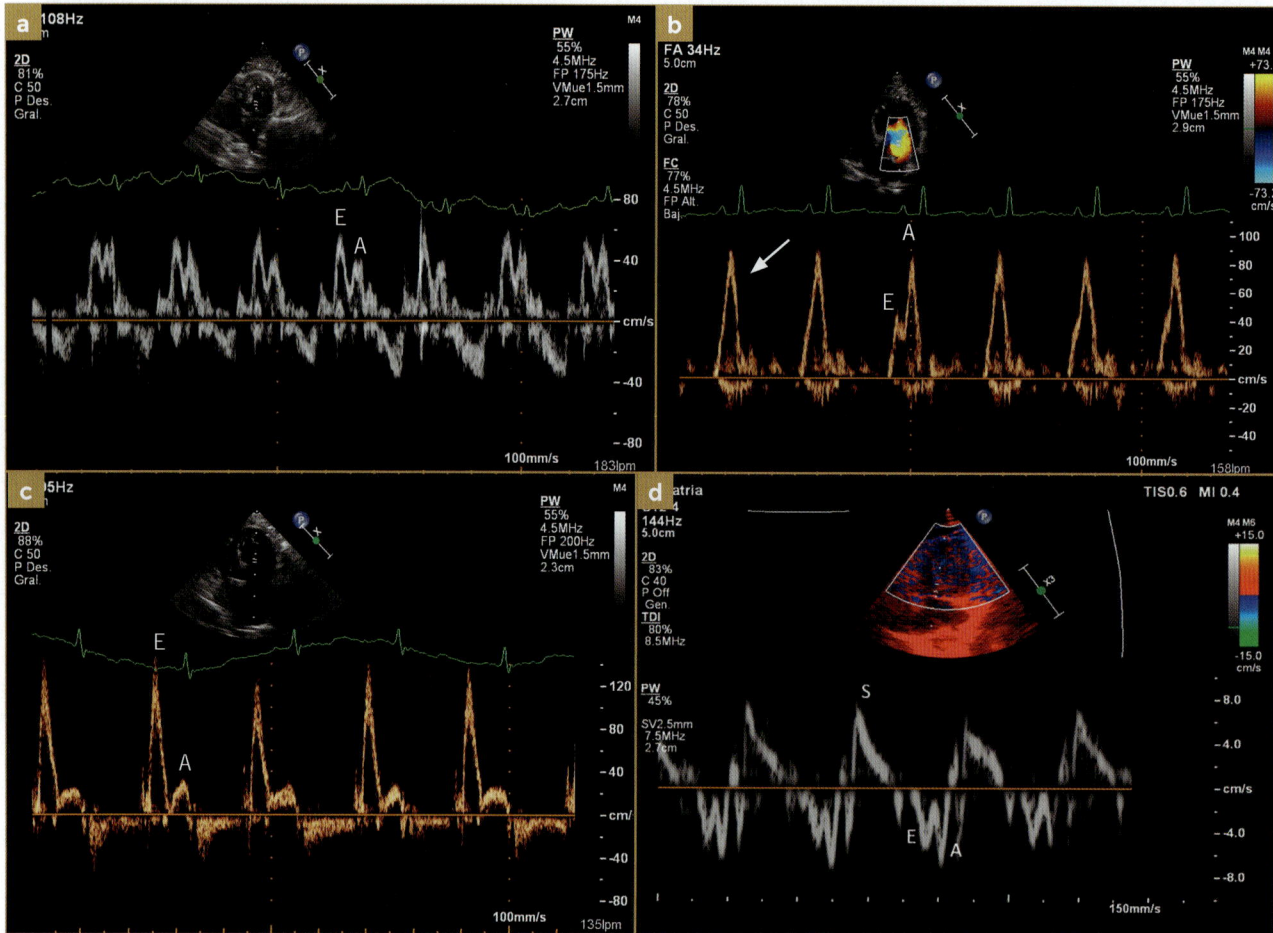

FIGURA 11.12. Ecocardiogramas con Doppler pulsado transmitral obtenidos a partir de una proyección apical izquierda de cuatro cámaras (a) de un gato normal y (b y c) de dos gatos con cardiomiopatía hipertrófica (CMH) y disfunción diastólica. a) Flujo sanguíneo transmitral normal con una relación E/A = 1,4 (relación E/A normal = 1,2-1,6). b) Patrón de relajación anómala caracterizado por una relación E/A reducida (<1); la fusión entre las ondas E y A en gatos con frecuencia cardiaca elevada puede darse con frecuencia, dificultando la medición de ondas de flujo total y parcialmente sumadas (flecha). Si el gato coopera puede utilizarse una maniobra vagal para disminuir la frecuencia cardiaca y separar las ondas E y A. c) Obsérvese un patrón restrictivo, caracterizado por una relación E/A aumentada (>2) y un tiempo de desaceleración reducido. d) Imagen Doppler tisular del anillo lateral de la válvula mitral de un gato con CMH y disfunción diastólica que muestra un patrón de relajación alterado, caracterizado por una velocidad diastólica temprana reducida (E').

las velocidades del flujo venoso pulmonar y las velocidades del anillo mitral con Doppler tisular son necesarias para determinar si el patrón de llenado es normal o pseudonormal. En gatos con disfunción diastólica grave y presiones auriculares izquierdas muy elevadas se observa un patrón restrictivo (fig. 11.12c); se caracteriza por una relación E/A >2, un tiempo de desaceleración de la onda E disminuido y un tiempo de relajación isovolumétrica acortado.

En comparación con los gatos normales, los gatos con CMH han mostrado velocidades diastólicas tempranas más bajas (velocidad de E' <7,3 cm/s) (fig. 11.12d), así como un tiempo de relajación isovolumétrica prolongado y tiempos de aceleración y desaceleración de la onda E cuando se utilizó el Doppler espectral para analizar el flujo transmitral.

Este patrón de relajación alterado en otras especies se considera el primer grado de disfunción diastólica y se acepta como fisiológico solo en animales de edad avanzada. En los gatos, debido a sus peculiares características anatómicas y funcionales cardiacas, este patrón también puede observarse en pacientes jóvenes normales.

La obstrucción dinámica del TSVI secundaria a MSA de la válvula mitral es un hallazgo ecocardiográfico común en gatos con CMH. El resultado es un estrechamiento del TSVI, turbulencia del flujo sanguíneo e insuficiencia de la válvula mitral (fig. 11.13). El MSA puede identificarse mediante ecocardiografía 2D (proyección paraesternal derecha de eje largo del TSVI) y ecocardiografía en modo M (proyección paraesternal derecha de eje corto a nivel de la válvula mitral) como

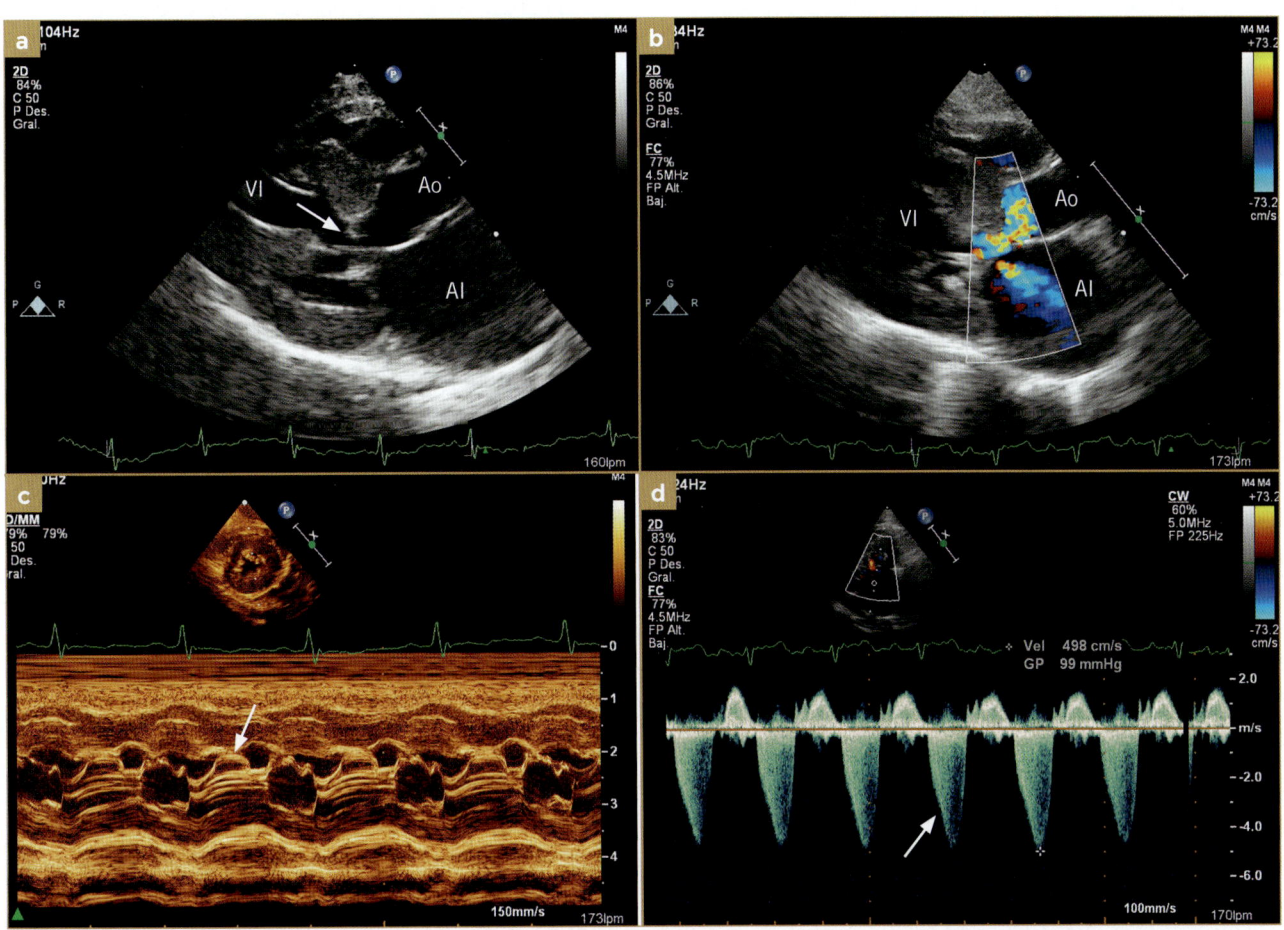

FIGURA 11.13. Ecocardiogramas de dos gatos con cardiomiopatía hipertrófica y obstrucción dinámica del tracto de salida del ventrículo izquierdo (TSVI). a) Proyección bidimensional paraesternal derecha de cuatro cámaras y eje largo que muestra movimiento sistólico anterior (MSA) caracterizado por un desplazamiento de la valva anterior de la válvula mitral hacia el TSVI durante la sístole (flecha). b) Doppler color (proyección paraesternal derecha de cuatro cámaras y eje largo) que muestra un flujo turbulento en el TSVI y la aorta ascendente, así como regurgitación mitral debida al MSA. c) Ecocardiograma en modo M obtenido a partir de una proyección paraesternal derecha de eje corto a nivel de la válvula mitral que muestra el MSA, caracterizado por un desplazamiento de la valva anterior de la válvula mitral hacia el septo interventricular durante la sístole (flecha). d) Ecocardiograma Doppler continuo que muestra un aumento de la velocidad del TSVI debido a la obstrucción dinámica causada por el MSA; el espectro de la obstrucción dinámica se caracteriza por un aspecto tardío en forma de daga (flecha). AI, aurícula izquierda; VI, ventrículo izquierdo.

un desplazamiento de la valva mitral anterior hacia el septo (figs. 11.13a y c). En algunos gatos se observa obstrucción dinámica en el ventrículo medio. A menudo se observa una placa hiperecoica en la región donde la valva anterior de la válvula mitral contacta con el endocardio del septo interventricular. Dado que el MSA depende en gran medida del estado funcional cardiaco, la obstrucción del TSVI puede ser persistente o aparecer solo con la excitación o al aumentar la frecuencia cardiaca. El Doppler flujo-color permite identificar flujos turbulentos en el TSVI y regurgitación mitral en la proyección paraesternal derecha de eje largo (fig. 11.13b) y en la proyección paraesternal izquierda apical de cinco cámaras. La gravedad de la obstrucción puede determinarse mediante Doppler continuo en la proyección paraesternal izquierda de cinco cámaras, colocando el cursor paralelo al flujo sanguíneo a través del TSVI y la aorta ascendente. El espectro de la obstrucción dinámica del TSVI tendrá un aspecto característico cóncavo, tardío y en forma de daga (fig. 11.13d). La gravedad de la obstrucción del TSVI se caracteriza en función de los gradientes de presión Doppler: leve (<50 mmHg), moderada (50-80 mmHg) y grave (>80 mmHg).

También se ha descrito la afectación del ventrículo derecho con un aumento del grosor de la pared en gatos con CMH. El aumento del tamaño de la cámara ventricular derecha y la disfunción ventricular derecha se asociaron con la carga hemodinámica ventricular izquierda y la morbilidad clínica, lo que sugiere que el ventrículo derecho puede estar implicado en la fisiopatología de la CMH en los gatos.

Las imágenes ecocardiográficas de deformación *(strain)* han demostrado que los gatos con CMH preclínica presentan una disminución de la deformación longitudinal y radial. La disminución de la deformación longitudinal y de la dimensión telediastólica del ventrículo izquierdo son factores que apoyarían el diagnóstico de CMH.

En resumen, los principales hallazgos ecocardiográficos asociados a un riesgo elevado de insuficiencia cardiaca congestiva o TEA son:

- Hipertrofia grave de la pared ventricular izquierda (>9 mm).
- Hipocinesia regional del ventrículo izquierdo o signos de infarto de miocardio.
- Dilatación de la aurícula izquierda: >16 mm en el eje largo paraesternal de cuatro cámaras (sístole ventricular) o AI/Ao >1,8.
- Contraste espontáneo en la aurícula izquierda o la orejuela auricular.

- Fracción de acortamiento del ventrículo izquierdo reducida (30 %).
- Fracción de acortamiento de la aurícula izquierda reducida (<12 %).
- Patrón de flujo de llenado transmitral restrictivo (E/A >2).
- Velocidad de flujo de la orejuela auricular izquierda reducida (<0,25 m/s)

Se ha descrito que la fracción de acortamiento reducida de la aurícula izquierda, la disfunción sistólica ventricular izquierda y la hipertrofia ventricular izquierda extrema son factores de predicción ecocardiográficos independientes de mortalidad cardiaca en gatos con CMH.

En gatos inestables con sospecha de insuficiencia cardiaca congestiva o en los que no se dispone de cardiólogo, puede utilizarse un examen ecocardiográfico específico en el punto de atención para identificar:

- Derrame pleural o pericárdico.
- Presencia de líneas B en los pulmones.
- Estimación subjetiva del tamaño de la aurícula izquierda y de la función sistólica del ventrículo izquierdo.

Resonancia magnética

La resonancia magnética (RM) cardiaca se ha utilizado para cuantificar con precisión la masa ventricular izquierda, identificar la fibrosis miocárdica (mediante RM cardiaca con realce de contraste) y evaluar la función cardiaca en pacientes con varias enfermedades cardiacas, incluida la CMH.

En los gatos los estudios son escasos, probablemente porque la RM cardiaca requiere un campo magnético potente de al menos 1-1,5 teslas, que permite una alta resolución temporal a frecuencias cardiacas rápidas, y este tipo de máquina no está disponible habitualmente en entornos veterinarios. Además, los resultados de los tres estudios realizados en gatos con CMH mediante RM cardiaca no han mostrado mejores resultados que otras técnicas como la ecocardiografía:

- El tratamiento con ramiprilo de gatos Maine Coon con CMH sin insuficiencia cardiaca congestiva no modificó la masa ventricular izquierda cuantificada mediante RM cardiaca a los 6 y 12 meses.
- La RM cardiaca con realce de contraste no fue útil para detectar fibrosis miocárdica difusa en gatos con CMH.
- No hubo diferencias en los índices de función diastólica de la RM cardiaca entre gatos normales y con CMH.

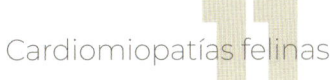

Pruebas de laboratorio

Los gatos con hipertrofia concéntrica ventricular izquierda deberían ser evaluados para descartar anemia, hipertiroidismo e hipertensión sistémica determinando el hematocrito, la presión sanguínea y los niveles séricos de tiroxina, principalmente en gatos mayores de 6 años con una auscultación cardiaca anormal o hipertrofia ventricular izquierda en un ecocardiograma. También deberían medirse los niveles del factor de crecimiento similar a la insulina 1 y de la hormona del crecimiento en gatos con hipertrofia ventricular izquierda y signos clínicos compatibles con acromegalia.

Biomarcadores cardiacos

Durante la última década, biomarcadores como la prohormona N-terminal del péptido natriurético tipo B (NT-proBNP) y la troponina I cardiaca (cTnI) se han estudiado ampliamente en la evaluación de las cardiomiopatías en gatos, basándose en el hecho de que la medición de estos biomarcadores es barata y no exige una formación avanzada.

En los gatos con CMH, los miocitos liberan NT-proBNP como resultado de la cardiomegalia y la distensión parietal. Algunos estudios han descrito que un valor de corte de NT-proBNP >270 pmol/l en un gato disneico puede utilizarse para diferenciar entre insuficiencia cardiaca congestiva y enfermedad respiratoria como causa de la dificultad respiratoria. Como valor de cribado, algunos estudios recientes han revelado que un valor de corte de NT-proBNP >100 pmol/l tenía una sensibilidad del 93,9 % y una especificidad del 92,4 % para detectar gatos con CMH; si el valor de corte se aumenta a >150 pmol/l, la especificidad aumenta al 100 %. En situaciones de urgencia, una prueba rápida comercial puede ayudar a diferenciar a los gatos con alto riesgo de los gatos con bajo riesgo de insuficiencia cardiaca congestiva, y debería considerarse cuando no se dispone de ecografía en la consulta.

La cTnI se libera al torrente sanguíneo como resultado del daño miocárdico. Un estudio reciente ha demostrado que un valor de corte de 0,06 ng/ml proporciona una buena discriminación entre gatos sanos y gatos con CMH (sensibilidad del 91,7 %; especificidad del 95,4 %). Sin embargo, la ecocardiografía es necesaria para confirmar el diagnóstico. Un valor de corte de cTnI de 0,234 ng/ml ha mostrado una sensibilidad del 95,0 % y una especificidad del 77,8 % en la detección de insuficiencia cardiaca congestiva en gatos con CMH. Otro estudio ha descrito que el aumento de las concentraciones de cTnI refleja la gravedad de la CMH en gatos y que los valores de corte >0,7 ng/l se asocian con un aumento de la mortalidad cardiaca.

A pesar de las ventajas de estas pruebas, debe tenerse en cuenta que la determinación de biomarcadores cardiacos puede no detectar gatos con CMH leve o moderada, especialmente animales jóvenes. Por tanto, estas pruebas no deberían utilizarse solas, sino en combinación con la ecocardiografía.

Marcadores hemostáticos

Los gatos con CMH y dilatación auricular izquierda pueden tener un mayor riesgo de desarrollar TEA. Los estudios han demostrado que al menos el 50 % de los gatos con contraste espontáneo en la aurícula izquierda o TEA manifiesta tenían evidencia de hipercoagulabilidad. Sin embargo, solo el 50 % de los gatos con TEA presentaban un aumento del dímero D. Además, los parámetros de coagulación como el complejo trombina-antitrombina, el dímero D y los productos de degradación de la fibrina no se correlacionan con el tamaño de la aurícula izquierda.

Pruebas genéticas

Existe una prueba genética comercial para la detección de la mutación en *MYBPC3* en gatos Maine Coon y Ragdoll, especialmente recomendada para la cría; sin embargo, esta prueba genética no es útil para otras razas de gatos.

Los estudios genéticos han demostrado que el 34 % de los gatos Maine Coon asintomáticos tenían la mutación y que el 88 % eran negativos para el fenotipo de CMH en la ecocardiografía a la edad de 5,4 años. Los gatos con un genotipo negativo pueden desarrollar CMH más tarde en la vida, y los gatos con un genotipo positivo pueden estar libres de la enfermedad. Por ello, la ecocardiografía sigue siendo la técnica de elección para el diagnóstico de la CMH en gatos, y la ecocardiografía debería repetirse anualmente en gatos afectados genotípicamente.

CLASIFICACIÓN DE LA GRAVEDAD

La clasificación más aceptada aplicada a los pacientes caninos con insuficiencia cardiaca se basa en el sistema de la American Heart Association/American College of Cardiology (AHA/ACC) que describe la progresión de la enfermedad en varios estadios a lo largo del tiempo. El objetivo de esta clasificación es relacionar la gravedad de los signos clínicos con el tratamiento adecuado para el estadio de la enfermedad.

Esta clasificación para gatos se presentó por primera vez en junio de 2019 en el Congreso del Foro del American College of Veterinary Internal Medicine (ACVIM):

- Estadio A: gatos con alto riesgo de desarrollar CMH pero que actualmente no presentan ningún trastorno cardiaco estructural identificable.
- Estadio B: gatos con hipertrofia ventricular izquierda pero que no han desarrollado signos clínicos causados por insuficiencia cardiaca.
  - Estadio B1, riesgo bajo: dilatación auricular subclínica, normal/leve.
  - Estadio B2, mayor riesgo: aumento subclínico moderado/grave de la aurícula izquierda. Los factores de riesgo adicionales incluyen un sonido de galope, arritmia, hipertrofia ventricular izquierda extrema, disfunción sistólica ventricular izquierda, contraste/trombo ecográfico espontáneo y anomalías regionales del movimiento de la pared.
- Estadio C: gatos con signos clínicos actuales o previos de insuficiencia cardiaca congestiva o de TEA.
- Estadio D: gatos con CMH terminal, en los que los signos clínicos de insuficiencia cardiaca son refractarios al tratamiento estándar.

ABORDAJE Y TRATAMIENTO
Estadio A

No se recomienda ningún tratamiento farmacológico ni dietético para ningún paciente. Los propietarios de gatos reproductores o de aquellos con un riesgo especialmente alto, como el Maine Coon y el Ragdoll, deberían considerar la realización de pruebas genéticas y una evaluación ecocardiográfica (anual) para detectar evidencias de un fenotipo positivo de la enfermedad. Los gatos con un fenotipo positivo no deben considerarse para la cría.

Estadio B

Actualmente no hay suficientes pruebas para decidir si tratar a un gato preclínico con CMH porque hay muchos factores implicados en la fisiopatología y evolución de la enfermedad. Además, muchos gatos con enfermedad leve pueden permanecer asintomáticos sin empeoramiento de la enfermedad durante muchos años.

Los principales factores que deben tenerse en cuenta para tratar o no a un gato preclínico con CMH incluyen el tamaño de la aurícula izquierda, el grado de hipertrofia concéntrica ventricular izquierda y disfunción sistólica, la obstrucción del TSVI y la presencia de taquiarritmias malignas.

Estadio B1. El objetivo en este estadio es evitar la progresión de la hipertrofia y de la fibrosis ventricular izquierda y reducir la obstrucción dinámica del TSVI en gatos con MSA para minimizar los efectos de la isquemia. Actualmente no se conoce ningún tratamiento eficaz para reducir la hipertrofia miocárdica y la fibrosis.

A pesar de que no se ha documentado ningún efecto beneficioso sobre la supervivencia, muchos clínicos recomiendan atenolol en gatos con obstrucción del TSVI. Los betabloqueantes se han asociado con una mejora de los signos clínicos en personas con CMH, porque ralentizan la frecuencia cardiaca y prolongan la diástole, aumentando así el llenado pasivo del ventrículo izquierdo y reduciendo la obstrucción del TSVI. El atenolol es un antagonista selectivo del receptor B-1 bien tolerado en gatos con efectos betabloqueantes que duran al menos 12 horas, pero menos de 24 horas. Las dosis oscilan entre 6,25 mg VO cada 24 horas, tituladas al alza durante 7 días a 6,25 mg VO cada 12 horas, después a 12,5 mg (AM) y 6,25 mg (PM), hasta un máximo de 12,5 mg VO cada 12 horas para alcanzar una frecuencia cardiaca ≤165 lpm.

Una pequeña molécula que actúa en el sarcómero inhibiendo la contractilidad, MYK-461, ha mostrado una reducción de la contractilidad, eliminación del MSA de la válvula mitral y supresión de los gradientes de presión del TSVI de forma dependiente de la exposición (velocidad de infusión) en gatos con CMH y obstrucción del TSVI. Aunque MYK-461 aún no está disponible para uso clínico, los resultados preliminares en pacientes humanos con CMH y obstrucción del TSVI son prometedores en la resolución de la hipertrofia ventricular izquierda y la obstrucción del TSVI.

Estadio B2. El objetivo del tratamiento en gatos de alto riesgo es prevenir la insuficiencia cardiaca congestiva, la TEA y la muerte súbita cardiaca. Debería considerarse el tratamiento en gatos con:

- Dilatación de la aurícula izquierda.
- Disfunción sistólica ventricular izquierda.
- Obstrucción dinámica grave del TSVI.
- Arritmias malignas.

La dilatación de la aurícula izquierda predispone a episodios tromboembólicos, por lo que se recomienda el tratamiento anticoagulante en gatos si hay dilatación de moderada a grave de la aurícula izquierda, fracción de acortamiento de la aurícula izquierda reducida, velocidad de flujo del apéndice auricular izquierdo reducida, contraste ecoico/trombo intracardiaco espontáneo o episodios tromboembólicos arteriales previos. Hay pruebas que respaldan el uso de clopidogrel (un antagonista irreversible del receptor de difosfato de adenosina plaquetario, que inhibe la agregación plaquetaria primaria y secundaria), a una dosis de 18,75 mg/gato cada 24 horas, para reducir el riesgo de TEA en gatos que han sobrevivido a un episodio de TEA (estudio FAT CAT) en comparación con la aspirina (81 mg/gato cada 72 horas). Actualmente se está explorando el uso de rivaroxabán (un antagonista oral del factor Xa) (estudio SUPER-CAT) para reducir el riesgo de TEA en gatos.

En los gatos con disfunción sistólica ventricular izquierda se recomienda el pimobendán (0,25 mg/kg VO cada 12 horas) y un inhibidor de la enzima convertidora de la angiotensina (IECA) (benazeprilo o enalaprilo, 0,25-0,5 mg/kg VO cada 24 horas). Aunque el pimobendán no está actualmente registrado para su uso en gatos, se ha utilizado con mayor frecuencia en el tratamiento de la insuficiencia cardiaca felina, especialmente en presencia de disfunción sistólica ventricular izquierda, derrame pleural significativo, insuficiencia renal o edema pulmonar refractario grave.

Se recomienda el atenolol en los gatos con obstrucción del TSVI siguiendo las mismas directrices dadas para los gatos en estadio B1.

En los gatos con taquiarritmias malignas debe considerarse el tratamiento con atenolol (6,25 mg VO cada 12-24 horas) o sotalol (1-2 mg/kg VO cada 12 horas).

Los propietarios deben controlar la frecuencia y el esfuerzo respiratorios durante el reposo o sueño para identificar la progresión temprana de la enfermedad.

Monitorización del estadio B. El objetivo de la monitorización de gatos preclínicos es identificar cualquier progresión de la enfermedad lo antes posible para prevenir la insuficiencia cardiaca congestiva o la TEA.

Aunque los gatos en estadio B1 se consideran de bajo riesgo de insuficiencia cardiaca congestiva o TEA, se deben monitorizar anualmente para detectar el desarrollo de dilatación de la aurícula izquierda y la progresión al estadio B2.

Los gatos en estadio B2 se deben revaluar cada 6-12 meses, en función de la gravedad de la enfermedad, los efectos del estrés (es importante un manejo adecuado y minimizar los estímulos perjudiciales) y las consideraciones económicas.

Además de la exploración física, la ecocardiografía es el mejor método para controlar la progresión de la CMH, junto con los biomarcadores cardiacos. Pueden realizarse radiografías torácicas si se sospecha insuficiencia cardiaca congestiva o si la aurícula izquierda aparece muy dilatada en la evaluación ecocardiográfica.

En los gatos preclínicos jóvenes de raza pura puede realizarse un nuevo control cada 3-6 meses, ya que tienden a padecer una forma más grave de la enfermedad, que progresa rápidamente.

La presión sanguínea, el hematocrito, las hormonas tiroideas y los valores renales deben controlarse periódicamente, especialmente en gatos de edad avanzada.

En gatos con CMH obstructiva preclínica que está progresando a insuficiencia cardiaca congestiva, el atenolol no debe retirarse de repente, sino que se ha de suspenderse progresivamente durante un periodo de varias semanas.

Estadio C

La insuficiencia cardiaca aguda puede definirse como una aparición rápida de signos de insuficiencia cardiaca que requiere hospitalización y atención médica inmediatas. Es posible que a los gatos con insuficiencia cardiaca congestiva nunca se les haya diagnosticado o sospechado un problema cardiaco previamente. Los objetivos del tratamiento en gatos con signos de insuficiencia cardiaca aguda son aliviar la disnea y reducir la acumulación anormal de líquidos mientras se mantiene o mejora el gasto cardiaco. Sin embargo, los gatos en esta fase son extremadamente vulnerables y debe hacerse todo lo posible para reducir su estrés y ansiedad antes de intentar cualquier prueba diagnóstica o procedimiento terapéutico.

El objetivo de la exploración inicial es establecer si la disnea es secundaria a una enfermedad cardiaca o respiratoria. Con el gato en decúbito esternal y bajo sedación, o con una manipulación mínima, una ecografía torácica en la consulta puede identificar rápidamente signos de enfermedad cardiaca subyacente, como dilatación subjetiva de la aurícula izquierda, derrame pericárdico o pleural y líneas B. Todos estos signos son altamente sugestivos de insuficiencia cardiaca congestiva. Si no se puede realizar una ecografía torácica o el derrame pleural no es significativo, una radiografía dorsoventral (gato en decúbito esternal) revelará edema pulmonar significativo, cardiomegalia y derrame pleural.

En general, en caso de diagnóstico presuntivo de insuficiencia cardiaca grave y agudamente descompensada, el tratamiento empírico inicial incluye sedación prudente, oxigenoterapia, furosemida intravenosa o subcutánea y toracocentesis (si es necesario).

- Sedación. El butorfanol es un sedante eficaz para gatos con dificultad respiratoria, a una dosis de 0,1-0,2 mg/kg IV, IM o SC. La buprenorfina puede representar una mejor opción que el butorfanol en gatos con signos concomitantes de TEA debido a su mayor duración de acción y mejores efectos analgésicos. Los gatos con mucha ansiedad pueden necesitar una dosis adicional de butorfanol combinada con una dosis baja de acepromazina o midazolam. Asimismo, una combinación de dosis bajas de ketamina (3-5 mg/gato IV o IM) combinada con un opioide y acepromacina o midazolam puede ser suficiente para realizar procedimientos clínicos (toracocentesis o radiografías).

- Oxigenoterapia. Se recomienda oxígeno suplementario en gatos disneicos para reducir el esfuerzo respiratorio. Algunos gatos toleran las cánulas nasales, y se recomienda un flujo de 50-100 ml/kg/min. En los gatos que no cooperan, la solución más eficaz es colocarlos en un entorno tranquilo y rico en oxígeno, como una jaula de oxígeno especializada. Si no se dispone de ella, una buena opción es envolver la puerta de la jaula con papel de celofán, dejando un espacio para que salga el aire y aplicar medidas de enfriamiento con compresas frías.

- Toracocentesis. El derrame pleural es muy común en gatos con insuficiencia cardiaca, y la toracocentesis es el método terapéutico más eficaz para aliviar la dificultad respiratoria. El procedimiento puede realizarse utilizando un catéter de aguja tipo mariposa o un catéter intravenoso conectado a un tubo de extensión y una llave de paso de tres vías. Tras la toracocentesis debe observarse una mejora significativa de la frecuencia y el esfuerzo respiratorios en pocos minutos si el procedimiento tiene éxito. Se recomienda analizar el líquido para asegurarse de que su naturaleza es compatible con una insuficiencia cardiaca. Se aconseja realizar radiografías tras la toracocentesis porque pueden permitir evaluar el tamaño del corazón, los pulmones y la vascularización pulmonar.

- Diuréticos. La furosemida desempeña un papel vital en los gatos con signos de insuficiencia cardiaca aguda. La furosemida disminuye la precarga bloqueando la reabsorción de sodio, potasio, cloruro y, secundariamente, agua en la rama ascendente del asa de Henle en la nefrona. Sin embargo, dado que la administración intravenosa puede resultar difícil y estresante en pacientes críticos, las vías IM o SC pueden ser alternativas adecuadas. La

dosis inicial en bolo recomendada es de alrededor de 1-2 mg/kg para gatos con descompensación de leve a grave. Debería observarse una mejoría clínica aproximadamente 30-60 minutos después de la administración IV y 1-2 horas después de la administración IM o SC. La dosis de furosemida puede repetirse al cabo de 2-4 horas dependiendo de la frecuencia y el esfuerzo respiratorios. Una vez que la frecuencia respiratoria cae por debajo de 50 lpm, la dosis y la frecuencia de administración de furosemida pueden reducirse para prevenir la deshidratación y los efectos indeseables de los diuréticos. Puede considerarse una dosis máxima acumulativa de 12 mg/kg/día.

- Durante el tratamiento de diuresis agresiva deben monitorizarse los parámetros renales (nitrógeno ureico en sangre, creatinina y electrolitos) y el hematocrito para prevenir la azotemia prerrenal grave (la azotemia leve es frecuente). Deben evitarse los fluidos intravenosos en los gatos con azotemia de leve a moderada. Si existe una azotemia prerrenal grave, pueden administrarse fluidos (NaCl al 0,45 % suplementado con potasio) por vía IV cuidadosamente a un cuarto o la mitad de la dosis de mantenimiento, o por vía SC una vez al día a una dosis de 50-75 ml hasta que mejore la azotemia, y siempre debe monitorizarse el grado de congestión venosa pulmonar.

- Inótropos positivos. Puede administrarse una primera dosis de pimobendán por vía IV en gatos hospitalizados (0,15 mg/kg). La administración debe continuarse oralmente en gatos sin obstrucción significativa del TSVI. Puede utilizarse dobutamina (1,25 μg/kg/min) si hay signos de disfunción sistólica y bajo gasto cardiaco, hipotermia, hipotensión arterial y azotemia durante <24 horas debido al riesgo de desarrollar convulsiones.

- Nitroglicerina. La nitroglicerina transdérmica (pomada, parches) se recomienda durante los dos primeros días de hospitalización (la tolerancia a los nitratos se desarrolla en 48 horas) en combinación con diuréticos en el tratamiento agudo de la insuficiencia cardiaca grave para reducir aún más la precarga. Es un venodilatador que reduce la presión del lecho capilar pulmonar y la acumulación de edema pulmonar en humanos. Aunque todavía no se han realizado ensayos clínicos en gatos, la nitroglicerina parece que es segura y se tolera bien.

- Antiarrítmicos. Las arritmias de bajo grado no suelen tratarse porque el control de la insuficiencia cardiaca congestiva y la mejora del gasto cardiaco mejorarán indirectamente las arritmias. No obstante, si existen taquiarritmias supraventriculares o ventriculares hemodinámicamente significativas, se recomienda un tratamiento antiarrítmico específico. Para la fibrilación auricular rápida podría considerarse el uso de diltiazem para el control de la frecuencia, a una dosis de 10 mg/gato VO cada 8 horas, o utilizando la formulación de acción prolongada a una dosis de 30 mg/gato VO cada 24 horas. Si hay taquicardia ventricular rápida y sostenida, se recomienda lidocaína IV lenta a 0,2-0,5 mg/kg (repetir una o dos veces) o sotalol a 2 mg/kg VO cada 12 horas.

■ Si un gato respira con normalidad y quiere beber agua, esto suele ser un buen indicio de que puede estar listo para el alta hospitalaria, sobre todo si el animal se niega a comer.

■ **Tratamiento crónico.** Los principales objetivos del tratamiento ambulatorio en gatos que han sobrevivido a un episodio de insuficiencia cardiaca congestiva son prevenir la retención anormal de líquidos y el tromboembolismo y modular la actividad neurohormonal:

  ■ La furosemida oral ha de administrarse a la dosis y frecuencia efectivas más bajas (1 mg/kg VO cada 12-24 horas o incluso 1 mg/kg en días alternos) para controlar el edema pulmonar y evitar la azotemia.

  ■ Debe añadirse un IECA (benazeprilo, enalaprilo) en dosis más bajas que en perros (0,25-0,5 mg/kg VO cada 24 horas)

  ■ Espironolactona: 0,5-1 mg/kg VO cada 24 horas.

  ■ Pimobendán: 0,625-1,25 mg/gato VO cada 12 horas.

  ■ Clopidogrel: 18,75 mg/gato VO cada 24 horas, solo o en combinación con aspirina (81 mg/gato VO cada 72 horas).

  ■ El atenolol puede iniciarse o continuarse con precaución en gatos con obstrucción del TSVI, debido a sus efectos inótropos negativos a las dosis anteriormente mencionadas.

  ■ Tratamiento antiarrítmico oral, si es necesario, como se ha descrito anteriormente.

  ■ Debe pedirse a los propietarios que evalúen periódicamente la frecuencia y el esfuerzo respiratorios del animal durante el reposo o el sueño.

Seguimiento del estadio C. Es necesario volver a examinar a los pacientes entre 3 y 10 días después del alta hospitalaria para controlar la eficacia del tratamiento. Por lo general, si la frecuencia respiratoria se encuentra en el intervalo normal y no se observa ningún esfuerzo respiratorio durante la exploración física, lo más probable es que el tratamiento diurético sea eficaz. Aunque la exploración física sea normal,

las radiografías torácicas pueden ser útiles para identificar signos precoces de insuficiencia cardiaca (congestión venosa pulmonar, edema pulmonar intersticial o derrame pleural leve). Si hay derrame pleural, una ecografía torácica es esencial para controlar la gravedad del derrame y determinar si es necesaria una toracocentesis. Deben evaluarse los parámetros renales, así como el hematocrito y los sólidos totales, para detectar azotemia y alteraciones electrolíticas. En función de los resultados de la exploración física y de las pruebas complementarias, debe aumentarse o disminuirse la dosis de furosemida (dosis mínimamente eficaz).

Se puede revisar de nuevo a los gatos compensados cada 2-4 meses. Los gatos con derrames pleurales frecuentes tienen un mal pronóstico y deberían revisarse mensualmente. Debe aumentarse la dosis de furosemida y se aconseja realizar toracocentesis periódicas.

Se recomiendan ecocardiogramas de seguimiento en gatos con CMH grave para evaluar la función miocárdica y detectar contraste espontáneo o trombos intracardiacos.

Como ya se ha mencionado anteriormente, los propietarios deben evaluar en casa la frecuencia y el esfuerzo respiratorios del gato en reposo.

Estadio D

Se considera que un gato tiene insuficiencia cardiaca refractaria cuando la dificultad respiratoria secundaria a edema pulmonar o derrame pleural persisten a pesar de la administración de una dosis máxima de furosemida (3-4 mg/kg VO cada 8-12 horas).

En los gatos con insuficiencia cardiaca refractaria pueden administrarse dosis altas de furosemida y un IECA (enalaprilo o benazeprilo en dosis de 0,25-0,5 mg/kg VO cada 12 horas) a expensas de una azotemia progresiva. Si la acumulación de líquido es progresiva puede introducirse espironolactona. Además, la furosemida administrada SC (1 mg/kg) por los propietarios, 3 veces por semana, es otra opción. Una alternativa es sustituir la furosemida por torasemida a 0,1-0,2 mg/kg VO cada 24 horas.

También debería considerarse el tratamiento anticoagulante descrito para gatos en estadio C.

El uso fuera de indicación de pimobendán (0,625-1,25 mg/gato VO cada 12 horas) puede ser beneficioso para gatos sin obstrucción significativa del TSVI. No hay datos sobre los beneficios de una dieta restringida en sodio en gatos con insuficiencia cardiaca refractaria.

También se recomienda un suplemento de taurina de 250 mg VO cada 12 horas. En los gatos con caquexia cardiaca debería priorizarse la ingesta de calorías sobre la restricción de la ingesta de sodio y debería registrarse la puntuación de la condición corporal en cada visita. Si el potasio sérico es más bajo de lo normal, se ha de suplementar la dieta con fuentes naturales o comercializadas de potasio.

Pueden ser necesarias toracocentesis periódicas u hospitalizaciones breves en gatos descompensados con disnea marcada. Algunos gatos pueden sobrevivir durante varios meses tras el primer episodio de insuficiencia cardiaca si los propietarios administran un tratamiento adecuado y se proporciona un apoyo veterinario frecuente. Debería considerarse la eutanasia en los gatos con signos persistentes de insuficiencia cardiaca congestiva (disnea debida a acumulación de fluidos) y complicaciones como azotemia grave o TEA.

Tratamiento del tromboembolismo arterial

En la fase aguda, la mejor opción para el tratamiento de los gatos con TEA es la hospitalización para proporcionarles los cuidados de soporte adecuados. Los propietarios de gatos con TEA aguda deben saber que se trata de una enfermedad devastadora que reaparece en la mayoría de los gatos afectados y que la mayoría de ellos sucumben a esta complicación. La mayoría de los estudios han descrito que aproximadamente un tercio de los gatos con TEA sobreviven hasta el alta. Un estudio demostró que el tiempo medio de supervivencia en gatos que habían sobrevivido a un episodio de TEA y habían sido dados de alta (19 de 49) era de 13,4 meses. En general, se considera que en aquellos gatos sin complicaciones como la azotemia (asociada a la embolización de la arteria renal) o la hipotermia grave, y cuyo dolor puede controlarse adecuadamente, puede iniciarse el tratamiento para evaluar la respuesta durante 4-5 días. Los gatos con hipotermia, bradicardia, más de una extremidad afectada, ausencia de función motora y signos de insuficiencia cardiaca congestiva suelen tener tasas de supervivencia bajas y en estos casos debe considerarse la eutanasia.

El control del dolor y la ansiedad es una consideración importante en las primeras horas tras la TEA porque después de ese periodo no hay dolor. El dolor y la ansiedad aumentan el tono simpático, y esto es muy perjudicial en gatos con cardiomiopatía. Se recomienda butorfanol (0,2 mg/kg IV o SC cada 6 horas), buprenorfina (0,005-0,015 mg/kg IV cada 6-8 horas) o fentanilo (3-5 μg/kg como bolo IV lento seguido de una infusión continua de 2-5 μg/kg durante 15 horas y

después un parche de fentanilo); la metadona y la hidromorfona también son buenas opciones.

En cuanto a la embolectomía quirúrgica o transcatéter mediante un catéter Fogarty, actualmente no hay pruebas que sugieran que este abordaje deba utilizarse como tratamiento de primera elección. Se evaluó un sistema de trombectomía reolítica en 6 gatos con TEA en la aorta distal; se consiguió una disolución exitosa del trombo en 5 de los 6 gatos, y 3 de los 6 gatos sobrevivieron hasta el alta. Si el tromboembolismo se detecta a las pocas horas del episodio, el tratamiento con un "destructor de coágulos", como el factor activador tisular del plasminógeno (tPA) (0,75 mg en bolo IV seguido de una infusión continua de 2,5 mg durante 30 minutos y después 1,75 mg durante 1 hora hasta una dosis total de 5 mg/gato) puede limitar la cantidad de muerte celular y, por tanto, reducir los problemas de lesión por reperfusión. Sin embargo, un estudio reciente que comparaba dos grupos de gatos con TEA mostró que las tasas de supervivencia y complicaciones eran similares entre los tratados con tPA y los tratados con el tratamiento estándar.

El tratamiento antitrombótico en la fase aguda de la TEA puede evitar que los trombos se extiendan, pero no tiene efecto sobre los trombos establecidos. La heparina es el tratamiento estándar para gatos hospitalizados. La heparina no fraccionada (250-300 U/kg SC cada 8 horas) o la heparina de bajo peso molecular como la enoxaparina (1,5 mg/kg SC cada 6 horas) o la dalteparina (150 UI/kg SC cada 4 horas) son las más utilizadas. Puede añadirse clopidogrel al tratamiento con heparina tan pronto como el gato pueda tolerar la medicación oral.

Los perfiles bioquímicos, junto con un perfil de coagulación, son útiles para evaluar la función renal y los electrolitos, aunque las alteraciones pueden cambiar con el tiempo tras el episodio tromboembólico. Puede desarrollarse acidosis metabólica en respuesta a la acidosis láctica y en ocasiones puede alcanzar niveles que requieran un tratamiento específico (bicarbonato sódico [1-2 mE/kg IV lentamente durante 15 minutos]). Puede presentarse hiperpotasemia súbita en respuesta al síndrome de reperfusión y debe tratarse adecuadamente; para tratar la hiperpotasemia puede utilizarse gluconato cálcico (0,5-1,5 ml/kg IV lentamente durante 5-10 minutos) o dextrosa al 25 % con insulina (insulina regular a 0,5 U/kg IV junto con dextrosa a 2 g/U de insulina). Debe realizarse un ECG en el momento del ingreso, tanto para evaluar el ritmo cardiaco como para monitorizar los niveles séricos de potasio. Los rasgos del ECG más característicos de la hiperpotasemia incluyen un intervalo PR prolongado, aplanamiento y desaparición de las ondas P, ensanchamiento de los complejos QRS, aumento de las amplitudes de la onda T y reducción de la frecuencia cardiaca (fig. 11.14).

Los gatos normotérmicos y los que solo tienen una extremidad afectada o disfunción motora parcial presentan un mejor pronóstico. La hipotermia, una manifestación común de mala perfusión sistémica y *shock,* es una complicación frecuente en gatos con TEA; mejorarla es uno de los objetivos más importantes en la fase aguda. Aumentar la temperatura ambiental puede ser beneficioso, pero no se aconseja la aplicación de otras fuentes de calor externas debido al riesgo de lesión térmica de los tejidos infartados.

La fluidoterapia intravenosa está indicada para gatos deshidratados si no hay insuficiencia cardiaca congestiva y puede ayudar a la eliminación de toxinas metabólicas (potasio, ácidos orgánicos liberados de los tejidos infartados y sustancias vasoactivas liberadas de las plaquetas activadas). La frecuencia respiratoria y el esfuerzo deben monitorizarse con frecuencia.

En gatos con TEA y taquipnea se ha de proporcionar oxígeno. Si hay crepitaciones en la auscultación, está indicada la furosemida intravenosa. Si no hay crepitaciones, deben realizarse radiografías torácicas.

Los cuidados de apoyo como el soporte nutricional, el vaciado manual de la vejiga urinaria y el mantenimiento de una cama limpia y cómoda son cruciales en estos gatos. La función neurológica y motora de las extremidades afectadas puede volver en algunos gatos después de varios días o semanas, pero otros gatos nunca recuperan la función de la extremidad afectada debido a disfunción neurológica, contractura tendinosa o necrosis tisular. La fisioterapia para mantener la flexibilidad de las articulaciones y mejorar el flujo colateral puede iniciarse 2-4 días después de la TEA (ejercicios suaves de amplitud de movimiento pasivo, apoyando al gato en posición de pie para favorecer la posición normal de las extremidades posteriores y los pies, etc.), por lo que los propietarios deben recibir formación para realizarla en casa.

PRONÓSTICO

El pronóstico de los gatos con CMH es muy variable: algunos tienen una esperanza de vida normal y mueren por enfermedades no cardiacas, mientras que otros sufren ICC, TEA o muerte súbita.

- En general, la edad temprana y la ausencia de signos clínicos se han asociado a tasas de supervivencia más prolongadas.

- Los datos de un estudio retrospectivo en gatos revelaron que una fracción de acortamiento del ventrículo izquierdo reducida y antecedentes de insuficiencia cardiaca congestiva predicen de forma independiente la muerte por insuficiencia cardiaca congestiva, mientras que una fracción de acortamiento de la aurícula izquierda reducida y antecedentes de TEA predicen de forma independiente la muerte por TEA. La muerte súbita es menos frecuente en gatos con CMH, pero se ha asociado con síncope. Otro estudio ha demostrado que, en gatos que sobrevivieron a 24 horas de hospitalización tras un episodio de insuficiencia cardiaca congestiva, la supervivencia osciló entre 596 y 732 días.

- El TEA se asocia a un mal pronóstico, ya que la mortalidad es elevada; se ha descrito un tiempo de supervivencia estimado de 184 días en aquellos gatos que sobreviven a un episodio de este tipo y lo superan.

- Los signos como el síncope y las arritmias también son indicadores de un mal pronóstico.

- Los datos del reciente estudio REVEAL en gatos con CMH preclínica han demostrado que se producía enfermedad cardiovascular en el 30 % de los animales y que no había diferencias en la supervivencia entre las formas obstructivas y no obstructivas de CMH en relación con el momento del diagnóstico. En los gatos que desarrollaron morbilidad cardiovascular, la supervivencia fue de 1,3-1,7 años. Pocos gatos (10 %) con CMH preclínica alcanzaron los 9-15 años de edad.

- La disfunción auricular izquierda, la baja función sistólica ventricular izquierda y la hipertrofia ventricular izquierda extrema, determinadas mediante

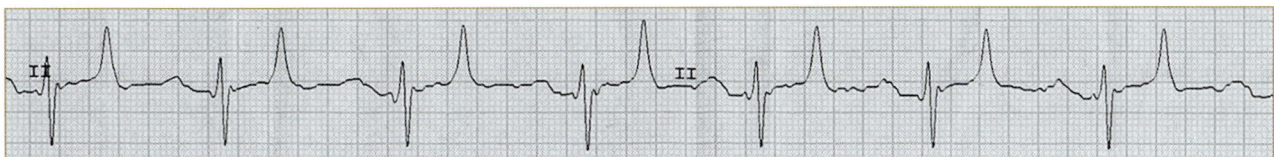

FIGURA 11.14. Electrocardiograma de un gato con hiperpotasemia (K$^+$ = 7,5 mEq/l; rango de K$^+$ = 4,5-5,3 mEq/l) secundaria a tromboembolismo aórtico y lesión por reperfusión, intervalo P-R aumentado y ondas T altas. 10 mm = 1 mV; 50 mm/s.

ecocardiografía, se han identificado como factores predictivos independientes de la disminución del tiempo de supervivencia cardiaca.

PROGRAMAS DE CRIBADO

Se han propuesto varios programas de cribado siguiendo la demanda de criadores y veterinarios en varias razas de gatos (Maine Coon, Bosque de Noruega, Siberiano, Británico de pelo corto, Ragdoll, Sphynx y Devon Rex) utilizando la ecocardiografía. En general, se recomienda que los gatos destinados a la cría se evalúen una vez al año con una edad de entre 1 y 3 años. El examen ecocardiográfico debería repetirse a los 5 y 8 años de edad. Puede ser difícil diferenciar los gatos normales de los gatos con hipertrofia leve, incluso para los expertos, ya que los fenotipos ecocardiográficos son muy variados y no hay consenso sobre los valores normales de grosor septal o parietal. Un estudio de Häggström *et al.* (2016) sobre los efectos del peso corporal en las mediciones ecocardiográficas en 19.866 gatos de raza pura con o sin cardiopatía determinó que el valor de corte de 6 mm solo se aplicaría a gatos con un peso >8 kg. Todos los gatos con un peso <8 kg tenían límites superiores <5,5 mm, y los gatos que pesaban <5 kg tenían límites superiores <5 mm.

Un examen ecocardiográfico estándar debe incluir:

- Mediciones cuantitativas de las dimensiones de la cámara cardiaca izquierda, del grosor del septo ventricular y de la pared libre, y de la función sistólica.
- Evaluación cualitativa de la geometría de las cámaras cardiacas (incluida la hipertrofia de los músculos papilares), de la presencia o ausencia de MSA de la válvula mitral, de la obstrucción dinámica del TSVI, de posibles contrastes ecográficos espontáneos o trombos y de posibles anomalías regionales del movimiento de la pared.

Un examen ecocardiográfico más especializado y completo debe incluir:

- Las evaluaciones descritas anteriormente.
- Velocidades de flujo sanguíneo Doppler a través del TSVI, la válvula mitral, las venas pulmonares y la orejuela auricular izquierda. Mediciones del tiempo de relajación isovolumétrica.
- Velocidades del anillo mitral (lateral y septal) medidas mediante Doppler tisular.

Las consecuencias de la cría conjunta de gatos dudosos pueden ser importantes, ya que la descendencia de progenitores con formas leves puede sufrir formas graves de CMH. Los animales dudosos no deben utilizarse como reproductores hasta que su fenotipo se haya aclarado en exámenes posteriores. Las pruebas genéticas deben interpretarse con precaución porque algunos gatos con genotipo positivo nunca desarrollan la enfermedad y otros con genotipo negativo pueden desarrollarla.

CARDIOMIOPATÍA RESTRICTIVA

En los pacientes humanos, la CMR constituye un grupo heterogéneo de enfermedades miocárdicas en términos de patogenia, presentación clínica, evaluación y criterios diagnósticos, tratamiento y pronóstico. Aproximadamente el 50 % de los casos de CMR están causados por trastornos clínicos específicos, mientras que los restantes corresponden a procesos idiopáticos. La CMR se define como un trastorno miocárdico que suele ser consecuencia de un aumento de la rigidez miocárdica que conduce a un deterioro del llenado ventricular. La función sistólica suele ser normal o casi normal hasta fases avanzadas de la enfermedad. La CMR puede afectar a uno o ambos ventrículos y causar signos de insuficiencia cardiaca izquierda o derecha. También puede haber arritmias y trastornos de la conducción.

En los gatos, la CMR espontánea representa la segunda forma más común de enfermedad miocárdica. Se caracteriza por una marcada dilatación biauricular, un grosor de la pared ventricular izquierda y un tamaño de la cámara ventricular normales, una función sistólica ventricular izquierda normal o casi normal, un patrón de llenado ventricular izquierdo restrictivo evaluado con ecocardiografía Doppler pulsado y una amplia heterogeneidad fenotípica. Los signos de insuficiencia cardiaca están presentes en la mayoría de los gatos en el momento del diagnóstico.

ETIOLOGÍA

La etiología exacta de la CMR sigue sin estar clara y es probablemente multifactorial. Se ha sugerido que la CMR podría representar la fase final de la CMH. Esto puede ser cierto en algunos casos de CMH en los que el daño isquémico repetido causa disfunción sistodiastólica y disminución de la hipertrofia. Sin embargo, la mayoría de los casos de CMR se dan en animales que no mostraban signos de CMH. Por tanto, esta hipótesis etiopatogénica solo puede ser cierta en algunos casos. En algunos gatos con fibrosis endomiocárdica se han observado signos de endomiocarditis y ADN vírico del virus

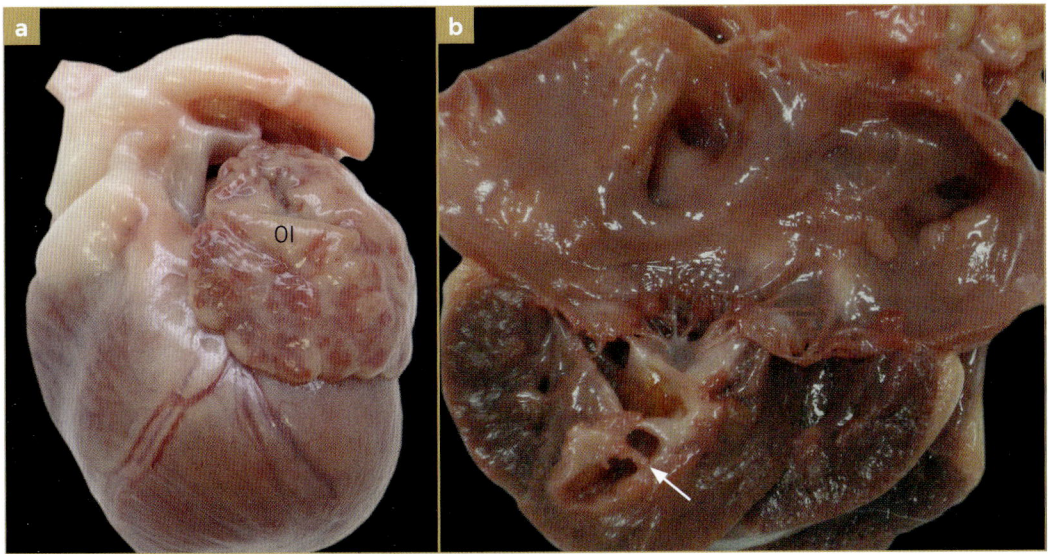

FIGURA 11.15. Imágenes de patología macroscópica de dos gatos con cardiomiopatía restrictiva. a) Vista lateral izquierda del corazón que muestra una dilatación grave del apéndice auricular izquierdo (orejuela izquierda [OI]). b) Un corazón abierto que muestra dilatación auricular izquierda, hipertrofia ventricular izquierda y el recubrimiento del endocardio por un material opaco fibroso y varias bandas fibróticas en puente (flecha) que unen los músculos papilares y restringen la diástole ventricular.

de la panleucopenia. Sin embargo, en un estudio reciente en el que se utilizó la reacción en cadena de la polimerasa en tiempo real no se pudo demostrar ningún genoma vírico en muestras de ADN o ARN de 14 corazones felinos con CMR. También se han sugerido causas inflamatorias e inmunomediadas de CMR en gatos. La forma familiar de CMR descrita en humanos, causada por mutaciones en la troponina I, troponina T y genes relacionados con la actina cardiaca, aún no se ha descrito en gatos.

ALTERACIONES ANATOMOPATOLÓGICAS Y FISIOPATOLOGÍA
Alteraciones anatomopatológicas

El examen *post mortem* de algunos gatos con CMR mostró una marcada dilatación de la aurícula izquierda y su apéndice (fig. 11.15), a menudo con un aparente engrosamiento de la pared. Se han descrito trombos murales en el 29,3 % de los gatos afectados, principalmente en la aurícula izquierda y el apéndice auricular izquierdo, y con menor frecuencia en el ventrículo izquierdo. En un estudio se ha observado TEA distal en el 43,9 % de los casos.

Macroscópicamente se han descrito dos tipos de lesiones fibróticas en el endocardio del ventrículo izquierdo (aunque algunas de sus características patológicas pueden solaparse):

■ Lesiones endocárdicas parcheadas, que se presentan como bandas trabeculares grandes únicas o múltiples o bandas anchas irregulares de tejido fibroso que unen la luz ventricular izquierda desde la pared libre hasta el septo (fig. 11.15).

■ Fibrosis difusa y marcada, que aparece como una cubierta blanca-grisácea, lisa, firme y uniforme sobre los tractos de entrada y salida, los músculos papilares, el aparato valvular mitral y, ocasionalmente, la válvula aórtica. En este tipo de lesiones, la fibrosis extensa provoca una reducción de moderada a marcada del tamaño de la cámara ventricular izquierda.

Histológicamente se han descrito tres tipos de lesiones que afectan al endocardio del ventrículo izquierdo:

■ Las lesiones de tipo 1 contienen muchas células mesenquimatosas polimórficas rodeadas de abundantes sustancias amorfas con delicadas fibrillas de colágeno.

■ En las lesiones de tipo 2, la capa superficial del endocardio engrosado es cualitativamente la misma que en las lesiones de tipo 1, pero la capa profunda está compuesta por fibras de colágeno densamente dispuestas con células mesenquimatosas alargadas.

■ Las lesiones de tipo 3 consisten en gruesos haces de colágeno intercalados con células mesenquimatosas alargadas.

La desorganización de las miofibrillas del ventrículo izquierdo (*disarray*), característica de la CMH, también se ha descrito en gatos con CMR. Por tanto, puede ser difícil distinguir entre ambas enfermedades. Histológicamente, las aurículas pueden mostrar un engrosamiento endocárdico difuso asociado a un aumento de las fibras de colágeno. En algunos casos hay necrosis difusa de los miocitos y fibrosis de sustitución, lo que provoca un adelgazamiento de las paredes auricular y del apéndice auricular. En la actualidad, el diagnóstico histopatológico de la CMR no está claro.

Fisiopatología

La característica distintiva de la CMR es la disfunción diastólica atribuible a la fibrosis o infiltración miocárdica, o a la cicatrización de la superficie endomiocárdica. El llenado temprano del ventrículo izquierdo es rápido, pero luego se ve frenado de repente, impedido por una pared ventricular o endocardio rígidos que deterioran la elasticidad miocárdica; esto da lugar a presiones de llenado elevadas, dilatación de la aurícula izquierda y, en consecuencia, edema pulmonar y derrame pleural. Algunos gatos también desarrollan hipertensión pulmonar, dilatación de la aurícula derecha y ascitis. Debido a la grave dilatación de la aurícula izquierda, son frecuentes la formación de trombos y los fenómenos tromboembólicos. Por lo general, la dilatación biauricular predispone a arritmias auriculares.

EPIDEMIOLOGÍA, SIGNOS CLÍNICOS Y HALLAZGOS DE LA EXPLORACIÓN FÍSICA

La CMR es una enfermedad relativamente infrecuente que representa entre el 15 y el 20 % de todas las cardiomiopatías felinas, según estudios realizados en poblaciones examinadas en centros de referencia.

Los gatos con CMR suelen ser de mediana o avanzada edad; la media de edad en el momento del diagnóstico es de unos 10 años. No se ha identificado ninguna predisposición por raza, aunque la enfermedad se ha descrito en el Burmés, el Siamés, el Singapura, el Himalayo y el Maine Coon, y en gatos Comunes Europeos de pelo corto y largo. Un estudio reciente documentó las siguientes razas afectadas: Común Europeo de pelo corto (70 %), Birmano (10 %), Persa (8 %), Siamés (7 %) y otras razas (7 %).

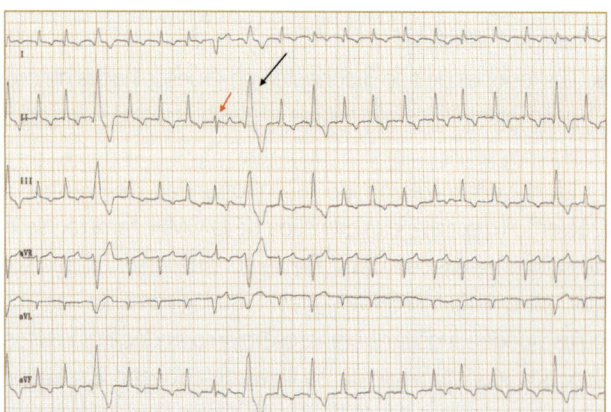

FIGURA 11.16. Electrocardiograma de un gato con cardiomiopatía restrictiva que muestra fibrilación auricular (ausencia de ondas P visibles en todas las derivaciones) y complejos ventriculares prematuros aislados (flecha negra). También se observa un latido de fusión (flecha roja). 50 mm/s; 10 mm = 1 mV.

En este estudio, los machos estaban más representados que las hembras (71 %).

En gatos Bosque de Noruega se han encontrado características histopatológicas concomitantes de CMR y CMH, lo que sugiere que algunos gatos de esta raza pueden padecer una forma mixta también descrita en pacientes humanos.

La taquipnea y la dificultad respiratoria pueden ser agudas o subagudas en la mayoría de los gatos con CMR. La anorexia, la pérdida de peso y el TEA y la paresia pueden preceder a los signos respiratorios.

Los hallazgos más frecuentes en gatos con CMR suelen incluir uno o más signos característicos de insuficiencia cardiaca: taquipnea/disnea aguda, auscultación con estertores inspiratorios, sonidos pulmonares y cardiacos apagados, taquicardia, ritmo de galope, distensión de la vena yugular, derrame abdominal palpable o hepatoesplenomegalia. El diagnóstico suele ir acompañado de letargo, síncope y parálisis de las extremidades posteriores debido a episodios tromboembólicos.

Aunque un sonido de galope, un soplo cardiaco leve y las arritmias parecen ser relativamente frecuentes en la exploración física, algunos gatos no presentan ninguna alteración en la auscultación cardiaca.

DIAGNÓSTICO

El diagnóstico de la CMR en gatos puede resultar complicado, ya que es difícil diferenciar esta afección de las denominadas "cardiomiopatías sin fenotipo específico". Además, se observa la fisiología ventricular restrictiva en una amplia gama de patologías cardiacas diferentes.

La anamnesis y la exploración física pueden permitir la detección de una enfermedad cardiaca, pero es necesario un examen ecocardiográfico para establecer un diagnóstico específico.

El ECG y las radiografías torácicas de gatos con CMR no revelarán hallazgos específicos, aunque es frecuente que se observen anomalías, como ocurre en otras cardiomiopatías felinas. Sin embargo, en gatos con insuficiencia cardiaca congestiva o arritmias, las radiografías y un ECG proporcionarán respectivamente información muy valiosa para tratar a estos pacientes.

El ECG es frecuentemente anormal. La dilatación ventricular y la enfermedad miocárdica predisponen a las siguientes anomalías: complejos QRS ensanchados (>0,04 s); ondas R de amplitud aumentada (>0,9 mV) en las derivaciones II, aVF o III; y alteraciones de la conducción ventricular como ondas R fragmentadas, desviación del eje eléctrico hacia la derecha, bloqueo de rama

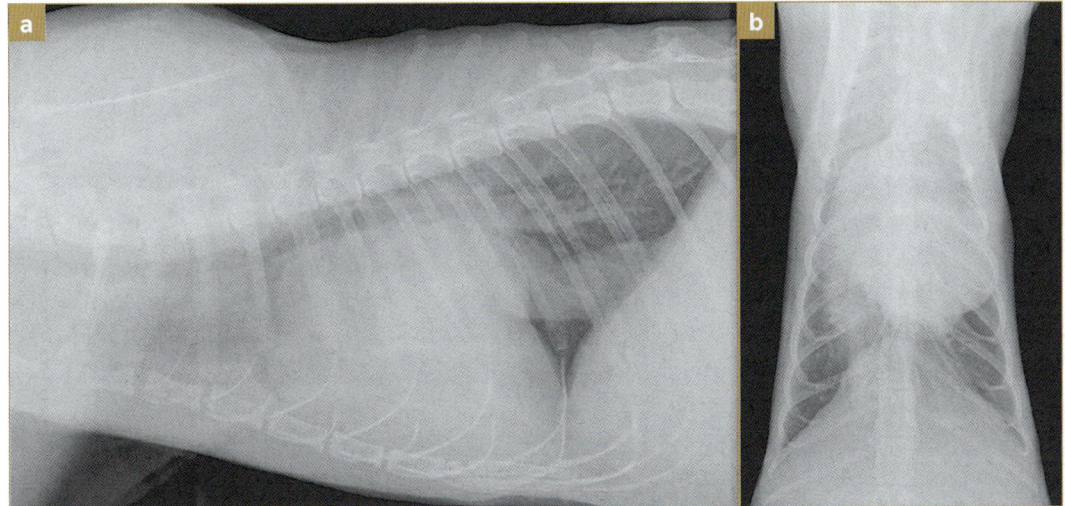

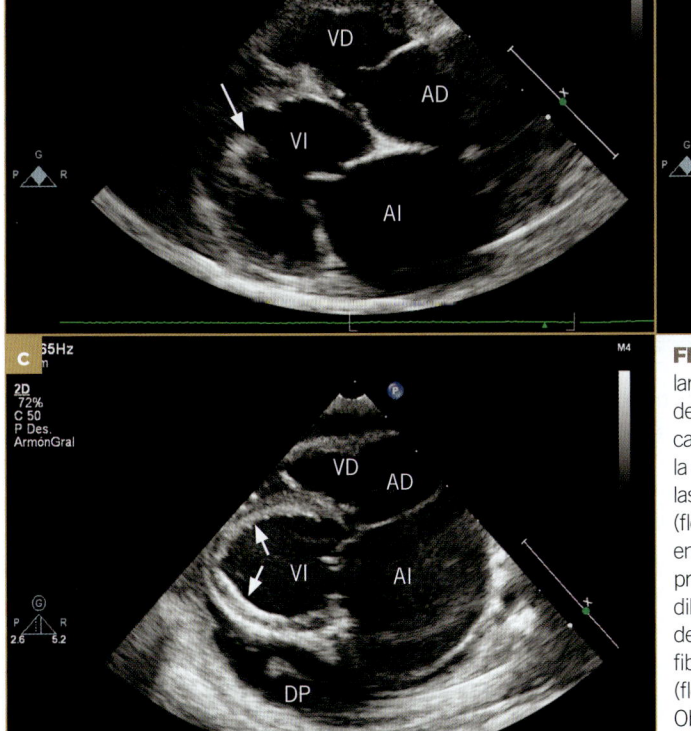

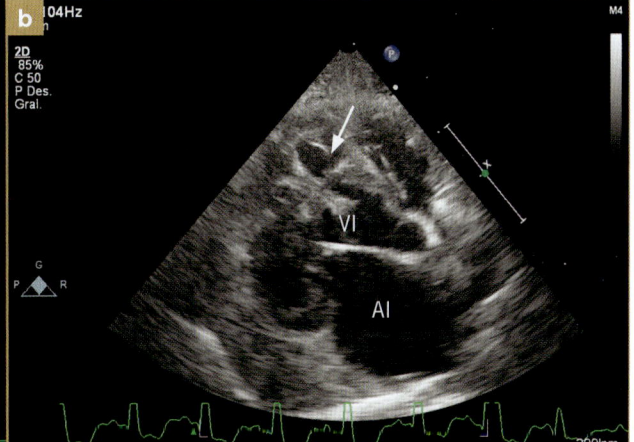

FIGURA 11.18. Ecocardiogramas bidimensionales (obtenidos en el eje largo paraesternal derecho, proyección de cuatro cámaras) característicos de la cardiomiopatía restrictiva (CMR) de tres gatos con insuficiencia cardiaca congestiva en el momento del diagnóstico. a) Obsérvense la dilatación grave de las cuatro cámaras cardiacas, especialmente las dos aurículas, y el borde endocárdico irregular e hiperecoico (flechas) (también mostrado en fig. 15b), característico de la forma endomiocárdica de la CMR; la hipertensión pulmonar también estaba presente en este gato. b) Proyección oblicua de eje largo que muestra dilatación de la aurícula izquierda. Adviértase la afectación endocárdica del ventrículo izquierdo con engrosamiento y cicatrización y una banda fibrótica que une los músculos papilares con el septo interventricular (flecha), características de la forma endomiocárdica de la CMR. c) Obsérvense la dilatación biauricular grave y el grosor normal de las paredes ventriculares izquierdas con un borde endocárdico hiperecoico; también es evidente el derrame pleural (DP). AD, aurícula derecha; AI, aurícula izquierda; VD, ventrículo derecho; VI, ventrículo izquierdo.

izquierda y arritmias ventriculares (complejos ventriculares prematuros aislados o taquicardia ventricular). La dilatación auricular puede ocasionar ondas P ensanchadas (>0,035 s), ritmos ectópicos auriculares o fibrilación auricular (fig. 11.16).

Las radiografías torácicas se caracterizan por una marcada dilatación de la aurícula izquierda y cardiomegalia generalizada en algunos gatos, mientras que otros tienen un corazón en forma de "san Valentín" que recuerda a la CMH. Los casos avanzados suelen tener evidencia radiográfica de edema pulmonar, hipertensión pulmonar o derrame pleural bilateral (fig. 11.17).

Los criterios ecocardiográficos para el diagnóstico de CMR no se aceptan de manera uniforme, ya que algunos

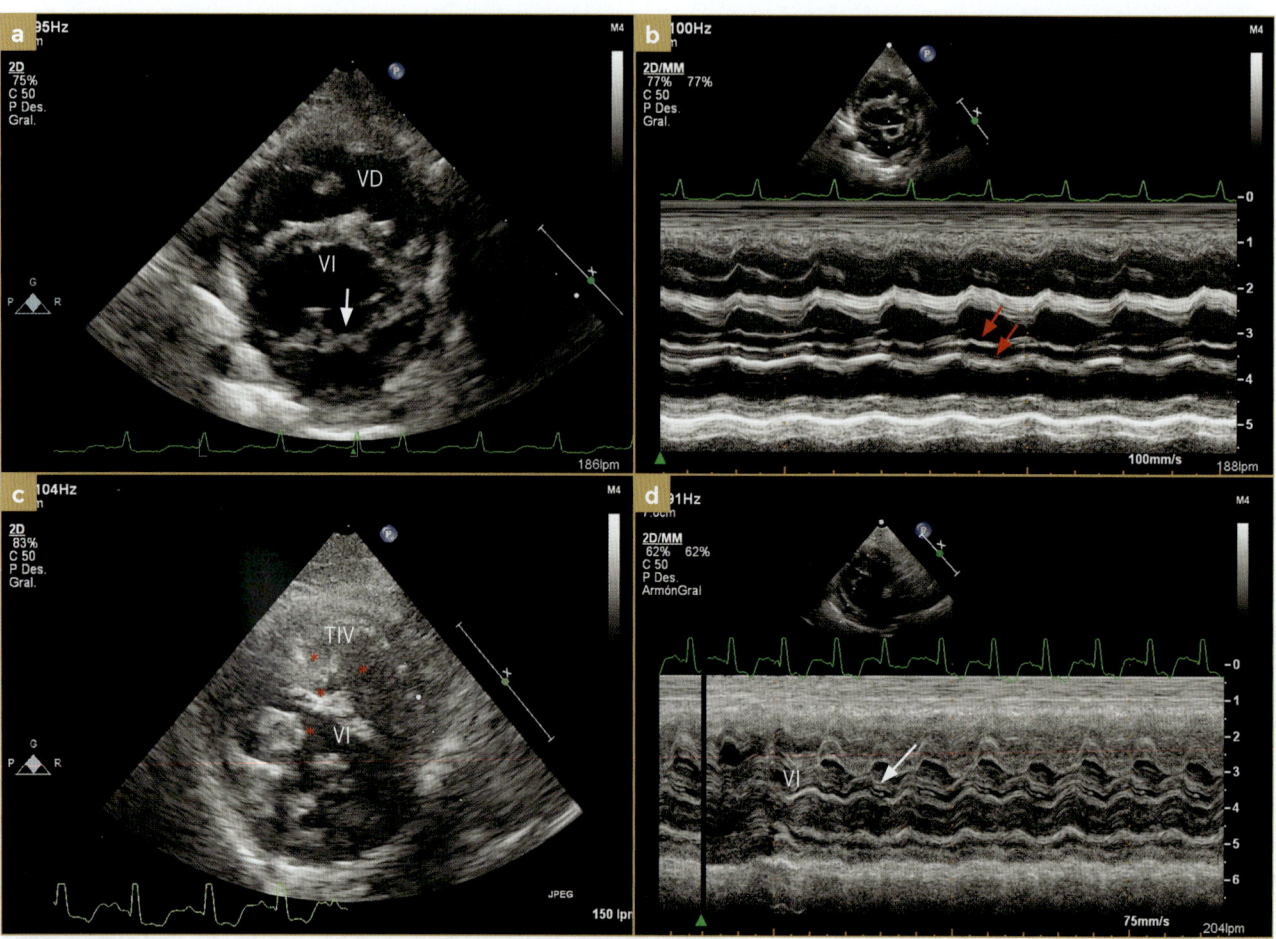

FIGURA 11.19. Ecocardiogramas bidimensionales (a y c) y en modo M (b y d) de dos gatos con cardiomiopatía restrictiva obtenidos de proyecciones paraesternales derechas de eje corto a nivel del músculo papilar. a) Obsérvese el endocardio ventricular izquierdo irregular y una banda fibrosa que une ambos músculos papilares (flecha). b) Se aprecian dos líneas gruesas hiperecoicas en el centro del ventrículo izquierdo (flechas) que corresponden a la banda observada en la imagen anterior (a). c) Hay una gran cicatriz en puente entre el septo interventricular (TIV) y la pared libre del ventrículo izquierdo (*) que oblitera la cavidad del ventrículo izquierdo. d) Obsérvese el tejido hiperecoico que cubre el endocardio y oblitera la luz del ventrículo izquierdo (flecha). VD, ventrículo derecho; VI, ventrículo derecho.

hallazgos ecocardiográficos son comunes a otras cardiomiopatías. Además, el diagnóstico de CMR no implica necesariamente la presencia de fisiología restrictiva. Los pacientes con CMR verdadera pueden presentar una disfunción diastólica leve y pasar progresivamente a una disfunción diastólica moderada-grave y a un empeoramiento de la enfermedad. Los rasgos ecocardiográficos 2D más característicos de la CMR en el momento del diagnóstico son una marcada dilatación auricular izquierda o biauricular junto con contraste espontáneo o trombos en la aurícula izquierda (fig. 11.18). En el ventrículo izquierdo también pueden observarse áreas parcheadas o extensas de aumento de la ecogenicidad del endocardio. Las lesiones endocárdicas pueden observarse como grandes bandas trabeculares hiperecoicas que unen la pared libre del ventrículo izquierdo y el septo ventricular (figs. 11.18 y 11.19).

En un estudio, el grosor de la pared ventricular izquierda era normal o estaba ligeramente aumentado, pero dentro del rango de referencia, y las dimensiones de la cavidad ventricular izquierda telediastólica no diferían entre los gatos con CMR y los gatos de control; la fracción de acortamiento del ventrículo izquierdo era menor en los gatos con CMR, pero seguía dentro del rango de referencia normal. Todas las válvulas cardiacas parecían normales en general y no se identificó MSA de la válvula mitral en la mayoría de los casos. Puede observarse derrame pleural y pericárdico en gatos descompensados.

La regurgitación mitral o tricúspide de leve a moderada es un hallazgo constante en el examen Doppler. El examen Doppler pulsado del flujo mitral puede mostrar un patrón de relajación anormal en los estadios iniciales de la enfermedad. Los estadios avanzados se caracterizan por una

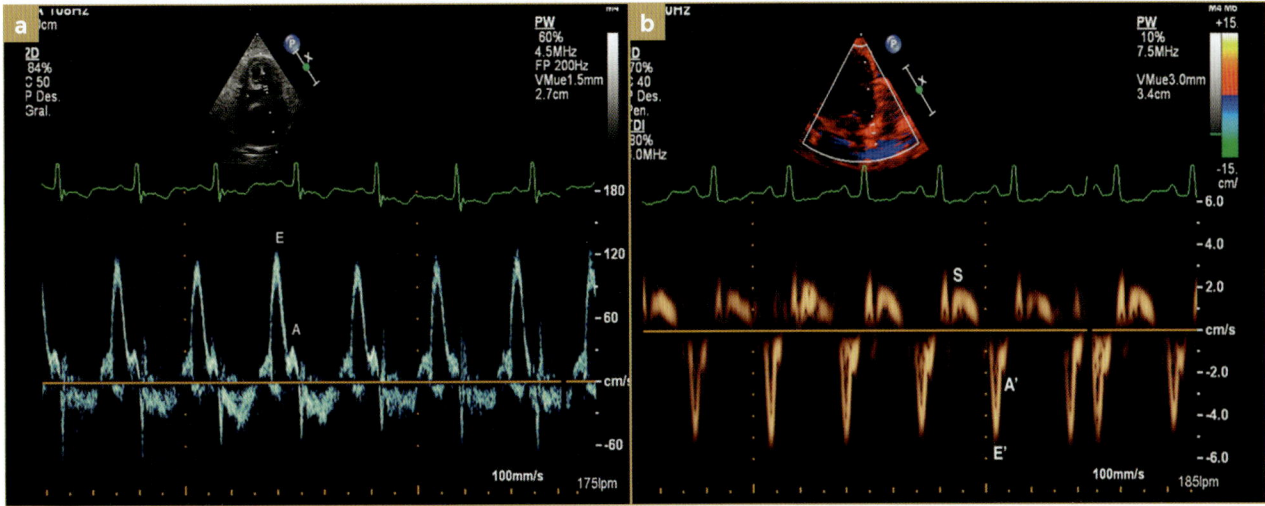

FIGURA 11.20. a) Ecocardiograma Doppler pulsado transmitral obtenido desde una proyección apical izquierda de cuatro cámaras en un gato con cardiomiopatía restrictiva y disfunción diastólica. Se observa un patrón restrictivo caracterizado por una relación E/A aumentada (>2) y un tiempo de desaceleración reducido. b) Doppler tisular del anillo lateral de la válvula mitral de un gato con cardiomiopatía hipertrófica y disfunción diastólica grave que muestra un patrón de relajación alterado, caracterizado por una velocidad diastólica temprana reducida (E" = 4,9; valores normales de E" >6) y E/E" muy aumentada (E/E" = 24; valores normales de E/E" <12).

fisiología restrictiva típica con una velocidad de la onda E más alta, una velocidad de la onda A más baja, una relación E/A más alta y un tiempo de desaceleración de la onda E mitral más corto en comparación con los gatos normales (fig. 11.20). El Doppler tisular muestra velocidades E" septal y lateral disminuidas y una relación E/E" elevada (fig. 11.20). Este patrón restrictivo avanzado se asocia a un pronóstico muy malo. Las ondas E y A fusionadas son frecuentes en gatos con una frecuencia cardiaca rápida y dificultan la identificación del patrón de entrada mitral. En estos casos, una maniobra vagal puede ayudar a diferenciar ambas ondas.

ABORDAJE Y TRATAMIENTO

No hay consenso sobre un tratamiento específico para los gatos con CMR. El tratamiento debería dirigirse a tratar los signos clínicos de insuficiencia cardiaca congestiva y arritmias, si están presentes, y a prevenir o tratar posibles eventos tromboembólicos.

Puede ser necesaria la hospitalización en gatos con edema pulmonar y derrame pleural, como se indica para pacientes felinos con CMH. El tratamiento crónico recomendado incluye furosemida, IECA y pimobendán.

En los gatos con arritmias supraventriculares rápidas como la fibrilación auricular, se recomienda el diltiazem para reducir las frecuencias ventriculares superiores a 150 lpm. Pueden utilizarse el atenolol o el sotalol para tratar las arritmias ventriculares.

En los gatos con riesgo de enfermedad tromboembólica (dilatación auricular izquierda moderada-grave, contraste espontáneo o trombos intracardiacos) debe considerarse el uso de fármacos antitrombóticos como el clopidogrel solo o en combinación con aspirina. La incidencia de TEA es alta en gatos con CMR debido a la dilatación auricular grave.

PRONÓSTICO

Los gatos con CMR tienen un mal pronóstico porque la mayoría se diagnostican en un estadio avanzado de la enfermedad, cuando aparecen los signos clínicos de insuficiencia cardiaca congestiva o TEA. En un estudio de 35 gatos con CMR, 18/35 murieron o fueron eutanasiados debido a una insuficiencia cardiaca profunda; 5 de estos 18 gatos también tenían TEA en la aorta distal y 3 murieron repentinamente. El tiempo de supervivencia desde la presentación clínica hasta la muerte fue de 0,1 a 52 meses (mediana de 3,4 meses).

CARDIOMIOPATÍA DILATADA

La CMD se define como la presencia de dilatación ventricular izquierda y disfunción sistólica ventricular izquierda en ausencia de condiciones de carga anormales (hipertensión, valvulopatía) o de enfermedad arterial coronaria lo suficientemente grave como para causar un deterioro sistólico global. La dilatación y la disfunción del ventrículo derecho pueden estar presentes, pero no son necesarias para el diagnóstico.

En la década de 1980, la CMD se diagnosticaba con mucha frecuencia en gatos, como resultado de la deficiencia de taurina. La suplementación adicional de taurina en las dietas felinas comerciales por parte de la industria de alimentos para mascotas dio lugar a una disminución en el número de gatos diagnosticados con la enfermedad. En la actualidad, la CMD felina es poco frecuente y constituye un diagnóstico de exclusión.

ETIOLOGÍA

La CMD puede ser primaria (idiopática) o secundaria. En el 50 % o más de los pacientes humanos con CMD no se identifica una base etiológica, en cuyo caso se dice que el paciente tiene una CMD primaria. Además, en más del 50 % de los humanos, esta enfermedad está causada por mutaciones genéticas en más de 30 genes. En el Doberman Pincher se ha descrito una mutación genética relacionada con el desarrollo de la CMD. En los gatos todavía no se han observado mutaciones genéticas causantes de la CMD, aunque hace varios años se describió un patrón hereditario complejo en una colonia de gatos.

La forma secundaria de CMD en gatos está causada por deficiencia de taurina, sobrecarga crónica de volumen (cardiopatías con derivación de izquierda a derecha), enfermedades inmunomediadas o metabólicas, administración de doxorrubicina o miocarditis vírica, o es el resultado de la fase final de otras cardiomiopatías.

El fallo miocárdico secundario a la deficiencia de taurina es el resultado de unos niveles bajos de taurina en plasma, sangre completa y tejidos. La taurina es un aminoácido esencial para los gatos. Es sintetizada por el hígado y el cerebro a partir de los aminoácidos azufrados de la dieta y su homeostasis depende de la ingesta dietética. Aunque no se conoce por completo, la taurina desempeña un papel esencial en la modulación de la contractilidad miocárdica, la estabilización de la membrana de las células fotorreceptoras de la retina y como neuroinhibidor en el sistema nervioso central. Se ha sugerido un componente hereditario, ya que algunas familias de gatos tienen más predisposición a la deficiencia de taurina que otras. La suplementación con taurina puede revertir los efectos patológicos de la deficiencia en gatos alimentados con una dieta deficiente en taurina. Actualmente, los gatos con riesgo de CMD inducida por deficiencia de taurina son aquellos con unos antecedentes dietéticos de alimentos caseros desequilibrados (pechuga de pollo o pavo), comida vegetariana o comida para perros.

ALTERACIONES ANATOMOPATOLÓGICAS Y FISIOPATOLOGÍA
Alteraciones anatomopatológicas

Macroscópicamente, el fenotipo de la CMD se caracteriza por una dilatación generalizada de las cámaras cardiacas y un aspecto flácido del miocardio (fig. 11.21a). Las paredes del ventrículo izquierdo pueden ser normales o muy delgadas, con aplanamiento y atrofia de los músculos papilares y las trabéculas miocárdicas (fig. 11.21b).

Los hallazgos microscópicos son variables e inespecíficos. Incluyen fibrosis endocárdica focal, degeneración y necrosis muscular y separación de las células por sustancia extracelular edematosa o tejido conjuntivo.

Fisiopatología

La CMD se caracteriza por una disfunción sistólica progresiva del ventrículo izquierdo o de ambos ventrículos. También se ha observado disfunción diastólica mediante ecocardiografía. Como consecuencia, el volumen ventricular izquierdo telesistólico se incrementa, el gasto cardiaco disminuye, el ventrículo izquierdo se dilata y la presión auricular izquierda aumenta. La disminución del gasto cardiaco activa mecanismos compensatorios neurohormonales para aumentar el volumen intravascular, las presiones telediastólicas y la dilatación ventricular (hipertrofia excéntrica). A medida que se incrementa la disfunción miocárdica, aumenta la presión auricular, lo que provoca congestión venosa pulmonar con desarrollo de edema pulmonar y, en muchos casos, hipertensión pulmonar y derrame pleural. Debido a la dilatación de la aurícula izquierda, los episodios tromboembólicos y las arritmias también son frecuentes en gatos con CMD.

EPIDEMIOLOGÍA, SIGNOS CLÍNICOS Y HALLAZGOS DE LA EXPLORACIÓN FÍSICA

La CMD rara vez se diagnostica, ya que actualmente la alimentación comercial se complementa adecuadamente con taurina. Representa más del 5-10 % de las cardiomiopatías. Se trata de una cardiomiopatía de aparición en la edad adulta, con una edad media de diagnóstico de 9 años. No se ha descrito una predisposición por raza clara, aunque el Siamés, el Persa, el Burmés, el Birmano y el Común Europeo de pelo corto fueron las razas más representadas en un estudio.

Los hallazgos clínicos en el momento del diagnóstico están relacionados con la insuficiencia cardiaca congestiva, que incluyen dificultad respiratoria debida a edema pulmonar y derrame pleural o manifestaciones neurológicas

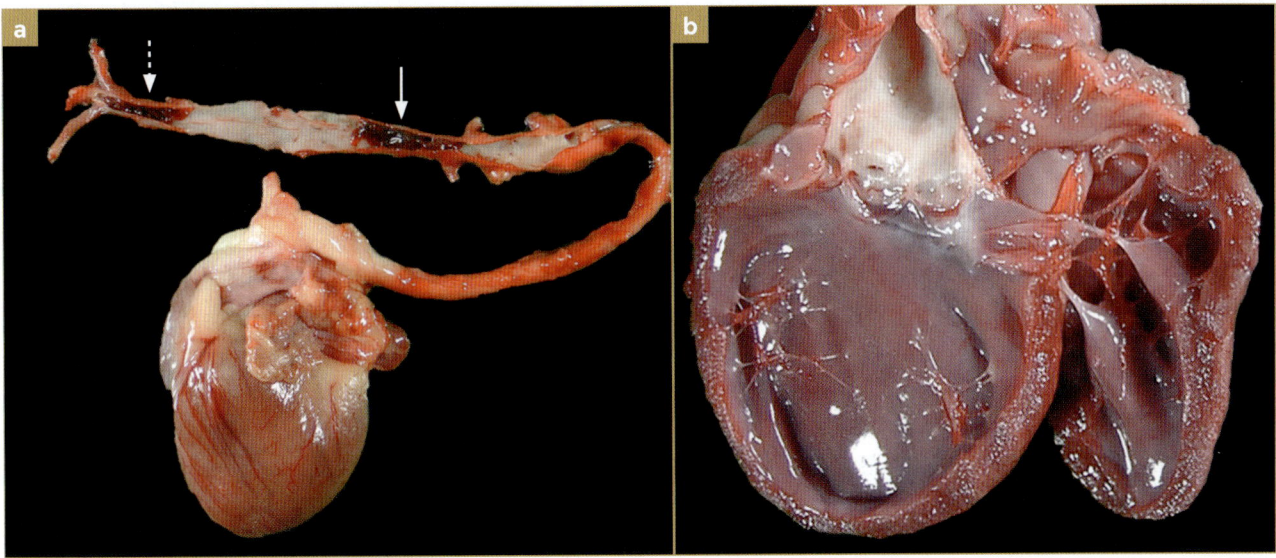

FIGURA 11.21. Muestras *post mortem* de un gato con cardiomiopatía dilatada y tromboembolismo aórtico. a) Vista lateral izquierda que muestra una dilatación grave del ventrículo izquierdo (VI). Obsérvense los dos émbolos aórticos, uno de ellos caudal a las arterias renales (flecha blanca) y el otro incrustado en la trifurcación ilíaca (flecha discontinua). b) Corte de eje largo que muestra dilatación generalizada grave del VI y paredes delgadas.

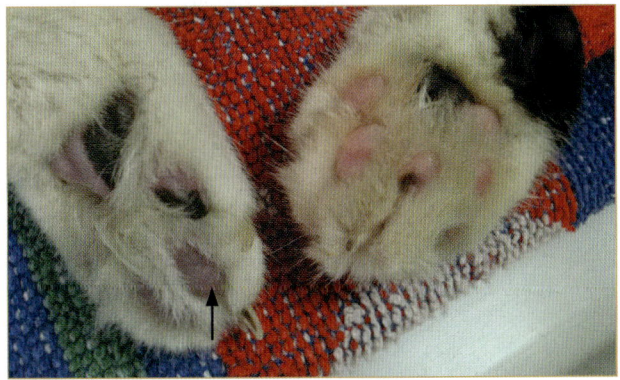

FIGURA 11.22. Almohadillas plantares de un gato con tromboembolismo aórtico. Obsérvese la diferencia de color entre las almohadillas de la extremidad torácica normal (rosa) y las almohadillas de la extremidad posterior afectada (cianótica) (flecha).

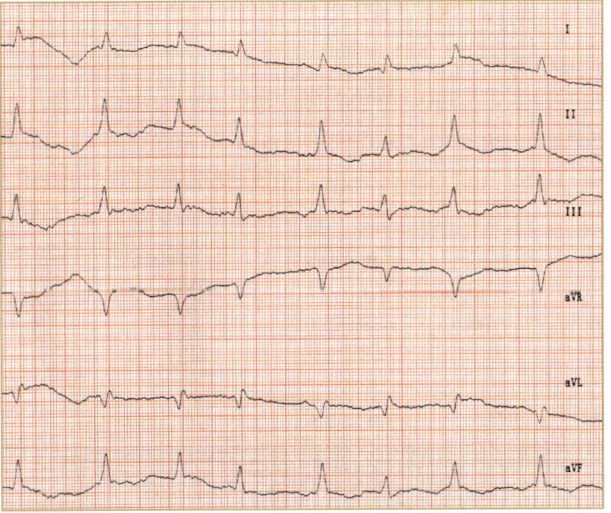

FIGURA 11.23. Electrocardiograma de un gato diagnosticado de insuficiencia cardiaca congestiva debida a cardiomiopatía dilatada que muestra fibrilación auricular (ausencia de ondas P visibles en todas las derivaciones). 50 mm/s; 10 mm = 1 mV.

debidas a eventos tromboembólicos (fig. 11.22). En la exploración física, los hallazgos más comunes son un soplo cardiaco sistólico de baja intensidad debido a una regurgitación mitral, un sonido de galope y arritmias. En los gatos con CMD inducida por taurina se observan cambios degenerativos retinianos en muchos casos.

DIAGNÓSTICO

La CMD primaria o idiopática se diagnostica cuando se excluyen causas secundarias de fallo miocárdico (p. ej., evaluando la respuesta a la administración de taurina). En los gatos en los que se sospeche CMD secundaria a deficiencia de taurina se recomienda un examen ocular

(los hallazgos patológicos no siempre son consistentes en todos los gatos), junto con mediciones de los niveles de taurina en plasma o sangre completa, incluso si el gato sigue una dieta equilibrada. Las mediciones de taurina en plasma requieren una rápida separación de las células para evitar falsas elevaciones de este aminoácido (la taurina puede liberarse de las plaquetas).

Otros diagnósticos diferenciales deben incluir las cardiomiopatías no clasificadas y las fases finales de la CMH (con infartos de miocardio).

Las radiografías torácicas y los hallazgos del ECG no son específicos de los gatos con CMD, ya que son muy similares a los descritos para otras cardiomiopatías (figs. 11.23 y 11.24).

La ecocardiografía es la técnica de elección para diagnosticar la CMD. Las anomalías 2D y en modo M incluyen diversos grados de dilatación de las cámaras cardiacas izquierdas y derechas (fig. 11.25). En general, la CMD se diagnostica cuando las dimensiones sistólica y diastólica del ventrículo izquierdo son superiores a 11 mm y 16 mm, respectivamente. La fracción de acortamiento del ventrículo izquierdo es <20 % y a menudo mucho más baja (fig. 11.26a). Las medidas de la pared ventricular izquierda pueden estar en el rango de referencia, pero pueden parecer más delgadas de lo normal. La separación entre el punto E mitral y el septo ventricular está aumentada (fig. 11.26b). La aurícula izquierda está dilatada y puede observarse contraste espontáneo o un trombo intracardiaco.

La ecocardiografía Doppler suele mostrar regurgitación mitral por dilatación del anillo mitral (fig. 11.27). El flujo transmitral puede ser característico de disfunción diastólica y mostrar un patrón de relajación anómalo o incluso un patrón restrictivo, este último en estadios avanzados de la enfermedad (fig. 11.27). También puede observarse regurgitación tricúspide secundaria a dilatación de la cámara derecha y finalmente puede aparecer hipertensión pulmonar poscapilar leve (fig. 11.27).

ABORDAJE Y TRATAMIENTO

El tratamiento de los gatos con CMD incluye el control de la insuficiencia cardiaca congestiva, una dieta equilibrada, suplementos de taurina –incluso si los valores están dentro del rango de referencia (debido a falsos valores elevados)– y el tratamiento de los episodios tromboembólicos si están presentes.

Para gatos con insuficiencia cardiaca congestiva aguda, es probable que sea necesario un tratamiento de cuidados intensivos como el descrito anteriormente para gatos con CMH (oxígeno, toracocentesis, furosemida y pimobendán o dobutamina intravenosos). El tratamiento crónico recomendado incluye furosemida, un IECA y pimobendán a las mismas dosis mencionadas anteriormente para otras cardiomiopatías. Debería añadirse clopidogrel para prevenir el TEA, que es frecuente en gatos con CMD.

Los fármacos antiarrítmicos están indicados en gatos con taquicardia auricular, fibrilación auricular o arritmias ventriculares malignas. Deben evitarse los fármacos inótropos negativos; por tanto, en casos de fibrilación auricular, se recomienda digoxina (0,03125 mg/gato VO cada 48 horas) para mantener la frecuencia cardiaca en torno a 150 lpm.

Debe administrarse un suplemento de taurina a una dosis de 250 mg/gato VO cada 12 horas. Los gatos que sobreviven al episodio de insuficiencia cardiaca congestiva y reciben un suplemento adecuado de taurina suelen mostrar una mejoría ecocardiográfica en 3-6 semanas. El tratamiento crónico farmacológico debería interrumpirse en gatos con CMD que responden a la administración de taurina después de varios meses de tratamiento.

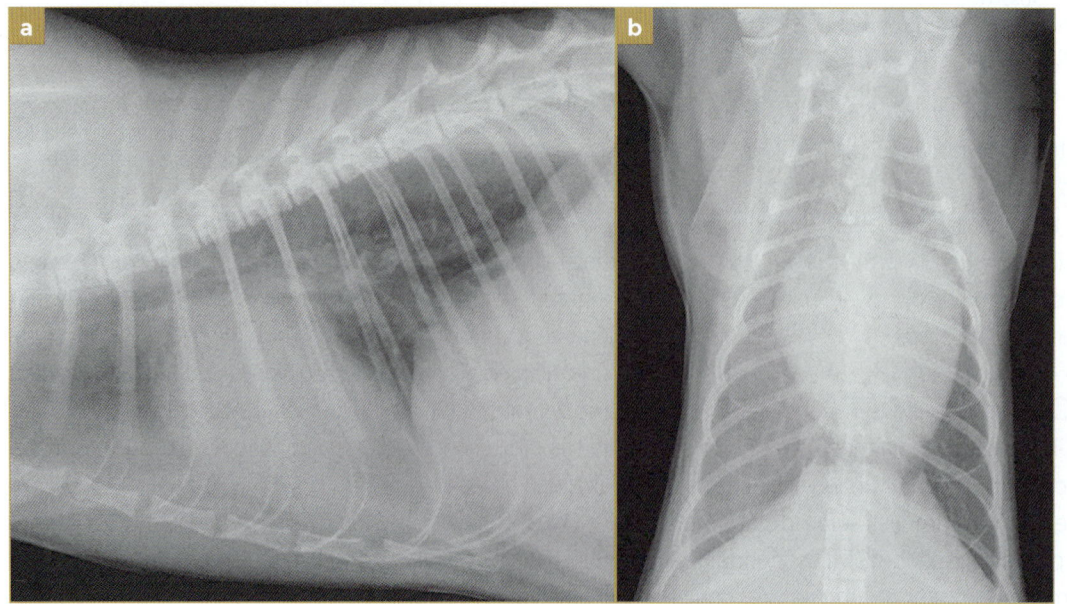

FIGURA 11.24. a) y b) Radiografías torácicas lateral derecha y dorsoventral de un gato con insuficiencia cardiaca congestiva secundaria a cardiomiopatía dilatada. Obsérvense el derrame pleural leve y el edema pulmonar, así como la dilatación de la aurícula y el ventrículo izquierdos (índice cardiaco vertebral [ICV] = 9,2; ICV normal = 7,5 ± 0,3). Obsérvese también el corazón en forma de "san Valentín" en la proyección dorsoventral debido a la dilatación de la aurícula izquierda.

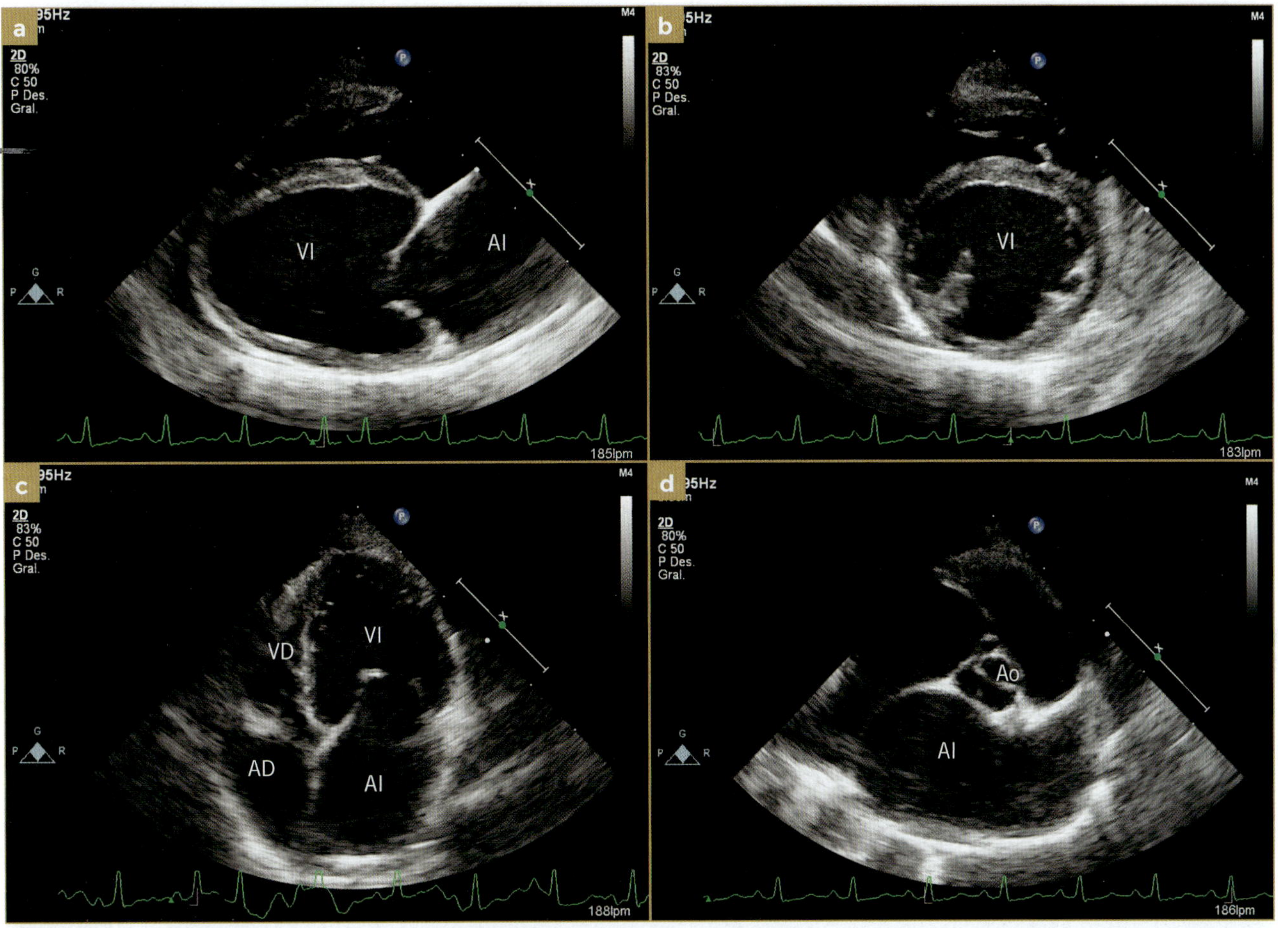

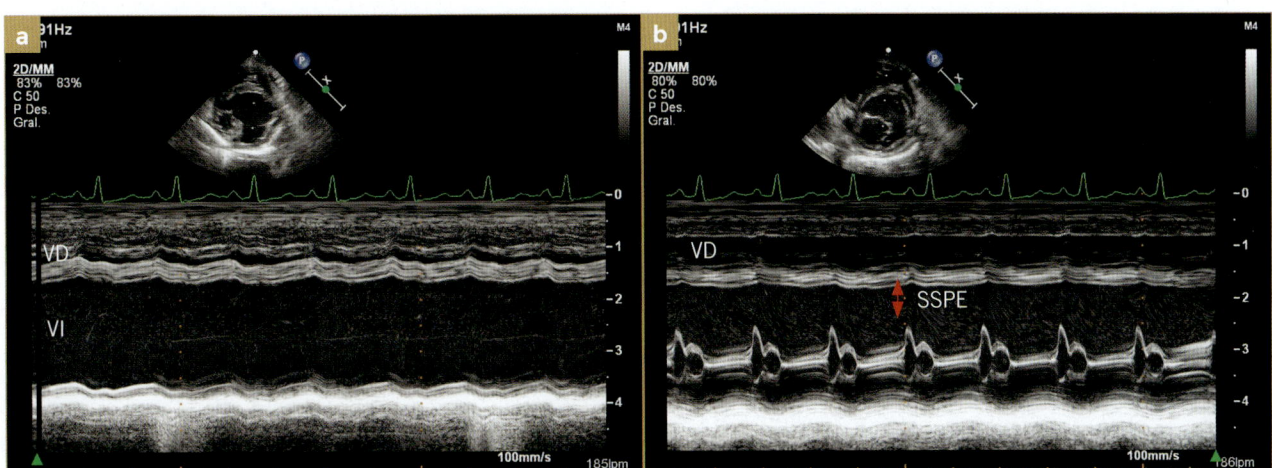

FIGURA 11.25. Ecocardiogramas bidimensionales de un gato con cardiomiopatía dilatada que muestran una dilatación grave de las cavidades izquierdas y una dilatación moderada de las cavidades derechas. a) Proyección paraesternal derecha de eje largo de cuatro cámaras. b) Proyección paraesternal derecha de eje corto a nivel del músculo papilar. c) Proyección paraesternal izquierda de eje apical de cuatro cámaras. d) Proyección paraesternal derecha de eje corto en la base del corazón. AD, aurícula derecha; AI, aurícula izquierda; Ao, aorta; VD, ventrículo derecho; VI, ventrículo izquierdo.

FIGURA 11.26. Ecocardiogramas en modo M de un gato con cardiomiopatía dilatada obtenidos en proyecciones paraesternales derechas de eje corto (a) a nivel del músculo papilar y (b) a nivel de la válvula mitral. a) Obsérvense la dilatación grave del ventrículo izquierdo (tanto en diástole como en sístole) y la disminución del movimiento de las paredes. La fracción de acortamiento en este gato era del 10 % (valores normales de FA % = 39-61 %). b) La separación del punto E (SSPE) de la válvula mitral hasta el septo ventricular está aumentada (SSPE = 7 mm, valores normales de SSPE = 0,17-2,1 mm), lo que es indicativo de dilatación ventricular izquierda y disfunción sistólica. VD, ventrículo derecho; VI, ventrículo izquierdo.

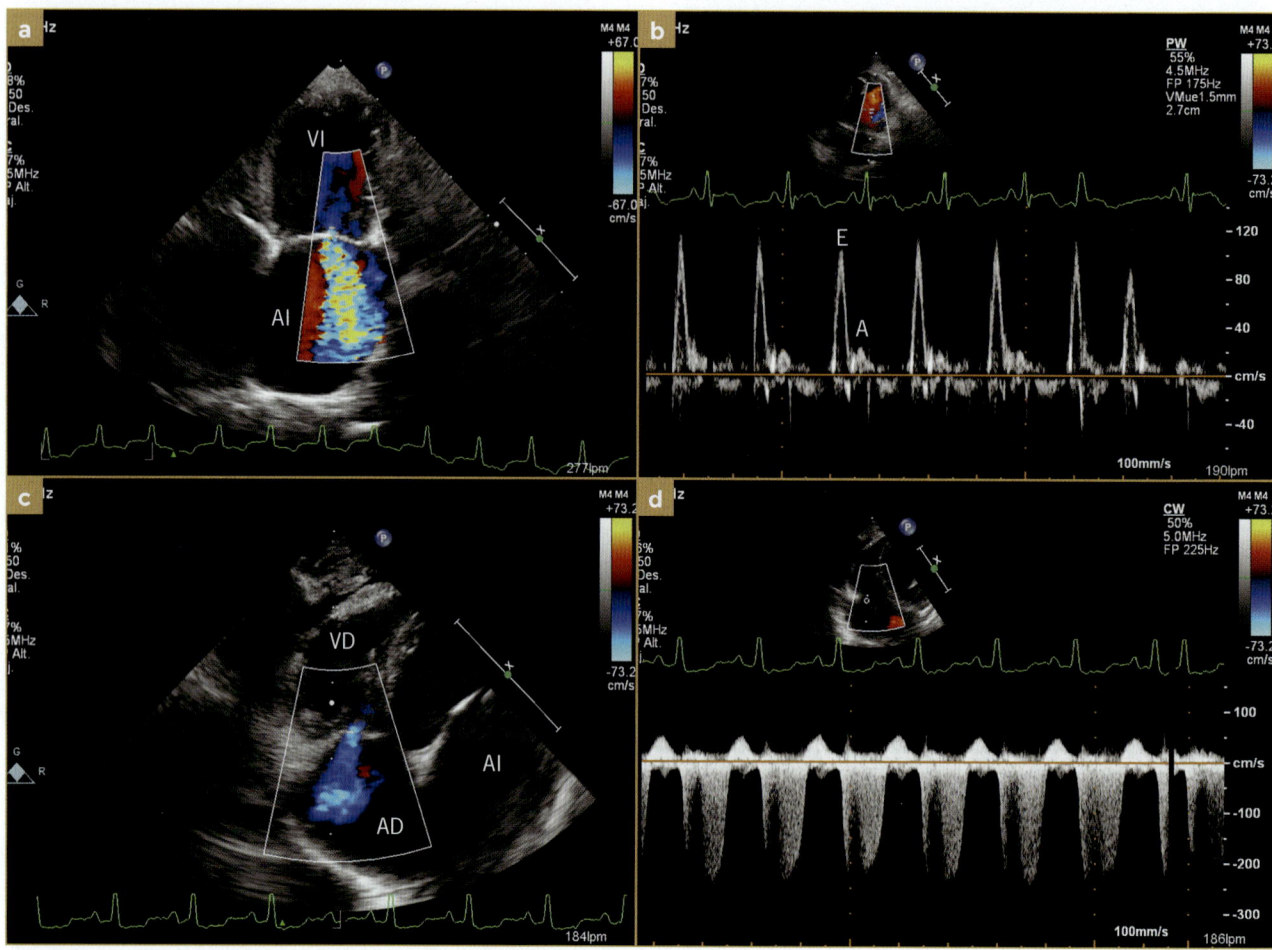

FIGURA 11.27. Ecocardiogramas Doppler color y espectral de un gato con cardiomiopatía dilatada obtenidos mediante proyecciones apicales paraesternales izquierdas. a) Se observa un flujo central de regurgitación mitral debido a dilatación del anillo mitral. b) Ecocardiograma Doppler pulsado que muestra flujo transmitral típico de un patrón de llenado restrictivo (E/A >2). c) Se observa un chorro de regurgitación tricúspide leve, probablemente debido a dilatación del anillo tricúspide o hipertensión pulmonar poscapilar asociada a insuficiencia cardiaca congestiva izquierda. d) Ecocardiograma Doppler continuo que muestra regurgitación tricúspide (sístole) con una velocidad máxima de 2,5 m/s, en el límite con hipertensión pulmonar leve. AD, aurícula derecha; AI, aurícula izquierda; VD, ventrículo derecho; VI, ventrículo izquierdo.

PRONÓSTICO

El pronóstico de los gatos con CMD depende de la etiología. El pronóstico de los gatos con CMD idiopática es malo porque la mayoría se diagnostican cuando hay signos de insuficiencia cardiaca. La supervivencia en estos gatos varía de 1 semana a 3 meses en la mayoría de los estudios y en la experiencia de la autora. Los gatos con CMD inducida por taurina que reciben un tratamiento adecuado y sobreviven al primer mes tienen un mejor pronóstico y una mayor supervivencia.

MONITORIZACIÓN

Las revisiones periódicas deben incluir una exploración física, radiografías torácicas, control de la presión arterial y un perfil renal (urea, creatinina y electrolitos). Se recomienda realizar ecocardiogramas para evaluar y monitorizar la función ventricular. Debe instruirse a los propietarios para que evalúen en casa la frecuencia respiratoria en reposo de su gato.

CARDIOMIOPATÍA ARRITMOGÉNICA

El término CMA se utiliza en humanos para describir una familia de enfermedades que presentan anomalías miocárdicas estructurales (identificadas mediante examen patológico macroscópico y microscópico, además de imágenes cardiacas) y arritmia ventricular (Elliot *et al.,* 2019). Debido a la afectación de ambos ventrículos, el nombre anterior "cardiomiopatía arritmogénica del ventrículo derecho" se ha sustituido por el término más genérico "cardiomiopatía arritmogénica".

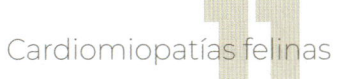

La CMA es una enfermedad espontánea del miocardio descrita en humanos, perros y gatos caracterizada por la presencia de arritmias ventriculares, sustitución del miocardio por tejido fibroso (teñido de azul) y adiposo en el ventrículo derecho o en ambos ventrículos en ausencia de anomalías congénitas, hipertensión pulmonar, sarcoidosis cardiaca o miocarditis. En humanos y perros Boxer se ha observado la naturaleza familiar de la enfermedad. La CMA es una enfermedad miocárdica poco común en gatos que fue descrita en esta especie por primera vez por Fox *et al.* en 2000. Hasta ahora solo se han documentado unos pocos casos clínicos aislados.

ETIOLOGÍA

En humanos y perros Boxer, la CMA es una enfermedad familiar, y se han descrito mutaciones patogénicas en genes desmosómicos. Sin embargo, en los gatos la etiología sigue siendo desconocida.

ALTERACIONES ANATOMOPATOLÓGICAS Y FISIOPATOLOGÍA

Alteraciones anatomopatológicas

En el examen *post mortem,* los gatos con CMA muestran dilatación ventricular derecha y adelgazamiento difuso o segmentario de la pared con áreas translúcidas y aneurismáticas, a menudo localizadas en las áreas apical, infundibular o subtricúspide (fig. 11.28). Con frecuencia se observa dilatación de la aurícula derecha, y el ventrículo izquierdo también puede estar afectado. El examen histopatológico revela atrofia del miocardio y sustitución por tejido adiposo y fibroso, con lesiones que se extienden desde el epicardio hasta el endocardio (fig. 11.28c). También se han descrito miocarditis ventricular derecha focal o multifocal y núcleos apoptóticos miocíticos focales.

En los estudios de casos más recientes, los cambios histopatológicos estaban presentes en el miocardio de las cuatro paredes libres y en el septo interventricular, pero eran más marcados en la pared libre del ventrículo derecho.

Fisiopatología

Se trata de una enfermedad en la que la adhesión celular se ve afectada, lo que provoca separación celular, inflamación, muerte de miocitos y reparación fibrolipomatosa. La apoptosis y la miocarditis parecen contribuir al daño y la reparación de los miocitos. Los cambios en el acoplamiento electromecánico debidos a las alteraciones ultraestructurales descritas pueden favorecer la arritmogénesis. La atrofia progresiva del miocardio ventricular derecho se asocia a dilatación de la cámara e insuficiencia tricúspide secundaria. Todos los cambios estructurales pueden conducir a taquiarritmias supraventriculares y ventriculares, muerte súbita o insuficiencia cardiaca congestiva.

EPIDEMIOLOGÍA, SIGNOS CLÍNICOS Y HALLAZGOS DE LA EXPLORACIÓN FÍSICA

Se desconoce la prevalencia exacta de la enfermedad, aunque se ha descrito que representa el 1-4 % de las

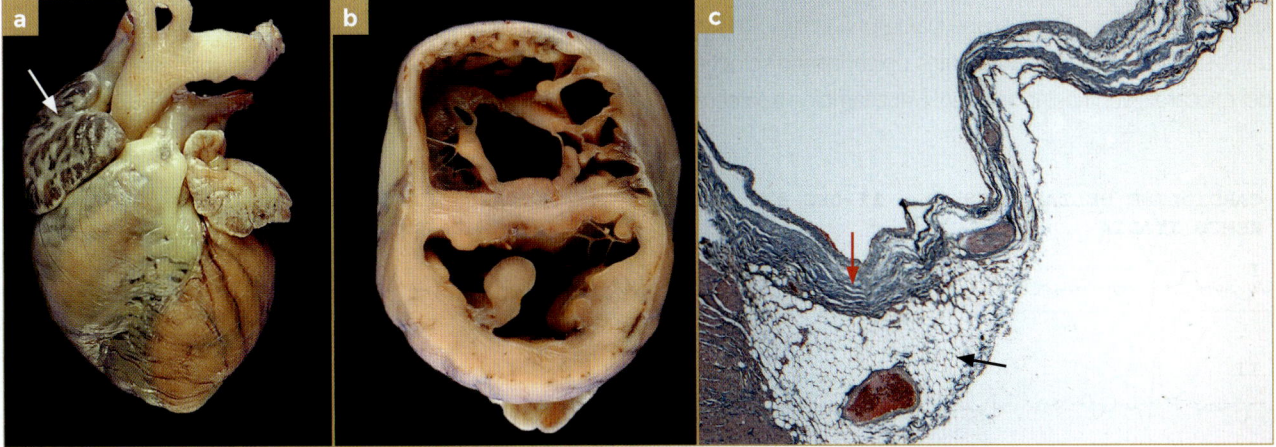

FIGURA 11.28. a) y b) Muestras anatomopatológicas de un gato con cardiomiopatía arritmogénica. a) Vista ventrocraneal del corazón que muestra dilatación del apéndice auricular derecho (flecha) y varias áreas blancas y escleróticas en la pared anterior del ventrículo derecho. b) Corte transversal a nivel de los músculos papilares que muestra dilatación severa del ventrículo derecho, con una pared ventricular derecha adelgazada con infiltración fibrograsa blanca difusa. c) Corte histopatológico de un área afectada del miocardio de la pared libre del ventrículo derecho que muestra degeneración del miocardio con sustitución por tejido fibroso (flecha roja) y adiposo (flecha negra). Tinción tricrómica de Masson, ×2,5. Imágenes por cortesía del Dr. Massimiliano Tursi, Universidad de Turín (Italia).

cardiomiopatías felinas diagnosticadas en centros de referencia. No se ha identificado ninguna predisposición por raza, sexo o edad. En un estudio basado en casos clínicos se observó que la edad en el momento del diagnóstico oscilaba entre los 4 y los 20 años, y que las razas afectadas eran el gato Común Europeo de pelo corto (10/15), el Burmés (3/15) y el Birmano (2/15). No se demostró predisposición por sexo.

Los signos clínicos no son específicos de esta enfermedad y suelen estar asociados a la insuficiencia cardiaca congestiva, incluyendo taquipnea y disnea, letargo y anorexia, aunque muchos gatos son asintomáticos. La exploración física puede revelar soplos y arritmias. En gatos con insuficiencia cardiaca congestiva también puede observarse dificultad respiratoria, edemas, inflamación yugular y sonidos cardiacos atenuados.

DIAGNÓSTICO

El diagnóstico de la CMA felina puede ser difícil porque la reseña del paciente, la anamnesis y los hallazgos clínicos no son específicos de la enfermedad. El diagnóstico diferencial incluye otros trastornos miocárdicos, así como enfermedades adquiridas o congénitas que afectan al corazón derecho (como la displasia tricúspide y la anomalía de Uhl).

Actualmente, el diagnóstico de CMA en humanos puede sospecharse basándose en los antecedentes familiares, la presencia de una marcada dilatación de la cavidad ventricular derecha determinado por ecocardiografía y arritmias ventriculares de origen ventricular derecho. Se han definido criterios ecocardiográficos mayores y menores para el diagnóstico de la CMA, basados principalmente en la discinesia y la dilatación de cámaras. Debe sospecharse una infiltración fibroadiposa si se observan segmentos delgados y discinéticos del miocardio ventricular derecho. Estos también aparecerán más brillantes en el ecocardiograma. Sin embargo, la técnica no invasiva de referencia para la identificación de esta enfermedad es la RM cardiaca con realce tardío.

Las radiografías torácicas suelen mostrar grados variables de cardiomegalia y, en muchos gatos, derrame pleural. El ECG y los registros mediante Holter 24 horas revelan arritmias ventriculares y supraventriculares extensas, incluyendo complejos ventriculares prematuros (con morfología de bloqueo de rama izquierda y derecha y fenómeno R en T) (fig. 11.29), taquicardia ventricular, fibrilación auricular, taquicardia supraventricular y bloqueo auriculoventricular de primer y tercer grado.

Los hallazgos ecocardiográficos característicos incluyen dilatación auricular y ventricular derecha (fig. 11.30), y segmentos de pared ventricular derecha delgados e hipocinéticos con aneurismas, particularmente los localizados en las regiones más apical y subtricúspide. Es frecuente observar una regurgitación tricúspide leve, con una velocidad máxima <2,5 m/s (fig. 11.30).

TRATAMIENTO

No existe un tratamiento específico para los gatos con CMA. El tratamiento va dirigido a controlar los signos de insuficiencia cardiaca congestiva (como se ha indicado anteriormente para gatos con otras cardiomiopatías) y las arritmias malignas:

- El pimobendán está indicado para gatos con disfunción ventricular (1,25-1,5 mg/gato VO cada 12 horas).
- La digoxina o el diltiazem pueden utilizarse para ralentizar la frecuencia ventricular en gatos con fibrilación auricular.
- Puede prescribirse sotalol (1-2 mg/kg VO cada 12 horas) para las arritmias ventriculares asociadas a signos clínicos como síncope, intolerancia al ejercicio o letargo.

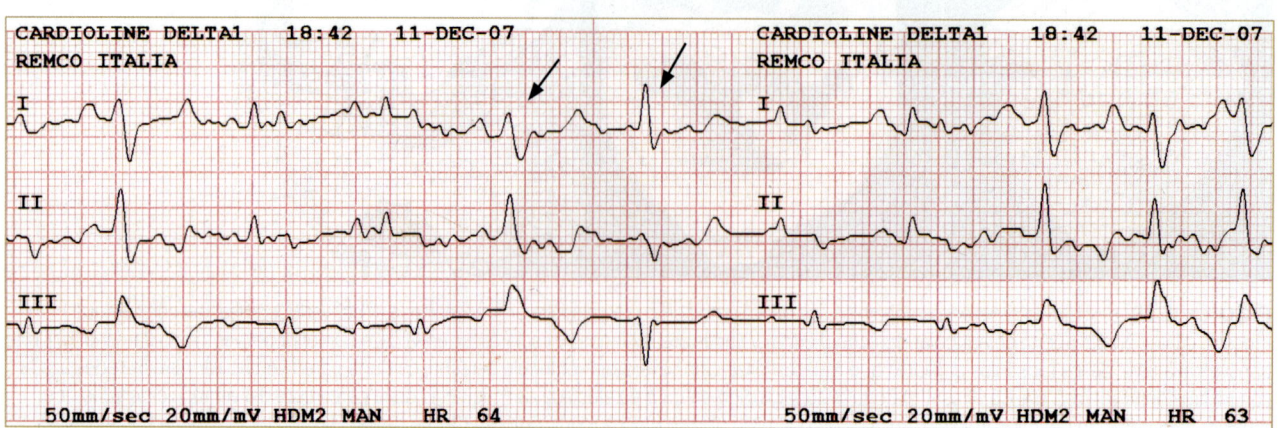

FIGURA 11.29. Electrocardiograma de un gato con cardiomiopatía arritmogénica que muestra complejos ventriculares prematuros multifocales (flechas).

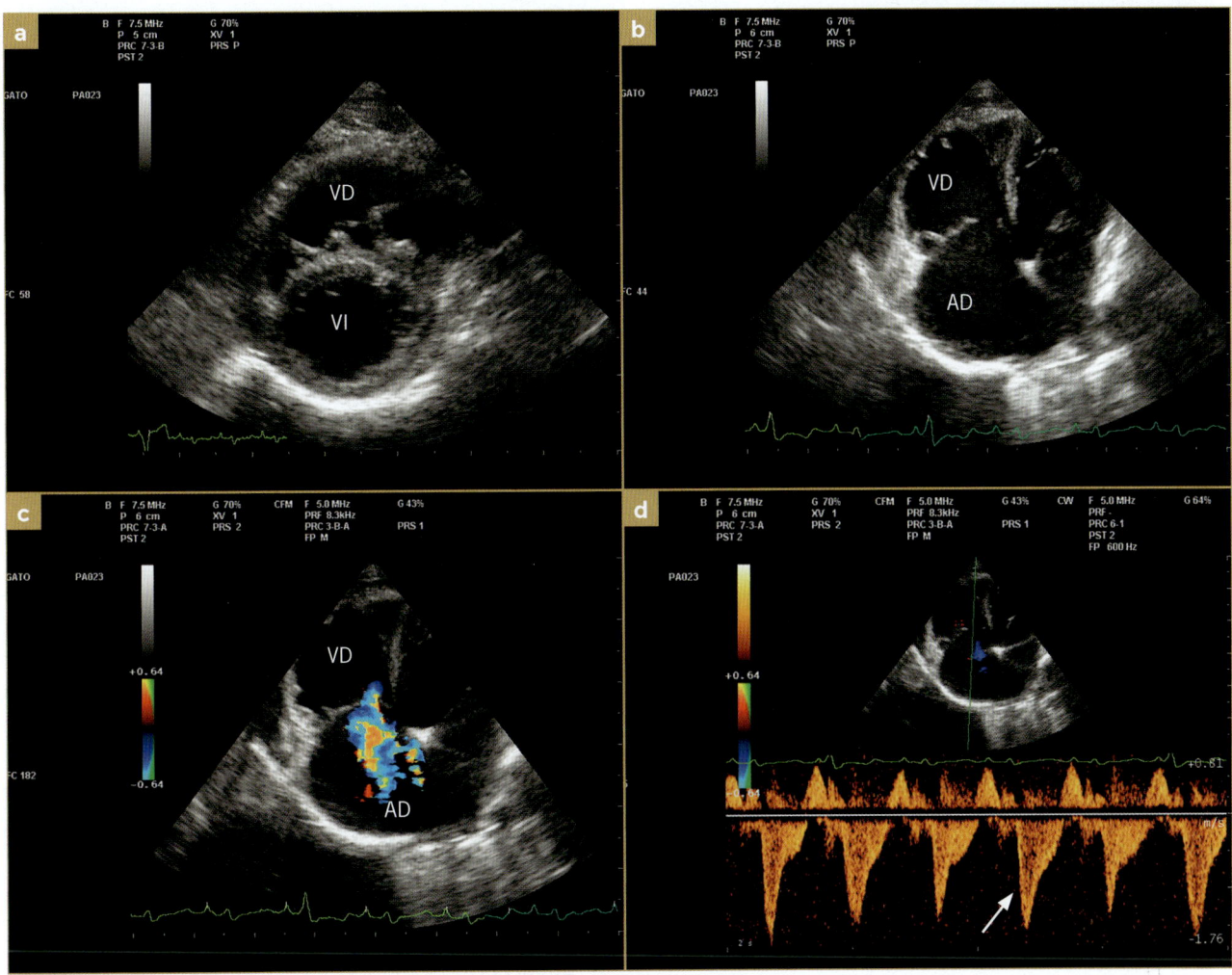

FIGURA 11.30. Ecocardiogramas bidimensionales y Doppler de un gato con cardiomiopatía arritmogénica. a) Proyección bidimensional paraesternal derecha de eje corto a nivel de los músculos papilares que muestra una dilatación grave del ventrículo derecho (VD). VI, ventrículo izquierdo. b) Proyección bidimensional paraesternal izquierda de cuatro cámaras apical optimizada para visualizar mejor las cámaras cardiacas del lado derecho; obsérvese la dilatación grave de la aurícula derecha (AD) y el VD. c) y d) Ecocardiogramas Doppler color y continuo que muestran regurgitación tricúspide probablemente debida a dilatación del anillo de la válvula tricúspide con una velocidad máxima de 1,9 m/s.

■ Debe prescribirse clopidogrel (18,75 mg/gato VO cada 24 horas) en gatos con dilatación auricular derecha grave para prevenir eventos tromboembólicos.

MONITORIZACIÓN

Las revisiones periódicas deben incluir una exploración física, radiografías torácicas, un ECG, control de la presión arterial y un perfil renal (urea, creatinina y electrolitos). La ecocardiografía está indicada cuando la enfermedad no progresa como se esperaba. Debe indicarse a los propietarios que evalúen la frecuencia respiratoria en reposo del gato en casa para evitar el estrés de una visita a la clínica.

CARDIOMIOPATÍAS NO ESPECÍFICAS

El término CMNE hace referencia a un grupo de enfermedades miocárdicas que no encajan en las categorías clásicas de fenotipo (cardiomiopatías hipertróficas, dilatadas, restrictivas o arritmogénicas). Se caracterizan por dilatación biauricular, función sistólica ventricular izquierda normal, grosor de pared normal o casi normal y ausencia de anomalías valvulares. En general, las CMNE son más parecidas a la CMR, y a veces se utiliza el término CMR/CMNE. Los signos clínicos no pueden diferenciarse de los de otras cardiomiopatías y no existen criterios específicos para el diagnóstico de una CMNE.

El tratamiento recomendado es el mismo que el indicado para los gatos con CMR. El pronóstico depende de la presentación clínica, los resultados de las pruebas auxiliares y la respuesta al tratamiento.

MIOCARDITIS

La miocarditis se refiere a la inflamación del miocardio que puede causar disfunción cardiaca y arritmias. Se trata de una enfermedad poco frecuente que suele afectar a gatos adultos jóvenes.

La miocarditis en gatos está causada principalmente por infecciones víricas (virus de la inmunodeficiencia felina [FIV]), pero también puede ser el resultado de una infección por bacterias (Streptococcus canis, Bartonella henselae) o protozoos (Toxoplasma gondii). Las cardiopatías congénitas, la diabetes mellitus, el hipertiroidismo, los traumatismos u otros factores estresantes pueden predisponer a la miocarditis en los gatos. En otros casos no puede identificarse la causa. La inflamación, la necrosis miocárdica, la degeneración e incluso las fibrosis causadas por los agentes etiológicos pueden provocar disfunción ventricular sistólica o diastólica con dilatación auricular y desarrollo de taquiarritmias.

Un estudio reciente describe la presencia de infección por FIV en células inflamatorias del miocardio de cinco gatos con miocarditis y CMH; otro estudio describe un engrosamiento miocárdico transitorio en un gato positivo a Bartonella spp., que se asemeja a las características clínicas y ecocardiográficas de la CMH. Los signos clínicos de los gatos con miocarditis dependen de la etiología, pero por lo general incluyen apatía, dificultad respiratoria, fiebre, anorexia, debilidad y muerte súbita secundaria a arritmias ventriculares.

El diagnóstico requiere ecocardiografía, ECG, radiografías torácicas y pruebas de laboratorio (hematología y bioquímica, análisis de orina, niveles de cTnI, PCR para el diagnóstico de Bartonella spp. y prueba del FIV).

El tratamiento depende de la etiología, pero debe incluir la corrección de la causa, si se conoce, y el tratamiento de la insuficiencia cardiaca o de las arritmias, si están presentes. Se recomienda el uso de sotalol como se ha indicado anteriormente para las taquiarritmias ventriculares. En un gato con hipertrofia ventricular izquierda transitoria secundaria a Bartonella henselae había signos de insuficiencia cardiaca congestiva en el momento del diagnóstico; la ecocardiografía mostró engrosamiento del miocardio izquierdo y dilatación de la aurícula izquierda, y el ECG reveló un ritmo sinusal conducido con bloqueo de rama izquierda. El tratamiento con azitromicina y la terapia estándar para la insuficiencia cardiaca aguda resolvieron los signos clínicos y la hipertrofia miocárdica.

BIBLIOGRAFÍA

Biasato I, Francescone L, La Rosa G, Tursi M. Anatomopathological staging of feline hypertrophic cardiomyopathy through quantitative evaluation based on morphometric and histopathological data. *Res Vet Sci,* 2015,102:136-141.

Bonne G, Carrier L, Richard P, *et al.* Familial hypertrophic cardiomyopathy from mutations to functional defects. *Circ Res,* 1998, 83:580-593.

Boon J. Myocardial diseases. En Boon J (ed.). *Veterinary Echocardiography,* 2nd ed., 2011, Blackwell Publishing, pp. 359-410.

Borgeat K, Sherwood K, Payne JR, *et al.* Plasma cardiac troponin concentration and cardiac death in cats with hypertrophic cardiomyopathy. *J Vet Intern Med,* 2014, 28:1731-1737.

Ciaramella P, Basso C, Di Loria A, Piantedosi D. Arrhythmogenic right ventricular cardiomyopathy associated with severe left ventricular involvement in a cat. *J Vet Cardiol,* 2009, 11:41-45.

Côté E, Jaeger R. Ventricular tachyarrhythmias in 106 cats: associated structural cardiac disorders. *J Vet Intern Med,* 2008, 22:1444-1446.

Côté E, MacDonald KA, *et al.* Restrictive/Unclassified Cardiomyopathy (2011). En Côté E, MacDonald KA, Meurs KM, Sleeper MM (eds.). *Feline Cardiology,* 1st ed., John Wiley & Sons, pp. 177-182.

Elliott PM, Anastasakis A, Asimaki A, *et al.* Definition and treatment of arrhythmogenic cardiomyopathy: an updated expert panel report. *Eur J Heart Fail,* 2019, 21: 955-964.

Elliott PM, Anastasakis A, Borger MA, *et al.* 2014 ESC Guidelines on diagnosis and management of hypertrophic cardiomyopathy. The Task Force for the Diagnosis and Management of Hypertrophic Cardiomyopathy of the European Society of Cardiology (ESC). *Eur Heart J,* 2014, 35:2733-2779.

Elliott P, Andersson B, Arbustini E, *et al.* Classification of the cardiomyopathies: a position statement from the European Society Of Cardiology Working Group on Myocardial and Pericardial Diseases. *Eur Heart J,* 2008, 29(2):270-276.

Ferasin L, Sturgess CP, Cannon MJ, *et al.* Feline idiopathic cardiomyopathy: a retrospective study of 106 cats (1994-2001). *J Fel Med Surg,* 2003, 5:151-159.

Fox PR. Endomyocardial fibrosis and restrictive cardiomyopathy: pathologic and clinical features. *J Vet Cardiol,* 2004, 6:25-31.

Fox PR. Arrhythmogenic right ventricular cardiomyopathy in cats. En Bonagura JD, Twedt DC (eds.). *Kirk's Current Veterinary Therapy XV,* 2014, Elsevier Saunders. pp. 277-281.

Fox PR, Oyama MA, Reynolds C, *et al.* Utility of plasma N-terminal pro-brain natriuretic peptide (NT-proBNP) to distinguish between congestive heart failure and non-cardiac causes of acute dyspnea in cats. *J Vet Cardiol,* 2009, 11 Suppl 1:S51-61.

Fox PR, Basso C, *et al.* Spontaneously occurring restrictive nonhypertrophied cardiomyopathy in domestic cats: a new animal model of human disease. *Cardiovasc Pathol,* 2014, 23:28-34.

Fox PR, Keene BW, Lamb K, *et al.* International collaborative study to assess cardiovascular risk and evaluate long-term health in cats with preclinical hypertrophic cardiomyopathy and apparently healthy cats: The REVEAL Study. *J Vet Intern Med,* 2018, 32:930-943.

Fox PR, Liu SK, Maron BJ. Echocardiographic assessment of spontaneous occurring feline hypertrophic cardiomyopathy. An animal model of human disease. *Circulation,* 1995, 92:2645-2651.

Fries R, Heaney AM, Meurs KM. Prevalence of the myosin binding protein C mutation in Maine Coon cats. *J Vet Intern Med,* 2008, 22:893-896.

Guillaumin J, Gibson RM, Goy-Thollot I, Bonagura JD. Thrombolysis with tissue plasminogen activator (TPA) in feline acute aortic thromboembolism: a retrospective study of 16 cases. *J Fel Med Surg,* 2019, 21:340-346.

Häggström J, Andersson AO, Falk T, *et al.* Effect of body weight on echocardiographic measurements in 19,866 pure-bred cats with or without heart disease. *J Vet Intern Med,* 2016, 30:1601-1611.

Häggström J, Luis Fuentes V, Wess G. Screening for hypertrophic cardiomyopathy in cats. *J Vet Cardiol,* 2015, 17 Suppl 1: S134-S149.

Hambrook LE, Bennett PF. Effect of pimobendan on the clinical outcome and survival of cats with non-taurine responsive dilated cardiomyopathy. *J Fel Med Surg,* 2012, 14:233-239.

Hogan DF, Fox PR, Jacob K, *et al.* Secondary prevention of cardiogenic arterial thromboembolism in the cat: The double-blind, randomized, positive-controlled feline arterial thromboembolism; clopidogrel vs. aspirin trial (FAT CAT). *J Vet Cardiol,* 2015, 17 Suppl 1:S306-317.

Hori Y, Iguchi M, Heishima Y, *et al.* Diagnostic utility of cardiac troponin I in cats with hypertrophic cardiomyopathy. *J Vet Intern Med,* 2018, 32:922-929.

Kittleson MD, Meurs KM, Munro MJ, *et al.* Familial hypertrophic cardiomyopathy in Maine Coon cats: an animal model of human disease. *Circulation,* 1999, 99:3172-3180.

Luis Fuentes V, Wilkie LJ. Asymptomatic hypertrophic cardiomyopathy: diagnosis and therapy. *Vet Clin North Am Small Anim Pract,* 2017, 47:1041-1054.

Machado V, Casagrande RA, Wouters AT, *et al.* Myocarditis caused by Feline Immunodeficiency Virus in five cats with hypertrophic cardiomyopathy. *J Comp Path,* 2016, 154:3e8.

Marian AJ, Braunwald E. Hypertrophic cardiomyopathy genetics, pathogenesis, clinical manifestations, diagnosis, and therapy. *Circ Res,* 2017, 121:749-770.

März I, Wilkie LJ, Harrington N, *et al.* Familial cardiomyopathy in Norwegian Forest cats. *J Fel Med Surg,* 2015, 17:681-691.

Meurs KM, Norgard MM, Ederer MM, *et al.* A substitution mutation in the myosin binding protein C gene in Ragdoll hypertrophic cardiomyopathy. *Genomics,* 2007; 90:261-264.

Meurs KM, Sanchez X, David RM, *et al.* A cardiac myosin binding protein C mutation in the Maine Coon cat with familial hypertrophic cardiomyopathy. *Hum Mol Genet,* 2005, 14:3587-3593.

Muchtar E, Blauwet LA, Gertz MA. Restrictive cardiomyopathy: genetics, pathogenesis, clinical manifestations, diagnosis, and therapy. *Circ Res,* 2017, 121:819-837.

Paige CF, Abbott JA, Elvinger F, Pyle RL. Prevalence of cardiomyopathy in apparently healthy cats. *J Am Vet Med Assoc,* 2009, 234:1398-1403.

Payne JR, Borgeat K, Brodbelt DC, *et al.* Risk factors associated with sudden death vs. congestive heart failure or arterial thromboembolism in cats with hypertrophic cardiomyopathy. *J Vet Cardiol,* 2015,17 Suppl 1:S318-28.

Payne JR, Brodbelt DC, Luis Fuentes V. Cardiomyopathy prevalence in 780 apparently healthy cats in rehoming centres (the CatScan study). *J Vet Cardiol,* 2015, 17 Suppl 1:S244-57.

Pion PD, Kittleson MD, Rogers QR, Morris JG. Myocardial failure in cats associated with low plasma taurine: a reversible cardiomyopathy. *Science,* 1987, 237:764-768.

Pion PD, Kittleson MD, Thomas W, *et al.* Clinical findings in cats with dilated cardiomyopathy and relationship of findings to taurine deficiency. *J Am Vet Med Assoc,* 1992, 201:267-274.

Rolim VM, Casagrande RA, Wouters AT, *et al.* Myocarditis caused by Feline Immunodeficiency Virus in five cats with hypertrophic cardiomyopathy. *J Comp Pathol,* 2016, 154:3-8.

Schiper T, Van Poucke M, Sonck L, *et al*. A feline orthologue of the human MYH7 c.5647 (p. (Glu1883Lys)) variant causes hypertrophic cardiomyopathy in a Domestic Shorthair cat. *Eur J Hum Genet,* 2019, 27(11):1724-1730.

Schober KE, Chetboul V. Echocardiographic evaluation of leftventricular diastolic function in cats: hemodynamic determinants and pattern recognition. *J Vet Cardiol,* 2015, 17:S102eS133.

Schober KE, Zientek J, Li X, *et al*. Effect of treatment with atenolol on 5-year survival in cats with preclinical (asymptomatic) hypertrophic cardiomyopathy. *J Vet Intern Med,* 2014, 28:838-846.

Silverman SJ. Hypertrophic cardiomyopathy in the Sphynx cat: a retrospective evaluation of clinical presentation and heritable aetiology. *J Feline Med Surg,* 2012, 14:246-249.

Sleeper MM, Roland R, Drobatz KJ. Use of the vertebral heart scale for differentiation of cardiac and noncardiac causes of respiratory distress in cats: 67 cases (2002-2003). *J Am Vet Med Assoc,* 2013, 242:366-371.

Spalla I, Locatelli C, Riscazzi G, *et al*. Survival in cats with primary and secondary cardiomyopathies. *J Fel Med Surg,* 2016, 18:501-509.

Stern JA, Markova S, Ueda Y, *et al*. A small molecule inhibitor of sarcomere contractility acutely relieves left ventricular outflow tract obstruction in feline hypertrophic cardiomyopathy. *PLoS One,* 2016, 11: e0168407.

Wess G, Schinner C, Weber K, *et al*. Association of A31P and A74T polymorphisms in the myosin binding protein C3 gene and hypertrophic cardiomyopathy in Maine Coon and other breed cats. *J Vet Intern Med,* 2010, 24:527-532.

Wilkie LJ, Smith K, Luis Fuentes V. Cardiac pathology findings in 252 cats presented for necropsy, a comparison of cats with unexpected death versus other deaths. *J Vet Cardiol,* 2015, 17:S244-S257.

CAPÍTULO 12

Enfermedades pericárdicas

María Josefa Fernández del Palacio

INTRODUCCIÓN

El pericardio (del griego *peri*, "alrededor", y *kardia,* "corazón") es un saco de doble pared que contiene el corazón y las raíces de los grandes vasos (aorta, venas cavas y arteria pulmonar). Aunque no es esencial para la vida, el pericardio desempeña importantes funciones anatómicas y fisiológicas, y el compromiso hemodinámico causado por las enfermedades pericárdicas (p. ej., taponamiento cardiaco) es potencialmente mortal. Los trastornos pericárdicos representan entre el 1 y el 8 % de las enfermedades cardiacas en perros (la mayor prevalencia se observa en hospitales de referencia) y menos del 5 % en gatos. Estas enfermedades se encuentran en varios entornos (clínica general, urgencias y entornos de subespecialidades como oncología y cardiología), y pueden tener tasas de morbilidad y mortalidad significativas. Los pacientes pueden presentar diversos signos clínicos, como intolerancia al ejercicio, ascitis, colapso e hipotensión. En gran parte de pacientes, la etiología no está clara y la enfermedad se clasifica como idiopática. La evaluación de estos pacientes debe basarse inicialmente en la sospecha clínica de una afección pericárdica. Ha de incluir una anamnesis y una exploración física cuidadosas, seguidas de un electrocardiograma (ECG) y radiografías torácicas. Actualmente, la disponibilidad de la ecocardiografía en entornos veterinarios ha aumentado el diagnóstico y ayuda a establecer protocolos de tratamiento adecuados. Otras técnicas de imagen, como la tomografía computarizada (TC) y la resonancia magnética (RM) cardiaca, también han visto incrementado su uso para el diagnóstico y tratamiento de estas afecciones.

La enfermedad pericárdica puede aparecer como una enfermedad aislada o como parte de una enfermedad sistémica. En este capítulo se revisarán los principales síndromes pericárdicos que se encuentran en la clínica de perros y gatos.

- Defectos pericárdicos congénitos:
  - Hernia diafragmática peritoneopericárdica.
  - Quistes pericárdicos.
  - Defectos pericárdicos.
- Enfermedades pericárdicas adquiridas:
  - Derrame pericárdico/taponamiento cardiaco.
  - Derrame pericárdico idiopático (pericarditis).
  - Pericarditis constrictiva.
  - Mesotelioma pericárdico.

ANATOMÍA Y FISIOLOGÍA DEL PERICARDIO

El pericardio es un saco fibromembranoso inelástico de menos de 2 mm de espesor. Comprende dos capas distintas, una serosa (también denominada epicardio cuando entra en contacto con el miocardio) y otra fibrosa que envuelve la cavidad pericárdica. La capa externa o pericardio fibroso deriva del *septum transversum* en el embrión y está compuesta por una densa capa de fibras de colágeno con fibrillas elásticas cortas intercaladas. El pericardio fibroso es continuo con la adventicia de los grandes vasos en la base del corazón y con los ligamentos esternopericárdicos que unen el corazón cranealmente al manubrio y a la apófisis xifoides, dorsalmente a la columna vertebral y caudalmente al diafragma. La doble capa serosa interna (pericardio seroso) consta de una sola capa de mesotelio que forma una capa parietal y una capa visceral (epicardio) y envuelve la cavidad pericárdica. El pericardio visceral rodea el corazón y los grandes vasos proximales, mientras que la capa parietal de pericardio seroso recubre la superficie interna del pericardio fibroso. Las grandes arterias, la aorta y la arteria pulmonar principal están envueltas en una vaina rodeada de pericardio visceral con un espacio entre ellas, mientras que las venas cavas y las venas pulmonares están recubiertas por separado. Estas reflexiones del pericardio seroso entre las arterias y las venas forman los senos y recesos pericárdicos.

Juntos, el pericardio seroso parietal y el pericardio fibroso forman el pericardio parietal (fig. 12.1).

El pericardio parietal no se distiende fácilmente; sin embargo, el espacio pericárdico puede expandirse con la acumulación crónica de líquido con estiramiento del pericardio visceral, a expensas del volumen de la cámara cardiaca. El pericardio fibroso está irrigado por las arterias pericardiofrénicas y torácicas internas. Los vasos linfáticos de la superficie ventral del pericardio parietal discurren a lo largo de los nervios frénicos cranealmente. En las caras lateral y caudal del pericardio parietal, los vasos linfáticos se anastomosan con los de la pleura mediastínica reflejada. El pericardio fibroso y la capa parietal del pericardio seroso están irrigados por fibras sensoriales del nervio frénico, mientras que el pericardio visceral es insensible. La inervación parasimpática del pericardio procede de los nervios vago y laríngeo recurrente izquierdo, así como de ramas del plexo esofágico. La inervación simpática procede del primer ganglio dorsal, el ganglio estrellado y los plexos aórtico, cardiaco y diafragmático.

En un animal sano, la cavidad pericárdica contiene una pequeña cantidad de líquido pericárdico (aproximadamente 0,25 ± 0,15 ml/kg), que es un ultrafiltrado de plasma. Este líquido contribuye a lubricar la cavidad pericárdica y facilita el movimiento de las capas visceral y parietal del pericardio durante el ciclo cardiaco. La cavidad pericárdica también contiene prostaglandinas secretadas por células mesoteliales y endoteliales que modulan los reflejos cardiacos y el tono coronario. El líquido pericárdico es producido por los capilares epicárdicos y parietales del pericardio y drenado por el sistema linfático en la superficie del corazón y en el pericardio parietal.

En animales sanos, la presión intrapericárdica es subatmosférica e igual a la presión del espacio pleural, y se transmite uniformemente por todo el espacio intrapericárdico lleno de líquido. Sin embargo, un aumento de la presión pericárdica reduce las presiones transmurales ventriculares (de distensión) y el llenado diastólico, lo que provoca una disminución del gasto cardiaco.

Las principales funciones del pericardio son las siguientes:
- Fijación del corazón al mediastino para evitar un movimiento excesivo.
- Proporciona una barrera anatómica casi sin fricción.
- Previene la diseminación de una infección o neoplasia al corazón.
- Contribuye al acoplamiento diastólico de los ventrículos derecho e izquierdo.
- Previene la dilatación cardiaca aguda.
- Actividades inmunitarias, vasomotoras, paracrinas y fibrinolíticas. El mesotelio del pericardio es metabólicamente

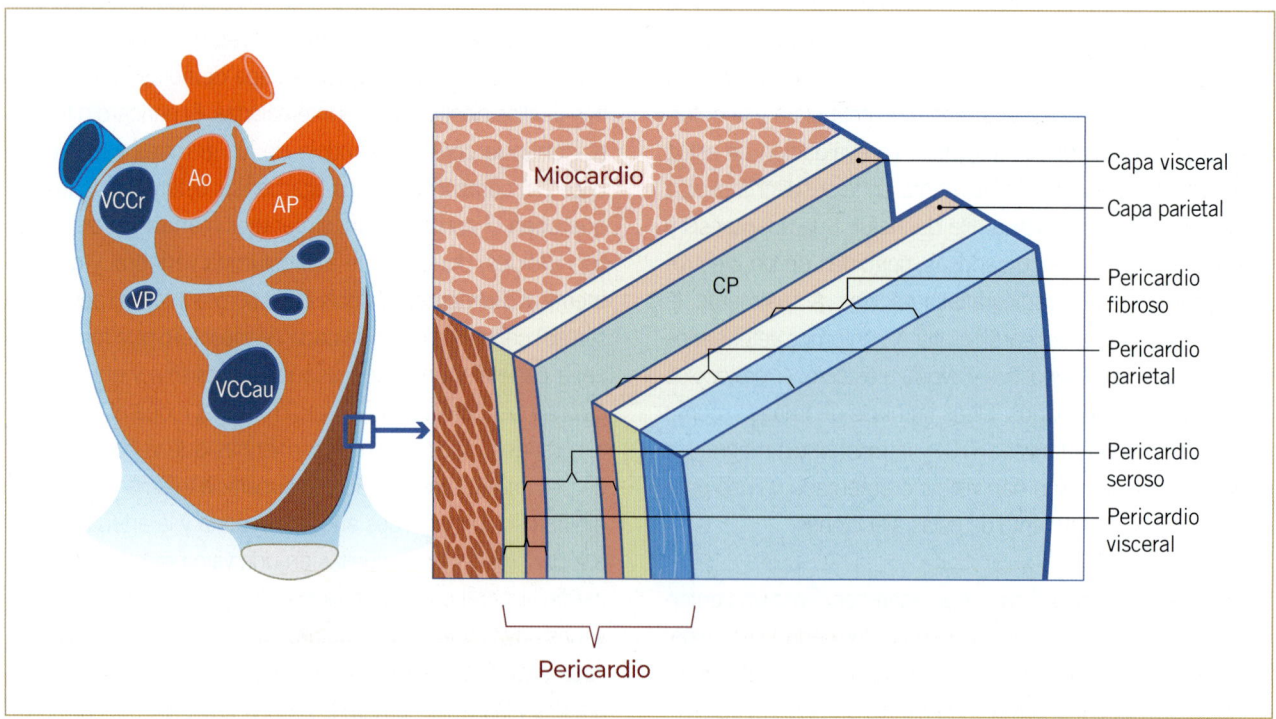

FIGURA 12.1. Representación esquemática de las capas que forman el pericardio y su relación con los grandes vasos. Ao, aorta; AP, arteria pulmonar; CP, cavidad pericárdica; VP, vena pulmonar; VCCau, vena cava caudal; VCCr, vena cava craneal.

activo y produce prostaciclina y otras sustancias que modulan el tono arterial coronario epicárdico, la fibrinólisis y la neurotransmisión simpática.

ENFERMEDADES CONGÉNITAS DEL PERICARDIO

HERNIA DIAFRAGMÁTICA PERITONEOPERICÁRDICA

Las enfermedades pericárdicas congénitas son poco frecuentes en perros y gatos y la mayoría de ellas se han descrito como hallazgos incidentales en exámenes *post mortem*. La malformación más común es la hernia diafragmática peritoneopericárdica (HDPP) tanto en perros como en gatos, y los quistes intrapericárdicos en perros. Entre los defectos infrecuentes registrados en perros y gatos se incluye la ausencia parcial o total de pericardio.

La HDPP es una malformación congénita del *septum transversum* embrionario (la estructura que da origen al diafragma ventral), y una fusión defectuosa en la línea media del pericardio, el esternón caudal y, en algunos animales, la pared abdominal craneal, que da lugar a un defecto en la porción ventral del diafragma. En consecuencia, diversos tejidos abdominales pueden penetrar a través de la hernia diafragmática en el pericardio. Los mecanismos propuestos para el desarrollo de este tipo de hernia incluyen traumatismo prenatal en el *septum transversum* o en el lugar de fusión de los pliegues pleuroperitoneales, fallo de fusión de las partes laterales de los pliegues pleuroperitoneales con la parte ventromedial de la *pars sternalis* o desarrollo aberrante de las partes dorsolaterales del *septum transversum*. Otras anomalías congénitas que pueden observarse junto con la HDPP incluyen hidrocefalia, defectos esternales, hernias abdominales de la línea media craneal y remolinos anormales de pelo en la parte ventral del abdomen, así como defectos intracardiacos, pulmonares y vasculares, aunque las hernias umbilicales son el hallazgo concomitante más frecuente.

En los perros, los grandes defectos del diafragma permiten que los órganos o tejidos abdominales como el mesenterio, el estómago, los intestinos, el hígado (fig. 12.2), el bazo o la grasa penetren libremente en el pericardio. Esto puede dar lugar a adherencias entre algunos órganos abdominales y el pericardio y al atrapamiento de órganos dentro del pericardio, lo que provoca problemas respiratorios, cardiacos o del tracto gastrointestinal. También pueden presentarse derrames pleurales y pericárdicos. En gatos con HDPP, el espacio pericárdico suele contener grasa falciforme, la vesícula biliar y el hígado, y con menos frecuencia el intestino delgado, el bazo, el estómago y el epiplón. En general, los pequeños defectos del diafragma pueden ocluirse con grasa del ligamento falciforme o el epiplón.

Epidemiología

La prevalencia descrita de HDPP es mayor en gatos que en perros, ya que representa el 0,062 y el 0,015 % de sus enfermedades cardiacas congénitas, respectivamente.

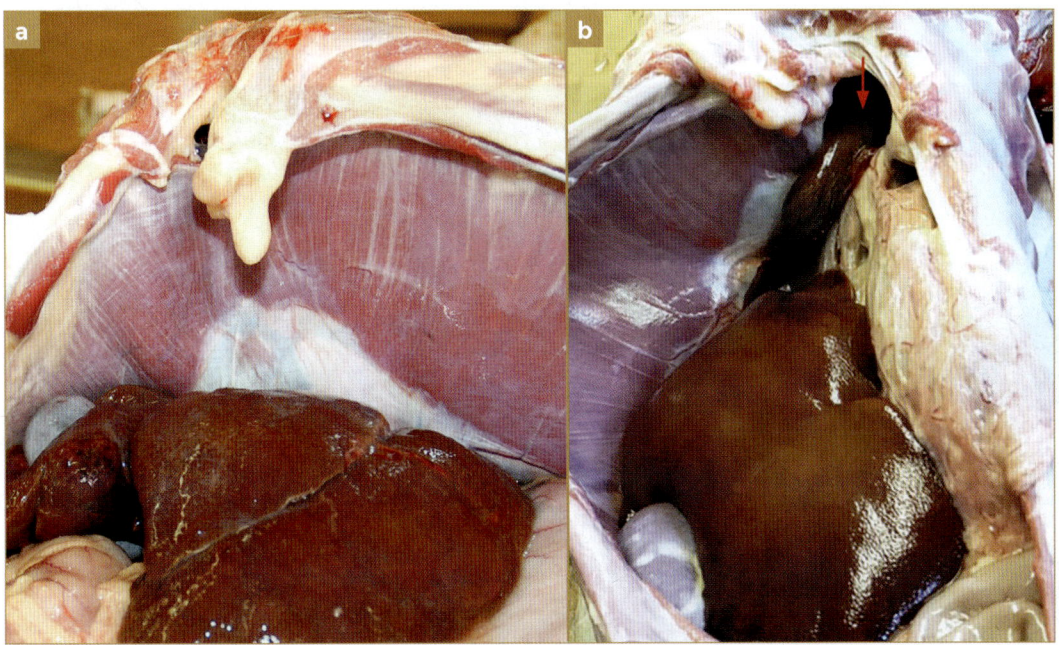

FIGURA 12.2. Vista macroscópica (vista caudal) del diafragma de un perro normal (a) y de un Mastín Español de 1 año con una hernia diafragmática peritoneopericárdica (b). a) El diafragma está intacto y el tórax y el abdomen están completamente separados. b) Obsérvese la malformación de parte del diafragma ventral, con un lóbulo hepático que pasa al espacio pericárdico a través de la hernia (flecha).

El Weimaraner es una de las razas caninas que muestra predisposición a este trastorno. Las razas felinas de pelo largo, como el Persa, el Himalayo, el Maine Coon y el gato Común Europeo de pelo largo, están especialmente predispuestas. Se han encontrado pruebas de una base genética para la HDPP en una familia de gatos Persas. Los hallazgos clínicos y la información del pedigrí sugerían un modo de herencia autosómico recesivo.

Signos clínicos y exploración física

Los signos clínicos de los animales con HDPP no son específicos y dependen de la gravedad y la naturaleza de la hernia, de los órganos desplazados al espacio pericárdico y del grado de compromiso de la irrigación sanguínea y la función de los órganos. Aunque la hernia está presente al nacimiento, la aparición de signos clínicos puede producirse a cualquier edad o, en algunos casos, los animales pueden no desarrollar nunca ningún signo clínico. La condición corporal de los animales con HDPP puede ser normal o pueden estar emaciados o atrofiados. En muchos perros, la HDPP es un hallazgo clínico o radiográfico incidental. En animales sintomáticos, los signos respiratorios y gastrointestinales son los más comunes, e incluyen intolerancia al ejercicio, taquipnea, dificultad respiratoria, vómitos, diarrea, anorexia y pérdida de peso. El taponamiento cardiaco y el malestar o hinchazón abdominal, el *shock* y el colapso se dan con menos frecuencia.

En los perros, las anomalías asociadas son frecuentes e incluyen malformaciones esternales (xifoides incompleto, *pectus excavatum* y esternebras deformadas), hernias abdominales o defectos cardiacos congénitos.

La exploración física puede ser anodina en muchos pacientes. En otros puede sospecharse una HDPP si el impulso cardiaco está ausente o desplazado y los sonidos cardiacos están apagados o no se escuchan en la localización normal durante la auscultación cardiaca. Los soplos cardiacos en algunos animales pueden ser funcionales o secundarios a anomalías congénitas asociadas. Una hernia abdominal umbilical o craneal grande (fig. 12.3) y una malformación esternal en cualquier animal es altamente sugestiva de HDPP.

Diagnóstico

El diagnóstico de HDPP se sospecha a partir de los antecedentes y los hallazgos de la exploración física (v. sección anterior) y se confirma mediante radiografías torácicas y ecocardiografía.

Radiográficamente, se debe considerar una HDPP si se observa una silueta cardiaca muy grande, especialmente cuando hay heterogeneidad tisular (grasa o gas) (fig. 12.4) sobre el corazón, o ventral a este, y continuidad entre las sombras cardiaca y diafragmática. La silueta hepática puede ser más pequeña de lo normal o estar ausente en el abdomen anterior (fig. 12.5). En ocasiones puede ser necesario un estudio con contraste gastrointestinal para confirmar el diagnóstico.

En los gatos, el borde dorsal de la hernia (un remanente mesotelial persistente) puede ser evidente en la proyección lateral, entre el borde caudal del pericardio y el diafragma (fig. 12.6). Las anomalías esternales asociadas también pueden visualizarse en las radiografías torácicas.

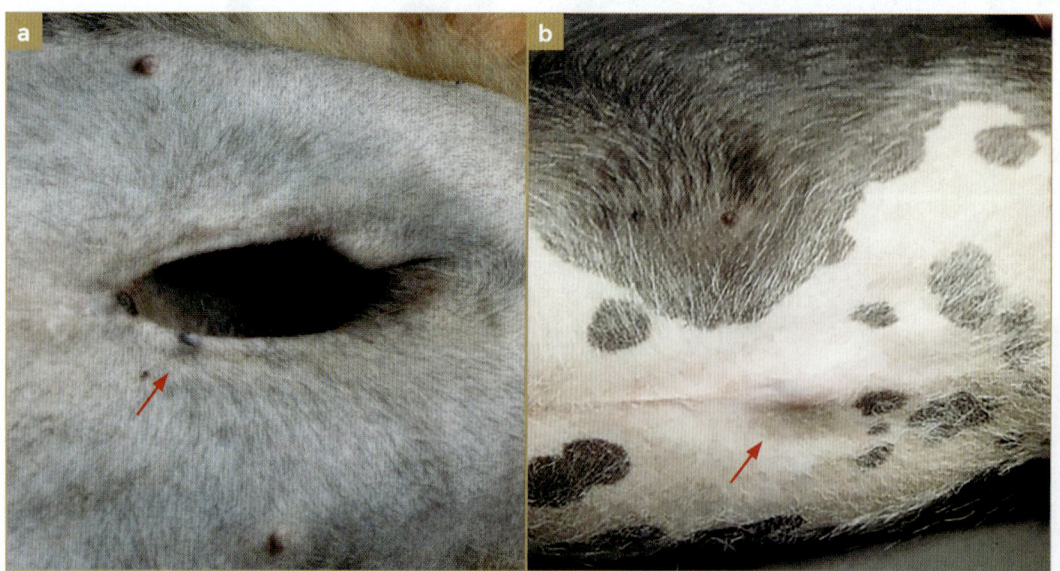

FIGURA 12.3.
a) Gran defecto craneoventral de la pared abdominal (flecha) en un Pastor Alemán de 2 años con una hernia diafragmática peritoneopericárdica (HDPP). b) Hernia abdominal craneoventral (flecha) coexistente con una HDPP en el mismo perro de la figura 12.2b.

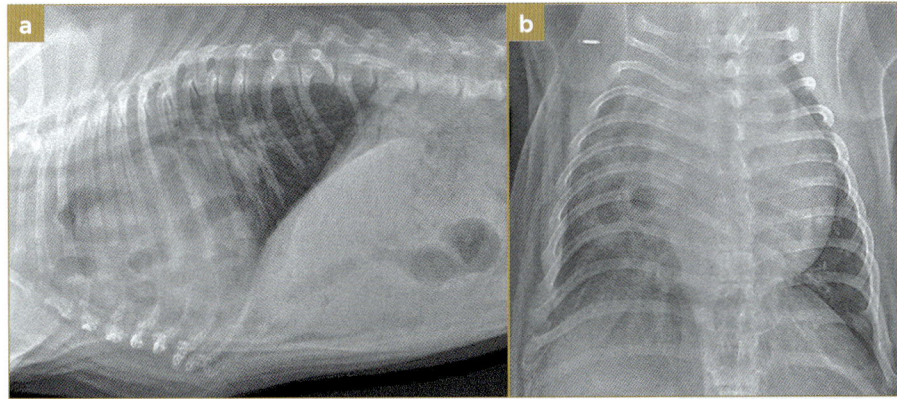

FIGURA 12.4. Radiografías torácicas lateral derecha (a) y dorsoventral (b) de un Bulldog Inglés de 8 meses. Obsérvense las estructuras tubulares sobre la silueta cardiaca con contenido radiotransparente que corresponden a asas intestinales estiradas por el contenido gaseoso dentro de la cavidad pericárdica.

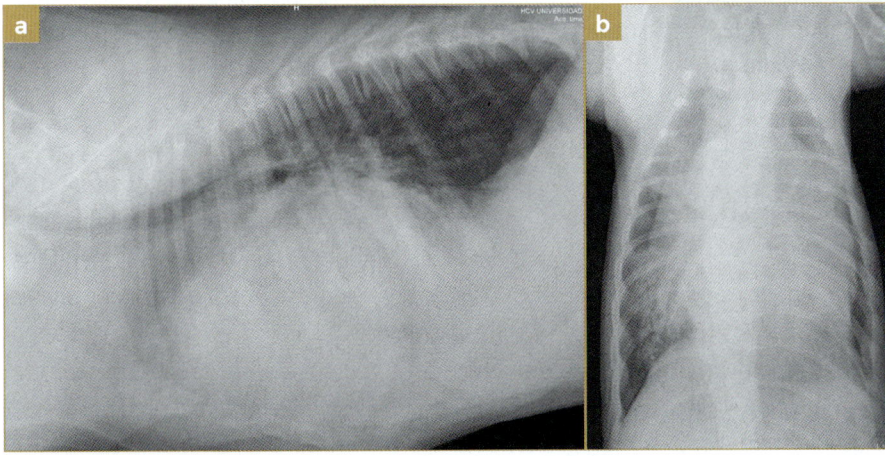

FIGURA 12.5. Radiografías torácicas lateral derecha (a) y dorsoventral (b) del mismo perro de la figura 12.2b. Se aprecia una silueta cardiaca globoide y una continuidad entre las siluetas cardiaca y diafragmática debido al paso del hígado a través del diafragma.

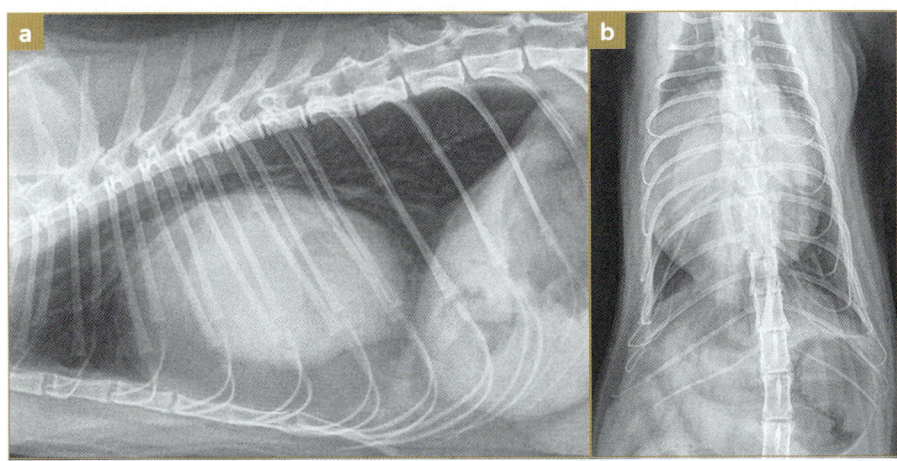

FIGURA 12.6. Radiografías torácicas lateral derecha (a) y dorsoventral (a) de un gato Persa de 1 año con una hernia diafragmática peritoneopericárdica. La silueta cardiaca presenta un perfil anormal con un diámetro transversal mayor que el área longitudinal, de mayor radiopacidad debido a la localización anómala de un lóbulo hepático y parte del epiplón dentro de la cavidad pericárdica. Obsérvese el remanente mesotelial pericardioperitoneal dorsal.

El ECG puede ser normal o mostrar un voltaje de QRS bajo o cambios en el eje eléctrico medio.

La ecocardiografía bidimensional (2D) puede revelar derrame pericárdico en algunos animales y mostrar los órganos herniados dentro del pericardio (fig. 12.7). En los gatos, el hígado es el órgano abdominal que se hernia con más frecuencia; puede aparecer focalmente hiperecoico en el ecocardiograma. El diagnóstico diferencial debería incluir la consolidación del lóbulo pulmonar accesorio, porque la hepatización del pulmón puede simular una hernia hepática adyacente al corazón.

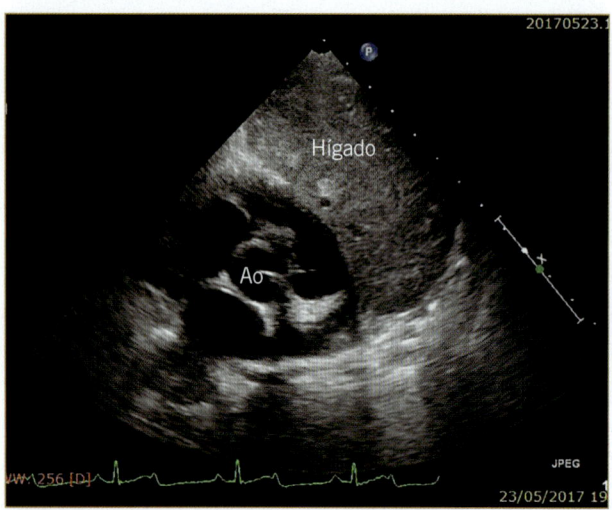

FIGURA 12.7. Ecocardiograma bidimensional, proyección paraesternal derecha de eje corto de la base del corazón del mismo perro de la figura 12.2b, que muestra un lóbulo hepático en el espacio pericárdico, desplazando el corazón. Ao, aorta.

Tratamiento

La HDPP debe tratarse quirúrgicamente en animales sintomáticos y en animales jóvenes, incluso en aquellos que no muestran signos clínicos, ya que de lo contrario podrían desarrollarlos más adelante en su vida. La mayoría de los estudios publicados han demostrado que la mortalidad debida al procedimiento quirúrgico es baja y que los signos clínicos desaparecen tras este. Sin embargo, dado que la hernia es a menudo un hallazgo incidental en animales adultos mayores, la situación puede no justificar la intervención y es necesario el criterio del veterinario antes de embarcarse en un procedimiento quirúrgico innecesario en estos animales. Además, en algunos animales maduros las adherencias entre los órganos herniados y el diafragma y el pericardio pueden dificultar la reparación de la hernia. De hecho, un estudio no mostró diferencias significativas entre la tasa de supervivencia a largo plazo de los animales sintomáticos que fueron tratados quirúrgicamente y la de los animales que eran mayores y asintomáticos en el momento del diagnóstico y fueron tratados sin cirugía. Se recomienda a los propietarios de estos animales mayores asintomáticos que vigilen si presentan signos respiratorios o gastrointestinales.

QUISTES INTRAPERICÁRDICOS CONGÉNITOS

Los quistes intrapericárdicos congénitos (QIPC) son raros en perros y gatos. En humanos se han identificado cuatro tipos principales: quistes intrapericárdicos celómicos, linfangiomatosos, bronquiales y teratomatosos.

En perros se han descrito hematomas quísticos y un quiste celómico. En algunos perros y un gato, la estructura quística estaba conectada a un pedículo de tejido que atravesaba una pequeña HDPP (fig. 12.8) y, en otros, el quiste estaba conectado al vértice del pericardio parietal. Desde el punto de vista histopatológico, los quistes descritos estaban tabicados y formados por una cápsula de tejido conjuntivo revestida por células mesoteliales. Algunas estructuras quísticas contenían fibrina, neutrófilos, eritrocitos y focos de tejido adiposo (fig. 12.8). Se ha sugerido que los quistes intrapericárdicos pueden desarrollarse por hernia congénita y atrapamiento del epiplón o de una porción del ligamento falciforme en el pericardio.

Signos clínicos y diagnóstico

No se ha descrito ninguna predisposición por raza en los perros. En un estudio, las siguientes razas estaban afectadas por el QIPC: el Labrador Retriever, el Doberman Pinscher, el Bulldog Inglés, el Lhasa Apso, el Springer Spaniel Inglés y el Pastor Alemán. Cinco de los seis animales afectados eran machos. La autora de este capítulo ha diagnosticado un QIPC en un Pastor Alemán macho de 8 meses. En gatos, se ha descrito un QIPC en un Maine Coon.

Los signos clínicos más frecuentes aparecen a una edad temprana y se deben por lo general a un taponamiento cardiaco, como sonidos cardiacos atenuados, venas yugulares distendidas, ascitis y pulsos femorales débiles.

Los ECG de los seis perros del estudio mencionado revelaron complejos QRS de baja amplitud (<1 mV) en las derivaciones de las extremidades y del tórax. Las radiografías torácicas mostraron una silueta cardiaca aumentada en cinco de los seis animales. En dos de ellos la silueta cardiaca era globoide, lo que sugería un derrame pericárdico. En algunos casos se observó una protuberancia inusual que interrumpía la parte caudal derecha de la silueta cardiaca.

El diagnóstico se realiza fácilmente mediante ecocardiografía 2D. Los hallazgos más comunes descritos en perros incluyen una masa unilocular o multilocular única o un quiste hipoecoico, envuelto por una cápsula ecoica rodeada o no por líquido pericárdico (fig. 12.9).

Tratamiento

La extirpación quirúrgica del quiste junto con una pericardiectomía parcial son el tratamiento de elección, tanto en perros como en gatos, con un buen pronóstico.

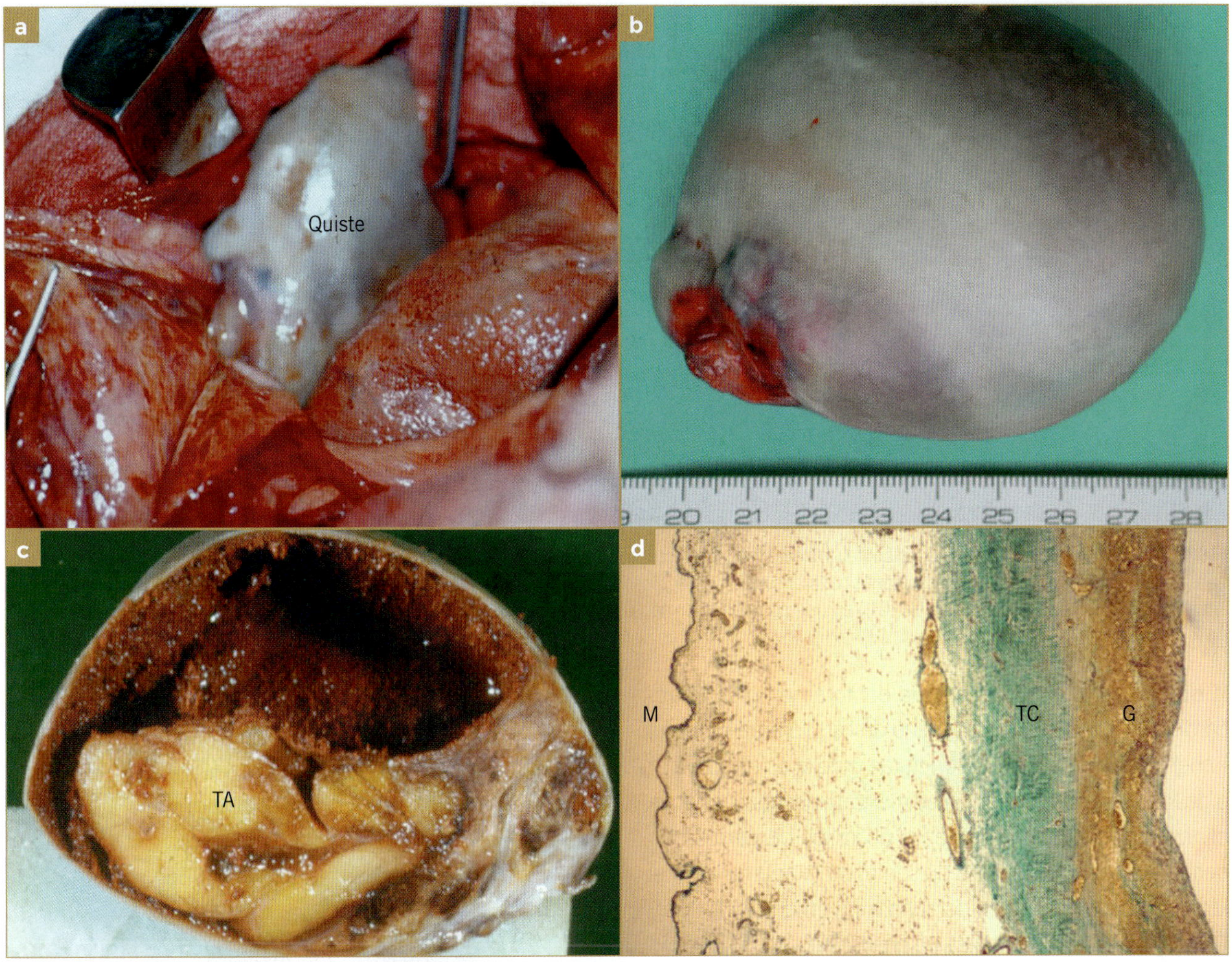

FIGURA 12.8. Aspecto macroscópico de un quiste pericárdico en un Pastor Alemán de 8 meses con ascitis crónica, antes (a) y después de su extirpación del pericardio (b y c). a) La estructura quística estaba conectada a un pedículo de tejido, que cruzaba hacia el abdomen a través de una pequeña hernia diafragmática peritoneopericárdica. c) Las masas sólidas interiores estaban compuestas de tejido adiposo (TA) rodeado de tejido conjuntivo fibroso. d) Imagen microscópica de la pared del quiste que muestra un revestimiento de células mesoteliales (M) sobre un estroma de tejido conjuntivo (TC) fibroso (tinción tricrómica de Gallego, ×2,5). G, grasa.

DEFECTOS PERICÁRDICOS

Los defectos pericárdicos congénitos son anomalías poco frecuentes en perros y gatos debidas a un fallo en la embriogénesis del pericardio. En la mayoría de los casos descritos, el descubrimiento de los defectos (defectos pericárdicos únicos o múltiples) fue un hallazgo incidental en la necropsia o durante una intervención quirúrgica por motivos no relacionados.

Etiología, lesiones y fisiopatología

La ausencia de pericardio puede clasificarse en función de su extensión (total o parcial) y localización (izquierda, derecha o bilateral). Se ha sugerido que los defectos pericárdicos congénitos del lado izquierdo pueden deberse a la atrofia prematura de la vena cardinal común izquierda,

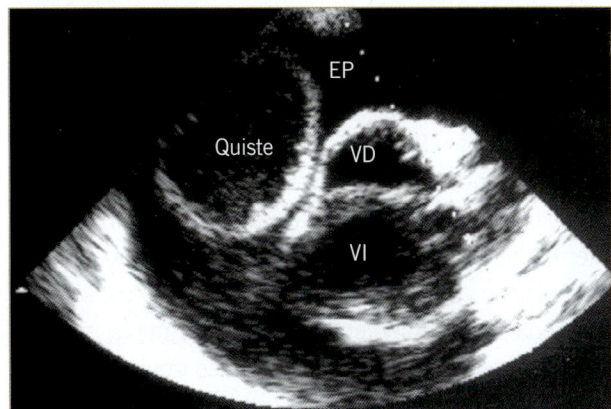

FIGURA 12.9. Ecocardiograma bidimensional, proyección paraesternal derecha de cuatro cámaras de eje largo en el mismo perro de la figura 12.8, que muestra una gran estructura quística sin eco junto al vértice cardiaco. EP, efusión pericárdica; VD, ventrículo derecho; VI, ventrículo izquierdo.

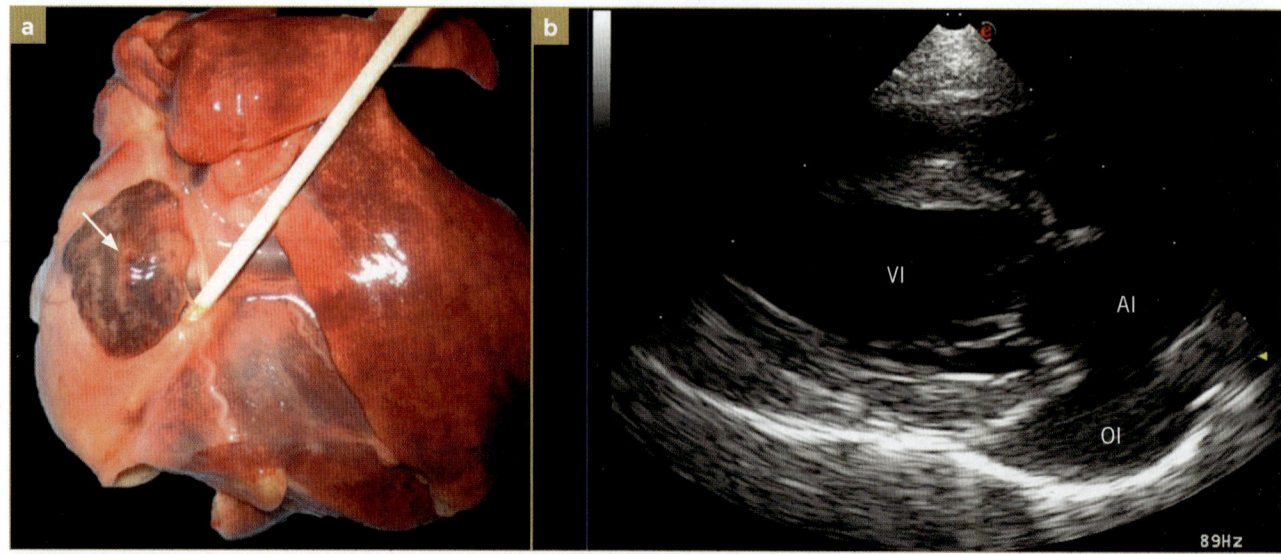

FIGURA 12.10. a) Aspecto macroscópico de un defecto pericárdico en un gato; obsérvese que el apéndice auricular izquierdo (flecha) no está cubierto por el pericardio. b) Ecocardiograma bidimensional, proyección paraesternal derecha de cuatro cámaras de eje largo, que muestra el apéndice auricular izquierdo (u orejuela [OI]) en una posición anormal. AI, aurícula izquierda; VI, ventrículo izquierdo.

lo que da lugar a la persistencia del foramen pleuropericárdico. Dependiendo del tamaño de este foramen, puede haber hernia de algunas estructuras cardiacas (fig. 12.10) o de todo el corazón en el espacio extrapericárdico y signos clínicos asociados. En los casos descritos de perros con defectos pericárdicos, siete presentaban la anomalía en el lado izquierdo, seis en el derecho, uno en ambos lados y uno tenía ausencia completa de pericardio.

Signos clínicos

En la mayoría de los casos descritos de perros con defectos pericárdicos, los signos clínicos estaban ausentes o relacionados con otras enfermedades cardiacas (valvulopatía mitral) o afecciones extracardiacas (traumatismo). Se ha observado un defecto pericárdico en un perro durante la cirugía de un conducto arterioso persistente en el hospital de la autora (fig. 12.11).

En humanos, el síncope mediado neuralmente es un signo frecuente, posiblemente secundario a una hernia intermitente del apéndice auricular o de la aurícula con estimulación de los barorreceptores auriculares, seguida de bradicardia e hipotensión inducidas por el sistema vagal. En general, un defecto pericárdico izquierdo parcial, aunque raro, debería tenerse en cuenta en el diagnóstico diferencial de cualquier perro con una silueta cardiaca de forma inusual y, más concretamente, en cualquier perro con un aumento de tamaño masivo del apéndice auricular en ausencia de enfermedad cardiaca.

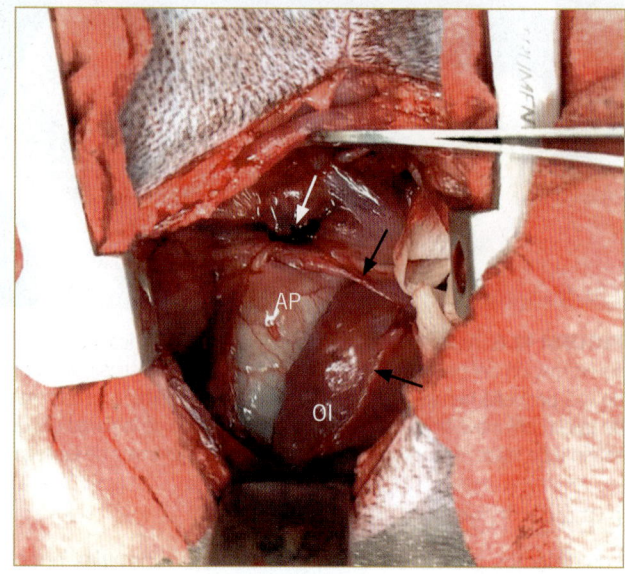

FIGURA 12.11. Corazón y pericardio durante una intervención quirúrgica para cerrar un conducto arterioso persistente (flecha blanca) en un perro. Obsérvese el amplio defecto pericárdico (flechas negras) que permite visualizar la arteria pulmonar (AP) y el apéndice auricular izquierdo u orejuela (OI).

Diagnóstico

Las descripciones radiográficas torácicas de perros con defectos pericárdicos son escasas. Una posición inusual del corazón en el tórax con rotación del corazón y desplazamiento de la cámara cardiaca en ausencia de otros signos de cardiopatía pueden ser los hallazgos más específicos. El examen ecocardiográfico puede ser normal, o puede identificar la cámara herniada (v. fig. 12.10) o mostrar un

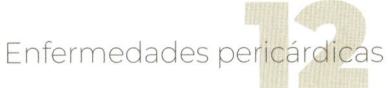

balanceo anormal del corazón en casos de ausencia total del pericardio. En un perro diagnosticado de valvulopatía mitral, el ecocardiograma mostró una dilatación grave de la orejuela auricular izquierda con solo una dilatación de leve a moderada de la aurícula izquierda; el examen *post mortem* reveló una hernia de la orejuela auricular izquierda. En otro perro con fibrilación auricular, el apéndice auricular derecho herniado contenía un trombo calcificado y aparecía en las radiografías torácicas laterales como una protuberancia justo craneal al corazón.

Tratamiento y pronóstico

El tratamiento de los defectos pericárdicos depende del tipo de defecto, de las complicaciones y de los signos clínicos. El ensanchamiento o cierre del defecto o la extirpación del pericardio malformado son las principales opciones, con un buen pronóstico posquirúrgico. La amputación quirúrgica del apéndice auricular derecho cuando está herniado está indicada para prevenir la tromboembolia pulmonar. Del mismo modo, en los gatos, la hernia del apéndice auricular izquierdo a través de un defecto pericárdico y la consiguiente ralentización del flujo en esta estructura cardiaca predisponen a la formación de trombos, por lo que también está indicada la amputación quirúrgica del apéndice auricular.

ENFERMEDADES PERICÁRDICAS ADQUIRIDAS

EFUSIÓN PERICÁRDICA/ TAPONAMIENTO CARDIACO

La efusión pericárdica (EP) se define por un aumento de la cantidad fisiológica de líquido en el saco pericárdico, que puede dar lugar a signos clínicos de taponamiento cardiaco. El taponamiento cardiaco es una condición crítica que se produce tras una acumulación repentina o excesiva de líquido en el espacio pericárdico que restringe el llenado adecuado de las cavidades cardiacas, altera la hemodinámica normal y, en última instancia, provoca hipotensión y parada cardiaca. Constituye una afección potencialmente mortal que debe diagnosticarse lo antes posible para su correcto tratamiento y abordaje.

La EP constituye el trastorno pericárdico más común en perros (representa el 10 % de todas las enfermedades cardiovasculares) y gatos y puede formar parte de una gran variedad de trastornos sistémicos, cardiacos y pericárdicos.

Etiología

Las causas de la EP incluyen una serie de enfermedades congénitas y adquiridas:

- Enfermedades congénitas:
  - HDPP y QIPC.
- Enfermedades adquiridas:
  - Pericarditis idiopática.
  - Neoplásicas: hemangiosarcoma, quimiodectoma, linfosarcoma.
  - Infecciosas: pericarditis (bacteriana, fúngica, vírica, parasitaria), peritonitis infecciosa felina.
  - Traumáticas: traumatismo torácico, cirugía cardiaca, pericarditis traumática, desgarro auricular izquierdo (perros con enfermedad mitral crónica grave).
  - Disfunción orgánica: insuficiencia renal crónica (uremia), anemia (gatos), insuficiencia cardiaca congestiva, hipoproteinemia, coagulopatías.
  - Quilopericardio: poco frecuente en perros y gatos, suele ser idiopático.

En los perros, las etiologías más comunes de la EP son las neoplasias (hemangiosarcoma, quimiodectoma) o la pericarditis idiopática. La efusión pericárdica idiopática (EPI) es un diagnóstico de exclusión y se sospecha cuando se acumula líquido entre serosanguinolento y hemorrágico en el espacio pericárdico y los métodos diagnósticos rutinarios no consiguen demostrar una causa subyacente. En una revisión retrospectiva reciente (10 años) en el hospital de la autora, el 59 % de los perros que presentaban EPI, el 41 % tenían EP secundario a neoplasia, y las neoplasias más frecuentes fueron los tumores de base cardiaca. El curso de la EPI es variable, y algunos perros pueden curarse tras una única pericardiocentesis, mientras que en otros el derrame puede reaparecer repetidamente. La EPI afecta predominantemente a razas de perros medianas y grandes (p. ej., Golden Retriever y San Bernardo). Aunque puede afectar a perros de cualquier edad, siendo la edad media de unos 6-7 años. Los machos tienen más predisposición que las hembras (proporción de 4:1). En un estudio realizado en perros en el que se investigaba una posible causa vírica de la EP, el virus de la gripe tipo A solo se encontró en 1 de los 14 perros. El sistema inmunitario parece estar modestamente implicado en la patogenia del DPI, pero la etiología sigue siendo desconocida. Se ha descrito una inflamación leve con áreas de hemorragia y fibrosis pericárdica difusa.

La EF felina sigue siendo un diagnóstico infrecuente y suele estar asociado a enfermedades cardiacas y extracardiacas graves. La insuficiencia cardiaca congestiva, la neoplasia (linfoma y adenocarcinoma) y las infecciones sistémicas (pericarditis infecciosa felina, toxoplasmosis, *Escherichia coli, Staphylococcus aureus, Streptococcus* spp*., Enterococcus* spp. y *Actinomyces* spp.) son las principales causas de EP en gatos, que en la mayoría de los casos es subclínica. El linfosarcoma de la aurícula y ventrículo derechos es la neoplasia cardiaca más importante en el gato. Sin embargo, las metástasis son más frecuentes que las neoplasias primarias tanto en el corazón como en el pericardio, y se deben más comúnmente a linfoma, adenocarcinoma pulmonar y hemangiosarcoma.

La EFI no es un síndrome clínico reconocido en gatos.

Según las características del líquido en el saco pericárdico, las principales causas de EP pueden clasificarse como hemorrágica, trasudado y exudado (tabla 12.1):

- Las efusiones hemorrágicas son relativamente comunes en perros y son más frecuentemente idiopáticos (EPI) (fig. 12.12) o debidos a una neoplasia (v. cap. 13 para más información sobre tumores cardiacos). Las neoplasias del corazón, de la base del corazón o del pericardio que frecuentemente conducen a una efusión hemorrágica son:
  - Hemangiosarcoma de la aurícula derecha (especialmente frecuente en el Pastor Alemán >8 años, el Golden Retriever y el Labrador Retriever), que puede estar aislado en el corazón o ser multicéntrico con afectación esplénica y metástasis pulmonar.
  - Tumores del cuerpo aórtico (quimiodectoma) que se originan en la base de la aorta y crecen a lo largo de la base del corazón y que son especialmente frecuentes en perros braquicéfalos de edad avanzada.

El carcinoma tiroideo ectópico (en la base del corazón) puede causar una gran masa en la base del corazón siendo probable que invada el miocardio.

- Mesotelioma del pericardio (frecuentemente también con afectación pleural).
- Linfosarcoma de la aurícula y ventrículos derechos en gatos y poco frecuente en perros.
- Las causas poco frecuentes de EP hemorrágica incluyen traumatismo torácico cerrado, punción del corazón (por cuchillo, bala o proyectil), coagulopatía, toracocentesis complicada, protozoos como *Leishmania* spp. y rotura endocárdica de la pared de la aurícula izquierda en perros con regurgitación mitral (fig. 12.13). La valvulopatía mitral crónica grave puede generar flujos de regurgitación mitral de alta velocidad dirigidos oblicuamente, que golpean y lesionan la pared auricular izquierda caudodorsal o caudolateral. Esto da lugar a lesiones de contacto endocárdico focales, engrosadas y fibróticas (lesiones en "chorro") que pueden inducir desgarros endocárdicos. Estas lesiones se han descrito principalmente en perros macho de avanzada edad, estando el Teckel y el Cocker Spaniel sobrerrepresentados. Los perros afectados pueden presentar múltiples desgarros de grosor variable, desde pequeñas perforaciones hasta lesiones extensas. En una serie de casos de 22 perros con desgarros auriculares izquierdos, 17 presentaban desgarros no perforantes, mientras que 5 tenían hemopericardio resultante de una perforación de grosor completo. Aunque es poco frecuente, la rotura de la aurícula izquierda con taponamiento cardiaco agudo representa una secuela catastrófica que puede provocar la muerte súbita (v. también cap. 8).

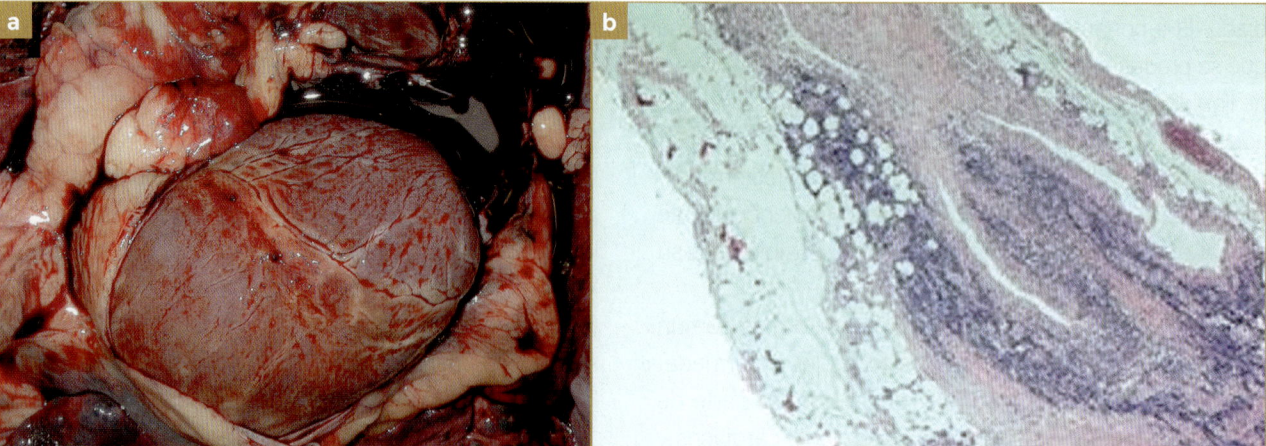

FIGURA 12.12. a) Efusión pericárdica hemorrágica en un perro con pericarditis idiopática. b) Pericarditis linfoplasmocítica crónica.

Las EP tipo trasudado suelen ser modificadas y pueden producirse con insuficiencia cardiaca congestiva, HDPP, hipoalbuminemia, quistes pericárdicos e infecciones o toxemia (u otras causas de aumento de la permeabilidad vascular). Por lo general, estas afecciones se asocian a un pequeño volumen de EP y rara vez se produce taponamiento cardiaco. Los trasudados modificados no suelen estar causados por neoplasias; sin embargo, las lesiones masivas de la base del corazón pueden obstruir el drenaje linfático y provocar una EP tipo trasudado grande y compresivo. En algunos gatos con insuficiencia cardiaca congestiva grave puede desarrollarse una EP muy grande, pero puede resolverse con un tratamiento médico satisfactorio de la insuficiencia cardiaca.

Las EF tipo exudado son poco frecuentes en perros y gatos y suelen estar causadas por una pericarditis infecciosa o no infecciosa. Los hallazgos citológicos están relacionados con la etiología. Las causas infecciosas suelen derivar de la migración de espigas de plantas, heridas por mordedura o extensión de la infección en estructuras cercanas (fig. 12.14). Se han identificado infecciones por diversas bacterias aerobias y anaerobias, actinomicosis, coccidioidomicosis, tuberculosis diseminada y, en raras ocasiones, infecciones protozoarias sistémicas. En ambas especies, la infección por *Nocardia* spp. y los cuerpos extraños perforantes son causas potenciales de pericarditis séptica (fig. 12.15). Se han producido efusiones exudativas estériles idiopáticas con leptospirosis, moquillo canino, uremia y DPI en perros, y con peritonitis infecciosa felina y toxoplasmosis en gatos.

El quilopericardio es una entidad poco frecuente en perros y gatos. El aspecto del líquido, el contenido de triglicéridos, el colesterol, las características citológicas (predominio linfocítico) y los cultivos negativos son cruciales para hacer el diagnóstico correcto. En humanos, la etiología del quilopericardio incluye traumatismos y

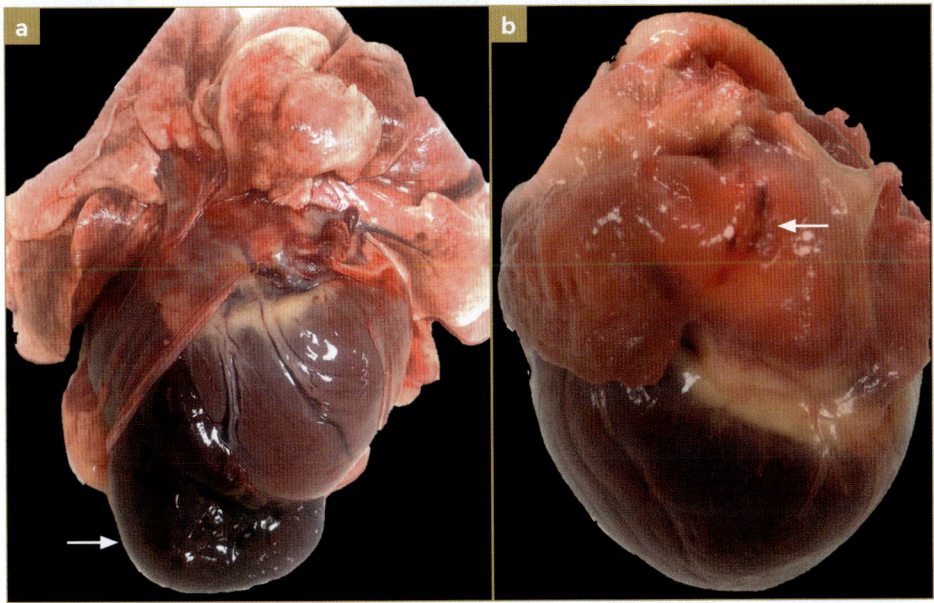

FIGURA 12.13. Perro macho mestizo de 11 años con taponamiento pericárdico agudo debido a rotura de la aurícula izquierda. a) Coágulo sanguíneo en el espacio pericárdico abierto (flecha). b) Lugar de rotura de la aurícula izquierda (flecha) y hemorragia subepicárdica.

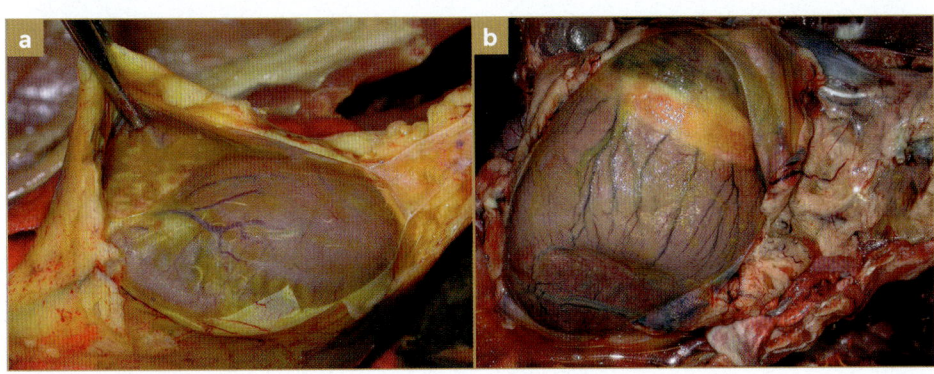

FIGURA 12.14. a) Pericarditis purulenta grave en un gato con colangiohepatitis concomitante (obsérvese la ictericia intensa). Se aisló *Escherichia coli* del exudado pericárdico. b) Perro con pericarditis serofibrinosa e insuficiencia renal crónica.

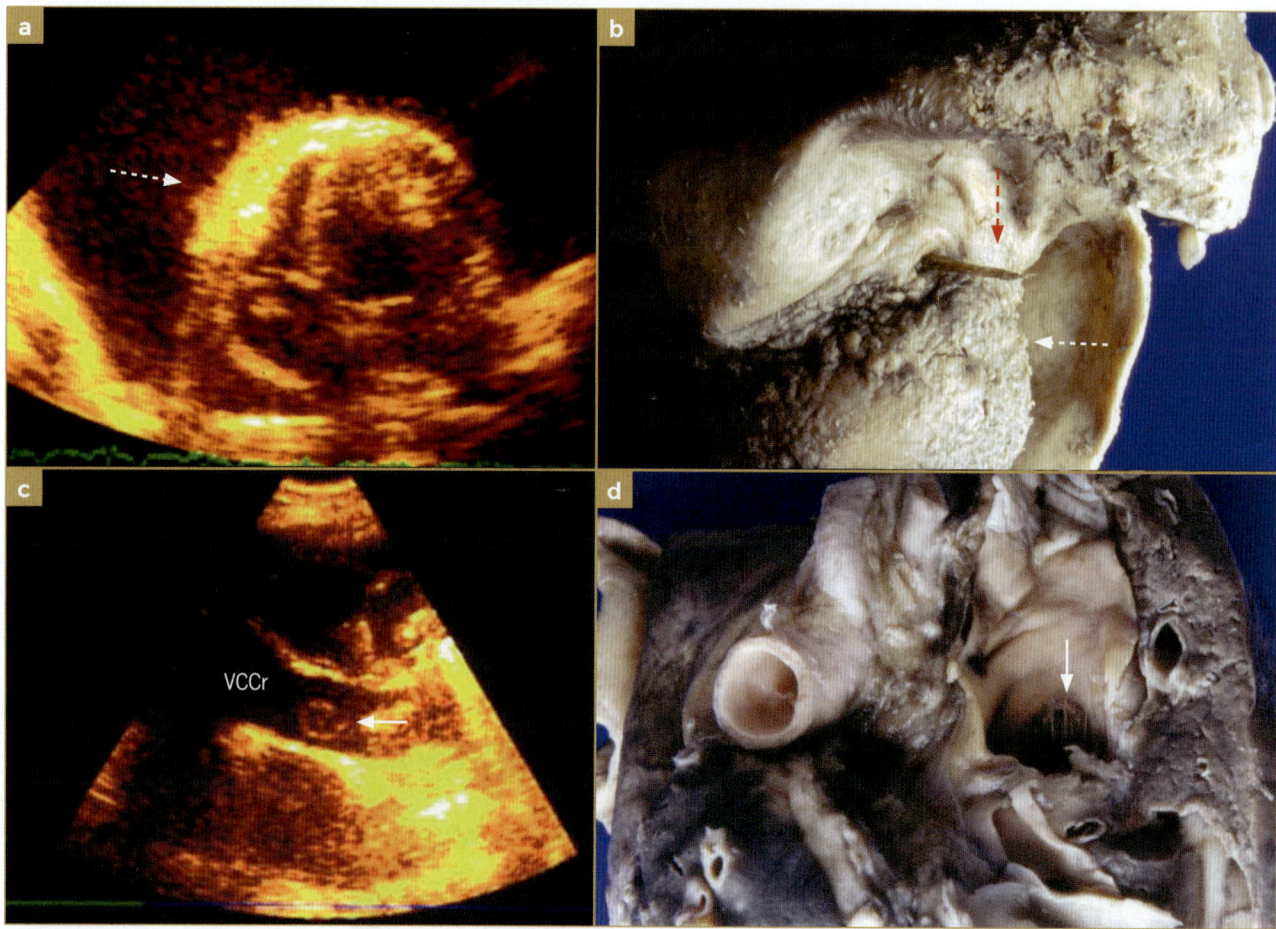

FIGURA 12.15. Espiga que ha atravesado desde el esófago hasta la vena cava craneal (VCCr) (flechas) y ha penetrado en la cavidad pericárdica (flecha discontinua) causando una pericarditis exudativa grave. a) Obsérvense la intensa reacción y el engrosamiento de las paredes pericárdica y epicárdica (flecha). b) La flecha blanca muestra la reacción epicárdica. La flecha roja señala la porción anterior de la espiga. c) Proyección ecocardiográfica bicaval. La flecha blanca señala la espiga en la VCCr. d) La flecha blanca muestra la parte posterior de la espiga en la VCCr.

neoplasias mediastínicas e idiopáticas. También se ha descrito un caso de quilopericardio idiopático en un perro. El quilopericardio suele tener características de exudado o trasudado.

Fisiopatología

La principal consecuencia de la acumulación anormal de líquido en el pericardio es la compresión de las cavidades cardiacas debido al aumento de la presión pericárdica a lo largo del ciclo cardiaco. Las pequeñas EP, en ausencia de inflamación o constricción, no causan compromiso hemodinámico cardiovascular, y los pacientes suelen ser asintomáticos. Sin embargo, cuando un aumento de la presión intrapericárdica provoca la compresión del corazón y, por ello, una restricción del flujo cardiaco, se produce un taponamiento cardiaco. El taponamiento cardiaco se caracteriza por una elevación igual de las presiones auricular y

pericárdica, un descenso espiratorio exagerado de la presión sistólica aórtica e hipotensión arterial.

En el taponamiento cardiaco, el aumento de la presión intrapericárdica y auricular, las alteraciones hemodinámicas y, por tanto, los signos clínicos aparecen una vez que la presión pericárdica es mayor que la de la cavidad auricular derecha durante periodos relativamente largos del ciclo cardiaco, lo que reduce el llenado y el gasto cardiacos.

El pericardio parietal presenta una relación presión/volumen no lineal. Existe una parte plana inicial en la relación presión/volumen, en la que pequeños cambios en el volumen pericárdico no provocan ningún cambio o provocan un cambio mínimo en la presión pericárdica (fig. 12.16). Sin embargo, una vez superado el volumen pericárdico de reserva, se produce una curva ascendente en la presión. Cuando el volumen pericárdico total alcanza la parte alta de su relación presión/volumen, se produce rápidamente

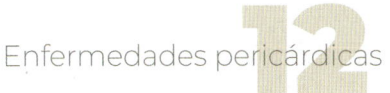

TABLA 12.1. Causas de derrame pericárdico según el tipo y las características del líquido en el espacio pericárdico.

	Hemorrágico	Trasudado	Exudado
Color	Rojo	Transparente, incoloro	Variable: blanco, rosa, ámbar, turbio
Proteínas	>3,0 g/dl	T: <2,5 g/dl TM: 2,5-5,0 g/dl	ES y ES: >3,0 g/dl
Células/ml	Variable Hto: >10 %	T: <1.000 TM: 1.000-8.000	ENS y ES: >3.000
Tipo de célula y características especiales	Variable, como la sangre. En la efusión neoplásica rara vez se identifican células tumorales. DPI: eritrofagia o hemosiderina en macrófagos	T: baja celularidad, mononuclear TM: el tipo de célula varía según la etiología	ENS: neutrófilos no degenerados ES: neutrófilos degenerados Puede haber microorganismos
Causas	■ EPI (perros) ■ Neoplasia: 　■ Hemangiosarcoma (Pastor Alemán y Golden Retriever >8 años) 　■ Tumor del cuerpo aórtico (perros braquicéfalos de avanzada edad) 　■ Mesotelioma de pericardio 　■ Carcinoma tiroideo ectópico 　■ Linfosarcoma cardiaco en gatos 　■ Carcinoma o sarcoma metastásico en el corazón ■ Coagulopatía, intoxicación por rodenticidas ■ Rotura de la aurícula izquierda (en perros con valvulopatía mitral crónica)	■ Insuficiencia cardiaca congestiva (más frecuente en gatos) ■ HDPP ■ Tumores de la base del corazón que obstruyen el drenaje linfático ■ Hipoalbuminemia ■ Quistes pericárdicos congénitos ■ Vasculitis inmunomediada ■ Toxemias ■ Uremia	■ Pericarditis bacteriana (herida penetrante, cuerpo extraño, material vegetal migratorio) ■ Pericarditis fúngica ■ Coccidioidomicosis ■ Actinomicosis ■ Peritonitis infecciosa felina (solo gatos) ■ Infección por *Nocardia* spp.

ENS, efusión no séptica; EPI, efusión pericárdica idiopática; ES, efusión séptica; HDPP, hernia diafragmática peritoneopericárdica; Hto, hematocrito; T, trasudado; TM, trasudado modificado.

un taponamiento y, a medida que este progresa, las cámaras cardiacas se hacen más pequeñas y se reduce la distensibilidad diastólica de las cámaras. Una vez que el pericardio ya no puede distenderse, se necesita acumular muy poco líquido para producir el taponamiento cardiaco.

Aunque la disminución del flujo cardiaco de entrada viene determinada principalmente por el aumento de la presión intrapericárdica, otros factores adicionales como la cantidad de líquido que se acumula, su velocidad de acumulación y la distensibilidad disponible del pericardio son responsables del compromiso hemodinámico cardiaco. Una EP aguda relativamente pequeña puede inhibir el llenado cardiaco y provocar un taponamiento cardiaco (p. ej., tras la rotura de la aurícula izquierda en perros con una valvulopatía mitral grave o con un hemangiosarcoma sangrante). Sin embargo,

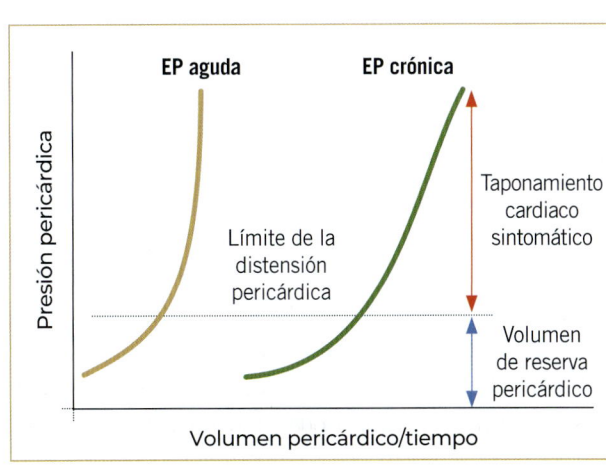

FIGURA 12.16. Curvas presión-volumen pericárdicas (diástole) de un derrame agudo y un derrame pericárdico (DP) crónico. Cuando el pericardio supera su máxima distensión, puede producirse un taponamiento sintomático. Adaptado de Klein *et al.* (2013).

una EP crónica muy grande puede tener un impacto hemodinámico mínimo si la acumulación de líquido es lo suficientemente lenta como para permitir que el pericardio se distienda y aumente, provocando así un aumento de la distensibilidad al desplazar la relación presión/volumen pericárdico hacia la derecha. El volumen final en el espacio pericárdico puede llegar a 1-2 litros en perros grandes. Además, el volumen intravascular y las presiones intraauricular y ventricular determinan a qué presión intrapericárdica se deteriora el flujo de entrada. Cuando la presión intrapericárdica es igual a las presiones auricular y ventricular derechas, se produce un taponamiento cardiaco. Sin embargo, en pacientes con presión intraauricular disminuida (p. ej., debido a una depleción de volumen), el taponamiento puede producirse ya a presiones intrapericárdicas más bajas. El taponamiento cardiaco puede ser agudo, subagudo o crónico, y muestra un espectro hemodinámico que va de leve a grave y potencialmente mortal. El taponamiento cardiaco leve (por lo general presión intrapericárdica <10 mmHg) suele ser asintomático, mientras que el taponamiento moderado y grave (por lo general presión intrapericárdica >15 mmHg) suele producir taquicardia y disnea marcadas.

En los individuos sanos, la presión arterial sistémica no es constante, sino que varía ligeramente de un latido a otro y entre la inspiración y la espiración. Normalmente, la presión arterial sistólica disminuye menos de 10 mmHg durante la inspiración, pero un descenso de esta magnitud no es detectable al examinar el pulso periférico en individuos sanos. Los cambios en la presión pleural (disminuciones en la inspiración) provocan interacciones mecánicas entre la respiración y la circulación, que dan lugar a una disminución de las presiones venosas intratorácicas y favorecen la llegada de sangre al tórax y, por tanto, el llenado de las cavidades derechas durante la inspiración. En los pacientes con taponamiento cardiaco de moderado a grave, y ocasionalmente en aquellos con pericarditis constrictiva, existe una interdependencia ventricular exagerada, ya que las cavidades cardiacas no pueden expandirse en el espacio pericárdico: cualquier cambio en el volumen de un lado del corazón provoca el cambio opuesto de volumen en el otro lado. Esto significa que el aumento inspiratorio del retorno venoso y, por ello, del tamaño de la aurícula y el ventrículo derechos desplaza el septo ventricular hacia el lado izquierdo, lo que disminuye el volumen del ventrículo izquierdo y reduce la presión arterial sistémica. Una caída de la presión arterial sistólica >10 mmHg durante la inspiración produce el *pulsus paradoxus,* el signo distintivo en la exploración física de los pacientes con taponamiento cardiaco.

Las secuencias multifactoriales del *pulsus paradoxus* se muestran en la figura 12.17.

En los pacientes con taponamiento cardiaco, los mecanismos compensatorios (p. ej., aumento de la frecuencia cardiaca, retención de sodio y agua, y venoconstricción) contribuyen a aumentar aún más las presiones de llenado cardiaco. A diferencia de otras formas de insuficiencia cardiaca, las concentraciones plasmáticas de péptidos natriuréticos (ANP y BNP) no aumentan con el taponamiento cardiaco porque la distensión de la cámara derecha se evita mediante la presión pericárdica elevada. El llenado deficiente de las cavidades derechas aumenta la presión venosa sistémica y causa distensión de las venas yugulares, aumento de la presión hidrostática y trasudación de líquido de los lechos capilares. Por lo general, se desarrolla la ascitis cuando la presión venosa central es ≥15 mmHg. Una gran cantidad de EP puede tolerarse si la acumulación se desarrolla progresivamente; esto dará lugar a signos clínicos compatibles con insuficiencia cardiaca congestiva derecha (incluyendo ascitis y derrame pleural). Sin embargo, un volumen menor de EP puede provocar taponamiento cardiaco y signos clínicos compatibles con insuficiencia de bajo gasto y *shock* cardiaco (colapso) si el líquido se acumula de forma aguda.

Epidemiología, hallazgos clínicos y exploración física

La EP es una enfermedad cardiaca adquirida bastante frecuente en perros. Se ha descrito una prevalencia del 0,43 % (1/233) en perros examinados en un hospital veterinario de referencia, y representa aproximadamente el 7 % de los perros con signos clínicos de enfermedad cardiaca.

La EP en gatos es infrecuente, y estos suelen mostrar signos de una enfermedad primaria grave, como una cardiomiopatía hipertrófica, una neoplasia o una infección sistémica. Por tanto, el diagnóstico de EP sugiere la necesidad de realizar más pruebas diagnósticas para dilucidar la causa subyacente.

Las manifestaciones clínicas de los pacientes con DP son diversas y dependen del volumen del derrame y su velocidad de acumulación, de la naturaleza y etiología del derrame, del grosor y la distensibilidad del pericardio y de la presencia de una cardiopatía coexistente. En la EP aguda se desarrollan rápidamente hipotensión aguda, *shock* cardiógeno, debilidad, disnea y colapso o muerte súbita. Estos hallazgos son frecuentes en perros con rotura de la aurícula izquierda, un hemangiosarcoma hemorrágico y laceración

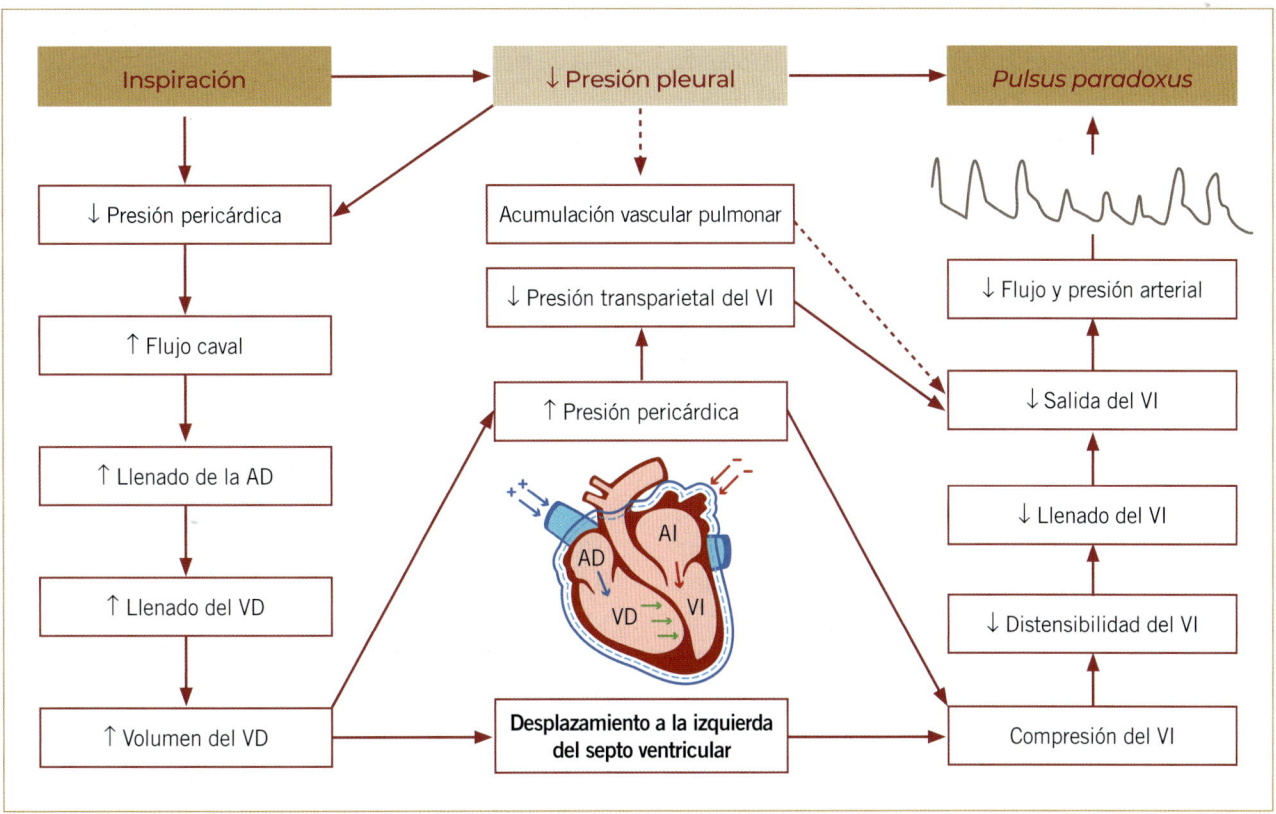

FIGURA 12.17. Representación esquemática de los mecanismos fisiopatológicos del pulso paradójico en el taponamiento cardiaco. AD, aurícula derecha; AI, aurícula izquierda; VD, ventrículo derecho; VI, ventrículo izquierdo.

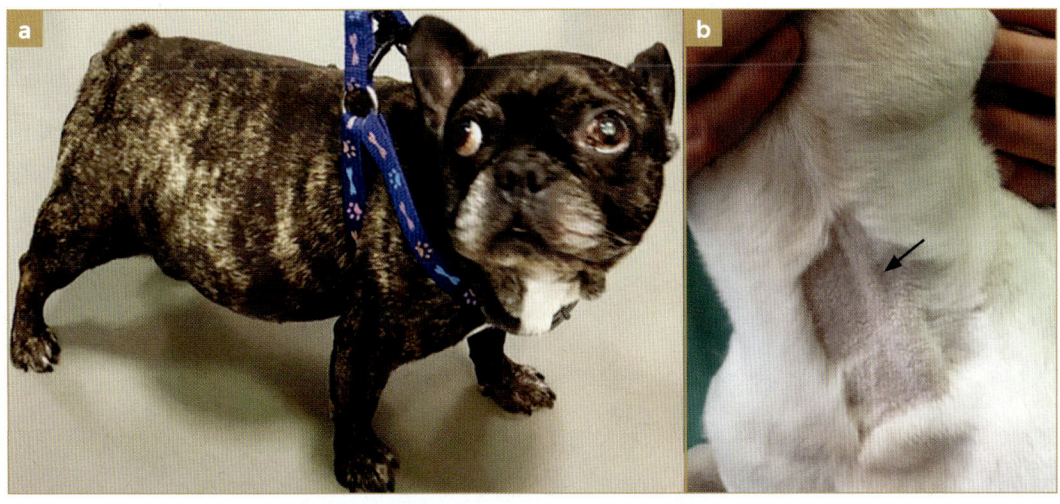

FIGURA 12.18. Imágenes de dos perros con efusión pericárdica crónica e insuficiencia cardiaca congestiva que muestran distensión abdominal (ascitis) (a) y distensión yugular (b).

de las arterias coronarias. En la EP crónica, los pacientes suelen mostrar signos secundarios a la insuficiencia cardiaca derecha, que incluyen letargo, intolerancia al ejercicio, dificultad respiratoria, pérdida de peso y distensión abdominal debida a la ascitis (v. fig. 12.18). Los vómitos son frecuentes en perros con EP y, en particular, en perros con evidencia de hipoperfusión.

Los hallazgos más comunes de la exploración física en pacientes con EP de moderada a grave incluyen:

- Sonidos cardiacos atenuados debido a la efusión.
- Distensión venosa yugular secundaria al aumento de las presiones de llenado de la aurícula derecha (v. fig. 12.18).
- Impulso precordial débil o ausente a la palpación.
- Pulsos arteriales débiles o *pulsus paradoxus*.

- Taquicardia, taquipnea o dificultad respiratoria.
- Hepatomegalia y ascitis por aumento de la presión hidrostática secundaria a una alteración del retorno venoso a la aurícula derecha.
- Edema subcutáneo ocasionalmente evidente.

Diagnóstico

La combinación de los antecedentes, los signos clínicos y los hallazgos de la exploración física puede dar lugar a un índice de sospecha muy elevado de la presencia de EP. En humanos, la sensibilidad en el diagnóstico de taponamiento cardiaco de *pulsus paradoxus* (>10 mmHg) fue del 98 % y la especificidad del 70 %, mientras que la sensibilidad de la taquicardia y la presión venosa yugular elevada fue del 77 y el 76 %, respectivamente. Incluso en ausencia de estudios clínicos similares en perros, en la experiencia de la autora estos parámetros clínicos en medicina veterinaria tienen un valor similar. Son necesarias pruebas de laboratorio complementarias para determinar la etiología y el compromiso hemodinámico cardiaco en relación con el tratamiento adecuado, la evolución clínica y el pronóstico.

Presión arterial sistémica

La presión arterial debe medirse en todos los casos en los que se sospeche enfermedad pericárdica. La hipotensión (presión arterial sistólica <90 mmHg) suele ser una sospecha de taponamiento crítico.

Electrocardiografía

El ECG es una técnica poco sensible para detectar la EP, ya que suele ser normal en estos pacientes. Los signos en el ECG que pueden sugerir una EP incluyen una disminución del voltaje del complejo QRS (<1 mV en todas las derivaciones en perros) (fig. 12.19), alternancia eléctrica y elevación del segmento ST si hay daño epicárdico. La alternancia eléctrica se produce en menos del 30 % de los casos y se debe al balanceo físico del corazón dentro del gran volumen de efusión en el saco pericárdico. Se registra mejor con el perro de pie. Aunque la taquicardia sinusal es el ritmo cardiaco más común, pueden presentarse arritmias auriculares o ventriculares.

Análisis con pruebas clínicas de laboratorio

En los pacientes con enfermedad pericárdica, los resultados de los análisis de laboratorio pueden reflejar simplemente las consecuencias de una insuficiencia cardiaca o de un tratamiento diurético previo. El hemograma completo puede indicar inflamación, infección o hemorragia. El aumento del número de eritrocitos nucleados circulantes es indicativo de hemangiosarcoma del bazo y del corazón.

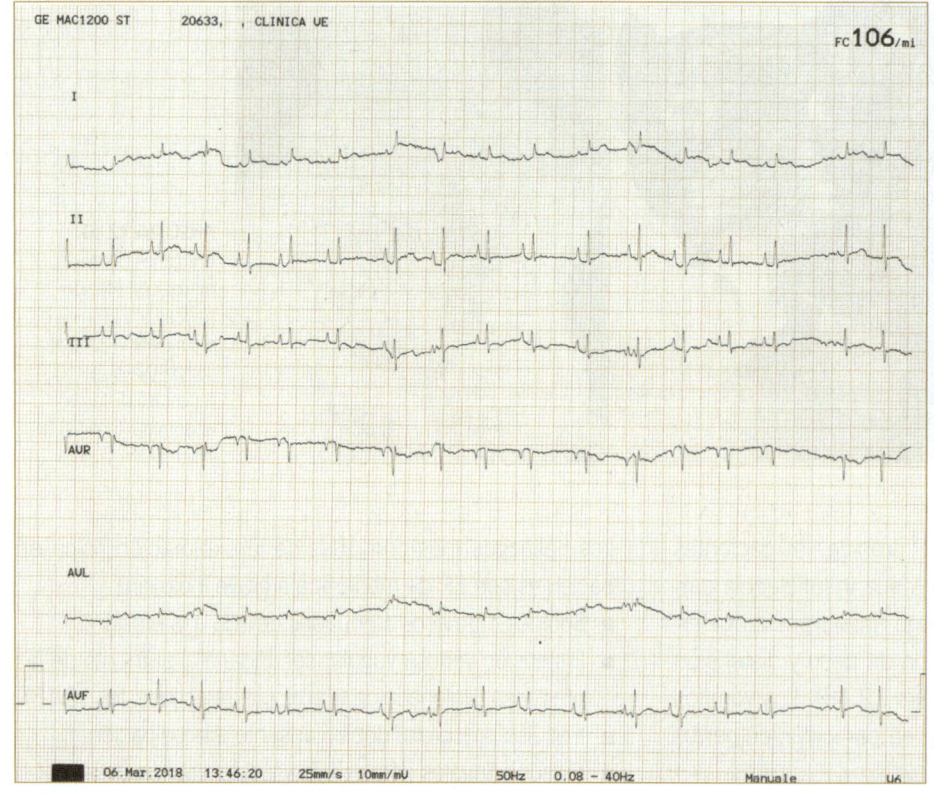

FIGURA 12.19. Electrocardiograma de seis derivaciones en un perro con derrame pericárdico grave que muestra variabilidad del eje eléctrico medio del QRS (alternancia eléctrica leve) y un voltaje del complejo QRS muy reducido (menos de 1 mV en todas las derivaciones). 25 mm/s; 10 mm = 1 mV.

Las troponinas séricas suelen aumentar en pacientes con EP y pueden ser más elevadas en el contexto de una neoplasia cardiaca. De hecho, varios estudios han descrito que los perros con hemangiosarcoma tenían concentraciones significativamente más altas de troponina I cardiaca (cTnI) que los perros con EPI. Una concentración plasmática de cTnI >0,25 ng/ml podría usarse para identificar un hemangiosarcoma cardiaco en perros con EP (sensibilidad del 81 %; especificidad del 100 %). Sin embargo, los estudios publicados han demostrado que las concentraciones plasmáticas de prohormona N-terminal del péptido natriurético tipo B (NT-proBNP) no pueden utilizarse para diagnosticar o excluir el taponamiento cardiaco debido a EP en perros. Un hallazgo adicional descrito es el aumento de este biomarcador plasmático tras la pericardiocentesis, tras el alivio de la compresión cardiaca y la mejora del llenado cardiaco (aunque sean estadísticamente significativos, la mayoría de los valores permanecen dentro del intervalo de referencia).

Los hallazgos de efusiones pleurales o peritoneales en perros con EP suelen ser compatibles con una presión hidrostática elevada, debido a la obstrucción por líquidos como trasudado, trasudado modificado o quilo. Se recomiendan cultivos bacterianos, títulos séricos de hongos (coccidioidomicosis) o pruebas de ELISA para diagnosticar el FeLV o la peritonitis infecciosa felina en gatos cuando se sospechan estas infecciones.

La evaluación del líquido pericárdico debe realizarse en todos los pacientes con EP, aunque en la mayoría de los casos los resultados no puedan confirmar la etiología de la enfermedad. La utilidad diagnóstica general descrita en la mayoría de los estudios es baja (7,7-20 %), aunque estos estudios mostraron una mayor población de células nucleadas totales y recuento de neutrófilos en el derrame de pacientes con enfermedades infecciosas. Las células mononucleares grandes se han observado con mayor frecuencia en pacientes con efusiones por causas infecciosas y neoplásicas. En cuanto a los valores del pH de las EP, los estudios más recientes han demostrado que estos no permiten diferenciar entre derrames idiopáticos y neoplásicos.

El valor de una evaluación citológica depende de la etiología de la efusión. El análisis citológico de la EP proporciona un diagnóstico preciso y definitivo cuando la efusión está causada por un linfoma o por agentes infecciosos (fig. 12.20). Por el contrario, otros procesos neoplásicos como el hemangiosarcoma, el quimiodectoma o el mesotelioma rara vez se diagnostican basándose únicamente en la citología y las pruebas diagnósticas adicionales realizadas en muestras de líquido o sangre tienen una escasa capacidad para distinguirlas de patologías no neoplásicas.

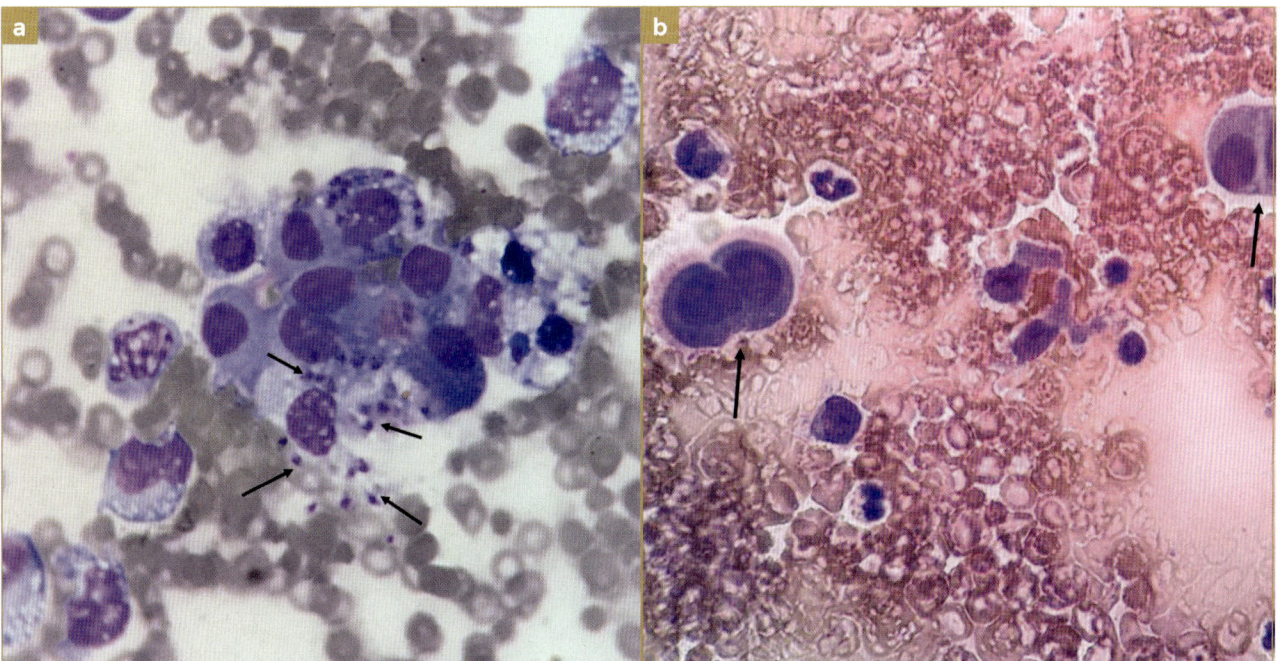

FIGURA 12.20. a) Citología de un frotis de líquido pericárdico de un perro mestizo de 4 años con taponamiento cardiaco que muestra macrófagos activos con amastigotes de *Leishmania* spp. intracitoplasmáticos (flechas), y una población no identificada de células redondas mononucleares con citoplasma basófilo y vacuolas múltiples (tinción de Wright-Giemsa, ×100). b) Citología de un frotis de un perro Bobtail de 8 años con un derrame pericárdico hemorrágico idiopático que muestra células mesoteliales reactivas (flechas). No debe confundirse con un mesotelioma.

Los problemas incluyen la mala exfoliación o la sobreinterpretación de las células mesoteliales reactivas (núcleos prominentes y múltiples nucléolos de formas y tamaños variables) que pueden parecerse a una neoplasia maligna (fig. 12.20).

Técnicas de imagen

Las técnicas de imagen son esenciales para un diagnóstico adecuado de las enfermedades pericárdicas y sus complicaciones, por lo que desempeñan un papel importante en su tratamiento. Las radiografías torácicas pueden revelar un corazón de forma globoide clásica con una gran cantidad de EP. La silueta cardiaca globoide es especialmente evidente en la proyección ventrodorsal o dorsoventral, con bordes bien definidos (fig. 12.21). Esto se debe al líquido que distiende el pericardio y reduce el movimiento de los bordes cardiacos durante el ciclo cardiaco. Por tanto, estos bordes aparecen mejor delineados en la radiografía. Sin embargo, muchos pacientes con una EP aguda de pequeño volumen (hemangiosarcoma o rotura de la aurícula izquierda) pueden no tener la clásica silueta de corazón esférico. También puede haber hipoperfusión vascular pulmonar y edema pulmonar intersticial. Otros posibles hallazgos radiográficos incluyen una vena cava caudal distendida, efusión pleural, imagen de masa en la base del corazón o en el tórax craneal, hepatomegalia o ascitis.

Además de la radiografía de tórax, existen tres técnicas de imagen no invasivas principales para evaluar el pericardio en la práctica clínica: la ecocardiografía, la TC cardiaca y la RM cardiovascular.

La mínima invasividad y la repetibilidad de la ecocardiografía para el estudio morfológico y funcional del sistema cardiovascular la convierten en la técnica de primera elección para el estudio de un paciente con EP. La TC cardiaca puede ser útil para identificar patologías secundarias concomitantes, pero no se ha demostrado que aporte información superior a la ecocardiografía para determinar la operabilidad de cualquier neoplasia cardiaca o pericárdica (v. cap. 13). Lo mismo ocurre con la RM cardiovascular. Con esta técnica, la obtención de imágenes cardiacas adecuadas requiere un equipo con alto campo magnético que no es fácil de conseguir en medicina veterinaria y que, al menos en el ámbito veterinario, no ha proporcionado mejor información que la obtenida con la ecocardiografía.

Ecocardiografía

La ecocardiografía transtorácica debería ser la modalidad de imagen inicial utilizada cuando se sospecha EP o taponamiento cardiaco. Es una técnica inocua, sencilla y rápida de realizar, ampliamente disponible en entornos veterinarios y segura incluso en pacientes críticos. Debido a su versatilidad, la ecocardiografía también permite identificar el compromiso hemodinámico en pacientes con EP. Además, la ecocardiografía permite evaluar con precisión el impacto hemodinámico de la acumulación de líquido,

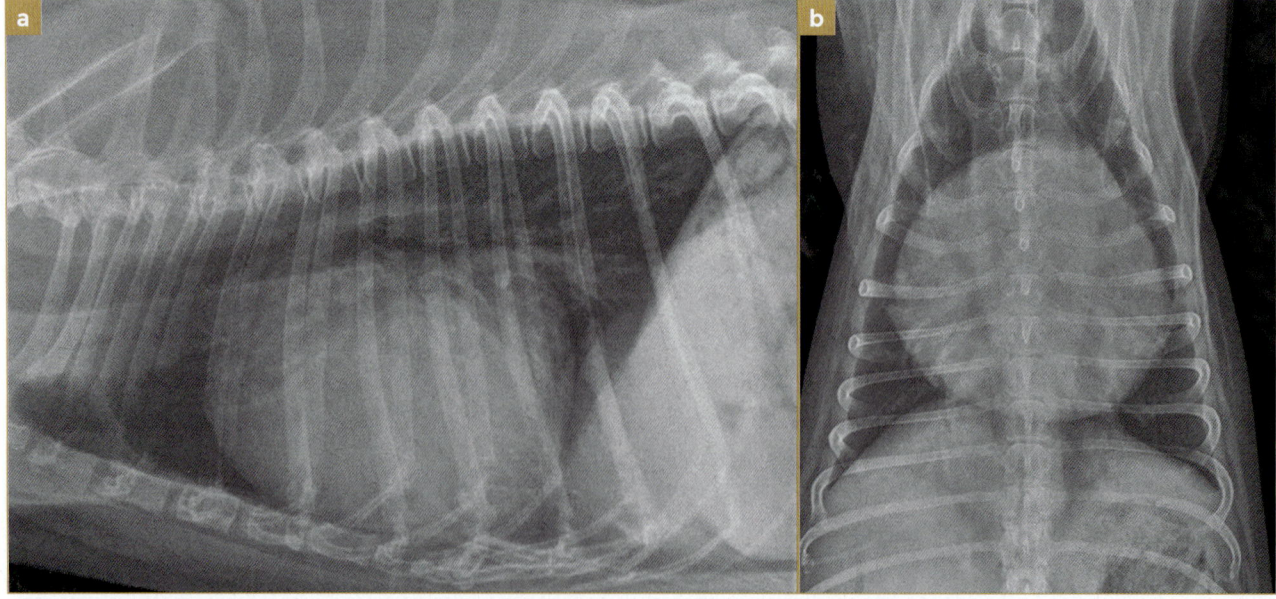

FIGURA 12.21. Radiografías torácicas lateral derecha (a) y dorsoventral (b) de un Jack Russel Terrier de 12 años con efusión pericárdica idiopática que muestra una silueta cardiaca aumentada de tamaño y globoide ("en forma de balón de baloncesto"). Los vasos pulmonares son finos, lo que confirma la hipoperfusión.

detectar cualquier enfermedad cardiaca estructural o funcional (p. ej., cardiomiopatía hipertrófica en gatos) y localizar cualquier lesión neoplásica para establecer un plan terapéutico.

Un examen ecocardiográfico estándar que incluya imágenes 2D, modo M y Doppler proporcionará suficiente información al veterinario para tratar adecuadamente la EP:

- Ecocardiografía 2D y modo M:
  - Cantidad y naturaleza de la EP.
  - Colapso de las cámaras cardiacas.
  - Variabilidad ventricular diastólica con el ciclo respiratorio.
  - Abombamiento inspiratorio o "rebote" del septo interventricular hacia el ventrículo izquierdo.
  - Colapsabilidad de la vena cava caudal.
- Ecocardiografía Doppler:
  - Variaciones de las velocidades de flujo tricúspide, pulmonar, mitral y aórtico y del gasto cardiaco con la respiración.
  - Variaciones de las velocidades del flujo sanguíneo hepático con la respiración

Deben obtenerse varias proyecciones ecocardiográficas del corazón, como la proyección paraesternal derecha de eje corto y eje largo, la proyección apical izquierda y la proyección paraesternal izquierda craneal de eje largo, para evaluar todo el corazón y caracterizar la efusión, así como para detectar cualquier masa, especialmente las localizadas en la aurícula derecha. Sin embargo, en situaciones de urgencia, una sola proyección (por lo general la proyección paraesternal derecha de eje largo) es suficiente para diagnosticar una EP significativa.

La EP aparece en la ecocardiografía 2D y en modo M como un espacio anecoico o hipoecoico entre el epicardio y el pericardio parietal intensamente hiperecoico (fig. 12.22). Dado que el pericardio está más adherido a la base del corazón y el líquido se acumula inicialmente en sentido ventral, las regiones apicales son buenos lugares para detectar pequeñas cantidades de EP. La presencia de líquido suele mejorar la visualización de la base cardiaca y de la localización o punto de adherencia de cualquier masa. Las efusiones pleurales pueden confundirse ocasionalmente con líquido pericárdico. Cuando hay tanto efusión pleural como líquido pericárdico presentes, la identificación del pericardio parietal sirve como sello anatómico para definir la extensión de las dos colecciones de líquido. Las EP tienen un margen bien definido, mientras que las efusiones pleurales no (fig. 12.22).

Aunque no existe una técnica definida para cuantificar el volumen de un derrame, el tamaño del espacio libre de eco suele ser directamente proporcional a la cantidad de líquido. En el humano adulto, la EP se clasifica en trivial (observado solo en la sístole), leve (<10 mm), moderado (10-20 mm) y grave (>20 mm). Cuando la separación entre el epicardio y el pericardio parietal en modo M se observa solo en sístole, el derrame es trivial, mientras que una separación presente tanto en sístole como en diástole se asocia a un derrame significativo. Un corazón oscilante (las cuatro cavidades flotan libremente dentro del espacio pericárdico) debido a una gran EP es uno de los primeros signos de taponamiento cardiaco.

Las características cualitativas del líquido dependen de su etiología. El tipo de efusión puede definirse como global o tabicado, trasudativo, exudativo o que contiene sangre coagulada o fibrina. Mientras que los trasudados muestran una señal más libre de ecos, los exudados piógenos y la fibrina pueden crear tabicaciones y delimitar el derrame. Una señal de contraste espontáneo de la sangre arremolinada en el pericardio es compatible con un hemopericardio. La evidencia ecocardiográfica de un gran coágulo sanguíneo en el espacio pericárdico representa un nuevo signo diagnóstico importante para establecer la rotura auricular izquierda como causa de hemopericardio en perros (fig. 12.23). Esto no debe confundirse con masas cardiacas o pericárdicas (fig. 12.23) (v. también cap. 13).

En pacientes con compromiso hemodinámico importante, es decir, taponamiento cardiaco, el colapso de la aurícula y el ventrículo derechos es visible durante su fase de relajación porque sus presiones son inferiores a las presiones pericárdicas; el colapso de la aurícula derecha comienza cerca de la onda R y permanece indentado hasta el llenado auricular (más de un tercio del ciclo cardiaco). En el ventrículo derecho, el colapso se observa después de la onda T del ECG, inicialmente durante la inspiración, pero a medida que aumenta la presión pericárdica aparece durante todo el ciclo respiratorio. Suele observarse pseudohipertrofia del septo ventricular y de la pared libre del ventrículo izquierdo (fig. 12.24). El colapso del ventrículo izquierdo es raro, pero puede observarse en pacientes con derrame loculado que comprime la pared libre del ventrículo izquierdo.

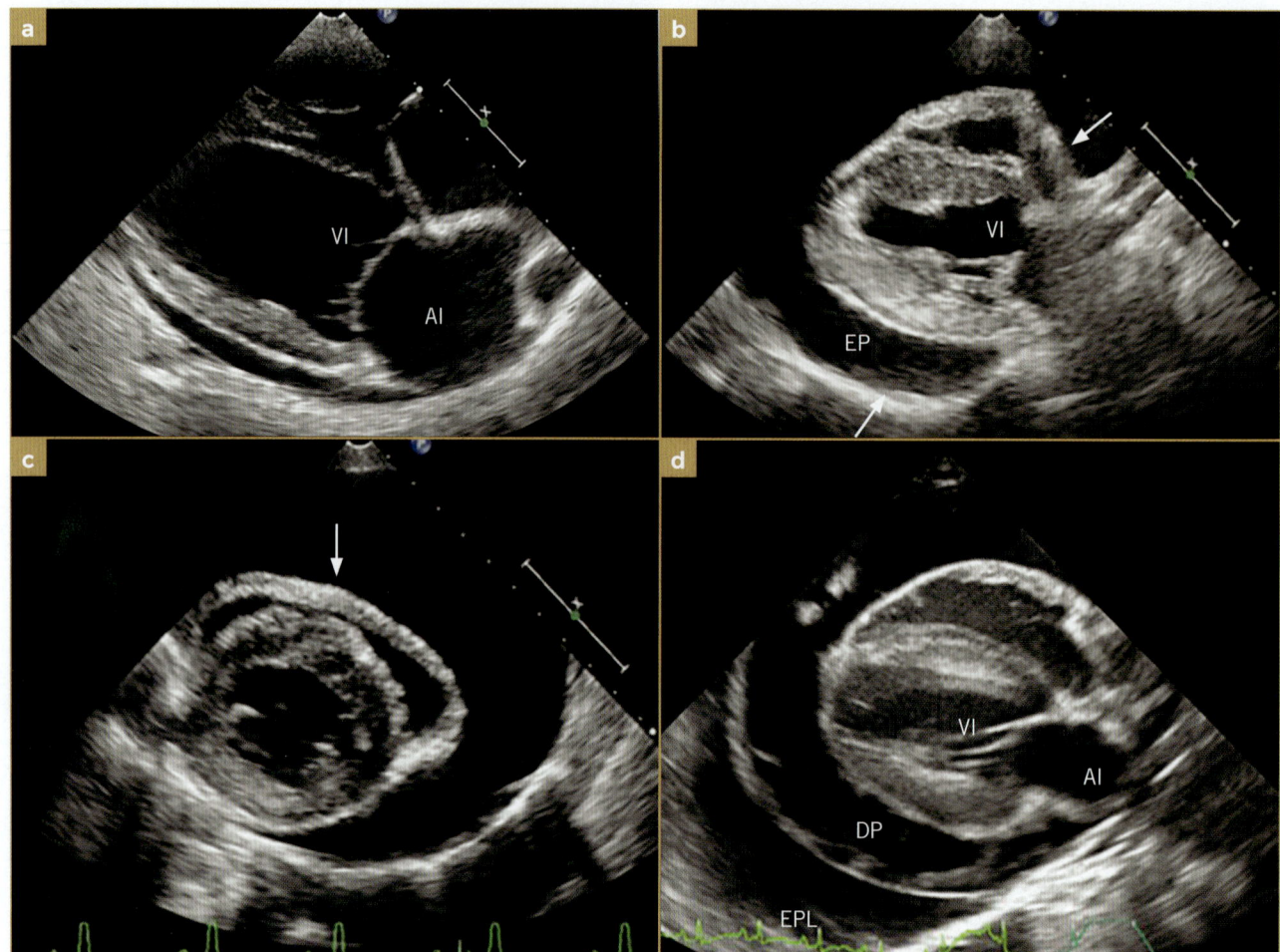

FIGURA 12.22. Ecocardiogramas bidimensionales: proyecciones paraesternal derecha de eje largo, cuatro cámaras (a, b y c) y proyección de eje corto (d) del ventrículo izquierdo (VI) en dos perros y un gato con efusión pericárdica (DP). a) Perro con EP leve. b) y c) Perro con un gran espacio hipoecoico que rodea el corazón dentro del pericardio, indicativo de EP circunferencial. Obsérvese el colapso (flechas) de la aurícula derecha (invirtiendo la curvatura normal de la pared) (b) y del ventrículo derecho (c) característico del taponamiento cardiaco. d) Gato con un derrame pericárdico y pleural (EPL) grave. AI, aurícula izquierda.

El modo M es un buen método para determinar el momento y la duración del colapso de la cámara, colocando el cursor sobre la pared afectada (fig. 12.24).

Los cambios respiratorios anormales en las velocidades transvalvulares en el taponamiento cardiaco pueden determinarse mediante ecocardiografía Doppler pulsado (fig. 12.25): las velocidades del flujo tricúspide y pulmonar aumentan con la inspiración, mientras que las velocidades del flujo a través de las válvulas mitral y aórtica y el gasto cardiaco disminuyen simultáneamente. De hecho, se observa una reducción de las velocidades pico de la onda E mitral de al menos un 25 % en los primeros latidos durante la inspiración, acompañada de cambios en el tiempo de relajación isovolumétrica. Lo contrario ocurre en la espiración (fig. 12.25a). Del mismo modo, el aumento de las variaciones respiratorias en las velocidades pulmonar y aórtica se acompaña de cambios en los tiempos de eyección. La ecografía Doppler dúplex de la arteria femoral permite identificar una caída de las velocidades arteriales sistólicas y de la presión arterial durante la inspiración, característica del *pulsus paradoxus* (fig. 12.25b).

Un importante hallazgo ecocardiográfico 2D del taponamiento cardiaco en la mayoría de los pacientes es la plétora de la vena cava caudal (fig. 12.26), comúnmente asociada con *pulsus paradoxus*. Una vena cava caudal dilatada con <50 % de reducción del diámetro durante la inspiración refleja la elevación de la presión venosa sistémica que se produce cuando la presión pericárdica aumenta las presiones intracardiacas. Aunque la dilatación de la vena cava caudal es muy sensible al taponamiento cardiaco, puede aparecer en varias

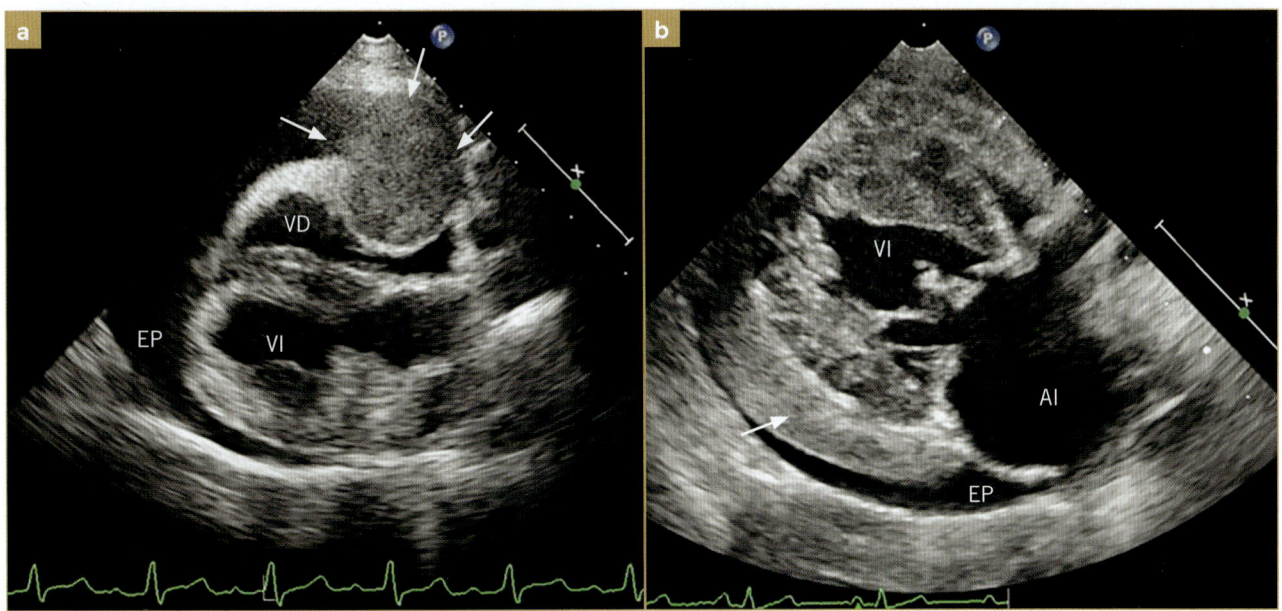

FIGURA 12.23. Ecocardiogramas bidimensionales obtenidos desde una proyección paraesternal derecha de eje largo, cuatro cámaras. a) Hembra de Boxer de 9 años con derrame pericárdico (DP) y una masa redonda (flechas) localizada entre las paredes de la aurícula derecha y el ventrículo derecho (VD). b) Perro macho mestizo de 10 años con valvulopatía mitral degenerativa en estadio C y taponamiento cardiaco agudo secundario a rotura de la aurícula izquierda. Obsérvense el coágulo sanguíneo en el espacio pericárdico (flecha) y una leve EP. También se aprecia una valva anterior gruesa de la válvula mitral izquierda. AI, aurícula izquierda; VI, ventrículo izquierdo.

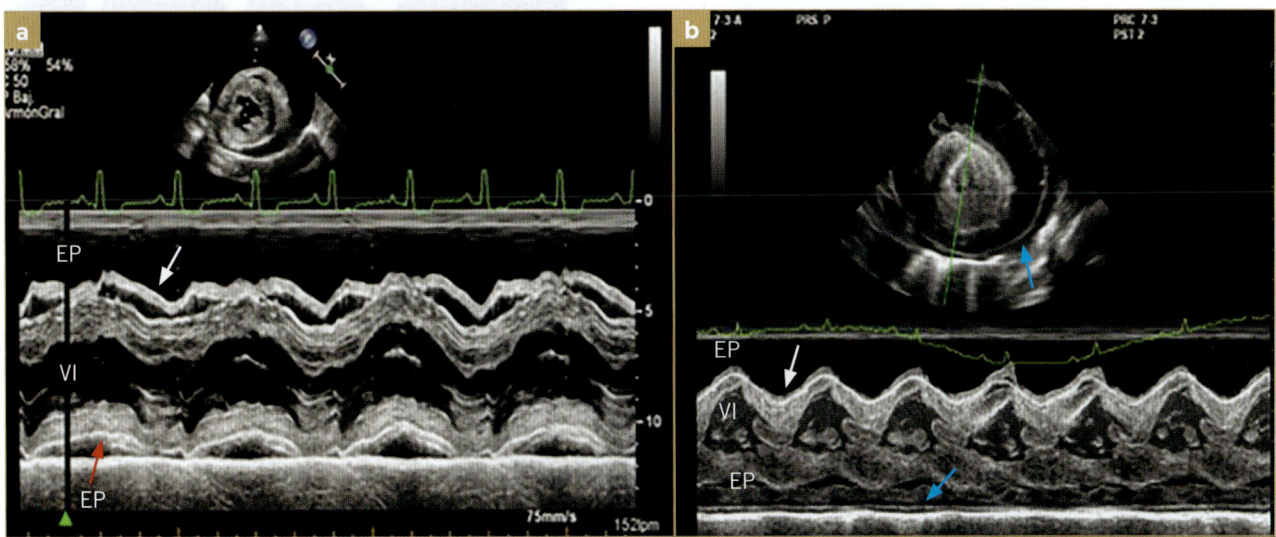

FIGURA 12.24. Ecocardiogramas en modo M, proyecciones paraesternales derechas de eje corto del ventrículo izquierdo en un perro (a) y un gato (b), que muestran un espacio sin eco debido a una efusión pericárdica (flecha roja) y un colapso grave de la pared libre del ventrículo derecho (flecha blanca) en ambos casos. a) La dimensión de ambos ventrículos varía con la respiración y se observa un prominente movimiento diastólico del septo interventricular hacia el ventrículo izquierdo. b) También se aprecia una pequeña señal sin eco debida a un derrame pleural (flechas azules). EP, efusión pericárdica; VI, ventrículo izquierdo.

enfermedades cardiacas en las que no hay EP. La dilatación de las venas hepáticas también es un signo confirmatorio fiable de la elevación de la presión venosa sistémica.

Las velocidades del flujo venoso hepático registradas con Doppler pulsado ofrecen información adicional para evaluar los efectos de una EP. El flujo venoso hepático normal es bifásico, con una velocidad sistólica mayor que la diastólica. Con la inspiración aumentan tanto la velocidad pico sistólica como la diastólica. En pacientes con taponamiento cardiaco, aunque el retorno venoso

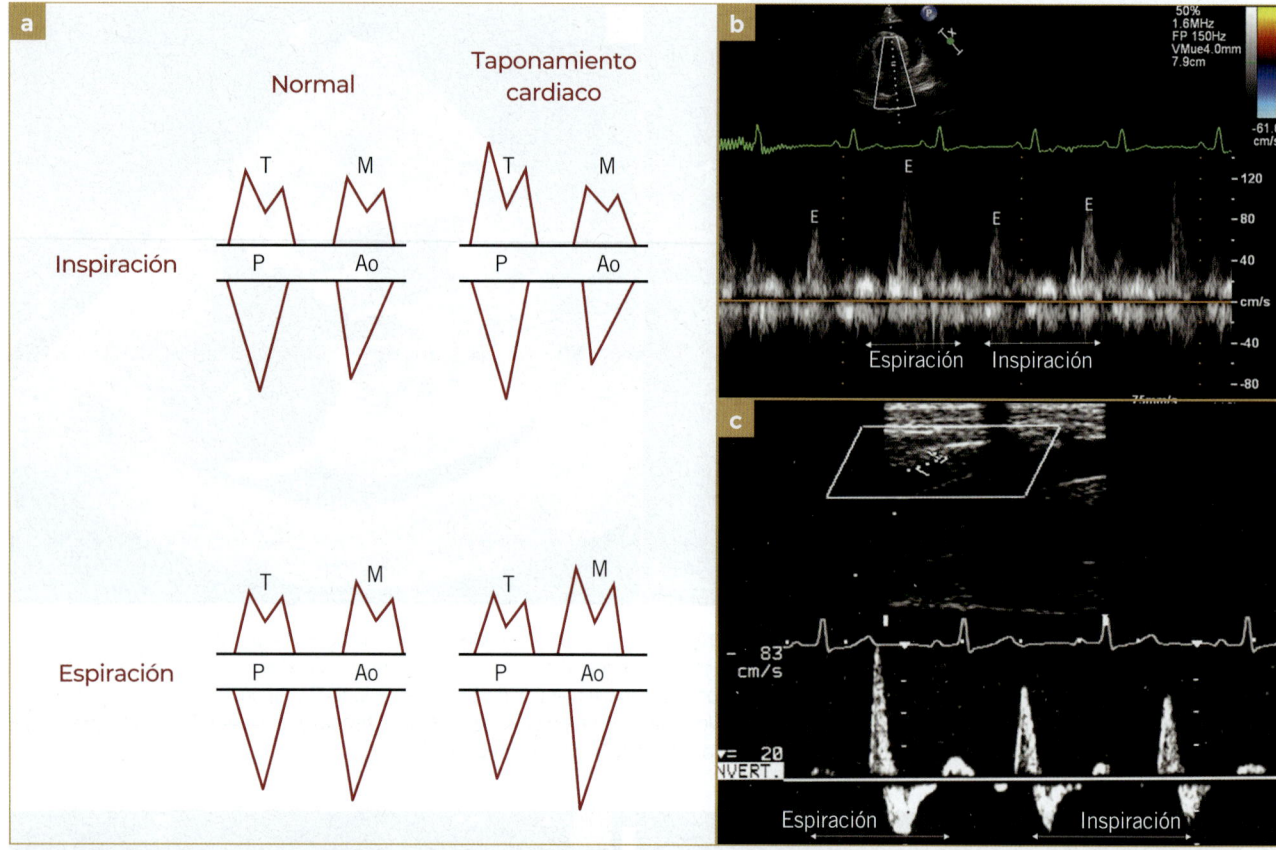

FIGURA 12.25. a) Representación esquemática de la fisiología normal y de la fisiología del taponamiento pericárdico tanto en inspiración como en espiración. En la situación normal, hay poca variación de las velocidades del flujo de salida o de entrada ventricular durante la respiración. En el taponamiento cardiaco puede observarse un aumento de las velocidades tricúspide y pulmonar durante la inspiración, junto con una disminución concomitante de las velocidades del flujo mitral y aórtico. Ao, flujo aórtico; M, flujo mitral; P, flujo pulmonar; T, flujo tricúspide. b) Doppler pulsado del flujo sanguíneo de la válvula mitral en un perro con taponamiento cardiaco que muestra una reducción de la velocidad pico de la onda E durante la inspiración en comparación con la espiración. c) Ecografía Doppler dúplex del flujo sanguíneo en la arteria femoral derecha registrada en una hembra de Pastor Alemán de 7 años con un gran derrame pericárdico. Obsérvese la variabilidad de velocidades, característica del *pulsus paradoxus* (velocidades reducidas en inspiración, comparadas con las de espiración).

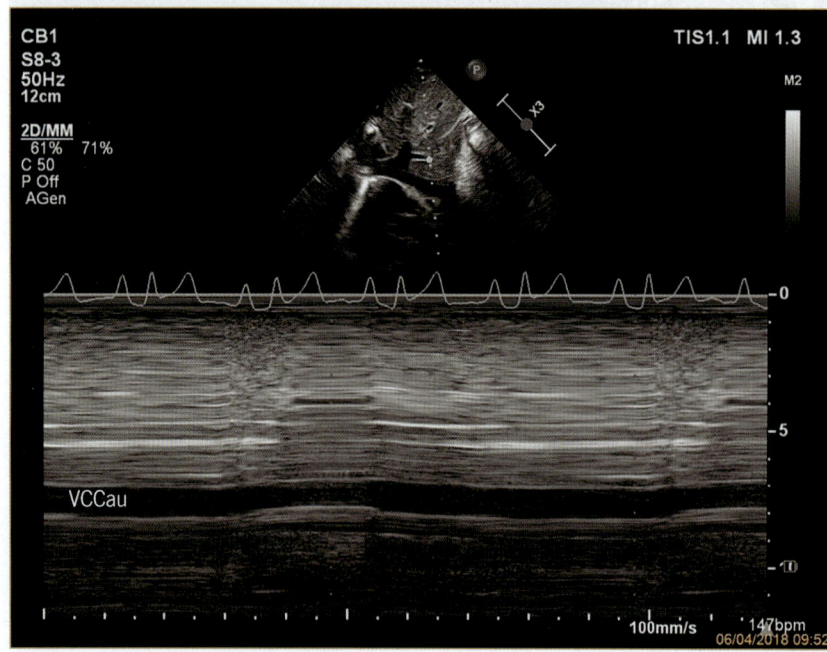

FIGURA 12.26. Plétora de la vena cava caudal (VCCau). El modo M de la VCCau puede mostrar variaciones respiratorias en el diámetro de la cava; en este caso no hay cambios en el diámetro dentro del ciclo respiratorio debido al taponamiento pericárdico.

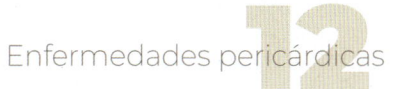

hepático seguirá aumentando con la inspiración, se observará una disminución o incluso una inversión del flujo en diástole (antes de la contracción auricular).

Tomografía computarizada cardiaca

La TC cardiaca tiene un tiempo de obtención de imágenes corto y proporciona imágenes de alta resolución de todas las estructuras cardiacas, incluido el pericardio. La posibilidad de obtener imágenes cardiovasculares adecuadas para el diagnóstico con TC está muy condicionada por la resolución espacial y temporal del detector, así como por la frecuencia cardiaca del paciente. Para los grandes vasos, 16 cortes pueden ser suficientes, pero puede ser necesaria una mayor resolución espacial para estudiar mejor las estructuras pericárdicas y cualquier masa cardiaca. El pericardio puede visualizarse tanto en TC sin contraste como con contraste. Tras la administración de un medio de contraste intravenoso, puede observarse un realce del pericardio engrosado en caso de sospecha de pericarditis o infiltración tumoral. Sin embargo, la atenuación por TC del pericardio y la del miocardio son iguales. Por tanto, el pericardio normal solo puede visualizarse claramente donde está rodeado de grasa y no donde está inmediatamente adyacente al miocardio. Aparece como una línea fina y se delinea mejor en la cara craneal del corazón.

La TC es especialmente sensible para identificar la calcificación pericárdica; también puede obtener información funcional secundaria, como la dilatación de las aurículas y las venas en casos de constricción pericárdica. Las mediciones de la densidad con TC pueden permitir la caracterización inicial del líquido pericárdico mejor que la ecocardiografía. En la TC, por lo general las EP son de baja densidad, en el rango de 0 a 20 UH (Unidad Hounsfield). Cuando el derrame contiene mayores cantidades de proteínas, como en las infecciones bacterianas, o cuando es hemorrágico, su densidad puede alcanzar 50 UH o más. Un pericardio inflamado también puede mostrar realce por contraste. En un estudio realizado en perros, la TC no mejoró la detección de masas cardiacas en perros con DP respecto a la ecocardiografía. Sin embargo, puede aumentar la detección de metástasis pulmonares, definir mejor la localización del tumor y evaluar lesiones neoplásicas en la cavidad abdominal con una sola modalidad de imagen y exploración.

Resonancia magnética cardiovascular

La RM cardiovascular es una prueba adicional útil en humanos para el diagnóstico de muchas enfermedades pericárdicas, especialmente si la ecocardiografía es equívoca, la calidad de la imagen no es óptima, o si se sospecha una enfermedad localizada o una patología adicional. En el caso de la RM cardiovascular, la resolución espacial y temporal es extremadamente importante para obtener imágenes cardiovasculares adecuadas. Dichas imágenes solo pueden obtenerse con equipos especializados de alto campo, que actualmente rara vez están disponibles en el ámbito veterinario. La RM cardiovascular puede proporcionar información sobre la extensión de la enfermedad pericárdica y cualquier anomalía en las estructuras circundantes y permite una medición precisa del pericardio y las estructuras relacionadas. Proporciona una caracterización tisular de alta calidad, incluida una estimación de la inflamación. La investigación de la enfermedad pericárdica con RM cardiovascular incluye imágenes morfológicas para evaluar las estructuras pericárdicas y realizar la caracterización tisular, e imágenes funcionales para medir la función ventricular y los flujos intracardiacos. En un estudio con 8 perros con EP, la RM cardiovascular no mejoró el diagnóstico de los tumores cardiacos en comparación con la ecocardiografía transtorácica, pero proporcionó información descriptiva útil sobre la extensión, la localización anatómica y el posible tipo de tumor. Además, la RM cardiovascular es especialmente útil en el diagnóstico de la pericarditis constrictiva.

Tratamiento de la efusión pericárdica y del taponamiento cardiaco

La EP de moderada a grave se considera una situación de urgencia que exige un diagnóstico y un tratamiento rápidos. La pericardiocentesis está indicada para un alivio rápido, mientras que el pronóstico a largo plazo depende en gran medida de la etiología de la efusión (las causas más frecuentes son neoplásicas o idiopáticas). En la mayoría de los casos se vuelve a producir una efusión tras la pericardiocentesis tanto en los EPI neoplásicas como en las idiopáticas. La intervención quirúrgica es necesaria para el tratamiento a largo plazo sin necesidad de pericardiocentesis repetidas y puede reducir el riesgo de pericarditis constrictiva adquirida. Deben considerarse diversos métodos quirúrgicos y los basados en catéteres, en función de cada caso.

A diferencia de la recomendación en otros tipos de acumulaciones de líquido, los diuréticos y los vasodilatadores están contraindicados en la aeP de moderada a grave. En los pacientes con aeP, la presión venosa elevada es crucial para mantener la presión diastólica en las cámaras cardiacas comprimidas, por lo que la administración de tratamiento vasodilatador puede disminuir notablemente el volumen sistólico y el gasto cardiaco, lo que podría provocar una debilidad pronunciada o un colapso circulatorio.

Pericardiocentesis

Las principales indicaciones para realizar una pericardiocentesis son la estabilización del paciente con taponamiento cardiaco, potencialmente mortal, mediante el alivio de la presión intrapericárdica excesiva y la recogida de una muestra de líquido de la EP para su análisis y citología.

El procedimiento no suele durar más de 15 minutos. Lo idóneo es que haya tres personas disponibles para realizar

---

CUADRO 12.1. Equipo utilizado y pasos para realizar una pericardiocentesis.

Equipamiento y suministros

- Maquinillas y desinfectante
- Guantes y paños estériles
- Bisturí
- Una aguja de infusión tipo mariposa para gatos o perros muy pequeños
- Un catéter sobre la aguja de 10-18 G con varios orificios laterales en el extremo distal (10-14 G, 10-15 cm para perros grandes; 16-18 G, 4-6 cm para perros pequeños y gatos).
- Lidocaína al 2 % en jeringa (aguja de 23-25 G) para anestesia local de la piel
- Lidocaína en jeringa para arritmias persistentes durante la pericardiocentesis (bolo de 2 mg/kg)
- Jeringa de 50 ml para aspiración de líquidos
- Juego de extensión conectado a llave de tres vías y jeringa (20-50 ml)
- Contenedor de recogida
- Grapadora
- Electrocardiógrafo o monitor de ECG y tensiómetro no invasivo
- Ecógrafo, si está disponible
- Tubos de recogida de muestras (suero, EDTA, cultivo)

Preparación del paciente

- Con el perro en decúbito lateral izquierdo, se rasura el pelo sobre los espacios intercostales segundo a octavo (esternón a unión costocondral) y se prepara la zona asépticamente.
- Se le colocan al paciente electrodos de ECG para controlar el ritmo cardiaco y un tensiómetro no invasivo, si se dispone de él.
- Si es necesario, se utiliza sedación en pacientes estresados (0,3-0,5 mg/kg de butorfanol IM en perros, y 0,3 mg/kg de butorfanol más 0,3 mg/kg de midazolam IV o IM en gatos).
- Se selecciona el mejor sitio para la pericardiocentesis palpando el impulso de latido más fuerte o por guía ecocardiográfica.
- Se realiza un bloqueo local con lidocaína al 2 % incluyendo piel, músculo intercostal y pleura.
- Una pequeña incisión con una cuchilla del n.º 11 en la piel puede facilitar la colocación del catéter, especialmente si es grande.

Procedimiento

- El lugar de punción debe estar en el centro del espacio intercostal para evitar los vasos intercostales.
- El catéter intravenoso se introduce lenta y perpendicularmente a la piel (en medio del espacio intercostal) a través de esta, el músculo intercostal y la pleura hasta el pericardio. Se alcanza el pericardio cuando se percibe una pérdida de resistencia y puede verse líquido (a menudo sanguinolento) en el conector del catéter.
- El catéter se hace avanzar un poco más sobre el estilete y, a continuación, se retira el estilete y se conecta el sistema colector.
- Si el operador siente una sensación de arañazo o golpeteo, el catéter está en contacto con el corazón y debe retraerse ligeramente.
- Debe controlarse el ritmo cardiaco.
- La aspiración del líquido la realiza un ayudante mientras el operador mantiene el catéter en su sitio. La mayoría de las veces, el líquido pericárdico suele ser oscuro y sanguinolento, mientras que el pleural es de color pajizo.
- Hay que controlar la coagulación del derrame para diferenciar el líquido pericárdico sanguinolento de la hemorragia: se coloca una gota en un tubo de coagulación; el líquido pericárdico no debe coagular. Se compara el hematocrito entre el líquido pericárdico y la sangre periférica.
- Deben guardarse muestras del derrame pericárdico (ETDA para citología, suero para cultivo bacteriano) y hay que drenar tanto líquido como sea posible.
- Cuando ya no se puede aspirar más líquido, se retira el catéter.
- La reducción del derrame debe evaluarse mediante ecocardiografía si es posible.
- La pequeña incisión en la piel se cierra con una o dos grapas.

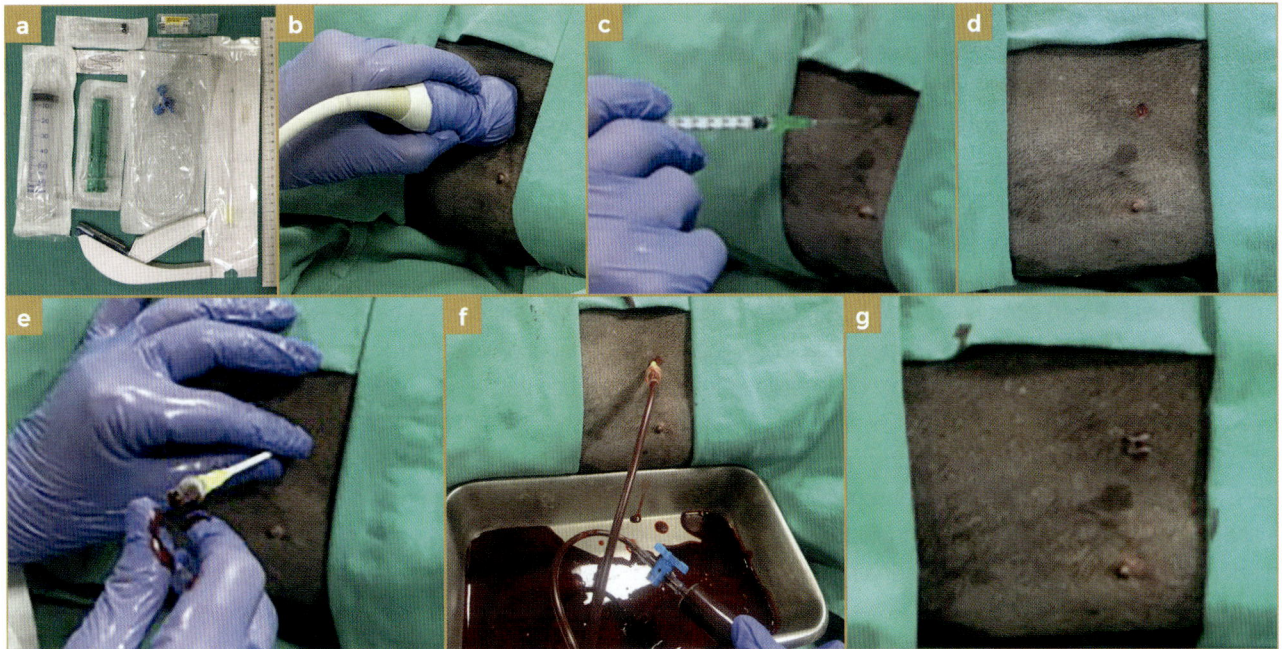

FIGURA 12.27. Equipamiento principal (a) y pasos utilizados para la realización de la pericardiocentesis en un perro con taponamiento cardiaco. b) Examen ecocardiográfico para encontrar el lugar más adecuado para introducir el catéter. c) Bloqueo cutáneo de los músculos intercostales y pleural con lidocaína. d) Pequeña incisión en la piel con una hoja de bisturí para facilitar la punción con un catéter grande. e) Se introduce el catéter y sale el derrame hemorrágico por la alta presión dentro del pericardio. f) Aspiración del derrame hemorrágico conectando el catéter a una llave de tres vías y a una jeringa. g) Una vez aspirado el máximo derrame, se retira el catéter y se cierra la incisión cutánea con grapas.

una pericardiocentesis: un ayudante sujeta al paciente mientras otro ayuda al operador a realizar el procedimiento. Para drenar el líquido del pericardio puede utilizarse una aguja, una aguja de infusión tipo mariposa (para gatos o perros muy pequeños), un catéter a través de aguja, un catéter sobre aguja, un sistema comercializado de trocar para toracocentesis o un catéter de dilatación con balón (que puede utilizarse para romper el pericardio). En perros de razas medianas y grandes, la autora utiliza un catéter de 12-14 G sobre aguja fenestrado con cuatro orificios laterales en el extremo distal. El equipo utilizado y los pasos seguidos por la autora para preparar al paciente y realizar una pericardiocentesis se describen en el cuadro 12.1 y en la figura 12.27.

El procedimiento puede realizarse en la mayoría de los perros colocados en decúbito lateral para minimizar el movimiento. La autora prefiere el decúbito lateral izquierdo y el abordaje derecho para evitar la laceración de la arteria coronaria extramural izquierda y porque la escotadura cardiaca es mayor en los lóbulos del pulmón derecho. La escotadura cardiaca es una pequeña zona en la que los pulmones no cubren el corazón y el pericardio está situado junto a la pared corporal. En los gatos se recomienda el decúbito esternal o lateral.

Aunque el procedimiento puede realizarse sin sedación, algunos perros y gatos estresados pueden necesitar contención química (0,3-0,5 mg/kg de butorfanol IM en perros, y 0,3 mg/kg de butorfanol más 0,3 mg/kg de midazolam IV o IM en gatos) para evitar movimientos inesperados y bruscos al insertar la aguja o el catéter. Debe colocarse una vía intravenosa para fármacos de urgencia en caso necesario o para carga de volumen en pacientes inestables. También es útil en caso de hipotensión. La ecocardiografía, si se dispone de ella, puede utilizarse para guiar la pericardiocentesis localizando el lugar óptimo de punción, determinando la profundidad del DP y monitorizando los resultados del procedimiento. Debe realizarse un ECG durante el procedimiento para controlar la presencia de extrasístoles ventriculares cuando el catéter "toca" el corazón. Se rasura y se prepara quirúrgicamente una amplia zona sobre los espacios intercostales derechos cuarto y quinto a nivel de la unión costocondral. Tras rasurar y preparar asépticamente la piel, se realiza un bloqueo local con lidocaína al 2 % (1-2 ml) utilizando una aguja de 25 o 23 G para infiltrar la piel (donde se introducirá el catéter), el músculo intercostal y el revestimiento pleural para insensibilizar completamente la región y garantizar la comodidad del paciente durante todo el procedimiento. Una vez infiltrada la piel en el lugar de la punción, se introduce lentamente la aguja hasta que se note la resistencia del revestimiento pleural. A continuación, se inyecta lidocaína mientras se retira lentamente la aguja a lo largo del tracto. Se puede hacer una marca con un lápiz en la piel en el lugar de la inyección para asegurar la colocación precisa de la sonda en caso de que la ampolla de lidocaína no persista. En perros grandes, cuando se utiliza un catéter grande, el autor hace una pequeña incisión en la piel (<1 cm) con una hoja de bisturí para facilitar la punción y la inserción del catéter sobre aguja. A continuación, el catéter se introduce lentamente en la cavidad torácica a través de la incisión cutánea en el centro del espacio intercostal para evitar los vasos intercostales, y se avanza a través del espacio pleural (es habitual sentir un chasquido) y finalmente en el espacio pericárdico. Suele notarse cierto grado de resistencia cuando el catéter atraviesa el pericardio; esta puede ser considerable en el caso de un pericardio grueso. Una vez que el catéter se encuentra en el pericardio, entra líquido (por lo general sanguinolento) en la luz del catéter. Si hay taponamiento cardiaco, el líquido saldrá del catéter sin necesidad de aspiración. Se monitoriza el ritmo cardiaco para detectar extrasístoles en caso de que el corazón se puncione con el catéter. En cuanto se retira la aguja del catéter, se conecta un extremo del tubo de extensión al catéter, el otro extremo a la llave de tres vías y esta a una jeringa de 30-60 ml, aplicando succión para evacuar el líquido lo más rápidamente posible.

Dado que la mayoría de las EP tienen aspecto de vino de tinto o sangre, es fundamental asegurarse de que el líquido extraído es la efusión y no sangre procedente de una punción iatrogénica de una cámara o vaso cardiaco. Para ello hay que extraer una muestra con una jeringa de 10 ml y colocarla en un tubo separador de suero y controlar la coagulación al cabo de 2-3 minutos. En caso de hemorragia activa (rotura de la aurícula izquierda o un tumor que sangra activamente), se observará la coagulación. Puede ser necesario ajustar la posición del catéter durante el procedimiento, para extraer la mayor cantidad posible de líquido del espacio pericárdico. El líquido total debe cuantificarse y caracterizarse. Se recogen muestras de líquido para citología (EDTA y tubos simples) y cultivo (aerobios, anaerobios) cuando se considere. Una vez drenado el derrame del espacio pericárdico, se retira el catéter y se cierra la pequeña incisión en la piel con una grapa. Debe repetirse la ecocardiografía para verificar que el procedimiento ha sido exitoso. Los pequeños volúmenes que puedan haber quedado en el espacio pericárdico por lo general drenarán

desde el lugar de punción pericárdico y se reabsorberán a través de la membrana pleural. La toracocentesis es un complemento útil cuando coexisten grandes efusiones pleurales con EP. No es necesario puncionar los derrames ascíticos porque desaparecen en un par de días tras la realización de la pericardiocentesis. Puede ser apropiado administrar 1 mg/kg de furosemida SC cada 12 horas tras una pericardiocentesis exitosa para mejorar la excreción renal de sodio (y superar las consecuencias de retención de sodio del taponamiento cardiaco que pueden persistir durante un periodo tras la pericardiocentesis o la pericardiectomía).

Los efectos de la pericardiocentesis en el paciente son inmediatos, con una notable mejoría de la actitud, el color de las mucosas, la presión del pulso periférico y la presión arterial. Una vez que desciende la presión intrapericárdica, mejora el llenado del corazón derecho, aumenta el gasto cardiaco, mejoran la oxigenación y la fuerza del pulso y desciende la frecuencia cardiaca.

Aunque la pericardiocentesis suele ser un procedimiento seguro si se sigue una buena técnica, pueden producirse algunas complicaciones potenciales:

- Arritmia cardiaca debida a irritación epicárdica con el catéter o punción cardiaca. La retirada del catéter suele detener la arritmia.
- Punción cardiaca o de la vena cava. Por eso es crucial vigilar el presunto derrame para detectar coágulos.
- Laceración pulmonar que puede provocar un neumotórax.
- Laceración coronaria que puede provocar un infarto o incluso la muerte súbita.

Tratamiento específico

El posterior abordaje terapéutico a seguir depende de la causa subyacente del derrame:

- El tratamiento de la pericarditis supurativa infecciosa incluye tratamiento antibiótico específico basado en cultivos aeróbicos y anaeróbicos bacterianos (fármacos antimicrobianos/antimicóticos), drenaje del pericardio mediante catéter y posterior extirpación quirúrgica y drenaje del espacio pericárdico para evitar la constricción. En estos casos debe buscarse un cuerpo extraño. La cirugía también está indicada si se diagnostica una pericarditis constrictiva (efusiva) o se tiene una alta sospecha de ella.
- Los pacientes con EP secundario a insuficiencia cardiaca congestiva no suelen presentar grandes efusiones,

y el tratamiento de la enfermedad cardiaca es suficiente para tratar el DP sin necesidad de pericardiocentesis.

■ Los perros con EPI pueden tratarse con uno o más procedimientos de pericardiocentesis (según sea necesario), aunque la mayoría de los cardiólogos recomendamos la pericardiectomía tras más de dos episodios de DP. El uso empírico de antibióticos y corticoides no ha demostrado ser realmente beneficioso y no se recomienda. Podrían considerarse fármacos que prevengan la fibrosis, pero no se han investigado adecuadamente en perros y gatos.

■ En pacientes con EP neoplásico, la pericardiocentesis inicial seguida de cirugía del tumor más pericardiectomía y, en algunos casos, quimioterapia, puede paliar los signos clínicos y mejorar la esperanza y la calidad de vida (v. cap. 13 para más información).

■ El tratamiento en perros con hemopericardio agudo debido a rotura de la aurícula izquierda es complejo y no existe un protocolo establecido. El tratamiento implica la reducción agresiva de la presión auricular izquierda mediante la reducción de la precarga y, si se tolera, la reducción de la poscarga. La pericardiocentesis rara vez está indicada, a menos que el taponamiento ponga en peligro la vida del paciente de forma inminente. El volumen de sangre en el pericardio puede ser pequeño, y hay que tener cuidado al tocar el pericardio por el lado izquierdo debido al riesgo de perforar la aurícula izquierda dilatada. En los perros que no reciben pimobendán, el inicio de este fármaco debe retrasarse varios días tras la rotura de la aurícula izquierda. En la experiencia de la autora, en varios perros que sobrevivieron a un hemopericardio agudo sin pericardiocentesis, el coágulo sanguíneo había desaparecido 12 horas después cuando se monitorizó mediante ecocardiografía. En el estudio de un caso publicado, se realizó un tratamiento quirúrgico para extirpar el hemopericardio y el coágulo sanguíneo y para reparar la aurícula izquierda; aunque el perro se recuperó de la cirugía, murió al día siguiente.

Tratamiento quirúrgico

La pericardiocentesis repetida puede ser una estrategia válida para el tratamiento a corto plazo de los perros con EPI recidivante. Sin embargo, los datos de la literatura han demostrado que la intervención quirúrgica es necesaria para el tratamiento a largo plazo de la EP sin pericardiocentesis repetida (tanto en perros con pericarditis idiopática como en aquellos con neoplasias no operables) y puede reducir el riesgo de

pericarditis constrictiva adquirida o diseminación tumoral. En un perro se detectó una presunta metástasis de siembra de un mesotelioma pericárdico tras pericardiocentesis repetidas. En este caso, el mesotelioma se diagnosticó cuando se realizó la pericardiectomía toracoscópica.

Se han descrito diferentes técnicas quirúrgicas para el alivio a largo plazo del taponamiento cardiaco, que incluyen abordajes tanto mínimamente invasivos como abiertos para extirpar cantidades variables de pericardio (pericardiectomía parcial o total). Las ventajas de la pericardiectomía toracoscópica frente a la toracotomía y la pericardiectomía tradicionales son la reducción de la morbilidad, el dolor y el tiempo de hospitalización posoperatoria, así como una recuperación más rápida y una mejor apariencia estética.

Se ha observado que la ventana pericárdica toracoscópica es una alternativa en casos de efusiones recidivantes; sus ventajas son una morbilidad baja y tiempos de cirugía y hospitalización cortos. Un estudio realizado en perros describió un buen control a largo plazo de la EPI y una paliación a corto plazo de los signos clínicos en perros con enfermedad neoplásica. Sin embargo, en otro estudio en perros con EPI, el intervalo libre de enfermedad y el tiempo de supervivencia media fueron significativamente mayores en los perros tratados con una pericardiectomía subtotal mediante toracotomía que en los tratados con una ventana pericárdica toracoscópica (posiblemente debido a la inexactitud del diagnóstico inicial o a la ineficacia de la ventana pericárdica para controlar los signos de la EP a largo plazo). Además, se ha sugerido que la ventana pericárdica conlleva un riesgo de formación de adherencias, pericarditis constrictiva, EP recidivante y menor tiempo de supervivencia. Se ha descrito un tiempo de supervivencia de 1.218 días tras una pericardiectomía en perros con EPI, en comparación con 532 días en los perros sin pericardiectomía. Estudios más recientes han demostrado que la pericardiectomía toracoscópica y la biopsia dirigida asistida por pericardioscopia del pericardio, el epicardio (si está indicado) o la superficie pleural (si procede) son una de las mejores opciones para el tratamiento a largo plazo de los perros con pericarditis idiopática y neoplasia no operable.

También puede obtenerse una fenestración pericárdica mediante pericardiostomía con catéter con balón, un procedimiento aún menos invasivo que la ventana toracoscópica. El procedimiento puede realizarse bajo anestesia general con guía ecográfica transtorácica o transesofágica únicamente, aunque la combinación con guía fluoroscópica ofrece mejores resultados. El procedimiento consiste en la introducción de una aguja de Seldinger en el pericardio con un método similar al utilizado para la pericardiocentesis. Pueden inyectarse de 5 a 10 ml de contraste a través de la aguja para delinear fluoroscópicamente los bordes del pericardio. A continuación, se introducen en el pericardio una guía metálica y una vaina introductora vascular, que se utilizan para introducir un catéter con balón a través del pericardio. A continuación, se infla el balón con una jeringa de alta presión y se mantiene inflado durante al menos 1 o 2 minutos. Por último, se retiran el catéter con balón y la vaina del introductor vascular, y se sutura el orificio cutáneo con una grapa. Este procedimiento no permite recoger muestras del pericardio para exámenes histológicos, pero puede realizarse fácilmente en caso de urgencia y deja una ventana pericárdica que resulta útil para evitar la reaparición del taponamiento cardiaco.

El tratamiento del quilopericardio se centra en la prevención del taponamiento cardiaco o la pericarditis constrictiva y busca eliminar las pérdidas de líquido linfático y reducir la recidiva. En general, debe iniciarse el tratamiento no quirúrgico del quilopericardio mediante pericardiocentesis y apoyo dietético con una dieta baja en grasas y rica en triglicéridos de cadena media. Si fracasa el tratamiento conservador, es necesaria una intervención quirúrgica posterior. Debido al grave efecto irritante del derrame de quilo sobre las membranas serosas, se recomienda la pericardiectomía total para evitar posibles adherencias.

Pronóstico

El pronóstico de los perros y gatos con EP es variable, dependiendo de la causa subyacente, pero suele ser favorable con la EP hemorrágica idiopática, reservado con la pericarditis infecciosa y desfavorable con la neoplasia cardiaca o de la base del corazón (a menos que exista un buen acceso quirúrgico para la extirpación del tumor).

Cuando se observan masas, nódulos o adherencias durante la pericardiectomía toracoscópica y la pericardioscopia en un perro con EP, es probable que el pronóstico sea reservado. Mientras que un quimiodectoma crece lentamente y a menudo puede paliarse durante más de 1 año, el hemangiosarcoma auricular derecho a menudo ha metastatizado en el momento del diagnóstico. Los carcinomas tiroideos ectópicos pueden ser especialmente invasivos, y el mesotelioma es una neoplasia difícil y puede asociarse a constricción pericárdica (v. también cap. 13 para información más detallada sobre los tumores cardiacos).

En cambio, cuando no se observan masas, nódulos o adherencias durante la pericardioscopia, el cultivo es negativo y el examen histopatológico es compatible con pericarditis, el pronóstico es bueno y el derrame suele resolverse tras uno o varios procedimientos de pericardiocentesis o una pericardiectomía. Recopilando datos de la literatura, la supervivencia de los perros con EPI oscila entre 18 y 50 meses tras el diagnóstico. Sin embargo, en algunos casos notificados, el derrame pleural recidivante tras una pericardiectomía fue la causa última de muerte o motivo de eutanasia.

La EP infecciosa tiene un pronóstico reservado que depende de la respuesta al tratamiento, el agente etiológico y la cronicidad del trastorno.

Los perros con rotura de la aurícula izquierda secundaria a una valvulopatía mitral tienen un pronóstico incierto en función de la magnitud del derrame. La probabilidad de recidiva es alta al principio, y posteriormente, dependerá de la extensión del desgarro y la gravedad de la enfermedad cardíaca subyacente. En un estudio retrospectivo, de 11 perros con rotura de la aurícula izquierda debida a valvulopatía mitral, 10 sobrevivieron a las 24 horas iniciales tras el diagnóstico y 5 de los perros seguían vivos varios meses después. La mediana de supervivencia de todos los perros fue de 203 días. Los perros sin antecedentes de insuficiencia cardiaca congestiva en el momento del diagnóstico tuvieron una mediana de supervivencia significativamente mayor (345 días) en comparación con los perros con antecedentes de insuficiencia cardiaca congestiva. En la experiencia de la autora, algunos perros pueden vivir varios meses sin ninguna recidiva, y la muerte sobreviene por enfermedad cardiaca, mientras que otros perros pueden sufrir otro derrame agudo en las 24 horas siguientes al último episodio.

ENFERMEDAD PERICÁRDICA CONSTRICTIVA

La pericarditis constrictiva (PC) es un trastorno caracterizado por una alteración del llenado diastólico causada por la restricción externa de un pericardio inflamado o fibrótico no distensible (fig. 12.28). El resultado es la inhibición del llenado cardiaco al impedir la transmisión completa de los cambios de presión intratorácica respiratoria a las cavidades cardiacas, la reducción del gasto cardiaco y, en última instancia, la insuficiencia cardiaca congestiva derecha.

Etiología y fisiopatología

En los perros, la constricción pericárdica suele ser secundaria a una inflamación crónica, sobre todo por pericarditis infecciosa (micótica, cuerpos extraños intrapericárdicos), efusión hemorrágica recidivante o neoplasia difusa (mesotelioma).

Con la inflamación crónica se observa inicialmente un engrosamiento de la capa parietal, seguido de la afectación de la capa visceral, la fusión entre las dos láminas y, finalmente, la obliteración del espacio pericárdico con adherencias extensas y solo un pequeño (o ausente) volumen de efusión. Como resultado, el corazón queda encerrado en un saco rígido y poco expansivo. El pericardio puede calcificarse en raras ocasiones. El grosor del pericardio suele estar aumentado en la PC. Sin embargo, un grosor normal no excluye la PC, ya que un epicardio visceral fibroso inelástico puede fisiológicamente constreñir sin un aumento demostrable del grosor. A medida que el líquido pericárdico se reabsorbe y el pericardio se fibrosa y se contrae, los ventrículos están más constreñidos y no pueden expandirse eficazmente. Esta situación reduce el gasto cardiaco y provoca insuficiencia cardiaca congestiva derecha (o biventricular). El término pericarditis "constrictiva-efusiva" se refiere a un estado de fisiología constrictiva con EP concomitante, pero sin taponamiento.

La comprensión de la fisiopatología de la PC se basa en el efecto del ciclo respiratorio sobre el flujo sanguíneo intratorácico (fig. 12.29). Dos rasgos hemodinámicos principales son característicos de la PC son:

■ Disociación entre las presiones intratorácica e intracardiaca. Mientras que en los individuos normales la disminución inspiratoria de la presión intratorácica se transmite habitualmente a todas las cámaras cardiacas y a las venas pulmonares, en la PC el pericardio rígido impide que cambie la presión intracardiaca, lo que da lugar a una reducción de las velocidades del flujo diastólico en las venas pulmonares y a una reducción del llenado del lado izquierdo. Paralelamente, la reducción inspiratoria del llenado ventricular izquierdo se asocia a un aumento del llenado diastólico del ventrículo derecho y al desplazamiento del septo hacia la izquierda. Durante la espiración se observan los efectos contrarios: la presión intratorácica aumenta, y las cámaras cardiacas permanecen aisladas de este cambio, pero no las venas cavas ni las venas pulmonares, lo que provoca un aumento del volumen ventricular izquierdo y un desplazamiento del septo hacia la derecha, y provoca una reducción espiratoria de la velocidad de flujo en las venas cavas, un aumento del flujo diastólico venoso hepático invertido y una disminución de la velocidad del flujo tricúspide.

■ Interdependencia ventricular exagerada en el llenado diastólico. En la PC, la distensibilidad del pericardio

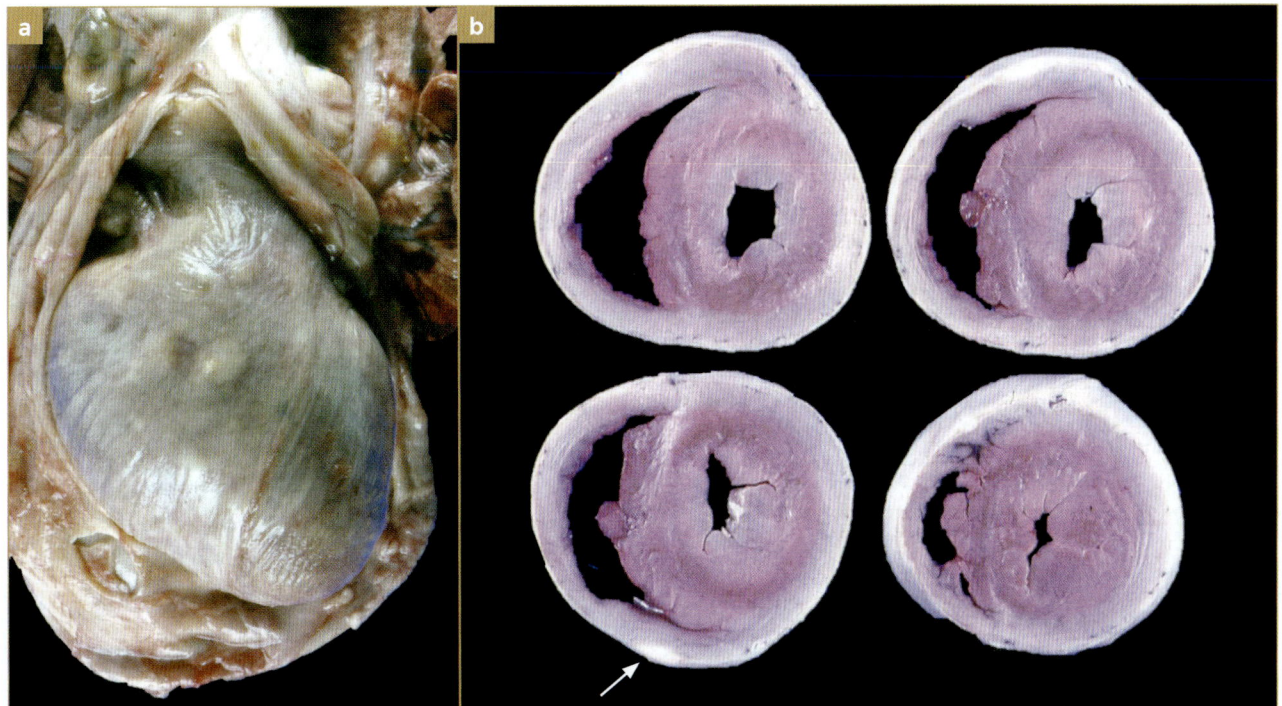

FIGURA 12.28. a) Engrosamiento del pericardio y epicardio que provoca una pericarditis constrictiva asociado a nódulos neoplásicos blanquecinos que afectan a porciones contiguas del miocardio. b) Cortes transversales caracterizados por un engrosamiento blanquecino difuso y grave a lo largo de la capa epicárdica indicativo de pericarditis constrictiva; también se observa un nódulo metastásico (flecha) e hipertrofia concéntrica grave del ventrículo izquierdo.

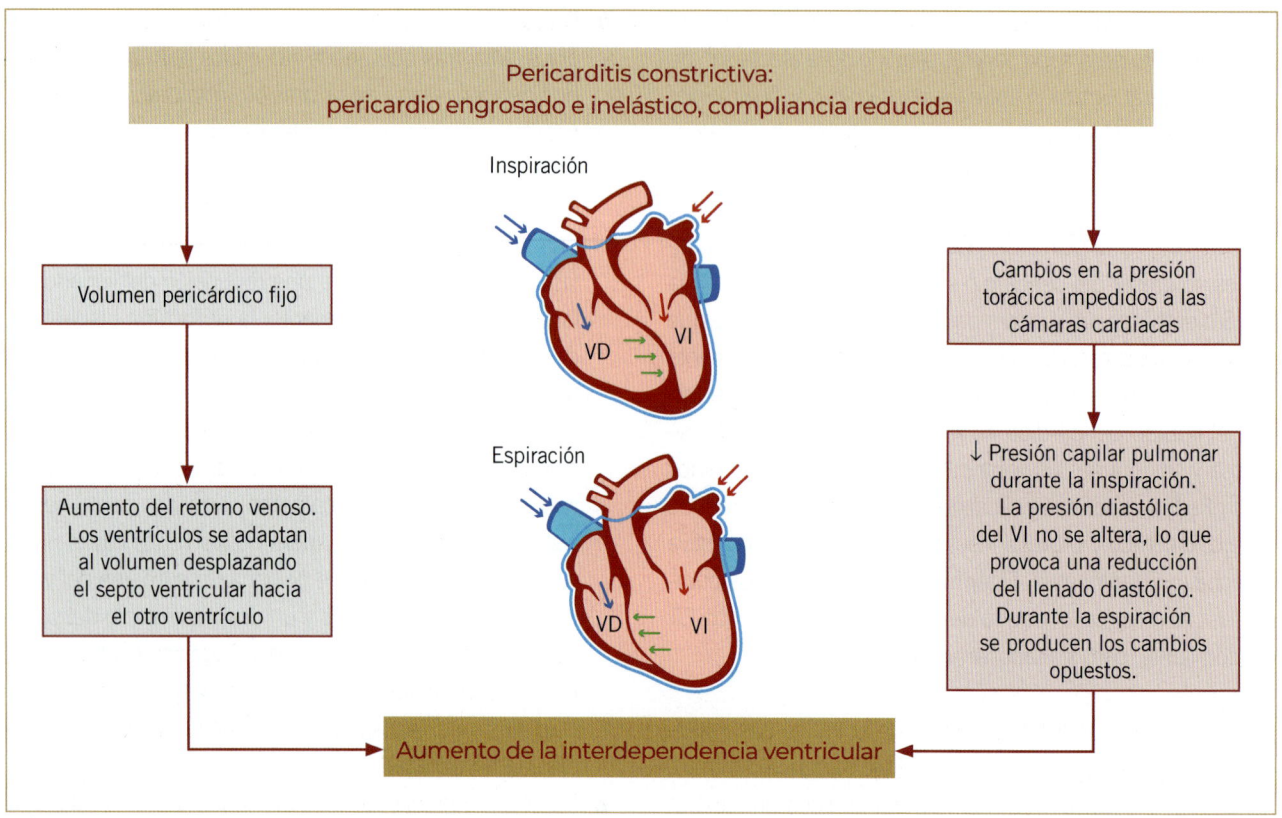

FIGURA 12.29. Representación esquemática de los mecanismos fisiopatológicos de la pericarditis constrictiva: Disociación de las presiones intratorácicas-intracardiacas e interdependencia ventricular exagerada en el llenado diastólico. VD, ventrículo derecho; VI, ventrículo izquierdo.

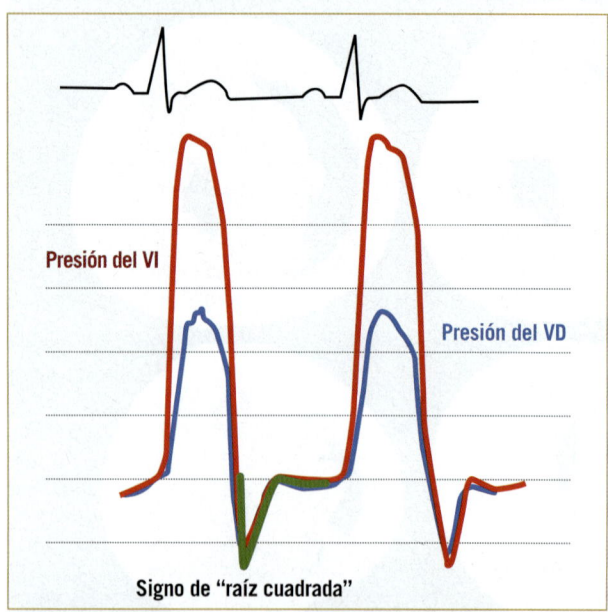

FIGURA 12.30. Representación esquemática de las presiones ventriculares izquierda y derecha (VI y VD) en pacientes con pericarditis constrictiva. Durante la diástole, el llenado ventricular precoz se produce rápidamente. Sin embargo, cuando se alcanza el volumen limitante pericárdico, el llenado diastólico se detiene, lo que da lugar al patrón característico de "raíz cuadrada" (trazado verde) de las presiones diastólicas ventriculares.

engrosado y rígido se reduce notablemente, lo que solo permite una distensión limitada de las cavidades cardiacas. El resultado es un volumen cardiaco total fijo y una elevación de las presiones diastólicas. Las presiones de llenado de la aurícula derecha, el ventrículo derecho, el lecho capilar pulmonar y el ventrículo izquierdo están elevadas e igualadas, lo que refleja los efectos limitantes comunes del pericardio fibrótico. La igualación de las presiones ventriculares limita la expansión de los ventrículos, lo que provoca una igualación de la presión diastólica en todas las cámaras cardiacas, sello distintivo de la constricción pericárdica. El llenado ventricular es muy rápido en la diástole temprana debido a las elevadas presiones auriculares. Este llenado rápido disminuye bruscamente en la mesodiástole debido a la falta de elasticidad del pericardio. Este patrón hemodinámico se refleja en el pulso venoso yugular y en las formas de onda de la presión auricular derecha como una presión de llenado media elevada con una onda *a* prominente y un descenso brusco de *y* en la diástole temprana, así como un descenso de *x* preservado debido a la relajación auricular acelerada. Este patrón con

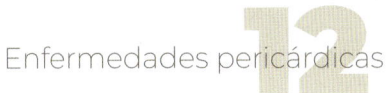

descensos prominentes de *x* e *y* puede dar lugar en algunos pacientes a un patrón en "forma de M". La forma de onda de la presión ventricular derecha es igualmente distintiva, con una depresión y una meseta, o patrón de "raíz cuadrada", que refleja la rápida relajación ventricular y un aumento brusco de la presión de llenado cuando el ventrículo en expansión se encuentra con las limitaciones del pericardio (fig. 12.30). El análisis de la mecánica ventricular izquierda en la PC ha demostrado que la deformación ventricular izquierda y el retroceso diastólico precoz están limitados en la dirección circunferencial, lo que refleja un proceso predominantemente epicárdico.

Diferenciación entre pericarditis constrictiva y taponamiento cardiaco

- Las características comunes del taponamiento cardiaco y la PC son: disfunción diastólica, mayor interdependencia ventricular, variación respiratoria de las velocidades de entrada ventriculares y presiones venosas centrales, venosas pulmonares y diastólicas ventriculares elevadas.
- Las características diferentes entre la PC y el taponamiento cardiaco son: en el taponamiento cardiaco, el espacio pericárdico está abierto y transmite las oscilaciones respiratorias de la presión torácica al corazón, mientras que en la PC el espacio pericárdico eliminado no lo hace. En el taponamiento cardiaco, el retorno venoso sistémico aumenta con la inspiración, dilatando el corazón derecho e invadiendo el izquierdo, mientras que en la PC el retorno venoso sistémico no aumenta con la inspiración normal en reposo; en cambio, el desplazamiento septal de derecha a izquierda se debe a la disminución del volumen diastólico del ventrículo izquierdo.

Anamnesis, hallazgos clínicos y exploración física

El cuadro clínico clásico se caracteriza por signos de insuficiencia cardiaca derecha con función ventricular derecha e izquierda preservada en ausencia de enfermedad miocárdica previa o concomitante.

Los perros suelen presentar signos de insuficiencia cardiaca congestiva derecha (distensión abdominal, hepatomegalia e incluso edema subcutáneo). También se han descrito signos respiratorios alterados como disnea/taquipnea (si hay derrame pleural) e intolerancia al ejercicio. La anamnesis de muchos perros con enfermedad pericárdica constrictiva indica un episodio previo de EPI. El tiempo entre la inflamación pericárdica inicial y la aparición de la constricción es variable y posiblemente sea una evolución directa de la pericarditis subaguda/crónica a la PC.

En la exploración física, los hallazgos más comunes incluyen grados variables de ascitis secundaria al aumento de la presión hidrostática, distensión venosa sistémica prominente y sonidos cardiacos atenuados, especialmente si coexiste efusión pleural.

Diagnóstico

El diagnóstico de la PC resulta complicado debido a la dificultad de evaluar la anatomía pericárdica de forma no invasiva. Los hallazgos clínicos descritos anteriormente pueden sugerir un trastorno pericárdico crónico. La evaluación hemodinámica invasiva con registros simultáneos de las presiones ventriculares derecha e izquierda es la prueba diagnóstica de referencia (aunque la exploración quirúrgica es la prueba *certera*). Las características clásicas de la PC incluyen aumento de las presiones de llenado con igualación de las presiones diastólicas finales (diferencia <5 mmHg), ondas de llenado diastólico rápido prominentes en los trazados ventriculares derecho e izquierdo (≥5 mmHg; "signo de la raíz cuadrada"), una presión sistólica ventricular derecha <55 mmHg y una presión diastólica final ventricular derecha de más de un tercio de la presión sistólica ventricular derecha. Las modalidades de imagen no invasivas más comunes en humanos para diagnosticar la PC incluyen la ecocardiografía estándar, la TC y la RM cardiaca.

La electrocardiografía y las radiografías torácicas no son técnicas sensibles para el diagnóstico de la PC, ya que solo pueden observarse anomalías leves (bajo voltaje en el ECG y cardiomegalia leve en las radiografías).

Cuando se sospecha una PC, la ecocardiografía debe ser la modalidad de imagen no invasiva utilizada inicialmente. Estudios en humanos han demostrado que la ecocardiografía 2D y Doppler es diagnóstica en más del 70 % de los casos de PC, lo que evita la necesidad de cateterismo cardiaco.

Los principales hallazgos ecocardiográficos característicos de la PC incluyen:

- Ausencia o EF leve (fig. 12.31).
- Pericardio normal o engrosado. La ecocardiografía no es una técnica sensible para determinar el grosor del pericardio.
- Dilatación biauricular moderada, más marcada en la aurícula izquierda.
- Función sistólica miocárdica preservada.

- Aumento de la presión venosa sistémica que se refleja en una vena cava inferior dilatada con o sin variación respiratoria mínima.

- Movimiento septal interventricular respirofásico (es decir, "rebote septal") por cambios bruscos del volumen ventricular (aumento de la interdependencia ventricular) que se observa mediante ecocardiografía 2D y en modo M. Durante la inspiración temprana, el septo ventricular se desplaza bruscamente hacia la izquierda debido a un menor llenado del ventrículo izquierdo (v. fig. 12.30).

- Variación respiratoria de la velocidad pico de la onda E mitral, al menos >15 %. El patrón Doppler del flujo de entrada mitral muestra un aumento de la velocidad de llenado diastólico precoz seguido de una rápida desaceleración, lo que da lugar a un periodo de llenado corto. Durante la inspiración se observa una disminución de la velocidad pico de la onda E mitral, mientras que la velocidad pico de la onda E tricúspide aumenta debido a la interdependencia ventricular. En términos simplificados, el flujo diastólico hacia el corazón izquierdo disminuye con la inspiración, mientras que en el corazón derecho se observan cambios opuestos (fig. 12.31).

- Es muy frecuente que exista una relación inversa de la relación entre las velocidades del anillo transmitral y anular tempranas (E/E') y las presiones de llenado del ventrículo izquierdo.

- Aumento de la inversión del flujo diastólico en las venas hepáticas durante la espiración.

- Velocidad diastólica precoz (E') del anillo mitral medial normal o aumentada.

- E' medial igual o mayor que la velocidad E' lateral del anillo mitral (fig. 12.32): la relación entre la E' lateral y la E' septal está significativamente reducida en pacientes con PC en comparación con los valores en pacientes normales y en pacientes con cardiomiopatía restrictiva.

- La velocidad de propagación del llenado ventricular izquierdo mediante el modo M color es normal o está notablemente aumentada en la PC, pero es significativamente inferior en los pacientes con cardiomiopatía restrictiva.

- Deformación *(strain)* miocárdica circunferencial restringida y longitudinal preservada.

En humanos se han propuesto los siguientes hallazgos ecocardiográficos clave como diagnósticos de PC:

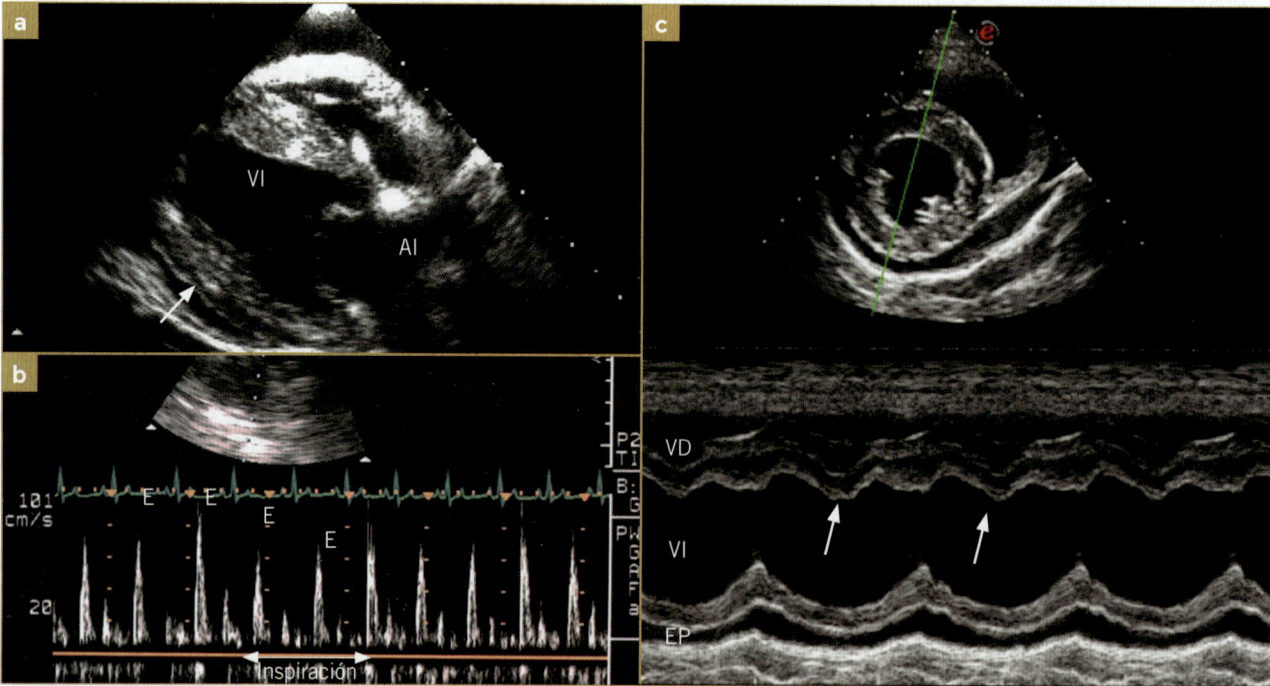

FIGURA 12.31. a) Ecocardiograma bidimensional obtenido de una proyección paraesternal derecha de eje largo de cuatro cámaras en un Rottweiler macho de 5 años con ascitis crónica y derrame pericárdico leve (flecha). b) Registro Doppler de onda pulsada del flujo de entrada mitral que muestra la variación respiratoria exagerada de las velocidades de la onda E con una caída durante la inspiración. Se realizó una pericardiectomía subtotal y se diagnosticó una pericarditis constrictiva. c) Ecocardiograma en modo M, proyección paraesternal derecha de eje corto del ventrículo izquierdo de un perro con pericarditis constrictiva que muestra movimiento anterior del septo interventricular en diástole precoz y tardía con incisura diastólica precoz (flechas). AI, aurícula izquierda; EP, efusión pericárdica; VD, ventrículo derecho; VI, ventrículo izquierdo.

movimiento septal ventricular relacionado con la respiración, patrón de flujo mitral de entrada ventricular, velocidad E' anular mitral medial (septal) e inversión del flujo diastólico de las venas hepáticas en espiración.

Tratamiento

El tratamiento de elección para la PC es la extirpación quirúrgica del pericardio (fig. 12.33). En la mayoría de los perros, la fibrosis se limita principalmente al pericardio parietal, por lo que la pericardiectomía parcial es la mejor opción. Sin embargo, cuando el pericardio visceral también está afectado, es necesario decorticar el epicardio y el pronóstico es menos favorable porque este procedimiento conlleva un riesgo importante. El tratamiento de la etiología de la PC, si se conoce, también está indicado.

MESOTELIOMA PERICÁRDICO

Un mesotelioma es un tumor de origen mesodérmico que surge del mesotelio, una monocapa de células epiteliales aplanadas que recubre la superficie de las cavidades

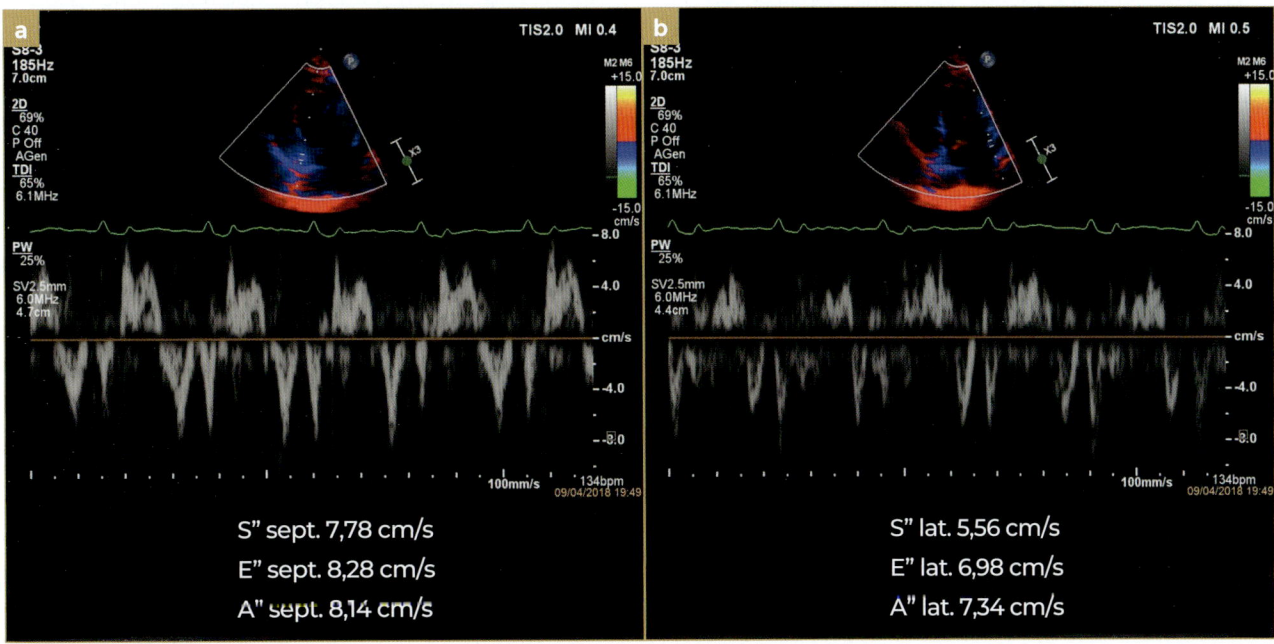

FIGURA 12.32. Doppler tisular septal (a) y lateral (b) de una hembra mestiza de 16 años con pericarditis constrictiva y rigidez de la pared epicárdica que muestra mayores velocidades sistólica y diastólica en los segmentos septales que en los laterales.

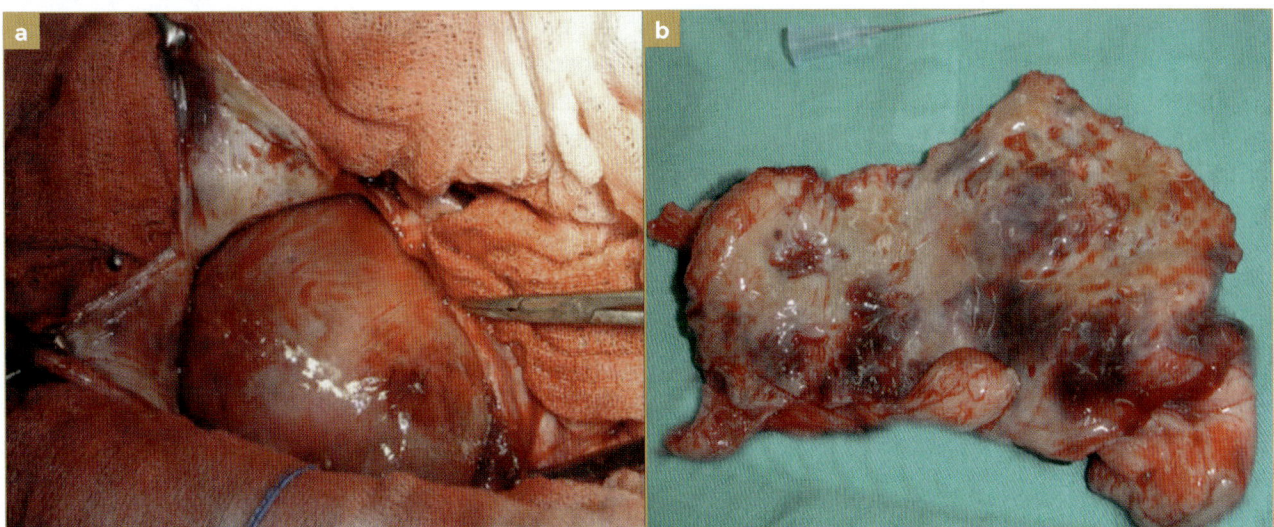

FIGURA 12.33. Aspecto macroscópico del pericardio de un perro con pericarditis constrictiva idiopática durante la cirugía (a) y tras la pericardiectomía (b). Obsérvese el pericardio grueso e inflamado.

pericárdica, pleural y peritoneal (incluida la túnica vaginal de los testículos). Esta neoplasia se ha descrito esporádicamente en veterinaria. Los mesoteliomas de aparición espontánea se han observado con mayor frecuencia en el ganado vacuno (en el que pueden ser congénitos) y en perros, y con menor frecuencia en caballos y félidos domésticos y no domésticos. Al igual que en humanos, los mesoteliomas en animales se localizan principalmente en la cavidad pleural, con una menor incidencia de mesoteliomas de origen pericárdico y peritoneal.

El mesotelioma pericárdico representa menos del 0,2 % de todos los tumores caninos. Se ha descrito en el Golden Retriever, el Husky, el San Bernardo y en otras razas de perros medianos y pequeños. La edad de diagnóstico suele ser superior a los 9 años. El mesotelioma pericárdico en perros puede estar aislado en el pericardio, pero también afecta con frecuencia a la pleura y, en algunos casos, al mediastino o al peritoneo. En los félidos domésticos y no domésticos se han descrito mesoteliomas primarios que afectan al pericardio, la pleura, el peritoneo y los pulmones, así como metástasis ganglionares.

Etiología, lesiones y fisiopatología

El mesotelioma está asociado a la exposición al amianto en humanos y potencialmente en perros. Sin embargo, la contribución del amianto al mesotelioma canino es actualmente circunstancial, y se desconoce el mecanismo patogénico. El desarrollo de mesotelioma pericárdico en 5 perros Golden Retriever con antecedentes de EP hemorrágica idiopática sugiere una asociación entre los dos trastornos a través de un proceso inflamatorio crónico. Las células subserosas primitivas multipotenciales presentes en el estroma del tejido conjuntivo del pericardio conservan la capacidad de diferenciarse en células mesoteliales. Las células subserosas son extremadamente sensibles a la estimulación por inflamación o efusión, y las enfermedades asociadas a la inflamación del pericardio suelen provocar una marcada proliferación de estas células. Los tumores mesoteliales se asocian con mayor frecuencia a animales de avanzada edad, pero los estudios de perros de tan solo 7 semanas de edad sugieren que también puede existir una forma congénita, como ocurre en el ganado vacuno. Además, otros agentes carcinógenos víricos o químicos están implicados en el desarrollo de este tumor en perros y gatos.

En animales se han descrito tres tipos histológicos de mesotelioma, dependiendo del tipo celular predominante en el tumor: epitelial, fibroso (sarcomatoso) o bifásico (mixto). La forma epitelial, que se parece al carcinoma y al adenocarcinoma, es la más común en pequeños animales, aunque se ha descrito un tipo bifásico en 1 gato. El mesotelioma puede clasificarse anatómicamente en difuso o localizado según la escala de afectación de la pared pericárdica y la presencia de una masa pericárdica. El aspecto macroscópico del mesotelioma varía durante la evolución natural del tumor. Los casos típicos de mesotelioma pericárdico muestran múltiples crecimientos papilomatosos planos, de color blanco grisáceo, que recubren el pericardio y el epicardio expuesto (fig. 12.34). También puede haber varios nódulos duros, sésiles o pediculados, de 1 a 3 cm de diámetro, en el epicardio. En otros casos se han descrito múltiples focos de hilos filiformes, de menor tamaño y adheridos al epicardio de ambas aurículas y a las raíces de los grandes vasos. Las mismas lesiones pueden observarse en la pleura parietal y visceral cuando están afectadas.

Histológicamente, el pericardio y los tejidos pleurales (cuando están afectados) aparecen opacos y gruesos debido a la proliferación de fibras de colágeno y a la acumulación de macrófagos cargados de hemosiderina e inflamación activa. Las lesiones mesoteliales consisten en un núcleo fibroso vascular rodeado por una o varias capas de células tumorales de aspecto epitelial de poligonal a columnar con un borde diferenciado y abundante citoplasma granular eosinófilo (figs. 12.34d-12.34f). Entre las células neoplásicas también pueden observarse neutrófilos, linfocitos, células plasmáticas, macrófagos epitelioides, siderófagos y hemorragias. Las células tumorales suelen contener vacuolas intracitoplasmáticas y uno o dos nucléolos prominentes. También pueden observarse rosetas y estructuras tubulares rodeadas de un estroma escaso, pero bien vascularizado en grandes masas localizadas en el epicardio y el pericardio parietal suprayacente. Los mesoteliomas suelen expresar citoqueratina y vimentina detectables por inmunohistoquímica (figs. 12.34d-12.34f).

El mesotelioma se considera un tumor maligno por su capacidad para diseminarse por implantación transcelómica y provocar los copiosos derrames asociados al bloqueo linfático, que impide el drenaje linfático hacia la vena cava. Los lugares más frecuentes de metástasis a distancia son los ganglios linfáticos bronquiales y mediastínicos, los pulmones y la médula ósea. La topografía del tumor es un componente importante para la estadificación patológica (tumor, ganglio, metástasis), que tiene implicaciones diagnósticas, terapéuticas y pronósticas.

Aunque los mesoteliomas siempre se han considerado causas raras de enfermedad y de efusiones pericárdicas, un

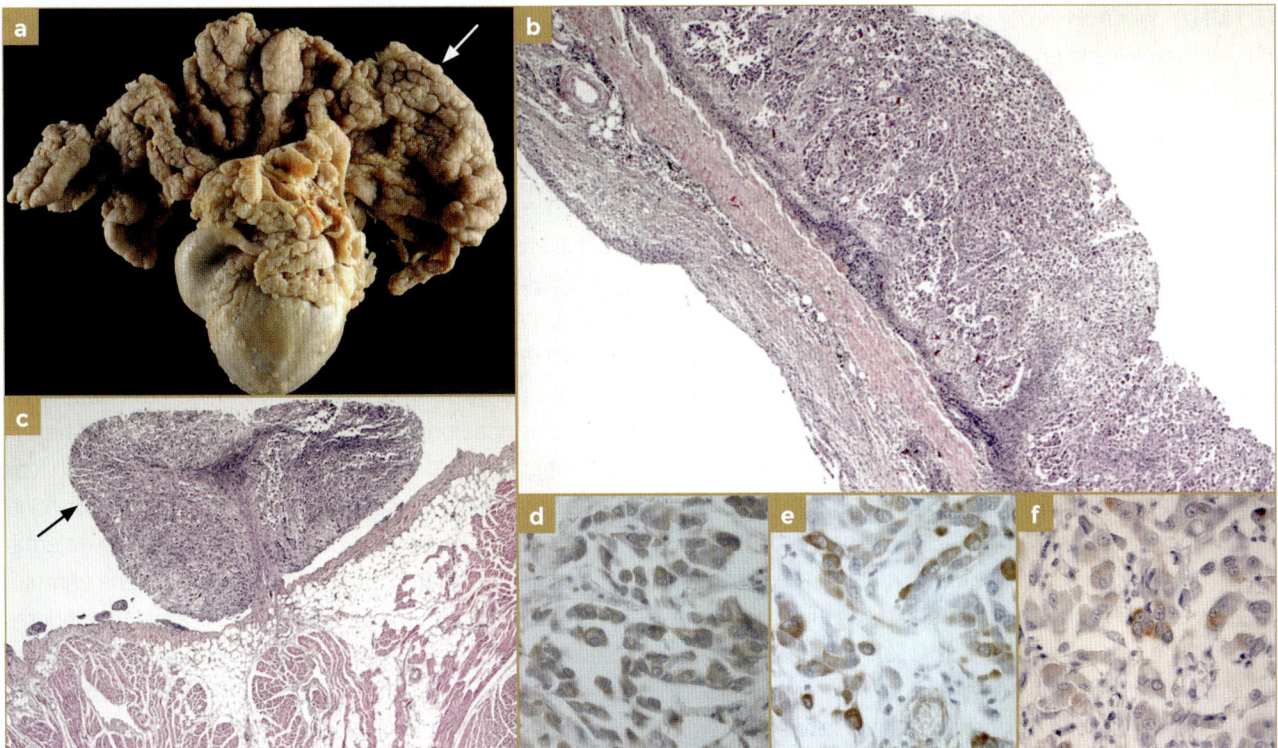

FIGURA 12.34. Mesotelioma pericárdico epitelial en un perro. a) El pericardio (flecha) está difusamente engrosado y es irregular debido a la proliferación de nódulos y placas con un diámetro de entre 0,5 y 1 cm aproximadamente, y una superficie externa lisa. La superficie epicárdica también presenta nódulos multifocales con un diámetro de entre 0,5 y 0,8 cm aproximadamente. b) Imagen histopatológica del pericardio que muestra una neoformación infiltrante a lo largo de la superficie parietal, formada por la proliferación de estructuras tubuloacinares (tinción de hematoxilina y eosina [HE], ×2,5). c) Nódulo de la pared auricular izquierda (flecha) que muestra una neoformación infiltrante en el epicardio con las mismas características morfológicas descritas en b) (tinción de HE, ×2,5). d), e) y f) Tinciones inmunohistoquímicas que muestran células de mesotelioma cúbicas o cilíndricas de aspecto epitelial del pericardio marcadas difusa e intensamente para pancitoqueratina (d) (×40) y para vimentina (e) y solo moderadamente para desmina (f) (×40).

estudio sugirió que este tumor puede ser más común de lo que se pensaba en un principio, ya que se trata de masas pequeñas que no se detectan fácilmente en los exámenes rutinarios. En ese estudio, 15 de 71 perros con EP de origen neoplásico fueron diagnosticados de mesotelioma pericárdico, y solo 5 de esos 15 casos tenían masas focales (4 en la base del corazón y 1 en la aurícula derecha). Dada la dificultad para obtener un diagnóstico, los casos de mesotelioma suelen diagnosticarse tarde en la evolución de la enfermedad y a veces evolucionan a taponamiento cardiaco o pericarditis efusiva constrictiva. Puede sospecharse un mesotelioma en perros de avanzada edad con EP/taponamiento recidivante.

Evaluación clínica y diagnóstico

Las manifestaciones clínicas en perros con mesotelioma pericárdico son inespecíficas del tumor. Los principales signos clínicos son los derivados de la efusión pericárdica y pleural: taponamiento cardiaco, dificultad respiratoria o signos crónicos de insuficiencia cardiaca congestiva derecha.

Un mesotelioma debe incluirse en el diagnóstico diferencial de los pacientes de avanzada edad con efusiones pericárdicas, torácicas e incluso peritoneales recidivantes. Sin embargo, debe diferenciarse de otras causas de efusión como los tumores de la base del corazón, la pericarditis séptica, la EPI benigna, el hemangiosarcoma y la metástasis de carcinomas al pericardio desde sitios como el ovario, el páncreas, el estómago o el pulmón.

La radiografía torácica suele mostrar cardiomegalia y un grado variable de efusión pleural cuando hay afectación de la pleura. El ECG puede parecer normal o mostrar complejos QRS de bajo voltaje.

Un examen ecocardiográfico puede determinar la presencia de efusión y las consecuencias hemodinámicas, pero no es sensible ni específico para el mesotelioma pericárdico o torácico, al menos en las fases iniciales. El tumor suele adherirse a las superficies epiteliales y es posible que no se observe una lesión masiva. Recientemente se ha descrito el uso de un transductor lineal de alta resolución

(10 MHz) para monitorizar la evolución de la efusión pleural y el mesotelioma en un perro tras una pericardiectomía para tratar un mesotelioma pericárdico seroso primario. Ecográficamente aparecían múltiples nódulos diminutos (1,0-1,3 mm) en forma de cúpula o placa adheridos a la superficie de la pleura parietal. A medida que avanzaba el estadio clínico, se observó que los nódulos aumentaban gradualmente en tamaño y número, lo que implicaba la progresión del tumor (v. figuras en cap. 13).

En humanos, un estudio documentó que los signos ecocardiográficos más frecuentes del mesotelioma pericárdico (diagnosticado histológicamente) eran la EP (85,9 %), que suele ser masiva (67,2 %), sanguinolenta (95,4 %) y asociada a inestabilidad hemodinámica; el engrosamiento difuso de la pared pericárdica (18 %); y las masas (21 %). Sin embargo, solo el 3,6 % de los pacientes presentaban los tres signos. Los pacientes sin efusión o con efusión mínima y con PC no eran infrecuentes (>10 %). Las masas pericárdicas se identificaron en diferentes localizaciones alrededor del pericardio visceral o parietal y la base cardiaca, y eran grandes y agresivas. En algunos pacientes se ha identificado afectación miocárdica durante la cirugía abierta, pero no en el examen ecocardiográfico previo. En conclusión, la coexistencia de EP masiva, una masa pericárdica, engrosamiento pericárdico y signos de taponamiento cardiaco parece ser indicativa de etiología maligna, pero es inespecífica.

La TC torácica ofrece la oportunidad de visualizar mejor el engrosamiento del pericardio, los ganglios linfáticos mediastínicos, el tumor y la posible extensión de la neoplasia a estructuras adyacentes. Aunque la TC torácica con un agente de contraste intravenoso no es adecuada para el diagnóstico definitivo, el engrosamiento pericárdico y pleural difuso o nodular es sugestivo de la enfermedad, especialmente si la pleura mediastínica está afectada. En los perros con mesotelioma torácico y efusión pleural leve, el uso de la TC permitió identificar claramente los nódulos pleurales. El revestimiento pleural se realza mucho con el mesotelioma maligno o la enfermedad pleural inflamatoria, lo que permite diferenciar el engrosamiento pleural de la efusión o del colapso pulmonar subyacente.

La RM es especialmente útil para determinar la invasión/implicación del tumor en la pared torácica, el diafragma o el mediastino. La RM cardiaca se utiliza actualmente en medicina humana porque proporciona imágenes excelentes de todo el pericardio sin necesidad de administrar contraste iónico intravenoso ni radiación ionizante. En un caso clínico de un perro con mesotelioma, los hallazgos de la RM cardiovascular incluían un engrosamiento difuso y un fuerte realce del pericardio.

Debido a la naturaleza altamente reactiva del mesotelio, a menudo es difícil diagnosticar el tumor con precisión mediante el examen citológico del líquido pericárdico. Se ha encontrado reactividad de las células mesoteliales hasta en la mitad de los casos de EP, independientemente de la causa. El diagnóstico definitivo del mesotelioma pericárdico/pleural es puramente histológico, a partir de una muestra de tejido adecuada y en una clasificación exhaustiva internacional basada en la evidencia y acordada por expertos de todo el mundo. Las biopsias bajo toracoscopia o TC ofrecen una mejor oportunidad para llegar a un diagnóstico definitivo y determinar el tipo de tumor. El examen histológico debe complementarse con inmunohistoquímica utilizando marcadores seleccionados que se espera que sean positivos o negativos en el mesotelioma. Las tinciones inmunohistoquímicas pueden diferenciar distintos subtipos de mesotelioma de otras neoplasias o metástasis pleurales, utilizando diversos conjuntos de anticuerpos, con una precisión diagnóstica relativamente alta. La doble expresión de citoqueratina y vimentina por las células tumorales tiene importancia diagnóstica y puede utilizarse para diferenciar los mesoteliomas de otras neoplasias epiteliales y mesenquimatosas. En un estudio realizado en perros, la proteína 3 de unión al ARNm del factor de crecimiento similar a la insulina II fue la mejor proteína para distinguir entre mesotelioma y proliferación mesotelial atípica. Además, la microscopía electrónica puede utilizarse para distinguir los mesoteliomas epitelioides de otros tumores epiteliales. Por último, la tinción inmunohistoquímica de muestras citológicas de líquido pleural puede ayudar a diferenciar un mesotelioma de un adenocarcinoma.

Tratamiento y pronóstico

No existe un tratamiento establecido para los perros con un diagnóstico histológico de mesotelioma pericárdico debido a la baja incidencia de la enfermedad. Según la literatura, el tratamiento incluye cirugía pericárdica y quimioterapia. En humanos, en algunos casos también se administra radioterapia para aliviar el dolor torácico. Sin embargo, no hay datos disponibles en animales de compañía. Los estudios de estadificación previos al tratamiento, como las TC torácicas y abdominales, determinarán, cuando sea posible, si el tratamiento debe dirigirse al cáncer o simplemente a paliar los signos clínicos.

La pericardiectomía mediante técnicas abiertas o mínimamente invasivas es el tratamiento estándar actual para paliar los signos clínicos de la EP y eliminar el riesgo de taponamiento cardiaco o pericarditis constrictiva. Durante la cirugía, puede utilizarse el tejido pericárdico extirpado, junto con biopsias pleurales y de ganglios linfáticos, para proporcionar un diagnóstico definitivo mediante examen histopatológico.

Se ha descrito en una perra la pericardiectomía toracoscópica asociada a la implantación toracoscópica de un catéter que funciona como drenaje torácico para el tratamiento del mesotelioma. El tiempo total de supervivencia fue de 332 días desde la primera visita clínica.

Quimioterapia

Debe ofrecerse quimioterapia a los pacientes con mesotelioma, ya que mejora su supervivencia y su calidad de vida. Sin embargo, debido a la distribución de las lesiones y a la toxicidad tisular, ningún agente o combinación de fármacos ha dado resultados satisfactorios en las personas. Las combinaciones de fármacos también podrían ser útiles en perros, pero la baja incidencia del mesotelioma en esta especie hace que la evaluación objetiva de tratamientos específicos resulte difícil.

En humanos, la quimioterapia sistémica consistente en un "platino" (cisplatino) más pemetrexed con ácido fólico y suplementos de vitamina B12 es el tratamiento de primera línea recomendado para pacientes con mesotelioma con un buen estado funcional. En los pacientes que no puedan tolerar el cisplatino, puede ofrecerse carboplatino como sustituto, ya que en general se tolera mejor y es más fácil de administrar que este.

En los perros, los fármacos más comunes descritos para el tratamiento del mesotelioma pericárdico/torácico incluyen el cisplatino intratorácico solo o en combinación con doxorrubicina intravenosa y recientemente con piroxicam por vía oral. En un estudio, 6 perros con mesotelioma y derrames torácicos o abdominales se trataron solo con cisplatino intracavitario en dosis de 50 mg/m² cada 4 semanas durante 1 a 6 tratamientos. Tres perros con mesotelioma pleural tuvieron una resolución completa del derrame durante 289, 129 y >306 días, respectivamente, sin evidencia de crecimiento tumoral. La resolución de la efusión se produjo tras un tratamiento en 2 perros y tras

dos tratamientos en 1 perro. La quimioterapia intracavitaria con cisplatino se asoció con paliación y control de la efusión pleural o abdominal maligna en 5 de 6 perros, con toxicidad mínima.

Un perro tratado con cisplatino intratorácico combinado con doxorrubicina intravenosa permaneció libre de enfermedad durante 27 meses. En otro estudio en el que participaron 2 perros y 1 gato, tras el drenaje de la efusión maligna de la cavidad afectada, los perros recibieron 4 ciclos de cisplatino intracavitario a una dosis de 50 mg/m² cada 3 semanas y el gato 4 ciclos de carboplatino intracavitario a una dosis de 180 mg/m² (cada 3 semanas), junto con la administración diaria de piroxicam a una dosis de 0,3 mg/kg. Se eligió el carboplatino porque la administración sistémica de cisplatino provoca un edema pulmonar mortal en los gatos. El tratamiento consiguió detener el derrame en todos los pacientes durante un tiempo variable; 1 perro seguía en remisión después de 3 años, 1 perro murió de enfermedad progresiva después de 8 meses y el gato murió debido al crecimiento neoplásico progresivo después de 6 meses, cuando el paciente desarrolló afectación mesotelial.

Para prevenir los efectos secundarios de la quimioterapia, en algunos casos clínicos se administró butorfanol intramuscular antes de la administración de cisplatino y se suministró metoclopramida para uso domiciliario como agente antiemético. Para prevenir la nefrotoxicidad, se administró solución salina al 0,9 % para estimular la diuresis, y se determinaron los valores de creatinina sérica y densidad específica de la orina del paciente antes de cada administración de cisplatino.

Pronóstico

En los animales de compañía, los mesoteliomas no son lo bastante frecuentes como para comprender el comportamiento del tumor, por lo que el pronóstico es reservado. Al igual que ocurre con los humanos, los animales de compañía no pueden curarse de un mesotelioma, y el tiempo de supervivencia depende del tipo de tumor y del tratamiento administrado. En humanos hay pruebas consistentes de que el tipo de célula del tumor tiene importancia pronóstica, y los tumores epitelioides ofrecen una mayor supervivencia que los subtipos no epitelioides. Los pacientes con tumores sarcomatosos tienen una supervivencia mucho más corta que los que padecen otros tipos de tumores. En animales, la información sobre la influencia del tipo de tumor en el pronóstico es limitada.

BIBLIOGRAFÍA

Adler Y, Charron P, Imazio M, *et al.* 2015 ESC Guidelines for the diagnosis and management of pericardial diseases: The Task Force for the Diagnosis and Management of Pericardial Diseases of the European Society of Cardiology (ESC) Endorsed by: The European Association for Cardio-Thoracic Surgery (EACTS). *Eur Heart J,* 2015, 36:2921-2964.

Al-Dissi AN, Philibert H. A case of biphasic mesothelioma with osseous and chondromatous differentiation in a cat. *Can Vet J,* 2011, 52:534-536.

Alleman AR. Abdominal, thoracic, and pericardial effusions. *Vet Clin Small Anim Pract,* 2003; 33:89-118.

Atencia S, Doyle RS, Whitley NT. Thoracoscopic pericardial window for management of pericardial effusion in 15 dogs. *J Small Anim Pract,* 2013, 54:564-569.

Bacci B, Morandi F, De Meo M, Marcato PS. Ten cases of feline mesothelioma: An immunohistochemical and ultrastructural study. *J Comp Pathol,* 2006, 134:347-354.

Baumwart RD, Hanzlicek AS, Lyon SD, *et al.* Plasma N-terminal pro-brain natriuretic peptide concentrations before and after pericardiocentesis in dogs with cardiac tamponade secondary to spontaneous pericardial effusion. *J Vet Cardiol,* 2017,19: 416-420.

Bellah JR, Whitton DL, Ellison GW, Phillips L. Surgical correction of concomitant cranioventral abdominal wall, caudal sternal, diaphragmatic, and pericardial defects in young dogs. *J Am Vet Med Assoc,* 1989, 195:1722-1726.

Boddy KN, Sleeper MM, Sammarco CD, *et al.* Cardiac magnetic resonance in the differentiation of neoplastic and nonneoplastic pericardial effusion. *J Vet Intern Med,* 2011, 25:1003-1009.

Boston SE, Moens NM, Martin DM. Idiopathic primary chylopericardium in a dog. *J Am Vet Med Assoc,* 2006, 229:1930-1933.

Brandt RR, Oh JK. Constrictive pericarditis: role of echocardiography and magnetic resonance imaging. *E-J Cardiol Pract,* 2017,15:1-3.

Burns CG, Bergh MS, McLoughlin MA. Surgical and nonsurgical treatment of peritoneopericardial diaphragmatic hernia in dogs and cats: 58 cases (1999-2008). *J Am Vet Med Assoc,* 2013, 242:643-650.

Carvajal JL, Brad Case B, Mayhew PD, *et al.* Outcome in dogs with presumptive idiopathic pericardial effusion after thoracoscopic pericardiectomy and pericardioscopy. *Vet Surg,* 2019, 48:0105-0111.

Case JB, Maxwell M, Aman A, *et al.* Outcome evaluation of a thoracoscopic pericardial window procedure or subtotal pericardiectomy via thoracotomy for the treatment of pericardial effusion in dogs. *J Am Vet Med Assoc,* 2013, 242:493-498.

Chapel E, Russel D, Schober K. Partial pericardial defect with left auricular herniation in a dog with syncope. *J Vet Cardiol,* 2014, 16:133-139.

Choi JH, Choi JO, Ryu DR, *et al.* Mitral and Tricuspid Annular Velocities in Constrictive Pericarditis and Restrictive Cardiomyopathy. *J Am Coll Cardiovasc Imaging,* 2011, 4:567-575.

Closa JM, Font A, Mascort J. Pericardial mesothelioma in a dog: long-term survival after pericardiectomy in combination with chemotherapy. *J Small Anim Pract,* 1999, 40:383-386

Covey HL, Connolly DJ. Pericardial effusion associated with systemic inflammatory disease in seven dogs (January 2006 January 2012). *J Vet Cardiol,* 2018, 20:123-128.

Davidson BJ, Paling AC, Lahmers SL, Nelson L. Disease Association and Clinical Assessment of Feline Pericardial Effusion. *J Am Anim Hosp Assoc,* 2008, 44:5-9.

Dempsey SM, Ewing PJ. A Review of the Pathophysiology, Classification, and Analysis of Canine and Feline Cavitary Effusions. *J Am Anim Hosp Assoc,* 2011, 47:1-11.

Glickman LT, Domanski TG, Maguire RR, *et al.* Mesothelioma in pet dogs associated with expo-sure of their owners to asbestos. *Environ Res,* 1983, 32:305-313.

Guillem R, Mai W. Cardiac MRI Findings in a Dog with a Diffuse Pericardial Mesothelioma and Pericardial Effusion. *J Am Anim Hosp Assoc,* 2013, 49:398-402.

Hall DJ, Shofer F, Meier CK, *et al.* Pericardial Effusion in Cats: A Retrospective Study of Clinical Findings and Outcome in 146 Cats. *J Vet Intern Med,* 2007, 21:1002-1007.

Hartmann HF, De Oliveira MT, Feranti JPS, *et al.* Thoracoscopic pericardiectomy associated with fully implantable catheter via thoracoscopy in the management of mesothelioma in a bitch. *J Vet Med Sci,* 2019, 81:946-948.

Heinritz CK, Gilson SD, Soderstrom MJ, *et al.* Subtotal pericardiectomy and epicardial excision for treatment of coccidioidomycosis-induced effusive-constrictive pericarditis in dogs: 17 cases (1999-2003). *J Am Vet Med Assoc,* 2005, 227:435-440.

Ikede A, Zubaidy A, Gill W. Pericardial Mesothelioma with Cardiac Tamponade in a Dog. *Vet Pathol,* 1980, 17:496-500.

Johnson MS, Martin M, Binns S, Day MJ. A retrospective study of clinical findings, treatment, and outcome in 143 dogs with pericardial effusion. *J Small Anim Pract,* 2004, 45:546-552.

Kindler HL, Ismaila N, Armato SG, *et al.* Treatment of Malignant Pleural Mesothelioma: American Society of Clinical Oncology Clinical Practice Guideline. *J Clin Oncol,* 2018, 36:1343-1375.

Klein AL, Abbara S, Agler DA, *et al.* American Society of Echocardiography Clinical Recommendations for Multimodality Cardiovascular Imaging of Patients with Pericardial Disease. *J Am Soc Echocardiogr,* 2013, 26:965-1012.

Kong L, Li Z, Wang J, *et al.* Echocardiographic characteristics of primary malignant pericardial mesothelioma and outcomes analysis: a retrospective study. *Cardiovasc Ultrasound,* 2018, 16:7.

Laforcade AM, Freeman LM, Rozanski EA, Rush JE. Biochemical Analysis of Pericardial Fluid and Whole Blood in Dogs with Pericardial Effusion. *J Vet Intern Med,* 2005, 19:833-836.

Less RD, Bright JM, Orton EC. Intrapericardial Cyst Causing Cardiac Tamponade in a Cat. *J Am Anim Hosp Assoc,* 2000, 36:115-119.

MacDonald KA, Cagney O, Magne ML. Echocardiographic and clinicopathologic characterization of pericardial effusion in dogs: 107 cases (1985-2006). *J Am Vet Med Assoc,* 2009, 235:1456-1461.

Machida N, Tanaka R, Takemura N, *et al.* Development of Pericardial Mesothelioma in Golden Retrievers with a Longterm History of Idiopathic Haemorrhagic Pericardial Effusion. *J Comp Path,* 2004, 131:166-175.

Margolis C, Pipan MZ, Demchur J, *et al.* Congenital peritoneopericardial diaphragmatic hernia in a family of Persian cats. *J Feline Med & Surg Open Reports,* 2018, 9:1-5.

Martin MWS, Green MJ, Johnson MJ, *et al.* Idiopathic pericarditis in dogs: no evidence for an immune-mediated etiology. *J Small Anim Prac,* 2006, 47:387-391.

Mellanby RL, Herrtage ME. Long-term survival of 23 dogs with pericardial effusions. *Vet Rec,* 2005, 156:568-571.

Michelotti KP, Ada Youk A, Payne JT, *et al.* Outcomes of dogs with recurrent idiopathic pericardial effusion treated with a 3-port right-sided thoracoscopic subtotal pericardiectomy. *Vet Surg,* 2019, 48:1032-1041.

Milne E, Martínez Pereira Y, Muir C, *et al.* Immunohistochemical differentiation of reactive from malignant mesothelium as a diagnostic aid in canine pericardial disease. *J Small Anim Pract,* 2018, 59:261-271.

Miranda WR, Oh JK. Constrictive Pericarditis: A Practical Clinical Approach. *Prog Cardiovasc Dis,* 2017, 59: 369-379.

Moore AS, Kirk C, Cardona A. Intracavitary Cisplatin Chemotherapy Experience with Six Dogs. *J Vet Intern Med,* 1991, 5:227-231.

Morgan KRS, Dominic CG, Beeler-Marfisi J, *et al.* Presumptive seeding metastasis of pericardial mesothelioma following repeated pericardiocentesis in a dog. *Can Vet J,* 2019, 60:972-975.

Nabeta R, Nakagawa Y, Chiba S, *et al.* Pericardial Mesothelioma in a Dog: The Feasibility of Ultrasonography in Monitoring Tumor Progression. *Front Vet Sci,* 2019; 6:121.

Nakamura RK, Tompkins E, Russell NJ, *et al.* Left atrial rupture secondary to myxomatous mitral valve disease in 11 dogs. *J Am Anim Hosp Assoc,* 2014, 50:405-408.

Reetz JA, Suran JN, Zwingenberger AL, Stefanovski D. Nodules and masses are associated with malignant pleural effusion in dogs and cats, but many other intrathoracic CT features are poor predictors of the effusion type. *Vet Radiol & Ultrasound,* 2019, 60:289-299.

Reggeti F, Brisson B, Ruotsalo K, *et al.* Invasive Epithelial Mesothelioma in a Dog. *Vet Pathol,* 2005, 42:77-81.

Sadanaga KK, MacDonald MJ, Buchanan JW. Echocardiography and surgery in a dog with left atrial rupture and hemopericardium. *J Vet Intern Med,* 1990; 4:216-221.

Scherpereel A, Opitz I, Berghmans T, *et al.* ERS/ESTS/EACTS/ESTRO guidelines for the management of malignant pleural mesothelioma. *Eur Respir J,* 2020; 55:1900953.

Scollan KF, Bottorff B, Stieger-Vanegas S, *et al.* Use of Multidetector Computed Tomography in the Assessment of Dogs with Pericardial Effusion. *J Vet Intern Med,* 2015, 29:79-87.

Sebastian P, Santarelly G, Fernández-del Palacio MJ. Canine leishmaniasis associated with pericardial effusion in a 4-year-old dog. *J Vet Cardiol,* 2019, 23:32-37.

Seo KW, Choi US, Jung YC, *et al.* Palliative Intravenous Cisplatin Treatment for Concurrent Peritoneal and Pleural Mesothelioma in a Dog. *J Vet Med Sci,* 2007, 69:201-204.

Sisson D, Reed J, Atkins CE, *et al.* Intrapericardial cysts in the dog. *J Vet Intern Med,* 1993, 7:364-369.

Shaw SP, Rozanski EA, Rush JE. Cardiac troponins I and T in dogs with pericardial effusion. *J Vet Intern Med,* 2004, 18:322-324.

Shaw SP, Rush JE. Canine pericardial effusion: pathophysiology and cause. *Compend Contin Educ Vet,* 2007, 29:400-403.

Sheehan NK, Kellihan HB, Yarnall B, *et al.* Septic pericarditis and pericardial abscess secondary to a migrating foreign body in a dog. *J Vet Cardiol,* 2019, 23:122-128.

Spugnini EP, Crispi S, Scarabello A, *et al.* Piroxicam and intracavitary platinum-based chemotherapy for the treatment of advanced mesothelioma in pets: preliminary observations. *J Exp Clin Cancer Res,* 2008, 27:6.

Van Der Gaag I, Van Der Luer R. Eight Cases of Pericardial Defects in the Dog. *Vet Pathol,* 1977,14:14-18.

Whiton A, Schumacher J, Evans EE, *et al.* Mesothelioma in Two Nondomestic Felids: Puma norteamericano *(Felis concolor)* y guepardo *(Acinonyx jubatus). Case Rep Vet Med,* 2013, ID de artículo 286793.

Zini E, Glaus TM, Bussadori C, *et al.* Evaluation of the presence of selected viral and bacterial nucleic acids in pericardial samples from dogs with or without idiopathic pericardial effusion. *Vet J,* 2009, 179:225-229.

CAPÍTULO 13

Tumores cardiacos

Claudio Bussadori

INTRODUCCIÓN

Durante muchos años, los tumores cardiacos primarios en perros y gatos se han considerado enfermedades poco frecuentes. Sin embargo, la mayor disponibilidad de herramientas de diagnóstico, la popularidad de ciertas razas con predisposición a determinadas neoplasias y el acceso a nuevos tratamientos quirúrgicos y médicos han atraído recientemente una mayor atención hacia estas patologías que en el pasado se diagnosticaban principalmente de forma incidental o en la necropsia. Como consecuencia, los diagnósticos de estas enfermedades han aumentado en todo el mundo. Además, el incremento de la población canina de mediana y avanzada edad (debido a una mayor esperanza de vida) puede haber contribuido a la mayor incidencia de estos tumores. En la clínica veterinaria rutinaria, el diagnóstico de tumores cardiacos es cada vez más frecuente, pero en un porcentaje considerable de casos este diagnóstico sigue siendo un hallazgo incidental en radiografías torácicas o estudios ecocardiográficos realizados por otras indicaciones. Los tumores cardiacos pueden clasificarse según su origen (primario o secundario) y sus características histológicas. El diagnóstico por imagen, y en particular la ecocardiografía, permiten una descripción precisa *in vivo* de la mayoría de los aspectos macroscópicos de estos tumores, como la ecotextura, las dimensiones, la forma, la localización, la movilidad y el lugar de fijación. El estudio de estas características, cuando lo realiza un operador experimentado, puede permitir la identificación del tipo histológico, al menos para los tumores más frecuentes.

EPIDEMIOLOGÍA Y PATOGENIA DE LOS TUMORES CARDIACOS

Los tumores cardiacos primarios son más frecuentes en perros adultos de gran tamaño, sin una predisposición de sexo claramente definida. Se ha identificado una predisposición racial para algunos tumores como el quimiodectoma en razas braquicefálicas (Boxer, Bulldog Inglés, Bulldog Francés, Boston Terrier) y el hemangiosarcoma (HSA) en el Pastor Alemán y el Golden Retriever. En los gatos, las neoplasias cardiacas primarias y secundarias son mucho menos frecuentes que en los perros. La más frecuente es el linfoma maligno en gatos positivos para el FeLV. Puede aparecer como una masa en la base del corazón, dorsal a la aurícula izquierda o como un linfoma pericárdico con derrame y desprendimiento de la membrana pericárdica. En estos casos, a diferencia de lo que ocurre con otros tumores cardiacos, la citología del líquido pericárdico es frecuentemente diagnóstica. Otros tumores cardiacos primarios son raros en los gatos; en la literatura solo hay unos pocos estudios anecdóticos de HSA, carcinoma, quimiodectoma y mixoma auricular derecho. Los tumores metastásicos, por lo que se sabe, también son infrecuentes y pueden ser secundarios a neoplasias muy agresivas, como carcinomas de pulmón o mamarios.

En los perros, la neoplasia cardiaca primaria más frecuente es el HSA. Sin embargo, estos datos epidemiológicos podrían estar condicionados por las características de la población canina de una zona geográfica específica. En estudios realizados en una población canina japonesa, el HSA se notificó unas diez veces más que el quimiodectoma, que era el segundo tumor cardiaco diagnosticado con más frecuencia. Además, sorprendentemente, en el mismo estudio se observaron numerosos casos de HSA en perros pequeños, como el Bichón Maltés y el Teckel. Esto difiere de lo observado en poblaciones de otras zonas geográficas, donde el HSA cardiaco y otros tumores cardiacos primarios son muy infrecuentes en perros pequeños, y los dos tumores más comunes (HSA y quimiodectoma) tienen aproximadamente la misma incidencia. Los tumores cardiacos primarios más infrecuentes son los tumores de células granulares, el condrosarcoma, el osteosarcoma, el fibroma, el fibrosarcoma, el lipoma, los tumores mesenquimatosos malignos, el linfoma, el fibroma, el rabdomioma, el rabdomiosarcoma, el neurofibroma, el angiolipoma, el mixoma, el mixosarcoma, el carcinoma ectópico de tiroides y el mesotelioma pericárdico. Las metástasis cardiacas de neoplasias como los carcinomas y los linfomas se localizan con mayor frecuencia en las paredes ventriculares que en la aurícula derecha o la orejuela derecha, probablemente debido a la diferente distribución de los vasos sanguíneos y linfáticos. La incidencia real de las metástasis cardiacas no está clara. Los estudios anatomopatológicos describen muchos más casos de los que se observan en la práctica clínica, probablemente porque la metástasis cardiaca suele ser asintomática y, en la dramática situación de un paciente que presenta otra neoplasia maligna evidente que pone en peligro su vida, la ecocardiografía no suele incluirse en el protocolo diagnóstico.

DATOS DEL AUTOR

En una serie de 6.504 casos remitidos para consulta cardiológica a la Clínica Veterinaria Gran Sasso (CVGS) de Milán (Italia) entre 1997 y 2019, se diagnosticaron 300 tumores cardiacos (4,24 %). Los más comunes fueron el HSA y el quimiodectoma, con casi el mismo número de casos (tabla 13.1). La predisposición racial general para todos los tumores cardiacos fue: mestizos (24 %), Boxer (11 %), Pastor Alemán (10,3 %), Bulldog Francés (6,7 %), Labrador Retriever (5 %), Golden Retriever (3,7 %), Yorkshire Terrier (3,7 %) y otros. La edad media fue de 10,3 años y el peso medio de 25,2 kg (tabla 13.2).

Todos los estudios publicados muestran una predisposición específica de la raza al HSA en el Pastor Alemán y el Golden Retriever. En la experiencia del autor, se vieron afectados más ejemplares de Labrador que de Golden Retriever. Los perros braquicéfalos (Boxer, Bulldog Inglés y Bulldog Francés) tienen predisposición a los tumores del cuerpo aórtico. La función fisiológica de las células quimiorreceptoras ha sugerido una hipótesis, según la cual el desencadenante del quimiodectoma en perros braquicéfalos es la sobreestimulación crónica de los quimiorreceptores causada por las dificultades respiratorias frecuentes en estos pacientes. Se trata de una hipótesis alternativa a la predisposición genética, quizá más probable, pero ninguna de ellas se ha demostrado aún mediante estudios específicos.

TABLA 13.1. Tumores cardiacos (datos personales).		
	Número de casos	Porcentaje
Tumores cardiacos de 6.504 casos cardiacos remitidos a la Clínica Veterinaria Gran Sasso de 1997 a 2020	300	4,24 %
Tipo de tumores cardiacos		
Hemangiosarcoma de la aurícula/orejuela derecha	109	36,3 %
Tumor tiroideo ectópico	13	4,3 %
Linfoma	5	1,7 %
Quimiodectoma	113	37,7 %
Neoplasia intracardiaca*	41	13,7 %
Mixoma/mixosarcoma	7	2,3 %
Rabdomiosarcoma	4	1,3 %
Mesotelioma	3	1 %
Neoplasia pericárdica	5	1,7 %

*Masas cardiacas con una presentación ecocardiográfica atípica y en las que no se realizó un examen histopatológico.

TABLA 13.2. Predisposición por edad, peso y raza para todos los tumores cardiacos (casos de la tabla 13.1).			
	Mediana de edad (años)	Mediana de peso (kg)	Raza
Hemangiosarcoma	10,6	26,8	Mestiza (23,9 %), Pastor Alemán (15,6 %), Labrador Retriever (9,2 %), Boxer (8,3 %)
Tumor tiroideo ectópico	8,4	28,3	Pastor Alemán (1,6 %), Boxer (1 %), mestiza (1 %)
Quimiodectoma	10,3	23,7	Mestiza (9,3 %), Bulldog Francés (6 %), Boxer (5,7 %)
Neoplasia intracardiaca	10,7	25,4	Mestiza (5,7 %), Pastor Alemán (4 %), Setter Inglés (2,9 %)
Mixoma/mixosarcoma Rabdomiosarcoma Mesotelioma Neoplasia pericárdica Linfoma	8,8	23,9	Mestiza (3 %), Boxer (2,3 %), Husky Siberiano (2,3 %), Labrador Retriever (1,5 %)

FENOTIPOS DE LOS TUMORES CARDIACOS

HEMANGIOSARCOMA

En la mayoría de los casos, las características morfológicas y la localización de un HSA miocárdico primario permiten un diagnóstico presuntivo fiable. Habitualmente, se trata de una masa única que surge de la pared miocárdica de la aurícula derecha o de la orejuela derecha, que protruye dentro del pericardio o de la cavidad auricular y que, en ocasiones, afecta a la unión auriculoventricular (fig. 13.1). Este tumor también se localiza frecuentemente en el bazo como tumor primario. En varios casos puede observarse tanto en el bazo como en el corazón. Esta doble localización debe tenerse en cuenta en el proceso de estadificación una vez que el tumor se diagnostica en una de las dos localizaciones primarias. Lo que aún no está claro es si esta doble localización relativamente frecuente se debe a dos tumores primarios o si la masa esplénica es una metástasis de un HSA primario cardiaco. El HSA tiene un potencial metastásico muy elevado. Estas metástasis pueden desarrollarse en cualquier tejido, diseminarse por el sistema circulatorio o por contacto directo.

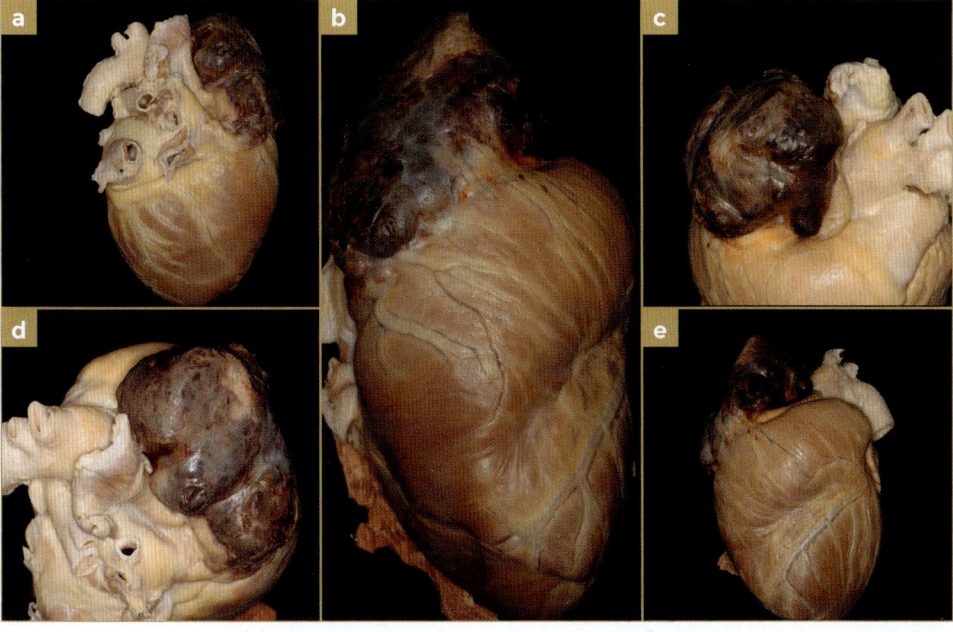

FIGURA 13.1. Diferentes vistas de la localización típica de un hemangiosarcoma de gran tamaño que ocupa toda la aurícula derecha y la orejuela. Posterior (a), anterior (b), anterior superior (c), posterior superior (d) y lateral izquierda (e).

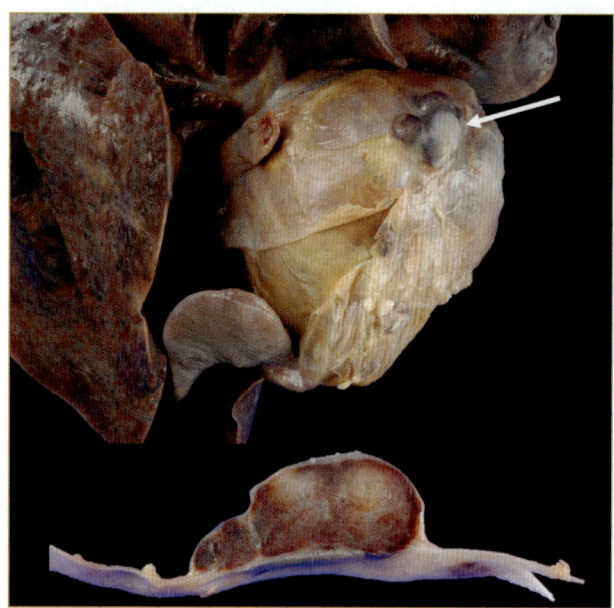

FIGURA 13.2. La flecha blanca señala un hemangiosarcoma metastásico en el pericardio. En la parte inferior se muestra una sección transversal del nódulo metastásico.

En estos casos se desarrollan pequeños nódulos en el endocardio o en la superficie epicárdica (fig. 13.2).

TUMORES DE LA BASE DEL CORAZÓN

En general, el término "tumor de la base del corazón" (TBC) se refiere a un quimiodectoma, que es el tumor más frecuente en esta región anatómica. Los linfomas y los tumores tiroideos ectópicos también pueden desarrollarse en la base del corazón, y a menudo resulta difícil distinguir *in vivo* un tipo de otro basándose únicamente en las imágenes.

QUIMIODECTOMA

Los quimiodectomas se originan a partir de las células quimiorreceptoras y casi siempre se desarrollan alrededor de la pared de la raíz aórtica y suelen rodear la arteria pulmonar principal (fig. 13.3). Son tumores no funcionales y tienen un potencial metastásico muy limitado. Los quimiodectomas que crecen en una localización intracardiaca son raros; tal infiltración puede considerarse una expresión de malignidad. Los quimiodectomas intracardiacos se desarrollan como masas redondeadas únicas adheridas al septo interauricular. Se insertan en la pared auricular a nivel de la *fossa ovalis* y tienen una base pequeña, lo que facilita su extirpación quirúrgica. Su origen sugiere que las células migraron desde la base del corazón, se extendieron entre las dos porciones septales dorsales de las aurículas separadas por tejido

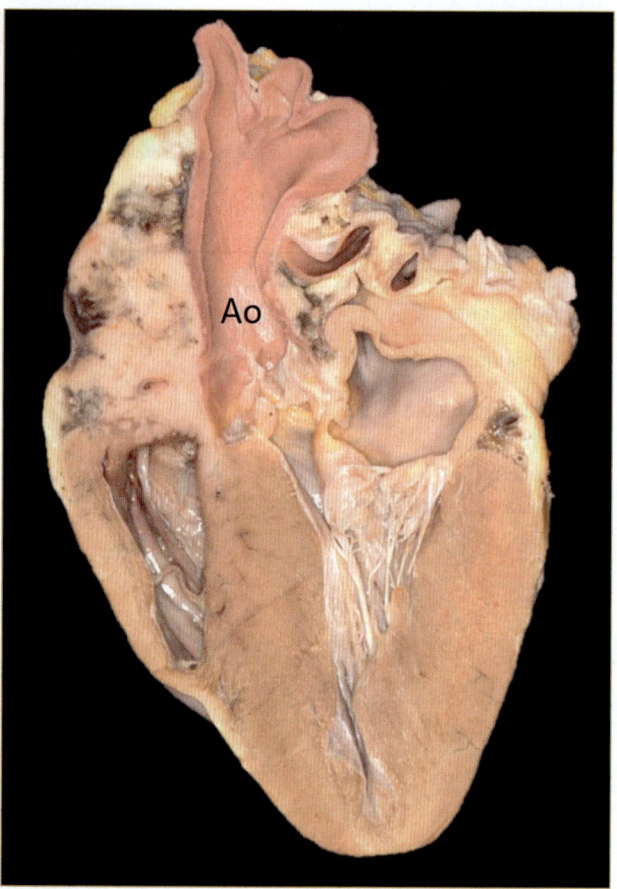

FIGURA 13.3. Corte transversal de un corazón que muestra un quimiodectoma rodeando la aorta ascendente (Ao).

adiposo y entraron en la cavidad auricular a través de la fosa oval, que representa el verdadero septo interauricular, con una única estructura que separa los dos septos. Rara vez se han descrito metástasis de estos tumores.

TUMOR TIROIDEO ECTÓPICO

Los tumores ectópicos de la glándula paratiroides y de la glándula tiroides pueden aparecer como masas enormes localizadas en la base del corazón, en cuyo caso requerirán un diagnóstico diferencial de los quimiodectomas. En otros casos, los tumores tiroideos ectópicos surgen del septo interventricular e invaden el ventrículo derecho (fig. 13.4). Los tumores tiroideos ectópicos pueden surgir de todas las áreas embriológicamente derivadas de la región del conducto tirogloso del embrión canino, desde la base de la lengua hasta el diafragma. El tejido migratorio que da lugar a la formación de la glándula tiroides durante el desarrollo embrionario está en contacto con los tejidos que conducen a la formación de la raíz aórtica y el miocardio ventricular. Las células ectópicas que permanecen en el mediastino y

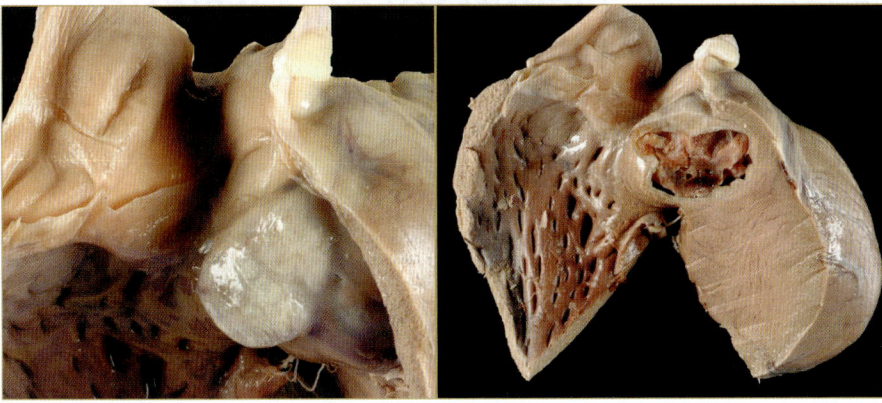

FIGURA 13.4. Tumor tiroideo ectópico que infiltra el septo interventricular inmediatamente por debajo de la válvula pulmonar.

las asociadas a estas estructuras pueden dar lugar a carcinomas ectópicos de tiroides.

LINFOMA

Los linfomas cardiacos primarios pueden afectar al miocardio y al pericardio. En este caso, según la clasificación de la Organización Mundial de la Salud, el linfoma canino se considera de estadio V (extranodal, o en órganos distintos del bazo o el hígado) (fig. 13.5). En otros casos, estos tumores se observan como masas hiperecoicas homogéneas localizadas en la base del corazón, y el diagnóstico diferencial con otros TBC mediante técnicas de diagnóstico por imagen es mucho más difícil. Habitualmente, cuando la masa no es demasiado grande, las técnicas de diagnóstico

por imagen permitirán identificar el origen del tumor (más caudal en los linfomas que en los quimiodectomas).

MESOTELIOMA

Los mesoteliomas malignos pueden afectar a todas las membranas serosas. Además de invadir la pleura y el peritoneo, también pueden afectar incluso al pericardio. La invasión neoplásica de las membranas serosas conlleva su engrosamiento, la proliferación de nódulos característicos y un derrame cavitario grave. El diagnóstico histopatológico puede ser bastante difícil, ya que estas neoplasias pueden parecerse a otros tumores epiteliales o mesenquimales. Sin embargo, la diferenciación puede lograrse mediante inmunohistoquímica en la mayoría de los casos (ver también capítulo 12).

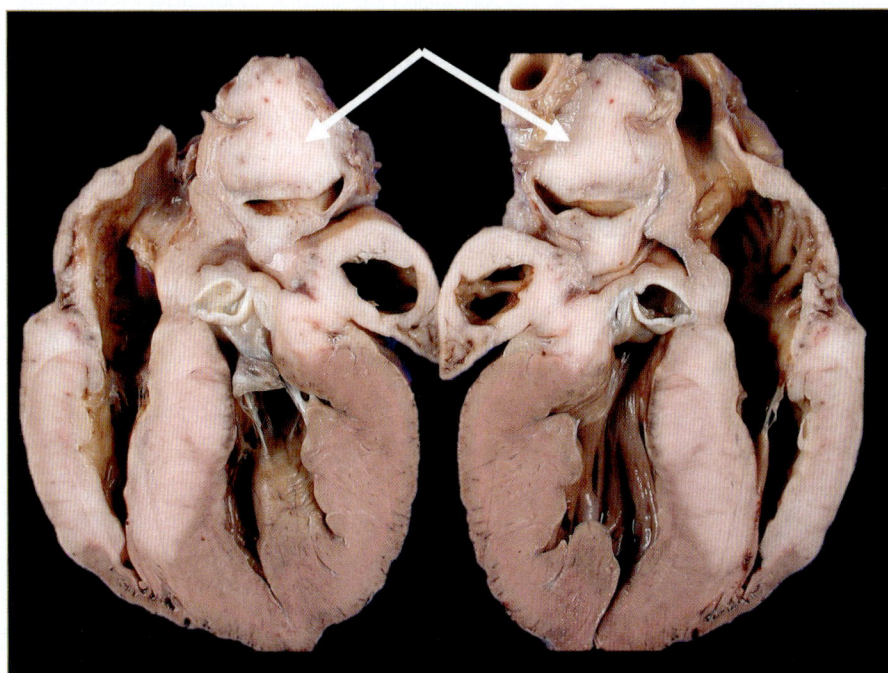

FIGURA 13.5. Las flechas blancas indican un ganglio linfático aumentado de tamaño que comprime la aurícula izquierda. El ventrículo derecho y las paredes auriculares, incluyendo la aurícula izquierda y parte del segmento basal del ventrículo izquierdo, están difusamente infiltrados por un linfoma linfoblástico.

TUMORES CARDIACOS MENOS FRECUENTES

Entre los tumores cardiacos menos frecuentes se incluyen:

- Condrosarcoma
- Osteosarcoma
- Fibroma
- Fibrosarcoma
- Lipoma cardiaco
- Tumores mesenquimatosos malignos
- Linfoma
- Fibroma
- Rabdomioma
- Rabdomiosarcoma
- Neurofibroma
- Mixoma
- Mixosarcoma

TUMORES CARDIACOS METASTÁSICOS

Las metástasis alcanzan el corazón por diseminación directa o a través del retorno venoso pulmonar o sistémico, el sistema linfático o las arterias coronarias, lo que da lugar a metástasis intramurales (fig. 13.6). En perros y gatos se han descrito metástasis cardiacas de HSA, linfoma, melanoma y carcinoma principalmente en la pared ventricular libre izquierda, mientras que los carcinomas metastásicos pueden causar pericarditis con o sin derrame pericárdico. Las metástasis intramurales aparecen como múltiples nódulos diseminados. La textura ecocardiográfica es más heterogénea que la del miocardio normal circundante. Sin embargo, en algunos casos raros la ecotextura no es muy distinguible; se puede sospechar infiltración neoplásica por la ausencia de contracción sistólica del segmento afectado.

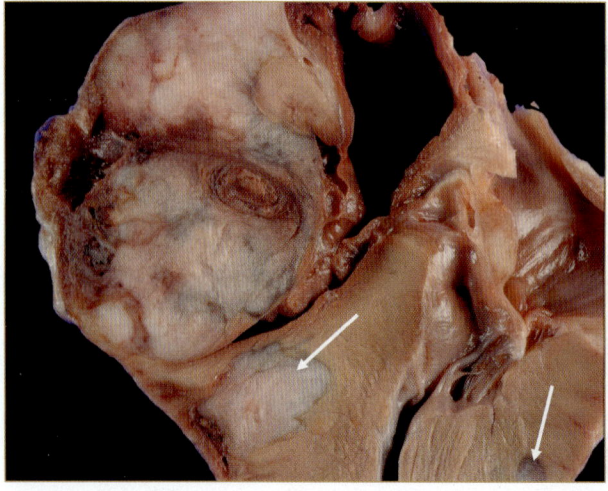

FISIOPATOLOGÍA Y SIGNOS CLÍNICOS

La gravedad del cuadro clínico y el pronóstico de los pacientes con neoplasias cardiacas dependen de diversos factores, como la tendencia a la metástasis, las estructuras cardiacas afectadas y la invasión local del tumor. Esta invasión local, además de condicionar la posible extirpación quirúrgica de la neoplasia, también determina la evolución de la enfermedad y los signos clínicos.

En todas las neoplasias cardiacas existe un periodo preclínico en el que el paciente no muestra signos clínicos. La duración de esta fase es muy variable y depende principalmente del grado de diferenciación del tumor y de su localización. Durante esta fase asintomática es frecuente que el tumor se diagnostique incidentalmente durante un estudio de imagen (radiografía, tomografía computarizada [TC] torácica o ecocardiograma) realizado por otros motivos. En otros casos, los pacientes pueden acudir a la consulta con signos clínicos potencialmente mortales. Todos estos signos en el momento de la presentación están relacionados con la alteración de la función cardiovascular causada por la propia masa, que puede obstruir o comprimir las cavidades cardiacas y los grandes vasos o infiltrar las paredes miocárdicas, o por la rotura del tumor con el consiguiente derrame hemorrágico en el espacio pericárdico y taponamiento cardiaco agudo. El taponamiento pericárdico puede causar debilidad, colapso agudo y disnea, pulso débil y *pulsus paradoxus*. En la auscultación suelen identificarse taquicardia y sonidos cardiacos apagados. También puede observarse distensión de la vena yugular y, en algunos casos, ascitis crónica.

Pueden producirse episodios sincopales y muerte súbita en caso de déficit circulatorio causado por compresión u obstrucción de los grandes vasos y cavidades cardiacas, taponamiento masivo agudo o arritmias provocadas principalmente por infiltración miocárdica neoplásica.

Por tanto, los cambios estructurales que causan signos clínicos son:

- Rotura del miocardio infiltrado que puede provocar un taponamiento cardiaco.

FIGURA 13.6. Enorme hemangiosarcoma en la aurícula derecha. Se identifican dos metástasis miocárdicas en el septo interventricular y en la pared ventricular izquierda (flechas blancas). La identificación *in vivo* de esta lesión mediante ecocardiografía es especialmente importante en la estadificación preoperatoria.

- Compresión extrínseca de las cavidades cardiacas o de los grandes vasos, u obstrucción del flujo sanguíneo por masas intrínsecas.
- Infiltración neoplásica difusa de la pared miocárdica que provoca hipocinesia y arritmias.

TAPONAMIENTO CARDIACO

Más del 59 % de los taponamientos pericárdicos observados en perros se deben a tumores cardiacos. Entre ellos, el HSA es con diferencia la neoplasia más frecuente, seguida del mesotelioma y el quimiodectoma. Como se explica en el capítulo sobre enfermedades pericárdicas, la gravedad de los signos clínicos del taponamiento cardiaco está determinada por el gradiente de presión entre la cavidad pericárdica y el interior de las cavidades cardiacas derechas. Este gradiente de presión está condicionado por la rigidez pericárdica, la tasa de acumulación de líquido en la cavidad pericárdica y el volumen intravascular. Por este motivo, las manifestaciones más graves del taponamiento agudo se producen cuando hay rotura de la superficie del HSA. En estas condiciones, el derrame hemorrágico crea un rápido taponamiento de las cavidades cardiacas auricular y ventricular derechas con una rápida caída del gasto cardiaco. En esta situación de urgencia, los signos de taponamiento cardiaco, como debilidad, pulso paradójico y sonido cardiaco apagado, son claramente evidentes. El paciente puede llegar a la clínica en estado de *shock* cardiogénico debido al bajísimo gasto cardiaco y, si no se trata, este taponamiento cardiaco agudo puede provocar la muerte. Otras causas neoplásicas de taponamiento cardiaco son menos frecuentes y la presentación clínica suele ser menos aguda. El taponamiento puede deberse a la compresión de la base del corazón por un enorme quimiodectoma o, con menor frecuencia, a una neoplasia que afecte a los ganglios linfáticos del hilio pulmonar o a un linfoma pericárdico. En los casos de mesotelioma pericárdico, el pericardio neoplásico es rígido e inextensible y produce una abundante cantidad de líquido exudativo. Esto provoca un taponamiento cardiaco que reaparece rápidamente cuando se drena con una pericardiocentesis evacuadora, lo que puede incluso requerir, en casos graves, una pericardiocentesis cada 2 días. Los derrames pericárdicos y pleurales se presentan con frecuencia asociados en los mesoteliomas.

COMPRESIÓN

El crecimiento de las neoplasias cardiacas interfiere con la función cardiovascular y, por tanto, provoca signos clínicos debidos a la compresión de las cavidades cardiacas y los grandes vasos (fig. 13.7). Cuanto menor sea la presión dentro de la estructura cardiovascular, más evidente será el efecto de la compresión. Los quimiodectomas comprimen con frecuencia la aurícula derecha y la vena cava craneal, lo que provoca una distensión no pulsátil de las venas yugulares, edema del cuello y de la papada, y predisposición a la trombosis venosa al disminuir el flujo sanguíneo. La compresión de la vena cava caudal puede estar causada por una neoplasia intraauricular (fig. 13.8) o, más raramente, por sarcomas originados en el miocardio ventricular izquierdo y que afectan a los tejidos circundantes. Una vez que la compresión se hace hemodinámicamente significativa, los signos clínicos dominantes son hepatomegalia y ascitis.

Los tumores tiroideos ectópicos pueden llegar a ser muy grandes, pero son menos compresivos que los quimiodectomas, ya que por lo general tienden a desarrollarse más cranealmente, hacia el mediastino anterior, con menos compresión sobre la aurícula derecha y la vena cava craneal.

Las neoplasias que se originan en los ganglios linfáticos del hilio pulmonar –ya sean primarias, como en el caso de los linfomas, o secundarias, como en el caso de las metástasis linfáticas– crecen en una posición más caudal que las

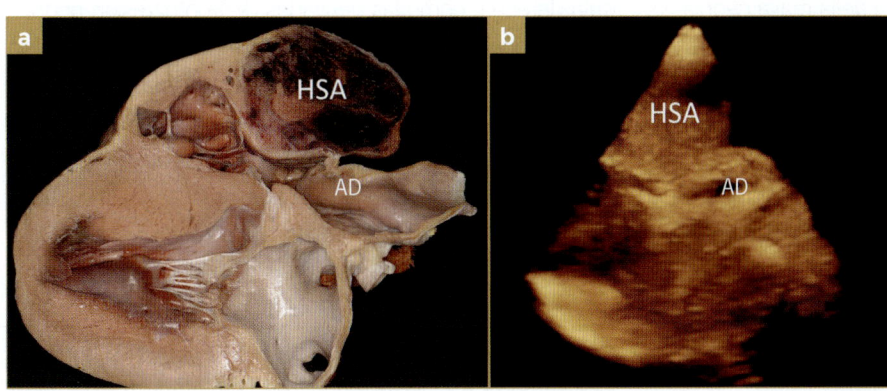

FIGURA 13.7. Hemangiosarcoma auricular derecho que comprime el anillo tricúspide y la aurícula derecha. a) Muestra patológica. b) Ecocardiograma tridimensional en tiempo real. AD, aurícula derecha; HSA, hemangiosarcoma.

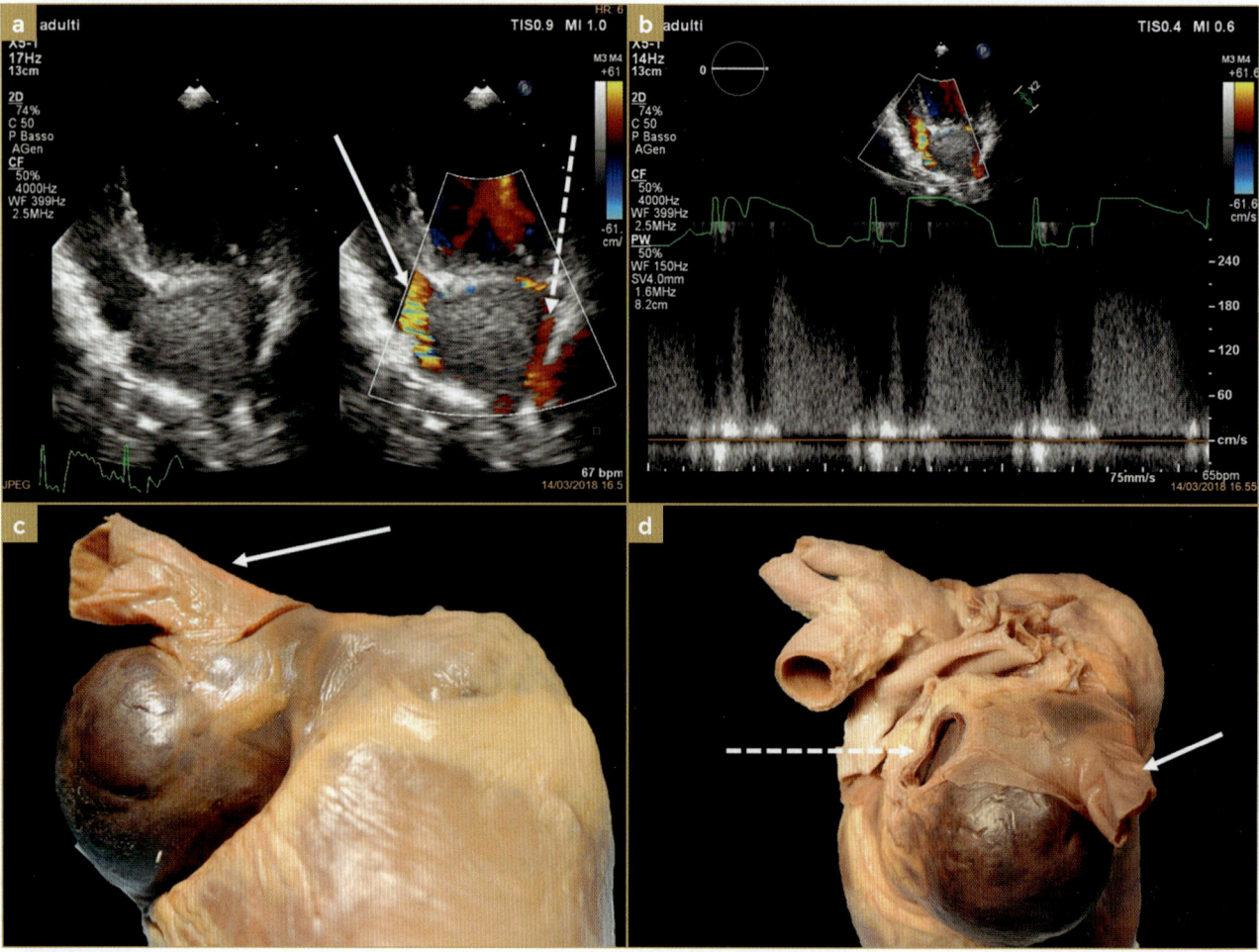

FIGURA 13.8. a) Enorme masa auricular derecha que desplaza el septo interauricular y obstruye el flujo procedente de la vena cava caudal (flecha continua) y de la vena pulmonar (flecha discontinua). b) Aceleración del flujo en la vena cava caudal. c) Vistas lateral y (d) caudal de la masa originada en la pared posterior de la aurícula derecha; tanto la vena cava caudal como la vena pulmonar están comprimidas por la masa.

otras neoplasias mencionadas y pueden causar compresión, principalmente sobre la aurícula izquierda.

Los quimiodectomas, y a veces los tumores tiroideos ectópicos, pueden rodear la raíz aórtica a nivel de los senos de Valsalva y las principales ramas pulmonares. La presión en el interior de la aorta y el grosor de su pared contrarrestan fácilmente la compresión extrínseca de la masa neoplásica, mientras que las arterias pulmonares pueden verse seriamente comprimidas, lo que provoca una reducción del flujo pulmonar anterógrado y un aumento de la presión en el ventrículo derecho.

Los estudios ecocardiográficos de TBC u otros tumores que rodean la raíz aórtica también pueden mostrar estas masas rodeando la salida de los vasos coronarios. Sin embargo, esto no parece implicar compresiones lo suficientemente significativas como para alterar el flujo y causar daño isquémico.

OBSTRUCCIÓN

El crecimiento de masas cardiacas puede causar signos agudos y crónicos por obstrucción del flujo sanguíneo. Las masas obstructivas son más frecuentes en el lado derecho del corazón, desde las venas cavas hasta la arteria pulmonar principal. Pueden identificarse masas que invaden la aurícula derecha, como las derivadas de la progresión neoplásica endocavitaria en la vena cava caudal de una neoplasia adrenal. En la aurícula derecha, la obstrucción puede estar causada por el crecimiento de un HSA que se origina en la pared auricular derecha y protruye en la cavidad (fig. 13.9). En algunos casos, la masa que invade la aurícula derecha parece originarse en el septo interauricular a nivel de la fosa oval. Esta puede ser una localización inusual para un quimiodectoma y tumores del cuerpo aórtico. Las células quimiorreceptoras migran desde la base del corazón hasta la fosa oval, deslizándose a lo largo del *septum secundum*. Esta masa única en la aurícula derecha es una presentación atípica para un quimiodectoma: lo más frecuente es que esta invasión auricular forme parte de un enorme TBC (fig. 13.10).

La obstrucción del flujo también puede estar causada por otras masas neoplásicas que se originan en la pared endocárdica (como mixomas, mixosarcomas e incluso HSA cuando el lugar de origen es distinto de la aurícula derecha) e invaden las cavidades cardiacas. A veces estas masas pueden ocupar casi por completo las cavidades auriculares o adherirse a las hojas de la válvula obstruyendo el orificio. Esto ocurre con más frecuencia en las válvulas del lado derecho (tanto tricúspide como pulmonar) (fig. 13.11). La obstrucción grave de las cavidades también puede deberse al crecimiento de un rabdomiosarcoma que surge de las paredes ventriculares (fig. 13.12). La obstrucción del lado izquierdo del corazón es más rara. Se han observado mixosarcomas en la aurícula izquierda y rabdomiosarcomas en el ventrículo izquierdo.

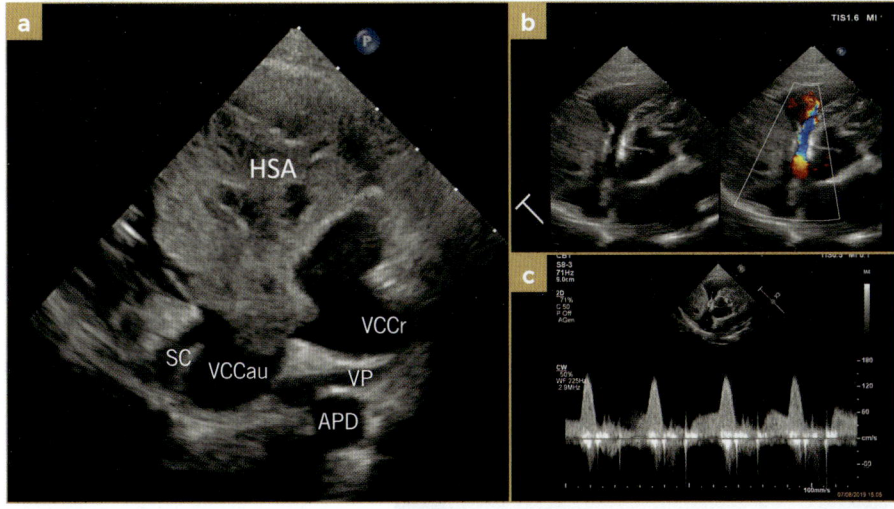

FIGURA 13.9. a) Proyección paraesternal derecha de dos cámaras. APD, arteria pulmonar derecha; HSA, hemangiosarcoma; SC, seno coronario; VCCau, vena cava caudal; VCCr, vena cava craneal; VP, vena pulmonar. b) Proyección apical de cuatro cámaras modificada para optimizar la visión de la obstrucción debida a la compresión de la masa sobre el anillo tricúspide. c) Patrón de flujo transtricúspide registrado con Doppler pulsado en el anillo tricúspide con E<A que confirma un patrón de estenosis tricúspide.

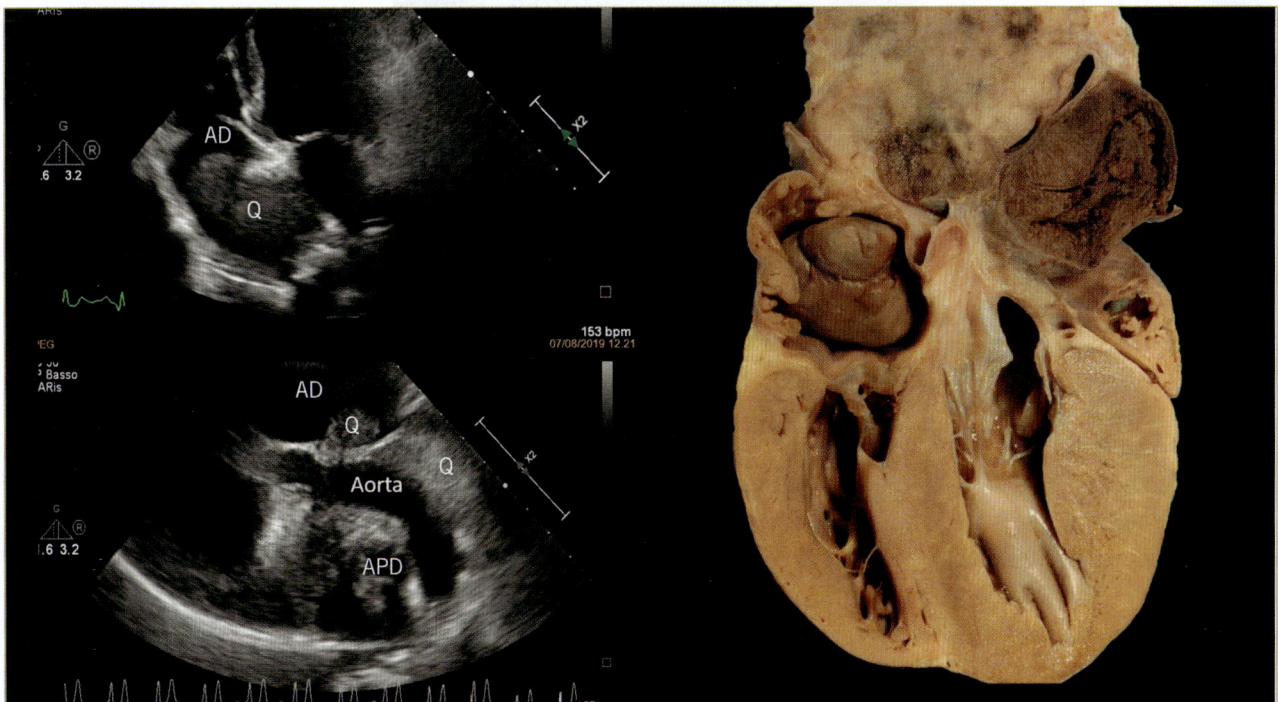

FIGURA 13.10. Quimiodectoma que rodea el arco aórtico y las arterias pulmonares, invadiendo la aurícula derecha. AD, aurícula derecha; APD, arteria pulmonar derecha; Q, quimiodectoma.

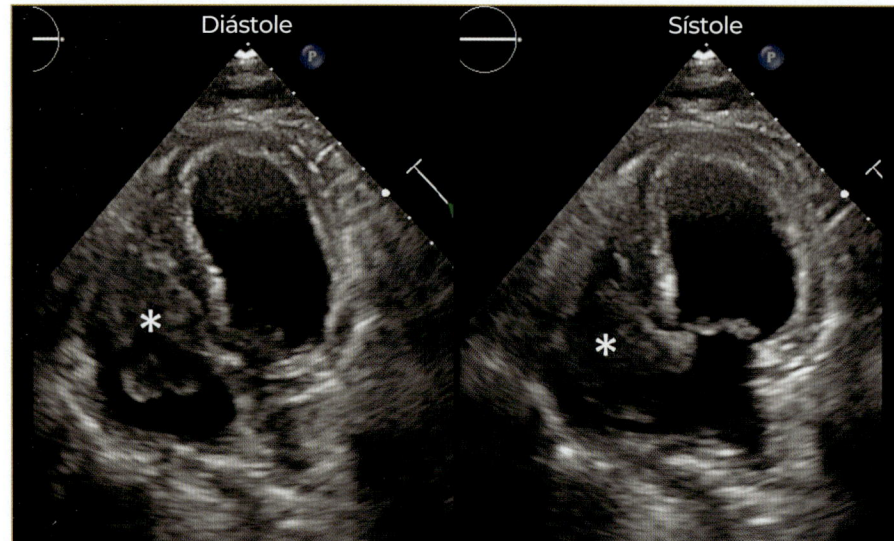

Diástole

Sístole

FIGURA 13.11. Neoplasia valvular adherida a la válvula tricúspide y que ocluye el flujo de entrada del ventrículo derecho.

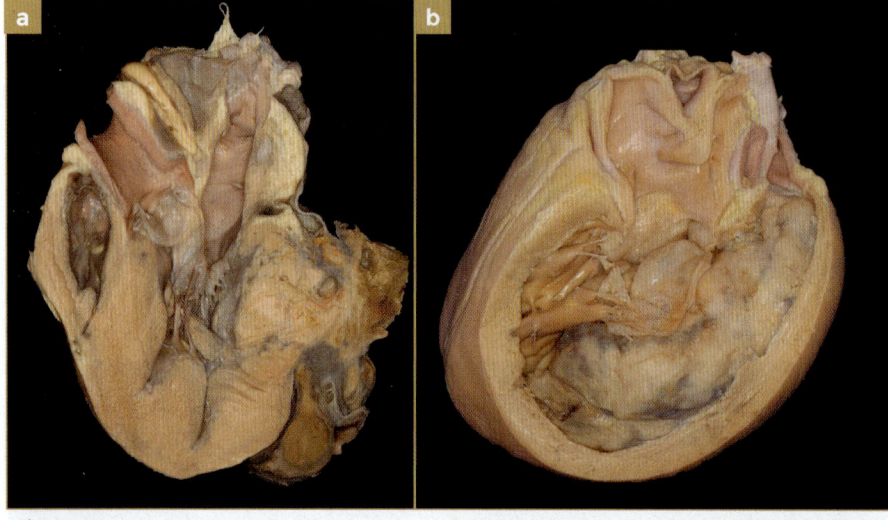

FIGURA 13.12. Dos ejemplos de sarcoma miocárdico primario. a) Sarcoma que surge de la pared posterior del ventrículo izquierdo e invade los tejidos circundantes, incluido el diafragma. b) Sarcoma que surge del septo interventricular e invade todo el tracto de salida del ventrículo derecho.

El cuadro clínico dependerá del grado de obstrucción, y puede incluir signos de congestión venosa: hepatomegalia, ascitis y edema periférico acompañados de debilidad, síncope y muerte súbita.

INFILTRACIÓN

Además de los HSA que se desarrollan en la pared miocárdica, pueden infiltrarse otras neoplasias en el miocardio, como los rabdomiosarcomas. Estas provocan hipocinesia de la pared infiltrada y, en algunos casos, alteraciones del ritmo cardiaco que a veces son el primer signo de enfermedad. Estas arritmias son diferentes según la zona del miocardio afectada. Pueden observarse taquiarritmias ventriculares, bloqueos de rama o incluso bloqueos auriculoventriculares completos cuando la neoplasia infiltra el septo interventricular.

La infiltración del miocardio puede producirse en caso de linfoma primario o secundario tanto en perros como en gatos. El linfoma cardiaco primario puede asemejarse a una cardiomiopatía hipertrófica. Tanto en los linfomas cardiacos primarios como en los secundarios se ha descrito derrame pericárdico.

MÉTODOS DE DIAGNÓSTICO

Cuando los pacientes llegan a la clínica con signos agudos y graves que ponen en peligro su vida, los primeros exámenes que deben realizarse deben ser aquellos que puedan proporcionar un diagnóstico rápido y guiar las decisiones terapéuticas para estabilizar al paciente. Entre ellos, la ecocardiografía proporciona la información más inmediata y precisa. Una vez estabilizado el paciente, será posible realizar todos los demás

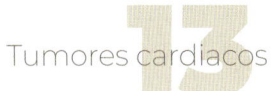
procedimientos diagnósticos útiles para estadificar, hacer un pronóstico y proporcionar indicaciones terapéuticas.

ELECTROCARDIOGRAFÍA

Los registros electrocardiográficos se ven condicionados por el derrame pericárdico. Pueden observarse bajos voltajes y cambios continuos en la dirección del eje eléctrico del complejo QRS, debido al movimiento del corazón en el fluido pericárdico (corazón oscilante).

Las arritmias se producen con menor frecuencia; se ha observado taquicardia ventricular sostenida en sarcomas primarios o secundarios que infiltran el miocardio ventricular. Se han detectado bradiarritmias como bloqueos auriculoventriculares de tercer grado en casos de sarcomas que infiltran el septo interventricular.

RADIOLOGÍA

El estudio radiográfico en los casos de derrame pericárdico muestra las alteraciones típicas de esta afección con un aumento del diámetro transversal de la silueta cardiaca, pudiendo aparecer redondo, lo que dificulta la identificación de la zona de la unión auriculoventricular posterior y de los grandes vasos. Los efectos hemodinámicos del taponamiento pueden reconocerse por la reducción del tamaño de los vasos pulmonares y por la dilatación de la vena cava caudal (fig. 13.13). Sin embargo, la radiografía no diferirá de la de un taponamiento pericárdico causado por otra enfermedad como la pericarditis idiopática. Tras la pericardiocentesis, en algunos casos es posible identificar alteraciones morfológicas atribuibles a masas neoplásicas. Como ya se ha señalado anteriormente, el primer signo que indica la posible presencia de un tumor cardiaco puede observarse en una radiografía torácica realizada por otros motivos. Esto ocurre principalmente en los quimiodectomas en fases iniciales. El signo más común y evidente en esta afección es el desplazamiento dorsal de la tráquea craneal a su bifurcación, resultante de la expansión dorsal de la masa originada en los cuerpos aórticos (fig. 13.14). En los casos de masas cardiacas debe incluirse siempre de forma rutinaria un estudio radiográfico para identificar metástasis torácicas. Para ello, la TC puede ofrecer una precisión aún mayor. La TC de última generación y la resonancia magnética (RM) de alto campo permiten una visualización precisa de las estructuras cardiacas y aportan

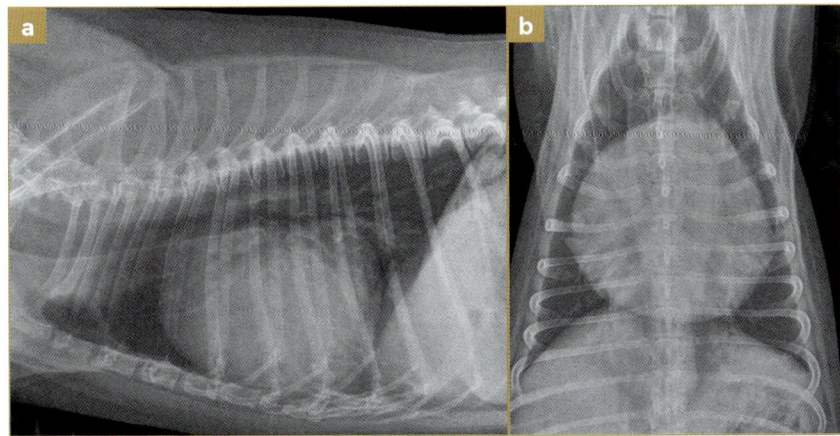

FIGURA 13.13. a) y b) El aumento del diámetro transversal de la silueta cardiaca sugiere efusión pericárdica. El pequeño tamaño de las arterias y venas pulmonares se debe a la reducción del gasto cardiaco causada por el taponamiento cardiaco.

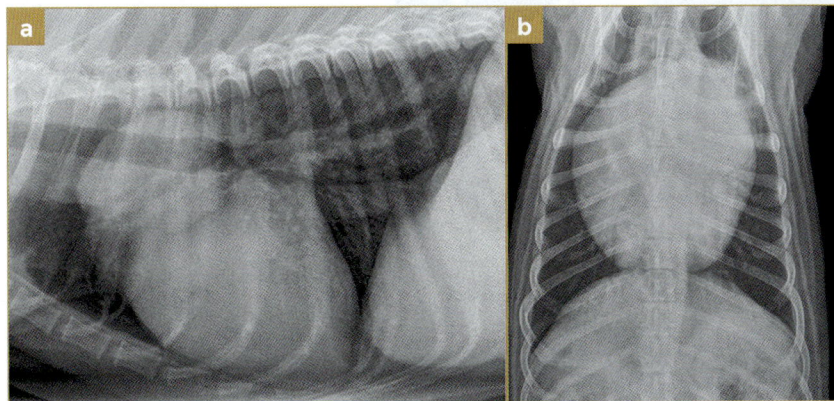

FIGURA 13.14. Tumor de la base cardiaca en un perro afectado de valvulopatía mitral crónica grave (VMCG). a) Proyección lateral izquierda en la que son evidentes la cardiomegalia y la dilatación de la aurícula izquierda causados por la VMCG debido a una gran masa localizada alrededor de la aorta y los vasos lobulares craneales izquierdos. b) En la proyección ventrodorsal la masa está desplazando la tráquea y los bronquios principales izquierdos hacia la derecha.

mayor información diagnóstica, sobre todo en el estudio de la relación entre las masas y los grandes vasos. Esta información puede ser útil para planificar más cirugía o procedimientos intervencionistas paliativos. Sin embargo, debe recomendarse la realización de una TC en zonas distintas de los vasos pulmonares para la búsqueda de metástasis, mientras que para el estudio de las masas cardiacas y pericárdicas tanto la TC como la RM cardiaca no aportan mejor información que la obtenible mediante ecocardiografía.

El pronóstico de los tumores cardiacos depende principalmente de su tipo histológico, seguido de su operabilidad. Debido a la localización de estos tumores, la cirugía rara vez es factible. La mayor experiencia del cirujano y la disponibilidad de nuevas tecnologías aumentan la operabilidad y la tasa de éxito. La operabilidad se decide en función de los resultados del diagnóstico por imagen. La técnica de primera elección es la ecocardiografía, con toda la tecnología complementaria, como la tridimensional (3D) en tiempo real y medios de contraste ecográficos. La experiencia del operador, la resolución temporal de la máquina y la elección de las sondas adecuadas influyen mucho en la precisión diagnóstica. En segundo lugar, la TC proporciona diferentes proyecciones de la masa y de su relación con los tejidos circundantes.

ECOCARDIOGRAFÍA

Con la amplia disponibilidad de la ecocardiografía, los tumores cardiacos se diagnostican ahora con mucha más frecuencia que en el pasado. El derrame pericárdico crea una ventana acústica más amplia que permite una mejor visión de las estructuras cardiacas. En estas condiciones,

la especificidad y sensibilidad de la ecocardiografía para detectar y caracterizar masas son muy altas y definitivamente superiores a cualquier otra tecnología de diagnóstico por imagen. En muchos casos, la localización, extensión y textura ecocardiográfica de las masas pueden ayudar a identificar su tipo histológico. Sin embargo, algunos estudios han demostrado que la precisión de la ecocardiografía suele ser moderada, alta para algunos tumores específicos como el HSA pero baja para tumores con un tipo histológico poco común o una localización inusual.

La precisión del diagnóstico ecocardiográfico también depende de la experiencia del operador, especialmente en algunos tumores. Por ejemplo, algunos tumores valvulares pueden diagnosticarse erróneamente como endocarditis. Un tumor en la cavidad auricular o ventricular también requiere habilidades adecuadas por parte del operador para poder diferenciarlo de un trombo cardiaco (fig. 13.15). Los estudios ecocardiográficos ayudan a definir la extensión de la masa y la infiltración del tejido miocárdico, y a distinguir la naturaleza unifocal o multifocal de la lesión. También aportan información sobre la repercusión hemodinámica de los tumores que invaden las cavidades cardiacas. La mayoría de los tumores cardiacos pueden visualizarse fácilmente mediante ecocardiografía transtorácica (ETT), mientras que la ecocardiografía transesofágica (ETE) debe utilizarse si la ventana acústica es inadecuada para identificar masas pequeñas y estudiar la relación entre el tumor y otras estructuras situadas en la base del corazón. Las recientes mejoras técnicas tanto en la ETT como en la ETE y la introducción de la ecocardiografía 3D en tiempo real ofrecen una visión

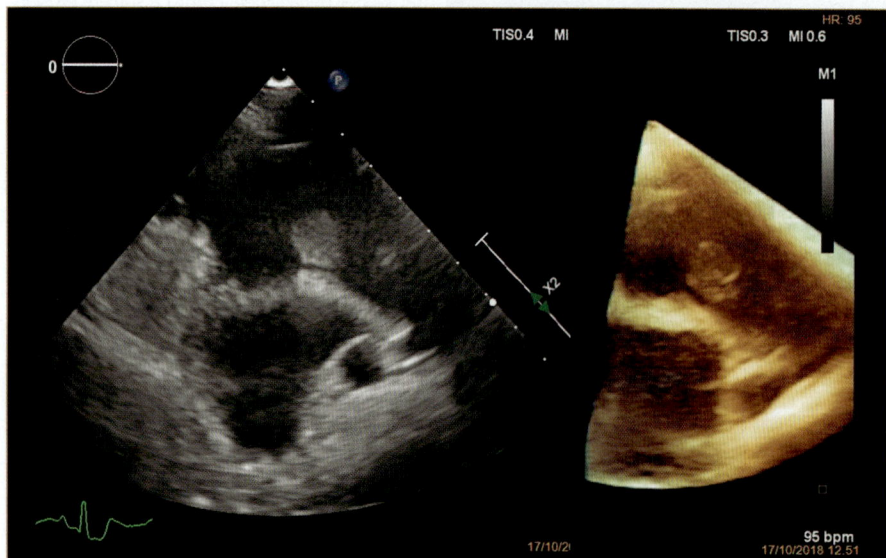

FIGURA 13.15. Pequeño trombo adherido a la fosa oval del septo interauricular. La imagen de la derecha muestra una proyección tridimensional (3D) de la misma sección. La ecocardiografía 3D permite la orientación multiplanar para una mejor visión de la relación anatómica entre la masa/trombo y los tejidos circundantes.

más precisa de los tumores cardiacos al permitir definir cualquier borde de la masa para una mejor evaluación de la invasión local y de la operabilidad en aquellos casos en los que la masa puede extirparse quirúrgicamente. Además, las imágenes de perfusión con contraste realizadas con medios de contraste específicos y el *software* del ecógrafo también pueden ayudar a diferenciar una masa cardiaca del miocardio o los trombos adyacentes: los tumores malignos y vasculares se hiperrealzan, mientras que los tumores estromales y los trombos se hiporrealzan.

El examen ecocardiográfico de los pacientes con tumores cardiacos es esencialmente observacional. Sin embargo, incluso en estos pacientes, el examen ecocardiográfico debe seguir un abordaje sistemático y secuencial completo obteniendo todas las proyecciones estándar y utilizando proyecciones fuera de eje para examinar todas las estructuras cardiacas e identificar cualquier anomalía.

El pericardio puede observarse mejor en presencia de derrame. Un engrosamiento difuso puede estar causado por un mesotelioma o un linfoma.

Los aspectos clínicos y fisiopatológicos de los mesoteliomas se describirán con detalle en el capítulo dedicado a las enfermedades pericárdicas. En los estadios iniciales, los mesoteliomas no pueden verse en una ecografía o una TC porque las células neoplásicas no llegan a organizarse en una masa y porque el derrame cavitario no es significativo.

Un engrosamiento difuso de la superficie afectada podría ser el único signo ecocardiográfico de la presencia de este proceso neoplásico. En estadios más avanzados, el pericardio se vuelve grueso e hiperecoico, y las neoplasias pueden aparecer como estructuras polipoides predominantemente hiperecoicas, a veces con un centro anecoico. Estas formaciones también invaden la pleura y todo el mesotelio (fig. 13.16). También se consideran metástasis los nódulos pericárdicos con ecogenicidad mixta, que a menudo parten de HSA de la aurícula derecha o de la orejuela.

Cuando el examen ecocardiográfico comienza con un abordaje secuencial desde la proyección paraesternal derecha, lo más habitual es estudiar la aurícula y la orejuela derechas, donde se localizan con mayor frecuencia los HSA primarios, para buscar neoplasias cardiacas. Los HSA aparecen como masas heterogéneas con pequeñas cavidades hipoecoicas. La presencia de derrame pericárdico puede ser útil para identificar pequeños HSA iniciales localizados en el ápex de la orejuela derecha (fig. 13.17). Los HSA pueden desarrollarse de forma invasiva hacia la cavidad auricular derecha invadiendo parte de ella y, en raras ocasiones, las valvas tricúspides y la unión auriculoventricular. Con mayor frecuencia, los HSA crecen hacia el espacio pericárdico, lo que crea una masa que se extiende ventral y cranealmente hacia el tracto de salida del ventrículo derecho. Esta masa también puede extenderse dorsalmente y

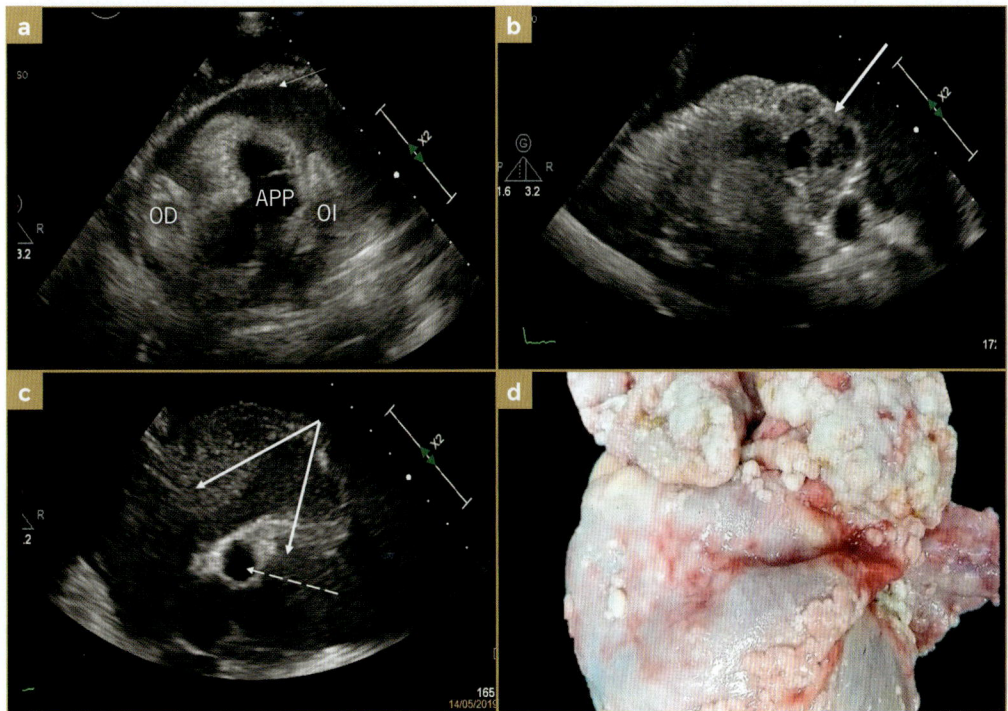

FIGURA 13.16.
Mesotelioma pericárdico y pleural. a) Evidencia de derrame pleural y pericárdico, y engrosamiento anormal del pericardio. APP, arteria pulmonar principal; OD, orejuela derecha; OI, orejuela izquierda. b) La flecha muestra nódulos hiperecoicos e hipoecoicos. c) La flecha continua indica la pleura mediastínica engrosada y la flecha discontinua la sección transversal de la vena cava caudal. d) Muestra patológica con evidencia de nódulos de multifocales a coalescentes en toda la superficie pericárdica.

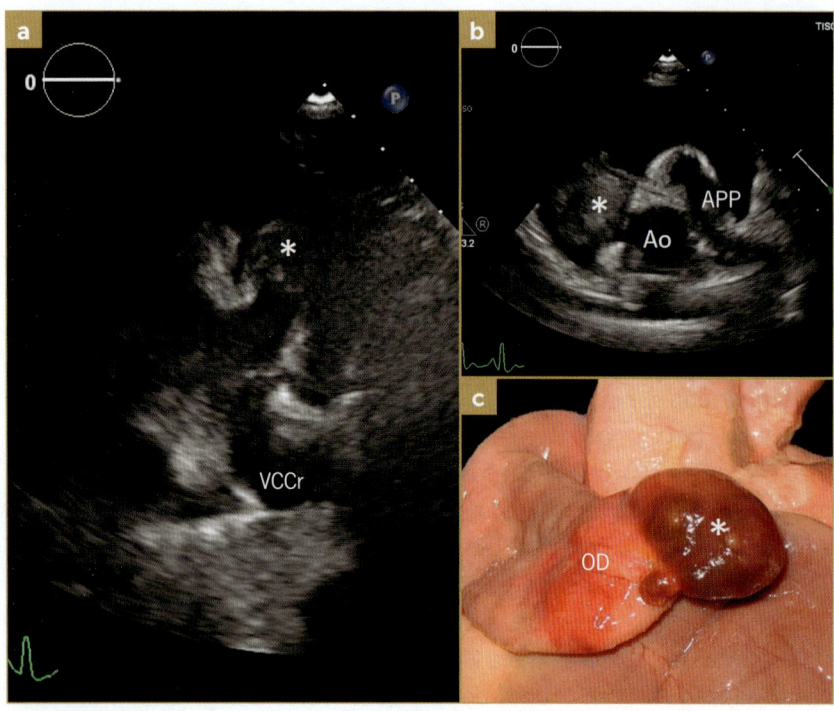

FIGURA 13.17. Pequeño hemangiosarcoma auricular con taponamiento cardiaco. a) Proyección paraesternal derecha fuera de eje que muestra engrosamiento del ápex de la orejuela derecha. VCCr, vena cava craneal. b) Proyección paraesternal izquierda de eje corto. Ao, aorta; APP, arteria pulmonar principal. c) Orejuela derecha (OD) con neoformación rojiza en el margen libre.

entrar en contacto con la raíz aórtica y la arteria pulmonar principal (fig. 13.18). La porción externa de los HSA –que da a la cavidad pericárdica– suele tener una parte suelta, compuesta en su mayor parte por fibrina que recubre el foco hemorrágico. Algunos HSA se extenderán a la cavidad auricular derecha como una estructura delgada y pediculada que se mueve con el flujo sanguíneo. La identificación de este tipo de neoplasias cardiacas requiere un examen ecocardiográfico cuidadoso. La evaluación precisa de la extensión de la infiltración miocárdica es necesaria para

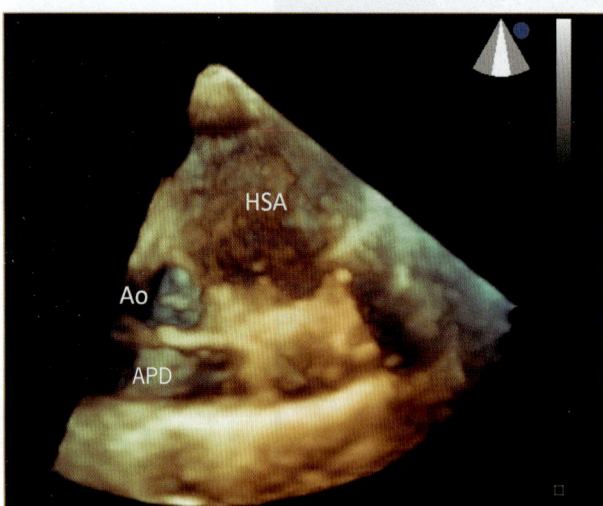

FIGURA 13.18. Hemangiosarcoma (HSA) que se extiende dorsal y cranealmente hacia la izquierda en relación con la raíz aórtica (Ao). APD, arteria pulmonar derecha.

determinar la viabilidad de la cirugía y el pronóstico general (fig. 13.19). Si el paciente presenta un derrame pericárdico que no amenaza su vida, o no genera molestias, el examen ecocardiográfico debe realizarse antes de extraer el líquido pericárdico, para crear una mejor interfase acústica que pueda optimizar la visualización de las estructuras cercanas al pericardio (fig. 13.20). Se puede obtener una visión completa de la orejuela derecha desde una proyección fuera de eje optimizada para esta estructura. Desde el eje largo paraesternal derecho, la sonda debe moverse lateral y ligeramente en sentido contrario a las agujas del reloj para obtener una proyección fuera de eje de la orejuela derecha, la aurícula derecha, parte de la válvula tricúspide y ambas venas cavas. A continuación, la sonda debe inclinarse ligeramente en sentido dorsal y craneal para mostrar la textura moteada típica de los HSA y el grado de invasión del miocardio auricular (fig. 13.21). La ecocardiografía (3D) es la técnica de referencia para definir la extensión de muchos tumores cardiacos, sobre todo en aquellos casos en los que no está clara la invasión del HSA auricular en las zonas anatómicas circundantes, como la unión auriculoventricular.

La principal ventaja de la ecocardiografía 3D es que permite la visualización de todo el volumen de la zona y, posteriormente, de secciones multiplanares en tiempo real. Estas secciones tomográficas obtenidas durante los movimientos del corazón constituyen una ventaja no desdeñable de la ecocardiografía 3D en comparación con la TC.

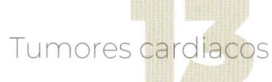

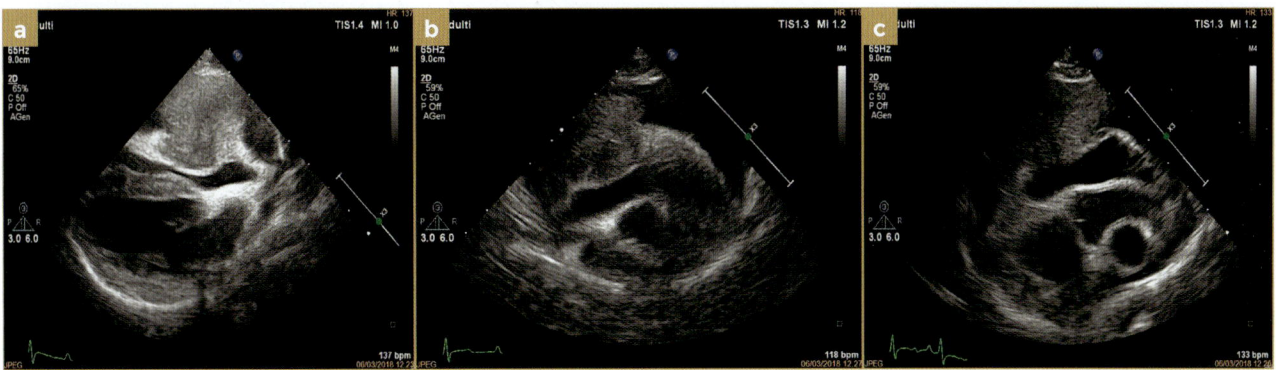

FIGURA 13.19. Estudio bidimensional de la extensión de un hemangiosarcoma de aurícula derecha. a) Proyección paraesternal derecha de eje largo que muestra infiltración de la unión auriculoventricular. b) Infiltración de la pared posterolateral del ventrículo derecho (tracto de entrada). c) Proyección fuera de eje que muestra una orejuela derecha no invadida.

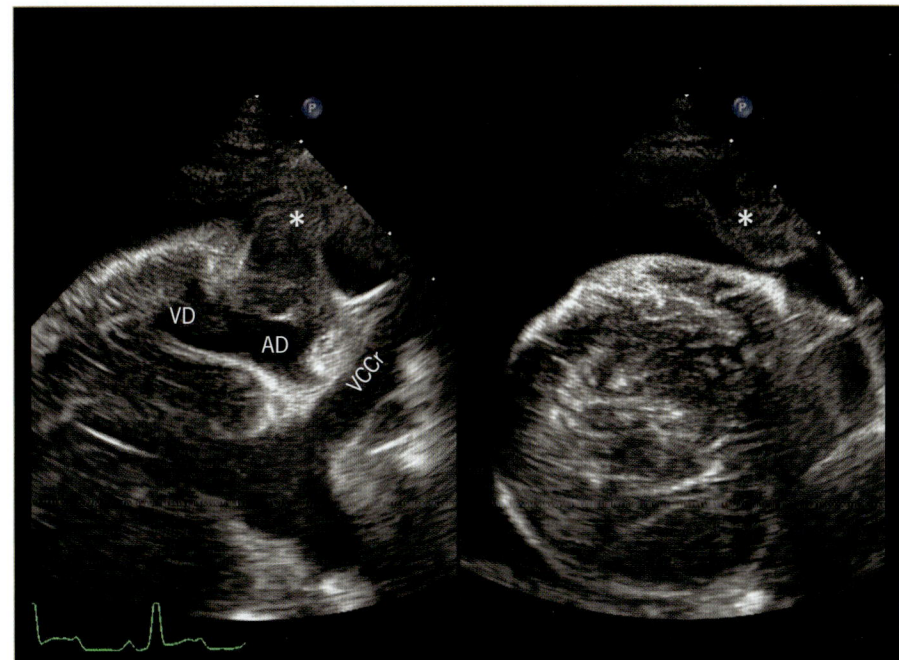

FIGURA 13.20. Hemangiosarcoma auricular derecho con infiltración pericárdica. El derrame pericárdico crea la ventana acústica adecuada para visualizar la invasión pericárdica. AD, aurícula derecha; VCCr, vena cava craneal; VD, ventrículo derecho.

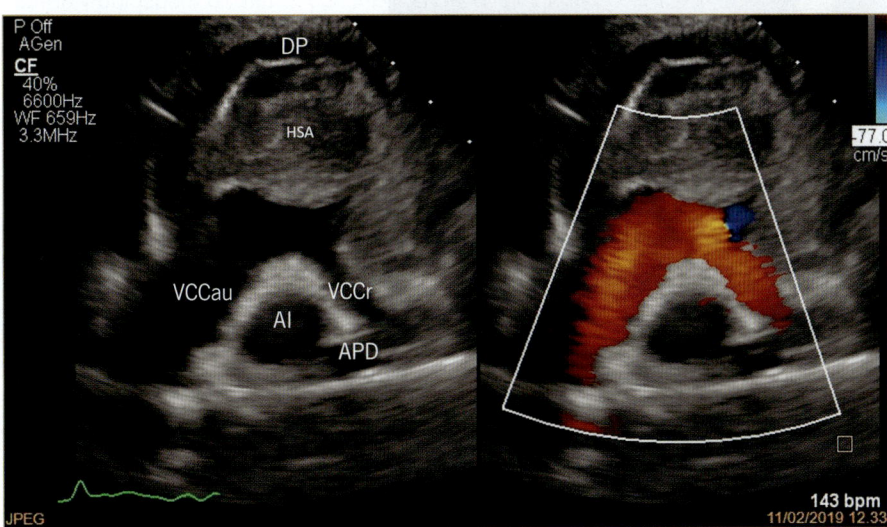

FIGURA 13.21. Proyección bicaval: el hemangiosarcoma ocupa toda la cavidad auricular derecha. AI, aurícula izquierda; APD, arteria pulmonar derecha; DP, derrame pericárdico; HSA, hemangiosarcoma; VCCau, vena cava caudal; VCCr, vena cava craneal.

Para estudiar la extensión de los HSA y la posible infiltración tumoral de la unión auriculoventricular –lo que definiría la absoluta no operabilidad– se pueden utilizar las proyecciones apicales de cuatro y cinco cámaras, además de las proyecciones paraesternales derechas. En la proyección de cinco cámaras, la aorta puede utilizarse como referencia anatómica apuntando el haz de ultrasonidos lateral y caudal a esta. Puede obtenerse otra vista de la aurícula derecha desplazándose hacia una proyección fuera de eje orientada hacia la aurícula derecha. Esto es útil para identificar la localización exacta de la masa: una vez que se ha observado su origen en la proyección de cuatro cámaras, y se ha determinado la localización del tumor en relación con el cuerpo de la aurícula derecha, se puede seguir evaluando la posible afectación de la unión auriculoventricular. Una vez que es visible el origen de la masa en la posición más anterior obtenida como se ha descrito anteriormente, se valora la afectación de la orejuela derecha (fig. 13.22). Este detalle topográfico combinado con el resto de observaciones obtenidas en el examen ecocardiográfico completo puede ser crucial para la cirugía.

El estudio de los bordes de la masa neoplásica y la valoración del posible contacto o infiltración de los tejidos miocárdicos deben hacerse con la máxima precisión para definir la operabilidad del tumor, no solo para los tumores más frecuentes como el HSA, sino también para otras neoplasias intracavitarias. Por ejemplo, en estadios avanzados de tumores adrenales que invaden la vena cava caudal, la masa puede progresar dentro de la aurícula derecha y el ventrículo derecho sin infiltración del miocardio, pero esto debe confirmarse con un examen preciso de toda la masa.

Un estudio minucioso de la interfase acústica entre las masas intracavitarias y el endocardio también forma parte del proceso de diagnóstico diferencial entre las neoplasias endocavitarias y los trombos. Los trombos suelen localizarse en las zonas de flujo lento, como la aurícula derecha y la orejuela derecha, e incluso cuando los trombos están fuertemente adheridos al endocardio es posible identificar el fino borde anecoico entre ellos y el endocardio. Además, los trombos frescos son homogéneamente hiperecoicos, mientras que en los trombos antiguos el centro se vuelve menos ecoico y los bordes se vuelven definitivamente hiperecoicos. La precisión de este proceso diagnóstico depende del ajuste del instrumental ecocardiográfico y de la elección de sondas con la resolución espacial adecuada para definir las interfases acústicas.

Las neoplasias valvulares tienen un aspecto redondeado y homogéneamente hiperecoico, pero este puede variar en función de su tipo histológico. Estas masas provocan una estenosis funcional al estrechar el orificio valvular (fig. 13.23). Esta estenosis funcional provoca astenia grave y síncope, que es casi siempre el motivo por el que los pacientes con neoplasias valvulares acuden a la clínica.

Las masas valvulares a menudo parecen afectar solo a la válvula, pero tras un examen más cuidadoso, a veces es posible observar infiltración del miocardio adyacente, con la misma ecotextura. En estos casos es difícil, si no imposible, definir si la neoplasia es miocárdica primaria o endocárdica con invasión de los tejidos adyacentes.

En la experiencia de nuestra clínica, las neoplasias miocárdicas de las válvulas pulmonar y tricúspide fueron HSA,

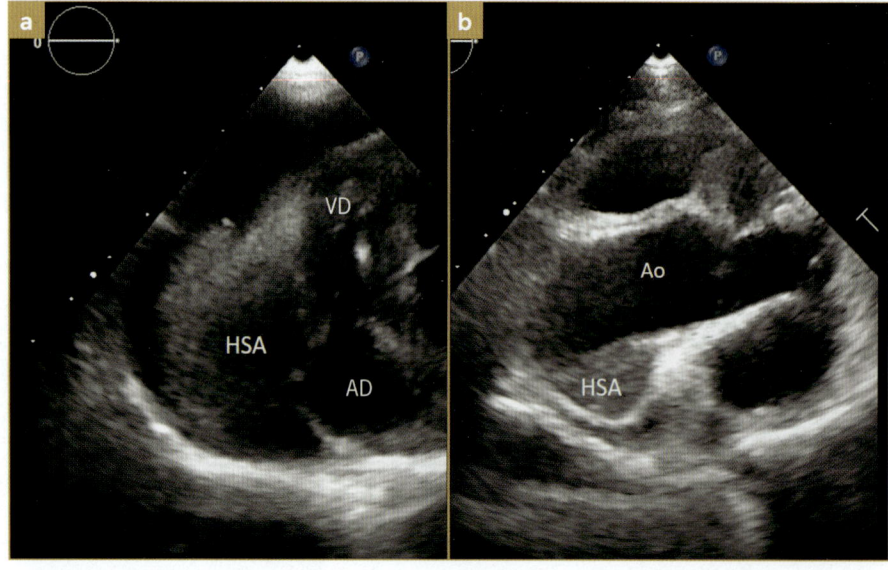

FIGURA 13.22. a) Proyección apical de cuatro cámaras con un gran hemangiosarcoma (HSA) que surge de la pared auricular derecha y afecta a la unión auriculoventricular. b) Proyección fuera de eje derivada de una proyección de cinco cámaras; una pequeña porción del HSA surge de la orejuela derecha. AD, aurícula derecha; Ao, aorta; VD, ventrículo derecho.

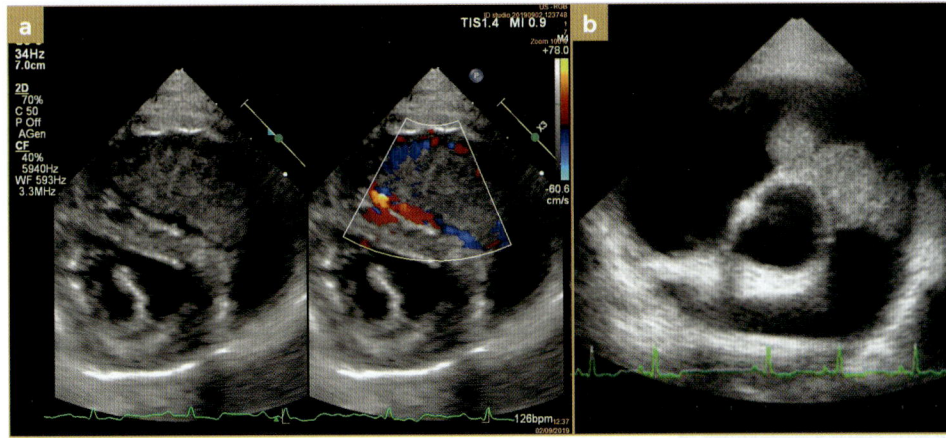

FIGURA 13.23. a) Gran masa valvular que ocluye parcialmente el tracto de entrada del ventrículo derecho. b) Masa nodular hiperecoica adherida a la válvula pulmonar que obstruye el tracto de salida del ventrículo derecho.

mientras que en la aurícula izquierda se identificaron con mayor frecuencia mixosarcomas.

El diagnóstico diferencial entre las neoplasias valvulares y las vegetaciones endocárdicas es relativamente sencillo. Cuando se observan en la clínica, las masas valvulares son mucho mayores que las vegetaciones endocárdicas. Estas últimas pueden aparecer como nódulos, pero suelen tener una ecotextura y unos bordes muy irregulares. Además, la endocarditis causa erosión de la estructura valvular y, por tanto, casi siempre insuficiencia valvular grave. Sin embargo, el diagnóstico diferencial no solo debe basarse en la propia observación ecocardiográfica, sino que también debe tener en cuenta el cuadro clínico del paciente. La tromboembolia cardiaca puede ser otro diagnóstico diferencial en perros con tumores intracardiacos. Los trombos son más móviles, suelen localizarse sobre todo en el lado derecho del corazón y tienen una ecotextura homogénea. Además, los trombos se observan sobre todo en pacientes afectados por trastornos de la coagulación. Por otra parte, los pacientes afectados de endocarditis aguda presentan todas las características clínicas de las infecciones sistémicas. Otras neoplasias que pueden desarrollarse en las cavidades son, aunque poco frecuentes, los rabdomiosarcomas originados en el tejido miocárdico, que alteran la arquitectura, y por tanto la ecotextura, e invaden rápidamente la cavidad ventricular y, en ocasiones, los tejidos circundantes.

En los TBC, el estudio ecocardiográfico sirve para identificar la ecotextura de la masa –que es ligeramente

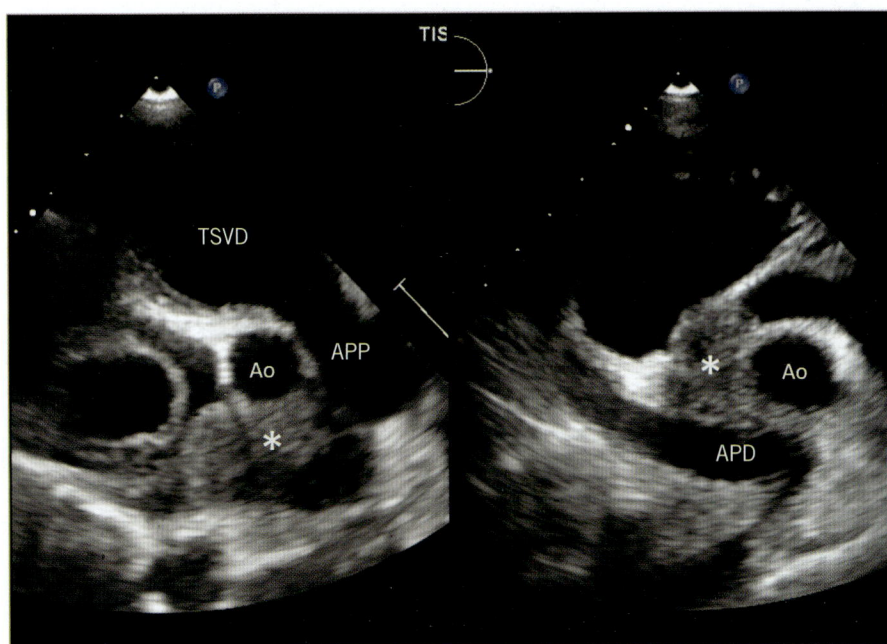

FIGURA 13.24. Dos proyecciones diferentes fuera de eje de un pequeño tumor de la base del corazón originado en la cara posterior de la raíz aórtica. Ao, aorta; APD, arteria pulmonar derecha; APP, arteria pulmonar principal; TSVD, tracto de salida del ventrículo derecho.

hiperecoica y parcialmente homogénea en los quimio-dectomas– y localizar el lugar de origen, lo que es posible en los casos precoces en los que las masas son pequeñas (fig. 13.24). A continuación, debe determinarse la extensión de la masa y la compresión de las cavidades y los vasos. En los quimiodectomas, el origen puede verse entre la aorta y la arteria pulmonar en la base de ambas; la masa rodea entonces progresivamente la raíz aórtica y la arteria pulmonar. La arteria pulmonar derecha, que es la más próxima a la raíz aórtica, se comprime con frecuencia (fig. 13.25).

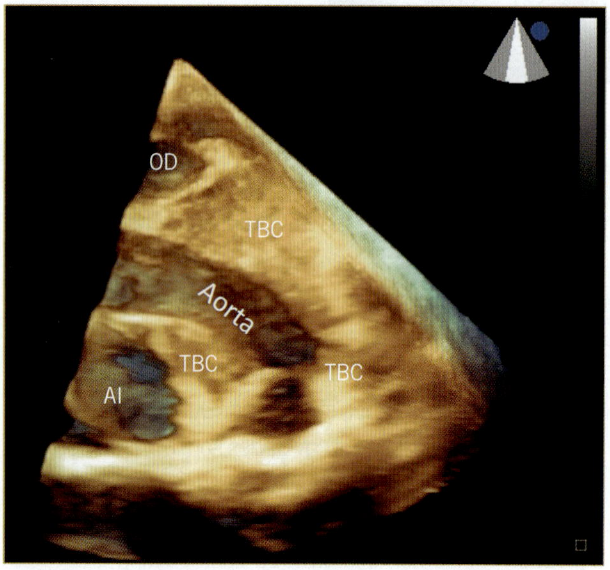

El Doppler puede utilizarse para determinar el grado de compresión u obstrucción de los vasos. El Doppler color puede identificar la extensión de la interferencia del flujo, mientras que la gravedad puede evaluarse con el Doppler de onda continua determinando el gradiente de presión (fig. 13.26).

Los tumores tiroideos ectópicos también suelen localizarse en la base del corazón, pero parecen protruir más cranealmente hacia el mediastino. Con frecuencia tienden a comprimir y elevar la aorta ascendente, los vasos epiaórticos y la vena cava craneal.

OTROS PROCEDIMIENTOS DIAGNÓSTICOS

El diagnóstico de los tumores cardiacos se basa principalmente en la imagen. Sin embargo, en algunos casos, cuando la neoplasia no es claramente visible o la morfología y la localización no son lo suficientemente características para determinar el tipo histológico, pueden ser necesarias técnicas complementarias de diagnóstico. El rendimiento diagnóstico del examen citológico del líquido pericárdico es muy elevado en algunas enfermedades, como la pericarditis infecciosa de diversas etiologías. En el derrame pericárdico maligno, la utilidad de este examen es sin embargo muy limitada, y su beneficio diagnóstico suele

FIGURA 13.25. Proyección tridimensional de la base del corazón con un tumor de la base del corazón (TBC) que rodea la aorta ascendente y los vasos epiaórticos. AI, aurícula izquierda; OD, orejuela derecha; TBC, tronco braquiocefálico.

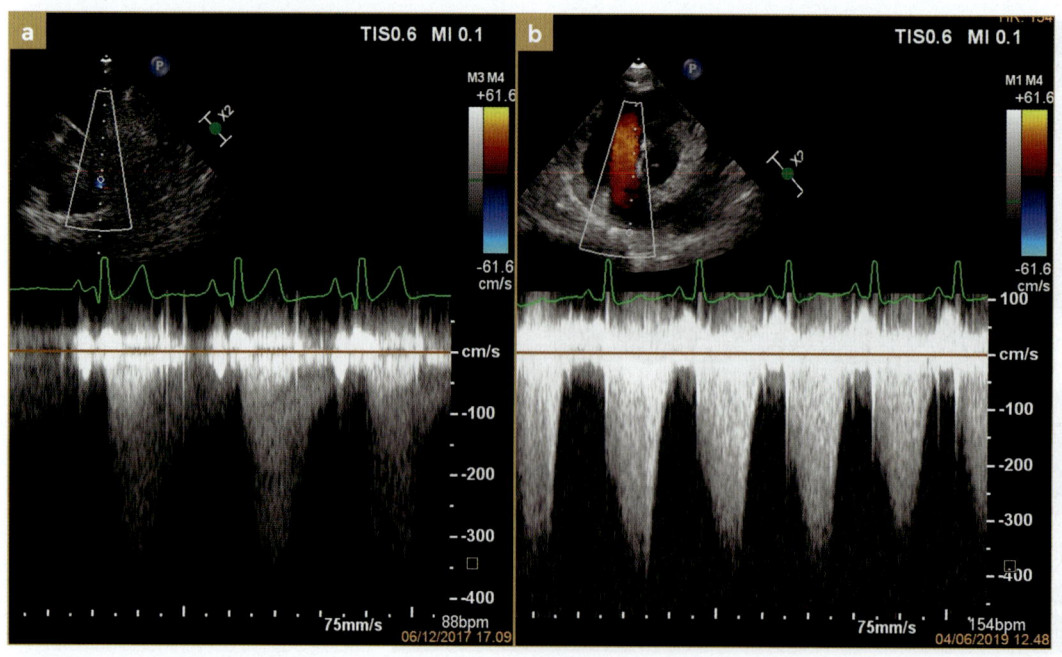

FIGURA 13.26. a) Doppler continuo; aceleración del flujo pulmonar causada por una masa extrínseca que comprime la arteria pulmonar principal y la arteria pulmonar derecha. b) Aproximadamente el mismo gradiente; se registran 50 mmHg en la regurgitación tricúspide.

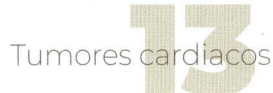

aumentar una vez que el hematocrito del líquido es inferior al 10 %. Esto es muy limitante en los HSA. En estas neoplasias, el derrame es definitivamente hemorrágico, ya que se debe a la rotura de la masa y por tanto el hematocrito es siempre elevado. Los citólogos raras veces identifican células en el líquido procedentes de la masa neoplásica. En otras neoplasias cardiacas como los quimiodectomas y los mesoteliomas, el examen citológico del derrame pericárdico no permite identificar células específicas para el diagnóstico. Por el contrario, en los linfomas cardiacos es frecuente encontrar células en el líquido pericárdico que pueden orientar el diagnóstico. La medición del pH del líquido pericárdico también se ha utilizado como medio para diferenciar entre derrame idiopático y neoplásico. Para medir el pH del líquido, primero hay que centrifugarlo para separar los componentes celulares. A continuación, el pH se mide fácilmente en el sobrenadante. La pericarditis idiopática tiende a producir un derrame más ácido (pH <7), mientras que el derrame pericárdico en perros con tumores cardiacos presenta un pH significativamente más alto (pH >7). A pesar de estas diferencias, este parámetro tiene un escaso valor diagnóstico, ya que los valores superpuestos entre los dos grupos no permiten distinguir claramente las dos etiologías.

Para diferenciar entre efusiones pericárdicas neoplásicas y no neoplásicas, se ha investigado la concentración sérica de troponina I cardiaca (cTnI) y troponina T en dos estudios breves con resultados controvertidos. Se demostró que la cTnI sérica era más alta en perros con HSA cardiaco que en perros con HSA extracardiaco, en perros con neoplasias extracardiacas distintas del HSA y en perros con derrame pericárdico no causado por HSA. En otro estudio se descubrió que los niveles de cTnI eran significativamente más altos en pacientes caninos con derrame pericárdico que en perros normales, en los que la cTnI circulante debería ser indetectable. Sin embargo, no fue posible distinguir entre derrame pericárdico benigno y maligno basándose en los niveles de CTnI. En los casos de derrame pericárdico, la cTnI aumenta no solo en el plasma, sino también en el líquido pericárdico, pero su concentración en el líquido de la efusión no parece ser de ayuda para diferenciar entre etiologías. No se encontraron diferencias significativas en los niveles de troponina T entre perros con efusión pericárdica idiopática y perros con efusión pericárdica causada por HSA cardiaco.

La aspiración con aguja fina o una biopsia *con aguja gruesa* para obtener muestras citológicas o histológicas para su examen forma parte de la estadificación de casi todas las enfermedades neoplásicas. En el caso de las masas cardiacas, esto solo es posible en casos seleccionados con precisión. El riesgo de inducir arritmias o provocar hemorragias graves, así como la localización de las masas, a las que con frecuencia es muy difícil acceder, son las principales limitaciones de este procedimiento. Este procedimiento no se recomienda en los HSA, ya que la probabilidad de que se produzca una hemorragia es muy alta. Además, en casi todos los casos el patrón ecocardiográfico es tan inequívoco que no es necesario ningún examen adicional para establecer un diagnóstico definitivo. La aspiración con aguja fina podría ser útil en algunos TBC de morfología poco clara, y se sugiere especialmente cuando la morfología ecográfica de la masa no es claramente atribuible a una neoplasia y, por tanto, la identificación del origen de la masa es esencial para decidir el mejor plan de tratamiento.

PRONÓSTICO Y TRATAMIENTO

El pronóstico de las neoplasias cardiacas está estrechamente relacionado con su tipo histológico y con las alteraciones estructurales y funcionales determinadas por el grado de invasión de la masa. A menudo, la gravedad de los signos clínicos y el rápido deterioro e inestabilidad hemodinámica del paciente impiden alcanzar un diagnóstico definitivo a tiempo para proporcionar el tratamiento adecuado.

Los abordajes terapéuticos incluyen tratamientos paliativos destinados a mejorar los signos clínicos agudos y crónicos, como la pericardiocentesis, la pericardiectomía y la implantación de endoprótesis vasculares, la extirpación quirúrgica de la masa y los agentes quimioterapéuticos.

Los tratamientos paliativos más utilizados en los tumores cardiacos son la pericardiocentesis, la pericardiectomía y la implantación de endoprótesis.

PERICARDIOCENTESIS

La pericardiocentesis es un tratamiento de urgencia indispensable en el taponamiento agudo. El procedimiento es relativamente seguro y fácil, pero debe abordarse con precaución en los HSA con hemorragia aguda. Si se realiza una pericardiocentesis en estos casos, la extracción de líquido puede ir seguida de un taponamiento más grave y potencialmente mortal. Este episodio no puede preverse cuando se realiza una pericardiocentesis para el taponamiento pericárdico agudo debido a HSA, por lo que el veterinario debe estar preparado para estabilizar al paciente con fluidos, expansores plasmáticos o incluso transfusión de sangre y fármacos vasoconstrictores.

PERICARDIECTOMÍA Y PERICARDIOTOMÍA

La pericardiectomía está indicada como tratamiento paliativo para prevenir la recidiva del taponamiento cardiaco. Hoy en día se puede realizar una pericardiectomía subfrénica completa con un abordaje mínimamente invasivo que permitirá el examen histológico del pericardio. Esto es indispensable cuando se sospecha que un mesotelioma u otra neoplasia ha invadido el pericardio (vídeo 13.1). El taponamiento pericárdico rara vez está causado por un quimiodectoma, pero cuando es evidente se debe realizar una pericardiectomía. En este caso, si no se considera necesario el examen histológico del pericardio, puede utilizarse un abordaje aún menos invasivo como la pericardiotomía percutánea con balón. Este procedimiento se realiza bajo control fluoroscópico. Se introducen en el espacio pericárdico una aguja de Seldinger, una guía y, a continuación, una vaina vascular; a continuación, se coloca un catéter con balón a través del orificio en el pericardio y se infla, lo que provoca un amplio desgarro de la membrana pericárdica (vídeo 13.2). En caso de HSA, el beneficio de la pericardiectomía o pericardiotomía no acompañada de extirpación quirúrgica de la masa neoplásica es controvertido. El procedimiento previene la recidiva del taponamiento cardiaco, pero aumenta el riesgo de que la hemorragia causada por la rotura del HSA se extienda en el espacio pleural en lugar de quedar contenida en el espacio pericárdico.

COLOCACIÓN DE ENDOPRÓTESIS VASCULARES

Las masas cardiacas pueden crear compresión de las grandes arterias y venas situadas en la base del corazón. Esto ocurre con mayor frecuencia a nivel de la vena cava craneal y de las ramas de la arteria pulmonar. Esto puede causar complicaciones como el síndrome de la vena cava, predisposición a la tromboembolia y problemas relacionados con la hipoperfusión pulmonar. La compresión de la aorta y de las arterias que nacen de la raíz aórtica, incluidas las arterias coronarias, no suele crear una compresión significativa. La colocación de endoprótesis en la vena cava y las arterias pulmonares puede antagonizar esta compresión externa, aliviando los signos clínicos y prolongando la esperanza de vida del paciente. Para seleccionar el tamaño y el tipo de endoprótesis es necesario realizar un estudio de TC y una angiografía selectiva (vídeo 13.3).

CIRUGÍA

La cirugía debe ser el tratamiento de primera elección para el HSA cardiaco. La viabilidad de la cirugía está estrictamente condicionada por la localización anatómica de la masa, que debe definirse cuidadosamente antes de planificar el procedimiento quirúrgico (vídeo 13.4). Muchos estudios retrospectivos han comparado la extirpación quirúrgica de HSA cardiacos realizada como tratamiento único con la cirugía seguida de quimioterapia adyuvante. El tiempo de supervivencia de los pacientes tratados con el plan combinado, aunque limitado a menos de 1 año debido a la frecuente presencia de metástasis en esta enfermedad, fue significativamente mayor que en los pacientes en los que la extirpación del HSA no se siguió de quimioterapia.

VÍDEO 13.1. Pericardiectomía toracoscópica (por cortesía de Roberto Bussadori).

VÍDEO 13.2. Pericardiotomía percutánea con balón.

VÍDEO 13.3. Colocación de endoprótesis en la arteria pulmonar derecha en un tumor compresivo de la base del corazón.

VÍDEO 13.4. Escisión quirúrgica de un hemangiosarcoma del pabellón auricular derecho (por cortesía de Roberto Bussadori).

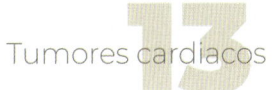

El tratamiento quirúrgico del quimiodectoma está limitado por el hecho de que el tumor se diagnostica muy raramente cuando todavía es demasiado pequeño para afectar a la raíz aórtica y a las arterias pulmonares principales. Los tumores del cuerpo aórtico que crecen en la aurícula derecha a menudo surgen de la fosa oval y causan signos claros y precoces de obstrucción. Por tanto, aunque son intracardiacos, estos tumores suelen ser operables, a diferencia de los localizados en la base del corazón. En estos casos, la masa puede extirparse mediante una auriculotomía derecha realizada con un bloqueo temporal de la vena cava o un *baipás* cardiopulmonar.

QUIMIOTERAPIA

La posibilidad de administrar quimioterapia a los pacientes afectados por tumores cardiacos depende del tipo histológico del tumor, del estadio de la enfermedad en el momento del diagnóstico y de la viabilidad de una combinación con tratamiento quirúrgico. Para el linfoma cardiaco, al igual que para otras localizaciones anatómicas de esta neoplasia, la quimioterapia es el tratamiento de elección. En un estudio realizado en 15 perros se utilizó quimioterapia combinada (que incluía prednisona, vincristina, ciclofosfamida, L-asparaginasa, doxorrubicina, mecloretamina, procarbazina y lomustina) y se obtuvo un tiempo de supervivencia de 5 meses, superior al de otros linfomas en estadio V.

Como se ha explicado anteriormente, una vez que se ha extirpado quirúrgicamente un HSA cardiaco, se recomienda en gran medida la quimioterapia adyuvante. El protocolo más recomendado se basa en ciclos de 3 semanas con doxorrubicina (30 mg/m² IV) y ciclofosfamida (100 mg/m² IV) el día 1, y vincristina (0,5 mg/m² IV) al final de la semana 2 y 3. Este protocolo debe iniciarse aproximadamente 10 días después de la cirugía y repetirse cada 3 semanas durante un máximo de 5 ciclos. Este protocolo parece garantizar el mejor tiempo de supervivencia. Otros protocolos basados únicamente en doxorrubicina sin vincristina parecen haber obtenido peores resultados. En otros casos, la adición de carboplatino o de tratamiento metronómico con doxorrubicina no parece aumentar el tiempo medio de supervivencia de estos pacientes. Sin embargo, hay que tener en cuenta que todos los estudios realizados hasta ahora sobre el tratamiento de los HSA cardiacos se han basado en poblaciones muy pequeñas y, por tanto, no tienen la potencia estadística necesaria para validar específicamente estos protocolos.

Los inhibidores de la tirosina cinasa son fármacos con agentes antiangiogénicos. En humanos, el sunitinib está registrado para el carcinoma de células renales y los tumores del estroma gastrointestinal resistentes al imatinib; también se utiliza para tumores neuroendocrinos avanzados, incluidos carcinomas hepatocelulares y tumores pancreáticos. Una molécula similar, el toceranib, es análoga al sunitinib y se ha registrado en medicina veterinaria para el tratamiento de los mastocitomas caninos.

El toceranib se utiliza actualmente en otros cánceres caninos, como los insulinomas, los feocromocitomas, los carcinomas tiroideos y los carcinomas nasales. Otros fármacos quimioterapéuticos con efectos citotóxicos directos pueden conducir a la remisión completa. El toceranib, sin embargo, solo tiene efectos antiangiogénicos sobre las vías de señalización de varios factores de crecimiento. Con ello únicamente se consigue la estabilización o remisión parcial del crecimiento tumoral. Esto es útil en aquellos tumores con una tasa de crecimiento lenta, cuando su malignidad viene determinada por la invasión local con compresión, obstrucción o infiltración de los tejidos adyacentes. Actualmente, el toceranib está indicado en el tratamiento de los TBC y, a pesar de su limitada eficacia en la reducción del tamaño tumoral, es útil para aliviar los signos clínicos y ralentizar el crecimiento tumoral y, por tanto, para mejorar las tasas de supervivencia. El tratamiento se basa en la administración oral en días alternos a la dosis indicada en el prospecto de 3,25 mg/kg. El peso corporal del paciente, el hemograma completo, los valores de bioquímica sanguínea, la relación proteína/creatinina en orina y la presión arterial deben comprobarse al inicio del tratamiento y cada 2 semanas.

El efecto secundario más frecuente es la diarrea. Esto justifica la interrupción del toceranib y el tratamiento sintomático de los problemas gastrointestinales.

BIBLIOGRAFÍA

Adissu HA, Hayes G, Wood GA, Caswell JL. Cardiac myxosarcoma with adenoma adrenal and pituitary hyperplasia resembling Carney complex in a dog. *Vet Pathol*, 2010, 47(2):354-357.

Akkoc A, Ozyigit MO, Cangul IT. Valvular cardiac myxoma in a dog. *J Vet Med A Physiol Pathol Clin Med*, 2007; 54(7), 356-358.

Akkoc A, Ozyigi M, Yilmaz R, *et al.* Cardiac metastasising rhabdomyosarcoma in a Great Dane. *Vet Rec*, 2006, 158(23):803-804.

Almes KM, Heaney AM, Andrews GA. Intracardiac ectopic thyroid carcinosarcoma in a dog. *Vet Pathol*, 2008, 45:500.

Anwar AM, Nosir YF, Ajam A, Chamsi-Pasha H. Central role of real-time three-dimensional echocardiography in the assessment of intracardiac thrombi. *Int J Cardiovasc Imaging*, 2010, 26(5):519-526.

Aoki T, Sunahara H, Sugimoto K, *et al.* Dynamic left ventricular outflow tract obstruction secondary to hypovolemia in a German Shepard dog with splenic hemangiosarcoma. [Informes de casos]. *J Vet Med Sci*, 2015, 77(9): 1187-1190.

Arat N, Bakanay SM, Yildiz E, *et al.* Complete regression of massive cardiac involvement associated with acute T cell leukemia following chemotheraphy. *Eur J Echocardiogr*, 2008, 9(3): 388-390.

Atkins C. Diagnosis of intracardiac fibrosarcoma using two-dimensional echocardiography. *Vet Radiol*, 1984, 20:131-137.

Aupperle H, Marz I, Ellenberger C, *et al.* Primary and secondary heart tumors in dogs and cats. *J Comp Pathol*, 2007, 136(1): 18-26.

Avakian A, Alroy J, Rozanski E, *et al.* Lipid-rich pleural mesothelioma in a dog. *J Vet Diagn Invest*, 2008, 20(5):665-667.

Balaguer L, Romano J, Nieto JM, *et al.* Incidental finding of a chemodectoma in a dog: differential diagnosis. *J Vet Diagn Invest*, 1990, 2(4):339-341.

Boddy KN, Sleeper MM, Sammarco CD, *et al.* Cardiac magnetic resonance in the differentiation of neoplastic and non-neoplastic pericardial effusion. *J Vet Intern Med*, 2011, 25(5):1003-1009.

Bonnett BN, Egenvall A, Hedhammar Å, Olson P. Mortality in over 350,000 Insured Swedish dogs from 1995-2000: I. Breed-, Gender-, Age- and Cause-specific Rates. *Acta Vet Scand*, 2005, 46:105-120.

Boston SE, Higginson G, Monteith G. Concurrent splenic and right atrial mass at presentation in dogs with HSA: a retrospective study. *J Am Anim Hosp Assoc*, 2011, 47(5):336-341.

Bracha S, Caron I, Holmberg DL, *et al.* Ectopic thyroid carcinoma causing right ventricular outflow tract obstruction in a dog. *J Am Anim Hosp Assoc*, 2009, 45(3):138-141.

Brambilla PG, Roccabianca P, Locatelli C, *et al.* Primary cardiac lipoma in a dog. *J Vet Intern Med*, 2006, 20(3):691-693.

Briggs OM, Kirkberger RM, Goldberg NB. Right atrial myxosarcoma in a dog. *J S Afr Vet Assoc*, 1997, 68(4):144-146.

Brown PJ, Rema A, Gartner F. Immunohistochemical characteristics of canine aortic and carotid body tumors. *J Am Vet Med Assoc*, 1997, 211:736-740.

Bussadori C, Quintavalla C, Pradelli D, Marconato L. Diagnostic imaging for the identification of cardiac tumors in humans and dogs. Proceedings 13th Ljudevit Jurak International Symposium on Comparative Pathology, Zagreb. *Acta Clinica Croatica*, 2002, 155(41).

Cagle LA, Epstein SE, Owens SD, *et al.* Diagnostic yield of cytologic analysis of pericardial effusion in dogs. *J Vet Intern Med*, 2014, 28(1):66-71.

Calleja AC, Alharthi MS, Khandheria BK, Chaliki HP. Contrast-enhanced right atrial mass: tumor or thrombus? *Eur J Echocardiogr*, 2009, 10(2):365-366.

Campbell MD, Gelberg HB. Endocardial ossifying myxoma of the right atrium in a cat. *Vet Pathol*, 2000, 37(5):460-462.

Clifford CA, Mackin AJ, Henry CJ. Treatment of canine hemangiosarcoma: 2000 and beyond. *J Vet Intern Med*, 2000, 14(5):479-485.

Crumbaker DM, Rooney MB, Case JB. Thoracoscopic subtotal pericardiectomy and right atrial mass resection in a dog. *J Am Vet Med Assoc*, 2010, 237(5):551-554.

Darke PGG, Gordon LR. Cardiac myxoma in a dog. *Vet Rec*, 1974, 95:565-567.

de Madron E., Helfand SC, Stebbins, KE. Use of chemotherapy for treatment of cardiac hemangiosarcoma in a dog. *J Am Vet Med Assoc*, 1987, 190(7):887-891.

Deim Z. Carotid body tumor in dog: a case report. *Can Vet J*, 2007, 48(8):865-867.

Deim Z, Szalay F, Glávits R, *et al.* Carotid body tumor in dog: a case report. *Can Vet J*, 2007, 48(8):865-867.

Detweiler DK, Patterson DF. The prevalence and types of cardiovascular disease in dogs. *Ann N Y Acad Sci*, 1965, 127(1):481-516.

Di Palma S, Lombard C, Kappeler A, *et al.* Intracardiac ectopic thyroid adenoma in a dog. *Vet Rec*, 2010, 167:709-710.

DiPinto MN, Dunstan RW, Lee C. Cystic, peritoneal mesothelioma in a dog. *J Am Anim Hosp Assoc*, 1995, 31(5):385-389.

Djani DM, Coleman AE, Rapoport GS, *et al.* Congestive heart failure caused by transvenous pacemaker lead prolapse and associated right ventricular outflow tract obstruction in a dog. *J Vet Cardiol*, 2016, 18(4):391-397.

Dunning D, Monnet E, Orton EC, Salman MD. Analysis of prognostic indicators for dogs with pericardial effusion: 46 cases (1985-1996). *J Am Vet Med Assoc*, 1998, 212(8):1276-1280.

Echandi RL, Morandi F, Newman SJ, Holford A. Imaging diagnosis -canine thoracic mesothelioma. *Vet Radiol Ultrasound*, 2007, 48(3):243-245.

Ehrhart N, Ehrhart EJ, Willis J, *et al.* Analysis of factors affecting survival in dogs with aortic body tumors. *Vet Surg*, 2002, 31(1):44-48.

Fernández-del Palacio MJ, Talavera López J, Bayón del Río A, *et al*. Left ventricular outflow tract obstruction secondary to hemangiosarcoma in a dog. *J Vet Intern Med,* 2006, 20(3):687-690.

Foale RD, White RA, Harley R, Herrtage ME. Left ventricular myxosarcoma in a dog. *J Small Anim Pract,* 2003, 44(11):503-507.

Gamlem H, Nordstoga K, Arnesen K. Canine vascular neoplasia - a population-based clinicopathologic study of 439 tumors and tumor-like lesions in 420 dogs. *APMIS Suppl,* 2008, 116(7-8):41-54.

Gidlewski J, Petrie JP. Pericardiocentesis and principles of echocardiographic imaging in the patient with cardiac neoplasia. *Clin Tech Small Anim Pract, 2003*, 18(2):131-134.

Girard C, Hélie P, Odin M. Intrapericardial neoplasia in dogs. *J Vet Diagn Invest,* 1999, 11:73-78.

Gliatto JM, Crawford MA, Snider TG 3rd, Pechman R. Multiple organ metastasis of an aortic body tumor in a Boxer. *J Am Vet Med Assoc,* 1987, 191(9):110-112.

Grieco, V. A case of two different tumors in the heart of a dog. *J Vet Diagn Invest,* 2008, 20:365-368.

Holscher M. Ectopic thyroid tumor in a dog: thyroglobulin, calcitonin and neuron-specific enolase immunocytochemical studies. *Vet Pathol,* 1986, 23(6):778-779.

Kim JH, Choi YK, Yoon HY, *et al*. Juvenile malignant mesothelioma in a dog. *J Vet Med Sci,* 2002, 64(3):269-271.

Kim SK. Unusual metastasis of malignant aortic body tumor to multiple bones in a dog. *J Vet Med Sci,* 2005, 67(6): 625-627.

Kirkpatrick JN, Wong T, Bednarz JE, *et al*. Differential diagnosis of cardiac masses using contrast echocardiographic perfusion imaging. *J Am Coll Cardiol,* 2004, 43(8):1412-1419.

Kleine LJ, Zook BC, Munson TO. Primary cardiac hemangiosarcomas in dogs. *J Am Vet Med Assoc,* 1970, 157(3):326-337.

Krotje LJ, Ware WA, Niyo Y. Intracardiac rhabdomyosarcoma in a dog. *J Am Vet Med Assoc,* 1990, 197(3):368-371.

Liggett AD, Frazier KS, Styer EL. Angiolipomatous tumors in dogs and a cat. *Vet Pathol,* 2002, 39(2):286-289.

Liu KX, Church Bird AE, Lenz SD, *et al*. Antigen expression in normal and neoplastic canine tissues defined by a monoclonal antibody generated against canine mesothelioma cells. *Vet Pathol,* 1994, 31(6):663-673.

Lombard CW, Goldschmidt MH. Primary fibroma in the right atrium of a dog. *J Small Anim Pract,* 1980, 21(8):439-448

MacDonald KA, Cagney O, Magne ML. Echocardiographic and clinicopathologic characterization of pericardial effusion in dogs: 107 cases (1985-2006). *J Am Vet Med Assoc,* 2009, 235 (12):1456-1461.

MacGregor JM, Faria ML, Moore AS, *et al*. Cardiac lymphoma and pericardial effusion in dogs: 12 cases (1994-2004). *J Am Vet Med Assoc,* 2005, 227(9):1449-1453.

Machida N, Hoshi K, Kobayashi M, *et al*. Cardiac myxoma of the tricuspid valve in a dog. *J Comp Pathol,* 2003, 129(4):320-324.

Machida N, Kobayashi M, Tanaka R, *et al*. Primary malignant mixed mesenchymal tumor of the heart in a dog. *J Comp Pathol,* 2003, 128(1):71-74.

Madarame H, Sato K, Ogihara K, *et al*. Primary cardiac fibrosarcoma in a dog. *J Vet Med Sci,* 2004, 66(8):979-982.

Magestro LM, Gieger TL, Nolan MW. Stereotactic body radiation therapy for heart-base tumors in six dogs. *J Vet Cardiol,* 2018, 20(3):186-197.

Mansfield CS, Callanan JJ, McAllister H. Intra-atrial rhabdomyoma causing chylopericardium and right-sided congestive heart failure in a dog. *Vet Rec,* 2000, 147(10):264-267.

McDonough SP, MacLachlan NJ, Tobias AH. Canine pericardial mesothelioma. *Vet Pathol,* 1992, 29(3):256-260.

Merlo M, Bo S, Ratto A. Primary right atrium haemangiosarcoma in a cat. *J Feline Med Surg,* 2002, 4(1):61-64.

Meurs KM, *et al*. Syncope associated with cardiac lymphoma in a cat. *J Am Anim Hosp Assoc,* 1994, 30:583-585.

Morrison WB. *Cancer in Dogs and Cats: Medical and Surgical Management,* 2nd ed, 2002.

Mullin CM, Arkans MA, Sammarco CD, *et al*. Doxorubicin chemotherapy for presumptive cardiac hemangiosarcoma in dogs (dagger). *Vet Comp Oncol,* 2016, 14(4):e171-e183.

Naudé SH, Miller DB. Magnetic resonance imaging findings of a metastatic chemodectoma in a dog. *J S Afr Vet Assoc,* 2006, 77(3):155-159.

Nolan MW, Arkans MM, LaVine D, *et al*. Pilot study to determine the feasibility of radiation therapy for dogs with right atrial masses and hemorrhagic pericardial effusion. *J Vet Cardiol,* 2017, 19(2):132-143.

Noszczyk-Nowak A, Nowak M, Paslawska U, *et al*. Cases with manifestation of chemodectoma diagnosed in dogs in Department of Internal Diseases with Horses, Dogs and Cats Clinic, Veterinary Medicine Faculty, University of Environmental and Life Sciences, Wroclaw, Poland. *Acta Veterinaria Scandinavica,* 2010, 52(35).

Ogilvie GK. Malignant lymphoma with cardiac and bone involvement in a dog. *J Am Vet Med Assoc,* 1989, 194:793-796.

Ogilvie GK. Canine lymphoma: protocols for 2004. *Proceedings of the 29th World Congress of the World Small Animal Veterinary Association 2004.*

Ogilvie GK, Powers BE, Mallinckrodt CH, Withrow SJ. Surgery and doxorubicin in dogs with hemangiosarcoma. *J Vet Intern Med,* 1996, 10(6):379-384.

Sanford SE, Hoover DM, Miller RB. Primary cardiac cell tumor in a dog. *Vet Pathol,* 1984, 21, 489-494.

Sato T, Miyoshi T, Shibuya H, *et al.* Peritoneal biphasic mesothelioma in a dog. *J Vet Med A Physiol Pathol Clin Med,* 2005, 52(1):22-25.

Schelling SH, Moses BL. Primary intracardiac osteosarcoma in a dog. *J Vet Diagn Invest,* 1994, 6:396-398.

Shaw SP, Rozanski EA, Rush JE. Cardiac troponins I and T in dogs with pericardial effusion. *J Vet Intern Med,* 2004, 18(3):322-324.

Shinohara Nako MJM. Presumptive primary cardiac lymphoma in a cat causing pericardial effusion. *J Vet Cardiol,* 2005, 7(1):65-69.

Simpson DJ, Hunt GB, Beck JA. Benign masses in the pericardium of two dogs. *Aust Vet J,* 1999, 77(4):225-229.

Sims CS, Tobias AH, Hayden DW, *et al.* Pericardial effusion due to primary cardiac lymphosarcoma in a dog. *J Vet Intern Med,* 2003, 17(6):923-927.

Sisson D. Intrapericardial cyst in a dog. *J Vet Intern Med,* 1993, 7:364-369.

Stephens L. Ectopic thyroid carcinoma with metastases in a Beagle Dog. *Vet Pathol,* 1982, 19:669-675.

Stepien RL, Whitley NT, Dubielzig RR. Idiopathic or mesothelioma-related pericardial effusion: clinical findings and survival in 17 dogs studied retrospectively. *J Small Anim Pract,* 2000, 41(8):342-347.

Tjostheim SS, Kellihan HB, Csomos RA, *et al.* Vascular hamartoma in the right ventricle of a dog: Diagnosis and treatment. *J Vet Cardiol,* 2015.

Treggiari E, Pedro B, Dukes-McEwan J, *et al.* A descriptive review of cardiac tumors in dogs and cats. [Revisión]. *Vet Comp Oncol,* 2017, 15(2):273-288.

Tursi M, Garofalo L, Muscio M, *et al.* Verrucoid lesions of mitral valve in a dog with features of inflammatory myofibroblastic tumor. *Cardiovasc Pathol,* 2009, 18(5):315-316.

Vicari ED, Brown DC, Holt DE, Brockman DJ. Survival times of and prognostic indicators for dogs with heart base masses: 25 cases (1986-1999). *J Am Vet Med Assoc,* 2001, 219(4):485-487.

Walter JH, Rudolph R. Systemic, metastatic, eu- and heterotopic tumors of the heart in necropsied dogs. *Zentralbl Veterinarmed A,* 1996, 43(1):31-45.

Ware W. Cardiac Neoplasia. En *Kirk's Current Veterinary Therapy XII, Small Animal Practice,* Kirk RW, Bonagura JD (eds.), 1995, W. B. Saunders.

Ware WA, Hopper DL. Cardiac tumors in dogs: 1982-1995. *J Vet Intern Med,* 1999, 13(2):95-103.

Warman SM, McGregor R, Fews D, Ferasin L. Congestive heart failure caused by intracardiac tumors in two dogs. *J Small Anim Pract,* 2006, 47(8):480-483. doi: JSAP149 [pii]. 10.1111/j.1748-5827.2006. 00149.x

Weiss AT, da Costa A, Klopfleisch R. Predominantly fibrous malignant mesothelioma in a cat. *Vet Med Int,* 2010, 2010:396794.

Weisse C, Soares N, Beal MW, *et al.* Survival times in dogs with right atrial hemangiosarcoma treated by means of surgical resection with or without adjuvant chemotherapy: 23 cases (1986-2000). *J Am Vet Med Assoc,* 2005, 226(4):575-579.

Withrow, SJ. The evolution of Veterinary Surgical Oncology. *Clin Tech Small Anim Pract,* 1998, 13(1):1-3.

Yamamoto S, Hoshi K, Hirakawa A, *et al.* Epidemiological, clinical and pathological features of primary cardiac hemangiosarcoma in dogs: a review of 51 cases. *J Vet Med Sci,* 2013, 75(11):1433-1441.

Yates WDG, Lester SJ, Mills JHL. Chemoreceptor tumors diagnosed at the Western College of Veterinary Medicine 1967-1979. *Can Vet J,* 1980, 21:124-129.

Zaher A, Radi, AM. Canine cardiac rhabdomyoma. *Toxicologic Pathology,* 2009, 37:348-350.

Zoia A, Hughes D, Connolly DJ. Pericardial effusion and cardiac tamponade in a cat with extranodal lymphoma. *J Small Anim Pract,* 2004, 45(9):467-471.

CAPÍTULO 14

Hipertensión pulmonar

Claudio Bussadori

INTRODUCCIÓN

La hipertensión pulmonar es un estado hemodinámico patológico que se define como una presión arterial pulmonar (PAP) sistólica y una PAP media superiores a 30 y 25 mmHg, respectivamente. En la fase inicial de la hipertensión pulmonar, la PAP puede ser normal en reposo, pero aumenta considerablemente durante el ejercicio. Posteriormente, en estadios más avanzados, también aumenta en reposo. La elevación crónica de la PAP y de la resistencia vascular pulmonar (RVP) provoca la dilatación e hipertrofia del ventrículo derecho. Cuando los mecanismos adaptativos de dilatación e hipertrofia del ventrículo derecho ya no pueden igualar la poscarga, se produce la insuficiencia cardiaca derecha, una afección asociada a un mal pronóstico.

La gravedad de los signos clínicos y el pronóstico de la hipertensión pulmonar, así como la respuesta al tratamiento y, por tanto, la reversibilidad de la afección (aparte del valor de presión encontrado), dependen de la causa de la propia hipertensión, de la rapidez de la progresión de las lesiones en los vasos pulmonares, de la edad del paciente y del remodelado anatómico y funcional del ventrículo derecho. Puede obtenerse una definición más precisa del perfil hemodinámico de un paciente mediante cateterismo cardiaco, con una medición directa de la PAP sistólica y media, la tasa de flujo sanguíneo pulmonar y la RVP. En la clínica veterinaria el cateterismo cardiaco solo debe realizarse en algunos casos específicos en los que la etiología no está clara o en algunos pacientes con cardiopatías congénitas en los que la medición precisa de la resistencia pulmonar es esencial para establecer la viabilidad de una intervención correctora. Para casi todos los casos de hipertensión pulmonar, la ecocardiografía proporciona la información necesaria para estadificar la enfermedad e identificar el tipo de hipertensión pulmonar y para el seguimiento, sin la invasividad, el coste y el riesgo del procedimiento del cateterismo cardiaco.

El pronóstico de la hipertensión pulmonar depende principalmente de:

- La rapidez de la progresión del remodelado vascular.
- La reversibilidad de las lesiones vasculares.
- La edad del paciente en el momento de la aparición de la hipertensión pulmonar.

EPIDEMIOLOGÍA Y ETIOLOGÍA DE LA HIPERTENSIÓN PULMONAR

La hipertensión pulmonar es una enfermedad relativamente infrecuente que se diagnostica con mayor frecuencia en perros. En los gatos es mucho más rara, y en esta especie en casi todos los casos está causada por una insuficiencia cardiaca congestiva izquierda. Lamentablemente, no se dispone de estudios epidemiológicos multicéntricos, solo de datos publicados sobre poblaciones relativamente pequeñas diagnosticadas en centros individuales. Casi todos estos estudios coinciden en el hecho de que la hipertensión pulmonar debida a insuficiencia cardiaca izquierda es la forma más frecuentemente diagnosticada en perros.

De los 26.000 casos remitidos para consulta de cardiología a la Clínica Veterinaria Gran Sasso (CVGS) de Milán entre 1997 y 2019, se diagnosticó a 276 pacientes de hipertensión pulmonar. La incidencia fue, por tanto, del 1 %, con una prevalencia de 13 casos al año.

Según los estudios publicados, la hipertensión pulmonar estuvo provocada por insuficiencia cardiaca izquierda en el 51 % de los casos, y las otras causas más comunes fueron la tromboembolia pulmonar crónica (TEPC) y la hipertensión arterial pulmonar idiopática (HAPI). En humanos se ha identificado un rasgo familiar, pero en perros solo se sospecha a partir de casos anecdóticos (tabla 14.1). La incidencia de la hipertensión pulmonar causada por enfermedades parasitarias en comparación con la hipertensión pulmonar debida a cardiopatías congénitas con una sobrecarga pulmonar grave varía en función de las características de la clínica que recoge los datos y de la zona geográfica en la que opera.

FISIOLOGÍA Y FISIOPATOLOGÍA

CIRCULACIÓN PULMONAR

Para cumplir su función, los pulmones necesitan un doble sistema circulatorio. La circulación pulmonar, objeto de este capítulo, comprende el tronco pulmonar y todas sus ramificaciones en el parénquima pulmonar. Estas distribuyen la sangre desoxigenada a los capilares que rodean los alvéolos pulmonares. Los pulmones también reciben el aporte de las arterias bronquiales, que llevan sangre arterial a los bronquiolos y al parénquima pulmonar. Los pulmones también están drenados por venas pulmonares que transportan sangre oxigenada a la aurícula izquierda y por venas bronquiales que llevan la sangre venosa del parénquima pulmonar y los bronquiolos a la aurícula derecha a través de las venas ácigos.

El diámetro de las arterias pulmonares disminuye rápidamente cuando estas penetran en el parénquima, y llega a ser menor que el de las vías respiratorias adyacentes en las porciones periféricas de los pulmones. En las arteriolas precapilares que rodean las paredes alveolares se origina una red de capilares donde tiene lugar el intercambio gaseoso. Estos capilares drenan en las vénulas de los espacios interlobulares, que a su vez drenan en las venas pulmonares y la aurícula izquierda. La túnica media de las arterias pulmonares está compuesta por capas alternas de músculo liso y tejido elástico. El tejido elástico predomina en las arterias pulmonares proximales; a medida que las arterias disminuyen de tamaño, la capa elástica desaparece y es sustituida por tejido muscular liso. La túnica íntima está formada por una única capa de células endoteliales, mientras que la adventicia está constituida por tejido conjuntivo. Más distalmente, la pared de las arteriolas precapilares se compone solo de una fina capa de íntima y de una única capa elástica. Las arterias pulmonares distales y proximales tienen una estratigrafía diferente, que corresponde a funciones mecánicas distintas: las arterias proximales son principalmente capacitivas y las distales son más resistivas. La peculiar anatomía de la circulación pulmonar es la base estructural de su distensibilidad fisiológica, que permite aumentar el gasto cardiaco pulmonar sin que aumente la RVP. El lecho vascular pulmonar normal ofrece menos de una décima parte de la resistencia al flujo que ofrece la circulación sistémica.

FISIOPATOLOGÍA DE LA VASOCONSTRICCIÓN PULMONAR

A diferencia de lo que ocurre en la circulación sistémica, la reacción de la circulación pulmonar a la hipoxia local es la vasoconstricción. La finalidad de este efecto es desviar la sangre que ha de oxigenarse de las venas hipóxicas hacia las zonas ventiladas del pulmón para optimizar la adecuación de ventilación-perfusión. Como muchas otras adaptaciones fisiológicas, este mecanismo compensador tiene efectos beneficiosos inmediatos, pero a largo plazo los efectos sobre los órganos implicados se vuelven negativos. La hipoxemia crónica y el aumento del flujo sanguíneo en los vasos donde se desvía la sangre pueden dar lugar a remodelado vascular, elevación sostenida de la RVP y empeoramiento de la hipertensión pulmonar.

La vasoconstricción pulmonar hipóxica y la hipoxia local están mediadas por el aumento de la entrada de calcio en las células musculares lisas vasculares, lo que desencadena una mayor vasoconstricción de las estructuras vasculares adyacentes y la inhibición de la corriente en los canales de potasio. Los canales de potasio, calcio y cloruro desempeñan papeles importantes en la determinación del tono vascular pulmonar, así como en los cambios de la

TABLA 14.1. Prevalencia de los tipos de hipertensión pulmonar (Clínica Veterinaria Gran Sasso [CVGS] (Milán, Italia).		
	Número de casos	Porcentaje
Prevalencia de hipertensión pulmonar en la población de 6.504 casos cardiacos remitidos a la CVGS	276	4,24 %
Causas de la hipertensión pulmonar		
Hipertensión pulmonar idiopática	30	11 %
Sobrecirculación pulmonar en cardiopatías congénitas	23	8 %
Insuficiencia cardiaca izquierda	140	51 %
Enfermedades respiratorias	8	3 %
Tromboembolia pulmonar crónica	50	18 %
Tromboembolia pulmonar aguda	10	4 %
Dirofilariosis y angiostrongilosis	9	3 %
Otras	6	2 %

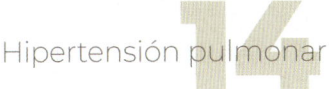

tensión local de oxígeno inhibidos por las corrientes iónicas, y en la despolarización de la membrana del músculo liso vascular pulmonar en el endotelio.

La hipoxia aguda provoca cambios reversibles en el tono vascular, mientras que la hipoxia crónica induce un remodelado estructural.

Además de interactuar con los canales iónicos, la vasoconstricción y la hipoxia local activan otros mecanismos bioquímicos que actúan sobre el tono vascular pulmonar. Este conocimiento ha sido fundamental para el desarrollo de fármacos utilizados para la hipertensión pulmonar, ya que estos se basan principalmente en estos mecanismos. Las tres vías principales que afectan al tono vascular son la vía de la endotelina (ET-1), la vía del óxido nítrico (NO) y la vía de la prostaciclina.

La endotelina (ET-1), producida por las células endoteliales, tiene un efecto vasoconstrictor. Por el contrario, el NO tiene una acción vasodilatadora, y la prostaciclina actúa sobre los vasos pulmonares induciendo su dilatación y reduciendo la agregación plaquetaria.

La vasoconstricción pulmonar es el resultado de un aumento de la producción de endotelina (ET-1) y una reducción de la producción de NO sintasa, la enzima que favorece la producción de NO a partir de arginina. La alteración del equilibrio entre estas sustancias conduce a una reducción de la producción de 3',5'-monofosfato de guanosina (GMPc), que facilita el paso de iones de calcio al interior de las células musculares lisas de las arteriolas pulmonares, favoreciendo así la vasoconstricción y la proliferación celular. Además, la ralentización del flujo sanguíneo y la disminución de los niveles de prostaciclina favorecen la agregación plaquetaria y, por tanto, la trombosis en los pequeños vasos pulmonares distales, lo que a su vez contribuye a aumentar la RVP. Además de estas tres vías correctamente definidas, los niveles elevados de serotonina también pueden contribuir al remodelado vascular funcional y anatómico. Además, se ha identificado en las células endoteliales un factor nuclear inducido por la hipoxia y activado por el mecanismo de adaptación de la eritropoyesis.

En humanos, la hipertensión pulmonar se ha identificado en algunos mecanismos inflamatorios que implican niveles circulantes elevados de citoquinas proinflamatorias IL-1 e IL-6 y están relacionados con enfermedades del tejido conjuntivo y con la infección por el virus de la inmunodeficiencia humana. Este tipo de mecanismo patogénico aún no se ha identificado en enfermedades animales relacionadas con el sistema inmunitario.

REMODELADO ANATÓMICO VASCULAR

El remodelado vascular pulmonar en respuesta a la hipoxia se produce como resultado del mecanismo descrito anteriormente, pero también está mediado por varios factores de crecimiento, como los niveles elevados del factor de crecimiento derivado de plaquetas y el factor de crecimiento endotelial vascular (VEGF). Este mitógeno específico de las células endoteliales aumenta durante la exposición a la hipoxia crónica y provoca lesiones vasculares pulmonares y proliferación de las células endoteliales.

La magnitud de este remodelado anatómico influye en la reversibilidad del proceso patológico, en la respuesta al tratamiento y, en última instancia, en el pronóstico del paciente que padece hipertensión pulmonar. En algunos tipos de hipertensión pulmonar, el remodelado vascular se agrava progresivamente, mientras que en otros tipos las alteraciones son muy graves desde el inicio clínico y, por tanto, son difíciles de revertir con tratamiento.

Una clasificación histopatológica precisa dividió el remodelado anatómico de los vasos pulmonares en seis grados de gravedad. La expresión más leve de remodelado es la muscularización de las arteriolas, seguida luego por la proliferación de células endoteliales, que progresivamente provoca la oclusión de la luz arterial por tejido fibroso (fig. 14.1).

Las alteraciones más graves son absolutamente irreversibles y pueden ser una progresión de los cambios anteriormente mencionados, como en el caso de las lesiones plexiformes, que consisten en una proliferación celular de la íntima y grupos de vasos de paredes finas que terminan como capilares en la pared alveolar (fig. 14.2). Varias alteraciones también pueden deberse a un proceso agudo primario, como la arteritis necrosante aguda, en la que un exudado inflamatorio grave y reactivo invade todas las capas del vaso provocando la oclusión vascular.

El diagnóstico histológico *in vivo* de las lesiones vasculares solo sería posible con una biopsia pulmonar, pero por supuesto este procedimiento tiene una relación riesgo/beneficio inaceptable en pacientes con estas lesiones. Para predecir la reversibilidad de la hipertensión pulmonar, y por tanto al menos en parte la reversibilidad de las lesiones anatómicas, los veterinarios solo pueden confiar en pruebas complejas como las pruebas de vasodilatación con NO inhalado durante el cateterismo cardiovascular. Esto requiere organización y un alto nivel de habilidad y conocimientos técnicos por parte del operador, algo que solo está disponible en centros altamente especializados. En la

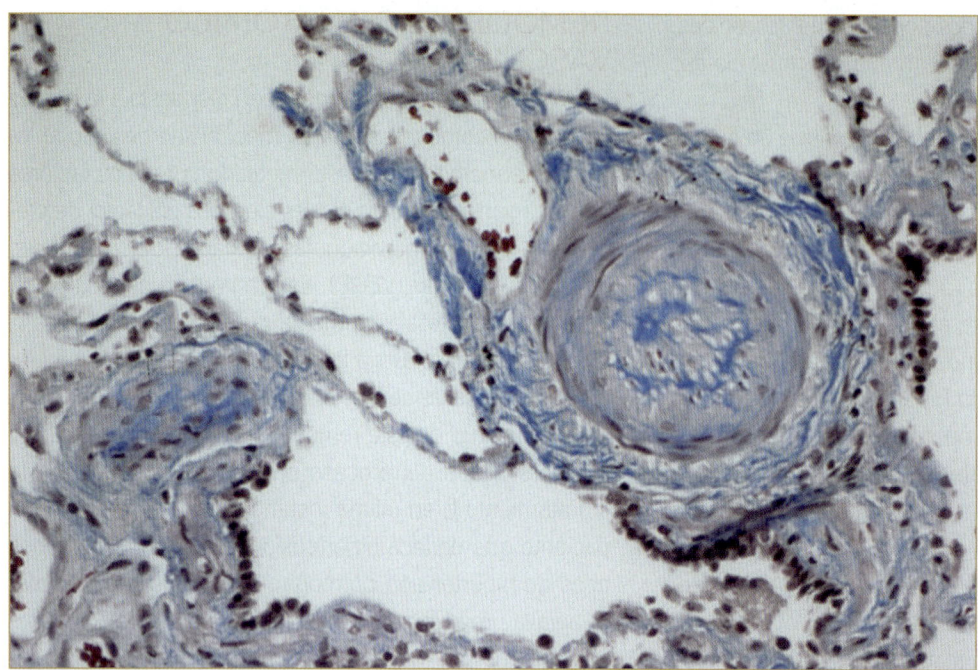

FIGURA 14.1. Arteria pequeña con hiperplasia grave de la íntima y media con fibrosis y la consiguiente oclusión de la luz (tinción tricrómica de Masson, ×20).

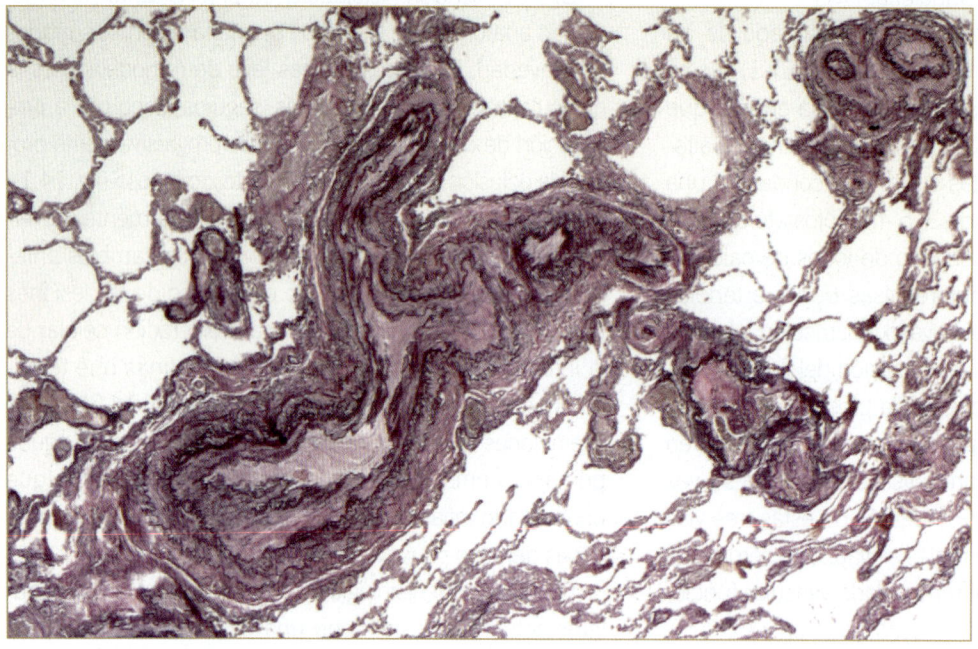

FIGURA 14.2. Gran arteria con una lesión plexiforme grave (tinción de Weigert-Van Gieson, ×5).

práctica, la reversibilidad del aumento de la RVP se predice basándose únicamente en la respuesta al tratamiento.

REMODELADO CARDIACO

En condiciones fisiológicas, el ventrículo derecho se contrae principalmente en sentido longitudinal. Los principales contribuyentes a la función sistólica del ventrículo derecho son las fibras longitudinales de la capa interna, que parten del anillo de la válvula tricúspide y se extienden en el tracto de salida del ventrículo derecho (TSVD) hasta el anillo pulmonar. Además de estas fibras longitudinales, las fibras aberrantes de la capa externa, que parten del ventrículo izquierdo y terminan en el anillo pulmonar, también contribuyen a la contracción ventricular derecha, junto con una fina capa media de fibras circunferenciales. Sin embargo, en condiciones fisiológicas, estas últimas solo contribuyen mínimamente a la contracción.

La contracción sistólica del ventrículo derecho comienza en el tracto de entrada que, junto con el septo interventricular, es el principal contribuyente a la eyección del volumen sistólico. Unos milisegundos más tarde se produce la contracción en el TSVD. Debido a este desfase temporal, el ventrículo derecho presenta un movimiento peristáltico durante la sístole, que es idóneo para expulsar un gran volumen a baja presión y con un bajo coste energético.

El aumento de la poscarga ventricular derecha conlleva un aumento de la tensión parietal, lo que provoca una hipertrofia compensatoria. La eficacia de este mecanismo compensador es muy diferente en función del momento de desarrollo de la hipertensión pulmonar y de la edad del paciente en el momento de aparición de la enfermedad.

La capacidad del ventrículo derecho para producir un volumen sistólico pulmonar adecuado a pesar del aumento de la resistencia pulmonar depende del grado de hipertrofia compensatoria y de los valores de presión arterial pulmonar. Esta interacción entre la función sistólica del ventrículo derecho y las fuerzas opuestas se denomina acoplamiento ventriculoarterial. La adecuación del acoplamiento ventriculoarterial determina el estado fisiopatológico del paciente y, por tanto, los posibles signos clínicos. En los distintos tipos de hipertensión pulmonar pueden observarse diferentes grados de acoplamiento ventriculoarterial, que dependen sobre todo de la adecuación de la hipertrofia compensatoria.

En la hipertensión pulmonar debida al síndrome de Eisenmenger, el aumento de la RVP se produce a una edad muy temprana. Como consecuencia, el remodelado del ventrículo derecho también se produce a través de mecanismos hiperplásicos e hipertrofia de las células miocárdicas, que son capaces de modificar tanto la arquitectura como la función del miocardio ventricular derecho hasta tal punto que el acoplamiento ventriculoarterial sigue siendo funcional durante varios años, incluso en casos de aumento grave de la poscarga. En estos pacientes, la hipertrofia ventricular derecha se debe principalmente al aumento del número de fibras circunferenciales, que también modifican la dirección de la contracción. La contracción sistólica se vuelve más transversal que longitudinal, lo que reduce la distensibilidad ventricular derecha (fig. 14.3). Esto convierte al ventrículo derecho en una bomba de presión que permite al paciente vivir muchos años con valores de presión pulmonar sistólica y diastólica próximos a los de la presión sistémica y, por tanto, sin signos clínicos en reposo. Sin embargo, estos pacientes tendrán muy mala tolerancia al ejercicio, ya que la hipertrofia concéntrica induce una disfunción diastólica que no permite ninguna adaptación al aumento de los volúmenes de llenado. En estos sujetos, el aumento de la frecuencia cardiaca es la única forma que tiene el corazón de aumentar el gasto cardiaco, lo que en cualquier caso resulta infructuoso y empeora los signos clínicos.

Lo contrario ocurre en la tromboembolia pulmonar aguda (TEPA): en esta afección, la oclusión de los vasos pulmonares determina un aumento repentino de la resistencia pulmonar, agravado por una vasoconstricción grave de las arterias pulmonares distales al vaso ocluido. Debido a lo repentino del evento, el ventrículo derecho no puede activar ningún mecanismo compensador. Esto da lugar a un desacoplamiento ventriculoarterial agudo con signos clínicos graves y un alto riesgo de muerte. En estos pacientes, el ventrículo derecho aparece dilatado e hipocontráctil, y la PAP sistólica solo está ligeramente aumentada, mientras que la presión diastólica está muy aumentada, lo que conduce a una disminución

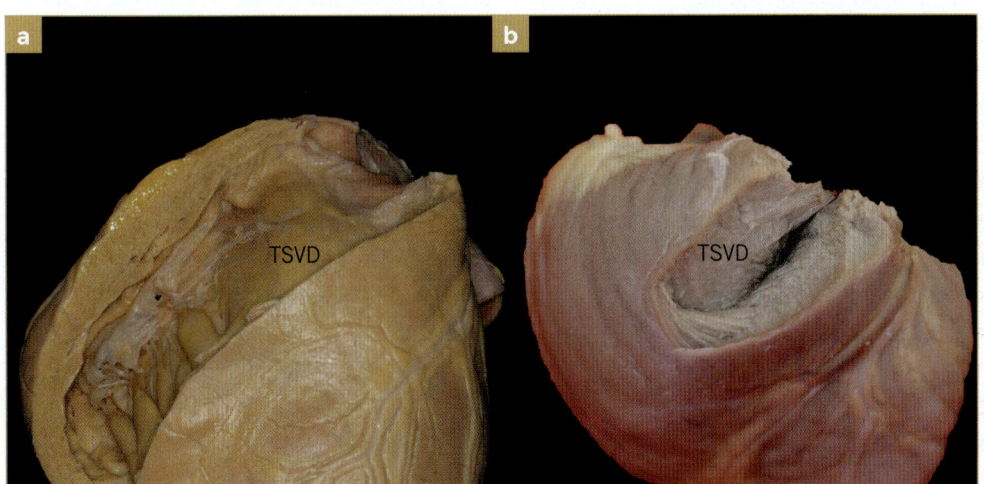

FIGURA 14.3. a) Pared ventricular derecha normal con fibras musculares orientadas en su mayor parte longitudinalmente. b) Pared ventricular derecha en un paciente con síndrome de Eisenmenger, con evidencia de hipertrofia concéntrica grave de las fibras circunferenciales. TSVD, tracto de salida del ventrículo derecho.

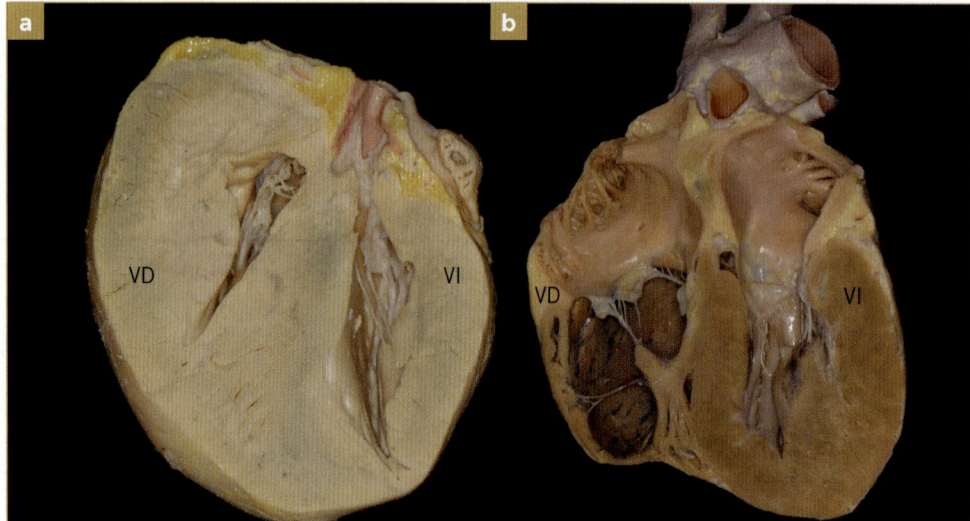

FIGURA 14.4. Comparación de los dos extremos del remodelado cardiaco. a) Hipertrofia ventricular derecha extrema debida a la hipertensión pulmonar de tipo 1 (síndrome de Eisenmenger). b) Dilatación ventricular derecha extrema en la hipertensión pulmonar aguda de tipo 4. VD, ventrículo derecho; VI, ventrículo izquierdo.

de la presión del pulso y del gasto cardiaco. En caso de un aumento progresivo de la RVP en la edad adulta, como en la TEPC o la HAPI, se activan mecanismos de remodelado anatómico y funcional para que el ventrículo derecho se adapte al aumento de la poscarga mediante grados variables de hipertrofia. Con ello se consiguen tasas de supervivencia relativamente mejores, y los signos clínicos solo aparecerán si la PAP aumenta de forma grave (fig. 14.4).

DIFERENTES FENOTIPOS DE HIPERTENSIÓN PULMONAR

Los criterios de clasificación de la hipertensión pulmonar se basan en distintos aspectos, lo que ha dado lugar a diferentes clasificaciones.

Según un criterio hemodinámico, un aumento de la PAP media se define como aislado cuando se debe a un aumento de la presión venosa pulmonar. Esto puede ocurrir por varias causas, pero la más frecuente en perros es la insuficiencia crónica de la válvula mitral. Otras causas menos frecuentes son la disfunción diastólica del ventrículo izquierdo y la estenosis de la válvula mitral. Otra causa de hipertensión pulmonar aislada es la hipercirculación pulmonar; esto puede observarse en cardiopatías congénitas con una gran derivación de izquierda a derecha, como en el caso de un gran conducto arterioso persistente (CAP) o una comunicación interventricular (CIV). Cuando el aumento de la RVP se debe a cambios estructurales u oclusión de las arterias pulmonares, la hipertensión pulmonar se clasifica como precapilar, mientras que la hipertensión pulmonar pasiva puede clasificarse como poscapilar.

En la clínica, la hipertensión pulmonar precapilar suele denominarse hipertensión arterial pulmonar (HAP), mientras que la hipertensión pulmonar poscapilar se denomina simplemente hipertensión pulmonar (HP).

La Organización Mundial de la Salud ha actualizado recientemente la clasificación de la hipertensión pulmonar basándose en su etiopatogenia. Esta clasificación se ha adoptado en todo el mundo y se ha adaptado a la medicina veterinaria de pequeños animales (tabla 14.2). Cabe destacar que en este capítulo solo se utilizará la abreviatura HAP para referirse a la hipertensión pulmonar de tipo 1; en todos los demás casos se utilizará la abreviatura HP.

La HAP se caracteriza por una presión venosa normal (<15 mmHg), mientras que el gradiente transpulmonar (GTP) está aumentado debido a un incremento del gasto cardiaco pulmonar o a un aumento de la RVP. En la HAP, la RVP aumenta como resultado de alteraciones estructurales de las arteriolas pulmonares debidas a causas no definidas, como en la HAPI, o debido a una hipercirculación pulmonar masiva, que puede darse en cardiopatías congénitas con una gran derivación de izquierda a derecha. También pueden producirse cambios estructurales con la arteritis necrosante y la hemangiomatosis capilar pulmonar, una causa infrecuente de HAP descrita en gatos. La endoarteritis pulmonar también puede estar causada por parásitos como *Dirofilaria immitis* o *Angiostrongylus vasorum*. La tromboembolia pulmonar, tanto en su forma aguda como crónica, y la HP debida a enfermedades respiratorias crónicas, también deberían considerarse como posibles causas de HAP.

Tipo	Causas
TABLA 14.2. Clasificación de la hipertensión pulmonar	
Hipertensión arterial pulmonar (aumento de la RVP)	Derivaciones sistémico-pulmonares congénitas (CAP, DSV, DSA)
	Hipertensión arterial pulmonar idiopática
	Vasculitis/arteritis necrosante
	Enfermedad pulmonar venooclusiva o hemangiomatosis capilar pulmonar
Hipertensión pulmonar con cardiopatía izquierda (aumento de la RVP)	Valvulopatía mitral congénita y adquirida
	Cor triatriatum sinister
	Disfunción diastólica del ventrículo izquierdo
Hipertensión pulmonar debida a enfermedades respiratorias o hipoxia (aumento de la RVP)	Síndrome braquicéfalo de obstrucción de las vías respiratorias
	Exposición crónica a grandes altitudes
	Fibrosis pulmonar intersticial
	Vasoconstricción reactiva de la arteria pulmonar
Hipertensión pulmonar debida a enfermedad trombótica o embólica (aumento de la RVP)	Coagulación intravascular diseminada
	Dirofilariosis
	Hiperadrenocorticismo
	Anemia hemolítica inmunomediada
	Enfermedad perdedora de proteínas (nefropatía o enteropatía)
	Cirugía reciente
	Sepsis
	Traumatismo
Hipertensión pulmonar con mecanismo poco claro o multifactorial	Trastornos hematológicos, neoplasias

CAP, conducto arterioso persistente; DSA, defecto septo auricular; DSV, defecto del septo ventricular; RVP, resistencia vascular pulmonar.

TIPO 1: HIPERTENSIÓN ARTERIAL PULMONAR

Hipertensión arterial pulmonar idiopática

En la HAPI, el aumento de la RVP provoca una reducción de los flujos pulmonar y sistémico y un aumento grave de la poscarga ventricular derecha. La gravedad del cuadro fisiopatológico, el desarrollo de la enfermedad y los signos clínicos dependen del valor de la RVP y de la capacidad de la función sistólica del ventrículo derecho para mantener un flujo anterógrado adecuado. La HAPI aparece con mayor frecuencia en perros de tamaño mediano a grande, en la edad adulta, por lo general después de los 6-7 años de edad. La aparición de los signos clínicos está relacionada con la cantidad habitual de actividad física. Los propietarios de pacientes muy activos refieren intolerancia grave al ejercicio y síncope de esfuerzo, mientras que la aparición puede darse más tarde en la vida con signos de insuficiencia cardiaca congestiva derecha en aquellos animales que no son activos. Sin embargo, se desconoce cuánto tiempo tardan los cambios vasculares en provocar el aumento de la RVP y si existe algún periodo preclínico para esta enfermedad. En el examen clínico pueden observarse taquipnea y taquicardia. En caso de insuficiencia ventricular derecha grave, puede encontrarse efusión pleural que dificultará la auscultación cardiaca. Si los sonidos cardiacos son audibles, puede escucharse un soplo regurgitante sistólico más intenso en la zona tricúspide durante la inspiración. En caso de disfunción ventricular y efusión pleural, puede ser evidente la distensión de las venas yugulares.

En las fases iniciales, la distensión yugular puede ponerse de manifiesto con una suave compresión manual sobre el hígado del paciente (reflujo hepatoyugular). En las formas más graves, es posible observar hepatomegalia además de derrame pleural y, más raramente, ascitis e hinchazón de las extremidades. El pronóstico de la HAPI depende estrictamente de la respuesta al tratamiento. La disminución de la RVP tras el tratamiento médico con sildenafilo suele hacerse evidente tras unas semanas de tratamiento. En los pacientes que responden se observa mejoría de los signos clínicos tras 1 mes de tratamiento, con mejoría progresiva de los signos ecocardiográficos (disminución de las velocidades máximas de regurgitación pulmonar y tricúspide) y remodelado inverso de las cámaras cardiacas. Esto conduce a la normalización de la función cardiaca y, posteriormente, de los valores de la PAP. Los pacientes que no responden al tratamiento médico tienen una esperanza de vida de solo unos meses.

Hipertensión arterial pulmonar asociada a cardiopatía congénita

En los pacientes con defectos congénitos con una gran derivación de izquierda a derecha, la hipercirculación provoca, desde los primeros días de vida, un aumento progresivo del estrés en el endotelio vascular pulmonar. Esto estimula la liberación de factores de crecimiento que actúan sobre el músculo liso vascular e interfieren en la involución fisiológica de las arterias musculares del pulmón fetal, lo que conduce a una RVP persistentemente elevada. La RVP se mantiene elevada a lo largo de la transición de la vida fetal a la vida adulta, y puede aumentar aún más con un empeoramiento de las alteraciones vasculares. Por tanto, la fisiología de Eisenmenger no es un fenómeno de la edad adulta debido a la cronicidad de la enfermedad, sino que se desarrolla en los primeros meses de vida y ya es identificable en los cachorros.

Este fenómeno se produce con mayor frecuencia y con manifestaciones más graves e irreversibles cuando la derivación de izquierda a derecha es postricúspide (CAP, DSV) que cuando es pretricúspide (comunicación interauricular, drenaje venoso pulmonar anómalo). Esto se debe a que en los defectos postricúspides la sangre que fluye a través de la derivación entra directamente en la circulación pulmonar, lo que acentúa el efecto sobre el endotelio de las arterias pulmonares. Sin embargo, en los defectos pretricúspides, la sangre derivada pasa a través de la aurícula derecha al ventrículo derecho durante la diástole, creando sobre todo una sobrecarga de volumen ventricular derecho y, solo en raras ocasiones, hipertensión pulmonar.

Otros factores, además del tamaño y la localización del defecto, pueden influir en el remodelado vascular y en el aumento de la RVP. En humanos se formuló una hipótesis según la cual el estrés parietal estimula una reacción inmunitaria dirigida a las fibras de actina del músculo liso. Además, se ha sugerido un componente genético en la base de la reactividad de los vasos pulmonares debido a la diferencia en la evolución natural de la enfermedad en aquellos animales con defectos de dimensiones similares. En el ámbito veterinario, la afección más estudiada es la del CAP invertido.

La evolución natural de una derivación del CAP de gran volumen puede ser diferente dependiendo de si los perros afectados pertenecen a razas grandes o muy pequeñas. Los perros de razas grandes desarrollan con más frecuencia insuficiencia cardiaca izquierda grave con edema pulmonar, mientras que el síndrome de Eisenmenger se observa con más frecuencia en perros miniatura como el Bichón Maltés, el Chihuahua y el Pomerania. Basándose en estas pruebas, además de una hipótesis genética, puede postularse que las diferencias en la geometría y la hemodinámica del ventrículo izquierdo influyen en la evolución de la enfermedad. En las razas muy pequeñas, la relación volumen/masa del corazón es mucho menor que en los perros más grandes. Por tanto, los perros pequeños tienen una hipertrofia relativa y una distensibilidad reducida del ventrículo izquierdo, que tolera mejor la tensión de la pared, pero tiene menos capacidad de dilatarse para aumentar la precarga durante la diástole. En este contexto hemodinámico, el aumento de la RVP es el único mecanismo protector frente al edema pulmonar mortal.

Debido a su peculiar remodelado del ventrículo derecho, los perros con síndrome de Eisenmenger toleran PAP muy elevadas durante mucho tiempo y puede que solo se les vea en la clínica a una edad adulta, una vez que se produce el fallo ventricular derecho y los signos clínicos se hacen evidentes. No obstante, un examen clínico preciso puede identificar fácilmente la enfermedad a cualquier edad, incluso en pacientes asintomáticos. La taquipnea es frecuente incluso en reposo, y en caso de regurgitación tricúspide puede escucharse en la auscultación el soplo sistólico de eyección regurgitante en el área tricúspide. Teóricamente, en ausencia de regurgitación, en todos los casos de síndrome de Eisenmenger debería oírse un desdoblamiento del segundo sonido cardiaco debido al cierre retardado de la válvula pulmonar, pero este hallazgo auscultatorio descrito en humanos es muy difícil de reconocer en perros.

La cianosis puede estar presente en todas las mucosas o ser evidente solo en la parte caudal del cuerpo. Esta última distribución se observa en el CAP invertido, ya que la derivación se encuentra en la aorta descendente, por lo que la sangre desoxigenada se desvía solo a la parte caudal del cuerpo (fig. 14.5). Esta anomalía hemodinámica también causa otro signo clínico que a veces refieren los propietarios: la debilidad repentina de las extremidades posteriores durante la actividad física debido a una oxigenación muscular inadecuada. En perros con síndrome de Eisenmenger se encuentra con frecuencia policitemia, pero rara vez necesita un tratamiento específico. El tratamiento de primera elección para la HAP en estos pacientes es el sildenafilo a 2 mg/kg tres veces al día. En animales seleccionados con una derivación que aún no se ha revertido completamente puede considerarse el cierre intervencionista o quirúrgico del CAP. Se recomienda realizar un cateterismo cardiaco con una prueba de provocación con NO inhalado. La corrección del defecto solo debe recomendarse en pacientes que muestren una reducción adecuada de la RVP en el primer cateterismo cardiaco o tras un periodo de 6 meses de tratamiento médico. Esto ocurre muy raramente, porque las alteraciones estructurales de los vasos pulmonares suelen ser irreversibles en el momento del examen clínico. La esperanza de vida de los perros con HAP debida a cardiopatía congénita, incluso en animales que no responden, suele ser mucho mayor que en los perros con cualquier otro tipo de HP. Además, la esperanza de vida de muchos perros con CAP invertido es mayor que la de los pacientes no operados con CAP significativo de izquierda a derecha.

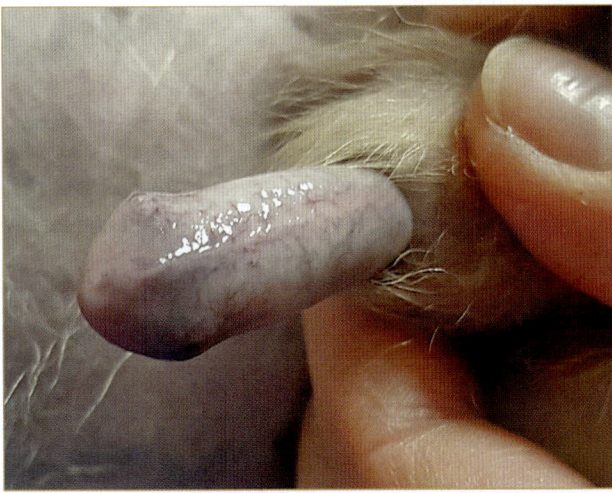

FIGURA 14.5. Chihuahua macho de 11 años de edad. Conducto arterioso persistente invertido. Cianosis del pene.

TIPO 2: HIPERTENSIÓN PULMONAR DEBIDA A CARDIOPATÍA IZQUIERDA

Esta es la forma más frecuente de HP en perros; está causada por un aumento de la presión venosa pulmonar debido a una enfermedad ventricular o auricular del lado izquierdo o a una valvulopatía. En la mayoría de los casos, en humanos se debe a una disfunción diastólica del ventrículo izquierdo. La disfunción diastólica del ventrículo izquierdo es frecuente en gatos, pero en esta especie no se asocia a HP. En los perros, la HP de tipo 2 es una evolución común de la insuficiencia crónica de la válvula mitral, en la que la elevación crónica sostenida de la presión arterial cardiogénica en los capilares pulmonares da lugar a una cascada de efectos anatómicos y funcionales retrógrados adversos, con remodelado de la membrana alveolar y del tejido conjuntivo intersticial junto con vasoconstricción hipóxica, que impide el intercambio gaseoso a nivel alveolar.

La HP de tipo 2 es "pasiva" en las fases iniciales, ya que la elevación de la presión sistólica de la arteria pulmonar (PSAP) es solo una consecuencia directa del aumento de la presión de la aurícula izquierda, que se evalúa midiendo la presión en el lecho capilar pulmonar (PCPC ≥15 mmHg); el gradiente de presión transpulmonar sigue siendo normal y las arterias pulmonares no participan en ningún remodelado. Esta fase sigue siendo reversible.

Cuando la presión venosa pulmonar aumenta durante mucho tiempo, las arterias y venas pulmonares sufren cambios estructurales, con hipertrofia, cambios fibrosos y "muscularización" tanto de las arteriolas como de las venas. El resultado es una vasoconstricción que contribuye al aumento de la RVP. Esta fase de la HP se ha denominado "reactiva" o incluso "desproporcionada", ya que en humanos se ha observado una marcada elevación de la PAP media (PAPm) con insuficiencia ventricular izquierda leve o moderada con una fracción de eyección normal. En cambio, en los perros con enfermedad crónica de la válvula mitral y una PAPm elevada, esta se produce en una fase avanzada y es proporcional a la gravedad del estado clínico. Recientemente se ha adoptado el término "hipertensión pulmonar combinada" para definir esta combinación de HP precapilar y poscapilar, que parece especialmente apropiado en el caso de los perros. Las características hemodinámicas de esta combinación son una PCPC aumentada y una PAPm elevada con un GTP >15 mmHg. Esta forma de HP puede ser reversible o permanente.

El diagnóstico de la HP de tipo 2 basado únicamente en el examen clínico es difícil porque los signos no son muy diferentes de los de la enfermedad subyacente. Un indicador de que un perro con valvulopatía mitral crónica está desarrollando HP es la aparición de síncope de esfuerzo. La medición directa de parámetros hemodinámicos como PAP, RVP y GTP mediante cateterismo cardiaco puede ayudar a distinguir con precisión entre la HP de tipo 2 puramente poscapilar y la forma combinada, pero esto no suele ser factible en estos pacientes. Algunos parámetros ecocardiográficos pueden utilizarse para identificar los cambios hemodinámicos que nos ayudarán a distinguir entre la HP poscapilar pura y la combinada y a decidir el mejor abordaje terapéutico. Estos parámetros se describirán en la sección dedicada a la ecocardiografía.

TIPO 3: HIPERTENSIÓN PULMONAR DEBIDA A ENFERMEDADES RESPIRATORIAS E HIPOXIA

La HP debida a enfermedades respiratorias en perros y gatos es menos frecuente que en humanos. A diferencia de lo que se observa en humanos, las bronconeumopatías crónicas y graves rara vez duran lo suficiente como para causar daños estructurales y un aumento de la RVP en animales. Sin embargo, en algunas enfermedades del tracto respiratorio superior y del parénquima pulmonar, la progresión de la enfermedad provoca un aumento de la RVP y, por tanto, a la HP, lo que complica el cuadro clínico.

En la HP de tipo 3 debida a enfermedad pulmonar, la progresión de la enfermedad tiene múltiples factores causales relacionados entre sí. La distensión del parénquima pulmonar no funcional provoca la compresión de los vasos pulmonares y la hipoxia alveolar, que a su vez causan vasoconstricción pulmonar. Además, la policitemia provoca viscosidad sanguínea, la cual aumenta la resistencia al flujo y el riesgo de trombosis. Las complicaciones tromboembólicas obstruyen el lecho vascular pulmonar, aumentando aún más la RVP. Por este motivo, la presión pulmonar está a veces notablemente aumentada con valores sistémicos o suprasistémicos, aunque este parámetro está casi siempre solo ligeramente incrementado en esta patología.

En los perros, una causa común de HP debida a enfermedad del parénquima pulmonar es la fibrosis intersticial pulmonar idiopática del West Highland White Terrier. Esta enfermedad es relativamente frecuente en esta raza; en raras ocasiones se ha descrito un cuadro clínico similar con fibrosis intersticial e HP en otras razas. El principal cambio estructural es el engrosamiento del colágeno intersticial pulmonar, que dificulta el intercambio gaseoso y desencadena

todos los demás mecanismos de vasoconstricción: hipoxia local, daño alveolar adicional y fibrosis luminal. Los signos clínicos descritos son fatiga, tos y cianosis que empeora con el ejercicio. Las radiografías torácicas (fig. 14.6) y la TC son útiles para identificar el infiltrado intersticial, las bronquiectasias y los cambios secundarios en la silueta cardiaca (fig. 14.7). Los lavados broncoalveolares solo ofrecen hallazgos inespecíficos como la neutrofilia. La forma típica en el West Highland White Terrier se presenta predominantemente en edades avanzadas y el tiempo de supervivencia tras el diagnóstico no supera los 18 meses.

La HP de tipo 3 puede complicar otras enfermedades respiratorias crónicas como el síndrome braquicéfalo obstructivo de las vías respiratorias, la broncomalacia grave y el colapso traqueal. En todas estas afecciones la HP es leve, y la presión pulmonar sistólica se estima sobre la base de la velocidad de la regurgitación tricúspide. No suele superar los 60 mmHg. Este signo ecocardiográfico y otros relacionados con el acoplamiento ventricular, como el aplanamiento del septo interventricular y la dilatación del ventrículo derecho, varían mucho con la fase respiratoria. Esto se debe a que la presión intratorácica fluctúa con la respiración e influye en el llenado del ventrículo derecho y, por tanto, en el gasto cardiaco (fig. 14.8).

La infestación por *Angiostrongylus vasorum* es más frecuente en perros jóvenes; en las infestaciones crónicas se observan con frecuencia cambios trombóticos, obliterativos e inflamatorios, que dan lugar a diversos grados de oclusión vascular de las arteriolas pulmonares. Esta enfermedad vascular pulmonar puede conducir a una HP precapilar de tipo 3 con aumento de la RVP. Los signos clínicos rara vez están relacionados con la HAP. Se caracterizan principalmente por signos respiratorios, como disnea y tos –principalmente relacionados con la bronconeumopatía que se desarrolla en casi todos estos animales–, y por hemorragia, que se ha sugerido que se debe a una trombocitopenia inmunomediada. Los signos radiográficos son muy variables. Se caracterizan por infiltraciones intersticiales, formación de nódulos con lóbulos atelectásicos, engrosamiento bronquial, bronquiectasia, broncogramas aéreos y linfadenopatía. Todas estas lesiones se observan fácilmente tanto en las radiografías torácicas como en las tomografías computarizadas, pero su gravedad no se correlaciona con la HAP y, en cualquier caso, el desarrollo de HAP grave en el desarrollo de esta enfermedad es bastante raro.

En la HP de tipo 3, el tratamiento médico o quirúrgico debe dirigirse a la enfermedad subyacente, mientras

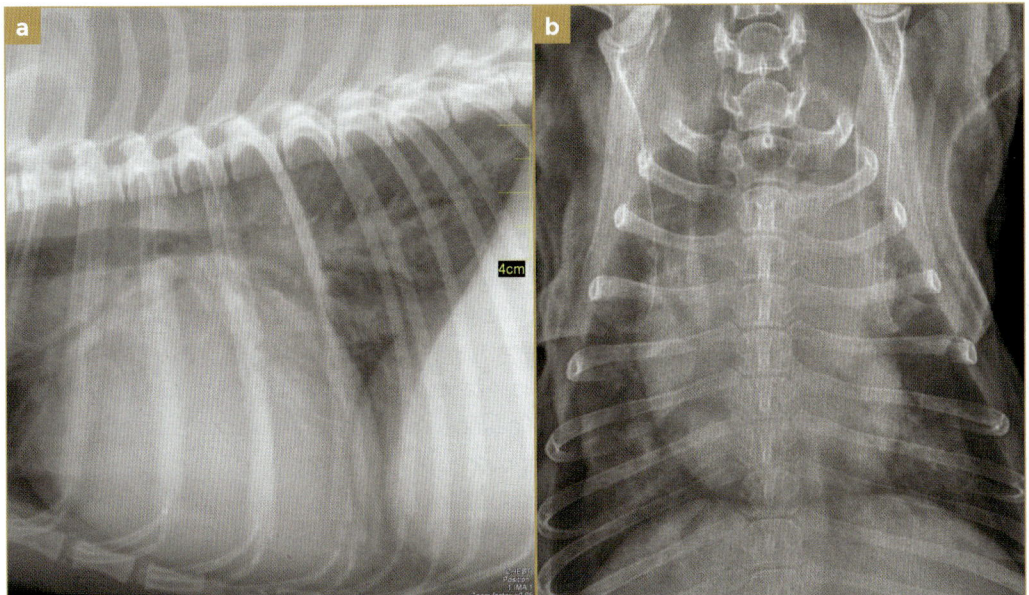

FIGURA 14.6. West Highland White Terrier macho de 12 años de edad. Proyecciones lateral derecha (a) y ventrodorsal (b). El parénquima pulmonar aparece difusamente radiopaco. La dilatación del ventrículo derecho se pone de manifiesto por el aumento del contacto entre la superficie externa del tracto de salida y el esternón en a), y por la morfología en forma de D invertida en b). La dilatación de la arteria pulmonar se aprecia por el abombamiento de la silueta cardiaca entre las 12 y las 3 horas en b) y por el desplazamiento dorsal de la tráquea en a).

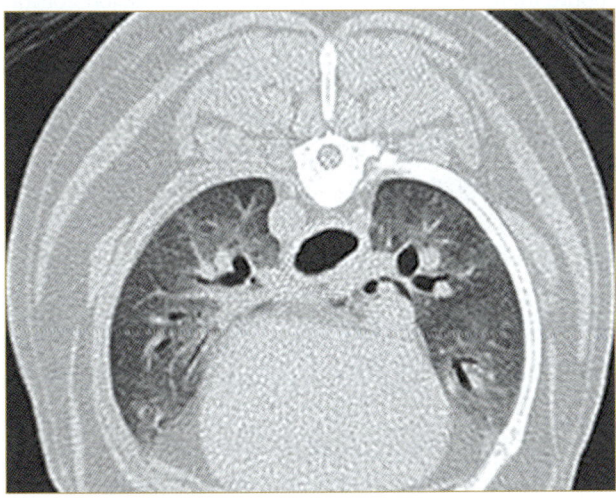

FIGURA 14.7. West Highland White Terrier macho de 12 años de edad. Tomografía computarizada transversal, filtro óseo y ventana pulmonar. Aumento moderado del patrón intersticial desestructurado, caracterizado por acentuación de fisuras pleurales, manguitos peribronquiales y pequeñas áreas enfisematosas periféricas.

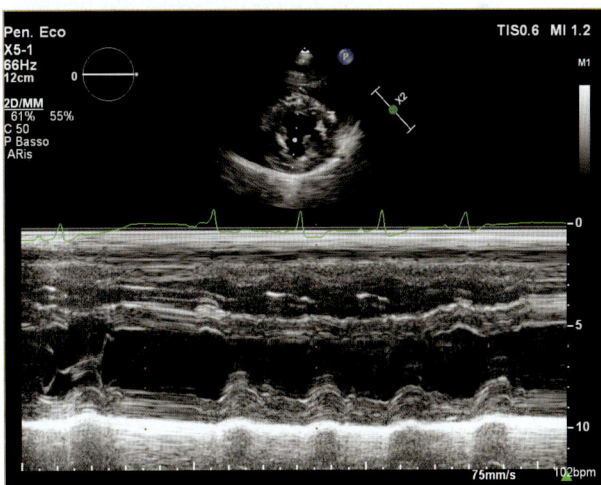

FIGURA 14.8. Bulldog Inglés macho de 6 años de edad con hipertensión arterial pulmonar leve de tipo 3 debida a un síndrome braquicéfalo obstructivo de las vías respiratorias. Modo M del ventrículo izquierdo. Durante la inspiración, el diámetro ventricular derecho aumenta, el diámetro ventricular izquierdo disminuye y el septo interventricular está aplanado y desplazado hacia el lado izquierdo.

que los tratamientos vasodilatadores específicos dirigidos específicamente a reducir la RVP están contraindicados. Esto se debe a que el uso de fármacos vasodilatadores pulmonares contrarresta el fenómeno vasoconstrictor debido a la hipoxia local que desvía la sangre de las zonas de parénquima pulmonar disfuncional a las sanas. Esto reduciría, por tanto, el intercambio gaseoso y empeoraría la hipoxia del paciente. Si el tratamiento dirigido a la enfermedad subyacente es eficaz, el estado hipertensivo pulmonar se resolverá.

TIPO 4: HIPERTENSIÓN PULMONAR DEBIDA A ENFERMEDAD TROMBÓTICA O EMBÓLICA

Esta forma de HAP está causada por una embolia pulmonar, que provoca un aumento de la RVP al ocluir parte de las arterias pulmonares. Las causas de la formación de trombos y de la embolización en la circulación pulmonar son variadas. Son frecuentes las enfermedades gastrointestinales o renales con pérdida de proteínas que reducen los niveles plasmáticos de antitrombina 3 y predisponen a la formación de trombos, pero la tromboembolia también puede deberse a otros trastornos de la coagulación y alteraciones de la viscosidad sanguínea como la coagulación intravascular diseminada, la policitemia y la anemia hemolítica (anemia autoinmune y anemia debida a enfermedades parasitarias). En perros con infestación por gusanos del corazón (*Dirofiliaria immitis*) puede producirse tromboembolia como resultado de la oclusión de las arterias pulmonares por parásitos adultos, o debido a endarteritis, lo que da lugar a una HP estable que puede persistir incluso después de la eliminación de los gusanos del corazón adultos.

El curso clínico y el pronóstico de la tromboembolia pulmonar pueden variar mucho según sea aguda o crónica. Los signos clínicos de la TEPA dependen de la extensión de la oclusión vascular; los trombos pequeños pueden no causar ningún aumento de la RVP y, por tanto, ningún signo clínico. Los trombos grandes provocan un aumento agudo de la resistencia pulmonar y pueden llegar a ser mortales rápidamente. En esta situación, la adaptación funcional del ventrículo derecho es inadecuada. El cuadro hemodinámico se caracteriza por un GTP elevado con una presión diastólica pulmonar elevada y una presión sistólica pulmonar a menudo solo moderadamente elevada, con valores que pueden estar próximos a los de la presión diastólica. El aumento reducido de la presión sistólica es consecuencia de una función sistólica inadecuada del ventrículo derecho, que no ha tenido tiempo de adaptarse al aumento repentino de la poscarga. La consecuencia es una disminución grave del gasto cardiaco, lo que clínicamente da lugar a una situación de urgencia caracterizada sobre todo por la debilidad grave del paciente y el síncope ante un esfuerzo mínimo o al realizar una maniobra natural de Valsalva, p. ej., durante la defecación. En casos graves puede producirse la muerte súbita durante este episodio sincopal.

En el examen clínico, los pacientes presentan disnea grave con taquicardia y pulso débil, a veces paradójico. En la auscultación cardiaca también pueden oírse soplos debidos a regurgitación pulmonar y tricúspide.

En el contexto clínico de la HP, la combinación de una función sistólica ventricular derecha gravemente alterada, una presión sistólica moderadamente elevada y una presión diastólica gravemente elevada es la expresión de un desacoplamiento ventriculoarterial y puede considerarse muy sugestiva de TEPA.

La TEPC es una enfermedad que suele afectar a perros de avanzada edad. Es probable que se subestime su prevalencia, ya que los signos clínicos de fatiga e insuficiencia cardiaca derecha solo aparecen tras un periodo variable pero relativamente largo de aumento crónico de la resistencia pulmonar. La etiopatogenia es la misma que para la forma aguda: los vasos arteriales pulmonares son ocluidos por microtrombos, lo que activa mecanismos vasoconstrictores que causan progresivamente daño vascular durante el periodo preclínico. Durante esta fase tiene lugar el remodelado del ventrículo derecho. El ventrículo derecho primero se hipertrofia para contrarrestar el aumento de la resistencia pulmonar, y luego se dilata cuando la presión sistólica pulmonar alcanza valores comparables a los de la presión sistémica y la función sistólica ventricular derecha ya no puede igualar la poscarga. Es entonces cuando se hacen evidentes los signos clínicos de insuficiencia cardiaca derecha. El diagnóstico diferencial con otros tipos de HP a veces puede ser difícil; p. ej., en perros pequeños de avanzada edad, la valvulopatía mitral y el síndrome de Cushing son relativamente frecuentes, y la TEPC es una complicación común del hiperadrenocorticismo. El diagnóstico diferencial entre la TEPC y la HP de tipo 2 requiere una cuidadosa consideración del cuadro clínico y los parámetros ecocardiográficos. En la HP poscapilar de tipo 2, las estimaciones de presión sistólica pulmonar basadas en la velocidad de regurgitación tricúspide suelen estar en torno a 60/70 mmHg y no hay signos de regurgitación pulmonar sugestivos de HP diastólica. En la TEPC, la HP es precapilar, por lo que tanto la presión sistólica como la diastólica están aumentadas, con valores sistólicos más elevados. El diagnóstico diferencial se hace más difícil con la forma combinada precapilar y poscapilar de la HP de tipo 2, y con la HAPI, que provoca signos clínicos y de diagnóstico por imagen muy parecidos a los de la TEPC. Los signos de valvulopatía mitral grave concomitante deben orientar el diagnóstico hacia la HP de tipo 2. Las características del paciente también pueden ser útiles para establecer un diagnóstico, ya que la HAPI se encuentra con más frecuencia en perros grandes. Sin embargo, las enfermedades clínicas concomitantes y los exámenes de laboratorio sugerirán una predisposición a la tromboembolia, por lo que siempre habrá hallazgos indicativos de TEPC.

Dado que la etiopatogenia y la fisiopatología de la HP son variables, el curso natural de la enfermedad y los signos clínicos diferirán de un paciente a otro, lo que afectará a la elección de las herramientas diagnósticas más apropiadas. En la tabla 14.3 se enumeran las características clínicas más frecuentes y las herramientas diagnósticas más apropiadas según la experiencia del autor en función de la etiopatogenia de la HP.

TABLA 14.3. Observaciones clínicas más frecuentes y herramientas diagnósticas útiles en las series de casos recogidas en la tabla 14.1.

	HAP idiopática de tipo 1	HAP de tipo 1 debida al síndrome de Eisenmenger	HP de tipo 2 aislada	HP de tipo 2 combinada	HP de tipo 3	HP de tipo 4 (TEPC)	HP de tipo 4 (TEP aguda)	HP debida a enfermedades parasitarias
Características del paciente	Sobre todo perros de razas medianas y grandes	Sobre todo perros de razas pequeñas	Perros pequeños con valvulopatía mitral crónica	Perros pequeños con valvulopatía mitral crónica	Razas predominantemente braquicefálicas y el West Highland White Terrier	Cualquier perro	Cualquier perro	Cualquier perro
Edad en el momento del diagnóstico	Adulto >7 años	Predomina en edades tempranas	Perros de avanzada edad	Perros de avanzada edad	Adultos y perros de avanzada edad	Adultos y perros de avanzada edad	Adultos y perros de avanzada edad	Perros jóvenes y adultos
Edad en el momento del diagnóstico	Debilidad e intolerancia al ejercicio	Debilidad e intolerancia al ejercicio, debilidad repentina de las extremidades posteriores durante la actividad física	Debilidad e intolerancia al ejercicio, edema pulmonar	Debilidad, intolerancia al ejercicio y síncope inducido por el ejercicio	Debilidad, intolerancia al ejercicio y síncope	Debilidad, intolerancia al ejercicio y síncope	Debilidad grave, intolerancia al ejercicio, síncope y muerte súbita	Debilidad e intolerancia al ejercicio
Signos clínicos descritos	Taquipnea, taquicardia, síncope inducido por el ejercicio	Cianosis central y cianosis diferencial en el CAP	Signos más relacionados con la insuficiencia cardiaca izquierda	Signos más relacionados con la insuficiencia cardiaca izquierda, síncope, efusión pleural y ascitis	Taquipnea, taquicardia y signos relacionados con enfermedades respiratorias	Taquipnea, taquicardia, síncope inducido por el ejercicio, efusión pleural	Taquipnea, taquicardia, síncope inducido por el ejercicio, efusión pleural	Taquipnea, taquicardia, síncope inducido por el ejercicio, efusión pleural y ascitis
Prueba diagnóstica adecuada	Radiografía, ecocardiografía	Radiografía, ecocardiografía y cateterismo cardiaco	Radiografía, ecocardiografía	Radiografía, ecocardiografía	Radiografía, TC, ecocardiografía	Radiografía, TC, ecocardiografía, pruebas de laboratorio	Radiografía, TC, ecocardiografía, pruebas de laboratorio	Radiografía, TC, ecocardiografía, pruebas de laboratorio

CAP, conducto arterioso persistente; HAP, hipertensión arterial pulmonar; HP, hipertensión pulmonar; TC, tomografía computarizada; TEP, tromboembolia pulmonar; TEPC, tromboembolia pulmonar crónica.

MÉTODOS DE DIAGNÓSTICO

ELECTROCARDIOGRAFÍA

En pacientes con HP de tipo 1, 3 o 4, en los que prevalece una hipertrofia ventricular derecha, el electrocardiograma revelará signos claros de desviación a la derecha del eje eléctrico medio del QRS con ondas R altas en las derivaciones orientadas hacia el lado derecho (D_3, AVR y V_1) y ondas S profundas en las derivaciones que exploran el lado izquierdo del corazón (D_2, AVL, V_4, V_5 y V_6). También se observan con frecuencia ondas P elevadas, sugerentes de dilatación auricular derecha (fig. 14.9). Estos signos serán menos obvios o incluso estarán ausentes en HP de tipo 2, en la que las fuerzas eléctricas ventrículo izquierdo dilatado pueden prevalecer. La electrocardiografía tiene una baja especificidad como prueba de cribado de la HP y no aporta ninguna información útil para diferenciar entre los distintos tipos de esta afección, pero ayuda a proporcionar información pronóstica. Sin embargo, siempre debe realizarse para identificar cualquier alteración del ritmo cardiaco que pueda complicar aún más el cuadro clínico.

RADIOLOGÍA

Las radiografías torácicas laterales derechas mostrarán una silueta cardiaca aumentada de tamaño con mayor contacto entre la pared del TSVD y el esternón, y una arteria pulmonar principal dilatada que desplaza la tráquea dorsalmente craneal a su bifurcación (fig. 14.10). Debido a la dilatación auriculoventricular derecha, en las proyecciones ventrodorsales la silueta cardiaca se encuentra en el centro del tórax y el ápex se redondea y se desplaza ligeramente hacia la derecha, lo que da a toda la silueta la típica forma de "D" invertida (fig. 14.6). Tanto en la proyección lateral como en la proyección ventrodorsal, las arterias pulmonares principales y proximales aparecen dilatadas. El aspecto del parénquima pulmonar dependerá del tipo de HP. En la HAPI y la TEPC puede aparecer difusamente radiopaco con leve infiltración peribronquial. En el síndrome de Eisenmenger, la disminución de la perfusión de las ramas periféricas confiere a todo el parénquima pulmonar un aspecto difusamente radiotransparente. Además de los aspectos generales descritos anteriormente, pueden identificarse otras alteraciones relacionadas con el tipo específico de HP; p. ej., el adelgazamiento de grandes ramas de las arterias pulmonares en la TEPA, o la dilatación extrema del tronco y de las ramas pulmonares principales, que es mucho más pronunciada en la HAP debida a un CAP invertido que en cualquier otra forma de HP (fig. 14.11).

Es mucho más difícil identificar las alteraciones causadas por la HP de tipo 2, porque en estos pacientes tienden a prevalecer los cambios radiográficos debidos a la sobrecarga crónica de volumen del ventrículo izquierdo, enmascarando así los efectos de la HP. En estos casos, es muy útil comparar las radiografías obtenidas ante la sospecha de HP con radiografías previas del mismo paciente. El primer signo radiográfico de HP es la dilatación de las arterias pulmonares. A medida que la enfermedad progresa y el componente precapilar se hace más evidente, el infiltrado pulmonar congestivo crónico que suele observarse en estos pacientes tiende a disminuir.

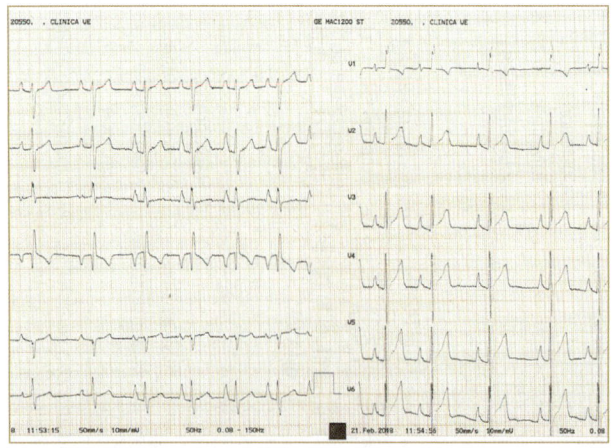

FIGURA 14.9. Onda P alta sugerente de dilatación auricular derecha. La desviación derecha del eje eléctrico principal, las ondas R altas en V_1, V_2 y V_3 y las ondas S profundas en V_4, V_5 y V_6 sugieren un predominio de las fuerzas eléctricas generadas por el ventrículo derecho.

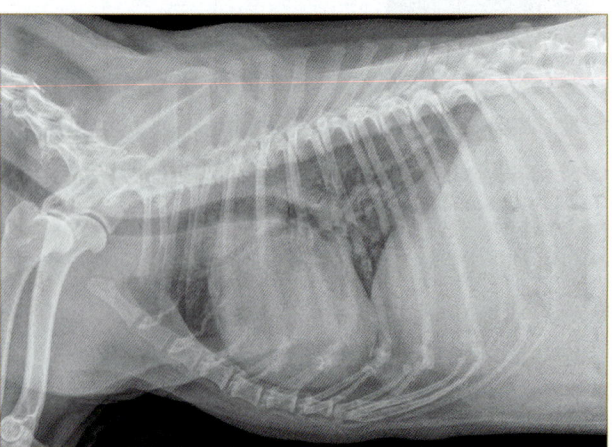

FIGURA 14.10. Hembra de Border Collie de 8 años de edad. Hipertensión arterial pulmonar idiopática. Obsérvense el infiltrado peribronquial difuso y la dilatación del ventrículo derecho y de la arteria pulmonar principal, con desplazamiento dorsal de la tráquea craneal a su bifurcación.

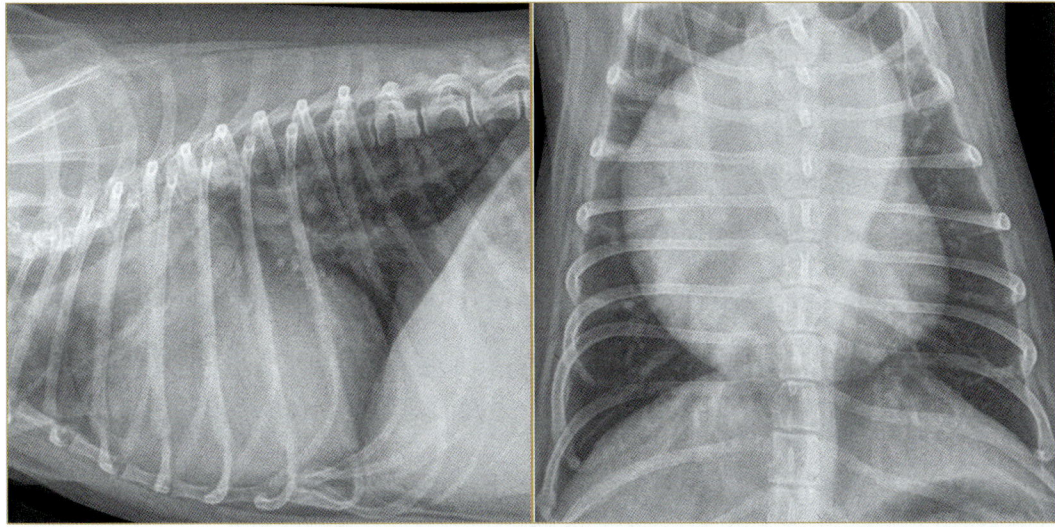

FIGURA 14.11.
Chihuahua macho de 10 años de edad. Obsérvense la dilatación extrema del ventrículo derecho, el tronco pulmonar y las arterias pulmonares principales.

En la HP de tipo 3 serán más evidentes los aspectos debidos a la enfermedad respiratoria en curso, por lo que serán menos evidentes las alteraciones del parénquima pulmonar o del tracto respiratorio superior, y la dilatación del ventrículo derecho y de la arteria pulmonar.

ECOCARDIOGRAFÍA

En los pacientes veterinarios afectados por cualquier tipo de HP, casi todos los parámetros hemodinámicos se estiman mediante ecocardiografía Doppler, un método mínimamente invasivo con una fiabilidad aceptable.

Los parámetros ecocardiográficos utilizados para evaluar la función ventricular derecha y la gravedad de la HP han sido estudiados por diversos autores, que han confirmado la posibilidad, repetibilidad y fiabilidad intraoperador de su medición. Esto sugiere que un examen cuantitativo puede ser más preciso que una simple evaluación observacional, ya que su valor dependerá en gran medida de la experiencia y los conocimientos del operador. Sin embargo, antes de realizar un examen ecocardiográfico cuantitativo, se recomienda observar los patrones de hipertrofia y movimiento de la pared ventricular derecha y evaluar la dilatación de la cámara y de los grandes vasos. Toda esta información puede ayudar a evaluar si el acoplamiento entre el ventrículo y la poscarga es funcional o no y a identificar el tipo de HP.

El remodelado anatómico del ventrículo derecho suele presentarse como hipertrofia y dilatación. La observación de hipertrofia y dilatación de las cámaras ventriculares derechas en respuesta al aumento de la poscarga es un indicador del acoplamiento ventriculoarterial. La hipertrofia compensatoria permite antagonizar el aumento de la poscarga, y el grado de hipertrofia depende generalmente del valor de PAP, del estadio de la hipertensión y de la edad de aparición. La dilatación tiende a ser prevalente cuando la hipertrofia ya no puede compensar el aumento de la poscarga.

El mayor grado de hipertrofia concéntrica se encuentra en los pacientes con CAP invertido, al menos en el primer estadio, cuando la hipertrofia todavía asegura un acoplamiento ventriculoarterial funcional. En el estadio avanzado, el ventrículo derecho se dilata y se vuelve hipocinético, incluso en este tipo de HAP (fig. 14.12). Pueden encontrarse formas menos graves de hipertrofia concéntrica, pero aún con predominio de la hipertrofia sobre la dilatación, en la HAPI y la TEPC, a pesar del grave aumento de la RVP. En el CAP invertido, el ventrículo izquierdo aparece con un volumen normal o a veces ligeramente aumentado. En cambio, en la HAPI y en la TEPC, los volúmenes auricular y ventricular izquierdos están siempre reducidos. Los cambios morfológicos ecocardiográficos debidos a la HP de tipo 2 suelen ser menos evidentes. Este tipo de HP se desarrolla siempre cuando el remodelado ventricular izquierdo debido a la insuficiencia valvular mitral crónica ya está avanzado. Por tanto, en la primera fase, cuando el aumento de la presión es solo poscapilar, la dilatación del corazón derecho (aurícula, ventrículo y arteria pulmonar principal) y el aplanamiento septal son solo ligeramente detectables (fig. 14.13). Se hacen más evidentes en la forma combinada precapilar y poscapilar (fig. 14.14).

El remodelado hipertrófico observado en pacientes con CAP invertido es muy diferente del remodelado debido a TEPA. En esta afección, la RVP aumenta súbitamente y la distensibilidad de la circulación pulmonar es muy

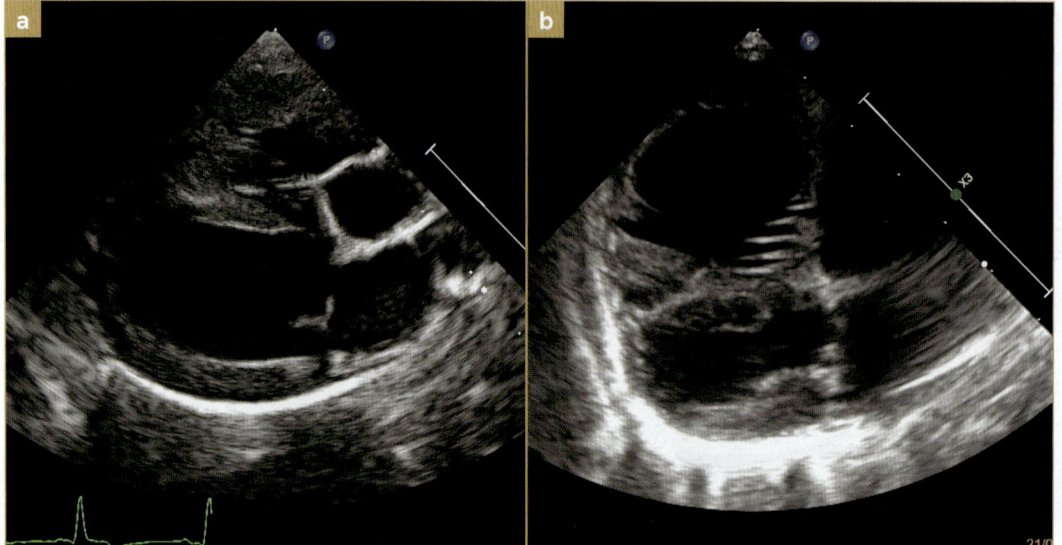

FIGURA 14.12.
Hembra de Bichón Maltés de 6 años de edad. a) Hipertensión arterial pulmonar debida a conducto arterioso persistente invertido en el lado izquierdo. Hipertrofia concéntrica ventricular derecha y ventrículo izquierdo normal. b) Dilatación ventricular derecha grave y llenado reducido del ventrículo izquierdo a los 10 años de edad.

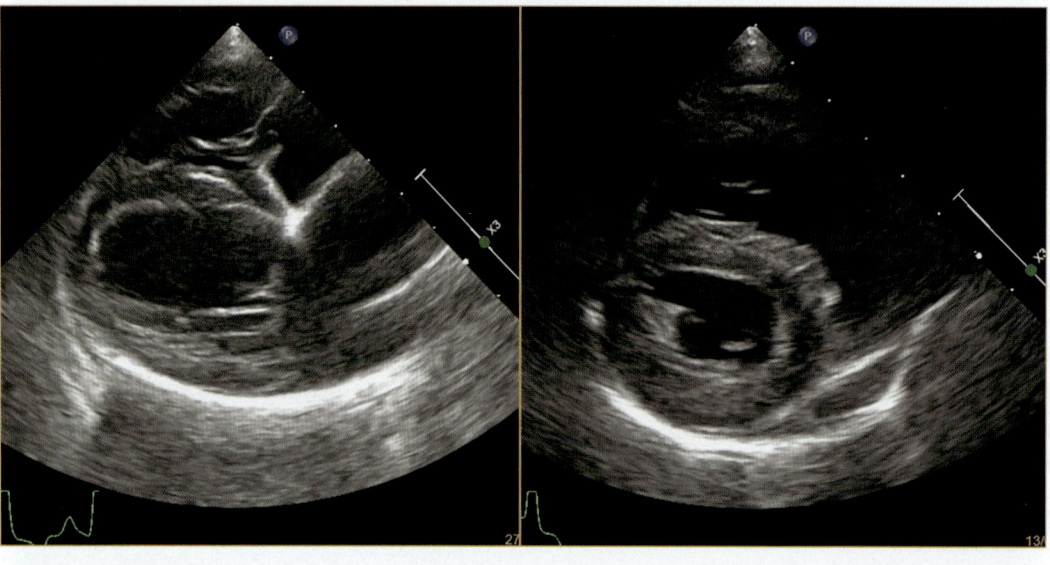

FIGURA 14.13.
Hembra de Caniche de 11 años de edad. Insuficiencia mitral grave con hipertensión pulmonar poscapilar moderada, dilatación ventricular derecha leve y aplanamiento septal sistólico leve visible solo en la proyección de eje corto.

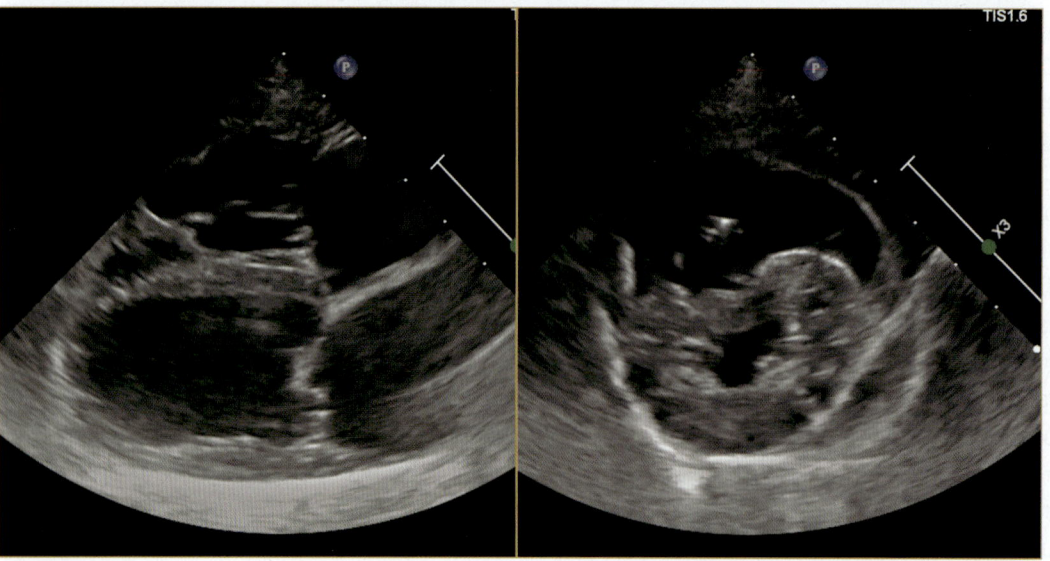

FIGURA 14.14.
Macho mestizo de 11 años de edad. Insuficiencia mitral grave complicada por hipertensión pulmonar precapilar y poscapilar combinada. La dilatación ventricular derecha y el aplanamiento sistólico del septo interventricular son más evidentes que en el ejemplo anterior.

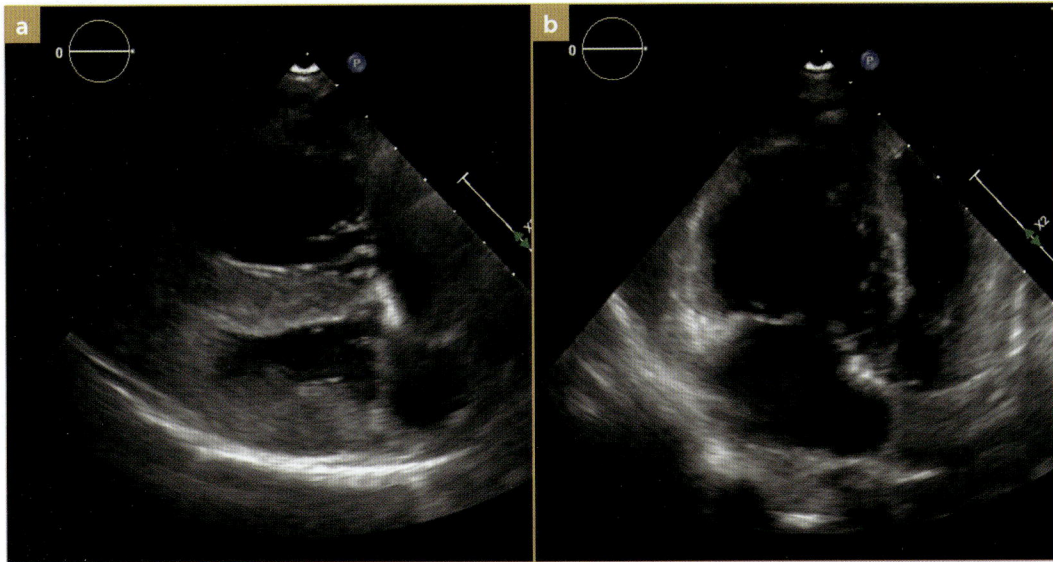

FIGURA 14.15.
Hembra de Pastor Belga de 9 años de edad. Tromboembolia pulmonar aguda y masiva. Proyección paraesternal derecha de eje largo (a) y apical de cuatro cámaras (b). Dilatación ventricular derecha grave y colapso sistólico del ventrículo izquierdo.

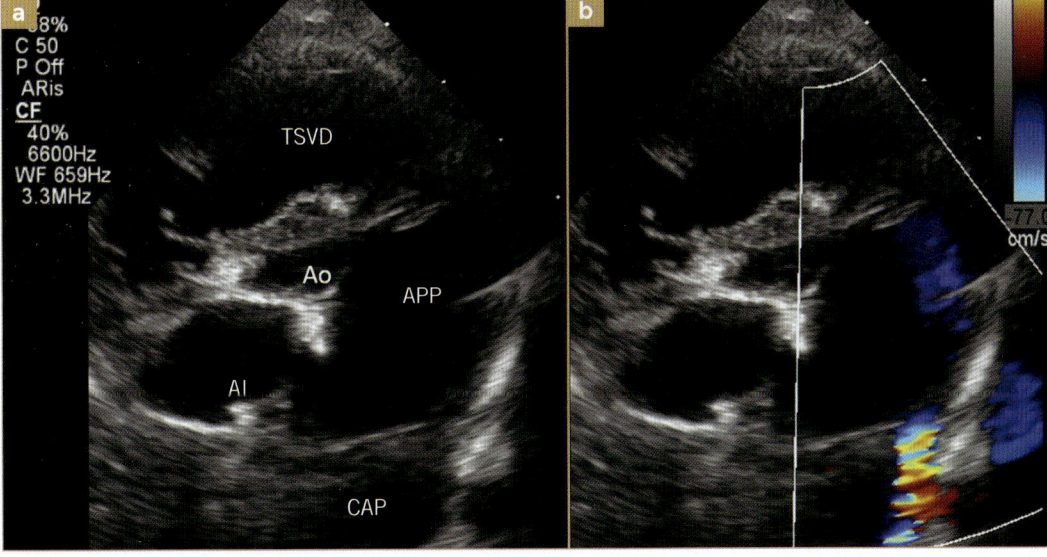

FIGURA 14.16.
Hembra de Pomerania de 6 años de edad. a) Proyección paraesternal derecha de eje corto. AI, aurícula izquierda. En el CAP es posible reconocer una ampolla aneurismática y la membrana que cierra parcialmente el conducto. b) Misma imagen con mapeo de flujo en color que muestra una derivación de derecha a izquierda.

reducida o incluso inexistente. La dilatación de la cavidad ventricular derecha predomina sobre la hipertrofia y el ventrículo derecho es claramente hipocinético. El flujo venoso pulmonar gravemente reducido provoca el colapso sistólico del ventrículo izquierdo (fig. 14.15).

La arteria pulmonar principal está dilatada en todos los tipos de HP, pero se observa una dilatación extrema en el CAP invertido. La dilatación de la aurícula derecha y de la vena cava caudal es un indicador de aumento de la presión auricular derecha y de disfunción diastólica ventricular derecha. En la mayoría de los casos de CAP invertido, es posible identificar el conducto arterioso, que suele ser grande y de morfología tubular, tanto en la proyección paraesternal derecha como en la izquierda (fig. 14.16). Una confirmación

indirecta de la comunicación de derecha a izquierda a través del CAP puede obtenerse con un estudio ecocardiográfico de contraste, el llamado "estudio de burbujas". En este caso, no es necesario un medio de ecocontraste específico, sino que debe inyectarse en una vena periférica una mezcla agitada compuesta por un 50 % de solución salina y un 50 % de expansor plasmático. Durante la inyección la sonda ecográfica se orienta hacia la aorta abdominal, y la aparición de burbujas en la luz aórtica confirmará la existencia de una derivación de derecha a izquierda (vídeo 14.1). En las proyecciones unidimensional y bidimensional (2D) es posible observar los signos de sobrecarga de presión derecha con el movimiento paradójico sistólico del septo interventricular. Estas proyecciones muestran la interdependencia ventricular

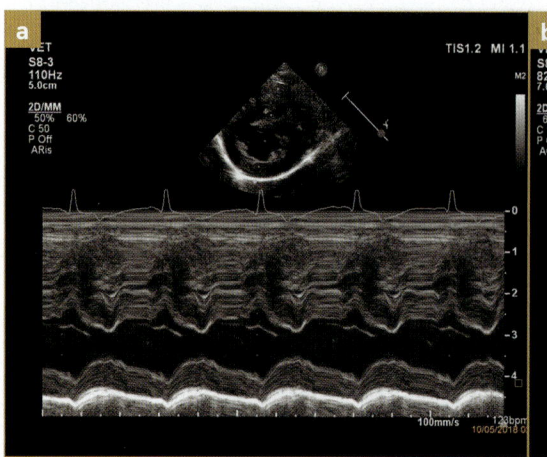 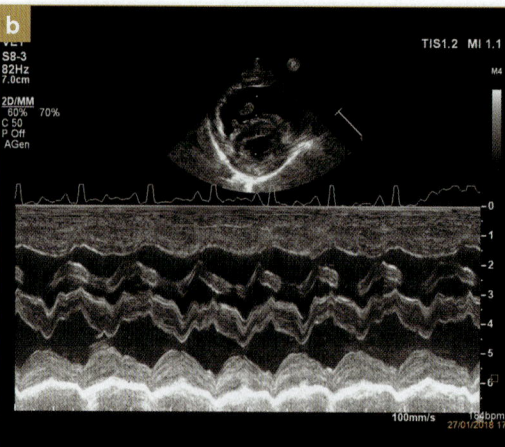

FIGURA 14.17. Dos ejemplos de movimiento septal paradójico (MSP) sistólico debido a hipertensión arterial pulmonar de tipo 1 en un conducto arterioso persistente invertido. a) MSP sistólico leve, función sistólica del ventrículo derecho conservada y gasto cardiaco conservado. b) MSP sistólico grave, función sistólica del ventrículo derecho y gasto cardiaco reducidos.

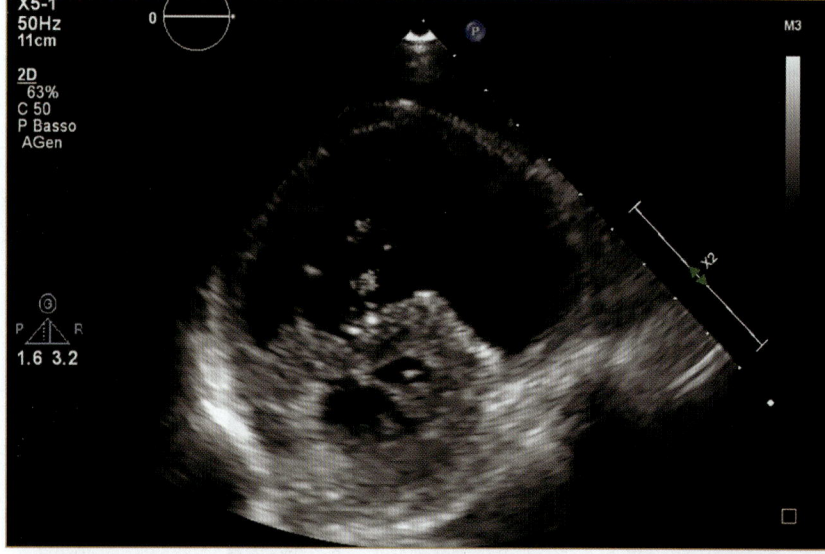

FIGURA 14.18. Dilatación ventricular derecha grave y desplazamiento septal sistólico hacia el ventrículo derecho en hipertensión pulmonar debida a embolia pulmonar aguda con bajo gasto cardiaco y desacoplamiento agudo entre la poscarga ventricular derecha y la función sistólica.

VÍDEO 14.1. Estudio de burbujas de un presunto conducto arterioso persistente invertido.

–con aplanamiento del septo interventricular, aumento de la dimensión de la cavidad ventricular derecha y reducción del tamaño de la cámara ventricular izquierda– y confirman la reducción del gasto cardiaco sistémico (fig. 14.17). En la HP, la magnitud del movimiento septal paradójico sistólico es directamente proporcional a la RVP e inversamente proporcional al volumen de llenado ventricular izquierdo. Por tanto, es mucho más evidente en la HAP y en la HP de tipo 4 (especialmente en la TEPA), en las que la poscarga aumenta bruscamente mientras que la función sistólica del ventrículo derecho y el volumen de llenado izquierdo están muy

reducidos (fig. 14.18). En la HP poscapilar de tipo 2, el movimiento septal paradójico sistólico es mucho menos evidente, y aumenta con la afectación del componente precapilar.

En la HP de tipo 3, el aumento de la PAP es siempre leve. Sin embargo, en pacientes braquicéfalos con síndrome obstructivo de las vías respiratorias superiores, el movimiento septal paradójico se acentúa porque la PAP aumenta durante la inspiración debido al aumento de la presión endotorácica (fig. 14.8).

Otras características específicas que pueden ayudar al diagnóstico es la identificación de trombos en la arteria pulmonar principal y sus ramas proximales. En la embolia pulmonar aguda, a menudo se identifican trombos de gran tamaño en las arterias pulmonares o, con menor frecuencia, en las cavidades cardiacas derechas. Estas masas deben diferenciarse de los tumores cardiacos. Los trombos tienen una ecotextura homogénea regular y pueden estar flotando

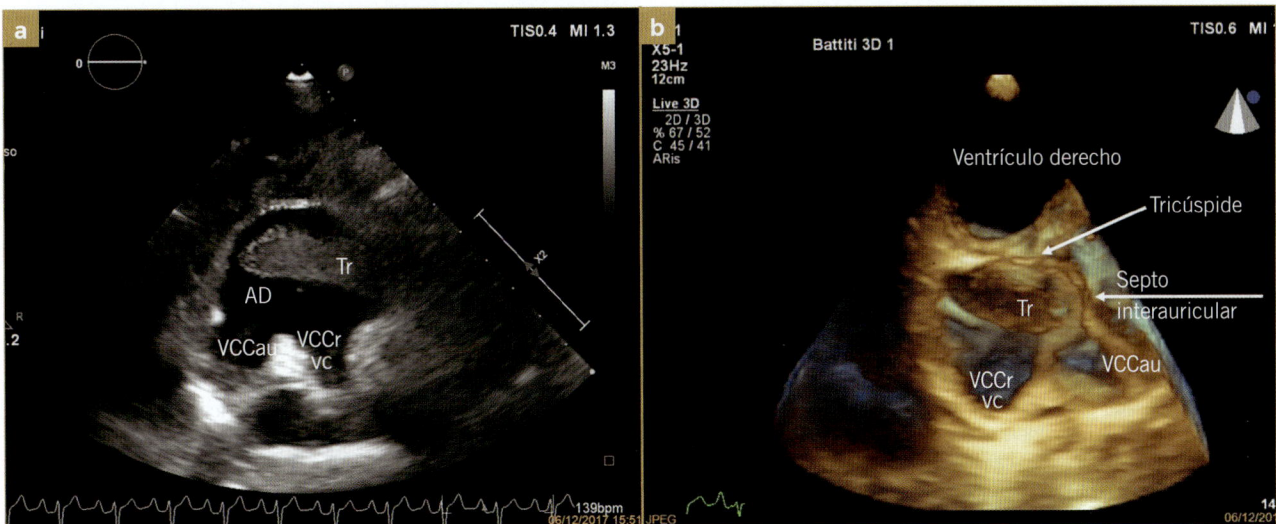

FIGURA 14.19. a) Proyección bidimensional paraesternal derecha fuera de eje de la cavidad auricular derecha. La forma y la ecotextura sugieren la naturaleza trombótica de la masa. AD, aurícula derecha; Tr, trombo; VCCau, vena cava caudal; VCCr, vena cava craneal. b) Sección tridimensional de la base derecha del corazón obtenida desde la proyección paraesternal izquierda apical. El trombo sobresale en la cavidad auricular derecha desde el apéndice auricular derecho donde está adherido.

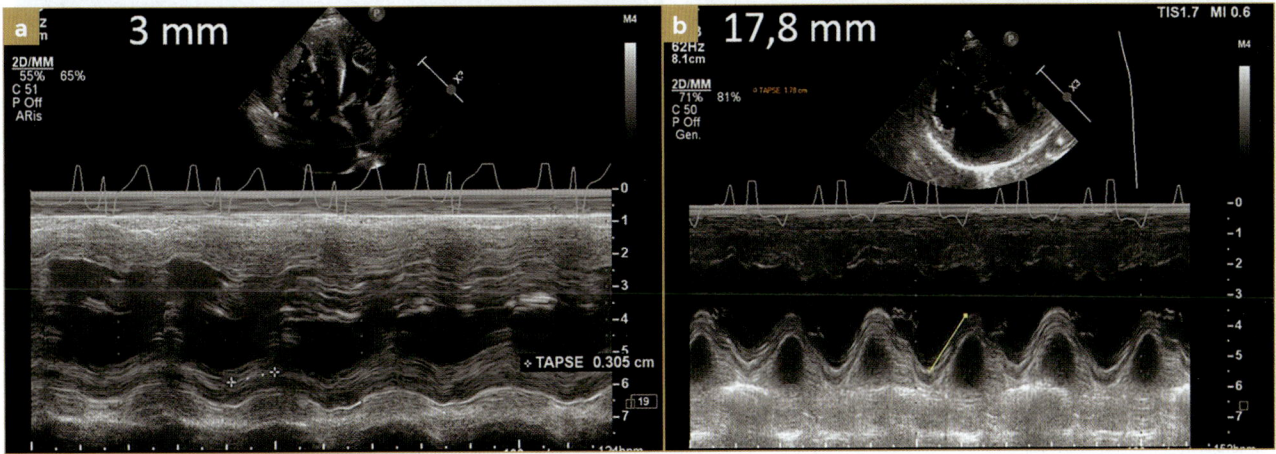

FIGURA 14.20. a) Valor reducido de la excursión sistólica del plano anular tricúspide (ESPAT) en una hembra de Bichón Maltés de 6 años de edad con hipertensión arterial pulmonar de tipo 1 debida al síndrome de Eisenmenger. b) Aumento de la ESPAT en un caso de sobrecarga de volumen ventricular derecha.

en la cavidad o adheridos solo en las zonas donde la velocidad del flujo sanguíneo es baja, como en la orejuela de la aurícula derecha. En algunos casos, la ecocardiografía tridimensional es útil para definir la consistencia y la extensión de la contigüidad con la estructura cardiaca (fig. 14.19).

La función sistólica del ventrículo derecho puede medirse con parámetros ecocardiográficos tradicionales como el cambio fraccional del área (CFA) y la excursión sistólica del plano del anillo tricúspide (ESPAT), o utilizando tecnologías más avanzadas como el Doppler tisular, imágenes 2D de deformación *(strain)* y de velocidad de deformación *(strain rate)*.

El CFA es un parámetro indirecto que mide la variación del área del tracto de entrada del ventrículo derecho entre la diástole y la sístole. Se calcula utilizando el mismo principio, y por tanto una fórmula similar, que para la fracción de eyección (FE) del ventrículo izquierdo. La principal limitación del CFA en comparación con la FE es que, debido a la compleja estructura anatómica del ventrículo derecho, solo cuantifica el cambio en el área del tracto de entrada del ventrículo derecho y no tiene en cuenta el tracto de salida. La ESPAT mide el desplazamiento sistólico longitudinal del anillo tricúspide, y los valores normales están determinados por las dimensiones de los animales (fig. 14.20).

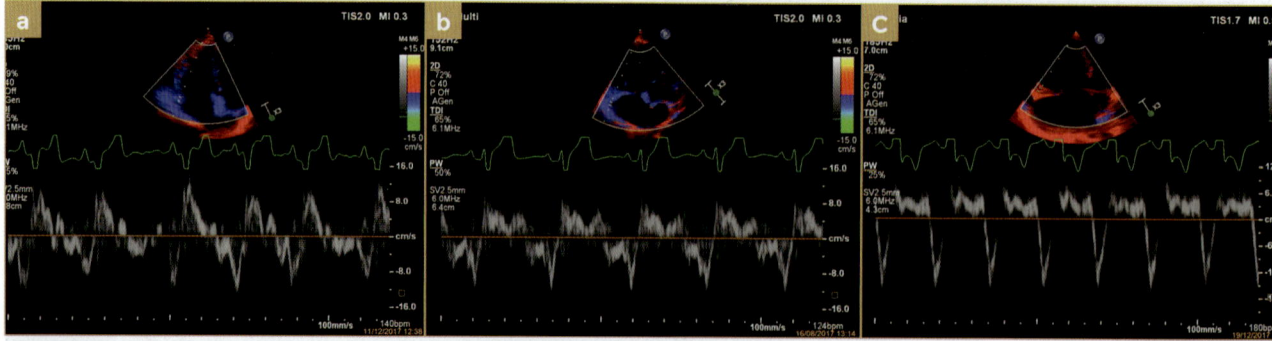

FIGURA 14.21. Tres estadios evolutivos de la función sistólica en pacientes con hipertensión arterial pulmonar de tipo 1 grave. a) Tiempo de aceleración isovolumétrica (AIV) conservado y pico de la onda S' ligeramente reducido, lo que indica una función sistólica longitudinal ligeramente alterada. b) Onda de AIV conservada y onda S' reducida, lo que indica una función sistólica longitudinal alterada. En este caso, la función transversal mantenía un gasto cardiaco adecuado en reposo. c) Fase final de la disfunción sistólica. La onda E' indica un aumento de la presión telediastólica en el ventrículo derecho dilatado.

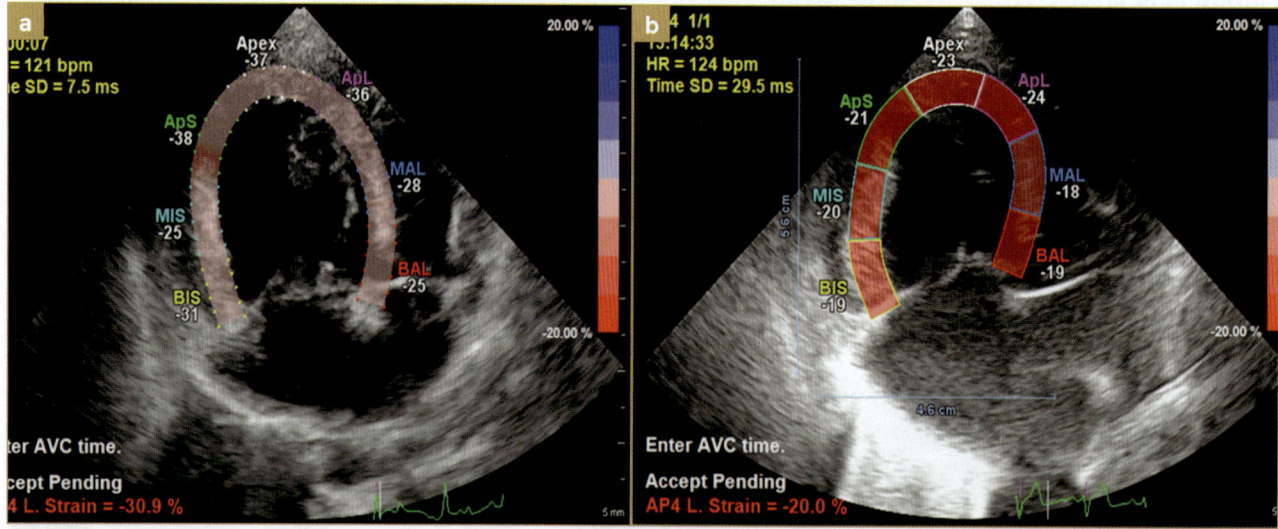

FIGURA 14.22. Deformación longitudinal (*L. Strain*) del ventrículo derecho. a) Función sistólica longitudinal conservada (*L. Strain* = –30,9 %). b) Función sistólica reducida (*L. Strain* = –20 %).

La onda S' medida en el anillo tricúspide en la imagen Doppler tisular representa la velocidad de su desplazamiento sistólico, y la deformación longitudinal es una medida de la contracción sistólica global y segmentaria de la pared lateral del tracto de entrada del ventrículo derecho. Todos estos parámetros no miden la función global del ventrículo derecho, sino solo la función longitudinal de la pared lateral. En animales sanos y en muchas enfermedades, este es el componente principal de la función ventricular derecha, pero en condiciones de hipertrofia grave, y en particular en el síndrome de Eisenmenger, la contracción ventricular derecha durante la sístole es principalmente transversal. Por tanto, estos parámetros deben interpretarse con precaución. Dado que todos ellos miden la función longitudinal, todas las mediciones deberían verse alteradas cuando se reduce la función longitudinal. Sin embargo, la influencia de la precarga no es la misma para todos estos parámetros. El CFA, la ESPAT y la deformación longitudinal son muy dependientes de la carga, con valores aumentados cuando la precarga aumenta, y valores disminuidos cuando la reserva cardiaca disminuye debido al aumento de la poscarga. En la HAP esto no supone una preocupación real, ya que es muy raro que esta afección esté asociada con una sobrecarga de volumen ventricular derecho que podría contrarrestar la reducción en la ESPAT, el CFA, la onda S' (fig. 14.21) y la deformación sistólica longitudinal, que representan el grado de deterioro de la función sistólica longitudinal (fig. 14.22).

Únicamente la velocidad de deformación y la aceleración miocárdica durante la contracción isovolumétrica medidos mediante Doppler tisular son completamente independientes de la precarga. Estos parámetros están estrechamente correlacionados con la contractilidad intrínseca del miocardio ventricular. Sin embargo, mientras que en la clínica la velocidad de deformación puede utilizarse en la mayoría de los casos, la aceleración isovolumétrica en el anillo tricúspide a menudo no puede medirse adecuadamente mediante Doppler tisular, por lo que no se han establecido parámetros de normalidad y su uso clínico es limitado. En aquellos casos en los que pueden obtenerse imágenes adecuadas, este parámetro puede utilizarse para evaluar la recuperación de la función contráctil en respuesta al tratamiento (fig. 14.22).

Los estudios Doppler estiman las presiones pulmonares, la RVP y la función sistólica del ventrículo derecho. Además, el estudio Doppler del flujo sanguíneo a través del lado derecho del corazón y del flujo transmitral, así como las imágenes Doppler tisulares en el anillo mitral, permiten comprender mejor el perfil hemodinámico del paciente, lo que resulta útil para realizar un diagnóstico diferencial entre los distintos tipos de HP y establecer un pronóstico.

Una vez que la señal de flujo de la regurgitación tricúspide se registra adecuadamente, su velocidad pico mide el gradiente auriculoventricular sistólico. Este, sumado a la presión auricular derecha estimada, ofrece una estimación fiable de la presión ventricular derecha que, en ausencia de obstrucción del TSVD, corresponde a la presión sistólica pulmonar. El análisis de la regurgitación tricúspide proporciona más información. De hecho, la aceleración del flujo regurgitante tricúspide se produce durante la contracción isovolumétrica, por lo que esta aceleración representa una buena alternativa a la medición de la dP/dt –que se obtiene mediante cateterismo cardiaco– y, por tanto, un índice válido de la contractilidad intrínseca.

Las velocidades de regurgitación pulmonar están bien correlacionadas con los valores de las presiones arteriales pulmonares diastólica y media; la velocidad diastólica precoz se correlaciona con la PAPm, mientras que el gradiente diastólico tardío indica la presión pulmonar diastólica.

La morfología y los parámetros cuantitativos del flujo pulmonar anterógrado cambian en función del gasto cardiaco pulmonar, la RVP y la función sistólica del ventrículo derecho y, por tanto, del acoplamiento entre el ventrículo derecho y su poscarga.

El volumen sistólico anterógrado se deriva de la integral de velocidad de flujo, y una disminución de este parámetro está causada por una disfunción sistólica del ventrículo derecho y un aumento de la RVP.

Los cambios en el perfil de flujo anterógrado pulmonar están impulsados por la RVP y la función sistólica del ventrículo derecho. En condiciones normales, este perfil tiene un aspecto simétrico, es decir, los tiempos de aceleración y desaceleración tienen una duración similar. En perros normales, el tiempo de aceleración es de unos 80 ms y la relación entre el tiempo de aceleración y el tiempo de eyección total (TA/TE) es de aproximadamente 0,4. Estos valores

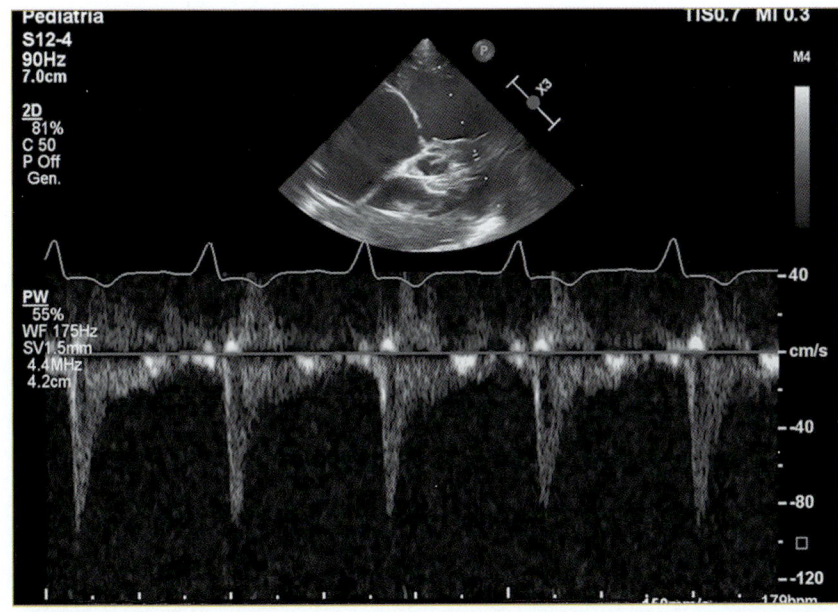

FIGURA 14.23. Tiempo de aceleración reducido y forma de hoja de un cuchillo del perfil de flujo pulmonar en un caso de hipertensión arterial pulmonar de tipo 1 con resistencia vascular pulmonar gravemente aumentada.

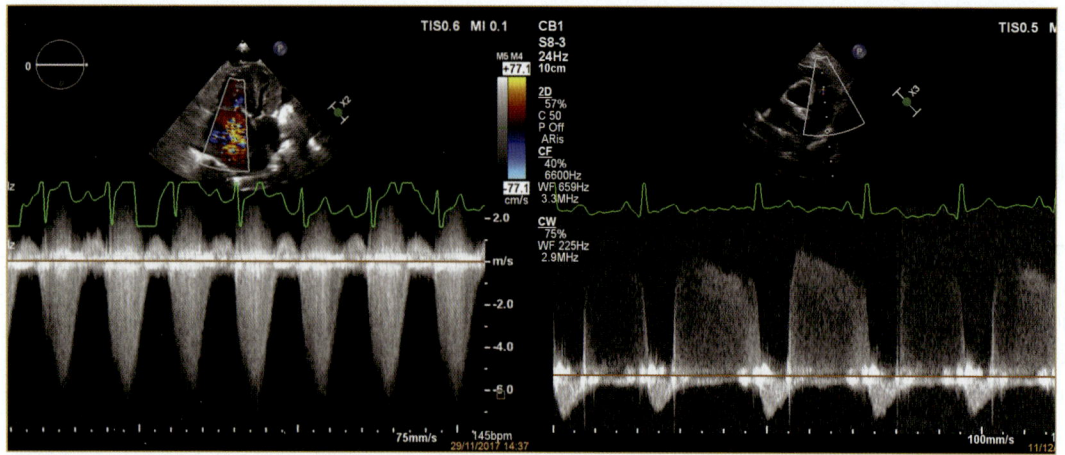

FIGURA 14.24.
Hipertensión arterial pulmonar de tipo 1. Las velocidades del flujo regurgitante tricúspide y pulmonar sugieren una presión arterial pulmonar sistólica y diastólica elevadas.

solo se ven ligeramente condicionados por la frecuencia cardiaca. Con el aumento de la RVP se acorta el tiempo de aceleración y se reduce la relación TA/TE. El acortamiento del TE es consecuencia de la reducción de la distensibilidad vascular pulmonar y hace que el flujo pulmonar adopte la forma de la hoja de un cuchillo (fig. 14.23).

En humanos se han desarrollado varias fórmulas ecocardiográficas para estimar la RVP de forma no invasiva. Estas fórmulas se basan en la evaluación Doppler del flujo anterógrado a través de la válvula pulmonar y del flujo regurgitante tricúspide. Estos métodos de cálculo se han validado tras compararlos con los resultados obtenidos mediante la medición invasiva de las presiones y la RVP. Aún no se han realizado estudios similares en el ámbito veterinario; sin embargo, los diferentes patrones observados en los estudios Doppler reflejan el perfil hemodinámico de cada tipo de HP

y son de gran ayuda para realizar un diagnóstico diferencial y un pronóstico. En la HAP, ya sea debida a una HAPI o al síndrome de Eisenmenger, se esperan velocidades elevadas tanto para el flujo regurgitante tricúspide como para el pulmonar, con un perfil que mantiene una velocidad elevada durante toda la diástole (fig. 14.24). Este patrón indica una presión pulmonar sistólica y diastólica elevada y una RVP aumentada, y también se observa en la TEPC. En la TEPA, una vez que la afección se agrava, el fenotipo fisiopatológico se caracteriza por una reducción grave de la distensibilidad vascular pulmonar y la disfunción sistólica ventricular derecha, seguida de valores mínimos de la presión de pulso (PP) arterial pulmonar con una velocidad baja del flujo regurgitante tricúspide (gradiente pico ≤60 mmHg) y una velocidad alta del flujo regurgitante pulmonar (gradiente pico diastólico temprano ≥40 mmHg) (fig. 14.25).

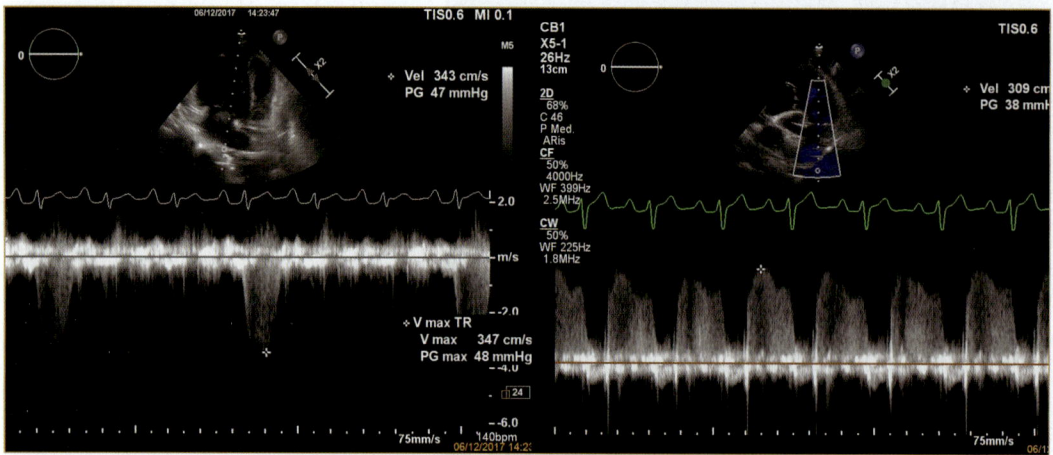

FIGURA 14.25. Hipertensión pulmonar de tipo 4 en un caso de embolia pulmonar masiva. Presión de pulso significativamente reducida. El gradiente sistólico es bajo debido a la insuficiencia ventricular, mientras que el gradiente diastólico es alto debido a una resistencia vascular pulmonar muy aumentada. La regurgitación tricúspide era evidente solo en unos pocos latidos durante la inspiración.

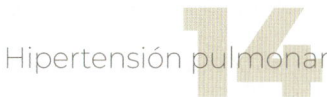

TABLA 14.4. Valores de los parámetros Doppler en la hipertensión pulmonar				
Parámetro ecocardiográfico	**Precapilar**	**Poscapilar**	**Mixto**	**Tromboembolismo pulmonar agudo**
	HAPI, CC, HPTEC	VMC	VMC	
Gradiente de RT máximo	>60 mmHg	≤60 mmHg	≤60 mmHg	<60 mmHg
Gradiente de RP diastólico temprano	≥30 mmHg	≤15 mmHg	≤15 mmHg	>30 mmHg
Patrón de flujo transmitral	Relajación anómala	Restrictivo*	Relajación pseudonormal o alterada*	Relajación anómala
E/E'	Baja (<8)	Alta (>9)	Alta (>9)	Baja (<8)

CC, cardiopatías congénitas; HAPI, hipertensión arterial pulmonar idiopática; HPTEC, hipertensión pulmonar tromboembólica crónica; RP, regurgitación pulmonar; RT, regurgitación tricúspide; VMC, valvulopatía mitral crónica.
*El patrón de flujo transmitral está fuertemente condicionado por la precarga, por lo que el resultado debe interpretarse teniendo en cuenta el tratamiento en curso.

Con respecto al flujo pulmonar anterógrado, todas las formas de HP provocarán una reducción de la integral de velocidad del flujo y del tiempo de aceleración, así como alteraciones en el perfil del flujo. En la literatura se describen tres perfiles de flujo pulmonar diferentes. Las diferencias entre estos perfiles están relacionadas con el tiempo de aceleración y la presencia de incisuras en el perfil de desaceleración. En el primer tipo de perfil no se observa evidencia de incisuras, mientras que en el segundo tipo se observan incisuras tardías. En el tercer tipo, las incisuras se encuentran en la mitad de la sístole y el perfil adquiere un aspecto bífido. Estos tres perfiles corresponden a diferentes grados de aumento de la RVP y de insuficiencia de la función ventricular derecha. Los tipos primero y segundo se observan con mayor frecuencia en la HAP y en la TEPC. Las incisuras tempranas del tercer tipo se observan con más frecuencia en la HP de tipo 4, y la RVP elevada se observa con más frecuencia en la TEPA. En la HP de tipo 2, la evaluación de los parámetros Doppler es más compleja, ya que la presión venosa pulmonar debe evaluarse teniendo en cuenta los parámetros de presión diastólica en el ventrículo izquierdo y, por ello, la presión en la aurícula izquierda. El estudio del flujo transmitral anterógrado es meramente indicativo, ya que este flujo variará en función de la precarga y por tanto del tratamiento en curso. La relación E/E' es menos sensible a la precarga, y se sabe que está correlacionada positivamente con el aumento de las presiones telediastólicas izquierdas. La comparación de los datos obtenidos con estas mediciones con las velocidades

del flujo regurgitante tricúspide y pulmonar puede utilizarse para el seguimiento de los pacientes y determinar si están evolucionando de la HP poscapilar a la forma combinada con aumento de la resistencia pulmonar.

Durante la fase inicial de la HP de tipo 2, el aumento de la presión pulmonar es reactivo y puramente poscapilar. El gradiente tricúspide máximo es ≤60 mm, la regurgitación pulmonar no es evidente en absoluto o su gradiente máximo es muy bajo. El patrón de flujo transmitral puede variar de restrictivo a pseudonormal, dependiendo del efecto del tratamiento vasodilatador y diurético en curso, y la relación E/E' es >9. A medida que la enfermedad progresa y los vasos precapilares se ven afectados, la RVP y las presiones pulmonares aumentan. El gradiente tricúspide máximo es >60 mmHg, mientras que el volumen de llenado del lado izquierdo del corazón disminuye. El flujo transmitral cambia a un patrón de "relajación alterada" y el E/E' es <8.

En la tabla 14.4 se enumeran los parámetros Doppler utilizados para estudiar el perfil hemodinámico de los pacientes con HP y sus valores esperados.

CATETERISMO CARDIACO DERECHO

El cateterismo cardiaco derecho es el procedimiento de referencia para el diagnóstico de la hipertensión pulmonar. Todos los criterios ecocardiográficos utilizados para la medición indirecta de parámetros hemodinámicos en pacientes hipertensos pulmonares se han validado frente a las mediciones realizadas con este método invasivo. Sin embargo, debido a lo invasivo de este procedimiento y al riesgo que conlleva en pacientes inestables, el cateterismo cardiaco para el estudio hemodinámico de pacientes veterinarios solo está indicado en algunas cardiopatías congénitas, cuando es necesario valorar con precisión la RVP y su variabilidad en respuesta a pruebas específicas para definir la operatividad de la patología subyacente.

El cateterismo cardiaco derecho debe realizarse en laboratorios hemodinámicos especializados y debidamente equipados y por personal específicamente formado. Bajo anestesia general, se introduce un catéter hemodinámico a través de una vena periférica en la aurícula derecha, el ventrículo derecho y la arteria pulmonar principal. Pueden medirse directamente la presión sistólica, la diastólica y la PAPm, así como la presión del lecho arterial pulmonar. A continuación, se calculan el gasto cardiaco y la RVP.

La PAPm se obtiene a partir de las presiones sistólica y diastólica de la arteria pulmonar (PSAP y PDAP, respectivamente):

$$PAPm = \frac{PSAP + 2PDAP}{3}$$

La RVP en el lado precapilar depende del remodelado funcional y anatómico de las arterias pulmonares.

Para calcular la RVP es necesario medir el flujo anterógrado pulmonar (Qp), que a su vez está condicionado por la función ventricular derecha y el volumen intravascular.

El gasto cardiaco puede cuantificarse mediante diferentes métodos. Aunque la termodilución es el método más utilizado, no es fiable cuando existe una derivación de derecha a izquierda subyacente, por lo que es preferible la determinación de Fick.

La presión capilar del lecho pulmonar (PCP) es la misma que la presión venosa pulmonar (PV), que está condicionada por la presión auricular izquierda y la función diastólica ventricular izquierda.

La diferencia de presión entre los lados arterial y venoso de la circulación pulmonar es el gradiente de presión transpulmonar (ALT).

$$ALT = PAPm - PCPC$$

El ALT es la presión impulsora de la circulación pulmonar. La determinación de los valores de ALT y RVP

es esencial para diferenciar entre la HAP debida a un aumento de la RVP (en la que la PCPC es baja o normal) y la HP debida a un aumento de la presión venosa pulmonar (en la que la PCPC está aumentada y la RVP es normal). Por tanto, el ALT es elevado en la HAP y normal en la HP debida a un aumento de la presión venosa pulmonar.

La circulación pulmonar es comparable a un circuito eléctrico en el que puede aplicarse la ley de Ohm. Por ello, la resistencia es igual al cambio de presión a través del lecho vascular dividido por el flujo, y el ALT es igual a la RVP multiplicada por el gasto cardiaco (GC).

$$ALT = RVP \times GC$$

La RVP es la relación entre la caída de presión (ALT, en mmHg) y el flujo pulmonar (Qp, en litros por minuto), expresada como:

$$RVP = \frac{ALT}{Qp}$$

La relación se suele multiplicar por 80 para expresar los resultados en $dinas \times s \times cm^{-5}$. La resistencia también puede expresarse en mmHg por litro por minuto o en unidades de Wood (UW).

$$1 \text{ unidad de Wood} =$$
$$1\,UW = 1\,mmHg{-}min \times L^1 = 80\,dynas \times s \times cm^{-5}$$

La RVP cuantifica el grado de reducción de la superficie útil del lecho vascular perteneciente principalmente a las pequeñas arterias distales resistivas. La presión es independiente del tamaño corporal, mientras que la RVP depende del gasto cardiaco, que cambia con el tamaño de los pacientes. Por tanto, a efectos comparativos, los valores de RVP se multiplican por la superficie corporal para obtener el índice de resistencia vascular pulmonar. La relación entre estos factores se expresa mediante la siguiente ecuación:

$$Qp\,(l/min\ por\ m^2) =$$
$$PAP\ media{-}PV\,(mmHg)/RVP\,(U \times m)^2$$

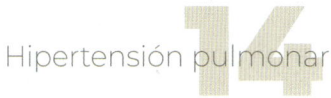
Las pruebas de vasorreactividad también se utilizan en caso de cardiopatías congénitas para evaluar la reserva vasodilatadora y planificar la estrategia de tratamiento. En medicina veterinaria, esta prueba puede realizarse haciendo que el paciente inhale NO a una concentración de 20 a 40 ppm durante 5 a 20 minutos. Este gas se une muy rápidamente a la hemoglobina con una gran afinidad por ella y, por tanto, se inactiva. En los pacientes con HAP produce una reducción aguda de la RVP sin afectar a la circulación sistémica. Una disminución de la PAPm de al menos 10 mmHg o a un valor absoluto ≤40 mmHg con un gasto cardiaco normal o elevado identifica a los pacientes que pueden responder al tratamiento médico y en los que el remodelado vascular puede revertirse al menos parcialmente.

La RVP y la PAPm proporcionan información sobre el componente resistivo de la poscarga, que viene determinado por el estado anatómico y funcional de las arterias pulmonares distales. Las arterias pulmonares proximales, que tienen un componente elástico más desarrollado, representan el componente pulsátil de la resistencia al flujo.

La PP arterial pulmonar es igual a la diferencia entre las PAP sistólica y diastólica, e inversamente proporcional a la distensibilidad vascular pulmonar. En condiciones normales, las arterias proximales son muy distensibles y se expanden pasivamente durante la sístole y retroceden durante la diástole; esto permite que parte del volumen sanguíneo eyectado se almacene en la sístole y se libere durante la diástole, lo que da lugar a un flujo sanguíneo periférico constante durante todo el ciclo cardiaco. Por tanto, la PP se mantiene baja y solo se genera una pequeña onda reflejada.

La medición exacta de la onda reflejada requiere instrumentos caros y complejos. Sin embargo, esta onda reflejada es proporcional a la PP, y la precocidad de la onda es un indicador de la gravedad de la poscarga y sugiere una obstrucción vascular más proximal. Esta anticipación de la onda reflejada es la causa de la incisura media sistólica observada en el tercer tipo de flujo anterógrado pulmonar y altera el acoplamiento ventriculoarterial. Este efecto es reconocible en el patrón de flujo pulmonar anterógrado (tercer tipo), que se observa con mayor frecuencia en pacientes con TEPA cuando se ocluyen arterias pulmonares grandes y proximales.

La distinción entre las formas precapilar y poscapilar y, en la HP de tipo 2, entre la forma poscapilar y la forma combinada (con afectación de la estructura precapilar y aumento de la RVP) es esencial para seleccionar el tratamiento adecuado.

ABORDAJE Y TRATAMIENTO

La primera indicación terapéutica en perros con HP grave es evitar todo tipo de ejercicio físico. Durante los esfuerzos, la presión pulmonar aumenta drásticamente y el gasto cardiaco disminuye, por lo que se incrementa el riesgo de síncope y muerte súbita.

En pacientes inestables, con disnea y signos de insuficiencia cardiaca derecha es importante medir la saturación arterial de oxígeno, evaluar la función ventricular derecha e identificar la presencia de cualquier efusión pleural.

Si la efusión pleural inhibe gravemente la función respiratoria, es esencial realizar una toracocentesis antes de intentar cualquier otro procedimiento diagnóstico o de administrar cualquier tratamiento. Es importante entonces establecer diagnósticos diferenciales en cuanto al tipo de HP para elegir las herramientas terapéuticas más adecuadas. En la HP que no se debe a un aumento primario de la RVP y que, por tanto, es secundaria a otra enfermedad, el tratamiento médico debe dirigirse a tratar la enfermedad subyacente.

SUPLEMENTOS DE OXÍGENO

La suplementación con oxígeno a bajo flujo es útil y ayuda a reducir la vasoconstricción reactiva hipóxica. Ofrece buenos resultados en pacientes que padecen casi cualquier tipo de HP, excepto el síndrome de Eisenmenger. En esta afección, la baja saturación arterial de oxígeno se debe esencialmente a la derivación de derecha a izquierda y la administración de oxígeno no es eficaz.

DIURÉTICOS

El uso de diuréticos es bastante controvertido, pero el temor a que estos fármacos provoquen hipotensión sistémica en los pacientes con HP tiene poco fundamento. De hecho, la disminución del flujo cardiaco sistémico en estos pacientes se debe principalmente al aumento de la RVP y no a la disminución del flujo sanguíneo pulmonar. En perros con HAPI avanzada con insuficiencia cardiaca derecha y signos de congestión venosa sistémica, y en aquellos con una insuficiencia tricúspide concomitante, el uso de diuréticos mejora el estado hemodinámico y los signos clínicos.

En los pacientes con HP de tipo 2 –tanto la forma poscapilar como la forma combinada precapilar y poscapilar–, el uso de diuréticos en combinación con un tratamiento específico para la vasodilatación pulmonar debe modularse en función del grado de congestión venosa pulmonar y de la sobrecarga de volumen izquierda.

FÁRMACOS INÓTROPOS POSITIVOS

En perros afectados por HP poscapilar, se ha descrito que el pimobendán es beneficioso para reducir la velocidad pico de la regurgitación tricúspide. No está claro si esto se debe a una disminución de la RVP o de la presión telediastólica del ventrículo izquierdo o a una mejora general de la función sistólica biventricular. Al menos en humanos, el efecto inótropo de la digoxina mejora el gasto cardiaco en pacientes con insuficiencia ventricular derecha debida a HP. En perros con cualquier tipo de HP, cuando hay evidencia de disfunción sistólica ventricular derecha aguda o crónica, cualquier fármaco inótropo es útil para mejorar el flujo arterial pulmonar-ventricular derecho y los signos clínicos.

VASODILATADORES PULMONARES

Los vasodilatadores pulmonares intervienen directamente sobre la resistencia pulmonar interactuando con los principales mecanismos vasoconstrictores descritos en la sección sobre fisiopatología, la vía arterial pulmonar de la endotelina (antagonistas de los receptores de la endotelina), la vía prostanoide (análogos de la prostaciclina) y la vía del NO (inhibidores de la fosfodiesterasa).

Los antagonistas de los receptores de la endotelina (bosentán, sitaxentán, ambrisentán) son el tratamiento más novedoso de la HAPI en humanos, pero su coste actual es demasiado elevado para introducir su uso en la medicina de pequeños animales. Se han realizado algunos estudios sobre el uso del bosentán en la insuficiencia ventricular izquierda inducida experimentalmente en perros, y estos han demostrado retrasar la progresión del remodelado cardiaco. Sin embargo, aún no se han realizado estudios clínicos o experimentales sobre la HP con este fármaco en perros.

Antes de la aparición de los antagonistas de los receptores de la endotelina y los inhibidores de la fosfodiesterasa, la administración de análogos de la prostaciclina (epoprostenol, treprostinilo, iloprost) era el tratamiento de primera línea de la HP grave en humanos. Estos fármacos solo podían administrarse en un entorno hospitalario y los efectos secundarios de hipotensión sistémica podían ser peligrosos; además, su corta vida media requería una infusión intravenosa continua (epoprostenol, treprostinilo) o una administración inhalada cada 2-4 horas (iloprost). Obviamente, estos esquemas de administración son imposibles de aplicar en pacientes animales y, por este motivo, estos fármacos nunca se han utilizado en medicina veterinaria.

En la actualidad, los inhibidores de la fosfodiesterasa 5 (PDE-5) son los fármacos de primera elección para el tratamiento de la RVP elevada tanto en humanos como en animales. Su acción es específica y directa sobre los vasos pulmonares, donde la PDE-5 se produce en abundancia. La capacidad de respuesta depende del grado de alteración estructural de los vasos pulmonares y, por tanto, de su reversibilidad.

En los pacientes con una HAPI de aparición reciente, a menudo ya se observa una respuesta positiva en las primeras semanas de tratamiento con sildenafilo en dosis de 2 mg/kg cada 8-12 horas. En algunos casos, puede observarse una normalización completa de los valores de presión al cabo de unos meses.

En la HP de tipo 2, el uso de sildenafilo sigue siendo controvertido. Para prescribir de forma adecuada sildenafilo en estos pacientes, es esencial identificar correctamente el principal determinante de la HP: si se trata de la presión venosa pulmonar, como en la forma poscapilar, o del aumento de la resistencia pulmonar, como en las formas más avanzadas. La principal preocupación para este tratamiento es que en la forma poscapilar, en ausencia de un aumento de la resistencia pulmonar, la vasodilatación de las arterias pulmonares puede provocar un aumento de la congestión venosa pulmonar. Estudios recientes en humanos han demostrado que este riesgo es más teórico que práctico y que el uso de sildenafilo en esta fase es relativamente seguro. Sin embargo, aún no está claro si la administración de este fármaco en esta fase es útil. El sildenafilo es definitivamente apropiado y eficaz cuando los signos de una afectación precapilar se hacen evidentes.

En la mayoría de los casos de HAP causada por cardiopatía congénita con hipercirculación pulmonar grave debido a una derivación de izquierda a derecha, a los pacientes se les lleva a la clínica cuando las lesiones plexiformes ya están presentes en las arterias pulmonares y se establece la fisiología de Eisenmenger. Por ello, el sildenafilo debe utilizarse lo antes posible a la dosis de 2 mg/kg tres veces al día. Desgraciadamente, en muchos casos, sobre todo en los de CAP invertido, no se consigue una reducción significativa de la presión pulmonar incluso después de muchos meses de tratamiento. Sin embargo, si se tolera bien, el tratamiento debe continuarse para evitar un mayor deterioro.

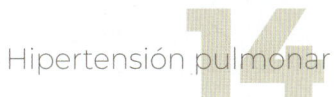

BIBLIOGRAFÍA

Abbas AE, Fortuin FD, Schiller NB, *et al.* A simple method for noninvasive estimation of pulmonary vascular resistance. *J Am Coll Cardiol*, 2003, 41(6):1021-1027.

Aduen JF, Castello R, Lozano MM, *et al.* An alternative echocardiographic method to estimate mean pulmonary artery pressure: diagnostic and clinical implications. *J Am Soc Echocardiogr,* 2009, 22(7):814-819.

Amsallem M, Sternbach JM, Adigopula S, *et al.* Addressing the Controversy of Estimating Pulmonary Arterial Pressure by Echocardiography. *J Am Soc Echocardiogr,* 2016, 29(2):93-102.

Bach JF, Rozanski EA, MacGregor J, *et al.* Retrospective evaluation of sildenafil citrate as a therapy for pulmonary hypertension in dogs. *J Vet Intern Med,* 2006, 20(5):1132-1135.

Beghetti M, Tissot C. Pulmonary hypertension in congenital shunts. *Rev Esp Cardiol,* 2010, 63(10):1179-1193.

Borgarelli M, Abbott J, Braz-Ruivo L, *et al.* Prevalence and prognostic importance of pulmonary hypertension in dogs with myxomatous mitral valve disease. *J Vet Intern Med,* 2015, 29(2):569-574.

CardioAlex 2018 Conference Abstracts. *European Heart Journal Supplements,* Volume 20, Issue suppl_H, October 2018, pp. H1-H7.

Chiavegato D, Borgarelli M, D'Agnolo G, Santilli RA. Pulmonary hypertension in dogs with mitral regurgitation attributable to myxomatous valve disease. *Vet Radiol Ultrasound,* 2009, 50(3):253-258.

Cremona G, Wood AM, Hall LW, *et al.* Effect of inhibitors of nitric oxide release and action on vascular tone in isolated lungs of pig, sheep, dog and man. *J Physiol,* 1994, 481 (Pt 1):185-195.

Cummings AC, Spaulding KA, Scott KD, Edwards JF. Imaging diagnosis pulmonary alveolar proteinosis in a dog. *Vet Radiol Ultrasound,* 2013, 54(6):634-637.

Dixon DD, Trivedi A, Shah SJ. Combined post- and pre-capillary pulmonary hypertension in heart failure with preserved ejection fraction. *Heart Fail Rev,* 2016, 21(3):285-297.

Glaus, TM, Soldati G, Maurer R, Ehrensperger F. Clinical and pathological characterisation of primary pulmonary hypertension in a dog. *Vet Rec,* 2004, 154(25):786-789.

Guazzi M, Arena R. Pulmonary hypertension with left-sided heart disease. *Nat Rev Cardiol,* 2010, 7(11):648-659.

Guazzi M, Dixon D, Labate V, *et al.* RV Contractile Function and its Coupling to Pulmonary Circulation in Heart Failure with Preserved Ejection Fraction: Stratification of Clinical Phenotypes and Outcomes. *JACC Cardiovasc Imaging,* 2017.

Guazzi M, Naeije R. Pulmonary Hypertension in Heart Failure: Pathophysiology, Pathobiology, and Emerging Clinical Perspectives. *J Am Coll Cardiol,* 2017, 69(13):1718-1734.

Hellenkamp K, Unsöld B, Mushemi-Blake S, *et al.* Echocardiographic Estimation of Mean Pulmonary Artery Pressure: A Comparison of Different Approaches to Assign the Likelihood of Pulmonary Hypertension. *J Am Soc Echocardiogr,* 2018, 31(1):89-98.

Hirakawa A, Sakamoto H, Misumi K, *et al.* Evaluation of pulmonary vasodilatory capacity with inhaled nitric oxide in a dog with patent ductus arteriosus. *J Vet Med Sci,* 1996, 58(7):673-675.

Jenkins T L, Jennings RN. Pulmonary capillary hemangiomatosis and hypertrophic cardiomyopathy in a Persian cat. *J Vet Diagn Invest,* 2017, 29(6):900-903.

Kellihan HB, Mackie BA, Stepien RL. NT-proBNP, NT-proANP and cTnI concentrations in dogs with precapillary pulmonary hypertension. *J Vet Cardiol,* 2011, 13(3):171-182.

Kellihan HB, Stepien RL. Pulmonary hypertension in dogs: diagnosis and therapy. *Vet Clin North Am Small Anim Pract,* 2010, 40(4):623-641.

Kellum HB, Stepien RL. Sildenafil citrate therapy in 22 dogs with pulmonary hypertension. *J Vet Intern Med,* 2007, 21(6):1258-1264.

Koster LS, Kirberger RM. A syndrome of severe idiopathic pulmonary parenchymal disease with pulmonary hypertension in Pekingese. *Vet Med (Auckl),* 2016, 7:19-31.

Kranjc A, Schnyder M, Dennler M, *et al.* Pulmonary artery thrombosis in experimental *Angiostrongylus vasorum* infection does not result in pulmonary hypertension and echocardiographic right ventricular changes. *J Vet Intern Med,* 2010, 24(4):855-862.

Lafitte S, Pillois X, Reant P, *et al.* Estimation of pulmonary pressures and diagnosis of pulmonary hypertension by Doppler echocardiography: a retrospective comparison of routine echocardiography and invasive hemodynamics. *J Am Soc Echocardiogr,* 2013, 26(5):457-463.

Matos JM, Schnyder M, Bektas R, *et al.* Recruitment of arteriovenous pulmonary shunts may attenuate the development of pulmonary hypertension in dogs experimentally infected with *Angiostrongylus vasorum. J Vet Cardiol,* 2012, 14(2):313-322.

Milan A, Magnino C, Veglio F, *et al.* Echocardiographic indexes for the non-invasive evaluation of pulmonary hemodynamics. *J Am Soc Echocardiogr,* 2010, 23(3):225-239, quiz 332-224.

Moceri P, Baudouy D, Chiche O, *et al.* Imaging in pulmonary hypertension: Focus on the role of echocardiography. *Arch Cardiovasc Dis,* 2014, 107(4):261-271.

Morita T, Nakamura K, Osuga T, *et al.* Pulmonary hypertension due to unclassified interstitial lung disease in a Pembroke Welsh Corgi. *J Vet Med Sci,* 2018, 80(6):939-944.

Novo Matos J, Malbon A, Dennler M, Glaus T. Intrapulmonary arteriovenous anastomoses in dogs with severe *Angiostrongylus vasorum* infection: clinical, radiographic, and echocardiographic evaluation. *J Vet Cardiol,* 2016, 18(2):110-124.

Ozpelit E, Akdeniz B, Özpelit EM, *et al.* Impact of Severe Tricuspid Regurgitation on Accuracy of Echocardiographic Pulmonary Artery Systolic Pressure Estimation. *Echocardiography,* 2015, 32(10):1483-1490.

Parasuraman S, Walker S, Loudon BL, *et al.* Assessment of pulmonary artery pressure by echocardiography-A comprehensive review. *Int J Cardiol Heart Vasc,* 2016, 12:45-51.

Poser H, M. Berlanda, Monacolli L, *et al.* Tricuspid annular plane systolic excursion in dogs with myxomatous mitral valve disease with and without pulmonary hypertension. *J Vet Cardiol,* 2017, 19(3):228-239.

Qi S, Yang Z, He B. [An experiment study of reversed pulmonary hypertension with inhaled nitric oxide on smoke inhalation injury]. *Zhonghua Wai Ke Za Zhi,* 1997, 35(1):56-58.

Rabinovitch MTE (ed.). Diseases of the Pulmonary Vasculature. En *Comprehensive Cardiovascular Medicine,* 1998, Lippincott-Raven Publishers, Philadelphia, pp. 3001-3029.

Rhinehart JD, Schober KE, Scansen BA, *et al.* Effect of Body Position, Exercise, and Sedation on Estimation of Pulmonary Artery Pressure in Dogs with Degenerative Atrioventricular Valve Disease. *J Vet Intern Med,* 2017, 31(6):1611-1621.

Russell NJ, Irwin PJ, Hopper BJ, *et al.* Acute necrotising pulmonary vasculitis and pulmonary hypertension in a juvenile dog. *J Small Anim Pract,* 2008, 49(7):349-355.

Schober KE, Baade H. Doppler echocardiographic prediction of pulmonary hypertension in West Highland White Terriers with chronic pulmonary disease. *J Vet Intern Med,* 2006, 20(4):912-920.

Singbal Y, Vollbon W, Huynh LT, *et al.* Exploring Noninvasive Tricuspid dP/dt as a Marker of Right Ventricular Function. *Echocardiography,* 2015, 32(9):1347-1351.

Stepien RL. Pulmonary arterial hypertension secondary to chronic left-sided cardiac dysfunction in dogs. *J Small Anim Pract,* 2009, 50 Suppl 1:34-43.

Tidholm A, Hoglund K, Covey HL, *et al.* Diagnostic Value of Selected Echocardiographic Variables to Identify Pulmonary Hypertension in Dogs with Myxomatous Mitral Valve Disease. *J Vet Intern Med,* 2015, 29(6):1510-1517.

Toom ML, Dobak TP, Broens EM, *et al.* Interstitial pneumonia and pulmonary hypertension associated with suspected ehrlichiosis in a dog. *Acta Vet Scand,* 2016, 58(1):46.

Toom ML, Grinwis G, van Suylen RJ, *et al.* Pulmonary veno-occlusive disease as a cause of severe pulmonary hypertension in a dog. *Acta Vet Scand,* 2018, 60(1):78.

Williams K, Andrie K, Cartoceti A, *et al.* Pulmonary Veno-Occlusive Disease: A Newly Recognized Cause of Severe Pulmonary Hypertension in Dogs. *Vet Pathol,* 2016, 53(4):813-822.

Zabka TS, Campbell FE, Wilson DW. Pulmonary arteriopathy and idiopathic pulmonary arterial hypertension in six dogs. *Vet Pathol,* 2006, 43(4):510-522.

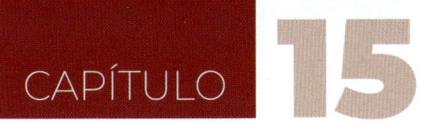

CAPÍTULO 15

Efectos cardiacos de las enfermedades sistémicas y los trastornos metabólicos

Stefanie M. DeMonaco

INTRODUCCIÓN

El sistema cardiovascular es propenso a sufrir alteraciones en su estructura y función como consecuencia de enfermedades metabólicas y sistémicas. Aunque algunas de estas alteraciones pueden ser clínicamente silentes, muchas pueden dar lugar a una morbilidad y mortalidad significativas. La identificación y el tratamiento de las enfermedades sistémicas con efectos cardiacos deletéreos son esenciales para una atención adecuada del paciente. Este capítulo se centra en los trastornos sistémicos y metabólicos clínicamente relevantes que afectan al sistema cardiovascular, haciendo hincapié en la fisiopatología cardiovascular junto con las estrategias generales de diagnóstico y tratamiento.

TRASTORNOS ENDOCRINOS

Diversas enfermedades endocrinas pueden repercutir en el sistema cardiovascular (tabla 15.1). Algunas de ellas producen efectos clínicamente insignificantes, mientras que otras pueden dar lugar a insuficiencia cardiaca congestiva (ICC) o arritmias patológicas. Los trastornos endocrinos clínicamente más importantes que afectan al sistema cardiovascular son el hipertiroidismo, la acromegalia, el feocromocitoma y el hipoadrenocorticismo.

HIPERTIROIDISMO FELINO

El hipertiroidismo es la endocrinopatía más común en gatos de avanzada edad y afecta aproximadamente al 10 % de los gatos de 10 años o más. La hiperplasia adenomatosa de una o ambas glándulas tiroides se da en la mayoría de los gatos hipertiroideos, mientras que el carcinoma de tiroides se produce solo en el 1-3 % de los gatos hipertiroideos.

TABLA 15.1. Efectos cardiovasculares de los trastornos endocrinos clínicamente más importantes

Trastorno endocrino	Efectos cardiacos
Hipertiroidismo	Aumento de la frecuencia cardiaca Aumento del inotropismo Dilatación ventricular Hipertensión sistémica
Hipotiroidismo	Disminución del gasto cardiaco debido al aumento de la resistencia vascular sistémica Disminución del volumen vascular Disminución de la frecuencia cardiaca y del inotropismo
Hiperadrenocorticismo	Contribuye a la sobrecarga de volumen y a la sobrecarga de presión Dilatación ventricular Hipertensión sistémica
Hipoadrenocorticismo	Disminución de la frecuencia cardiaca Disminución de la contractilidad Hipotensión sistémica
Feocromocitoma	Aumento de la frecuencia cardiaca y de la contractilidad Hipertensión sistémica
Hipersomatotropismo (acromegalia)	Dilatación de las cámaras Disfunción diastólica Hipertensión sistémica
Hiperaldosteronismo	Dilatación ventricular Hipertensión sistémica

El grado de tirotoxicosis y el tamaño del bocio progresan con el tiempo. En gatos tratados con metimazol a largo plazo (>4 años) aumenta la prevalencia de carcinoma tiroideo.

La glándula tiroides, que funciona de forma autónoma, segrega un exceso de tiroxina (T_4) y triyodotironina (T_3) que produce tirotoxicosis. La gravedad de la tirotoxicosis tiende a correlacionarse con la gravedad de los signos clínicos.

Las hormonas tiroideas afectan directa e indirectamente a la función cardiaca. Los principales efectos de las hormonas tiroideas sobre el sistema cardiovascular son el aumento de la contractilidad miocárdica, de la relajación miocárdica y de la precarga, y la disminución de la poscarga. El incremento de la contractilidad miocárdica se debe a los efectos directos de la T_3 sobre la expresión génica de los transportadores de iones, los receptores β_1-adrenérgicos y las proteínas contráctiles. Estos efectos provocan un aumento de la liberación y recaptación de iones de calcio del retículo sarcoplásmico, de la actividad de la bomba de sodio-potasio, de la permeabilidad de la membrana a los iones de sodio y del número y la afinidad de los receptores adrenérgicos. En última instancia, dan lugar a un incremento de la frecuencia cardiaca, del inotropismo y del tamaño y la masa ventriculares (fig. 15.1).

Los efectos indirectos de la tirotoxicosis sobre el corazón se deben a la acción de las hormonas tiroideas sobre la vasculatura periférica. La T_3 provoca directamente la relajación de las células musculares lisas vasculares, lo que provoca vasodilatación periférica. Las hormonas tiroideas también potencian la generación endotelial de óxido nitroso, que favorece la vasodilatación arteriolar. La vasodilatación periférica activa el sistema renina-angiotensina-aldosterona (SRAA), que interviene en la retención de agua y sodio. Los efectos sobre el corazón incluyen un aumento de la precarga y del gasto cardiaco. La hipertensión sistémica está presente en alrededor del 10-20 % de los gatos hipertiroideos. Estudios previos describen una mayor prevalencia de hipertensión sistémica, de hasta el 86 %, pero los resultados pueden haberse sobreestimado por la inclusión de gatos con enfermedad renal crónica concomitante o hipertiroidismo grave. Se desconoce la fisiopatología exacta de la hipertensión sistémica en gatos hipertiroideos. No parece ser el resultado de la activación del SRAA, pero se sospecha que se debe a una posible disfunción del SRAA. La hipertensión suele ser de leve a moderada y puede resolverse con un tratamiento adecuado del hipertiroidismo. Curiosamente, algunos gatos hipertiroideos desarrollarán hipertensión después de convertirse en eutiroideos, lo que no siempre es atribuible a una enfermedad renal preexistente.

La monitorización de la presión arterial debe formar parte del tratamiento rutinario del hipertiroidismo y debe

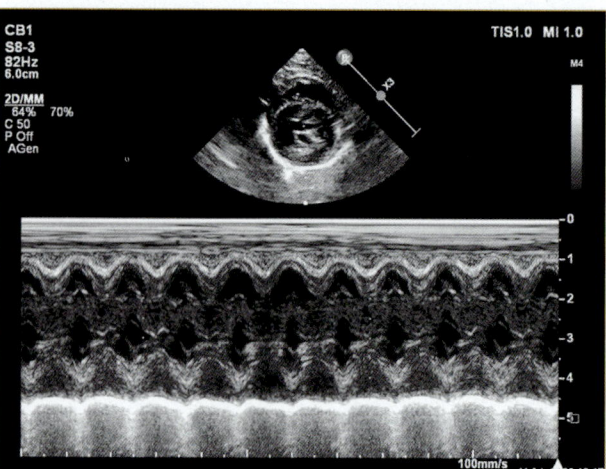

FIGURA 15.1. Ecocardiograma en un gato de 15 años de edad con hipertiroidismo. Modo M del ventrículo izquierdo. Frecuencia cardiaca y fracción de acortamiento elevados con hipertrofia leve de la pared posterior del ventrículo izquierdo.

realizarse en el momento del diagnóstico inicial y durante o después del tratamiento.

La anomalía cardiovascular más común en la exploración física es la taquicardia sinusal, que se da en el 30 % de los gatos hipertiroideos. Otras arritmias menos frecuentes son el bloqueo auriculoventricular, las contracciones auriculares y ventriculares prematuras y la taquicardia ventricular. También pueden detectarse ritmos de galope y soplos en la auscultación cardiaca. Otros hallazgos de la exploración física no relacionados con el sistema cardiovascular incluyen bocio tiroideo palpable, mal aspecto del pelo, baja condición corporal y atrofia muscular.

El diagnóstico definitivo de hipertiroidismo se basa en la elevación persistente de las hormonas tiroideas en un gato con al menos uno o más signos clínicos de hipertiroidismo (polifagia, poliuria, polidipsia, pérdida de peso, vómitos, diarrea, hiperactividad). La T_4 total (TT_4) es el parámetro de elección para el hipertiroidismo felino y está por encima del intervalo de referencia en el 90 % de los gatos con hipertiroidismo. Alrededor del 80 % de los gatos hipertiroideos con niveles de TT_4 dentro del intervalo de referencia presentan hipertiroidismo precoz o leve, y el 20 % restante tienen una enfermedad no tiroidea. La evaluación adicional incluye:

1. Repetición de la prueba de TT_4 a las 4 semanas del diagnóstico o tras la resolución de la enfermedad no tiroidea.
2. Evaluar la T_4 libre en suero y la hormona estimulante de la tiroides.
3. Realización de una gammagrafía tiroidea.

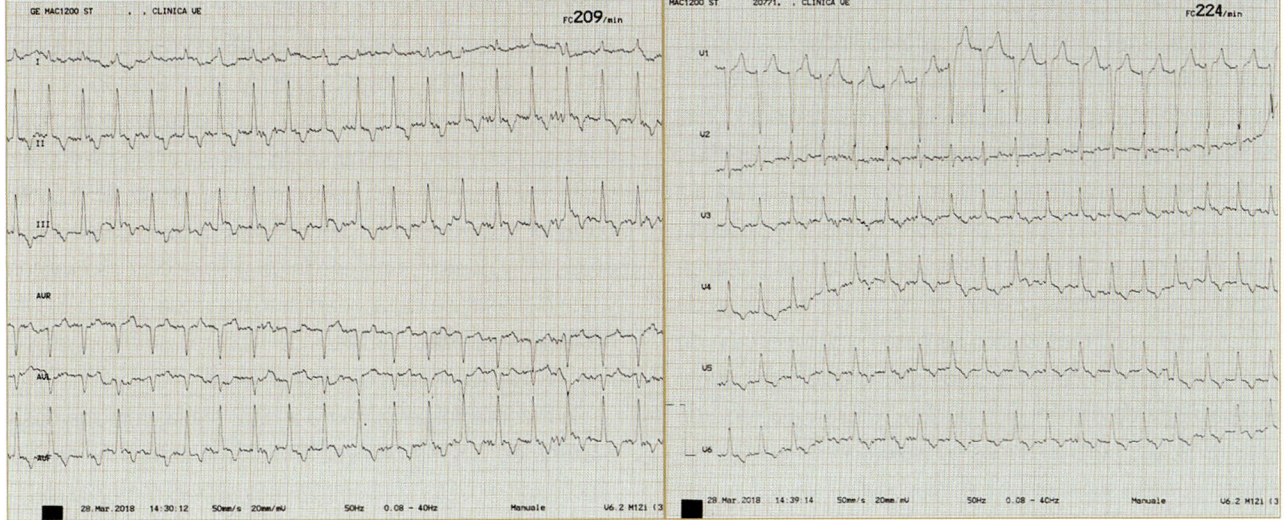

FIGURA 15.2. Electrocardiograma de un gato de 19 años de edad con hipertiroidismo. Taquicardia supraventricular y desviación a la izquierda del eje eléctrico principal del QRS.

La arritmia más común detectada en el electrocardiograma (ECG) es la taquicardia sinusal. Otras arritmias menos frecuentes son el bloqueo fascicular anterior izquierdo, el bloqueo de rama derecha y el bloqueo auriculoventricular de primer grado (fig. 15.2). Las radiografías torácicas son normales o pueden mostrar una cardiomegalia leve. Los hallazgos compatibles con ICC (efusión pleural, edema pulmonar y congestión vascular) son infrecuentes y se encontraron en un estudio en el 8 % de los gatos hipertiroideos. Los cambios estructurales detectados por ecocardiografía son comunes, por lo general leves, pero bastante variables. Estos cambios incluyen hipertrofia de la pared posterior del ventrículo izquierdo y dilatación del ventrículo izquierdo y de la aurícula izquierda. Un estudio demostró que las concentraciones plasmáticas de prohormona N-terminal del péptido natriurético tipo B (NT-proBNP) y troponina I cardiaca (cTnI) eran similares tanto en gatos hipertiroideos como en aquellos con cardiomiopatía primaria, lo que demuestra los importantes efectos que la tirotoxicosis puede tener sobre el corazón. El NT-proBNP y la cTnI plasmáticos, así como el grosor de la pared ventricular, habían disminuido significativamente en los gatos 3 meses después del tratamiento con yodo radiactivo. Se desconoce el tiempo necesario para que la cardiopatía tirotóxica se resuelva en los gatos tratados por hipertiroidismo, por lo que se necesitan más estudios.

Una vez confirmado el diagnóstico de hipertiroidismo, debe iniciarse el tratamiento adecuado. Existen cuatro tipos diferentes de tratamiento disponibles actualmente para el hipertiroidismo felino:

- Tratamiento con yodo radiactivo.
- Tiroidectomía quirúrgica.
- Fármacos antitiroideos.
- Dietas bajas en yodo.

El yodo radiactivo suele ser el tratamiento de elección, ya que es curativo y no invasivo. Cada tratamiento es eficaz, con sus propias ventajas e inconvenientes, y se adapta en gran medida a cada paciente y propietario. Además, puede necesitarse medicación para tratar la hipertensión sistémica concomitante. El fármaco antihipertensivo de elección es el amlodipino. Los betabloqueantes (atenolol) son útiles para las taquiarritmias, pero son menos eficaces para la hipertensión sistémica en gatos hipertiroideos.

HIPERTIROIDISMO CANINO

En los perros, el hipertiroidismo está asociado a un tumor tiroideo funcional; esto ocurre en el 10-20 % de todos los tumores tiroideos. Otras causas son iatrogénicas, como la alimentación con dietas que contienen tejido tiroideo o la administración excesiva de levotiroxina para el tratamiento del hipotiroidismo. En humanos, la tirotoxicosis por suplementación tiroidea excesiva provoca taquicardia sinusal y taquicardia supraventricular. En dos casos descritos de suplementación excesiva de levotiroxina, un perro presentó taquicardia sinusal y ectopia supraventricular, mientras que el otro tuvo síncope y aleteo auricular. La resolución de la tirotoxicosis condujo a la resolución de los signos clínicos y las anomalías.

HIPOTIROIDISMO

El hipotiroidismo canino es un trastorno endocrino común que resulta de la tiroiditis y la atrofia tiroidea. La tiroiditis causa la destrucción gradual de la glándula tiroides con el eventual desarrollo de disfunción tiroidea en meses o años. La forma congénita de hipotiroidismo en perros es rara. La predisposición racial incluye al Golden Retriever y al Doberman Pinscher, entre otras razas. Los perros con hipotiroidismo tienen de media 7 años de edad, con un rango de 0,5 a 15 años. El diagnóstico se basa en la detección de anomalías clínicas características del hipotiroidismo junto con hallazgos de disminución de T_4 y T_4 libre y aumento de tirotropina. Las enfermedades no tiroideas y la tiroiditis linfocítica pueden suponer un reto diagnóstico, ya que puede darse un nivel bajo de T_4 en un perro eutiroideo o un nivel normal de T_4 en un perro hipotiroideo. La medición de los niveles de T_4 libre mediante diálisis de equilibrio suele ayudar en el diagnóstico en estos casos. La gammagrafía tiroidea es otra opción para evaluar la función tiroidea.

Los efectos cardiacos del hipotiroidismo son el resultado de la disminución del consumo tisular de oxígeno y de la alteración de la sensibilidad adrenérgica, o de los efectos directos de las hormonas tiroideas sobre el corazón. Esencialmente, los efectos cardiacos del hipotiroidismo son los opuestos a los observados en el hipertiroidismo. En los perros hipotiroideos se produce una disminución del gasto cardiaco debido al aumento de la resistencia vascular sistémica y a la disminución del volumen vascular. Puede detectarse bradicardia en el 5-26 % de los perros hipotiroideos. Otras anomalías cardiovasculares son los pulsos débiles. Las anomalías más

comunes del ECG son las ondas R de bajo voltaje y el bloqueo auriculoventricular de primer grado. Menos frecuentes son el bloqueo auriculoventricular de segundo grado y posiblemente la fibrilación auricular. Los hallazgos ecocardiográficos incluyen un aumento del diámetro telesistólico del ventrículo izquierdo, una disminución del grosor de la pared posterior izquierda en sístole y del grosor de la pared septal en sístole y diástole, un periodo de preeyección prolongado y una disminución del acortamiento fraccional (fig. 15.3). No obstante, los efectos cardiacos del hipotiroidismo son insignificantes y se resuelven con el tratamiento.

Se recomienda levotiroxina a 0,02 mg/kg con una dosis máxima de 0,8 mg una vez al día para el tratamiento del hipotiroidismo. Las concentraciones séricas máximas de T_4 (4 horas después de la administración de levotiroxina) se utilizan para la monitorización del tratamiento.

HIPERSOMATOTROPISMO (ACROMEGALIA) EN GATOS

La acromegalia es una enfermedad endocrina poco común en gatos. La acromegalia es el resultado de una liberación excesiva de la hormona del crecimiento (GH) a partir de un adenoma o hiperplasia funcional de la hipófisis. Los gatos diagnosticados de acromegalia suelen ser machos castrados de mediana o avanzada edad. Como esta enfermedad provoca resistencia a la insulina, una preocupación común es la diabetes mal controlada a pesar de las altas dosis de insulina. Los efectos anabólicos de la GH están mediados por el factor de crecimiento similar a la insulina 1 (IGF-1), que provoca el crecimiento excesivo y el aumento de tamaño de varios órganos, incluido el corazón. La hipertensión sistémica también se produce en gatos acromegálicos, lo que contribuye aún más a la disfunción y al remodelado cardiaco.

La histología miocárdica de los gatos acromegálicos puede revelar fibrosis intersticial, hipertrofia de cardiomiocitos y aumento del contenido de colágeno. En consecuencia, los gatos desarrollan hipertrofia ventricular izquierda y disfunción diastólica. Los gatos que desarrollan cardiomegalia pueden evolucionar a insuficiencia cardiaca. Los hallazgos ecocardiográficos en gatos con acromegalia incluyen agrandamiento auricular, hipertrofia ventricular izquierda, disfunción diastólica, movimiento sistólico anterior de la válvula mitral y aumento de la velocidad del tracto de salida del ventrículo izquierdo. La auscultación cardiaca suele revelar un soplo, un sonido de galope o una arritmia.

Los hallazgos no cardiovasculares incluyen cabeza grande, rasgos faciales anchos, lengua grande,

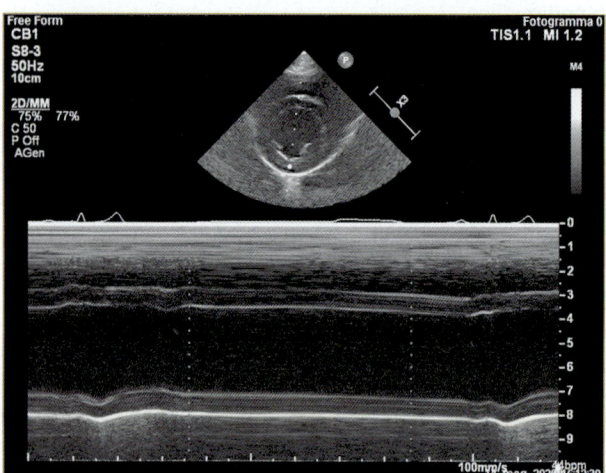

FIGURA 15.3. Ecocardiograma de un Cane Corso macho de 8 años de edad con hipotiroidismo que muestra dilatación del ventrículo izquierdo, hipocinesia y bradicardia.

prognatismo mandibular, abdomen péndulo, hepatomegalia, nefromegalia, pies agrandados, estridor respiratorio y signos del sistema nervioso central.

El diagnóstico de acromegalia se basa en signos clínicos compatibles y un IGF-1 elevado (>1.000 ng/ml; intervalo de referencia de 208-443 ng/ml). En caso necesario, se puede utilizar la tomografía computarizada (TC) o la resonancia magnética (RM) para identificar la presencia de un tumor hipofisario. El tratamiento incluye tratamiento farmacológico (pasireotida), radioterapia o hipofisectomía transesfenoidal. Podría ser necesario un tratamiento sintomático con altas dosis de insulina o diuréticos para la insuficiencia cardiaca.

HIPERADRENOCORTICISMO EN PERROS

El hiperadrenocorticismo (HAC) es un trastorno endocrino frecuente en perros de mediana y avanzada edad, y el 90 % de los perros afectados tienen más de 6 años. El hipercortisolismo por exceso de secreción hipofisaria de la hormona adrenocorticotrófica (ACTH) representa el 80-85 % de los casos en perros, mientras que el otro 15-20 % se debe a una secreción excesiva de cortisol por un tumor adrenocortical funcional. El HAC iatrogénico también puede producirse como resultado de un tratamiento prolongado con corticoides.

Las razas con predisposición al desarrollo de HAC incluyen el Caniche, el Teckel y el Beagle.

Los efectos cardiovasculares del HAC suelen considerarse clínicamente insignificantes. Sin embargo, los perros con valvulopatía mitral compensada e hipercortisolismo concomitante pueden desarrollar sobrecarga de volumen o sobrecarga de presión que conduzcan a ICC. Alrededor del 50 % (rango del 30-80 %) de los perros tienen hipertensión sistémica, que suele ser de leve a moderada (rango de presión arterial sistólica media de 160 a 202 mmHg). Con hipertensión sistémica sostenida puede desarrollarse hipertrofia ventricular izquierda. La ecocardiografía en perros con síndrome de Cushing o síntomas similares puede revelar hipertrofia ventricular izquierda sin la presencia de hipertensión sistémica. El mecanismo de la hipertrofia ventricular izquierda en perros normotensos no está claro (fig. 15.4). Los efectos adicionales del hipercortisolismo sobre el sistema cardiovascular incluyen la aparición de un estado protrombótico y el desarrollo de tromboembolia pulmonar (TEP). Los efectos cardiacos de la trombosis se tratan con detalle más adelante en este capítulo (v. "Trastornos tromboembólicos").

La prueba de estimulación con ACTH o la prueba de supresión con dosis bajas de dexametasona (LDDST) pueden usarse para el cribado del HAC en perros con signos

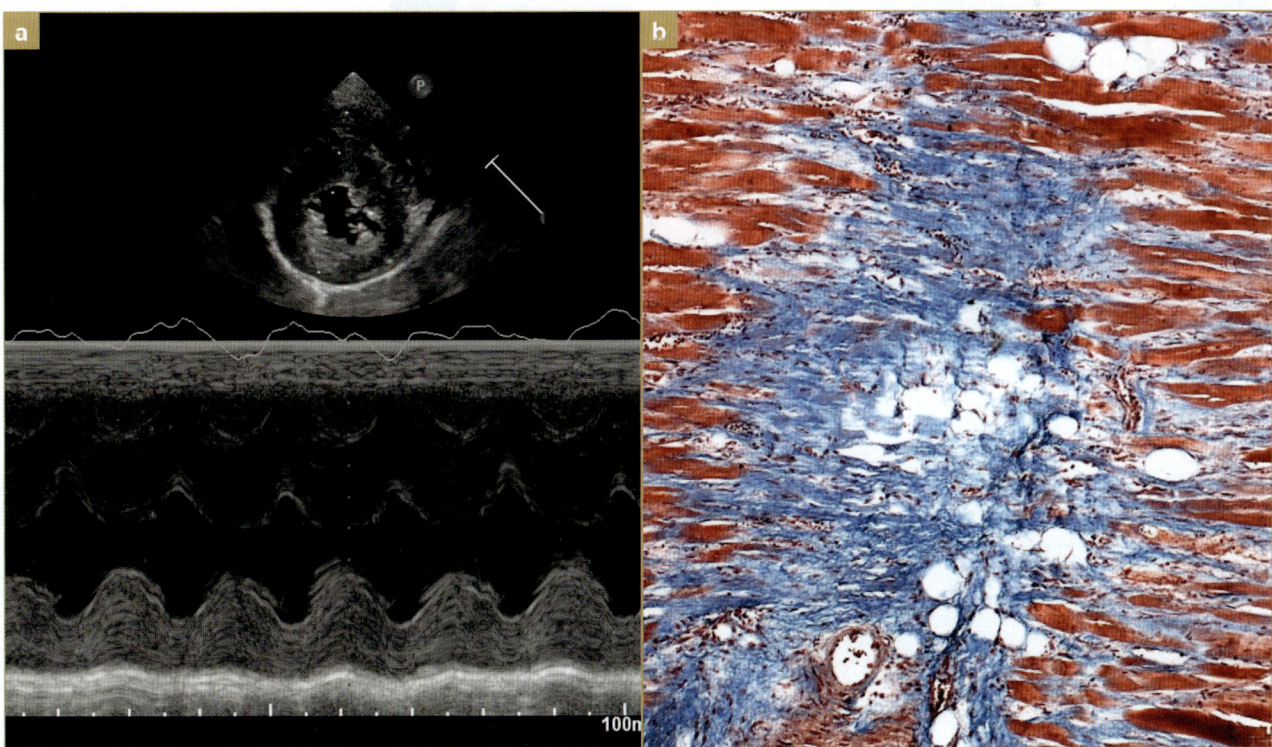

FIGURA 15.4. Evidencia de hipertrofia ventricular izquierda (a) y fibrosis miocárdica (b) en un Yorkshire de 11 años de edad afectado por el síndrome de Cushing.

clínicos compatibles y ausencia de enfermedad no adrenal significativa. La preferencia de la autora es usar la prueba de estimulación de ACTH para perros con diabetes mellitus y la LDDST para perros con tumores adrenales, dado que la primera prueba es más específica y la segunda más sensible. La LDDST y la DST con dosis altas pueden usarse para diferenciar entre el HAC dependiente de la hipófisis y el HAC dependiente de la glándula adrenal en la mayoría de los casos. Para identificar tumores hipofisarios o adrenales o adenomegalias pueden utilizarse pruebas de diagnóstico por imagen como la TC/RM o la ecografía.

El tratamiento del HAC en perros con ICC puede mejorar la respuesta a los fármacos cardiacos. A pesar del control del HAC, la hipertensión sistémica puede persistir en el 50 % de los perros, así como la trombofilia. El tratamiento del HAC puede ser tanto médico como quirúrgico, y depende del caso y del propietario. El trilostano y el mitotano son opciones eficaces para el tratamiento médico del HAC. La autora prefiere el trilostano a una dosis de 1-2 mg/kg dos veces al día.

El tratamiento médico requiere pruebas periódicas de estimulación con ACTH teniendo en cuenta los signos clínicos del paciente.

FEOCROMOCITOMA

El feocromocitoma es un tumor infrecuente de la médula adrenal que provoca una liberación desregulada de catecolaminas (fig. 15.5). Los perros con feocromocitoma pueden presentar signos que sugieren enfermedad cardiovascular como debilidad, colapso, taquiarritmias, taquipnea, hemorragia retiniana y palidez de las mucosas. Otros signos incluyen letargia, anorexia, poliuria, polidipsia, temblores musculares, convulsiones, ansiedad y marcha errática. Los signos son

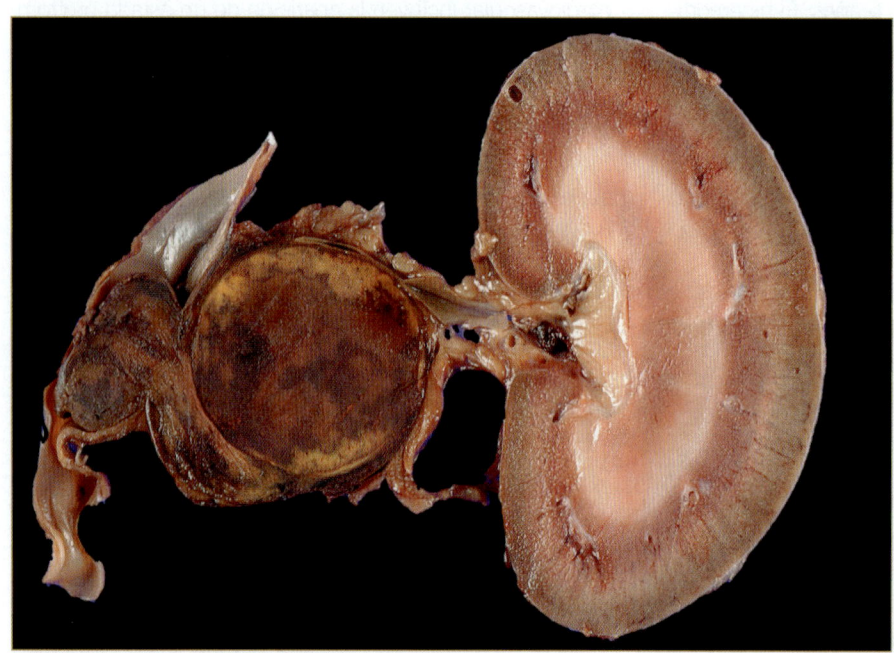

FIGURA 15.5. Feocromocitoma adrenal derecho con invasión de la vena cava caudal.

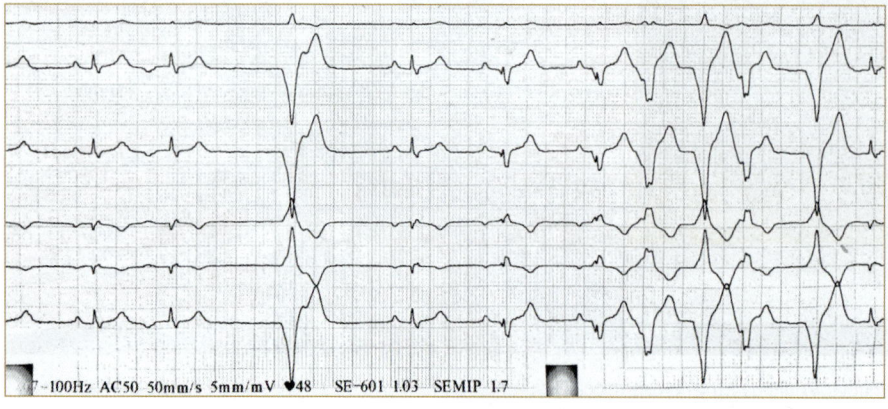

7-100Hz AC50 50mm/s 5mm/mV ♥48   SE-601 1.03   SEMIP 1.7

FIGURA 15.6. Extrasístoles ventriculares polimórficas en un perro con feocromocitoma.

variables y episódicos y pueden estar ausentes cuando se evalúa al paciente. Los efectos del feocromocitoma se deben a la respuesta de los receptores adrenérgicos a las catecolaminas. La estimulación del receptor β_1-adrenérgico provoca un aumento de la frecuencia cardiaca y la contractilidad, mientras que la estimulación del receptor β_2-adrenérgico produce vasodilatación de las arteriolas del músculo esquelético, las arterias coronarias y las venas. La estimulación de los receptores a-adrenérgicos produce vasoconstricción. Por tanto, en perros con feocromocitoma pueden desarrollarse taquiarritmias (fig. 15.6) e hipertensión (43-68 %).

Las lesiones cardiacas encontradas en varios perros con feocromocitoma en la necropsia incluyen necrosis multifocal de los cardiomiocitos con bandas de contracción, degeneración de los cardiomiocitos, hemorragia miocárdica, miocarditis linfohistiocítica y fibrosis intersticial y lipidosis (fig. 15.7). Las anomalías ecocardiográficas comprenden la hipertrofia ventricular concéntrica o mixta. La ecografía abdominal y la TC pueden utilizarse para evaluar el tamaño de la glándula adrenal y la invasión vascular del tumor, así como las lesiones metastásicas. Una relación metanefrina/normetanefrina/creatinina en orina cuatro veces superior al límite superior del intervalo de referencia es compatible con la presencia de un feocromocitoma. Sin embargo, los valores más bajos no excluyen la enfermedad, por lo que puede ser necesario repetir las pruebas. La adrenalectomía es el tratamiento de elección, reservándose el tratamiento médico para aquellos casos en los que la cirugía no es una opción o es de alto riesgo.

HIPERALDOSTERONISMO PRIMARIO EN GATOS

La aldosterona es un mineralocorticoide secretado por la zona glomerular de la glándula adrenal. La estimulación del SRAA debida a la hipovolemia, la hiperpotasemia y el aumento de la actividad β-adrenérgica conducen a la secreción de aldosterona por la glándula adrenal, mientras que la ACTH tiene un impacto mínimo en la secreción de aldosterona. La aldosterona actúa en el túbulo renal distal, donde favorece la retención de agua y sodio y la excreción de iones de potasio e hidrógeno.

El hiperaldosteronismo se debe a una secreción excesiva de aldosterona por un adenoma o carcinoma adrenocortical. Existen pruebas que sugieren que los gatos también pueden desarrollar hiperaldosteronismo primario debido a una hiperplasia adrenal bilateral, como ocurre en los humanos. Los efectos nocivos del hiperaldosteronismo son el resultado de una mayor retención de sodio y agua, hipertensión sistémica e hipopotasemia.

En los gatos con este síndrome se produce una debilidad progresiva asociada a la polimiopatía hipopotasémica. Otros signos comunes están relacionados con la hipertensión sistémica, como la ceguera aguda, el desprendimiento de retina y la hemorragia intraocular. La hipertensión sistémica también puede contribuir a la hipertrofia miocárdica y al daño renal. Los hallazgos cardiovasculares incluyen soplos, arritmias y sonido de galope. La hipertrofia ventricular izquierda puede estar presente en el ecocardiograma y se cree que es

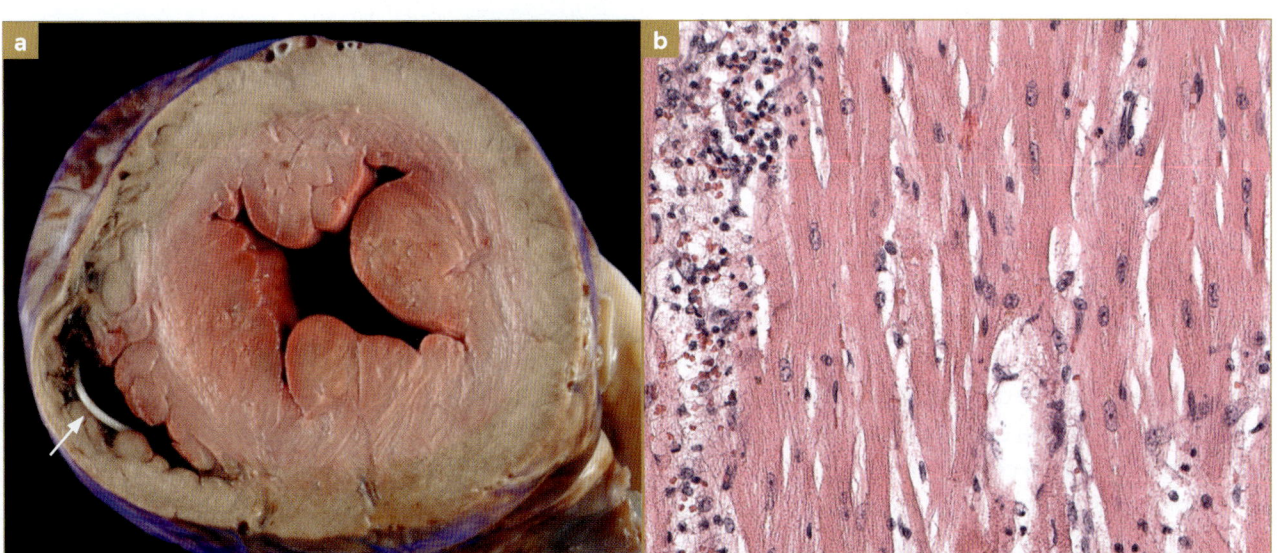

FIGURA 15.7. a) Muestra miocárdica en un caso de feocromocitoma. Hipertrofia ventricular izquierda grave con miocardio pálido. La flecha blanca indica el hallazgo ocasional de un nematodo cardiaco. b) Infiltrado inflamatorio intersticial multifocal y gotas de lipidosis.

secundaria a la hipertensión sistémica o al hipertiroidismo concomitante.

La sospecha de hiperaldosteronismo debería plantearse en gatos con hipopotasemia e hipertensión inexplicada o refractaria al tratamiento. El diagnóstico se basa en la presencia de una masa adrenal unilateral con un aumento concomitante de la concentración plasmática de aldosterona en gatos con signos clínicos típicos de hiperaldosteronismo. Las glándulas adrenales pueden estar ligeramente aumentadas de tamaño o ser normales en gatos con hiperplasia adrenal bilateral. La adrenalectomía en gatos con tumores adrenales unilaterales es el tratamiento de elección. Los gatos con hiperplasia adrenal bilateral, preadrenalectomía o contraindicaciones para la cirugía pueden tratarse médicamente. El tratamiento incluye espironolactona, suplementos de potasio y control de la hipertensión.

HIPOADRENOCORTICISMO EN PERROS

El hipoadrenocorticismo (o enfermedad de Addison) se produce debido a una destrucción adrenal bilateral idiopática, que provoca una disminución de la secreción de cortisol y aldosterona. El hipoadrenocorticismo suele darse en perras jóvenes o de mediana edad. Las razas con predisposición son el Gran Danés, el Caniche, el West Highland White Terrier, el Perro de Agua Portugués, el Collie barbudo, el Rottweiler, el Springer Spaniel, el Cobrador de Nueva Escocia y posiblemente el San Bernardo. Los signos clínicos de los perros afectados se atribuyen a la ausencia de cortisol o aldosterona. Los efectos cardiacos del déficit de aldosterona se deben principalmente a la hiponatremia y la hiperpotasemia resultantes, que se tratan en la sección *Trastornos electrolíticos* de este capítulo. Además de las anomalías electrolíticas, la disminución de aldosterona puede causar acidosis metabólica grave, que puede predisponer a arritmias ventriculares. El cortisol desempeña un papel clave en el mantenimiento del tono vascular y en la respuesta de los receptores adrenérgicos a las catecolaminas. Así pues, la ausencia de cortisol puede dar lugar a disminuciones de la frecuencia cardiaca y la contractilidad junto con hipotensión. Los perros que presentan una crisis Addisoniana muestran signos de *shock* hipovolémico junto con una bradicardia relativa.

El diagnóstico se basa en los resultados anormales de la prueba de estimulación con ACTH, en la que las concentraciones de cortisol antes y después de la ACTH suelen ser <1 μg/dl. Los perros con HAC iatrogénico tendrán resultados de estimulación de ACTH similares; por tanto, es importante evaluar estos hallazgos junto con los signos clínicos.

Un cortisol basal >2 μg/dl descarta el diagnóstico de hipoadrenocorticismo. Hay que tener en cuenta que la administración de corticoides (excepto dexametasona) 12-24 horas antes de la prueba de ACTH puede causar reactividad cruzada con la prueba y dar lugar a resultados falsamente elevados. El tratamiento debe dirigirse a corregir la hipotensión y las anomalías del equilibrio ácido-base y electrolítico, y a administrar glucocorticoides y mineralocorticoides. Las dosis de glucocorticoides como la prednisona o la dexametasona deben duplicar como mínimo la dosis fisiológica en momentos de enfermedad o estrés. El apoyo con mineralocorticoides suele administrarse en forma de inyecciones intramusculares intermitentes de pivalato de desoxicorticosterona (DOCP). Otra opción es la fludrocortisona, que tiene actividad tanto glucocorticoide como mineralocorticoide. Sin embargo, alrededor del 50 % de los perros necesitan un tratamiento adicional con glucocorticoides.

TRASTORNOS ELECTROLÍTICOS

Diversas alteraciones del equilibrio electrolítico pueden dar lugar a anomalías de la conducción cardiaca (tabla 15.2).

TABLA 15.2. Efectos de los trastornos electrolíticos en la conducción cardiaca	
Anomalía electrolítica	**Efecto cardiaco**
Hipopotasemia	Hiperpolarización de la membrana en reposo Inhibición de la Na$^+$/K$^+$-ATPasa y de la conductancia del canal de K$^+$
Hiperpotasemia	Disminución del potencial de membrana en reposo y despolarización
Hipercalcemia	Acortamiento de la fase de repolarización
Hipocalcemia	Prolongación del segmento ST y del intervalo QT Disminución del inotropismo y cronotropismo
Hipermagnesemia	Retraso de la conducción auriculoventricular, disminución del tono vascular
Hipomagnesemia	Disminuye el potencial de membrana en reposo, predispone a la despolarización espontánea

Su rápida identificación y tratamiento son imprescindibles para evitar la morbilidad y mortalidad asociadas. La comprensión de los mecanismos fisiopatológicos puede ayudar a corregir estos efectos adversos.

TRASTORNOS DEL POTASIO
Hiperpotasemia

La hiperpotasemia se define como una concentración sérica de potasio superior a 5,5 mEq/l. La hiperpotasemia se considera potencialmente mortal cuando los niveles séricos de potasio son superiores a 7,5 mEq/l. Dado que la mayor parte del potasio corporal es intracelular, los niveles séricos de potasio no siempre constituyen una estimación fiable del potasio corporal total.

La hiperpotasemia bioquímica puede producirse cuando aumenta la ingesta o la administración de suplementos de potasio, disminuye la excreción renal de potasio, aumenta el movimiento extracelular de potasio o existe pseudohiperpotasemia. Entre las afecciones asociadas a la hiperpotasemia se incluyen el hipoadrenocorticismo, la obstrucción urinaria o la rotura del tracto urinario, la insuficiencia renal oligúrica o anúrica, los trastornos del tercer espacio, la lesión por reperfusión y la administración de fármacos como los inhibidores de la enzima convertidora de la angiotensina (IECA), los diuréticos ahorradores de potasio y los bloqueantes de los receptores de angiotensina. Puede producirse pseudohiperpotasemia con hemólisis *in vitro,* trombocitosis o leucocitosis.

Las consecuencias más importantes de la hiperpotasemia son las alteraciones de la conducción cardiaca, que pueden dar lugar a bradicardia, parada auricular o fibrilación ventricular. Por el contrario, pueden producirse taquiarritmias

con la hipopotasemia. Las anomalías del ECG dependen por lo general del grado y la velocidad de elevación del potasio sérico y de la duración de la hiperpotasemia. Sin embargo, los niveles de potasio no siempre se correlacionan con las anomalías del ECG. La relación potasio intracelular/extracelular determina el potencial de membrana en reposo, y los desplazamientos transcelulares de potasio tienen un impacto más significativo en el ritmo cardiaco que la tasa y el grado de elevación de potasio. Las anomalías clínicamente significativas del ECG no suelen producirse a menos que las concentraciones séricas de potasio sean superiores a 6,5 mEq/l, pero pueden aparecer con concentraciones de potasio de 5,5 mEq/l o superiores (fig. 15.8).

La infusión de calcio (gluconato cálcico al 10 %) de 0,5 a 1,5 ml/kg lentamente durante 15 minutos puede aumentar el voltaje umbral y protege al corazón de los efectos adversos de la hiperpotasemia. Este efecto protector se produce rápidamente, pero es de corta duración. Se recomienda utilizar infusiones de calcio solo cuando se produzcan cambios significativos en el ECG.

Los fluidos intravenosos deficientes en potasio por sí solos pueden reducir drásticamente las concentraciones séricas de potasio si el paciente tiene una diuresis adecuada. Otros métodos para reducir las concentraciones séricas de potasio incluyen la administración de bicarbonato sódico, dextrosa, insulina con infusión de dextrosa y agonistas β_2-adrenérgicos (p. ej., terbutalina). El bicarbonato sódico aumenta el pH extracelular, lo que favorece el movimiento intracelular de potasio a cambio de hidrógeno. La insulina facilita la translocación del ion potasio al espacio intracelular. Esto puede lograrse mediante la administración

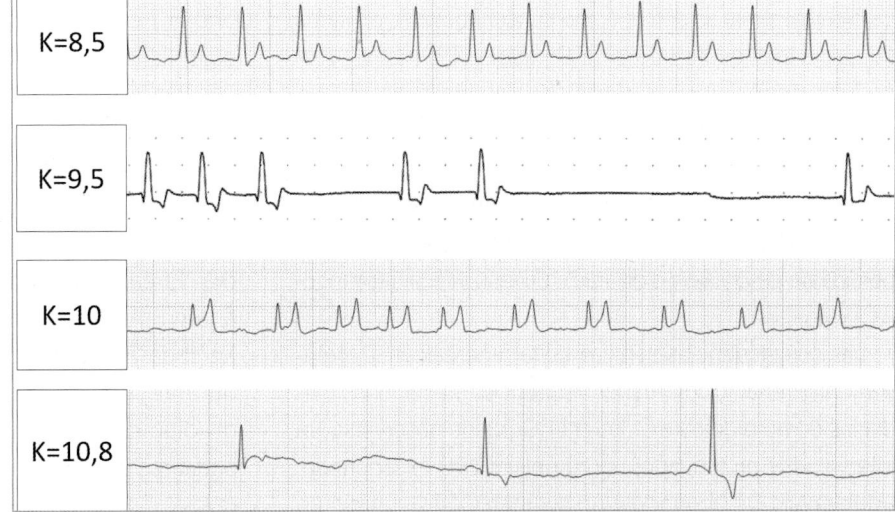

FIGURA 15.8. Registros de ritmo cardiaco en distintos estadios de hiperpotasemia. K=8,5: desaparición de las ondas P y aumento de la altura de las ondas T. K=9,5: ritmo sinoventricular. K=10: desaparición de las ondas P; elevación del punto J; ondas T altas, anchas y asimétricas. K=10,8: ritmo idioventricular lento.

de insulina exógena o la estimulación de la liberación endógena mediante infusión de dextrosa. Los agonistas β_2-adrenérgicos estimulan la translocación intracelular de potasio mediante la estimulación de la Na^+/K^+-ATPasa.

Hipopotasemia

La hipopotasemia se define como una concentración sérica de potasio inferior a 3,5 mEq/l (rango normal de 3,5-5,5 mEq/l). La hipopotasemia se debe a trastornos que disminuyen la ingesta de potasio y aumentan el movimiento intracelular, las pérdidas gastrointestinales o las pérdidas renales de potasio.

La hipopotasemia incrementa el potencial de membrana en reposo, lo que provoca una prolongación del potencial de acción y del periodo refractario. La hipopotasemia disminuye la permeabilidad al potasio, y esto produce un retraso en la repolarización ventricular. Además, la hipopotasemia aumenta el automatismo. Estas alteraciones de la conducción cardiaca predisponen al desarrollo de taquiarritmias auriculares y ventriculares, disociación auriculoventricular, fibrilación ventricular y arritmias de reentrada. Las anomalías del ECG observadas con la hipopotasemia incluyen depresión del segmento ST y prolongación del intervalo QT, aumento de la amplitud de la onda P, prolongación del intervalo PR y ensanchamiento del complejo QRS.

La corrección de la hipopotasemia se suele realizar mediante la reposición de líquidos o la administración de suplementos orales. Es importante no superar los 0,5 mEq/kg/hora cuando se administran infusiones de potasio, ya que esto puede provocar parada auricular y muerte.

TRASTORNOS DEL CALCIO
Hipercalcemia

La hipercalcemia se define como concentraciones elevadas de calcio total e ionizado (>12,0 mg/dl o 1,5 mmol/l, respectivamente). Las causas comunes de hipercalcemia en pequeños animales incluyen linfoma, hipercalcemia idiopática, hiperparatiroidismo primario e hipoadrenocorticismo. Los signos clínicos de la hipercalcemia comprenden poliuria, polidipsia, debilidad, estreñimiento, anorexia, letargo, vómitos, pérdida de peso y signos del tracto urinario inferior (estranguria, polaquiuria).

Las consecuencias clínicas de la hipercalcemia incluyen daño renal y, con menor frecuencia, alteraciones cardiacas como bradicardia. En el ECG puede observarse un intervalo PR prolongado, un complejo QRS ensanchado, un intervalo QT acortado y un segmento ST acortado en perros con hipercalcemia. En raras ocasiones, las bradiarritmias pueden evolucionar a bloqueo cardiaco, asistolia y parada cardiaca.

La concentración sérica de calcio no debe ser el único indicador del tratamiento. El tratamiento ha de basarse en la gravedad de los signos clínicos y el índice de elevación del calcio sérico. El tratamiento de la hipercalcemia consiste en favorecer la excreción urinaria de calcio, disminuir la absorción de calcio y reducir la reabsorción ósea. El tratamiento inicial incluye rehidratación y diuresis con fluidoterapia intravenosa con solución salina normal (0,9 %) para facilitar la excreción de calcio. Pueden ser necesarios otros fármacos como la furosemida, la prednisona, el bicarbonato sódico o el pamidronato.

Hipocalcemia

La hipocalcemia se define como una concentración de calcio total inferior a 8 mg/dl en perros y 7 mg/dl en gatos y unos niveles de calcio ionizado inferiores a 1,25 mmol/l en perros y 1,1 mmol/l en gatos. Las causas de hipocalcemia en perros y gatos incluyen hipoparatiroidismo primario, pancreatitis aguda, enfermedades por malabsorción, hipomagnesemia, enfermedad renal crónica y eclampsia. Los signos de hipocalcemia no suelen aparecer hasta que las concentraciones de calcio sérico total caen por debajo de 6,5 mg/dl o las de calcio ionizado por debajo de 0,7 mmol/l. Los signos de hipocalcemia comprenden contracciones o frotamientos faciales, convulsiones, fasciculaciones o calambres musculares, mordeduras o lamido de patas, inapetencia y letargo. Las alteraciones cardiacas incluyen una disminución del inotropismo y el cronotropismo que provoca bradicardia. El ECG puede revelar un intervalo QT o ST prolongado, ondas T profundas y anchas o un bloqueo auriculoventricular. La corrección inmediata de la hipocalcemia puede conseguirse mediante infusión intravenosa de gluconato cálcico (solución al 10 %) a una dosis de 0,5 a 1,5 ml/kg lentamente hasta el efecto. La frecuencia cardiaca y el ECG del paciente han de vigilarse estrechamente para evaluar los signos de cardiotoxicidad, como la bradicardia. El calcitriol debe administrarse como tratamiento a largo plazo si está indicado y se dosifica a 20-30 ng/kg cada 24 horas por vía oral dividido dos veces al día durante 4 días y después a 5-15 ng/kg cada 24 horas dividido dos veces al día. El efecto del calcitriol ha de ajustarse en función de las concentraciones séricas de calcio.

TRASTORNOS DEL MAGNESIO

La hipermagnesemia y la hipomagnesemia pueden tener efectos importantes sobre el sistema cardiovascular. Estos efectos se deben principalmente al impacto del magnesio sobre otros electrolitos, en particular el calcio y el potasio. Los cambios en las concentraciones de magnesio en sangre no suelen afectar al sistema cardiovascular a menos que se produzcan cambios posteriores en los niveles de calcio o potasio. Clínicamente, la hipomagnesemia es más frecuente que la hipermagnesemia.

Hipermagnesemia

La hipermagnesemia suele ser el resultado de una disminución de la excreción urinaria de magnesio debido a una función renal inadecuada. En menor medida, la hipermagnesemia puede producirse con algunos trastornos endocrinos (hipoadrenocorticismo, hiperparatiroidismo e hipotiroidismo) o suplementación iatrogénica. La hipermagnesemia retrasa la conducción auriculoventricular, lo que provoca una prolongación del intervalo PR y un ensanchamiento del complejo QRS y da lugar a bradicardia. Puede producirse hipotensión debido a la disminución del tono vascular. Al igual que ocurre con la hiperpotasemia, las infusiones de calcio pueden ayudar a aliviar los efectos cardiacos de la hipermagnesemia. Las infusiones salinas y la administración de furosemida pueden ayudar a favorecer la excreción urinaria de magnesio si la función renal es adecuada.

Hipomagnesemia

Las pérdidas de magnesio están causadas por mecanismos y trastornos similares a los que conducen a la hipocalcemia y la hipopotasemia, principalmente la disminución de la absorción y el aumento de la excreción urinaria. Los signos clínicos de la hipomagnesemia se atribuyen a sus efectos sobre el potencial de membrana en reposo. La fibrilación auricular, la fibrilación ventricular, la taquicardia supraventricular y la taquicardia ventricular pueden ser una consecuencia. Los cambios en el ECG incluyen la prolongación del intervalo PR, el ensanchamiento del complejo QRS, la depresión del segmento ST y el pico de la onda T. Mientras que la hipermagnesemia provoca hipotensión, la hipomagnesemia puede causar hipertensión sistémica. Además de estas observaciones clínicas, debe considerarse la evaluación y corrección de la hipomagnesemia en casos de hipopotasemia e hipocalcemia refractarias. La medición del magnesio sérico total no siempre refleja con exactitud los cambios en el magnesio corporal total, y el magnesio ionizado puede proporcionar una estimación más precisa. Debe considerarse el tratamiento de la hipomagnesemia cuando se producen arritmias cardiacas o hipopotasemia refractaria. La suplementación puede administrarse como un bolo lento o como una infusión continua de sulfato de magnesio. Se recomiendan tasas de infusión continua de 0,75 a 1,0 mEq/kg/día de magnesio.

ANEMIA

Los mecanismos de la anemia incluyen la pérdida, lisis y disminución de la producción de eritrocitos. Dependiendo de la rapidez de aparición y la gravedad de la anemia, puede haber cambios significativos en el sistema cardiovascular debido a la hipoxia tisular y la disminución de la viscosidad de la sangre que provoca una disminución de la resistencia vascular. De este modo se activará el SRAA para aumentar la absorción de sodio y agua y, por tanto, el volumen vascular. Esto, a su vez, conduce a un incremento del volumen sistólico y del gasto cardiaco. En algunos casos, esto puede dar lugar a un remodelado cardiaco, como dilatación e hipertrofia. La hipertrofia por sobrecarga de volumen del corazón puede provocar ICC en pacientes con enfermedad cardiaca preexistente. La pérdida aguda de sangre provocará signos de *shock* hipovolémico, mientras que las anemias más crónicas producen aumentos del gasto cardiaco.

Las anomalías del ECG observadas con la anemia incluyen taquicardia sinusal o contracciones ventriculares prematuras. Pueden desarrollarse cambios en las dimensiones de las cámaras, como dilatación de las aurículas izquierda o derecha, así como de los ventrículos izquierdo o derecho. En comparación con los gatos con anemia leve, los gatos con anemia grave tienen más probabilidades de presentar un aumento de las dimensiones del corazón izquierdo, que es reversible. Dependiendo de la causa de la anemia, pueden producirse trombosis y daños en los miocitos. Los perros con anemia hemolítica inmunomediada tienen predisposición a la formación de trombos, en particular a la TEP. Además, los perros con anemia hemolítica primaria presentan concentraciones séricas de cTnI más altas que los perros sanos y los perros con otras enfermedades. Estos niveles disminuyen tras el tratamiento, lo que sugiere que la anemia hemolítica primaria puede provocar daño subclínico a los miocitos, aunque la importancia de este hallazgo no está clara.

Los pacientes con anemia pueden presentar signos clínicos como taquicardia, palidez de las mucosas, pulsaciones débiles o hipercinéticas, debilidad general, soplo cardiaco y aumento de la frecuencia respiratoria. Entre las causas más comunes de anemia se encuentran la hemólisis, las enfermedades crónicas, las enfermedades renales, la carencia de hierro y las hemorragias. La causa de la anemia suele determinarse mediante anamnesis, exploración física, análisis de laboratorio, pruebas de enfermedades infecciosas y diagnóstico por imagen. El tratamiento de la anemia está dirigido a la enfermedad subyacente. En función de los signos clínicos de la anemia, puede ser necesaria una transfusión de concentrado de hematíes o de sangre completa.

DEFICIENCIAS NUTRICIONALES

Los efectos negativos de una nutrición deficiente sobre el sistema cardiovascular se asocian principalmente a deficiencias de taurina, carnitina y vitaminas del grupo B. Aunque las deficiencias nutricionales son ahora mucho menos frecuentes en perros y gatos, su identificación y suplementación siguen siendo importantes en el tratamiento de las enfermedades cardiacas.

DEFICIENCIA DE TAURINA

El hallazgo de una cardiomiopatía dilatada (CMD) felina asociada a la taurina ha llevado a investigar el papel de la deficiencia de taurina en la CMD canina. Aunque la mayoría de los estudios indican que la deficiencia de taurina no es una característica de la CMD canina, algunas razas específicas pueden tener concentraciones más bajas de taurina en sangre, como el Cocker Spaniel Americano, el Golden Retriever, el Terranova, el Labrador Retriever, el Setter Inglés, el Perro de Agua Portugués y el San Bernardo. Sin embargo, las concentraciones de taurina en la dieta no se correlacionan con las concentraciones de taurina en sangre. Las dietas como la de cordero y arroz o las bajas en proteínas y ricas en fibra pueden favorecer la deficiencia de taurina.

Se ha propuesto que los problemas de biodisponibilidad y digestibilidad de la taurina en las dietas bajas en proteínas y ricas en fibra y en las que incluyen cordero y arroz son los responsables de las menores concentraciones de taurina en sangre.

Curiosamente, la suplementación con taurina puede tener un impacto positivo en los perros con CMD. Se observa una mejora de las anomalías ecocardiográficas con la suplementación de taurina en estos perros, pero pueden pasar muchos meses hasta que esto ocurra. Se ha sugerido que la mejora de la contractilidad miocárdica se debe a los efectos inótropos de la taurina. Además,

la suplementación con taurina puede mejorar la supervivencia en perros con CMD y concentraciones de taurina en sangre disminuidas. Se recomienda medir los niveles de taurina en perros con CMD de razas de riesgo y en los que siguen una dieta baja en cereales y rica en fibra.

La dosis recomendada de suplementos de taurina es de 500 a 1.000 mg cada 8 a 12 horas para perros de menos de 25 kg y de 1.000 a 2.000 mg para perros de más de 25 kg.

Los gatos son propensos a la deficiencia de taurina dada su limitada capacidad para sintetizar taurina a partir de sus aminoácidos precursores y dependen en gran medida de fuentes exógenas de taurina. La conjugación obligada de ácidos biliares con taurina en esta especie también puede afectar a las concentraciones de taurina. Las concentraciones bajas de taurina se han asociado con insuficiencia miocárdica en gatos. Deben medirse los niveles de taurina en gatos diagnosticados de CMD. Se ha demostrado que la suplementación con taurina (125 a 250 mg por vía oral cada 12 horas) mejora las concentraciones plasmáticas de taurina y normaliza la función ventricular izquierda.

DEFICIENCIAS DE CARNITINA

La carnitina es importante para el transporte de ácidos grasos de cadena larga, que son la principal fuente de energía del corazón. La deficiencia miocárdica de carnitina puede afectar a la función cardiaca en los perros y está asociada a la enfermedad miocárdica en las personas. Algunos estudios han documentado un efecto beneficioso de la suplementación con carnitina en determinadas razas de perros, pero el mecanismo de la deficiencia de carnitina como causa de la CMD no está claro. La insuficiencia cardiaca inducida experimentalmente en perros dio lugar a una deficiencia miocárdica de carnitina, lo que sugiere que podría ser una consecuencia de la enfermedad miocárdica. La única forma práctica de medir los niveles de carnitina es a partir de una muestra de plasma. Los niveles plasmáticos de carnitina solo son útiles cuando son bajos, ya que probablemente indican niveles bajos de carnitina miocárdica. Sin embargo, unos niveles plasmáticos normales de carnitina no pueden descartar una deficiencia miocárdica de carnitina. La suplementación con carnitina puede estar indicada en ciertas razas de perros con CMD (Boxer, Cocker Spaniel Americano). La dosis recomendada de carnitina es de 50-200 mg/kg por vía oral dos o tres veces al día, pero se desconoce cuál es la dosis más eficaz. Una vez iniciada la suplementación, pueden pasar hasta 4 semanas antes de que se observen mejoras ecocardiográficas.

DEFICIENCIAS EN VITAMINAS DEL GRUPO B

Se han observado deficiencias de vitaminas B en la cardiomiopatía hipertrófica (CMH) felina. Aún no se ha identificado una causa nutricional o un factor contribuyente de las vitaminas B. Se ha observado que los gatos con CMH y tromboembolia aórtica (TEA) tienen niveles circulantes más bajos de vitaminas B_6, B_{12} y folato, pero no es el caso de los gatos con CMH sola. Estudios en personas han encontrado deficiencia de tiamina en más del 90 % de los pacientes con ICC tratados con furosemida. La mayoría de las dietas terapéuticas comerciales diseñadas para animales con enfermedad cardiaca contienen mayores niveles de vitaminas hidrosolubles para compensar las posibles pérdidas urinarias.

DIETAS SIN CEREALES

La CMD inducida por la dieta asociada a algunas dietas sin cereales sigue sin demostrarse, pero podría ser un factor contribuyente. Hay pruebas de que en algunos perros alimentados con dietas sin cereales de marcas no mayoritarias se desarrolla una cardiomiopatía parcialmente reversible. Según la ecocardiografía, los perros alimentados con dietas sin cereales presentaban una enfermedad más avanzada en comparación con los perros alimentados con dietas basadas en cereales. Las anomalías ecocardiográficas mostraron mejoría en algunos perros tras el cambio de dieta.

TRASTORNOS RENALES (UREMIA)

En humanos, la enfermedad renal crónica (ERC) aumenta el riesgo de desarrollar enfermedades cardiovasculares. Esto se denomina síndrome cardiorrenal (SCR). El SCR se define como un trastorno del corazón o los riñones que puede inducir una disfunción del otro sistema orgánico. El SCR se subdivide en cinco tipos. Los tipos 1 y 2 describen una disfunción cardiaca aguda y crónica con lesión renal resultante, respectivamente. Los tipos 3 y 4 se caracterizan por una disfunción renal aguda y crónica que provoca lesión cardiaca, respectivamente. El tipo 5 implica enfermedades sistémicas que dan lugar a lesiones cardiacas y renales concomitantes.

Alrededor del 25 % de los perros con valvulopatía mitral mixomatosa (VMM) estaban azoémicos y tenían tiempos de supervivencia reducidos cuando se les diagnosticaba ERC y VMM concomitantes. Por tanto, el impacto de la enfermedad cardiaca en la función renal y viceversa es una consideración importante en los perros. El término "trastorno cardiovascular-renal" (TCvR) se define como sinónimo de SRC y se utiliza en medicina veterinaria. El TCvR se subdivide en $TCvR_H$, $TCvR_K$ y $TCvR_O$ con los subíndices H para enfermedad cardiaca primaria, K para enfermedad renal primaria y O para otras enfermedades sistémicas o disfunción concomitante primaria tanto del corazón como de los riñones. Hay pocos estudios que demuestren que la enfermedad renal afecte directamente a la función cardiaca en perros y gatos. Se cree que la fisiopatología del TCvR es similar a la del SCR, en la que la alteración hemodinámica y neurohormonal provoca disfunción orgánica.

El $TCvR_K$ puede afectar a la función cardiaca a través de hipertensión sistémica, sobrecarga de volumen, desequilibrios electrolíticos, anemia, activación del SRAA, pericarditis urémica, tromboembolia y disminución de la eliminación de fármacos cardiacos. La hipertensión sistémica puede darse en más de la mitad de los perros (14-93 %) y gatos (17-65 %) con ERC. La identificación y el tratamiento de la hipertensión con antihipertensivos es imprescindible para evitar el remodelado cardiaco. Esto se trata con más detalle más adelante en este capítulo (v. "Hipertensión sistémica"). Los desequilibrios electrolíticos y ácido-base (acidosis metabólica, hipopotasemia e hiperpotasemia) que se observan con la ERC o los fármacos (IECA, amlodipino) utilizados para el tratamiento de la ERC pueden deteriorar la función cardiaca. Las nefropatías perdedoras de proteínas favorecen un estado protrombótico y pueden dar lugar a una TEP que provoque hipertensión pulmonar y agrandamiento del lado derecho del corazón (v. "Trastornos tromboembólicos"). Los efectos cardiacos a largo plazo de la ERC incluyen una disminución de la función sistólica, hipertrofia ventricular izquierda y un gasto cardiaco elevado.

El diagnóstico de la enfermedad renal y cardiaca se basa en la información obtenida del hemograma completo, el perfil bioquímico y el análisis de orina, así como en la medición de la presión arterial y el diagnóstico por imagen (radiografías y ecografías). Los biomarcadores cardiacos más utilizados son el NT-proBNP, el péptido natriurético tipo B (BNP), el péptido natriurético proauricular N-terminal (NT-proANP) y la cTnI. Estos marcadores pueden utilizarse para detectar lesiones cardiacas subclínicas en perros y gatos con ERC. El hallazgo de una concentración sérica de cTnI aumentada en un perro con insuficiencia renal podría indicar una enfermedad cardiaca asintomática o una excreción renal alterada de cTnI. Tanto el NT-proBNP como la cTnI se excretan parcialmente por los riñones, y las concentraciones de cTnI suelen estar por encima del intervalo de referencia en perros y gatos con azotemia renal. Existen resultados contradictorios sobre si las concentraciones de NT-proBNP y cTnI están condicionadas o no por la tasa de filtración glomerular.

El objetivo del tratamiento del TCvR$_H$ es tratar con cautela la deshidratación sin inducir sobrecarga. La cantidad de líquido administrada debe ser la justa para conservar un volumen circulante y una presión adecuados para mantener la perfusión renal, evitando al mismo tiempo la sobrecarga de líquidos y los desequilibrios electrolíticos. Los fluidos de elección son los bajos en sodio para evitar una retención excesiva de líquidos. Otros tratamientos de la enfermedad renal son en gran medida sintomáticos e incluyen el ajuste de la dieta, la administración de quelantes del fosfato, protectores gastrointestinales, IECA y agentes antihipertensivos. En pacientes con indicios de sobrecarga de volumen, se recomienda el uso juicioso de diuréticos.

El conocimiento de los fármacos con farmacocinética y farmacodinámica alteradas es imprescindible para tratar a los pacientes con deterioro de la función cardiaca y renal. Podría ser necesario modificar la dosis de fármacos renales y cardiacos.

La furosemida requiere una secreción activa a través de las células tubulares renales proximales hacia la luz y podría ser ineficaz como diurético en pacientes con lesión renal. Además, puede ser necesario reducir la dosis de determinados fármacos en función del grado de excreción renal (p. ej., digoxina, enalaprilo y atenolol) o de la afinidad de unión a proteínas (pimobendán y digoxina).

ENFERMEDADES INFECCIOSAS

Los agentes infecciosos pueden afectar al sistema cardiovascular mediante la infiltración de células inflamatorias o la acción de toxinas liberadas. Los agentes infecciosos incluyen bacterias, protozoos, hongos y virus. Pueden provocar miocarditis, endocarditis o pericarditis.

ENFERMEDADES BACTERIANAS
Consideraciones generales

Los agentes bacterianos más comunes asociados con la endocarditis infecciosa en perros incluyen *Staphylococcus* spp., *Streptococcus* spp., bacilos gramnegativos y *Bartonella* spp. Estos agentes son capaces de colonizar e invadir la superficie endotelial. La bacteriemia y los trombos ricos en plaquetas proporcionan el entorno adecuado para la invasión endotelial y la colonización bacteriana.

Las plaquetas, la fibrina, los eritrocitos y los leucocitos forman un manto sobre las bacterias y esta capa proactiva los aísla de las células fagocíticas, lo que provoca un aumento de las concentraciones bacterianas. En última instancia, la infección conduce a insuficiencia valvular, bacteriemia, émbolos sépticos, infección metastásica y depósito de inmunocomplejos. Los perros pueden tener miocarditis concomitante y experimentar isquemia miocárdica. La pericarditis debida a infección bacteriana es infrecuente. Las infecciones que pueden causar endocarditis incluyen abscesos, cuerpos extraños, gingivitis, estomatitis, piodermia, neumonía, piotórax e inflamación del tracto urogenital y gastrointestinal.

La presencia de un nuevo soplo (con mayor frecuencia diastólico si se afecta la válvula aórtica) o los cambios en la intensidad del soplo deben hacer sospechar una endocarditis, especialmente en pacientes que presentan fiebre. Pueden producirse arritmias en hasta el 50 % de los perros que sugieren una miocarditis concomitante, isquemia miocárdica y descompensación cardiaca. La miocarditis puede presentarse como insuficiencia cardiaca aguda o con signos inespecíficos de la enfermedad. Los signos clínicos no cardiacos incluyen fiebre, letargo, pérdida de peso y cojera. Los signos clínicos de nefropatía perdedora de proteínas (NPP) y poliartropatía se observan con frecuencia y son el resultado de la deposición de inmunocomplejos en los riñones y la membrana sinovial. Las anomalías clínicas y patológicas son inespecíficas e incluyen neutrofilia y trombocitopenia. El diagnóstico de endocarditis se ve facilitado por la identificación ecocardiográfica de una lesión vegetativa o destructiva en la válvula cardiaca mitral o aórtica (fig. 15.9). Pueden obtenerse hemocultivos para identificar el organismo causante, que se identifica en el 40-80 % de los casos. *Bartonella* spp. es una causa frecuente de endocarditis con cultivo negativo. En estas situaciones se recomienda realizar pruebas adicionales (PCR y pruebas serológicas) para *Bartonella* spp.

El tratamiento se basa en la identificación del agente causal junto con pruebas de sensibilidad. Mientras se esperan los resultados del cultivo, se recomienda un tratamiento antibiótico empírico con penicilina potenciada y fluoroquinolona, que debe administrarse por vía intravenosa durante las primeras 1-2 semanas. El tratamiento de la infección por *Bartonella* spp. incluye azitromicina o doxiciclina junto con una fluoroquinolona. La autora utiliza doxiciclina (5 mg/kg dos veces al día) y enrofloxacina (5 mg/kg dos veces al día) para el tratamiento de la mayoría de las infecciones por

Bartonella spp. La endocarditis tratada con doxiciclina se ha asociado a fracasos terapéuticos, y esto debe tenerse en cuenta a la hora de elegir el tratamiento antibiótico.

Las consecuencias de la endocarditis infecciosa incluyen insuficiencia cardiaca y arritmias. Las tromboembolias suelen causar infarto regional del miocardio (fig. 15.10), el bazo, los riñones, el miocardio, el cerebro y los músculos esqueléticos. El pronóstico varía en función de la afectación valvular, y las infecciones de la válvula mitral se asocian con una mejor tasa de supervivencia. La mediana de supervivencia de los perros con endocarditis infecciosa es de unos 2 meses. El tiempo medio de supervivencia es más corto en perros con endocarditis debida a bartonelosis (3 días) que en perros con otras infecciones bacterianas (330 días).

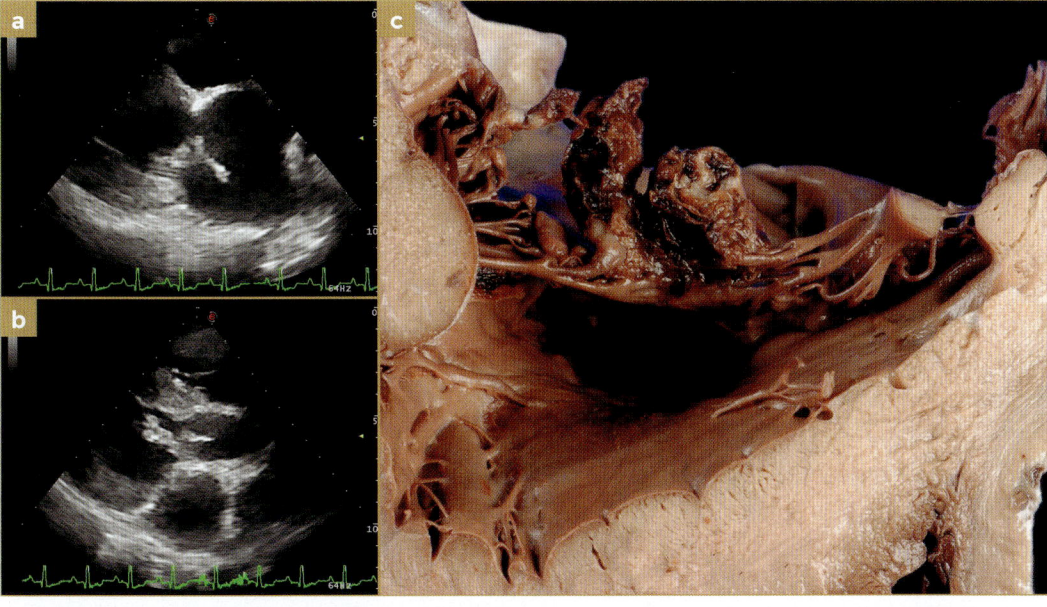

FIGURA 15.9. Endocarditis bacteriana, avulsión de un borde de la hoja mitral anterior. a) Imagen sistólica. b) Imagen diastólica. c) Imagen patológica con la misma lesión.

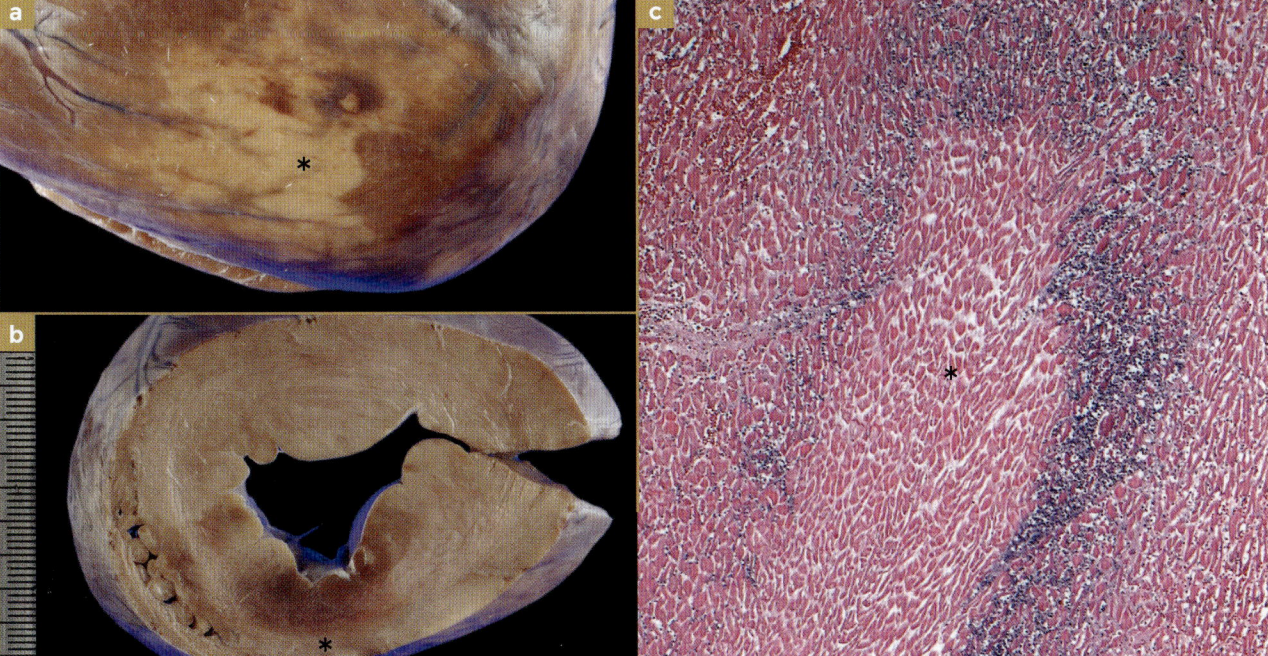

FIGURA 15.10. a) Perro, superficie externa del ápex cardiaco con una gran zona amarillenta (*) de márgenes irregulares y nítidos indicativa de necrosis debida a embolia séptica. b) Perro, corte transversal de la pared ventricular izquierda cerca del septo interventricular con una gran zona rojiza (*) en la porción subendocárdica indicativa de hemorragia resultante de embolia séptica aguda. c) Perro, miocardio. Hallazgo histológico caracterizado por una zona de necrosis coagulativa (*) rodeada de reacción leucocítica tras embolia subaguda (tinción de hematoxilina y eosina, ×5).

Borreliosis

La borreliosis está causada por *Borrelia burgdorferi,* que es una bacteria espiroqueta móvil. La garrapata vector (*Ixodes* spp.) por lo general necesita estar adherida durante 36-48 horas para que se produzca la transmisión. Las manifestaciones clínicas de la borreliosis en perros incluyen poliartritis y glomerulonefritis. Con poca frecuencia, las personas pueden desarrollar miocarditis asociada a la infección por *Borrelia* spp. Esto está poco documentado en perros, con un estudio de miocarditis mortal en un grupo de cachorros de raza Boxer. Se desconoce la verdadera incidencia de la enfermedad miocárdica en perros debida a la infección por *Borrelia burgdorferi,* pero parece ser poco frecuente. No existe una prueba definitiva para diagnosticar la borreliosis. Las pruebas disponibles actualmente pueden indicar una exposición natural, pero esto no prueba una infección activa. Aproximadamente el 95 % de los perros seropositivos son asintomáticos. En los pocos casos reportados, la presentación clínica de la miocarditis por borreliosis estuvo principalmente relacionada con alteraciones del ritmo.

Las manifestaciones, muy raras, de miocarditis debida a borreliosis que se encuentran en perros, de manera similar a lo que se observa en otras especies, son bloqueos auriculoventriculares y, aún más raramente, manifestaciones de miocardiopatía dilatada hipocinética. El diagnóstico rara vez incluye el cultivo y la citología, ya que es difícil detectar los microorganismos y determinar si son viables. Las pruebas serológicas incluyen la detección de anticuerpos frente a OspA, OspC, OspF y el péptido C6. La doxiciclina a 10 mg/kg/día durante 4 semanas es el tratamiento de elección. También puede utilizarse amoxicilina, especialmente en perros con intolerancia a la doxiciclina. La ventaja de la doxiciclina es que también puede tratar posibles coinfecciones. El tratamiento de la glomerulonefritis incluye el control general de la NPP (dieta, IECA, bloqueantes de los receptores de la angiotensina II, antihipertensivos) y antibioterapia. El tratamiento con fármacos inmunosupresores como el micofenolato se recomienda en aquellos pacientes que no responden a los antibióticos más el tratamiento estándar de la NPP.

ENFERMEDADES PROTOZOARIAS
Enfermedad de Chagas

La enfermedad de Chagas está causada por el parásito protozoario *Trypanosoma cruzi.* La transmisión se produce por contacto con heces infecciosas de insectos triatominos, conocidos comúnmente como chinches besuconas. La enfermedad de Chagas es la causa más común de miocarditis infecciosa en humanos. Los parásitos dañan el tejido cardiaco directa o indirectamente mediante inflamación, alteraciones de la circulación microvascular y disfunción autonómica. Las manifestaciones clínicas varían desde animales asintomáticos hasta la muerte súbita. Las formas aguda, latente y crónica se dan en perros y pueden provocar disfunción miocárdica e insuficiencia cardiaca. Las anomalías cardiacas observadas en las infecciones comprenden arritmias, anomalías de conducción, aumento de tamaño del corazón e insuficiencia cardiaca. La disfunción progresiva del lado derecho se produce con la enfermedad de Chagas crónica y da lugar a ascitis, efusión pleural y distensión yugular. El diagnóstico se basa en las pruebas serológicas o la detección de tripomastigotes circulantes en fases agudas. Por desgracia, se considera que la infección por *Trypanosoma cruzi* es de por vida. Los perros infectados reciben tratamiento sintomático.

Leishmaniosis

Leishmania es un parásito protozoario transmitido principalmente por mosquitos que pican y es una enfermedad zoonótica mundial. Los perros infectados por *Leishmania* pueden presentar linfadenomegalia, alopecia, lesiones cutáneas, esplenomegalia, epistaxis, emaciación, lesiones oculares, insuficiencia renal, cojera y diarrea. La leishmaniosis debe considerarse en perros con lesiones cutáneas crónicas, secreción ocular, linfadenopatía, esplenomegalia y pérdida de peso. Los perros suelen presentar lesiones cardiacas asintomáticas. Las lesiones miocárdicas detectadas en perros infectados comprenden lesiones inflamatorias (miocarditis linfoplasmocitaria o granulomatosa), vasculitis, necrosis y aumento del colágeno. La detección de lesiones cardiacas puede incluir la medición de los niveles de cTnI y NT-proBNP. Los amastigotes pueden detectarse con aspirados o frotis de impresión de tejidos infectados (ganglios linfáticos, bazo, médula ósea, piel). El análisis serológico (prueba de anticuerpos por inmunofluorescencia) o la PCR de aspirados de sangre, médula ósea y ganglios linfáticos también pueden ayudar en el diagnóstico. El tratamiento puede incluir antimoniales pentavalentes, alopurinol, anfotericina B, miltefosina, pentamidina, aminosidina y marbofloxacino. Lamentablemente, la curación es rara y las recidivas son frecuentes.

Otros protozoos que provocan miocarditis son *Neospora caninum* y *Toxoplasma gondii.*

ENFERMEDADES FÚNGICAS
Coccidioidomicosis

La coccidioidomicosis (fiebre del Valle) está causada por el hongo dimórfico *Coccidioides immitis*. Las infecciones se limitan a las regiones semiáridas del sudoeste de Estados Unidos, el norte de México y América Central. La infección cardiaca puede provocar pericarditis granulomatosa y pericarditis constrictiva. Los efectos cardiacos se manifiestan como insuficiencia cardiaca derecha e izquierda, arritmia, síncope y muerte súbita. El diagnóstico se establece a partir de los estudios citológicos o histopatológicos, los resultados de la prueba de antígenos o los resultados de la prueba de inmunodifusión en gel de agar o IgG. El tratamiento consiste en la administración de un antifúngico azólico (fluconazol, ketoconazol o itraconazol). La anfotericina B puede estar indicada en pacientes refractarios o con intolerancia a los antifúngicos azólicos. En las infecciones diseminadas por coccidioidomicosis, el tratamiento suele administrarse durante 6-12 meses.

Blastomicosis

La blastomicosis es una enfermedad causada por un hongo dimórfico (*Blastomyces dermatitidis*) endémico en regiones de Estados Unidos. La vía de infección es la inhalación de conidios que luego se transforman en forma de levadura en el interior del organismo. A continuación, la levadura se propaga desde las vías respiratorias al resto del organismo. La forma diseminada de la enfermedad suele presentarse con signos inespecíficos de letargo, inapetencia y fiebre, y signos más específicos como tos crónica, disnea, endoftalmitis y signos del sistema nervioso central. Las manifestaciones comunes incluyen lesiones de la piel, los ojos y los huesos; infiltrados pulmonares; y linfadenopatía hiliar y periférica. Las infecciones cardiacas son infrecuentes, pero pueden presentarse como miocarditis, pericarditis o endocarditis. Los signos de infección cardiaca comprenden dificultad respiratoria, soplos cardiacos, síncope y muerte súbita. En el ECG puede detectarse taquicardia sinusal, elevación del segmento ST y bloqueo auriculoventricular de tercer grado. Los perros con blastomicosis con afectación cardiaca suelen tener un mal pronóstico. El diagnóstico se basa en estudios citológicos o histopatológicos, o en una prueba de antígeno de blastomicosis en orina.

El tratamiento consiste en itraconazol (5-10 mg/kg/día) o fluconazol. El itraconazol se considera el tratamiento de elección. Sin embargo, las formas compuestas o genéricas pueden tener una eficacia disminuida debido a una absorción impredecible. El fluconazol es una alternativa eficaz al itraconazol. Un estudio no encontró diferencias significativas en la respuesta al tratamiento con itraconazol o fluconazol, pero los perros tratados con fluconazol necesitaron un tratamiento más prolongado que los tratados con itraconazol. El itraconazol genérico también está disponible, pero su absorción puede ser impredecible, lo que puede dar lugar a concentraciones sanguíneas inconsistentes y a una disminución de la eficacia. Puede utilizarse una prueba de antígenos en orina para la blastomicosis para controlar la eficacia del tratamiento, que debe continuarse hasta que la prueba de antígenos en orina sea negativa durante más de 1 mes y no haya signos clínicos de blastomicosis activa.

Otras infecciones fúngicas incluyen la aspergilosis diseminada, que puede provocar pericarditis y signos de ICC derecha. La infección suele asociarse a perros inmunodeprimidos. El pronóstico es reservado, ya que las infecciones son difíciles de curar.

ENFERMEDADES VÍRICAS
Parvovirus

Las infecciones por parvovirus suelen provocar enteritis hemorrágica, leucopenia y necrosis linfoide. Los brotes anteriores de infecciones por parvovirus también incluyeron miocarditis. La infección por parvovirus canino (CPV) suele producirse en cachorros de 3 a 6 semanas de edad que se han infectado en el útero o a las pocas semanas del nacimiento. Los signos de infección miocárdica incluyen disnea aguda, insuficiencia cardiaca y muerte súbita. Estos signos pueden aparecer antes de los signos típicos de enteritis o solos.

La replicación vírica se produce en las células miocárdicas y provoca la muerte celular. Las lesiones miocárdicas comprenden dilatación con necrosis multifocal de miofibrillas, infiltrados de células mononucleares y cuerpos de inclusión intranucleares miocárdicos. Los cachorros que sobreviven a la infección aguda pueden experimentar lesiones progresivas y desarrollar insuficiencia cardiaca. La muerte puede producirse varios meses después de la infección. Las lesiones en esos casos incluyen miocarditis linfocítica y fibrosis. Debido a los esfuerzos generalizados de vacunación, se cree que las presentaciones de miocarditis parvovírica son esencialmente inexistentes. Un estudio reciente que analizaba los resultados de la PCR del CPV-2 en perros en la necropsia encontró una asociación entre el ADN miocárdico y el del CPV-2, lo que sugiere que la miocarditis parvovírica puede estar infradiagnosticada. Los hallazgos ecocardiográficos de la miocarditis por CPV-2 son compatibles con un fenotipo de CMD, dilatación del lado izquierdo del corazón y la disminución de la fracción de acortamiento. El diagnóstico de la infección por CPV-2 se basa en un ELISA fecal positivo y, con menor frecuencia, en la prueba de PCR. El tratamiento es de apoyo y depende de la presencia y gravedad de los signos clínicos.

Peritonitis infecciosa felina

La peritonitis infecciosa felina (PIF) es el resultado de una mutación del coronavirus felino. Produce vasculitis generalizada, inflamación piogranulomatosa y disfunción inmunitaria. Las manifestaciones típicas incluyen formas secas y húmedas de PIF, caracterizadas estas últimas por efusiones cavitarias que incluyen el espacio pericárdico. Además de las efusiones pericárdicas, la PIF puede provocar pericarditis fibrinosa y miocarditis. El diagnóstico *ante mortem* es difícil y en muchos casos es presuntivo. Sin embargo, una prueba de PCR o un ensayo de inmunofluorescencia indirecta en muestras de líquido o tejido pueden ayudar en el diagnóstico *ante mortem*. El tratamiento es en gran medida de apoyo y decepcionante en la mayoría de los casos, ya que los pacientes suelen morir. Recientemente, se han obtenido resultados prometedores con el análogo de nucleósido GS-441524 en gatos con PIF. Un estudio reciente descubrió que 18 de 31 gatos respondieron a 12 semanas de tratamiento con GS-441524. Desgraciadamente, el fármaco no está disponible en la actualidad.

HIPERTENSIÓN SISTÉMICA

La presión arterial sistémica es un producto del gasto cardiaco y de la resistencia vascular sistémica. Las alteraciones de estas variables y los mecanismos que afectan al sistema nervioso simpático y al SRAA conducen a la hipertensión sistémica. La hipertensión arterial sistémica se define como una elevación persistente de la presión arterial sistémica (sistólica >160 mmHg, diastólica >120 mmHg). En pequeños animales suele ser secundaria a otra enfermedad. Las causas secundarias en gatos incluyen enfermedad renal crónica, hipertiroidismo y trastornos adrenales (hiperaldosteronismo, feocromocitoma). Las causas secundarias en perros comprenden enfermedad renal crónica o aguda, enfermedad glomerular, HAC, diabetes mellitus, feocromocitoma e hiperaldosteronismo. Ciertos medicamentos como los glucocorticoides, los mineralocorticoides, la fenilpropanolamina y la eritropoyetina pueden causar hipertensión sistémica. Se desconoce la verdadera prevalencia de la hipertensión idiopática en perros y gatos. Algunos estudios afirman que hasta el 20 % de los casos en gatos son idiopáticos (rangos comunicados del 7-20 %). Existen diferencias interraciales en las que los galgos suelen tener una presión arterial sistémica normal que es 10-20 mmHg más alta que en otras razas. La edad también puede desempeñar un papel importante en el desarrollo de la hipertensión sistémica. Los resultados de los estudios indican que el aumento de la edad puede conducir a un aumento gradual de la presión arterial sistémica con el tiempo en los gatos.

La presión arterial sistémica está estrechamente regulada por las acciones del sistema nervioso autónomo (barorreceptores arteriales) y el sistema hormonal (SRAA, aldosterona, hormona antidiurética y péptidos natriuréticos), y por la regulación del volumen sanguíneo a través del riñón (natriuresis, etc.), entre otros factores. Las alteraciones de estos mecanismos como consecuencia de una enfermedad provocan hipertensión sistémica. Ciertos órganos autorregulan la presión arterial para mantener una presión constante a pesar de los cambios en la perfusión, estos se denominan órganos diana. Los órganos diana son los ojos, los riñones, el cerebro, el corazón y los vasos sanguíneos. Los cambios en la resistencia vascular compensan los cambios en la presión arterial y la disfunción de los mecanismos autorreguladores provoca daños en los órganos diana (DOD). Las anomalías cardiacas que se producen debido a la hipertensión sistémica son la disfunción diastólica y la hipertrofia ventricular izquierda (fig. 15.11). Pueden auscultarse soplos cardiacos y sonido de galope en gatos y perros con hipertensión sistémica y remodelado cardiaco subsiguiente. La ICC es una complicación bastante infrecuente de la hipertensión sistémica.

La medición directa de la presión arterial mediante un catéter arterial es el método de referencia para medir la presión arterial, pero es poco práctico en pacientes despiertos que no están en estado crítico. Por lo general se utilizan métodos indirectos como el Doppler o los métodos oscilométricos para medir la presión arterial. El tamaño del manguito (ancho) debe medir el 30-40 % de la circunferencia del sitio del manguito (extremidad, cola), que debe colocarse a la altura de la base del corazón. La primera medición se ha de descartar y deben obtenerse al menos cinco mediciones consecutivas.

El tratamiento antihipertensivo está indicado y debe considerarse cuando:

- Presión arterial sistémica >180 mmHg.

- Hay pruebas de DOD.
- Hay elevaciones persistentes de la presión arterial (>160 mmHg) con evidencia de enfermedad clínica que se sabe que está causada por hipertensión sistémica o conduce a ella.

El tratamiento antihipertensivo también debe considerarse en aquellos pacientes con presión arterial sistólica persistente, moderadamente elevada (160-180 mmHg) sin evidencia de enfermedad o signos clínicos. Los objetivos del tratamiento son reducir la presión arterial sistólica a ≤140-150

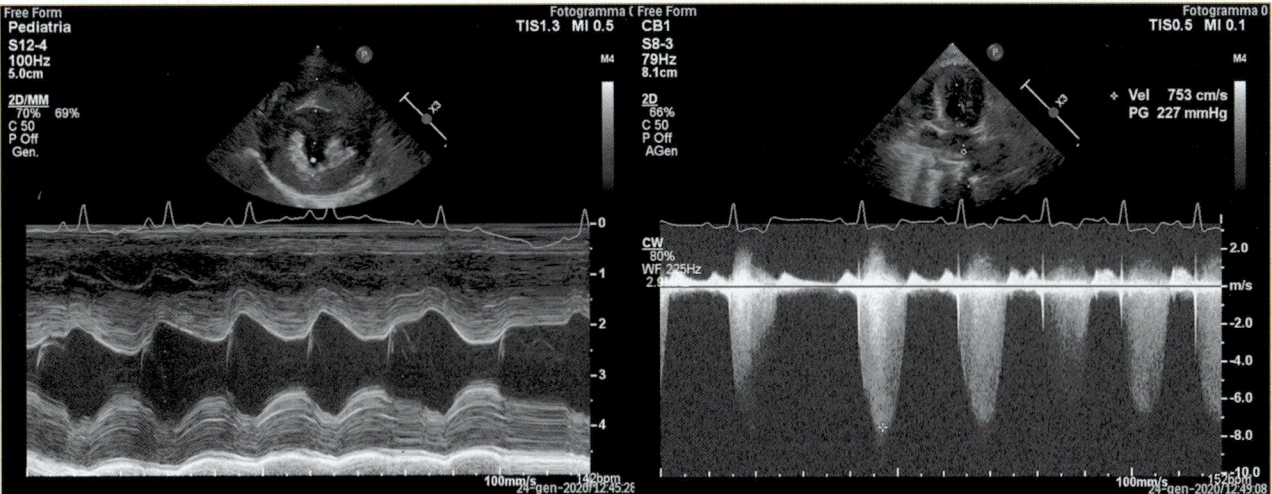

FIGURA 15.11. Hipertrofia ventricular izquierda grave en una hembra de Chihuahua de 10 años con síndrome de Cushing e hipertensión sistémica grave. La velocidad de la regurgitación mitral en ausencia de estenosis aórtica está relacionada con la presión en la circulación sistémica. En este caso, la velocidad máxima sugiere una presión sistólica sistémica estimada de 240 mmHg.

TABLA 15.3. Mecanismos y efectos adversos de los fármacos antihipertensivos de uso común.		
Clase/fármaco	**Mecanismo de acción**	**Efectos adversos o comentarios**
Inhibidores de la enzima convertidora de la angiotensina (IECA) ■ Enalaprilo ■ Benazaprilo	Inhibición del sistema renina-angiotensina-aldosterona (SRAA) Vasodilatación preferencial de la arteriola eferente renal	Puede combinarse con amlodipino por su efecto "renoprotector". La coadministración de un inhibidor del SRAA puede limitar el efecto sobre las presiones hidrostáticas capilares glomerulares.
Bloqueantes de los receptores de la angiotensina II ■ Telmisartán	Inhibición del SRAA Bloquean la unión de la angiotensina II a los receptores	Dilatan preferentemente la arteriola eferente renal.
Antagonistas del calcio ■ Amlodipino	Disminuyen la resistencia vascular sistémica Bloquean el canal de calcio de tipo L dependiente de voltaje, inhibiendo así el movimiento de los iones de calcio hacia los músculos lisos vasculares	Pueden activar el SRAA y empeorar la proteinuria. Dilatan preferentemente las arteriolas aferentes, lo que aumenta la presión hidrostática glomerular.
Betabloqueantes ■ Atenolol	Disminuyen la frecuencia cardiaca y la contractilidad	Disminuyen la presión arterial en solo el 30 % de los gatos con hipertensión secundaria asociada a hipertiroidismo.
Antagonistas alfa ■ Prazosina ■ Fenoxibenzamina	Disminuyen la frecuencia cardiaca y la resistencia vascular sistémica	El más utilizado para el tratamiento de los feocromocitomas.
Antagonistas de la aldosterona ■ Espironolactona	Antagonista de la aldosterona, inhibición del SRAA	Uso con otro inhibidor del SRAA. Puede reducir el "escape de aldosterona".

mmHg y evitar el desarrollo de DOD. Los principios del tratamiento incluyen el control de la enfermedad subyacente (p. ej., hipertiroidismo, HAC) si está presente, además de la administración de fármacos antihipertensivos. Los IECA y el amlodipino son los agentes más utilizados para el tratamiento de la hipertensión en perros y gatos (tabla 15.3).

El uso de dietas restringidas en sodio es controvertido y puede que no disminuya la presión arterial. En algunos casos puede incluso aumentar la presión arterial debido a la activación del SRAA. No obstante, deben evitarse las dietas ricas en sodio.

En los casos con DOD se recomienda un examen de seguimiento después de 1 a 3 días de tratamiento. Cuando no hay DOD se realiza un nuevo control a los 7-10 días de iniciar el tratamiento y después de cualquier ajuste de dosis. Una vez estabilizada la presión arterial, el seguimiento debe realizarse a intervalos de 1 a 4 meses, dependiendo del paciente y de las enfermedades asociadas. El seguimiento ha de incluir la medición de la presión arterial, la evaluación de los parámetros renales y los niveles de electrolitos, y de cualquier mejoría o empeoramiento del DOD. La duración del tratamiento depende de la respuesta del paciente y de la capacidad para corregir la enfermedad subyacente.

TRASTORNOS TROMBOEMBÓLICOS

El modelo celular de la coagulación se describe en tres fases: iniciación, amplificación y propagación. En resumen, la fase de iniciación comienza cuando el factor tisular presente en las células subendoteliales de los vasos dañados se expone a la sangre, lo que conduce a la producción de pequeñas cantidades de trombina. En la fase de amplificación se activan las plaquetas y una serie de factores de coagulación. La propagación da lugar a la conversión del factor x en factor Xa. El factor Xa se une al factor Va, lo que da lugar a la producción de grandes cantidades de trombina. Una vez que la trombina convierte el fibrinógeno en fibrina, el coágulo de fibrina es estabilizado por el factor XIII. El sistema anticoagulante actúa para contrarrestar la coagulación. Este sistema incluye la antitrombina III, las proteínas C y S y la plasmina, que actúan para contrarrestar la formación de coágulos.

Un trombo es un coágulo sanguíneo patológico en el interior de un vaso (arteria o vena). Es importante señalar que los mecanismos que conducen a la formación de un trombo arterial o venoso difieren. Los trombos arteriales se forman en condiciones de alta tensión de estrés que provoca la activación de las plaquetas. Los trombos venosos se forman en condiciones de baja tensión de estrés y son el resultado de un estado procoagulante. Aunque determinadas condiciones aumentan el riesgo de trombosis, la formación de trombos verdaderos parece no estar suficientemente definida. En medicina veterinaria hay numerosas afecciones asociadas con la enfermedad tromboembólica y a veces pueden darse simultáneamente. Entre ellas se incluyen las enfermedades hepatobiliares, las anemias hemolíticas, las enfermedades inmunomediadas, las enfermedades infecciosas, la sepsis, las neoplasias, las enfermedades cardiacas, el hipercortisolismo, la pancreatitis, las enteropatías y nefropatías perdedoras de proteínas y las enfermedades tiroideas. No están claros los mecanismos exactos por los que cada proceso patológico puede provocar trombosis. Los mecanismos propuestos incluyen la disminución de los niveles de antitrombina III, el deterioro de la fibrinólisis, el aumento de la circulación de micropartículas y factores de coagulación, la aglutinación de eritrocitos, el aumento de la síntesis de factores de coagulación y la exposición de fosfatidilserina en la superficie de los eritrocitos.

Los pacientes pueden presentar una variedad de signos dependiendo de la localización del trombo (p. ej., disnea e hipoxia con TEP, o extremidades posteriores frías y dolorosas sin pulso femoral palpable con TEA). Las manifestaciones clínicas que se producen con la trombosis incluyen el síndrome de respuesta inflamatoria sistémica (SRIS), el *shock* y la coagulación intravascular diseminada. El diagnóstico definitivo de TEP suele realizarse mediante angiografía por TC. Las concentraciones de dímero D <250 ng/ml tienen una alta sensibilidad para la ausencia de TEP. Sin embargo, el aumento de las concentraciones de dímero D no es específico de TEP. El tromboembolismo arterial sistémico provoca diferentes signos clínicos en función de la localización del trombo. Por ejemplo, pueden observarse signos neurológicos, o insuficiencia renal aguda en caso de oclusión de la arteria renal. De forma similar a lo que ocurre en los gatos (v. cap. 11), la oclusión aguda de la aorta y la bifurcación aortoilíaca (fig. 15.12) en perros puede cursar con parálisis de las extremidades posteriores.

VÍDEO 15.1. Embolectomía aortoilíaca con catéter Fogarty.

En estos casos, la embolectomía quirúrgica con un catéter adecuado puede ser muy eficaz (vídeo 15.1).

Los efectos cardiacos de la TEP incluyen hipertensión pulmonar, dilatación del corazón derecho, dilatación arterial pulmonar y disfunción ventricular derecha. Estos cambios pueden provocar sobrecarga de presión ventricular derecha, hipotensión, *shock* cardiogénico y la muerte. Los hallazgos ecocardiográficos en humanos con TEP incluyen dilatación y disfunción ventricular derecha e hipertensión pulmonar. En los pocos perros evaluados con TEP, el ecocardiograma reveló dilatación ventricular derecha y arterial pulmonar e hipertensión pulmonar. Los patrones ecocardiográficos de la hipertensión pulmonar aguda y crónica se describen en el capítulo 14. Las concentraciones plasmáticas de NT-pro-BNP y péptido natriurético auricular (ANP) con hipertensión pulmonar embólica crónica aumentaron con la hipertensión arterial pulmonar (HAP) grave, pero menos con la HAP leve. Se necesitan más investigaciones para ver si los biomarcadores cardiacos son útiles en perros con TEP.

Las opciones terapéuticas para la trombosis suelen estar determinadas por la fisiopatología de la formación del trombo. Los anticoagulantes suelen recomendarse para la trombosis venosa, mientras que el tratamiento antiplaquetario está indicado para la trombosis arterial. Sin embargo, dado el papel que desempeña la activación plaquetaria en el modelo celular de coagulación, el tratamiento antiplaquetario también se utiliza para los trombos venosos y se ha demostrado que reduce el riesgo de tromboembolismo venoso en las personas. En perros con TEA, se recomiendan anticoagulantes junto con inhibidores plaquetarios, aunque el mejor tratamiento no está claro en este momento.

El tratamiento antiplaquetario utilizado en perros incluye el clopidogrel y la aspirina. La aspirina inhibe irreversiblemente la enzima COX, impide la producción de tromboxano A2 e inhibe la activación y la función plaquetaria. El clopidogrel inhibe la función plaquetaria a través del receptor de difosfato de adenosina. Se ha sugerido que el clopidogrel es un fármaco antiplaquetario más eficaz que la aspirina en perros. Sin embargo, un estudio no encontró diferencias en el tiempo de supervivencia entre los perros con anemia hemolítica inmunomediada tratados con clopidogrel o clopidogrel combinado y los tratados con aspirina. Se necesitan más estudios para determinar qué tratamiento antiplaquetario es mejor. Se desconoce la dosis óptima de aspirina para prevenir la tromboembolia en perros. Las dosis bajas de aspirina (0,5-1 mg/kg/día) inhibieron de forma consistente la función plaquetaria en solo el 30 % de los perros. Una dosis de 2 mg/kg inhibió de forma consistente la función plaquetaria en el 63 % de los perros preservando la prostaciclina. Las dosis más altas (10 mg/kg) son más eficaces en la inhibición de la función plaquetaria, pero se asocian a efectos adversos (principalmente gastrointestinales). El clopidogrel fue superior a la aspirina en gatos con TEA y ahora se considera el tratamiento de elección para prevenir la formación de más trombosis.

El rivaroxabán es un inhibidor del factor Xa. Se ha utilizado en varios estudios para la prevención de la trombosis en perros. Parece tolerarse bien, pero se desconoce su eficacia para prevenir la trombosis. Las dosis de 1-2 mg/kg/día suelen tolerarse bien en perros. No está claro qué pacientes veterinarios se beneficiarán del tratamiento profiláctico antiplaquetario y anticoagulante (excepto los gatos con riesgo de TEA).

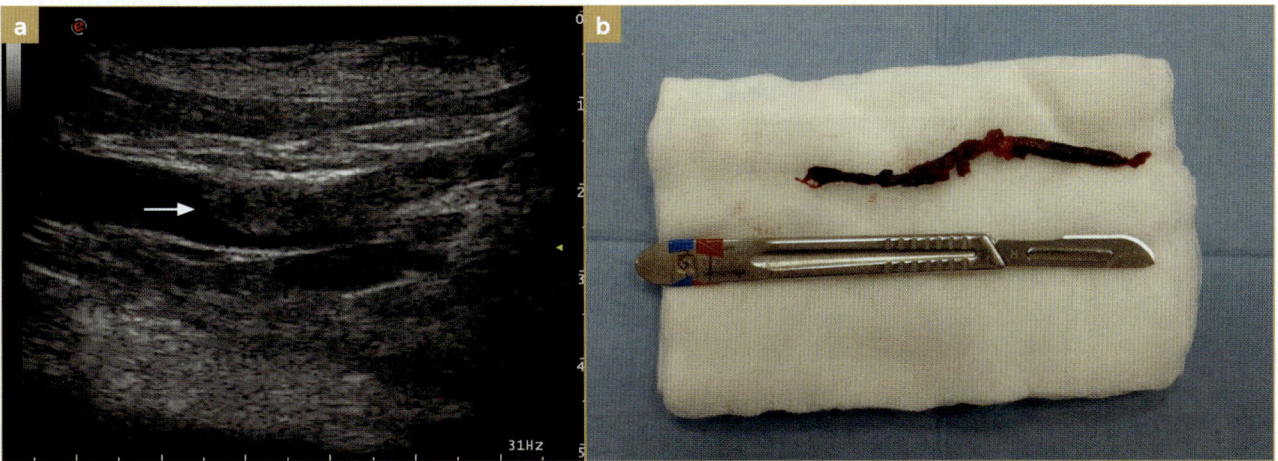

FIGURA 15.12. a) Imagen ecográfica de un embolismo aórtico en la bifurcación aortoilíaca (flecha blanca). b) Trombo eliminado mediante embolectomía percutánea utilizando un catéter Fogarty.

ENFERMEDADES PARASITARIAS

DIROFILARIOSIS

Dirofilaria immitis, o gusano del corazón, es un nematodo que se introduce en el sistema vascular cardiopulmonar y causa una enfermedad con una morbilidad y mortalidad significativas en perros y gatos. El perro es el hospedador definitivo y el principal reservorio del parásito. Otros hospedadores son los gatos y los hurones, aunque su contribución a la transmisión de la infección es mínima. Los mosquitos sirven de hospedadores indirectos, en los que las larvas se desarrollan hasta el estadio infeccioso. Se requiere una temperatura mínima en el mosquito para que las microfilarias se desarrollen hasta la fase infestante. Los climas idóneos son aquellos que proporcionan calor y humedad adecuados y favorecen una población viable de mosquitos. La transmisión de la dirofilariosis es menor en ambientes más fríos, pero aun así puede producirse.

Los mosquitos se infestan por microfilarias cuando se alimentan de sangre de un hospedador microfilarémico. Las microfilarias se desarrollan en la fase L1 y maduran hasta la fase L3, también denominada fase infestante. Los mosquitos liberan L3 en el perro cuando se alimentan de sangre. En el perro, el desarrollo desde la fase L4 hasta la fase adulta se produce en 120 días. Los nematodos son transportados al tronco pulmonar y a las arterias pulmonares con el flujo sanguíneo. A medida que aumenta la concentración de nematodos, estos pueden migrar al ventrículo derecho y obstruir la vena cava caudal, lo que provoca el síndrome de la vena cava. Las microfilarias circulantes pueden estar presentes entre 7 y 9 meses después de la infestación.

Los signos clínicos en los perros infectados son el resultado de una disfunción del lado derecho del corazón y de hipertensión pulmonar. La gravedad de la infestación puede determinarse en función de los signos clínicos, que van de leves (perro asintomático o tos leve) a graves (intolerancia al ejercicio, disnea, síncope, insuficiencia cardiaca derecha). El síndrome de la vena cava, la forma más grave de infestación por parásitos del corazón, puede provocar hemólisis y hemoglobinuria.

Las pruebas actuales del antígeno de la dirofilariosis pueden detectar infestaciones que incluyan al menos una hembra. Pueden producirse resultados falsos negativos con infestaciones exclusivamente masculinas y la presencia de complejos antígeno-anticuerpo. Los resultados positivos deben confirmarse antes de iniciar el tratamiento. Una prueba de Knott modificada puede determinar la ausencia o presencia de microfilarias. Aproximadamente el 20 % de los perros infestados pueden ser amicrofilarémicos. La administración de lactonas macrocíclicas aumenta este porcentaje.

Las radiografías torácicas de perros infectados pueden mostrar ramas intralobulares e interlobulares de las arterias pulmonares dilatadas y tortuosas. Estas se observan con mayor frecuencia a nivel de los lóbulos caudales. Otras anomalías radiográficas observadas en casos graves incluyen ramas arteriales pulmonares más grandes y dilatación del lado derecho del corazón. La ecocardiografía puede detectar cambios estructurales asociados a la infestación por dirofilarias en la arteria pulmonar principal, las ramas interlobulares derecha e izquierda proximal y el lado derecho del corazón (fig. 15.13). Este método puede pasar por alto concentraciones menores de nematodos que permanecen en las arterias pulmonares periféricas. La dirofilariosis puede detectarse a nivel de la válvula tricúspide con el síndrome de la vena cava.

El tratamiento tiene como objetivo aliviar los signos clínicos, eliminar las diferentes fases vitales del parásito y prevenir cualquier complicación asociada al tratamiento. El pretratamiento con antihistamínicos y corticoides antes de un

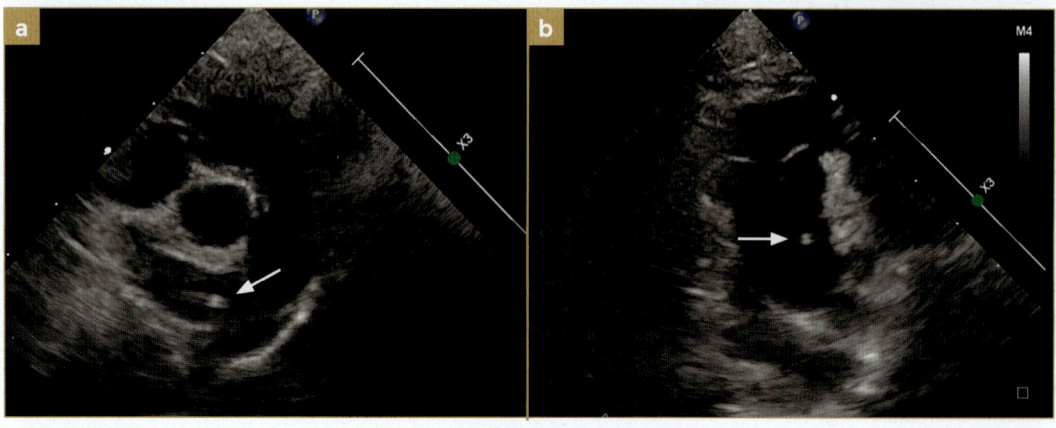

FIGURA 15.13. imagen de doble línea de una dirofilaria en la arteria pulmonar derecha (a) y en la arteria pulmonar principal (b).

microfilaricida puede ayudar a minimizar las reacciones debidas a la muerte del parásito, especialmente en perros con una elevada concentración de microfilarias. Las lactonas macrocíclicas administradas durante 2 meses antes de un tratamiento adulticida pueden reducir las nuevas infestaciones y eliminar las larvas. El uso concomitante de doxiciclina durante 4 semanas puede eliminar la bacteria *Wolbachia*, reducir las reacciones adversas asociadas con la muerte de las dirofilarias y prevenir la transmisión de la dirofilariosis. Cuando la doxiciclina y una lactona macrocíclica se administran juntas antes de un adulticida, es posible la eliminación de todas las fases de desarrollo de las larvas y esto puede reducir las complicaciones relacionadas con la muerte de las filarias. El adulticida de elección actual es la melarsomina. Se administra como inyección intramuscular en los músculos epiaxiales a nivel de las vértebras L3 a L5. El síndrome de la vena cava puede tratarse con la extirpación quirúrgica de los nematodos. Si este procedimiento no se realiza lo antes posible, los perros suelen morir en cuestión de días.

La TEP es un efecto adverso del tratamiento adulticida. La trombosis puede producirse en casos graves con lesiones pulmonares extensas y una elevada concentración de nematodos. Los casos leves pueden ser asintomáticos. La restricción del ejercicio es imprescindible para reducir las complicaciones de la TEP. Los signos suelen aparecer a las 1-2 semanas del tratamiento e incluyen tos, hemoptisis, disnea y empeoramiento de la insuficiencia cardiaca derecha. Se recomienda el uso concomitante de corticoides, que no afecta a la eficacia de la melarsomina.

La mejoría clínica puede producirse incluso cuando las infestaciones no pueden eliminarse por completo. Las infestaciones pueden reaparecer por varias razones. La recidiva de la microfilaremia en un plazo de 6 meses puede deberse a una eliminación incompleta de los nematodos inmaduros o adultos. Si no se administran lactonas macrocíclicas y doxiciclina con el tratamiento adulticida, puede producirse la maduración de las fases larvarias a vermes adultos. La prueba del antígeno de la dirofilariosis es un método fiable para confirmar la eficacia del adulticida utilizado y debe ser negativa 6 meses después del tratamiento. Algunas infestaciones pueden tardar hasta 9 meses en desaparecer. Si un perro sigue dando positivo a los antígenos a los 9 meses del tratamiento, no debe administrarse el tratamiento y hay que darle más tiempo al paciente para eliminar la infestación.

La prevención de la dirofilariosis es importante para evitar la morbilidad y mortalidad asociadas a la enfermedad. Las lactonas macrocíclicas pueden utilizarse como fármacos preventivos frente a las microfilarias, las fases larvarias y las dirofilarias juveniles o adultas. La prevención se ha de iniciar cuando los perros tienen al menos 8 semanas de edad, y las pruebas de seguimiento deben realizarse 6 meses después y, a partir de entonces, anualmente. Los perros de más de 7 meses han de someterse a pruebas antes de iniciar el tratamiento preventivo.

Las infestaciones felinas por dirofilarias pueden provocar una enfermedad respiratoria asociada a las filarias. Esto ocurre por la inflamación vascular y del parénquima en respuesta a la llegada de las filarias o a la muerte de las filarias adultas. Los gatos infestados presentan signos de enfermedad respiratoria crónica como disnea, tos y aumento del esfuerzo respiratorio. La dirofilaria felina no suele tener un impacto negativo en el corazón. El diagnóstico se basa por lo general en una prueba positiva de anticuerpos de la dirofilariosis junto con signos clínicos compatibles. Alrededor del 40 % de los gatos presentan eosinofilia periférica. Las anomalías radiográficas torácicas comunes comprenden la dilatación de la arteria pulmonar y un patrón pulmonar broncointersticial. En torno al 10 % de los gatos carecen de hallazgos radiográficos asociados a la infestación por dirofilarias. Los ecocardiogramas pueden detectar dirofilarias en aproximadamente el 40-60 % de las ocasiones.

El tratamiento es sintomático junto con corticoides para la inflamación. El tratamiento con adulticidas no se recomienda en gatos dado el riesgo de anafilaxia. Algunos gatos pueden eliminar la infestación espontáneamente. Se recomienda la prevención incluso en gatos de interior, ya que se ha descrito que el 27 % de los gatos diagnosticados de infestación por dirofilarias solo vivían en interiores. Pueden administrarse tratamientos preventivos independientemente de la seropositividad a anticuerpos o antígenos.

ANGIOSTRONGILOSIS

Angiostrongylus vasorum, también conocido como gusano del corazón francés, es un nematodo metastrongílido que causa enfermedades cardiorrespiratorias entre otras manifestaciones. Los perros y los zorros son los hospedadores definitivos, pero *A. vasorum* puede infectar a otras especies como el lobo, el coyote o el hurón. El periodo de prepatencia oscila entre 28 y 108 días. El ciclo biológico indirecto utiliza un hospedador intermediario (caracol, babosa o rana) para la maduración del L1 en la fase infestante L3. Una vez que el perro ingiere el hospedador intermediario o la L3 de vida libre, las larvas penetran a través de la pared intestinal del hospedador hasta los ganglios linfáticos mesentéricos.

Las larvas se desarrollan hasta la fase L5 y migran hacia el ventrículo derecho y las arterias pulmonares, donde se convierten en adultos. Los huevos eclosionados migran a los capilares pulmonares y penetran en las paredes alveolares y bronquiales. A continuación, se desarrollan las L1, que el perro expulsa al toser y las deglute. Al final, las larvas se eliminan con las heces, a veces durante varios años.

Los perros más jóvenes tienen predisposición a la infestación debido a su comportamiento carroñero y a su dieta. El Cavalier King Charles Spaniel, el Staffordshire Bull Terrier y el Beagle tienen una mayor incidencia de infestación y son más propensos a desarrollar formas graves de la enfermedad. Las manifestaciones comunes de la infestación incluyen trastornos cardiorrespiratorios y del sistema neurológico (fig. 15.14). La angiostrongilosis puede afectar a múltiples sistemas orgánicos (sistema nervioso central, ojos, tracto digestivo, vísceras, tracto urinario), lo que da lugar a una multitud de posibles signos clínicos que puede hacer problemática la reorganización de la infestación. Los perros pueden presentar alteraciones de la hemostasia como resultado de una coagulación intravascular diseminada inducida por gusanos o una trombocitopenia inmunomediada. Son frecuentes los signos cardiorrespiratorios como tos o arcadas, disnea y taquipnea. Cuando la concentración de nematodos es elevada, los vermes adultos pueden causar trombosis pulmonar y provocar hipertensión pulmonar (fig. 15.15). La presentación clínica de la infestación varía desde la ausencia de signos clínicos hasta la muerte súbita.

El diagnóstico por lo general implica la detección de L1 en muestras fecales mediante la técnica de Baermann modificada (método de referencia) o, con menor frecuencia, frotis fecales directos. Para mejorar la detección, las muestras fecales deben recogerse durante varios días. Los resultados falsos negativos pueden deberse a la excreción intermitente, a la baja concentración de nematodos y a la realización de pruebas durante la fase de prepatencia. La evaluación citológica de muestras de líquido de lavado broncoalveolar puede utilizarse para detectar la presencia de L1. La identificación de *A. vasorum* se basa en características morfológicas específicas, como el aspecto de "espiral del barbero" de las hembras, la cola enroscada, la espina dorsal y la muesca de las larvas de primera fase. Para el tratamiento se utilizan antihelmínticos como el fenbendazol, la moxidectina/imidacloprid y la milbemicina oxima. También se ha descrito el tratamiento con levamisol e ivermectina. La mayoría de los perros se recuperan completamente, pero la resolución de los signos puede llevar tiempo. La eficacia del tratamiento puede controlarse mediante pruebas de Baermann y la observación de los signos clínicos. Actualmente no existe ningún antihelmíntico autorizado para su uso como profilaxis frente a *A. vasorum*.

OTRAS

SÍNDROME DE RESPUESTA INFLAMATORIA SISTÉMICA

El SRIS es una respuesta inflamatoria excesiva debida a la desregulación de los mediadores proinflamatorios y antiinflamatorios. Diversas enfermedades pueden conducir al SRIS, pero la sepsis es la más frecuente. La liberación desregulada de citocinas provoca un aumento del factor tisular y el inicio de una cascada de coagulación que favorece un estado procoagulante. La isquemia pancreática subsiguiente puede provocar la liberación de factor depresor miocárdico. Durante los estados de *shock,* el factor depresor miocárdico actúa deprimiendo la contractilidad miocárdica, ocasionando vasoconstricción de las arterias esplácnicas y deteriorando la fagocitosis del sistema reticuloendotelial. Las manifestaciones cardiacas del SRIS incluyen disnea, arritmias cardiacas y *shock* circulatorio. Otros efectos adversos son la disminución del tono vascular, la hipotensión, la mala función cardiaca, el daño endotelial y la permeabilidad vascular. En los perros con SRIS se produjo un aumento de NT-proBNP y cTnI, lo que indica lesión miocárdica, y el aumento de cTnI se asoció a una menor supervivencia.

ESPLENECTOMÍA

Los perros con masas esplénicas o recientemente esplenectomizados pueden desarrollar arritmias ventriculares. Las arritmias ventriculares se dan en el 35-44 % de los perros esplenectomizados y pueden desarrollarse hasta 48 horas después de la cirugía. Pueden producirse taquicardias ventriculares rápidas o arritmias ventriculares multifocales, así como ritmos idioventriculares acelerados. Los mecanismos propuestos para el desarrollo de estas arritmias incluyen hipoxia miocárdica, desequilibrios ácido-base y electrolíticos, microembolias, liberación de factores depresores miocárdicos desde el páncreas, liberación local o sistémica de catecolaminas y metástasis miocárdicas.

LUPUS ERITEMATOSO SISTÉMICO

La pericarditis y la miocarditis pueden ser consecuencia del lupus eritematoso sistémico (LES) en humanos.

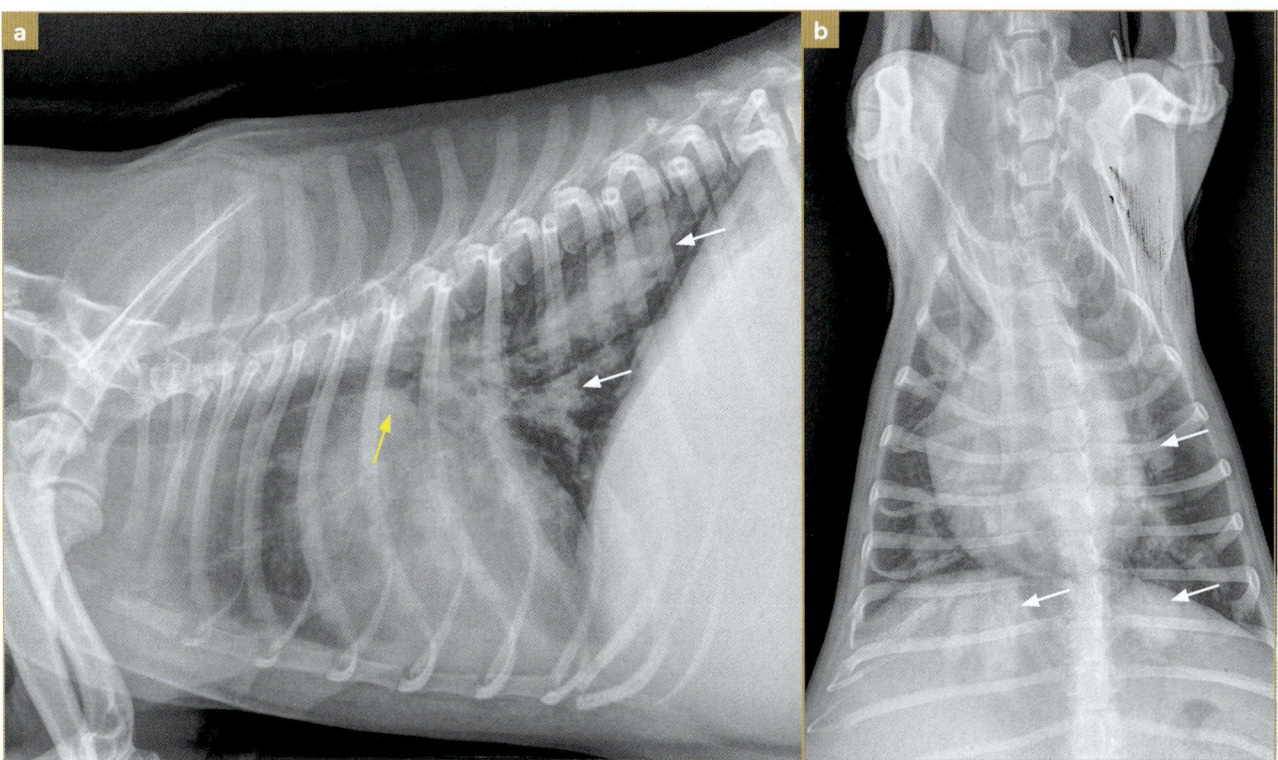

FIGURA 15.14. Angiostrongilosis en un perro de 1 año de edad. a) La flecha amarilla indica el desplazamiento dorsal de la tráquea debido a la dilatación de la arteria pulmonar principal. a) y b) Las flechas blancas en ambas proyecciones muestran la infiltración perialveolar.

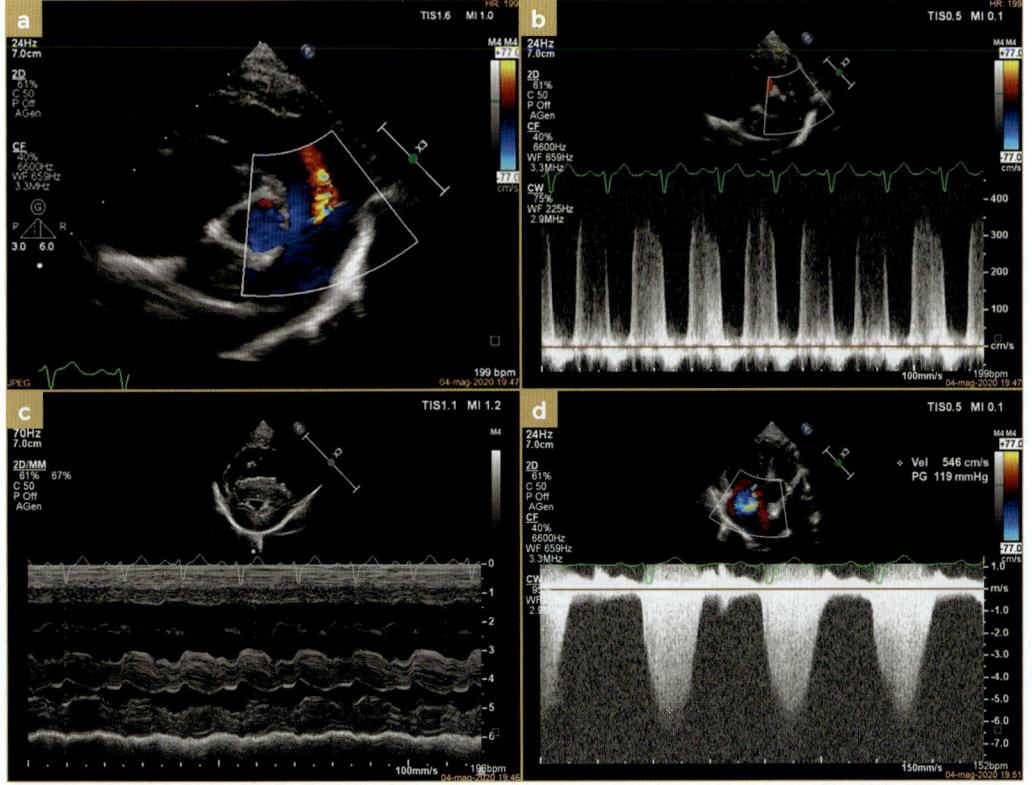

FIGURA 15.15.
Mismo perro que en la figura 15.14. a) Dilatación de la arteria pulmonar principal; el mapeo de flujo en color muestra una regurgitación pulmonar de alta velocidad. b) Doppler continuo; presión pulmonar diastólica y media severa (± 50 mmHg). c) Evidencia en modo M de la dilatación ventricular derecha grave y movimiento paradójico septal sistólico. d) Regurgitación tricúspide sugerente de hipertensión pulmonar extremadamente grave (± 130 mmHg).

Las alteraciones de la conducción que pueden producirse suelen ser leves. Sin embargo, en fases agudas y crónicas y avanzadas del LES puede desarrollarse un bloqueo cardiaco de tercer grado. A diferencia de los humanos, los efectos cardiacos del LES son infrecuentes en los perros. Existe un caso de bloqueo auriculoventricular de tercer grado en un perro que se sospecha que se debe al LES. Por tanto, la enfermedad inmunomediada ha de tenerse en cuenta en perros con bloqueo auriculoventricular de tercer grado.

BIBLIOGRAFÍA

Creo que se deberían uniformizar las referencias, concretamente las revistas, abreviadas todas

Anderson LJ, Fisher EW. The blood pressure in canine interstitial nephritis. *Res Vet Sci,* 1968, 9:304-313.

Backus RC, Cohen G, Pion PD, *et al.* Taurine deficiency in Newfoundlands fed commercially available complete and balanced diets. *J Am Vet Med Assoc,* 2003, 223:1130-1136.

Balikci C, Ural K. Evaluation of Cardiopulmonary biomarkers during different stages of Canine Visceral Leishmaniosis. *Rev MVZ Córdoba,* 2018, vol. 23, no. 1.

Behrend E. Canine Hyperadrenocorticism. En Feldman E, Nelson R, Reusch C, Scott-Moncrieff JC. *Canine and Feline Endocrinology,* 2015, Elsevier Health Sciences, St Louis.

Bellumori TP, *et al.* Prevalence of inherited disorders among mixed-breed and purebred dogs: 27,254 cases (1995-2010). *J Am Vet Med Assoc,* 2013, 242:1549-1555.

Berg RI, Nelson RW, Feldman EC, *et al.* Insulin-Like Growth Factor-I Serum Concentration in Cats with Diabetes Mellitus and Acromegaly. *Journal of Veterinary Internal Medicine,* 2007, 21:892-898.

Bijsmans ES, Jepson RE, Chang YM, *et al.* Changes in systolic blood pressure over time in healthy cats and cats with chronic kidney disease. *J Vet Intern Med,* 2015, 29:855-861.

Breitschwerdt EB, Kodick DL, Malarkey DE, *et al.* Endocarditis in a dog due to infection with a novel Bartonella subspecies. *J Clin Microbiol,* 1995, 33:154-160.

Broome MR, Peterson ME, Kemppainen RJ, *et al.* Exogenous thyrotoxicosis in dogs attributable to consumption of all-meat commercial dog food or treats containing excessive thyroid hormone: 14 cases (2008-2013). *J Am Vet Med Assoc,* 2015, 246(1):105-111.

Costa ND, Labuc RH. Case report: efficacy of oral carnitine therapy for dilated cardiomyopathy in boxer dogs. *J Nutr,* 1995, 124:2687S-2692S.

Creedon JM. Sodium Disorders. En Silverstein D, Hopper K. *Small Animal Critical Care,* 2015, Saunders, St Louis.

Cury MC, Lima WS. Rupture of femoral artery in a dog infected with *Angiostrongylus vasorum. Vet Parasitol,* 1996, 65:313-315.

Djajadiningrat-Laanen SC, *et al.* Evaluation of the oral fludrocortisone suppression test for diagnosing primary hyperaldosteronism in cats. *J Vet Intern Med,* 2013, 27:1493-1439.

Dudley A, Thomason J, Fritz S, *et al.* Cyclooxygenase Expression and Platelet Function in Healthy Dogs Receiving Low-Dose Aspirin. *J Vet Intern Med,* 2013, 27:141-149.

Edmondson EF, Bright JM, Halsey CH, Ehrhart EJ. Pathologic and Cardiovascular Characterization of Pheochromocytoma-Associated Cardiomyopathy in Dogs. *Veterinary Pathology,* 2015, 52(2):338-343.

Elsheikha HM, Holmes S, Wright I, *et al.* Recent advances in the epidemiology, clinical and diagnostic features, and control of canine cardio-pulmonary angiostrongylosis. *Vet Res,* 2014, 45:92.

Epstein S, Hopper K, Mellema M, Johnson L. Diagnostic Utility of D-Dimer Concentrations in Dogs with Pulmonary Embolism. *J Vet Intern Med,* 2013, 27:1646-1649.

Fascetti AJ, Reed JR, Rogers QR, *et al.* Taurine deficiency in dogs with dilated cardiomyopathy: 12 cases (1997-2001). *J Am Vet Med Assoc,* 2003, 223:1137-1141.

Feldman E. Hypocalcemia and Primary hypoparathyroidism. En Feldman E, Nelson R, Reusch C, Scott-Moncrieff JC. *Canine and Feline Endocrinology* - E-Book, 2015, Elsevier Health Sciences, St Louis.

Fine DM, Tobias AH, Bonagura JD. Cardiovascular manifestations of iatrogenic hyperthyroidism in two dogs. *J Vet Cardiol,* 2010, 12(2):141-6.

Foy DS, Trepanier LA, Kirsch EJ, Wheat LJ. Serum and urine Blastomyces antigen concentrations as markers of clinical remission in dogs treated for systemic blastomycosis. *J Vet Intern Med,* 2014, 28(2):305-310.

Gallelli MF, *et al.* A comparative study by age and gender of the pituitary adenoma and ACTH and alpha-MSH secretion in dogs with pituitary-dependent hyperadrenocorticism. *Res Vet Sci,* 2010, 88:33-40.

Gilson SD, Withrow SJ, Wheeler SL, Twedt DC. Pheochromocytoma in 50 dogs. *J Vet Intern Med,* 1994, 23(3):195-200.

Goggs, R, Chan, DL, Benigni L, *et al.* Comparison of computed tomography pulmonary angiography and point-of-care tests for pulmonary thromboembolism diagnosis in dogs. *J Small Anim Pract,* 2014, 55:190-197.

Gommeren K, Desmas I, García A, *et al.* Cardiovascular biomarkers in dogs with systemic inflammatory response syndrome. *J Vet Emerg Crit Care,* 2019, 29:256-263.

Green T, Chew D. Calcium Disorders. En Silverstein D, Hopper K. *Small Animal Critical Care,* 2015, Saunders, St Louis.

Hamacher L, Dörfelt R, Müller M, Wess G. Serum cardiac troponin I concentrations in dogs with systemic inflammatory response syndrome. *Journal of Veterinary Internal Medicine,* 2015, 29(1):164-170.

Helm JR, Morgan ER, Jackson MW, *et al.* Canine angiostrongylosis: an emerging disease in Europe. *J Vet Emerg Crit Care,* 2010, 20(1):98-109.

Takano H, Kokubu A, Sugimoto K, *et al.* Left ventricular structural and functional abnormalities in dogs with hyperadrenocorticism. *J Vet Cardiol,* 2015, 17(3):173-181.

Hogan DF, Fox PR, Jacob K, *et al.* Secondary prevention of cardiogenic arterial thromboembolism in the cat: The doubleblind, randomized, positive-controlled feline arterial thromboembolism; clopidogrel vs. aspirin trial (FAT CAT. *J Vet Cardiol,* 2015, 17(Suppl 1):S306-S317.

Hori Y, Uchide T, Saitoh R, *et al.* Diagnostic utility of NT-proBNP and ANP in a canine model of chronic embolic pulmonary hypertension. *Vet J,* 2012, 194(2):215-21.

Jacinto AML, Ridyard AE, Aroch I, *et al.* Thromboembolism in dogs with protein-losing enteropathy with non-neoplastic chronic small intestinal disease. *J Am Anim Hosp Assoc,* 2017, 53:185-192.

Kidd L. Prothrombotic mechanisms and anticoagulant therapy in dogs with immune-mediated hemolytic anemia. *Journal of Veterinary Emergency and Critical Care,* 2013, 23(1):1479-3261.

Kienle RD, Bruyette D, Pion PD. Effects of thyroid hormone and thyroid dysfunction on the cardiovascular system. *Vet Clin North Am Small Anim Pract,* 1994, 24(3):495-507.

Köhler B, Stengel C, Neiger R. Dietary hyperthyroidism in dogs. *J Small Anim Pract,* 2012, 53(3):182-184.

Kramer GA, Kittleson MD, Fox PR, *et al.* Plasma taurine concentrations in normal dogs and in dogs with heart disease. *J Vet Intern Med,* 1995, 9:253-258.

Lathan Patty. Canine hypoadrenocorticism. En Rand J (ed.). *Clinical Endocrinology of Small Animals,* 2013, Wiley Blackwell.

Lien YH, Hsiang TY, Huang HP. Associations among systemic blood pressure, microalbuminuria and albuminuria in dogs affected with pituitary- and adrenal-depend hyperadrenocorticism. *Acta Vet Scand,* 2010, 52:61.

Malik R, Zunino P, Hunt G. Complete heart block associated with lupus in a dog. *Australian Veterinary Journal,* 2003, 81:398-401.

Mazepa AS, Trepanier LA, Foy DS. Retrospective comparison of the efficacy of fluconazole or itraconazole for the treatment of systemic blastomycosis in dogs. *J Vet Intern Med,* 2011, 25(3):440-5.

McLewee N, Archer T, Wills R, *et al.* Effects of aspirin dose escalation on platelet function and urinary thromboxane and prostacyclin levels in normal dogs. *J Vet Pharmacol Therap,* 2018, 41:60-67.

Mellett A, Nakamura R, Bianco D. A Prospective Study of Clopidogrel Therapy in Dogs with Primary Immune-Mediated Hemolytic Anemia. *Journal of Veterinary Internal Medicine,* 2011, 25:71-75.

Menaut P, Connolly DH, Volk A, *et al.* Circulating natriuretic peptide concentrations in hyperthyroid cats. *Journal of Small Animal Practice,* 2012, 53:673-678

Morassi A, Bianco D, Park E, *et al.* Evaluation of the safety and tolerability of rivaroxaban in dogs with presumed primary immune-mediated hemolytic anemia. *Journal of Veterinary Emergency and Critical Care,* 2016, 26:488-494.

Myers J, Lunn K, Bright J. Echocardiographic Findings in 11 Cats with Acromegaly. *J Vet Intern Med,* 2014, 28:1235-1238.

O'Neill DG, Elliott J, Church DB, *et al.* Chronic kidney disease in dogs in UK veterinary practices: prevalence, risk factors, and survival. *J Vet Intern Med,* 2013, 27:814-821.

Pastarapatee N, Kijtawornrat A, Buranakarl C. Imbalance of autonomic nervous systems involved in ventricular arrhythmia after splenectomy in dogs. *J Vet Med Sci,* 2017, 79(12):2002-2010.

Payne JR, Brodbelt DC, Luis FV. Blood pressure measurements in 780 apparently healthy cats. *J Vet Intern Med,* 2017, 31:15-21.

Pedersen NC, Perron M, Bannasch M, *et al.* Efficacy and safety of the nucleoside analog GS-441524 for treatment of cats with naturally occurring feline infectious peritonitis. *J Feline Med Surg,* 2019, 21(4):271-281.

Peterson ME, Broome MR, Rishniw M. Prevalence and degree of thyroid pathology in hyperthyroid cats increases with disease duration: a cross-sectional analysis of 2096 cats referred for radioiodine therapy. *Journal of Feline Medicine and Surgery,* 2016, 18(2):92-103.

Peterson, ME. Hyperthyroidism in cats: what's causing this epidemic of thyroid disease and can we prevent it? *J Feline Med Surg,* 2012, 14:804-818.

Pouchelon JL, Atkins CE, Bussadori C, *et al.* Cardiovascular-renal axis disorders in the domestic dog and cat: a veterinary consensus statement. *J Small Anim Pract,* 2015, 56:537-552

Respess M, O'Toole T, Taeymans, O, *et al.* Portal Vein Thrombosis in 33 Dogs: 1998-2011. *J Vet Intern Med,* 2012, 26:230-237.

Ronco C, Di Lullo L. Cardiorenal syndrome. *Heart Failure Clinics,* 2014, 10:251-280.

Rosa FA, Leite JH, Braga ET, *et al.* Cardiac lesions in 30 dogs naturally infected with *Leishmania infantum chagasi. Vet Pathol,* 2014, 51(3):603-606.

Sangster JK, Panciera DL, Abbott JA, *et al.* Cardiac Biomarkers in Hyperthyroid Cat. *J Vet Intern Med,* 2014, 28:465-472.